ERGEBNISSE DER CHIRURGIE UND ORTHOPÄDIE

BEGRÜNDET VON

E. PAYR UND **H. KÜTTNER**

HERAUSGEGEBEN VON

KARL HEINRICH BAUER
HEIDELBERG

ALFRED BRUNNER
ZÜRICH

SECHSUNDDREISSIGSTER BAND

REDIGIERT VON K. H. BAUER

MIT 169 ABBILDUNGEN

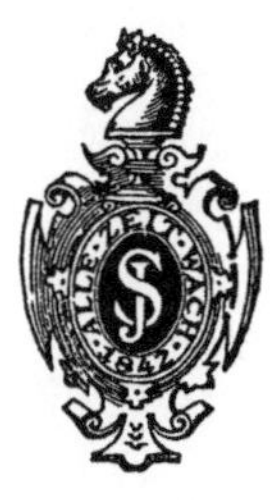

BERLIN · GÖTTINGEN · HEIDELBERG

SPRINGER-VERLAG

1950

Softcover reprint of the hardcover 1st edition 1950

ISBN-13:978-3-642-94565-6   e-ISBN-13:978-3-642-94564-9
DOI:10.1007/978-3-642-94564-9

Inhaltsverzeichnis.

I. Morphogenese und Korrelation chirurgisch wichtiger angeborener Herzfehler*.

Von

Wilhelm Doerr - Heidelberg.

Mit 44 Abbildungen.

Inhalt.

---

* Aus dem Pathologischen Institut der Universität Heidelberg (Direktor: Professor Dr. E. *Randerath*).

Literatur.

Abbott, M. E.: Atlas of congenital heart disease New York: American Heart Association 1936.
— Congenital heart disease. Nelsons Loose Leaf Medicine **4,** 207. New York: Nelson 1932.
Adachi, B.: Das Arteriensystem der Japaner. Kaiserl. Japan. Universität, Kyoto, **1,** 29 (1928).
Adt, A. J.: Über einen Fall von Atresie des Pulmonalostiums bei Transposition der großen
Gefäße mit Septumdefekt des Herzens und partiellem Situs inversus. Inauguraldisser-
tation Würzburg 1932.
Almagro, M. de: Etude clinique et anatomo-pathologique sur la persistance du canal artériel.
Thèse de Paris 1862.
Amschler, H.: Zur Frage der fetalen Endokarditis. Frankf. Z. Path. **57,** 84 (1943).
Arkin, A.: Totale Persistenz des rechten Aortenbogens im Röntgenbild. Wiener Arch. inn.
Med. **12,** 385 (1926).
— Double aortic arch with total persistance of the right and isthmus stenosis of left arch;
a new clinical and x-ray picture; report of six cases in adults. Amer. Heart J. **11,** 444 (1936).
Aszensi, A.: Contribution al l'étude morphologique et pathogénique de la sténose botallienne
de l'aorte. Arch. mal. coeur **40,** 202 (1947).
Barclay, A. E., J. Barcroft, D. H. Barron and *K. J. Franklin:* A radiographic demonstration of
the circulation through the heart in the adult and in the fetus, and the identification of the
ductus arteriosus. Brit. J. Radiol. **15,** 505 (1939) und Amer. J. Roentgenol. **47,** 678 (1942).
Barclay, A. E., J. Barcroft, D. H. Barron, K. J. Franklin and *M. M. L. Prichard:* Studies
of the fetal circulation that take place after birth. Amer. J. Anat. **69** Nr. 3 (1941).
Barclay, A. E., K. J. Franklin and *M. M. L. Prichard:* The fetal circulation and cardiovascular system and the changes that they undergo at birth. Oxford: Blackwell Scientific
Publishing 1944.
Barcroft, J.: siehe *Barclay.*

Bardeleben: Verschluß des linken Ostium arteriosum in dem Herzen eines halbjährigen Kindes. Virchows Arch. **3**, 305 (1851).

Benecke, R.: Über Herzbildung und Herzmißbildung als Funktion primärer Blutstromformen Beitr. path. Anat. **67**, 1 (1920).

— Zur Frage der Entstehung der Herzmißbildungen. Münch. med. Wschr. **1921**, 189.

— Der Wasserstoß als gewebsformende Kraft im Organismus. Beitr. path. Anat. **79**, 166 (1928).

Benninghoff, A.: Das Herz. Handb. d. vergl. Anat. d. Wirbeltiere Bd. **6**, S. 467. Berlin und Wien: Urban und Schwarzenberg 1933.

Biedermann, F.: Der rechtsseitige Aortenbogen im Röntgenbild. Fschr. Röntgenstr. **43**, 168 (1931).

Blechschmidt, E.: Die Formbildung der Herzmuskulatur. Anat. Anz. **96,** 189 (1947).

— Die ortsgemäße Entwicklung des Herzens. Z. Anat. **112**, 682 (1943) siehe auch *E. Ganz.*

— Mechanische Genwirkungen (Funktionsentwicklung I), Göttingen: Musterschmidt 1948.

Blumenthal, L. S.: Pathologic significance of the ductus arteriosus. Its relation to the process of arteriosclerosis. Arch. of Path. **44**, 372 (1947).

Boenig, H.: Leitfaden der Entwicklungsgeschichte des Menschen. S. 271. Leipzig: Thieme 1944.

Bonnet, L. M.: Sténose congénitale de l'aorte. Rév. de méd., Paris, **23**, 255, 355, 419 u. 481 (1903).

Boyd: J. anat. (Brit.) **72**, 146 (1936); zit. nach *Barclay.*

Bredt, H.: Formdeutung und Entstehung des mißgebildeten menschl. Herzens. Virchows Arch. **296**, 114 (1935).

— Die Mißbildungen des menschlichen Herzens. Erg. Path. **30**, 77 (1936).

Bremer, J. L.: Coarctation of the aorta and the aortic isthmuses. Arch. Path. (Am.) **45**, 425 (1948).

Brock, R. C.: The surgery of pulmonary stenosis. British Medical J. **1949**, 399.

Bromann, I.: Normale und abnorme Entwicklung des Menschen. Wiesbaden: J. F. Bergmann 1911.

Brunner, R. M.: Über antimerale Atrophie des Herzschlauchs. Inauguraldissertation Heidelberg 1947.

Chastonay, E. de, u. *M. Buser:* Über einen Fall von Abgang der A. coronaria sin. aus der Art. pulmonalis. Helv. Paediatr. Acta **4**, 308 (1949).

Chemineau: Mém. de Paris 1609 (!); zit. nach *Herxheimer* l. c. S. 417.

Cossio, P., et *R. S. Arana:* Communication interventriculaire. Bull. Acad. méd. **117**, 212 (1937).

Dietrich, A.: Isthmusatresie, Mesaortitis, Coronartod im 68. Lebensjahr. Frankf. Z. Path. **59**, 398 (1948).

Dintza, A., u. *M. Kartagener:* Posttraumatische periphere Durchblutungsstörungen bei Isthmusstenose der Aorta. Z. Unfallmed. (Zürich) **40**, 210 (1947).

Dittrich, F.: Die wahre Herzstenose, erläutert durch einen Krankheitsfall. Vjschr. prakt. Heilk. **6,** 157 (1849).

Doerr, W.: Über Mißbildungen des menschlichen Herzens mit besonderer Berücksichtigung von Bulbus und Truncus. Virchows Arch. **310**, 304 (1943).

— Zur pathologischen Anatomie der chirurgisch behandelten Herzmißbildungen. Ärztl. Wschr. **4**, 293 (1949).

— Über den Situs inversus im Gebiete des Herzens. Dtsch. med. Wschr. **1947**, 570.

— Pathologische Anatomie des congenitalen Herzfehlers. Fschr. Röntgenstr. **71**, 754 (1949).

Dorsch, G.: Die Herzmuskelentzündung als Ursache angeborener Herzzyanose. Inauguraldissertation Erlangen 1855.

East, T., and *C. Bain:* Right ventricular stenosis (Bernheims Syndrome) Brit. Heart J. **11**, 145 (1949).

Ebstein, W.: Über einen sehr seltenen Fall von Insuffizienz der Valvula tricuspidalis, bedingt durch eine angeborene hochgradige Mißbildung derselben. Arch. Anat. usw. **1866**, 238.

Edwards, J. E., J. M. Douglas, H. B. Burchell, and *N. A. Christensen:* Pathology of the intrapulmonary arteries and arterioles in coarctation of the aorta associated with patent Ductus arteriosus. Amer. Heart J. **38**, 205 (1949).

Eisenmenger, V.: Die angeborenen Defekte der Kammerscheidewand des Herzens. Z. klin. Med. **32**, 1 (1897). Festschr. für *v. Schrötter.*

Elze, C.: Anatomie des Menschen von *H. Braus.* Bd. IV, S. 7 ff. Berlin: Springer 1940.

Ernst, P.: Über eine funktionelle Struktur der Aortenwand. Festschr. für *Marchand.* Beitr. path. Anat. **63**, 141 (1917).

Fallot, A.: Contribution a l'anatomie pathologique de la maladie bleue (cyanose cardiaque) Marseille méd. **25**, 77, 138, 207, 270, 341, 403 (1888).

Fanconi, G.: Die Transposition der großen Gefäße. Arch. Kinderhk. **95**, 202 (1932).

Feller, A.: Zur Kenntnis der angeborenen Herzkrankheiten. Truncus arteriosus communis persistens und seine formale Entstehung. Virchows Arch. **279**, 869 (1931).

Fox, M. J., E. R. Krumbiegel, and *J. L. Teresi:* Maternal measles, mumps and chickenpox as a cause of congenital anomalies. Lancet **1948**, 746.

Fromberg, C.: Historische Korrektur. Zbl. Herzkrkh. **7**, 60 (1915).

Ganz, E.: Über die konstruktive Form des Herzens. Z. Anat. **110**, 576 (1940).

Garis, C. F. de: Modes of origin of the subclavian artery in whites and negroes, with report of a case of anomalous right subclavian artery. Anat. Rec. **26**, 253 (1923).

— Patterns of branching of subclavian artery in white and negro stocks. Amer. J. physic. Anthrop. **7**, 95 (1924).

Gerhardt, C.: Persistenz des Ductus arteriosus Botalli. Jenaische Z. Med. u. Naturw. **3**, 105 (1867).

Giampalmo, A.: L'Angiomatosi polmonare artero-venosa ipossiemizante. Patologica (Genova) **40**, 61 (1948).

Gilchrist, A. R.: Patent Ductus arteriosus and its surgical treatment. Brit. Heart J. **7**, 1 (1945).

Göppert, E.: Das Gefäßsystem. Bronns Klassen und Ordnungen des Tierreichs. Bd. VI, 5. Abt., S. 1201. Leipzig: Winter 1902.

Götz, A.: Über den abnormen Ursprung und Verlauf der A. subclavia dextra (Dysphagia lusoria). Inauguraldissertation Königsberg 1896.

Greene, D. G., E. de Forest-Baldwin, J. St. Baldwin, A. Himmelstein, Ch. E. Roh and *A. Cournand:* Pure congenital pulmonary stenosis and idiopathic congenital dilatation of the pulmonary artery. Amer. J. Med. **6**, 24 (1949).

Grob, M.: Über Anomalien des Aortenbogens und ihre entwicklungsgeschichtliche Genese. Helvet. Paediatr. Acta **4**, 274 (1949).

Grob, M., u. *E. Rossi:* Die Diagnostik der angeborenen Angiokardiopathien. Helvet. Paediatr. Acta **4**, 189 (1949).

Grob, M., u. *M. Stockmann:* Über Isthmusstenose der Aorta. Helvet. Paediatr. Acta **4**, 294 (1949).

Groß, G. W.: Ein Fall von Aneurysma des Ductus arteriosus Botalli. Ärztl. Forschg. **1948**, 67.

Gruenwaldt, P.: Mechanismus of abnormal development. I. Causes of abnormal development in the embryo. II. Embryonic development of malformations. Arch. Path. (Am.) **44**, 398 u. 495 (1947).

Günther, H.: Anomaliekomplex und Zufallssyndromie. Zbl. Path. **84**, 6 (1948).

Hafferl, A.: Das Arteriensystem. Handb. d. vergl. Anat. d. Wirbeltiere. Bd. 6, S. 563. Berlin u. Wien: Urban und Schwarzenberg 1933.

Halonen, P. J., u. *A. Aho:* Coarctation of the aorta with aneurysm distal to the obstruction. Acta path. scand. (Dän.) **26**, 77 (1949).

Halpert, B., W. T. Snoddy, K. E. Bohan and *Ch. L. Freede:* Right aortic arch with vascular ring constricting esophagus and trachea. Report of two cases. Arch. Path. (Am.) **47**, 429 (1949).

Hanlon, R. C., and *A. Blalock:* Vollständige Transposition der Aorta und Pulmonalis. Experimentelle Betrachtungen über venöse Anastomosen als ausgleichende Eingriffe. Ann. Surg. **127**, 385 (1948).

Harvey, W.: Notes on two cases of anomalous right subclavian artery. Anat. Rec. **12**, 329 (1917).

Hamernyk: Vjschr. prakt. Heilk. **1**, 41 (1844) u. **20**, 61 (1848).

Hayek, H. v.: Epitheloide Sperrarterien in der Neugeborenenlunge und Histaminwirkung. Zur postfetalen Kreislaufumstellung. Z. Anat. **114**, 9 (1948).

— Der funktionelle Bau der Nabelarterien und des Ductus Botalli. Z. Anat. **105**, 15 (1936).

— Über einen Kurzschlußkreislauf (arteriovenöse Anastomosen) in der menschlichen Lunge. Z. Anat. **110**, 412 (1940).

Hefner, L., and *S. L. Clark:* Further observations on the mechanism of closure of the ductus arteriosus of the guinea pig. Anat. Rec. **103**, 542 (1949).

Heger, H.: Zur Korrelation der Herzmißbildungen an Hand von 100 Fällen von isoliert persistentem Ductus arteriosus Botalli. Inauguraldissertation Heidelberg 1950.

Herxheimer, G.: Mißbildungen des Herzens und der großen Gefäße in *E. Schwalbes* Morph. d. Mißbildungen d. Menschen und d. Tiere. Bd. III 1/2 S. 339. Jena: G. Fischer 1909.

Herzog, W.: Über eine seltene Herz-Gefäßmißbildung: Fehlen des Aortenbogens. Frankf. Z. Path. **59**, 454 (1948).

Holldack, K.: Grenzen der Herzauskultation. S.ber. Heidelb. Akademie d. Wissensch. Math.-nat. K l. Jg. 1949 Abh. 4. Heidelberg: Springer 1949.

Holle, G.: Über mehrfache angeborene mesenchymale Defektbildungen mit „Medionecrosis aortae" bei einem 3 Monate alten Säugling. Z. Inn. Med. **1947**, 502.

Holzapfel, G.: Ungewöhnlicher Ursprung und Verlauf der Art. subclavia dextra. Anat. Hefte **12**, 373 (1899).

Hülse, W.: Ein Beitrag zur Kenntnis der totalen Persistenz des Truncus arteriosus communis. Virchows Arch. **225** (1918).

Hunter, W.: Three cases of mal-conformation in the heart. Medical observations and inquiries by a society of physicians in London **4**, 291 (1784).

Jäger, E.: Zur histologischen Ausheilung der Periarteriitis nodosa und deren Beziehung zur juvenilen Atherosklerose. Virchows Arch. **288**, 833 (1933).

Jores, L.: Arterien. Handb. spez. path. Anat. u. Histol. Henke und Lubarsch Bd. II, S. 608. Berlin: Springer 1940.

Kaaskooper, W. N.: Der offene Ductus Botalli. Nederl. Tijschr. Geneesk. **1947**, 680.

Kaufmann, E.: Lehrbuch der spez. path. Anat., 9. u. 10. Aufl., S. 592. Berlin: W. de Gruyter 1931.

Kaunitz, P. E.: Origin of left coronary artery from pulmonary. Review of the literature and report of two cases. Amer. Heart J. **33**, 182 (1947).

Keith, A.: Fate of the bulbus cordis in the human heart. Lancet **2**, 1267 (1924).

Kettler, L. H.: Zur Frage der Persistenz des Truncus arteriosus communis. Virchows Arch. **304**, 513 (1939).

Kirch, E.: Über gesetzmäßige Verschiebungen der inneren Größenverhältnisse des normalen und pathologisch veränderten Herzens. Z. angew. Anat. 7, Heft 5,6 (1921).

Kußmaul, A.: Über angeborene Enge und Verschluß der Lungenarterienbahn. Z. rat. Med. Reihe 3, **26**, 99 (1866).

Lamy, M., u. *O. Schweisguth:* Etiologie des malformations du coeur. Ann. paediatr. **171**, 245 (1948).

Langer, C.: Zur Anatomie der fetalen Kreislauforgane. Z. der k. u. k. Gesellschaft d. Ärzte in Wien **1857**, 328.

Landauer, W.: Hereditary abnormalities and their chemically induced phenocopies. Growth XII, Suppl., 171 (1949).

Lasilla, V.: Über die Verzweigungsformen des Aortenbogens. Duodecim **1927**, 14, Anat. Ber. **13**, 158 (1928).

— Der Aortenbogen und die sich von ihm abzweigenden großen Arterienstämme nebst deren Verhältnis zu den Nervi sympathicus, vagus und recurrens bei den Säugern. Ann. Ac. sci. Fennicae **27**, Ser. A, S. 269 (1927), Anat. Ber. **13**, 158 (1928).

Lev, M., and *O. Saphir:* A theory of transposition of the arterial trunks based on the phylogenetic and ontogenetic development of the heart. Arch. Path. (Am.) **39**, 172 (1945).

Linzenmaier, G.: Der Verschluß des Ductus arteriosus Botalli nach der Geburt des Kindes. Z. Geburtsh. 76 (1915).

Lutembacher, R.: De la sténose mitrale avec communication interventriculaire. Arch. Mal. Coeur. etc. **9**, 237 (1916).

— Sténose mitrale et communication interventriculaire. Arch. Mal. Coeur. etc. **29**, 229 (1936).

Manhoff, jr. L. J., and *J. S. Howe:* Absence of the pulmonary artery: A new classification for pulmonary arteries of anomalous origin. Arch. Path. (Am.) **48**, 155 (1949).

Massee, J. C.: Atrial septal defect. Correlation to autopsy findings with data obtained by right heart catheterization. Amer. J. med. Sci. **214**, 248 (1947).

Meyer, H.: Über angeborene Enge oder Verschluß der Lungenarterienbahn. Virchows Arch. **12**, 497 (1857).

Mönckeberg, J. G.: Die Mißbildungen des Herzens. Handb. d. spez. path. Anat. u. Histol. Henke-Lubarsch Bd. II, S. 1, Berlin: Springer 1924.

— Herzmißbildungen und deren Folgen für den Kreislauf. Handb. d. normal. u. pathol. Physiol. Bd. VII/I, S.114. Berlin: Springer 1926.

Müller, H. jr.: Zur Klinik und pathologischen Anatomie des unkomplizierten offenen Septum ventriculorum. Dtsch. Arch. klin. Med. **133**, 316 (1920).

— Vorhofseptumdefekte ohne weitere Herzmißbildung. Schweiz. med. Wschr. **57**, 862 (1927).

— Ein Fall von unkompliziertem offenem Septum ventriculorum cordis (Maladie de Roger) mit großer Lücke. Schweiz. med. Wschr. **1937**, 289.

Müller, Hilde: Zur Korrelation der Herzmißbildungen an Hand von 100 Fällen von kongenitaler Pulmonalstenose. Inauguraldissertation Heidelberg 1950.

Müller, Horst: Zur pathologischen Histologie der Cyanosis retinae bei sekundärer Polyglobulie. Klin. Mbl. Augenhk. **114**, 524 (1949).

Nierstrasz, H. F.: Vergleichende Anatomie der Wirbeltiere von *Ihle, van Kampen, Nierstrasz* u. *Versluys.* S. 652. Berlin: Springer 1927.

Papilian, V.: La disposition anatomo-fonctionelle du système trabéculaire du coeur. Ann. Anat. path. 17, 403 (1947).

Peacock, Th. B.: On malformations of the human heart. Ed. II. London 1866.

Pernkopf, E., u. *W. Wirtinger:* Die Transposition der Herzostien, — ein Versuch der Erklärung dieser Erscheinung. Z. Anat. **100**, 563 (1933).

— — Das Wesen der Transposition im Gebiet des Herzens, ein Versuch der Erklärung auf entwicklungsgeschichtlicher Grundlage. Virchows Arch. **295**, 143 (1935).

Pontes, A.: Supraaortische Varietäten in Brasilien. Anat. Anz. 87, 316 (1938).

Pozzi, L.: Aneurismi e dilatazioni pseudoaneurismatiche dell dotto arterioso di Botallo. Arch. „De Vecchi", Firenze, **10,** 145 (1947).
— In tema di classificazione delle stenosi malformative dell' aorte e di complicazioni cerebrali in corso di malformazioni cardio-aortiche. Schweiz. med. Wschr. **1947,** 121.
Puddu, V.: Ein besonderes Ergebnis der Aetherprobe in 2 Fällen von angeborenem Herzfehler. Z. Kreisl.forsch. **32,** 689 (1940).
Quain, R.: The anatomy of the arteries of the human body. London: Taylor and Walton 1844.
Rauchfuß, C.: Über 2 Reihen angeborener Erkrankungen und Mißbildungen des Herzens (7 Stenosen und 4 Atresien). St. Petersburger med. Z. **1864,** 374.
— Die angeborenen Entwicklungsfehler und die Fetalkrankheiten des Herzens und der großen Gefäße. Gerhardts Handb. d. Kinderkrankheiten. Tübingen 1878 Bd. IV 1. Abt.
Ravault, P., P. Guinet et *L. Roche:* Thrombose étendue et bilatérale avec dilatation de l'artère pulmonaire. Non occlusion du trou de Botal. Arch. Mal. Coeur. etc. **40,** 219 (1947).
Reifenstein, G. H., S. A. Levine and *R. E. Groß:* Coarctation of the aorta. A review of 104 autopsied cases of the „adult type", 2 years of age or older. Amer. Heart J. **33,** 146 (1947).
Roeßle, R.: Die pathologische Anatomie der Familie. Berlin: Springer 1940.
Rokitansky, C. v.: Die Defekte der Scheidewände des Herzens. Wien: Braumüller 1875.
Sandifort, Ed.: Obersvationes anatomico-pathologicae, Lugduno-Batavae **1,** 10 u. **3,** 1 (1777); zit. nach *Herxheimer* s. S. 422.
Schmidt, M. B.: Über die Schlängelung der Arteria temporalis. Zbl. Path. **30,** 49 (1919).
Schmitz, M. E.: Zur Korrelation der Herzmißbildungen an Hand von 100 Fällen von kongenitaler Aortenstenose. Inauguraldissertation Heidelberg 1950.
Schneller, R.: Zur Korrelation der Herzmißbildungen an Hand von 100 Fällen von Isthmusstenose der Aorta. Inauguraldissertation Heidelberg 1950.
Schoenmackers, J.: Die funktionelle Aortenisthmusstenose. Mschr. Kinderhk. **97,** 79 (1949).
Schultze-Jena, B. S.: Über die schraubenförmige Struktur der Arterienwand. Zugleich ein Beitrag zum Rechtslinksproblem. Morph. Jb. **83,** 230 (1939).
Schwaiger, S.: Zur Frage der Operabilität angeborener Herzfehler vom Standpunkt der path. Anatomie. Inauguraldissertation Heidelberg 1948.
Selzer, A., W. H. Carnes, Ch. A. Noble, W. H. Higgins and *R. O. Holmes:* The syndrome of pulmonary stenosis with patent foramen ovale. Amer. J. Med. **6,** 3 (1949).
Siekert, R. G.: An anomalous human heart. The left subclavian artery arising from a patent ductus arteriosus together with other defects. Anat. Rec. **103,** 701 (1949).
Shaner, R. F.: Malformations of the atrioventricular endocardial cushions of the embryo-pig, and its relation to defects of the conus and truncus arteriosus. Amer. J. Anat. **84,** 431 (1949).
Skoda: Woch. d. Z. d. k. u. k. Ges. d. Ärzte in Wien 1855; zit. nach *Herxheimer* s. S. 469.
Sotgiu, G.: La stenosi congenita dell' istmo aortico. Riv. Pat. e Clin. Tbc. **2,** 105 u. 145 (1947).
Spitzer, A.: Über den Bauplan des normalen und mißbildeten Herzens (Versuch einer phylogenetischen Theorie). Virchows Arch. **243,** 81 (1923).
Sprong, D. H., and *N. L. Cutler:* A case of human right aorta. Anat. Rec. **45,** 365 (1930).
— Anat. Rec. **45,** 265 (1930).
Staemmler, M.: Infektion und Abwehr im fetalen Leben. Fetale Sepsis. Arch. Gynäk. **176,** 548 (1949).
Stark, L.: Zur Korrelation der Herzmißbildungen an Hand von 100 Fällen von Transposition. Inauguraldissertation Heidelberg 1950.
Stebbins, R. A.: A report of a case of an anomalous right subclavian artery in man with a rare arrangement of the associated arteries. Anat. Rec. **103,** 139 (1949).
Stenson, N.: Acta Hafniens. **1,** 200 (1671/72).
Sternberg, C.: Über selbständige Persistenz des Ductus Botalli. Verh. dtsch. path. Ges. **14,** 357 (1910).
Stutz, E.: Dysphagia lusoria. Klin. Wschr. **1947,** 846.
Sweet, R. H., Ch. W. Findlay and *G. C. Reyersbach:* The diagnosis and treatment of tracheal and esophageal obstruction due to congenital vascular ring. J. Pediatr. (Am.) **30,** 1 (1947).
Taussig, H. B.: Congenital malformations of the heart. New York: The Commonwealth Fund 1947.
Téstut, L.: Traité d'anatomie humaine. 8. Aufl. von *A. Latarjet,* Bd. II, S. 178 ff. Paris: G. Doin 1929.
Thérémin, E.: Etudes sur les affections congénitales du coeur. Paris 1895.
Thomson, A.: Variations in the arrangement of the branches arising from the Aorta. J. Anat. a. Physiol. **27,** 183 (1893).
Thomson, J.: On two cases of valvular heart disease resulting from fetal endocarditis. Edinburgh: Hospital Reports **1894,** 292.
Tiedemann: Tabulae arteriarum corporis humani. Karlsruhe 1822 und Supplementa ad tabulas, Heidelberg 1846.

Turner, W.: Notes on the dissection of a third negro. J. Anat. a. Physiol. **31**, 624 (1897).
Vierordt, H.: Die angeborenen Herzkrankheiten. Nothnagels Handb. d. Spez. Pathol. u. Therapie Bd. XV/II, S. 1. Wien: A. Hölder 1901.
Virchow, R.: Gesammelte Abhandlungen z. wissenschaftlichen Medizin. Frankfurt am Main: Meidinger **1856**, S. 595.
Wagner, L.: Ein Fall kongenitaler Atresie der A. pulmonalis kombiniert mit Tricuspidalstenose bei geschlossener Kammerscheidewand. Inauguraldissertation Gießen (Darmstadt) 1889.
Warkany, J.: Etiology of congenital malformations. Adv. Pediatr. **2**, 1 (1947).
Wegmüller, Th.: Großer Ventrikelseptumdefekt, Insuffizienz, Aneurysma und Perforation der A. pulmonalis. Helvet. med. Acta **16**, 26 (1949).
Welch, K. F., and *Th. D. Kinney:* The effects of patent ductus arteriosus and of interauricular and interventricular septal defects on the development of pulmonary vascular lesions. Amer. J. Path. **24**, 729 (1948).
Wurtz, K. G., and *N. B. Powell:* Two unusual vascular and cardiac anomalies. I. Vascular ring of the esophagus and trachea with patent ductus arteriosus origin to the left subclavian and carotid arteries. II. Persistent atrioventricular communis and aortic dextroposition with mongolism. J. Pediatr. (Am.) **33**, 722 (1948).

A. Einleitung.

Nachdem ich im vergangenen Jahr (1948) versucht habe, die allgemeinen pathologisch-anatomischen Grundlagen der einer chirurgischen Behandlung zugänglichen angeborenen Herzfehler einem allgemeineren Kreise näher zu bringen und damit das Vorfeld für eine mehr ins Einzelne gehende Diskussion zu bereinigen, möchte ich mich heute an den *Chirurgen* wenden.

Wenn es auch einleuchtet, daß der Erfolg seiner Bemühungen nicht nur von seiner Geschicklichkeit, sondern auch von einer wohl erwogenen Indikation zum jeweiligen Eingriff abhängen wird, so trägt doch er die Hauptlast, und zwar nicht nur während der eigentlichen Behandlung, sondern auch hinsichtlich der etwaigen Verantwortung gegenüber der Öffentlichkeit.

Während nun die englisch sprechende Welt in dem Buche von *Taussig* ein Werk zur Hand hat, das mit reicher Illustration in vereinfachter Form demjenigen, der sich mit der diagnostischen und therapeutischen Seite der angeborenen Herzkrankheiten zu befassen hat, in vielen Fällen Aufklärung und Belehrung bieten *kann,* haben wir in Deutschland nichts dergleichen. Dabei ist es nicht so, daß „Formdeutung und Entstehung" der angeborenen Herzfehler (*Bredt*) bei uns keine Beachtung gefunden hätten. Wir verfügen über viele ausgezeichnete Abhandlungen, die an Ausführlichkeit und Gründlichkeit nichts zu wünschen übrig lassen (*Vierordt, Herxheimer, Mönckeberg, Bredt*). Der Schwerpunkt unsrer Diskussion lag aber zunächst auf genetischem Gebiet. Dabei sind hervorragende Ergebnisse erzielt, wirklich originelle Anschauungen dargelegt und viele Teilfragen geklärt worden.

Indem nun aber besonders in Amerika viele hundert glückliche Operationen bei verschiedenen Herz-Gefäß-Mißbildungen ausgeführt worden sind, hat das Gebiet der Entwicklungsstörungen des Herzens aufgehört, eine Domäne der Pathologie zu sein. Gleichzeitig muß sich eine der schönsten Aufgaben unseres Faches erfüllen: Es gilt, dem Kliniker wirklich Berater zu sein, ihm die mit anatomischen Methoden erfaßbaren Eigentümlichkeiten der pathologischen Herzentwicklung zu verdeutlichen und so die biologische Situation der operationsfähigen Herzmißbildungen nahe zu bringen.

Die Aufgabe vorliegender Abhandlung besteht, getreu einer früheren Forderrung[1], in folgendem: Darstellung von Entstehung, Grundformen und Spielarten der „chirurgischen" Herzmißbildungen im engeren Sinne, Abhandlung typischer

---

[1] Ärztl. Wschr. **4**, 297 (1949).

Beispiele zur Verdeutlichung des Wesentlichen, Bericht über Lebensdauer und Todesursachen bei typischen Herzmißbildungen und Angaben zur Häufigkeit angeborener Herzfehler überhaupt. Schließlich interessiert vor allem auch die Frage der *Korrelation* der einzelnen Entwicklungsanomalien unter- und miteinander. Es wird also versucht werden festzustellen, in welchem Hundertsatz die einzelnen Fehlbildungen im allgemeinen miteinander vergesellschaftet vorkommen. Es wird sich also unter anderem auch um einen Beitrag handeln zu der Frage, liegt bei gemeinsam vorkommenden Herzmißbildungen eine Zufallssyndromie oder ein fester Anomaliekomplex vor (*H. Günther*).

B. Bemerkungen zur Entwicklungsgeschichte.

Da die Lehre von den Mißbildungen ein Stück angewandter Entwicklungsgeschichte darstellt, und weil die Gestaltwerdung des Herzens wenig übersichtlich ist, erscheint eine kurze Schilderung einiger Tatsachen wesentlich. Eine ausführlichere Interpretation habe ich früher gegeben (1943). — Die Wege zur Aufklärung der Herzentwicklung sind verschiedene:

1. Die meisten Autoren versuchen durch Rekonstruktion frühembryonaler Befunde und Herstellung von Modellen eine Kontinuität in die Beobachtungsreihe zu bringen und den Anschluß an die gesicherten Formen der späteren Embryonalentwicklung zu gewinnen. Es ist das der übliche Weg entwicklungsgeschichtlicher Forschung. Für das Gebiet der Herzmißbildungen ist er besonders von *Pernkopf* und *Wirtinger* ausgearbeitet worden, freilich in einer, wie ich gleich hier ausdrücken möchte, nicht ganz befriedigenden Weise: Beide Autoren haben für bestimmte Herzabschnitte derart detaillierte Angaben hinsichtlich der einzelnen Entwicklungswege gemacht, wie sie m. E. nicht gut beobachtet worden sein können.

2. Den umgekehrten Weg hat *Blechschmidt* eingeschlagen. Er möchte durch Abstraktion bestimmter Grundformen am reifen Herzen zur vereinfachten frühembryonalen Form vorstoßen. *Blechschmidt* möchte allein die Herzform, d. h. die Gestaltwerdung im engeren Sinne (nicht aber den *ganzen* Entwicklungsweg in allen Einzelheiten) in ihrer Abhängigkeit von bestimmten Faktoren (Gestaltungsfaktoren) erkennen. Er beschäftigt sich eingehend mit *der* Rolle, die aortale und pulmonale Strombahn durch ihre charakteristische Umschlingung von den frühesten Zeiten der Ontogenese bis zur endgültigen Ausgestaltung des rezenten Herzens vermutlich gespielt haben. Er deutet dabei die Konkurrenz der Entwicklungstendenzen an, die die für die Ausbildung des Herzens bereit gestellte Matrix aus ererbter „Gewohnheit" und unter dem Zwange der gegebenen Verhältnisse beeinflussen. Es sei wahrscheinlich, daß das, was die Zellen unter „Zwang" leisten, nicht identisch sei mit dem, was sie leisten würden, wenn sie sich selbst überlassen blieben. Seine sehr ansprechenden, aber nicht originellen Untersuchungen gipfeln, — wenn ich der Kürze halber einige Zwischenglieder seiner Beweisführung übergehen darf, —in dem Satz: „Die physikalischen Eigenschaften des Organismus sind der *Sinn* seiner Form". Das bedeutet, daß die Gesamtheit der physikalisch erfaßbaren Situation bei der Herzentwicklung, also Blutstromwirkung, physikalische Eigenschaften der Matrix als Ausdruck ererbter „Gewohnheiten" und die Eigenschaften der Nachbarorgane bestimmend für die Formwerdung des Herzens gewesen sein mögen. Dieser Schluß aus den Untersuchungen von *Blechschmidt* ist natürlich nicht neu. Der *Weg* seiner Untersuchungen aber, bei dem der fertige Bau auf die Grundmauern zurückgeführt wird, ist neuartig.

3. Die komplizierten Verhältnisse der Herzentwicklung werden wesentlich besser verständlich, wenn man sich der *vergleichenden Anatomie* bedient. Es sei hier auf die fesselnd geschriebene Abhandlung von *Benninghoff* nachdrücklich verwiesen. Weiter nenne ich die phylogenetische Theorie der pathologischen Herzentwicklung von *A. Spitzer*, die zwar vielfach abgelehnt worden ist, für deren jedenfalls teilweise Beibehaltung ich aber wiederholt eingetreten bin (1938, 1934). Ich bin überzeugt, daß ihr *Grundgedanke,* daß *bestimmte* Tatsachen der *normalen* Herzentwicklung, nämlich die Existenz einer gewissen Abhängigkeit der Ausbildung der Herzscheidewände von der Ausgestaltung und dem Umfang der Lungenatmung, sowie *manche Mißbildungen,* nämlich das Ausbleiben der arteriellen Torsion und deren Folgen, phylogenetisch besser verständlich gemacht werden können, richtig ist.

Im folgenden möchte ich eine Reihe von Entwicklungsformen des Herzens vorführen, deren Kenntnis für die Vertiefung des morphogenetischen Verstehens jener Entwicklungsstörungen wichtig ist, die den Chirurgen angeben:

Der Herzanlage *aller Cranioten* gemeinsam ist eine mehr oder weniger ausgeprägte metamerale Gliederung. Bei den *Lungenfischen* (Dipnoer) läßt sich der Beginn der Scheidewandbildung nachweisen. Diese erreicht ihre höchste Vervollkommnung bei *Vögeln* und *Säugetieren.*

Die vergleichende Betrachtung lehrt, daß die wesentliche Ausgestaltung des Herzens vom arteriellen und venösen Ende her durchgeführt wird und im Zusammenhang mit der Entwicklung der Lungenatmung steht.

Bei den Lungenfischen schneidet die Lungenvene von links her kommend schräg in den Sinus. Es entsteht dadurch am rechten Umfang der Lungenvene die sogenannte Pulmonalisfalte. Von hier aus, so darf man annehmen, nimmt die Entwicklung der Vorhofscheidewand ihren Ausgang (= *Mit*-stromseptum). Schon bei den Fischen, besonders aber den Lungenfischen beobachtet man die charakteristische Umgestaltung der äußeren Herzform. Es kommt nämlich zu einer doppelten Abknickung des Herzens, und zwar einmal am Übergang von der Vorhofs- zur Kammer-, und zum andern am Übergang von der Kammer- zur Bulbusanlage. Den sinnfälligsten Ausdruck des *Einflusses* der *Peripherie* auf das Herz stellt die Anbahnung der Scheidewand im arteriellen Trunkus dar. Aus dem distalen Truncus, der Kiemenstammarterie, gehen die paarigen Kiemenbogenschlagadern hervor. Diese Ostien liegen verhältnismäßig dicht beieinander, so daß man von einem *Arteriensack* gesprochen hat. *Zwischen* den Ostien der Arterienpaare entstehen nun ebenfalls, sowie für das Mitstromseptum angedeutet, sichelförmige Faltenbildungen. Der Trennungskeil zwischen den vierten und fünften Kiemenbogenarterienpaaren erlangt besondere Bedeutung. Die Andeutung einer von diesem interarteriellen Wandsporn ausgehenden Trunkusteilung kann man schon bei Lepidosiren beobachten: So werden im distalen Truncusabschnitt fünftes und sechstes Kiemenbogenarterienpaar der ventralen, drittes und viertes der dorsalen Stammpartie zugeordnet. Hier bahnt sich also das *Gegen*stromseptum an.

An einigen der intermetameralen Engen werden endokardiale Verdickungen angelegt. Sie haben grundsätzlich nicht nur Bedeutung für die Klappen-, sondern auch die Septumbildung. Man darf annehmen, daß die Endokardwülste Unterstützungspunkte für die von venöser und arterieller Seite her in das Herz hinein vorwachsenden Scheidewandanlagen darstellen.

Auf die Bedeutung der Lungenatmung für die Scheidewandbildung war schon hingewiesen worden: Es ist fraglos so, daß die stärkere Entwicklung der Lunge eine vermehrte Durchblutung der zur Lungenschlagaderbildung heranstehenden

Kiemenbogenarterien verursacht. Gleichzeitig dürfte auch die primitive Pulmonalvene vermehrt durchströmt werden. Dieser Lungenkreislauf ist zunächst ganz ähnlich an den großen Kreislauf angeschlossen wie jede andere Organstrombahn auch. Von einer wirklichen Scheidung von arteriellem und venösem Blute kann jetzt natürlich nicht gesprochen werden. Immerhin dürfte die zunehmende Entwicklung der Lungenstrombahn für die Anregung der Ausgestaltung von Mit- und Gegenstromseptum von hervorragender Bedeutung gewesen sein. *Wie* diese Entwicklung im einzelnen weiterschreitet, ist für unsre heutige Fragestellung nicht wesentlich. Es sei hier verwiesen auf *Benninghoff, Spitzer, Pernkopf-Wirtinger* und *Doerr*[1].

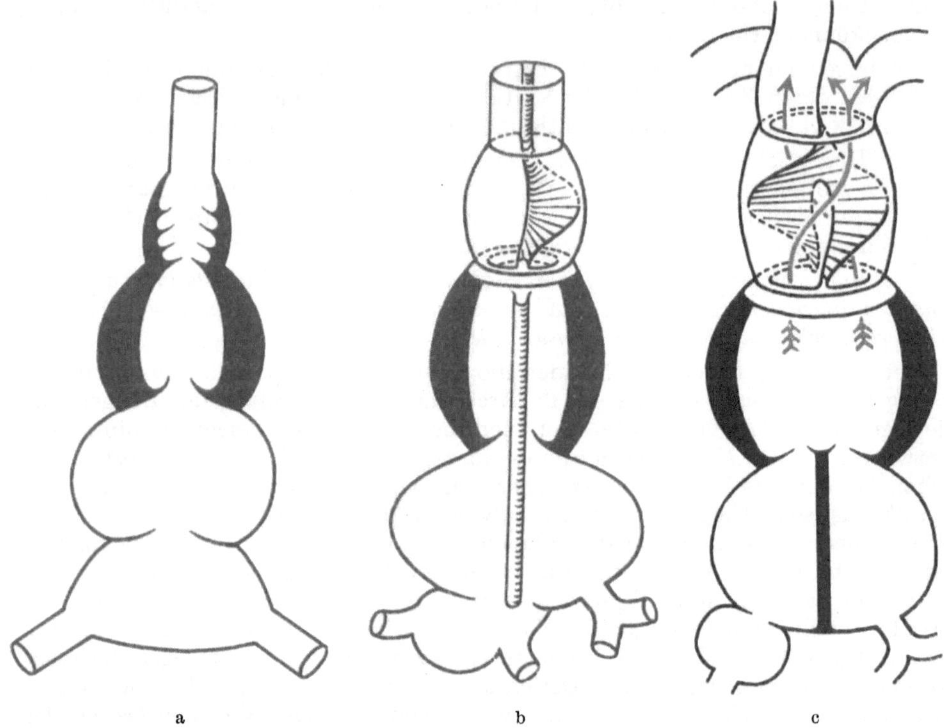

a   b   c

Wie sehr die *Lungenatmung* die Scheidewandbildung beeinflußt, ist aus den Herzkreislaufverhältnissen der Amphibien erkennbar. Dort nämlich spielt außer der Lungen-, die *Hautatmung* eine entscheidende Rolle. Letztere ist selbständig an den Körperkreislauf angeschlossen und wirkt daher der Lungenatmung *nicht* synergisch.

---

[1] In der Stammesgeschichte ist der Sauerstoffhunger der Landtiere ein wichtiges Moment für Entwicklung von Lungenatmung und Scheidewänden. Dieser Entwicklungsvorgang ist ohne *bestimmenden* Einfluß der Blutstromwirkung undenkbar. Es ist nur bemerkenswert, daß bei *dem* Organ, das phylogenetisch *nach* der Lunge sicher *auch* sehr gut durchblutet wird, dem *Gehirn* oder einem Organ, das dem Herzen näher benachbart gelegen ist, wenn auch weniger stark mit Blut durchströmt wird, der *Leber*, keine Scheidewandanlage als Gefäßsporne im Bereich jener Stellen nachgewiesen werden können, an denen Gehirn- und Leberblutbahn an den großen Kreislauf angeschlossen sind. Zu derartigen Überlegungen passen die alten Voraussetzungen von *Thoma* über eine gewisse Selbständigkeit und Konstanz der für die Versorgung verschiedener Parenchymbezirke bestimmten Blutstromfäden. — Neuere experimentelle Untersuchungen scheinen gegen die Gültigkeit der Lehre von der Individualität der Stromfäden zu sprechen. Man muß aber bedenken, daß derartige Versuche am erwachsenen Tier nicht ohne weiteres auf embryonale, ganz gewiß aber nicht auf die Verhältnisse in der Stammesgeschichte übertragen werden dürfen.

Im übrigen ist der stammesgeschichtliche Weg der Herzentwicklung am besten durch Herausstellung folgender Grundformen (Abb. 1a bis e) zu kennzeichnen (*Benninghoff*):

1. *Kiemenherz* (Fische): Das Herz ist rein venös und vollständig ungeteilt.
2. *Kiemen — Lungen — Herz* (Lungenfische): Das Herz führt gemischtes Blut. Beginn der Scheidewandbildung. Dabei läßt sich eine nur passagere Zweiteilung im Herzen nachweisen. Sie entsteht bei der Kontraktion des Herzens durch Aneinanderlagerung der gegenüber gelegenen Endokardleisten.
3. *Kiemen — Lungen — Hautatmungsherz* (Amphibien): Ausbildung einer Vorhofscheidewand bei ungeteilter Kammer. *Benninghoff* unterscheidet drei Formenkreise bei den Amphibien. Da diese die wesentlichen Verhältnisse sehr gut veranschaulichen, so mögen sie in Kürze angeführt sein:
   a) Das Kiemen-Lungen-Herz.
   b) Das Lungen-Hautatmungsherz.
   c) Das reine Hautatmungsherz.

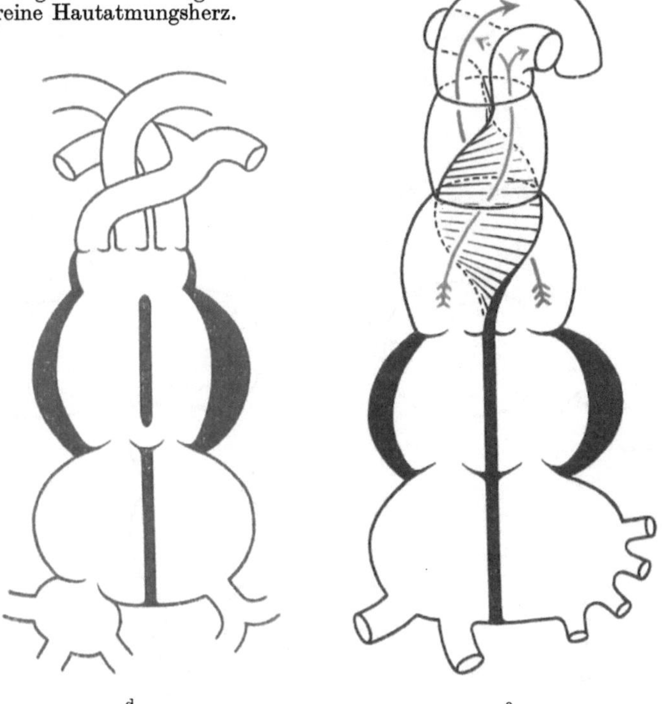

d   e

Abb. 1a—e: Nebeneinanderstellung der idealisierten und schematisierten Wirbeltierherzformen. Alle Herzformen sind gerade gestreckt zu denken, Ansicht von ventral, Seitenverhältnisse gehörig. a: Schema des *Fischherzens*; keine Torsion, keine Septation. b: Schema des Herzens der *Lungenfische* (Neoceratodus; in Anlehnung an *H. F. Nierstrasz*); beginnende Torsion am arteriellen Herzende und unvollkommene Scheidewandanlage. c: Herzschema einer hypothetischen *Zwischenform zwischen Amphibien und Reptilien*; arterielle Torsion, Scheidewandanlage (die tatsächlichen Amphibienverhältnisse können wegen bestimmter durch die Hautatmung bedingter Spezialisierungen in unser Gesamtschema (a—e) *nicht* aufgenommen werden); unvollkommene Scheidewandbildung. d: Schema des *Reptilien*herzens; Ausbildung dreier Schlagadern, starke arterielle Torsion; im Vergleich zu c) weiter durchgeführte Scheidewandbildung: Vorhof- *und* Kammerscheidewand; die Septation im Bulbus-Truncus-Abschnitt wurde wegen der zeichnerisch schwierigen Verhältnisse nicht dargestellt. e: Schema des *Säugetierherzens*: Arterielle Torsion, vollständige Septation. — Auf die Darstellung des Herzschemas bei den Vögeln konnte verzichtet werden, da sie gegenüber dem Säugerherz keine prinzipiellen Neuerungen geboten hätte.

4. *Lungenherz bei verhältnismäßig geringer Atmungskapazität der Lungen* (Reptilien): Die Zweiteilung des Herzens ist bei einigen Vertretern der Klasse ganz durchgeführt (Crocodilier). Grundsätzlich bleibt aber die Möglichkeit einer arteriovenösen Anastomose („Shunt") erhalten: Das Reptilienherz zeigt als Wirbeltierherz eine komplizierte Aufteilung des Truncus arteriosus und zwar in *dem* Sinne, daß *drei* arterielle Hauptgefäße aus dem Herzen hervorgehen (linkskammerige Aorta, rechtskammerige Aorta und Pulmonalis). Auch bei *den* Vertretern, bei denen Vorhof und Kammern ganz

septiert sind, ist eine arteriovenöse Verbindung durch Ausbildung eines interaortalen Loches vorhanden (Foramen *Panizzae*).

5. *Lungenherz mit voller Atmungskapazität* (Vögel und Säugetiere).

Die *ontogenetische* Herzentwicklung verläuft folgendermaßen (in Übereinstimmung mit *Pernkopf* u. *Wirtinger* unterteile auch ich in 2 Entwicklungsphasen):

Phase I: Bereits bei 1,5 mm langen menschlichen Embryonen findet sich im kaudalen Kopfabschnitt auf jeder Seite je 1 Zellhäufchen. Es besteht aus Mesoblasten, den primitiven Gefäßbildungszellen. Zu dieser Zeit besitzt der Keimling noch keine Urwirbel. Schon in der dritten Embryonalwoche entsteht der unpaare kaudo-kranial orientierte (zunächst noch doppelläufige) Herzschlauch. Er ist durch 3 markante Regionen äußerlich gekennzeichnet. Am kaudalen Ende münden die primitiven Venen (Vv. umbilicales, Vv. omphalomesentericae

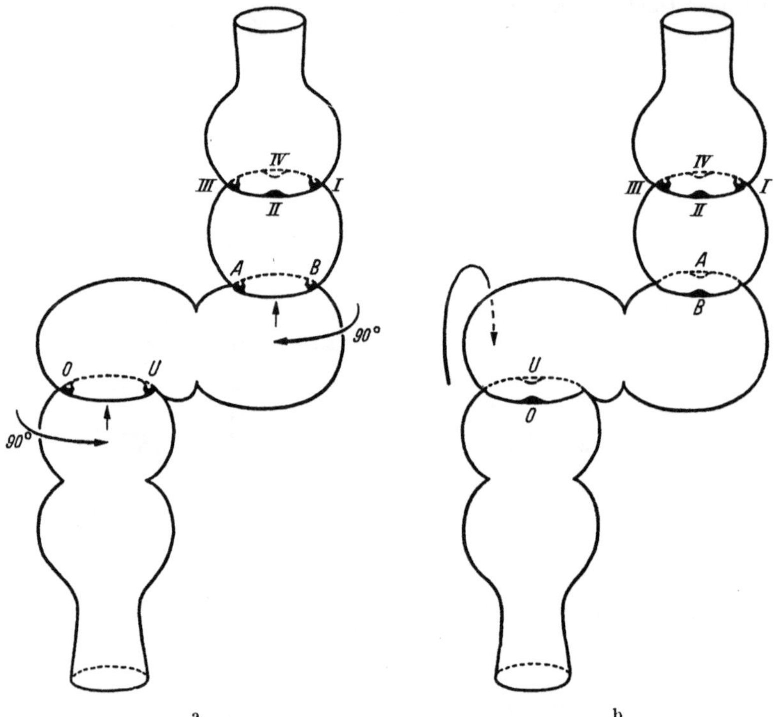

Abb. 2a u. b: Schema der Herzentwicklung während der sog. Phase I. Kaudokranialwärts aufsteigender Herzschlauch im Zustande der ersten Bajonettknickung der Autoren. Ansicht von dorsal. a: Die eingetragenen Pfeile zeigen prospektiv die Ohrkanal- und Bulbustorsion an. b: Beachte die gegenüber Abb. 2a veränderte Lokalisation der Endokardkissen O und U am Ohrkanal und der proximalen Bulbuswülste A und B am Ostium ventriculobulbare. Der Pfeil deutet die Richtung der wenig später ablaufenden Kippung des Ostium atrioventriculare um eine frontale Achse an.

und Dd. Cuvieri). Am kranialen Ende geht der Herzschlauch in die Kiemenstammarterie über. An der Hinterwand der Herzanlage läßt sich die Insertionslinie des Herzgekröses (Mesocardium dorsale) nachweisen. Im Querschnitt zeigt der unpaare Herzschlauch 2 konzentrische Rohre: Das innere Schlauchrohr besteht aus einer äußerst zarten Zellschicht, aus der später das Endokard gebildet wird. Das äußere Rohr ist dicker, es geht aus der benachbarten Zölomwand hervor und wird als myoepikardialer Mantel bezeichnet. Zwischen innerem und äußerem Herzrohr befindet sich ein ziemlich breiter, eine gallertige Flüssigkeit enthaltender Spaltraum. Er wird uns später noch zu beschäftigen haben. Schon während der zuerst noch gerade gestreckte Herzschlauch sich anschickt, durch eine zweimalige Abknickung seine Gestalt so zu verändern, daß man am Ende der I. Phase die einigermaßen vertraute äußere Säugerherzform erkennen kann, tritt eine Gliederung in einzelne hintereinander gelegene Abschnitte in Erscheinung. Es sind das im Sinne der Blutstromrichtung: Sinus, Vorhof-, Kammer- (mit Ein- und Ausströmungsteil), Bulbus- und Truncusanlage. Zwischen je 2 benachbarten Abschnitten liegt ein verhältnismäßig gut markiertes Ostium: O. sinuatriale, atrioventriculare, ventriculobulbare und bulbotruncale. An den Ostienlippen finden sich endokardiale Verdickungen. Sie zeigen nicht nur eine bestimmte Bedeutung für die Ausbildung der Herzklappen (Sinus-, atrioventrikuläre, sowie Semilunarklappen), sondern auch für die Entwicklung der Scheidewände. Noch am Ende der I. Phase findet eine Reihe von Bewegungen statt, die recht charak-

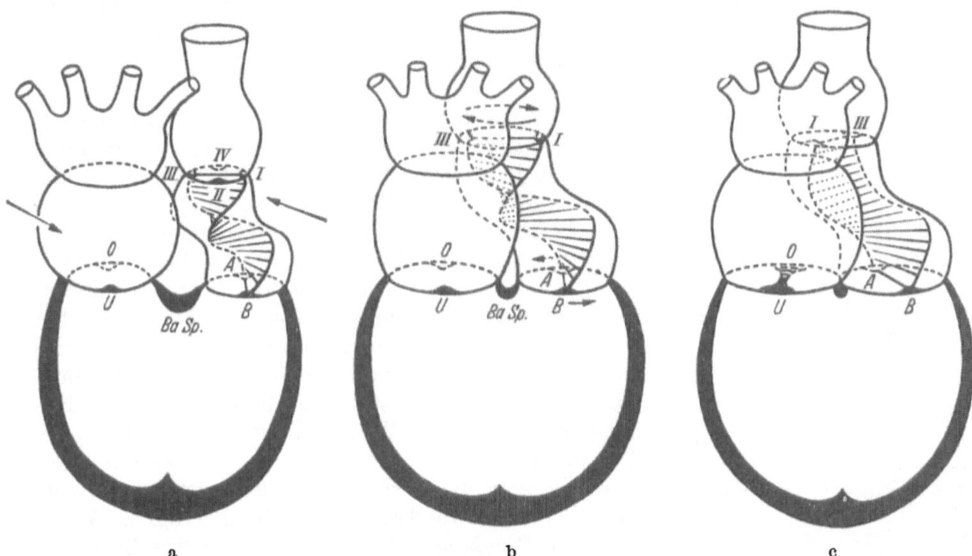

a   b   c

Abb. 3a—c: Schema der Herzentwicklung während der sog. Phase II. Ansicht von dorsal. Zustand *nach* Kippung des Atrioventrikularostium, also nach Umkehr der Blutstromrichtung. Die Sinus- und Vorhofanlage steht jetzt über dem Kammereingang. Beachte die Abknickung des Bulbus (sog. zweite Bajonettknickung der Autoren). a: Die Pfeile deuten an, daß die Bulbusregion im Begriffe steht, *vor* die Vorhofanlage zu wandern. b: Zustand nach Verschiebung des Bulbus vor die Vorhofanlage (also nach „Verschränkung" der beiden Herzschenkel gegeneinander). Die Pfeile deuten prospektiv die Bulbusrückdrehung am Ostium ventriculobulbare und die Ventildrehung (sog. Bulbus-Truncus-Torsion) am Ostium bulbotruncale an. c: Zustand nach Durchführung der genannten Drehbewegungen. — Die in a—c eingetragene Bulbusscheidewand ist z. Z. dieses frühen Entwicklungsstadiums tatsächlich noch nicht vorhanden. Sie wurde eingezeichnet, um die Folge der Drehbewegungen besser zu markieren. b) zeigt die stärkste Torsion der Bulbusseptumanlage, während in Abb. c) eine gewisse Entspannung eingetreten ist. BaSp stellt den Bulboaurikularsporn, den Knickungsscheitel der Herzschleife, dar.

teristisch ist: 1. Die Vorhofsanlage wandert kranialwärts und bringt dadurch eine Kippung des O. atrioventriculare (Ohrkanal) um eine frontale Achse zustande. Das hat eine Veränderung der Blutstromrichtung zur Folge. Während das Blut zunächst in kaudo-kranialer Anordnung durch das O. a. v. hindurchgetreten ist, fließt es *nach* Aufsteigen der Vorhofsanlage und Kippung des Ostium in der definitiven kranio-kaudalen Richtung.

2. Am Ostium atrioventriculare findet eine Drehung um 90 Grad im Uhrzeigersinn, am O. ventriculobulbare eine solche um 90 Grad im Gegenuhrzeigersinn (jeweils bei Betrachtung in Blutstromrichtung) statt. Man spricht von der Ohrkanal- und Bulbustorsion (Abb. 2a und b).

Phase II: Dieser Zeitabschnitt der Herzgestaltung ist wiederum durch einige Drehungsvorgänge, vor allem aber durch die Septation ausgezeichnet. Der

Schwerpunkt der Torsion liegt im Bulbus-Truncusabschnitt. Genau gesprochen handelt es sich darum, daß am O. bulbotruncale, dem späteren Semilunarklappenniveau, eine etwa 180 Grad im Gegenuhrzeigersinn betragende Drehung abläuft. Diese sogenannte Bulbus-Truncus-Torsion, auch Ventildrehung genannt (weil am später mit Seminularklappen bewehrten „Ventil"-Ostium gelegen), ist für die Morphogenese bestimmter Entwicklungsstörungen von hervorragender Bedeutung. — Ihr entgegengesetzt, also im Uhrzeigersinn, findet sich eine nur weniger starke, meist mit einer Schrumpfung des Bulbus einhergehende am O. ventriculobulbare lokalisierte sogenannte Bulbusrückdrehung (Abb. 3a bis c).

Zusammenfassend läßt sich also sagen, daß in der I. Phase doppelte Knickung des Herzrohrs, Ohrkanal- und Bulbustorsion, sowie eine Vorbereitung der Scheidewandbildung durch Bereitstellung von Endokardwülsten erfolgen, und daß in der II. Phase stärkere aber nicht nur gleichsinnige Drehungen besonders an Bulbus und Truncus ablaufen, und die Scheidewandbildung weiter getrieben wird.

Die Septation wird insofern neuartig gedeutet, als man nach *Pernkopf* und *Wirtinger* annehmen darf, daß jedes Septum zunächst als eine parietale, der Wand des primitiven Herzens innig anhaftende und aus ihr heraus modellierte *Leiste* angebahnt wird. Jedes Septum entsteht möglicherweise durch Vereinigung einer Haupt- und einer an der korrespondierenden Stelle der gegenüberliegenden Wand verlaufenden Nebenseptumleiste. Die Hauptseptumleiste z. B. des Bulbusseptums verbindet den proximalen Bulbuswulst A mit dem distalen Bulbuswulst I, die Nebenseptumleiste die Wülste B und III (Abb. 4). — Auf meine frühere Kritik der z. Z. herrschenden Vorstellungen der normalen Herzentwicklung sei verwiesen (Virchows Archiv Bd. **310** S. 316 ff.). Angaben von *Pernkopf* und *Wirtinger* (auch einschränkende) über die Septum*leisten* siehe Z. Anat **100**:652 (1933) Anm. 1 ff. und über die Entw. der Atrioventrikularostien 1. c. S. 654.

Der Leser, der sich der Mühe des Quellenstudiums unterzieht, gewinnt leicht den Eindruck, daß nicht einmal die *normale* Formwerdung des menschlichen Herzens in allen Einzelheiten bekannt ist. Das gilt besonders für die ersten Anfänge der Septation, speziell für den Bulbus. Weiter ist nicht sicher, inwieweit die geschilderten bulbotrunkalen Torsionsvorgänge in der Ontogenese nachweisbar sind. *Benninghoff* scheint nicht davon überzeugt zu sein, daß in der rezenten Ontogenese echte Drehbewegungen wesentlich zum torquierten Verlauf der Aorta und Pulmonalis beitragen. *Pernkopf* und *Wirtinger* nehmen

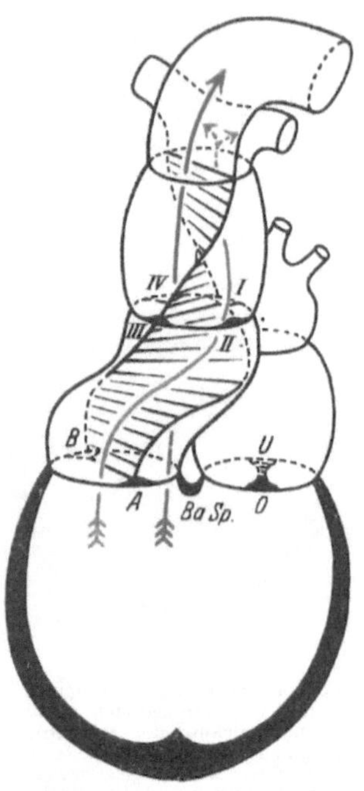

Abb. 4: Schema des Säugetierherzens in einem späten Stadium der Phase II, Ansicht von ventral. Es wurde nur Bulbus- und Truncus-Septum eingezeichnet, um die Verhältnisse übersichtlich zu belassen. Die Verschränkung der Schenkel der Herzschleife ist noch nicht vollständig durchgeführt, der Bulbus steht also im Begriffe, nach ventral vor den Vorhof zu wandern. Bulbusrückdrehung und Ventildrehung sind beendet. — Im weiteren Gang der Entwicklung käme es zur Fertigstellung der Scheidewände und zur Einbeziehung des Bulbus in den Kammerausflußteil.

eine vermittelnde Stellung ein, indem sie echte Drehbewegungen neben einem zwar primär schraubig gebildeten offenbar phylogenetisch als Torsion vorbereiteten Verlauf mancher Septumleisten beschreiben („Bewegungsdrall" und „Formdrall"). *Spitzer* lehnt ontogenetische Drehbewegungen in der normalen Herzentwicklung ab. *Blechschmidt* dagegen möchte *jede* Form des Herzens, die eine schraubige

Struktur erkennen läßt, als Folge hämodynamischer Effekte deuten. Nach ihm gibt es daher *nur* einen Bewegungsdrall.

Bestehen also derartige Unklarheiten im Prinzipiellen, um wieviel schwieriger und unsicherer muß dann die Genese der erklärungsbedürftigen Herzmißbildungen sein ?

C. Bemerkungen zur Nomenklatur und Klassifizierung der angeborenen Herzfehler.

Diejenigen Herzfehler, die besonderer Gegenstand vorliegender Abhandlung sein sollen, kann man nach verschiedenen Gesichtspunkten ordnen. In einem früheren Aufsatz hatte ich nach regionär topographischen Gegebenheiten unterschieden zwischen herznahen Truncus- und herzfernen Arterienmißbildungen. Es ist klar, daß es sich hierbei nur um eine grobe Gliederung handeln kann. Immerhin gründet sie sich nicht nur auf äußere Merkmale, sondern auch auf morphogenetische Geschehnisse.

Da nun in der ausländischen Literatur viele Mißbildungen und Mißbildungsgruppen mit in Deutschland nicht gebräuchlichen Namen belegt werden (obwohl die Erstbeschreibung, die für die Namengebung bestimmend geworden ist, in Deutschland erfolgt war, z. B. *Eisenmenger*), sei aus Gründen der Verständigung eine Gegenüberstellung der Einteilung der wichtigsten Entwicklungsstörungen von Herz und großen Gefäßen eingeschaltet.

I. Einteilung nach *Maude Abbott*.

Dieser Einteilung liegt als Leitgedanke die Herausstellung einer etwa vorhandenen oder aber nicht vorhandenen Kommunikation zwischen arterieller und venöser Seite (Kurzschlußverbindung, „*Shunt*") zugrunde:

1. Kongenitale Angiokardiopathien *ohne* Verbindung zwischen arteriellem und venösem System. Zyanose *nicht* vorhanden.

   a) Dilatation der Pulmonalis (totale und partielle)
   b) Isthmusstenose der Aorta („Coarctation").
   c) Rechtsläufiger Aortenbogen (vorderer und hinterer Typ).
   d) Doppelläufiger Aortenbogen.
   e) Abnormer Abgang der Arteria subclavia (Dysphagia lusoria).

2. Kongenitale Angiokardiopathien *mit* arteriovenöser Verbindung (Stromrichtung von links nach rechts. *Keine* Zyanose oder *Spät*zyanose. Die Zyanose bleibt so lange aus, als der Druck im linken Herzen größer ist als im rechten.

   a) Vorhofseptumdefekt.
   b) Ventrikelseptumdefekt (Maladie de Roger).
   c) Ductus arteriosus Botalli persistens.

3. Kongenitale Angiokardiopathien *mit* venösarterieller Verbindung (Stromrichtung von rechts nach links) Zyanose vorhanden, Morbus coeruleus.

   a) Tetralogie von *Fallot* (Pulmonalstenose, Ventrikelseptumdefekt, rechtsstehende und „reitende" Arta, Hypertrophie der rechten Herzkammerwand).
   b) Eisenmengerkomplex (Weite Pulmonalis, Ventrikelseptumdefekt, „reitende" Aorta, Hypertrophie der rechten Herzkammerwand).
   c) Trilogie von *Fallot* (Pulmonalstenose, weit offenes Foramen ovale, Hypertrophie der rechten Kammerwand).
   d) Dilatation der Pulmonalis mit Ventrikelseptumdefekt.
   e) Dilatation der Pulmonalis, weit offenes Foramen ovale oder sonstiger Defekt der Vorhofscheidewand (Syndrom von *Cossio*).
   f) Transposition der großen Gefäße
   g) Truncus arteriosus communis persistens.
   h) Cor triloculare.
   i) Cor biloculare.

II. Einteilung nach *Helen B. Taussig.*

Als Einteilungsprinzip gelten ausschließlich physiologische Bedingungen. Die Forscherin unterscheidet zwei Hauptgruppen und zwar je nachdem, ob bei dem Träger einer Mißbildung eine ausreichende oder doch bedingt ausreichende Arterialisierung seines Blutes vorhanden ist oder nicht.

1. Fehlbildungen, bei denen dem Körper *nicht* die ausreichende Menge von sauerstoffhaltigem Blute zugeführt werden kann:

   a) Unterentwicklung der rechten Herzkammer und Tricuspidalatresie.
   b) *Fallot*sche Tetralogie.
   c) Pulmonalstenose oder -atresie mit extremer Rechtsstellung der Aorta.
   d) Reine Pulmonalstenose.
   e) Aortenstenose und -atresie.
   f) Fehlen des Aortenbogens.
   g) Transposition von Aorta und Pulmonalis.
   h) Truncus arteriosus cummunis persistens.
   i) Infundibulumstenosen: Es ist auf *einer* der Herzseiten eine *einzige* große Kammer und eine kleine Nebenabteilung vorhanden; diese stellt den scharf abgegrenzten Ausströmungsteil (Infundibulum, Konus) dar. Die Lokalisation von Aorta oder Pulmonalis entspricht aber sonst etwa der Norm.
   k) Anomalien der großen Venen: Totale und partielle Verlagerungen der Lungenvenenmündungen in den rechten Vorhof. Transposition der Venae cavatae in den linken Vorhof.
   l) Abnormer Ursprung der linken Coronarie aus der Pulmonalis.

2. Fehlbildungen, die die für Wachstum und Entwicklung ausreichende Menge des Blutsauerstoffgehaltes ermöglichen.

   a) Offener Ductus arteriosus Botalli.
   b) Defekt im Septum atriorum einschließlich des sog. *Lutembacher*-Syndrom: Mitralstenose und Defekt der Vorhofscheidewand.
   c) Defekt im Septum interventriculare.
   d) *Eisenmengerkomplex*
   e) Aneurysma eines Valsalvaschen Sinus und Ruptur desselben in den rechten Ventrikel.
   f) Anomalien der Aortenklappen und der aufsteigenden Aorta.
   g) Anomalien des Aortenbogens.
   h) Isthmusstenose der Aorta.
   i) Dextrokardie.
   k) *Ebstein*sche Krankheit (abnorme Lagerung des Ansatzrandes des septalen Tricuspidalsegels herzspitzenwärts in die Kammer hinein).
   l) Angeborene Rhythmusstörungen (Blockade etc.).

III. Einteilung nach *Grob* und *Rossi.*

Hierbei handelt es sich um vereinfachte und darum um vieles klarere Gliederung ähnlich dem Vorgehen von *Abbott.*

1. Angeborene Herzfehler ohne Verbindung zwischen arterieller und venöser Blutbahn.

   a) Reine Pulmonalstenose.
   b) Isthmusstenose der Aorta.
   c) Anomalien der Aorta und ihrer Äste.

2. Angeborene Herzfehler mit Verbindung: Stromrichtung von links nach rechts.

   a) Vorhofseptumdefekt (*Lutembacher*sches Syndrom).
   b) Ventrikelseptumdefekt (Morbus Roger).
   c) Offener Ductus Botalli.
   d) Venenanomalien.

3. Angeborene Herzfehler mit Verbindung: Stromrichtung von rechts nach links.

   a) Tetralogie von *Fallot.*
   b) *Eisenmengerkomplex.*
   c) *Taussig*-Syndrom (hoher Ventrikelseptumdefekt mit „reitenden" Gefäßen und zwar mit relativer Rechtslage der Aorta und Linkslage der Pumonalis).

    d) Transposition der großen Gefäße.
    e) Truncus arteriosus communis (Pseudo- und echte Form).
    f) Stenose oder Atresie der Tricuspidalis.
    g) Cor bi- et triloculare.
    h) Venenanomalien.

Die Einteilungen von *Abbott, Taussig, Grob* und *Rossi* sind solche nach funktionellen Gesichtspunkten. Sie können möglicherweise in der klinischen Differentialdiagnose Gutes leisten, weil sie nach hervorstechenden Krankheitszeichen gewählt sind. Ich empfinde aber die genannten Gliederungen als zu streng schematisierend. Sie bleiben im Deskriptiven stecken. So lange jedenfalls, als man sich bemüht, die Formenfülle der angeborenen Herzfehler durch eine reine Aufzählung anatomischer und funktioneller Eigentümlichkeiten, — vielfach mit einer sinnverwirrenden Nomenklatur —, zu ordnen, so lange werden sich nicht einmal die *Grund*formen und die grundsätzlich wichtigen funktionellen Verhältnisse im Gedächtnis des Arztes verankern lassen. Es wird so nicht möglich sein, ein *wirkliches* Verständnis für die pathologische Herzentwicklung und deren Folgen zu gewinnen. Letzteres kann nicht einseitig durch ausschließliche Betrachtung klinischer Symptome, sondern nur durch Berücksichtigung morphogenetischer *und* funktioneller Tatsachen gebildet und vertieft werden. Diese Art, die erklärungs- und behandlungsbedürftigen Entwicklungsstörungen anzusehen, ist die schwierigere. Die aufgewandte Mühe wird aber sicher Früchte tragen, weil sie den Untersucher von jeder starren Einteilung frei macht und ihm die Möglichkeiten der abnormen Entwicklung lebendig nahe bringt.

IV. Eigene Gliederung.

Diese Einteilung ist ein Versuch und eine vorläufige. Sie ist von dem Gedanken getragen, die natürlichen Korrelationen der wesentlichen Grundformen der angeborenen Herzfehler herauszuarbeiten und berücksichtigt in ihren Einzelheiten fast nur die bis jetzt tatsächlich operativ behandelten Entwicklungsstörungen.

    1. Herznahe Truncusmißbildungen.
        a) Truncus arteriosus communis persistens.
        b) Stenosen von Aorta und Pulmonalis.
        c) Transposition der großen Gefäße.
    2. Herzferne Arterienmißbildungen.
        a) Ductus arteriosus Botalli persistens
        b) Sog. Isthmusstenosen der Aorta.
        c) Sog. supraaortische Varietäten.

Man kann den einzelnen Formen der hier genannten Mißbildungsgruppen zwar nicht gleich anmerken, ob sie mit einem links- oder rechtsläufigen „Shunt" ausgestattet sind und eine Zyanose hervorrufen. *Diese* Einteilung soll dem Leser aber verdeutlichen, daß Stenosen und Transposition am gleichen Herzabschnitt spielen und genetisch auf's innigste mit der Aufgliederung des Truncus verknüpft sind. Der Leser soll auch erkennen können, daß die Persistenz des Ductus arteriosus etwas mit der Ausbildung bestimmter Formen der Isthmusstenose zu tun haben *kann*, und daß es von hier aus nur ein kleiner Schritt zu den verschiedensten Entwicklungsstörungen am Aortenbogen und seinen Ästen ist.

D. Missbildungen der ersten Hauptgruppe:
Herznahe Truncusmißbildungen.

I. Allgemeines.

Die Entwicklungsstörungen des Bulbus und Truncus sind tatsächlich oder scheinbar durch Anomalien des Septum bulbi et trunci zustande gekommen. Fehlen Truncus- und Bulbusseptum überhaupt, dann wird der Truncus nicht in

der üblichen Weise aufgegliedert, und es entsteht der echte Truncus arteriosus
communis persistens. Wenn das Gegenstromseptum zwar vorhanden ist aber in
ungehöriger Weise verläuft, und zwar entweder auf die pulmonale oder auf die
aortale Antimere verschoben zu sein scheint oder gerade, d. h. nicht torquiert verläuft, dann sind entweder Stenosen oder aber eine Transposition vorhanden. So
sehr wir von der Richtigkeit der Anschauung überzeugt sind, daß der echte Truncus
arteriosus communis persistens durch einen mehr oder weniger vollständigen
Defekt des Gegenstromseptum zustandekommt, so sehr glauben wir betonen
zu sollen, daß der abnorme seitwärts verschobene oder nicht torquierte Verlauf
des Septums bei Stenosen und Transposition nicht die *Ursache*, sondern die
Folge der betreffenden Entwicklungsstörung ist. Gleichwohl bleibt der abnorme
Septumverlauf auch für die Stenose und Transposition ungemein charakteristisch, ja er ist als *Erkenntnisgrund* für jede teratogenetische Deutung anzu-
sprechen.

II. Der Truncus arteriosus communis persistens (Tr. a. c. p.).

Wir erwähnen diese nicht chirurgisch korrigierbare Entwicklungsstörung aus
didaktischen Gründen. Man muß sie kennen, um die Verhältnisse bei den Stenosen
besser verstehen zu können. Es handelt sich nämlich darum, den echten Truncus
von allen scheinbaren Truncusformen zu scheiden. Der echte Tr. a. c. p. entsteht also dadurch, daß der primitive Truncus ungeteilt bleibt. Ein solcher besitzt entsprechend der Vierzahl der distalen Bulbuswülste 4 Semilunarklappen.
Aus den der linken und rechten Taschenklappe koordinierten Sinus Valsalvae
entspringt je eine Coronarie. Die Verhältnisse sind seit langem sorgfältig durch-
gearbeitet (*Feller*, *Bredt*[1], *Kettler*, *Doerr*). Ich unterscheide zwei Grundformen
des Tr. a. c. p.:

    I. Grundform: Idealer Tr. a. c. p.
    II. Grundform: Pseudotruncus = konventionaler Truncus.
        1. Aortaler Pseudotruncus:
            a) Typ A = Aortaler Pseudotruncus per agenesiam.
            b) Typ B = Aortaler Pseudotruncus per atresiam.
        2. Pulmonaler Pseudotruncus:
            a) Typ A = Pulmonaler Pseudotruncus per agenesiam.
            b) Typ B = Pulmonaler Pseudotruncus per atresiam.

1. Idealer Tr. a. c. p.:

Der Truncus entspricht einem arteriellen Gefäßstamm mit den Eigenschaften
von Aorta *und* Pulmonalis. Er hat 4 Semilunarklappen und 2 Coronararterien.
Die Pulmonaläste entspringen einem Arterienstummel, der aus dem aufsteigenden Hauptstamm so hervorgeht, daß er in Richtung der Konkavität des Aortenbogens orientiert ist. Die Länge des Pulmonalstämmchens, d. h. des Teiles der
Pulmonalis, der zwischen dem Tr. a. c. p. und dem Ursprung beider Pulmonal-
zweige gelegen ist, ist unterschiedlich. Es gibt auch Fälle, in denen offenbar der
Tr. a. c. p. nur partiell entwickelt ist. Das Septum aortico-pulmonale ist dann
nämlich eine gewisse, wenn auch kurze (nur mehrere mm messende) Strecke weit
ausgebildet (*Hülse*). Dann wird der Pulmonalstummel verhältnismäßig lang
sein. Auch in der soeben erschienenen Arbeit von *Manhoff* und *Howe* wird dieser
Standpunkt vertreten (Abb. 5a)[2].

---

[1] Dort auch ältere Literatur.

[2] Anmerkung bei der Korrektur: Während der Drucklegung der Arbeit bin ich noch in
den Besitz der Abhandlung von *R. W. Collett* und *J. E. Edwards* (Persistent truncus arteriosus:
A classification; Surgical Clinics of North America, Mayo Clinic, 1949: 1245) gekommen. Sie
ist die ausführlichste, die sich mit dem Truncusproblem beschäftigt. Zahlreiche sehr gute Literaturangaben, aber keine prinzipiell neuen Gesichtspunkte.

2. Pseudotruncus (konventionaler Truncus arteriosus):

Es handelt sich um Truncusformen, die den Namen eines „Tr. a. c. p." konventionell tragen aber nicht eigentlich verdienen. Ich nenne sie *Pseudotrunci*. Sie entstehen dadurch, daß entweder die pulmonale oder die aortale Antimere in einem bestimmten Abschnitt der entsprechenden Strombahn entweder überhaupt nicht angelegt worden (Pseudotruncus per agenesiam) oder atretisch geworden ist (Pseudotruncus per atresiam). In letzterem Falle mag zunächst eine Stenose der einen Strombahn entweder durch Hypoplasie der Antimere oder durch Atrophie mit konsekutiver Verödung vorgelegen haben. Wenn z. B. die Pulmonalis niemals angelegt oder frühzeitig rückgebildet wurde, dann entspricht

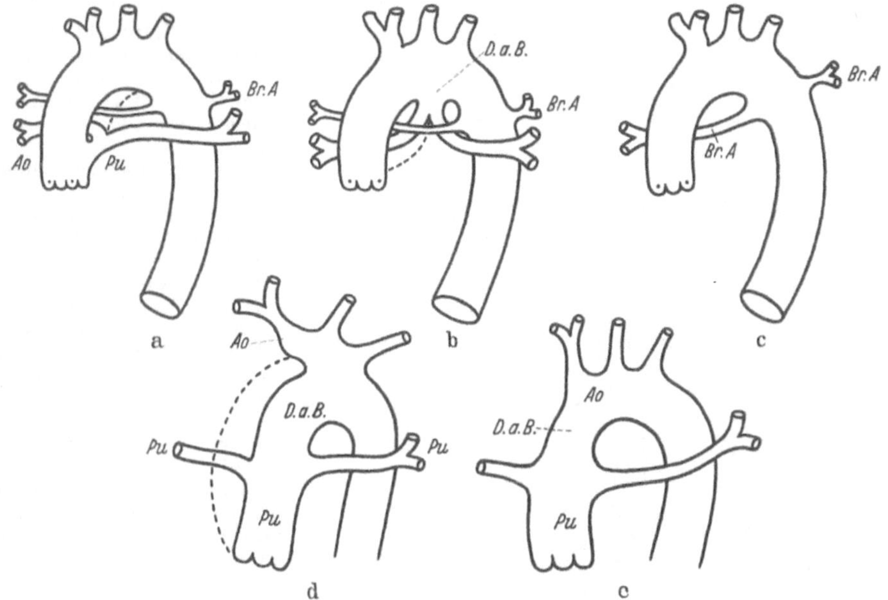

Abb. 5 a—e: Schema des Truncus arteriosus (in Anlehnung an die Darstellung von *Manhoff* u. *Howe*). a: Truncus arteriosus communis persistens, idealer Truncus. 4 Semilunarklappen, kurzer Pulmonalstummel, verödeter (und daher punktiert gezeichneter) Ductus arteriosus Botalli; BrA = Bronchialarterien. b: Aortaler Pseudotruncus. Die Pulmonalis ist verschwunden, entweder gar nicht angelegt gewesen oder aber sehr frühzeitig zurückgebildet worden. Die dorsale Wurzel der linksseitigen sechsten Kiemenbogenarterie, nämlich der Ductus arteriosus, ist erhalten geblieben; daher Speisung der Pulmonalhauptäste durch den Ductus aus der Aorta. Daneben Erhaltung der Bronchialarterien. Der Truncus entspricht also der Aorta. 3 Semilunarklappen. c: Aortaler Pseudotruncus mit totalem Schwund der Lungenschlagader. d: Pulmonaler Pseudotruncus, Schwund der Aorta. Der Truncus entspricht also der Pulmonalis. Die Aorta kann als bindegewebiger, evtl. verödeter Strick (punktiert) erhalten bleiben. 3 Semilunarklappen. Die Coronarostien wurden hier nicht eingetragen, weil nicht regelmäßig vorausgesehen werden kann, welche Coronarie in die Pulmonalis verlagert wird. e: Pulmonaler Pseudotruncus, Steigerung der Verhältnisse von d); hypothetische Form.

der resultierende Truncus einer Aorta. Man kann wohl von einem „Truncus" sprechen, darf ihn aber nicht als „communis" bezeichnen. Eine Aufteilung des Pseudotruncus ist im Falle der Agenesie zwar niemals angebahnt worden: Infolge primären Ausfalles der einen Antimere stand ja ein zur Aufteilung geeignetes Arterienrohr auch nicht zur Verfügung. Das resultierende Gefäß trägt aber eindeutig den Charakter einer Aorta und nicht die gemeinsamen Merkmale von Aorta und Pulmonalis. Im Falle der Pulmonalagenesie entsteht also ein *aortaler Pseudotruncus*. Prinzipiell entsprechend liegen die Verhältnisse bei Hypoplasie, Atrophie und hochgradiger Stenose (Atresie) der Pulmonalis. Auch dann wird das scheinbar allein vorhandene große Gefäß als aortaler Pseudotruncus angesprochen werden müssen.

Wer in die Analyse dieser Truncusformen tiefer eindringen will, muß sich klar machen, daß die Metamere von aortaler und pulmonaler Strombahn eine gewisse Selbständigkeit offenbaren können. Diese Metamere sind Bulbus, Truncus, ventrale und dorsale Arterienbogenwurzeln. — Man kann nun folgende Pseudotruncusformen auseinanderhalten:

a) Aortaler Pseudotruncus.

Der Truncus entspricht einer Aorta. Er entsteht durch Agenesie oder Atresie der pulmonalen Strombahn.

aa) Typ A: Aortaler Pseudotruncus per agenesiam:
  1. Agenesie der pulmonalen Antimeren von Bulbus und Truncus:
    Der Truncus gibt keine Lungenarterien ab. Nur die dorsale Wurzel der sechsten Kiemenbogenarterie ist erhalten geblieben. Sie entspricht dem distalen Ductus arteriosus Botalli. Von hier aus, also aus der Aorta, erfolgt die Lungenblutversorgung. Die ventrale Pulmonaliswurzel kann als bindegewebiger Strang oder gar nicht vorhanden sein (Abb. 5b).

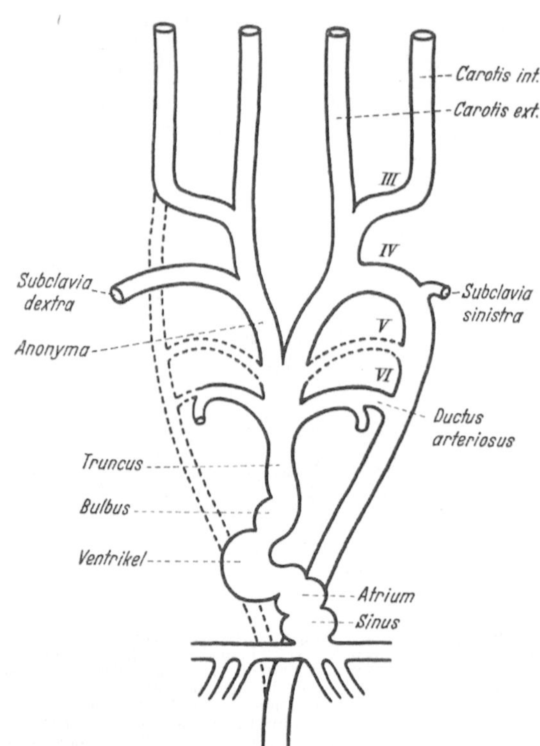

Abb. 6. Gemeinsame schematische Darstellung von Herz- *und* Aortenentwicklung (in Anlehnung an *Boenig*) in der Ansicht von ventral. III, IV, V, VI = Nummern der betr. Kiemenbogenarterien.

  2. Agenesie der ganzen pulmonalen Strombahn:
    Die gesamte Pulmonalarterienanlage fehlt. Es fehlen also pulmonale Bulbus-Truncus-Anteile, sowie der ganze sechste Arterienbogen mit ventraler und dorsaler Wurzel. Es fehlt daher jede Andeutung einer Lungenarterie. Die Lungenblutversorgung fällt allein den Bronchialarterien zur Last (Abb. 5c).

bb) Typ B: Aortaler Pseudotruncus per atresiam: s. Kapitel arterielle Stenosen S. 24 u. 36 (Abb. 8a).

b) Pulmonaler Pseudotruncus.

Der Truncus entspricht dann einer Pulmonalis. Er entsteht durch Agenesie oder Atresie der aortalen Strombahn.

aa) Typ A: Pulmonaler Pseudotruncus per agenesiam·
  1. Agenesie der aortalen Antimeren von Bulbus und Truncus:

    Es ist ein Truncus vorhanden mit den Eigenschaften einer Pulmonalis. Das bedeutet, daß unmittelbar aus seinem Hauptstamm je eine Arterie nach rechts und links entspringt, die im Sinne einer regelrechten Pulmonalis zum Lungenhilus hin verläuft. Der Hauptstamm des Truncus setzt sich durch die dorsale Wurzel in die absteigende Aorta fort. Die dorsale Wurzel entspricht also dem Ductus arteriosus Botalli. Er verläuft nach Art eines Aortenbogens. Tatsächlich entspricht er ja auch einem „Aorten"-Bogen, nur eben der sechsten (statt sonst der vierten) Kiemenbogenarterie. Die Frage der Blutversorgung von Kopf und Armen gestaltet sich zu einem interessanten hämodynamischen Problem: Die Versorgung der brachiokephalen Gefäße durch den Ductus arteriosus Botalli ist nur dann möglich, wenn beide vierten Kiemenbogenarterien erhalten sind, und zwar beiderseits die ventrale und auf einer Seite (gewöhnlich links) außerdem die dorsale Wurzel. Die Agenesie darf also, soll der Träger der Mißbildung lebensfähig sein, nur den Bulbus-Truncusabschnitt im engeren Sinne betreffen. Die dorsale Wurzel der vierten Kiemenbogenarterie gewährt den

Anschluß an den Ductus arteriosus Botalli. Die Erhaltung der ventralen Wurzeln beiderseits ist erforderlich, damit auch die rechtsseitigen brachiokephalen Gefäße (Anonyma) auf dem Wege des Ductus arteriosus Botalli mit Blut versorgt werden können (Abb. 5d u. e, 6).

2. Agenesie der ganzen aortalen Strombahn:

Es ist sehr fraglich, ob eine solche Mißbildung überhaupt existiert. Bei der Vielzahl der Kiemenbogenarterien und den Möglichkeiten der Kollateralbahnbildung (*Bromann*) wäre es z. B. nicht undenkbar, daß bei Ausfall der vierten Arterienbogen die beiden fünften ausnahmsweise einspringen. Derartiges ist aber bis jetzt nicht sicher bekannt geworden. — Ein weiteres Problem ist das der Organisation der Coronarostien beim pulmonalen Pseudotruncus. Man muß hier, entsprechend den von *Bredt* zusammengestellten Beispielen, eine Verlagerung von mindestens einem Coronarostium auf die Seite der pulmonalen Strombahn annehmen. Ganz gewiß sind die pulmonalen Pseudotrunci große Seltenheiten.

bb) Typ B: Pulmonaler Pseudotruncus per atresiam:

Solche Fälle sind besser bekannt. Vgl. Kapitel Arterielle Stenosen S. 24 (Abb. 8e).

Auch die echten Truncusformen sind nicht häufig. Genaue Zahlen sind nicht bekannt. *Manhoff* u. *Howe* glauben, etwa 30 Fälle in der Literatur ausfindig machen zu können.

Als *Beispiel* eines *Idealen* Tr.a.c.p. berichte ich über folgenden Fall (SN 620 49): Etwa 3 Monate altes Mädchen, Dystrophie, beginnende Bronchopneumonie. Die Obduktion zeigte ein stark vergrößertes Herz (frontale Basisbreite 5,5, Apexbasishöhe 5,5, größter anteroposteriorer Durchmesser 4 cm), aus dessen Basis ein großes zunächst ungeteiltes Gefäß entsprang. 4 Semilunarklappen. Truncusumfang im Semilunarklappenniveau 3,5 cm. Lungen- und Körpernervenmündungen, Vorhöfe, Herzohren, arteriovenöse Ostien und Papillarmuskelanordnung waren regelrecht. Es fanden sich aber ein weit offenes Foramen ovale und ein gut 1 cm im Durchmesser haltendes Loch im vorderen oberen Teil der Kammerscheidewand. Der Truncus hatte „reitende" Stellung über dem defekten Septum interventriculare und zwar so, daß $\frac{3}{4}$ seines Ostiums dem rechten, $\frac{1}{4}$ dem linken Ventrikel zugekehrt waren. Die rechte Kammer war erweitert, die linke eng, die Kammerwand je 0,5 cm stark. Die Semilunarklappen waren etwas verdickt und gewulstet, aber gut beweglich. Die eine Klappe stand etwas links und ventral, die korrespondierende rechts und dorsal. Dazwischen fand sich links und rechts je eine weitere Klappe. Von den Sinus der letzteren nahmen je eine Coronarie ihren Usrprung.

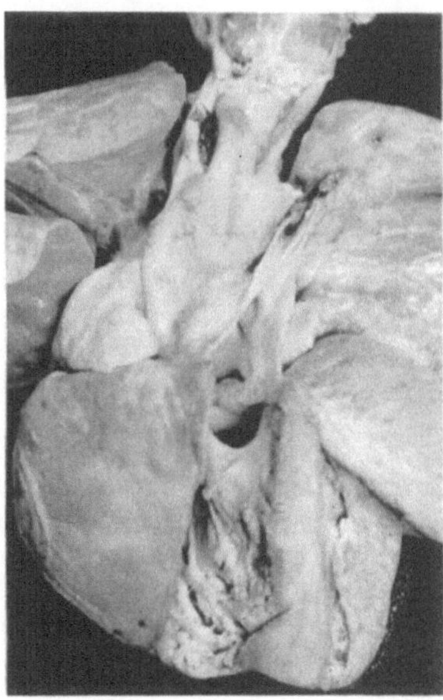 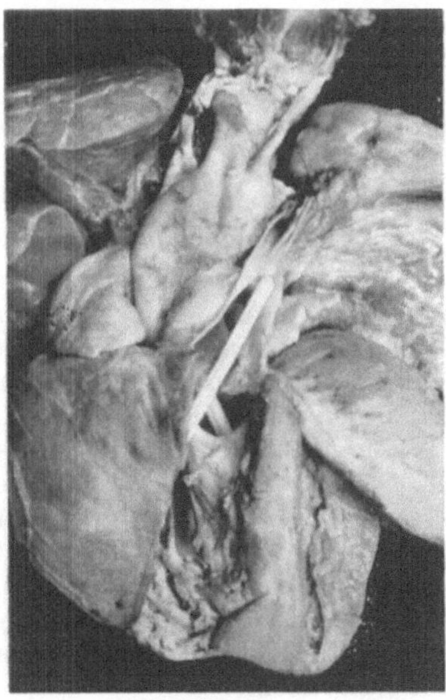

a   b

Abb. 7a u. b. Herz, SN 620/49, Ansicht von ventral. Beide Ventrikel eröffnet, Einblick vorwiegend in die rechte Kammer. a: Blick auf Defekt der Kammerscheidewand. b: Einlage von Sonden in rechten und linken Ventrikel entsprechend dem Blutstrom aus der rechten Kammer in die Pulmonalis, sowie aus der linken in die Aorta. Kreuzung der Stromfäden *etwa* im Semilunarklappenniveau über dem First des Defektes der Kammerscheidewand. — Diese Herzform entspricht der schemat. Abb. 5a.

Der Defekt des S. interventriculare erklärt sich durch Agenesie des Septum bulbi. Septum bulbi et trunci fehlen praktisch vollkommen. Nur im Bereich des aorticopulmonalen Teilungsspornes konnte eine feine sichelförmige Falte nachgewiesen werden. Sie stand ziemlich frontal und erreichte mit ihrem ventralen Ausläufer die mutmaßliche Gegend des proximalen Bulbuswulstes B, mit dem dorsalen mehr nach links orientierten die des Bulbuswulstes A. Die linke Falte erreichte das Semilunarklappenniveau an der Grenze zwischen ventraler und linker, die rechte aber an der Grenze zwischen dorsaler und rechter Taschenklappe. Das bedeutet also, daß die Septumleisten des Septum trunci (denn darum handelt es sich) einen spiraligen Verlauf erkennen lassen (Abb. 7).

Wie *Manhoff* und *Howe* betonen, ist in mehr als der Hälfte aller bekannt gewordenen Fälle der Truncus nur dreiklappig. Daraus scheint deutlich hervorzugehen, daß es sich eben meistens nicht um ideale Trunci handelt. Beim konventionalen Truncus, bei dem die pulmonale oder aortale Antimere nicht angelegt wurde, sind nur 3 Klappen zu erwarten. Der distale Bulbuswulst II gehört ja immer zur Pulmonalis, der Bulbuswulst IV zur Aorta. Bei den gewöhnlichen Pseudotruncusformen wird also entweder II oder IV fehlen oder unter- und rückentwickelt sein, so daß schließlich nur für 3 Taschenklappen Baumaterial zur Verfügung stehen wird. *Hülse* hat der Meinung Ausdruck gegeben, daß gerade die primäre Dreiklappigkeit des Truncusostium für das Ausbleiben der Truncusteilung ursächlich verantwortlich gemacht werden könnte: Es könne deshalb kein Septum bulbi distale gebildet werden, weil bei Anlage von nur 3 Bulbuswülsten keine Korrespondenz gegenüberliegender Wülste vorhanden sei (der eine Bulbuswulst würde stets in die Lücke zwischen den beiden gegenüberliegenden hineinreichen ohne dort zu verwachsen). Ich möchte dagegen glauben, daß der *Realgrund* für Dreiklappigkeit *und* Ausbleiben der Septumbildung die halbseitige Agenesie ist. Der Bulbuswulst II *oder* IV zusammen mit den benachbarten Anteilen der Bulbuswülste I *und* III wurden eben von vornherein nicht angelegt. Das Bulbustruncusseptum hätte entweder hochgradig exzentrisch angelegt werden müssen, oder es ist in die äußere Truncuswand zu liegen gekommen und darum nicht in Erscheinung getreten.

Manhoff u. *Howe* haben festgestellt, daß Menschen mit echtem Truncus arteriosus meist in frühester Kindheit, Träger eines Pseudotruncus jedoch meist jenseits des 11. Lebensjahres zugrunde gehen.

III. Die arteriellen Stenosen.

1. Allgemeine deskriptive Morphologie der Stenosen.

Die Stenosen der arteriellen Ostien stellen seit alters her eine Mißbildungsgruppe von ganz besonderer, auch klinischer Wichtigkeit dar. Das hängt nicht nur mit ihrer relativen Häufigkeit zusammen — sie kommen *nach* den Scheidewanddefekten am meisten zur Beobachtung — sondern damit, daß sie verhältnismäßig eindrucksvolle klinische Symptome erkennen lassen.

Die Pulmonalstenose wurde wahrscheinlich *zuerst* von *Stenson* (1671) und *Chemineau* (1699), in der in der französischen Literatur als *Fallot*sche Tetrade bezeichneten Form von *Sandifort* (1777), *Hunter* (1783) und *Peacock* (1866) beschrieben. *Herxheimer* (1911) glaubt, daß 700 Fälle von Verengerung der Lungenarterienbahn bis dahin mitgeteilt worden seien. Wie groß die Anzahl aller bis jetzt publizierten Pulmonal- und Aortenstenosen geworden ist, wage ich nicht zu schätzen. Hinsichtlich der deutschen Literatur sei auf *Herxheimer, Mönckeberg* und *Bredt* verwiesen.

Die Stenosen von Aorta und Pulmonalis können an folgenden Stellen lokalisiert sein: Am Ostium, am Conus und jenseits des Ostium. Sie können nach Art und Grad verschieden ausgebildet sein. Am *Ostium* sind Reduktionen der Klappenanzahl, ring- und diaphragmaförmige Verengerungen (Knopflochstenosen), aber auch höchstgradige Verengerungen bis zur Ausbildung von Atresien bekannt. Am Conus kann dicht unterhalb der Semilunarklappen eine sog. „infravalvuläre" Conusstenose, eine mehr gleichmäßige, tatsächlich „conische" Verengerung, aber auch eine Ringleistenbildung an der Kammer-Conus-Grenze vorhanden sein. Der Conus der Lungenarterienbahn ist vor allem von *Keith* eingehend untersucht worden. Er spricht hier vom Infundibulum der rechten Kammer. Auf Grund der neueren entwicklungsgeschichtlichen Kenntnisse dürfen wir Infundibulum und Conus weitestgehend mit dem Bulbus identifizieren. Danach entspricht die Kammer-Conus-Grenze etwa dem primitiven Ostium ventriculobulbare. Die noch im distalen Kammerbereich gelegenen muskulären Balkenbildungen, nämlich die an der Kammerbasis lokalisierte Crista supraventricularis, sowie die im apikalen Kammerabschnitt darstellbare Trabecula septomarginalis markieren den Eingang zum Pulmonalconus. Die arteriellen Stenosen *jenseits* der Semilunarklappen kommen wahrscheinlich nicht selbständig vor. Sie sind der Ausdruck einer über mehrere Metamere hinweggehenden Verengerung von Lungen- und Körperblutbahn[1]. Man hat auch angenommen, daß diese dem primitiven Truncusabschnitt entsprechenden Gefäß-Strecken infolge mangelhafter Durchblutung bei gleichzeitig vorhandener Ostiumstenose durch Ausbleiben des funktionellen Reizes unterentwickelt bleiben würden. Derartige Gedankengänge führen geraden Weges zur Frage der Korrelation und inneren Abhängigkeit verschiedener Entwicklungsstörungen voneinander. Bevor wir später *darauf* eingehen können, sei hier schon folgendes bemerkt:

In zahlreichen Fällen der Literatur und in einem Falle eigener Beobachtung kommt neben einer Conus- und Ostiumstenose auch eine hochgradige Verengerung, zuweilen gar Verödung des zugehörigen atrioventrikulären Ostium vor. In *den* Fällen, in denen dann eine Atresie des Tricuspidalostium, eine Pulmonalconus- *und* eine Pulmonalostiumstenose nebeneinander nachgewiesen werden können, ist der Eindruck einer Art von systematisierter Entwicklungsstörung zwingend.

Weiter ist daran zu denken, daß dann, wenn Pulmonal- und Aortenstenose besonders hochgradig geworden sind, also etwa eine Pulmonal- oder Aortenatresie vorliegen und der an das Ostium angrenzende stromabwärtige Teil der Lungen- und Körperblutbahn zu einem vielleicht stricknadelstarken Gefäß umgewandelt ist, daß dann sehr leicht der Eindruck eines Truncus arteriosus entstehen kann. Es liegt dann ein Herz vor, aus dessen Basis scheinbar nur ein einziges großes Gefäß hervorgeht. Dieser Pseudotruncus entspricht also entweder einer Aorta oder einer Pulmonalis. Er schließt in der teratologischen Reihe an den konventionellen Truncus an, von dem oben (S. 19) die Rede gewesen ist (Abb. 8a—e).

Daß der aortale Pseudotruncus tatsächlich und zwar gar nicht selten vorkommt, ist aus der Literatur leicht zu ersehen (*Mönckeberg*[2]). Auf die Problematik des pulmonalen Pseudotruncus sei nochmals verwiesen.

Abgesehen von Grad, Ausdehnung und Lokalisation der Stenosen spielt die Frage, ob gleichzeitig ein Scheidewanddefekt vorhanden ist, eine theoretisch und praktisch wichtige Rolle. Bei der Pulmonalstenose handelt es sich meistens um eine mehr oder weniger ausgedehnte Defektbildung der Kammerscheidewand. Meistens fehlt ein Teil im hinteren Abschnitt des vorderen oberen Septums (im Sinne von *C. v. Rokitansky*). Wir würden heute sagen, daß das Bulbusseptum oder ein Teil desselben oder aber ein angrenzender Teil der Kammerscheidewand

---

[1] Gemeint sind natürlich nur diejenigen Stenosen, die die proximalen Wurzeln der vierten und sechsten Kiemenbogenarterien betreffen, nicht aber diejenigen, die weiter entfernt, also an den distalen Wurzeln auftreten. Letztere gehören ja in den Formenkreis der sog. „Isthmus- und Arterien*bogen*stenosen".

[2] Vgl. Henke-Lubarsch II S. 126 ff.

defekt ist. Im Gegensatz dazu sind arterielle Stenosen mit intakten Septen verhältnismäßig selten (Abb. 9h). Die Stenosen der letzteren Form werden uns noch zu beschäftigen haben (S. 37, 45).

Nachdem wir zunächst die grundsätzlich möglichen Formen von Pulmonal- und Aortenstenosen umrissen haben, sei das Wesentliche durch die Aufstellung einer teratologischen Formenreihe noch einmal illustriert (Abb. 9a—h).

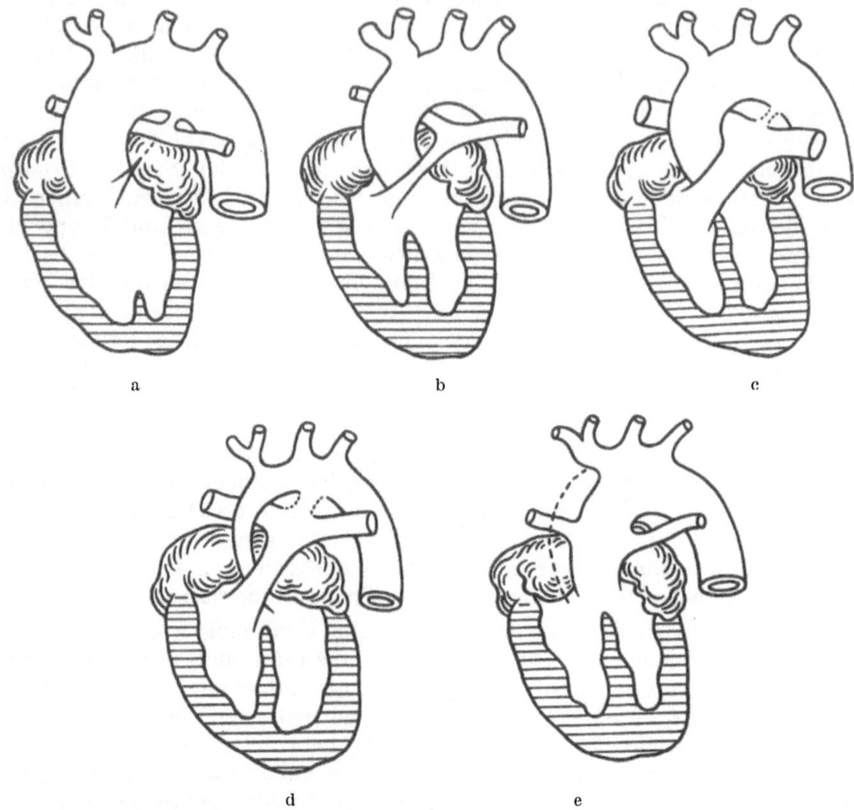

Abb. 8a—e. Darstellung der Zusammenhänge zwischen arteriellen Stenosen und dem Pseudotruncus arteriosus. Beginn der Legende in der Mitte der Abbildungsreihe. c: Normale Herzform. b: Pulmonalstenose, Defekt der Kammerscheidewand, reitende Aorta. a: Pulmonalatresie, aortaler Pseudotruncus per atresiam, Lungenblutversorgung durch den Ductus arteriosus. Nahezu totaler Defekt der Kammerscheidewand. d: Aortenstenose, kleiner Defekt der Kammerscheidewand. e: Aortenatresie, pulmonaler Pseudotruncus per atresiam, reitende Pulmonalis, Ausbildung des Ductus arteriosus zu einer Art von Aortenbogen.

2. Spezielle Beispiele von arteriellen Stenosen.

a) *Fallot*sche Tetralogie.

N. G., 16 Jahre alt, ohne Beruf; seit frühester Kindheit herzkrank, seit dem fünften Lebensmonat deutlich blausüchtig; in der körperlichen Entwicklung zurückgeblieben. Bis zum 14. Lebensjahr keine weiteren ernstlichen Erkrankungen. Dann aber, also 2 Jahre vor dem Tode, Gelenkrheumatismus. Besuch von 7 Klassen Volksschule. Nur im letzten Schuljahr Krankheitsdispens. Seit Sommer 1947 in poliklinischer Behandlung. Damaliger Befund: Verbreiterung der Herzdämpfung, systolisches Geräusch über der Herzspitze, Akzentuation von P II, fragliches Preßstrahlgeräusch, Zyanose, Trommelschlegelfinger, Stauungsgastritis und -conjunctivitis. Januar 1948 Aufnahme in stationäre Behandlung. Physikalischer Herzbefund nicht verändert, RR 130/80, Rö.: Aufgehellte Lungenfelder, spärliche Zeichnung, allseitig verbreitertes, besonders nach links reichendes Herz mit plumper Spitze. Eingezogene Hertaille, breites Gefäßband. Am linken Herzrand und im Bereich der Spitze ist die linke

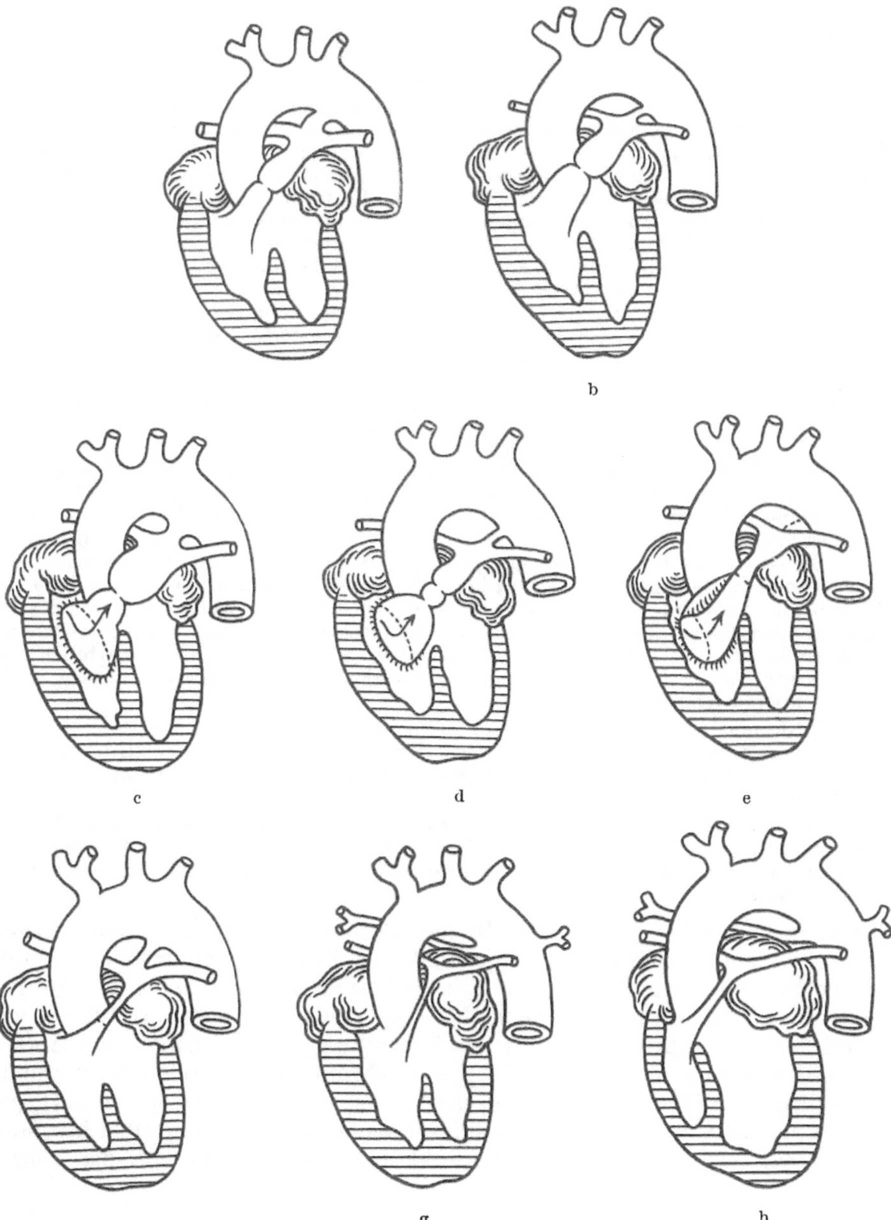

Abb. 9a—h. Formen der Pulmonalstenose. Obere Reihe a u. b: Pulmonalostiumstenosen verschiedenen Grades. Beachte die unterschiedliche und mit dem Ausmaß der Pulmonalverengerung *nicht* korrespondierende Weite des Ductus arteriosus. In b ist eine sog. poststenotische Pulmonaldilatation eingezeichnet. Defekte der Kammerscheidewand. Mittlere Reihe c, d u. e: Pulmonalconusstenosen. In c Verengerung des Conuseinganges mit deutlicher Absetzung gegen die Weite der übrigen Kammer (sog. Infundibulumstenose). d: Verengerung am Conuseingang *und* infravalvuläre Conusstenose (also doppelte Stenose: *am* und *im* Conus). e: Gleichmäßige Verengerung des Conus. — Wiederum keine Regel im Verhalten des Ductus erkennbar, in c) poststenotische Pulmonaldilatation. Untere Reihe f, g u. h: Pulmonalstammverengerungen. Bei f und g mit hochgradigen Scheidewanddefekten. Bei g und h *kein* Ductus, dagegen kompensatorische Hypertrophie der Bronchialarterien. In h *kein* Defekt der Kammerscheidewand, hochgradige Verengerung der rechten Kammer, wahrscheinlich Tricuspidalstenose: also „systematisierte" Verengerung der pulmonalen Antimere. (Soll der Träger einer Mißbildung gem Abb. 9h lebensfähig sein, so ist ein Defekt der Vorhofscheidewand anzunehmen, damit genügend viel Körpervenenblut auf die Seite der Aorta gelangen kann.)

Kammer randbildend. — Der Röntgenologe nahm eine Pulmonalstenose mit Ventrikelseptumdefekt an. — Wa.R. negativ. Im Harn wenig Eiweiß. — In der Familie keine weiteren Herzfehler bekannt. Tod am 10. 5. 1948[1]. — *Obduktion* am gleichen Tage (SN 499/48): *Auszug*
aus dem *Sektionsbericht:* Im Wachstum stark zurückgebliebener Junge von der Körpergröße
eines 9jährigen, flächenhafte Zyanose der Körperdecke, petechiale Blutungen der Konjunktiven. Trommelschlegelfinger. Keine stärkere äußere Thoraxdeformität. *Herz* doppelt faust-
groß, Spitze stark nach links zeigend, Querstand. Aus der Herzbasis geht scheinbar nur ein
einziges großes Gefäß hervor. Strotzende Blutfülle aller Gefäße, mangelhafte Blutgerinnung.
Erst nach Ausspülen des eröffneten Herzens mit Wasser ein zweites, viel kleineres Gefäß
links von der erstgenannten Schlagader erkennbar. Es ist die sehr viel engere und ganz
unscheinbare Pulmonalis. Aorta und Pulmonalis stehen also neben- und nicht hintereinander.
Aorta 3-, Pulmonalis 2klappig. Aortenumfang 5, Pulmonalumfang 1,8 cm, beides im Niveau
des Klappenansatzrandes. Die Aortenklappen sind miteinander teilweise, die Pulmonalklappen
nahezu vollständig verwachsen. Die Pulmonalklappen sind teilweise verkalkt. Die Klappen-
beweglichkeit ist links hochgradig, rechts (an der Aorta) nur zum Teil eingeschränkt. — Der
rechte Ventrikel ist erheblich, der linke fast gar nicht erweitert. Kammerwand rechts 1,6,
links 0,9 cm stark. Die Hohl- und Lungenvenenmündungen sind regelrecht. Die Mitralklappe zeigt eine leichte, die Tricuspidalklappe eine erhebliche warzenförmige Verdickung
am Schließungsrand. Cuspidalklappen mit Einschränkung beweglich. Die rechtskammerigen
Sehnenfäden sind stark verkürzt. Die Kammerscheidewand läßt im vorderen oberen Teil
einen rundlichen 2 : 1 cm messenden Defekt erkennen. Er liegt, genauer ausgedrückt, im
hinteren Teil des vorderen Septum (im Sinne von *v. Rokitansky*). Der Defekt befindet sich
unmittelbar hinter dem Pulmonalostium und entspricht wohl jenem Septumabschnitt, der
entwicklungsgeschichtlich vom dorsal stehenden proximalen Bulbuswulst B abgeleitet werden
kann. Zwischen-Aorten- und Pulmonalursprung ist eine muskelstarke basale Leiste eingelassen. Es ist das die Crista supraventricularis. Der Pulmonalconus ist gleichmäßig (also
tatsächlich conisch) verengert. Die Crista bildet im Verein mit der 0,5 cm dicken Trabecula
septomarginalis einen Ringwulst um den Conuseingang. Die lichte Weite des Introitus selbst
beträgt nur etwa 0,5 cm (im Durchmesser). Die Lungenarterienbahn ist also von vornherein
sehr eng (Abb. 10a—c). Varietät in der Anzahl und dem Verlauf der Nierenarterien: An
Stelle gehöriger Nierenschlagadern links 5, rechts 4 kleinere Gefäße, die deltaförmig in das
hiläre Nierenparenchym einstrahlen.

Leber, Milz und *Nieren* zeigen die Veränderungen der chronischen Blutstauung, in der
Milz mit leichter Hämosiderose. Im Bereich der Glomerulusschlingen einige ältere Verwachsungen, offenbar als Zustand nach abgelaufener Herdnephritis. Die Lungen dagegen
sind blutarm.

Die *histologische* Untersuchung des *Herzmuskels* zeigt einige perivaskuläre spindelförmige
Narben, stellenweise mit Einlagerung von Histiocyten und Lymphocyten. Auf eine systematische Durchuntersuchung wurde zunächst verzichtet. Sie soll einer ausführlicheren Arbeit
vorbehalten bleiben.

Zusammenfassender Herzbefund: Hochgradige Pulmonalconus- und -ostium-
stenose mit fast vollständigem Verschluß der Lichtung (funktionell weitest-
gehender Verschluß im Niveau der Taschenklappen), Zweiklappigkeit der Pulmonalis und Tricuspidalis, subaortaler Septumdefekt, weite rechtsstehende
„reitende" Aorta, Fibrose und teilweise Verkalkung der Pulmonal- und Aortenklappen (besonders der Pulmonalklappen), chronisch rekurrierende verruköse
Endocarditis der Mitral- und besonders der Tricuspidalklappe, exzentrische Hypertrophie beider Kammerwände, rechts stärker als links, Ausbildung einer besonders
starken Crista supraventricularis. Varietät in Anzahl und Verlauf der Nierenarterien.

---

[1] Es sei angefügt, daß dieser Fall von Herrn Dr. *K. Holldack,* Med. Univ.-Poliklinik
Heidelberg (Direktor Prof. Dr. *C. Oehme*), in seiner Monographie „Grenzen der Herzauskultation" S.ber. Heidelberger Akademie d. Wissenschaften naturwissenschaftl. mathem.
Reihe Abhandl. 4 (1949) S. 39 mit verwertet wurde. *Holldack* führt aus, daß es ihm gelungen
sei, mittels der Herz*schall*kurve nachzuweisen, daß der verstärkte II. Pulmonalton nicht von
der Pulmonalis, sondern von der Aorta herrührte. Der betonte P II hatte also nichts mit
einer Druckerhöhung im kleinen Kreislauf zu tun. Der gleiche Fall wurde auf seine histologischen Augenhintergrundveränderungen von *H. Müller,* Univ.-Augenklinik Heidelberg
(Direktor Prof. Dr. *Engelking*), untersucht. — Ich danke besonders Herrn Prof. *Oehme* dafür,
daß er mir das Krankenblatt seiner Klinik zur Verfügung gestellt hat.

b) Reine Pulmonalconusstenose.

(Pulmonalstenose mit nur geringgradigem Defekt der Kammerscheidewand).

Es handelt sich um ein *Musealpräparat* des Heidelberger Pathologischen Instituts (Katalog Nr.425C47). KlinischeDaten nicht bekannt. Es liegt das Herz ohne längere Strecken der großen Gefäße vor. Es mißt frontal an der Basis 8,5 und in der Spitzenbasishöhe ebensoviel Zentimeter. Das Herz wiegt 175 g. Die Verhältnisse der Vorhöfe und Atrioventrikularklappen sind regelrecht, die Kammern sind beide erweitert. Die Kammerwand rechts mißt auf der Schnittfläche 0,7, links 0,5 bis 0,7 cm. Der Conus pulmonalis zeigt kammerwärts eine ovale Öffnung, vom Ausmaß 0,5 : 0,8 cm. Der Conuseingang ist also in seiner Verengerung gegenüber der Kammerlichtung scharf abgesetzt. Die eigentliche Conusstenose erstrekt sich in Stromrichtung der Pulmonalis lediglich über eine Strecke von 0,6 cm. Dann entsteht eine einigermaßen gleichmäßige kirschgroße sackförmige Erweiterung der Lungenarterienbahn und zwar noch unterhalb der Semilunarklappen. Diese befinden sich in typischer Anordnung an der üblichen Stelle. Es liegt also eine Pulmonalconusstenose vom Typ der Abb. 9 c vor (Abb. 11 b). Die Verhältnisse werden dadurch kompliziert, daß unmittelbar neben dem Eingang in den Pulmonalconus ein zweites Loch von 0,6:0,4 cm Weite gelegen ist (Abb. 11 a). Es entspricht dem bei der *Fallot*schen Tetrade typischen subaortalen

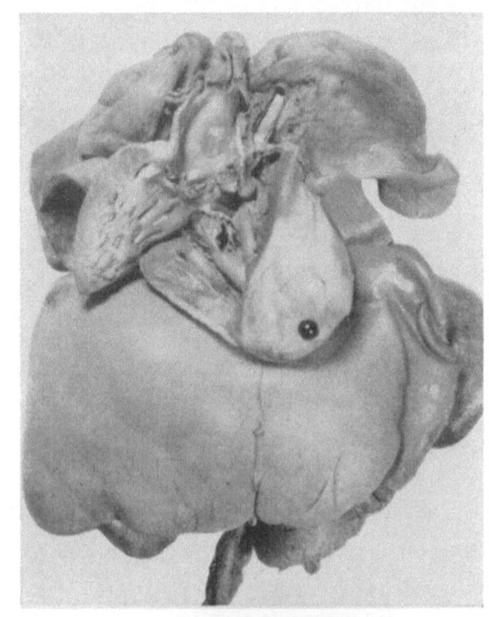

a

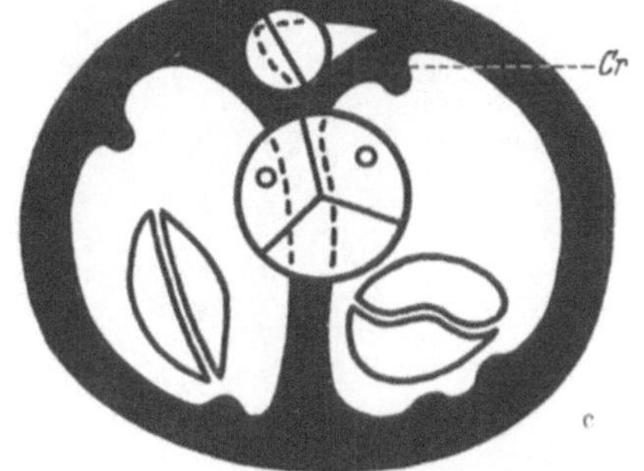

c

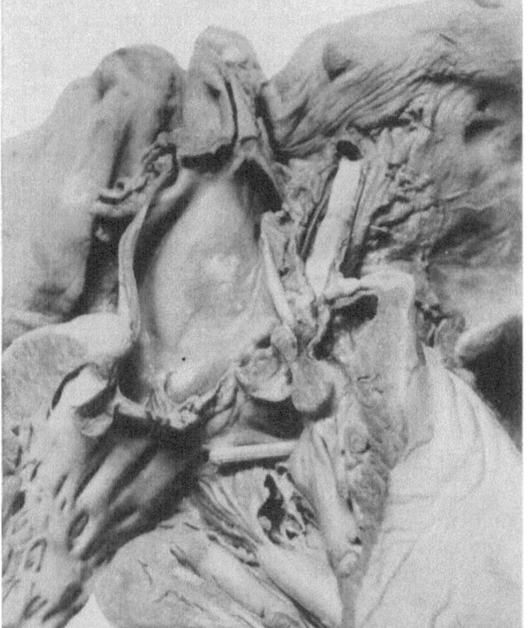

b

Abb. 10a—c. Abbildg des Herzens SN 499/48. a: Ansicht von ventral, breite Eröffnung der rechten Kammer, Querlage des Herzens auf einer stark vergrößerten Leber. Am rechten Bildrande Magen und Milz. Hypertrophie der Wandung der rechten Kammer, Einblick in die stark erweiterte rechts stehende Aorta (im Bilde links). Die Pulmonalis ist durch Einlage eines Papierstreifens markiert: sie steht im Bilde rechts von der Aorta und ist eng und unscheinbar. b: Einblick in den rechten Ventrikel, gleiche Situation wie in a; man achte auf die kräftige Konturierung der Trabekel und Papillarmuskel. Das Pulmonalostium ist ganz eng. Kammerwärts vom Pulmonalostium ein birnenförmiger Hohlraum: Conus pulmonalis. Verengerung des Einganges in den Pulmonalconus. Einlage einer Sonde in den subaortalen Defekt der Kammerscheidewand. c: Orthogonale Projektion der Ventrikelgebilde auf die Kammerbasis. Weite Aorta, subaortaler Defekt der Kammerscheidewand, Zweiklappigkeit der Pulmonalis und Tricuspidalis, Rechtslage der Aorta und Hypertrophie der rechten Kammerwand. Cr = Crista supraventricularis.

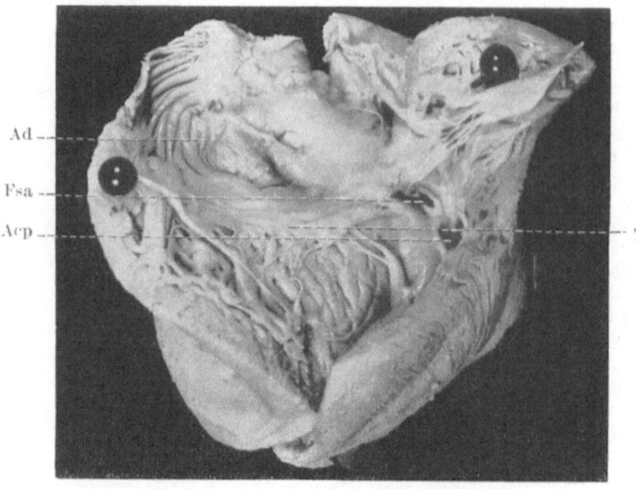

a

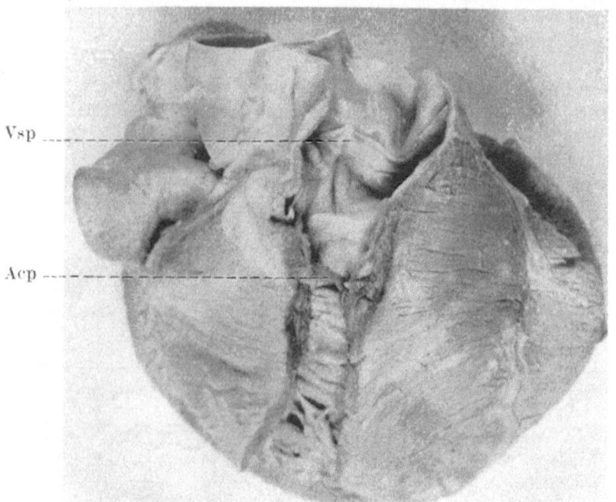

b

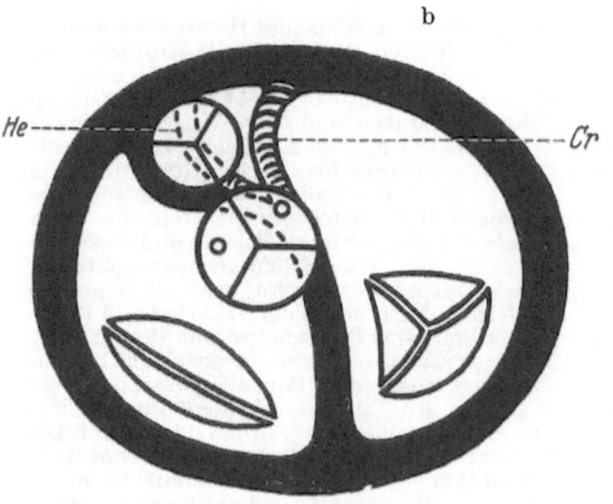

c

Defekt der Kammerscheidewand. Bei orthogonaler Projektion der Ventrikelgebilde auf die Kammerbasis läßt sich verdeutlichen, daß auch in diesem Falle der rechte Umfang der Aorta etwas über den Kammerscheidewanddefekt zu stehen kommt. Der subaortale Defekt liegt hier unter der rechten vorderen Taschenklappe der Aorta. Er ist apikalwärts durch den von einer schwieligen Endokardverdickung überkleideten First des Septum interventriculare, an der Herzbasis von der genannten Semilunarklappe begrenzt (Abb. 11c). Während die Ansicht von rechts her das Foramen interventriculare als von ganz glatten, ein wenig lippenförmig vorspringenden Rändern bewehrt zeigt, erkennt man von links her, allerdings auch in seiner weiteren Umgebung, eine starke Auflagerung von polypös entzündlichen Massen (Abb. 11d). Gleichzeitig läßt sich ein etwa 0,5:0,3cm messender Defekt in der rechten vorderen Aortenklappe, sowie eine thromboendokarditische Auflagerung in der Umgebung, aber auch am Schließungsrand der hinteren Aortenklappe nachweisen. Die Nahtregion zwischen Ansatzrand der hinteren Aortenklappe und dem S. interventriculare (also auch die Gegend des früheren Bulbuswulstes B, des Bulboaurikularspornes und des ventralen Hauptendokardkissens des primitiven Ostium atrioventriculare commune) ist von engen aber deutlich nachweisbaren Endokarddefekten und -kanälen durchzogen. Inwieweit es sich beim subaortalen Defekt und den soeben erwähnten Lückenbildungen um die Folge dysontogenetischer oder aber entzündlicher Vorgänge handelt, wird mit Bestimmtheit wohl überhaupt nicht zu entscheiden sein.

Die *mikroskopische* Untersuchung des Herzmuskels zeigt eine ausgedehnte Verschwielung mit Ausbildung ganz breiter unregelmäßig angeordneter Bindegewebszüge, aber keine wesentliche zellige Reaktion.

Zusammenfassender Herzbefund: Pulmonalconusstenose mit hochgradiger ringförmiger Verengerung des Conuseinganges, subaortaler lochförmiger Defekt des

Septum interventriculare, leichte Rechtsstellung der Aorta, Hypertrophie der Wände beider Herzkammern, rechts stärker als links. Chronisch rekurrierende Thromboendocarditis ployposa und ulcerosa der Aortenklappen, Perforation der rechten vorderen aortalen Taschenklappe, Aorteninsuffizienz. Endokardkanäle im Nahtbereich zwischen hinterer Aortenklappe und Kammerscheidewand.

Ohne mich zunächst auf eine Erörterung der Frage einzulassen, ob der Defekt der Kammerscheidewand die Folge einer entzündlichen Wandschädigung ist oder nicht — ich komme auf die Deutung dieses Falles und der anderen Beobachtungen später zurück (S. 40) — sei zunächst rein phänomenologisch festgestellt, daß auch in diesem Falle die Voraussetzungen für die Diagnose *Fallot*sche Tetralogie erfüllt sind.

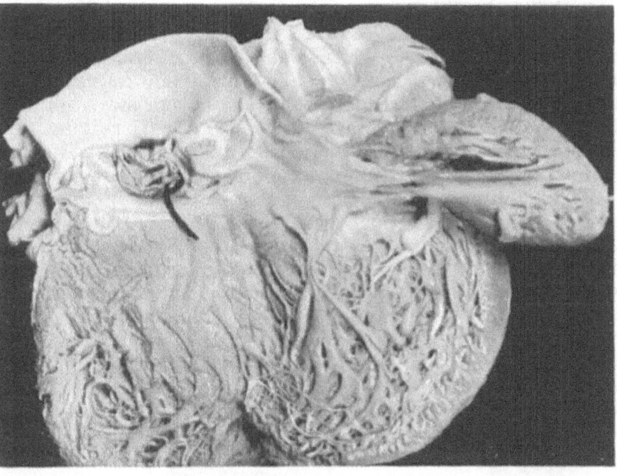

d

Abb. 11 a—d. Reine Pulmonalconusstenose. a: Einblick in die aufgeschnittene rechte Kammer von rechts her; Ad = Atrium dextrum; Fsa = Foramen subaortale (schwarze Sonde); Tri = Tricuspidalklappe; Acp = Aditus con. pulmonalis. b: Einblick von ventral in die aufgeschnittene rechtskammerige Ausflußbahn; Vsp = Valvulae semilunares pulmonalis; Acp = Aditus con. pulmonalis. c: Orthogonale Projektion der Ventrikelgebilde auf die Kammerbasis; kleiner Defekt der Kammerscheidewand mit Überreitung durch die Aorta. Weite rechte Kammer. Gut konturierte Pulmonalconuskonfiguration; Cr = Crista supraventricularis; He = Hyperplasia endocardii, wahrscheinlich herzuleiten vom proximalen Bulbuswulst A. d: Einblick in die linke Kammer, Aufsicht auf die linke Seite der Kammerscheidewand. Thromboendocarditis aortalis. Durch eine schwarze Sonde markiertes Foramen subaortale des Septum interventriculare.

Im Gegensatz zum ersten Falle liegt hier die Verengerung der Lungenarterienbahn an einer anderen Stelle als dort. Für die Annahme einer *Fallot*schen Tetrade ist es also gleichgültig, an welcher Stelle der Pulmonalarterienbahn die Stenose eigentlich gelegen ist, wenn sie nur *im* Herzen oder dicht *am* Herzen nachgewiesen werden kann.

Der Nachweis der entzündlichen Endokardveränderungen an den Aortenklappen und vor allem in der Umgebung der linken Seite des Defektes der Kammerscheidewand hat aber, wie ich glaube, eine besondere *klinische* Bedeutung: Während auch in den neuesten Mitteilungen der Literatur davon die Rede ist, daß in Fällen der *Fallot*schen Tetralogie ein „Shunt" von rechts nach links vorhanden sei, möchte ich hier einen Kurzschluß mit Stromrichtung von links nach rechts annehmen: Es entspricht ja einer allgemeinen Sektionserfahrung, daß entzündliche Endokardveränderungen stets auf der dem Blutstrom entgegen gewendeten Seite des Endokards angehen und zur Ausbildung kommen. Leider ist in unserem Falle nicht bekannt, ob ein offener Ductus arteriosus Botalli vorhanden gewesen ist. Es ist daher nicht möglich, eine ins einzelne gehende Analyse der Blutstromverhältnisse zu geben. Man wird aber damit zu rechnen haben, daß auch in einigen Fällen von *Fallot*scher Terade ein „Linksrechts-Shunt" ausgebildet werden *kann*.

c) Reine valvuläre Pulmonalstenose.

Musealpräparat der Heidelberger Institutssammlung, Katalog Nr. 2580 C 206 „Sten. pulm. cong." — Das Herz wiegt 210 g, es besitzt eine Basisbreite von 9, eine Tiefe von 5 und eine Spitzenbasishöhe von ebenfalls 9 cm. Die großen Gefäße sind ziemlich dicht an der Kammerbasis abgetragen. Die Venen münden regelrecht. Das Septum atriorum zeigt ein persistentes Foramen primum mit rund 2 cm Durchmesser. An seinem hinteren Umfang ist ein feinmaschiges endokardiales Netzwerk erhalten geblieben. Unmittelbar dorsal findet sich der verhältnismäßig dicke hintere Rand des Foramen primum. Das dort gelegene Septum atriorum ist überhaupt recht kräftig, läßt allerdings einen Aufbau aus 2 parallelen und einigermaßen sagittal eingestellten Scheidewandblättern (S. primum und secundum) erkennen. 3 mm dorsal vom hinteren Rande des Foramen primum findet sich ein schmales kanalartiges Foramen ovale. Es wird durch die korrespondierende Lochbildung im S. atriorum primum und secundum sehr deutlich als von Foramen ovale primum und secundum konturiert dargestellt. Die *Thebes*sche Klappe ist gut ausgebildet. Das Ostium atrioventriculare dextrum besitzt 2 Klappen, eine hintere und eine vordere. Das Ostium atrioventriculare sinistrum zeigt eine Spaltung seines vorderen, des sog. septalen Segels. Die rechte Kammer ist ziemlich eng. Hier findet sich eine dorsale Papillarmuskelgruppe, sowie ein großer ventraler Pfeilermuskel. Die rechte Kammerwand ist 0,6 cm stark im Einströmungs- und 0,8 cm im Ausströmungsteil. Die linke Kammer ist weiter. Hier findet sich ein gedoppelter dorsaler und ein einzelner kräftiger ventrolateraler Papillarmuskel. Die linke Kammerwand mißt auf dem Schnitt 1,0 cm. Die Kammerscheidewand ist ganz intakt. Die Pars membranacea ist klein aber vollkommen dicht.

Der Pulmonalconus ist weit. Dagegen sind die Pulmonalklappen zu einem eigenartigen Diaphragma zusammengewachsen. Dieses ragt geradezu „portioförmig" in die Pulmonalis hinein (Abb. 12a). Entzündliche Veränderungen lassen sich nicht nachweisen. Die Verwachsungsnähte der einzelnen Klappen sind nachweisbar, aber ganz fest. Das Pulmonalostium hat am Ansatzrand der Klappen einen Umfang von 5 cm, am freien Rande der verwachsenen Klappen von nur 1,5 cm. Das Aortenostium besitzt ganz regelrechte Verhältnisse. Die Klappen sind zart und gut beweglich. Der Umfang am Klappenansatzrand beträgt ebenfalls 5 cm.

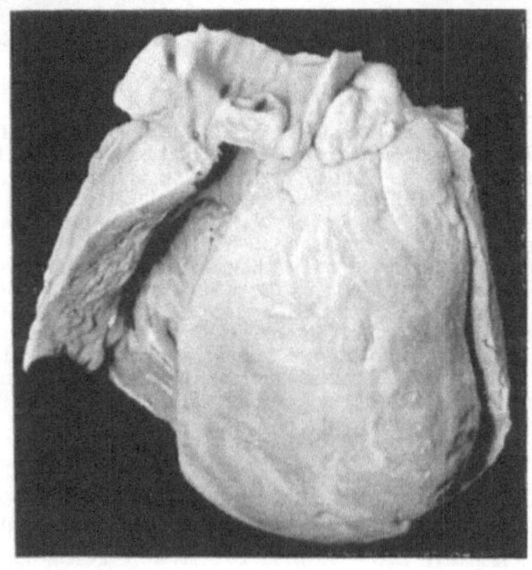
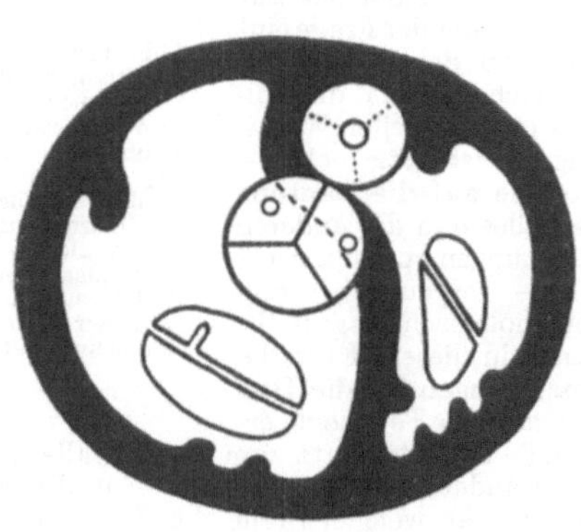

a   b

Abb. 12a u. b. Reine valvuläre Pulmonalstenose. Aufsicht auf das Herz von ventral (a). Einblick in die Ausflußbahn der rechten Kammer. „Portioförmige" Verwachsung der Semilunarklappen. b: Projektion der Ventrikelgebilde auf die Kammerbasis. Verwachsung der Pulmonalklappen miteinander. Kein Defekt der Kammerscheidewand (die Aorta überschneidet den First des intakten Septum ventriculorum im Bereich der Bildebene). Spaltung des ventralen Mitralsegels.

Wenn man die Ventrikelgebilde auf die Kammerbasis projiziert, so erkennt man (Abb. 12b) daß die Aorta ein wenig nach rechts verlagert ist und den First der Kammerscheidewand besonders im Bereich der Pars membranacea schräg überschneidet. Insofern ein Scheidewanddefekt vorhanden wäre (was ja nicht der Fall ist), so hätte auch dieser Fall Beziehungen zur *Fallot*schen Tetralogie.

Die *mikroskopische* Untersuchung zeigt eine geringe Vermehrung des interstitiellen Bindegewebes im Herzmuskel und unter dem Endokard. Es findet sich vereinzelt eine Einstreuung von Spindel- und Rundzellen aber keine eigentliche entzündliche Reaktion, zum mindesten nicht im üblichen Sinne.

Zusammenfassender Herzbefund: Hochgradige valvuläre diaphragmaförmige Knopflochstenose des Pulmonalostium, Hypertrophie der Kammeränder, intakte Kammerscheidewand, Persistenz des Foramen primum der Vorhofscheidewand mit Ausbildung eines septalen Endokardgitters. Persistenz des S. primum und secundum und Persistenz des primitiven Foramen ovale. Zweiklappigkeit der Tricuspidalis, Spaltung (partielle Verdoppelung) des vorderen Mitralsegels.

d) Eisenmengerkomplex.

Musealpräparat, Heidelberger Institutssammlung, Katalog Nr. A 2, 1. Das Herz wiegt 190 g, es besitzt eine frontale Basisbreite von 9 und eine Spitzenbasishöhe von 7 cm. Die anteroposteriore Basistiefe beträgt 6 cm. Anordnung der großen Gefäße, sowie Venenmündungen regelrecht. Vorhofscheidewand dicht. Herzohren klein. Ostium atrioventriculare dextrum mit 3 Segeln in einigermaßen gehöriger Anordnung mit dorsaler septaler und ventrolateraler Papillarmuskelgruppe. Ostium atrioventriculare sinistrum ebenfalls 3 Segel (!): Ein dorsales, ein septales und ein ventrolaterales Segel mit einer für die 3 Klappen gemeinsamen dorsalen und ventrolateralen Papillarmuskelgruppe. Beide Kammerwände sind je 0,8 cm stark, die Kammern sind erweitert. Das Septum interventriculare zeigt im hinteren Abschnitt des vorderen oberen Anteils einen einigermaßen runden, etwa 2 cm weiten glattrandigen Defekt. Durch ihn gelangt man sowohl in den linken Ventrikel, als auch in die Aorta. Diese überreitet den Defekt vollständig. ¾ des Aortenostium stehen über dem rechten Ventrikel. Das Pulmonalostium mißt 6 cm am Klappenansatzrand, das Aortenostium ist um ein geringes weiter (Abb. 13a). Der Ausflußtrichter der rechten Kammer läßt dicht unter dem Niveau des Klappenansatzrandes eine schmale zirkuläre, in die Conuslichtung nur leicht vorspringende Leiste erkennen (Abb. 13b). Sie ist von derbem weißlichem Endokard überkleidet und stellt eine ringförmige infravalvuläre „Stenose" dar. Sie ist am deutlichsten ausgebildet an der Conushinterwand und wird dort durch das Material repräsentiert, das die Aortenvorderwand bilden hilft. Die beiden ventralen aortalen Sinus Valsalvae hängen wie häutige Säcke in den Pulmonalconus hinein. Am rechten vorderen Umfang des Pulmonal-

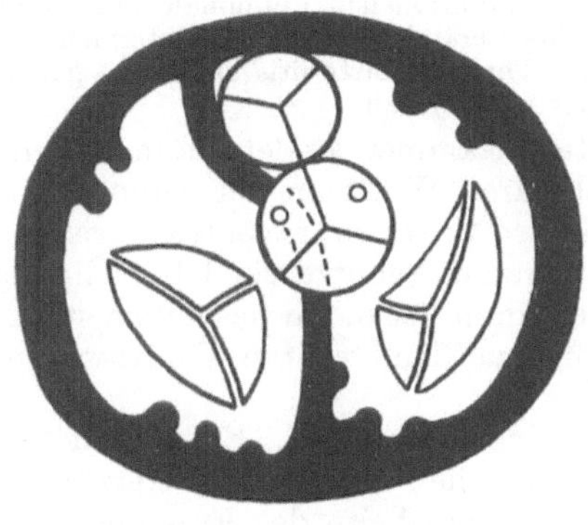

a

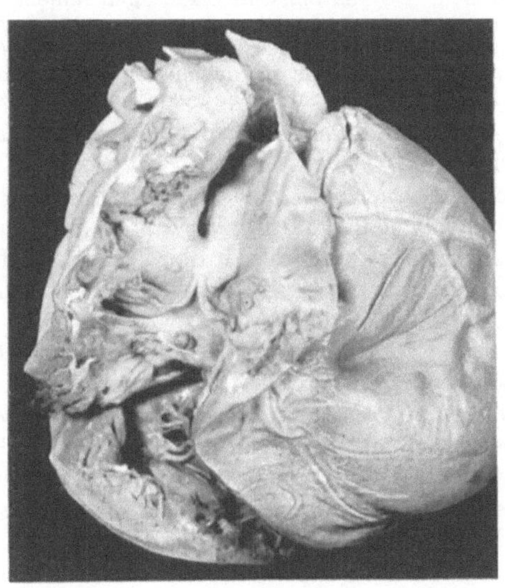

b

Abb. 13a u. b. *Eisenmenger*komplex. a: Projektion der Ventrikelgebilde auf die Kammerbasis; subaortaler Defekt der Kammerscheidewand, Rechtslage der Aorta, Dilatation des rechten Ventrikels mit Hypertrophie, weite Pulmonalis. Dreiklappigkeit der Mitralis. b: Ansicht des Herzens von ventral, Einblick in Ausflußbahn des rechten Ventrikels: Weite, allerdings thromboendokarditisch veränderte Pulmonalis.

conus läßt die Ringleiste, die eine vorwiegend endokardiale Bildung darstellt, eine kleine Nische mit trichterförmiger Vertiefung gegen die äußere Conuswand zu erkennen. Sie endigt blind. Ringleiste des Pulmonalconus, Pulmonal- und Aortenklappen, sowie die Vorderwand der Arteria pulmonalis in einer Strecke von bis 5 cm stromabwärts sind von thrombotischpolypösen, entzündlichen Auflagerungen bedeckt. Die Ringleiste des Conus pulmonalis verursacht *keine* Stenosierung. Die Lungenarterienbahn bleibt durchaus weit! — Die Ringleiste kann aus den Resten des proximalen Bulbuswulstes A, also aus endokardialem Baumaterial, abgeleitet werden. *Mikroskopisch* keine frischeren myokarditischen Veränderungen.

Zusammenfassender Herzbefund: Weite Arteria pulmonalis mit zirkulärer, infravalvulärer lippenförmiger Leistenbildung des Pulmonalconus, subaortaler Septumdefekt, Rechtsstellung der Aorta, Hypertrophie beider Kammerwände, Dreiklappigkeit des Mitralostium. Chronisch rekurrierende, polypöse Thromboendocarditis des Conus pulmonalis, der Pulmonal- und Aortenklappen, sowie thrombotisch geschwürige Endarteriitis pulmonalis.

e) Funktionelle Conusstenose der Pulmonalis.

Am 29. 7. 1949 kam der 8jährige Junge *P.-H. H.* mit der klinischen Diagnose „Kongenitales Vitium (?), Herzmuskelschaden, isolierte *von Gierke*sche Krankheit des Herzens (?), hypoxämische Anfälle" zur Sektion (SN 768/49).

Zur *Vorgeschichte* läßt sich folgendes in Erfahrung bringen: Der Junge sei schon immer schlecht gediehen, er habe seit 1½ Jahren zunehmend häufiger werdende hypoxämische Anfälle gehabt, zuletzt bis zu 8mal am Tage. Zyanose von Kopf und Extremitäten, Polyglobulie, leises Systolicum, paukender zweiter Pulmonalton, keine Lungenstauung. Im Ekg schwere, auf Herzmuskelschaden deutende Veränderungen ohne anamnestischen Anhalt. Herzschallschreibung ohne pathognostische Veränderung.

Wegen Verdachtes auf „Shunt" *Puddus* Äthertest. Da die Angaben des Jungen nicht ganz zu verwerten waren, intravenöse Gabe von Methylenblau zur Feststellung der Kreislaufzeit. Dabei starb der Junge im hypoxydotischen Anfall.

Das 240 g schwere *Herz* ist äußerlich wohl gebildet. Epikard zart. Herzmuskel braunrot, strotzend hyperämisch, keine Schwielen. Herzmuskel links und rechts je 0,6 bis 0,8 cm stark. Herzinnenhaut und Klappen zart, beide Kammern, besonders die rechte erweitert. Die Fleischbalken der Kammerinnenfläche springen jeweils deutlich hervor. Besonders die Crista supraventricularis zeichnet sich als charakteristischer gotischer Spitzbogen ab. Aorta und Pulmonalis sind objektiv nicht verengert. Coronarien regelrecht. Der Einblick aber in den Pulmonalconus in Blutstromrichtung läßt eine relative Enge erkennen. Es scheint ein Mißverhältnis zwischen der Weite des rechten Ventrikels und der Enge des Pulmonalconus zu bestehen. Da anatomische Unterlagen fehlen, die die Entstehung dieses Befundes zunächst plausibel machen könnten, ist man berechtigt von einer funktionellen Pulmonalconusstenose zu sprechen. Tatsächlich hat sich aber histologisch eine Veränderung an den Arteriolen der *Lunge* nachweisen lassen, die in den Formenkreis der Throboendarteriitis obliterans gehört und als Endarteriopathia pulmonalis *Bredt* bezeichnet werden kann.

Die exzentrische Hypertrophie der rechten Kammer findet dadurch ihre Erklärung. Da man nach *Papilian* den muskulären Wulst an der Grenze von rechtskammerigem Ein- und Ausströmungsteil, also Crista supraventricularis und Trabecula septomarginalis, als Bremsvorrichtung zum Schutze vor Überdehnung des rechten Ventrikels in der Diastole auffassen kann, ist deren besonders starke Modellierung im Falle erschwerter Austreibung aus dem rechten Ventrikel gut verständlich.

Der Fall zeigt sozusagen die mildeste Form einer „Stenose". Es handelt sich aber nicht um eine Mißbildung, auch nicht um einen erworbenen Herzfehler, sondern um ein relatives Mißverhältnis zwischen der Weite des Ein- und Ausströmungsteils: Infolge der Lungengefäßerkrankung kann nur eine verhältnismäßig kleine Blutmenge die Lungen passieren und zwar auch nur dann, wenn die vis a tergo genügend groß ist. Mit Hilfe der linearen Herzmessung von *Kirch* läßt sich das Gesagte objektivieren.

Der übrige Obduktionsbefund ist der einer akuten bis subakuten venösen Hyperämie aller Organe. Der *Herzmuskel* zeigt *mikroskopisch* eine Auflockerung seines Fasergefüges, hypertrophische Muskelfasern sowie eine geringgradige, nicht ganz regelmäßig verteilte interstitielle Vermehrung des Bindegewebes. Eigentliche Schwielen sind an keiner Stelle nachzuweisen.

Der Fall ist geeignet, die klinisch-diagnostischen Schwierigkeiten zu beleuchten, die bei der Erkennung einer vermeintlichen Pulmonalstenose mit Scheidewanddefekt auftreten können.

f) Aortenstenose.

Es handelte sich um einen 3 Tage alt gewordenen männlichen Säugling. Er war unmittelbar nach der Geburt scheinbar ganz gesund gewesen. Nach etwa 20 Std sind Zyanose und Erstickungsanfälle aufgetreten. Im Röntgenbild zeigte sich ein allseitig verbreitertes Herz. *Obduktion* (SN 375/48): Kleines Herz von 4 cm Basisbreite und Spitzenbasishöhe. Einmündung der Venen regelrecht. Weites Tricuspidal, enges Mitralostium, weiter rechter und sehr enger linker Ventrikel. Die Pulmonalis entspringt ventral aus der Kammerbasis als mächtiges Gefäß. Umfang des Pulmonalostium 4 cm! Die Aorta dagegen ist ganz dünn und unscheinbar (Abb. 14a—c). Beide Arterien zeigen je 3 Taschenklappen. Im Vorhofseptum ein weit offenes Foramen ovale (1 cm Durchmesser), dagegen ist die Kammerscheidewand ganz intakt. Die Pulmonalis setzt sich durch den Ductus arteriosus Botalli kontinuierlich in die absteigende Brustaorta fort. Der Ductus ist etwas enger als die Lichtung von Pulmonalis und Aorta und deshalb leicht erkennbar. Seine Wandung ist leicht verdickt und nicht ganz glatt. Sonst fand sich eine sehr starke allgemeine Blutstauung, an den serösen Häuten eine Vielzahl kleinster Blutpunkte.

Das Innenrelief beider Kammern ist regelrecht, das der linken zeigt eine „Miniaturausgabe" jener Verhältnisse, die man bei gehörig entwickeltem Herzen beobachten kann.

Aus der Lungenschnittfläche entleert sich auf Druck reichlich viel schaumige Flüssigkeit. Im Bereich der pleuranahen Partien zahlreiche kleine, unregelmäßig begrenzte Blutungen. Die größeren Gefäße sind frei von Gerinnseln.

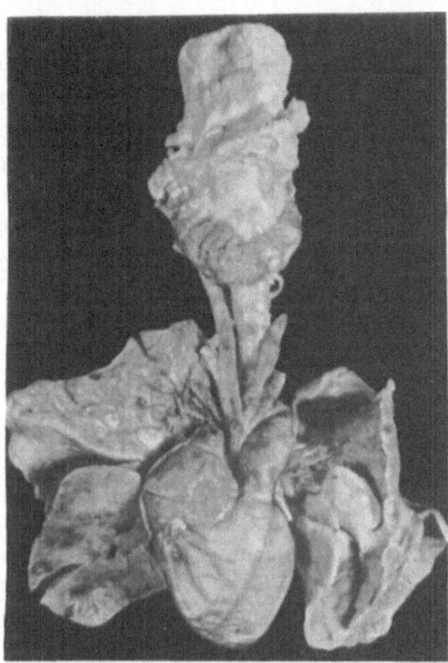

a

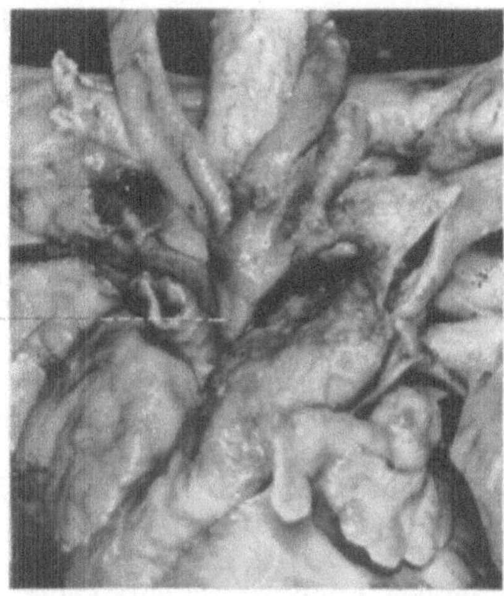

b

Abb. 14a—c. Aortenstenose, SN 375/48. a: Gesamtansicht des Herzlungenpräparates von ventral. b: Ausschnitt aus der Kammerbasis; in der Mitte die breite und kräftige Pulmonalis; dahinter und im Bilde etwas links die enge unscheinbare Aorta (*Hinweislinie*); unmittelbar links der Aorta die abgeschnittene Vena cava superior; beiderseits die Herzohren. c: Schematische Darstellung der sehr engen, den First der Kammerscheidewand in der Bildebene schräg überschneidenden Aorta. Verhältnismäßig enge Mitralis, sehr weiter rechter Ventrikel.

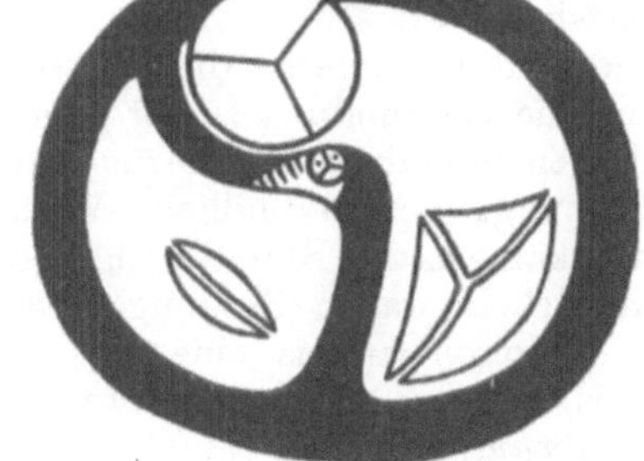

c

Zusammenfassender Herzbefund.

Hochgradige Aortenconus- und Ostiumstenose mit Verengerung der ganzen aufsteigenden Aorta. Mitralstenose, enger linker Ventrikel. Weit offenes Foramen ovale, exzentrische Hypertrophie der rechten Herzkammer. Weite Pulmonalis, offener Ductus arteriosus. Subepikardiale Blutungen.

3. Allgemeine Morphogenese der Stenosen.

Die folgenden Abschnitte wollen keine Deutung der beschriebenen Fälle im einzelnen bringen. Sie wollen aber Rechenschaft darüber ablegen, wie man sich die Gestaltwerdung der Stenosen überhaupt vorstellen kann. Dabei werden Hinweise auf die angeführten Beispiele gegeben werden. Der speziell teratologisch interessierte Leser wird sich an Hand der eingeflochtenen Literaturangaben weiter unterrichten können.

Man hat versucht, die Stenosen der arteriellen Herzostien nach folgenden, teilweise theoretischen Möglichkeiten zu deuten:

a) Fetale Entzündung.

b) Deviation des Bulbus-Truncus-Septums auf die Seite der Stenose.

c) *Spitzers* phylogenetische Theorie.

d) Theorie der antimeralen Atrophie (oder primär halbseitigen Unterentwicklung).

e) Korrelative Entwicklung von arteriellen Stenosen und Entwicklungsstörungen
am Ostium atrioventriculare commune (O.a.v.c.).

a) Zur Frage der fetalen Entzündung.

Daß angeborene Herzfehler in der Folge entzündlicher endomyokardialer Veränderungen auftreten *können*, bedarf keiner besonderen Erörterung. Die Frage
ist aber die, ob man im einzelnen Falle in der Lage ist, die teratogenetische
Leistung der fetalen Entzündung richtig einzuschätzen. Darum ist ein, man
möchte sagen, historischer Streit entbrannt.

Welcher Autor zuerst die angeborenen Herzfehler auf entzündliche Vorgänge
zurückzuführen geneigt war, ist nicht mit Bestimmtheit zu erkennen. Eine
„Myocarditis fetalis" als Ursache der Pulmonalconusstenose wurde von *Dittrich*
(1849) und *Dorsch* (1855), eine „Arteriitis" am Aortenostium von *Bardeleben*
(1851) angenommen. Hinsichtlich weiterer historischer Daten verweise ich auf
Herxheimer. Es ist naheliegend, anzunehmen, daß die damalige Diagnose einer
fetalen Endomyocarditis den heutigen Anforderungen nicht immer gerecht wird
(*Bredt*). Eine neuere Untersuchung, die für die Bedeutung fetal-entzündlicher
Vorgänge in der Teratogenese eintritt, ist die von *Amschler* (1943).

Nach *Amschler* sind die arteriellen Stenosen vorwiegend dann in der Folge
einer fetalen Endocarditis entstanden, wenn die Herzscheidewände intakt sind.
Hierin vermag ich nicht ohne weiteres zuzustimmen. Wir kennen z. B. Fälle,
von Pulmonalstenosen, bei denen die Herzscheidewände gut ausgebildet, sichere
Residuen einer Entzündung aber nicht — auch nicht im Sinne von *Amschler* —
nachweisbar sind.

Eine andere Frage ist die, zu welchem Zeitpunkt und an welchem Orte des
Herzens die Entzündung zuerst angeht, und welche Folgen für die Entwicklung
der übrigen Herzabschnitte daraus entstehen können. So war ein Teil der Autoren
der Meinung, die entzündliche Verengerung betreffe zunächst die Pulmonalis,
dadurch käme es zur Blutstauung und somit zur Entwicklungsstörung der fetalen
Kammerscheidewand (Stauungstheorie *H. Meyer*, *Peacock*). Die Alternative:
fetale Endomyocarditis einerseits, Entwicklungsstörung (Vitium primae formationis) andererseits, verlor ihre Schärfe durch den vermittelnden Standpunkt
von *Kußmaul*, *Vierordt*, *Herxheimer* und *Mönckeberg*. Diese Auffassung möchte
auch ich teilen.

Es ist also durchaus zuzugeben, daß arterielle Stenosen durch fetal-entzündliche Prozesse zustande kommen können. Ich möchte das nicht nur unter dem
Eindruck der Arbeiten von *Bredt* und *Amschler*, sondern besonders auf Grund
der Mitteilung von *Staemmler* über die *fetale Sepsis* tun. Nach *Staemmler* ist es
sehr gut möglich, daß recht verschiedenartige Reizantworten des fetalen Organismus auf eine Infektion ausgebildet werden, die sogar zur Narbenbildung führen
können. *Staemmler* gibt aber auch an, daß die *kindliche* Erkrankung meist ganz
anderer Natur ist als die *mütterliche*. Im kindlichen Organismus stehen mehr die
allgemeinen Erkrankungsformen im Sinne einer Sepsis im Vordergrund, und es
kommt weniger häufig zu dauernd örtlich gebundenen Organveränderungen.
Diese Tatsache scheint mir für die fetal-entzündlichen Prozesse am Herzen
wesentlich. Schließlich muß ich anfügen, daß ich selbst, obwohl ich seit 12 Jahren
auf Mißbildungen des Herzens achte, und einige 30 Fälle ganz verschiedener
Entwicklungsstörungen untersucht, keinen einzigen Fall beobachtet habe, bei
dem sich die teratogenetische Leistung einer fetalen Endomyocarditis hätte
zweifelfrei nachweisen lassen.

Wir sind also der Meinung, daß eine fetale Entzündung eine Herzmißbildung hervorbringen kann, daß derartiges aber doch zu den Ausnahmen gehört. Im Gegensatz dazu läßt sich jedoch häufiger nachweisen, daß bei primär mißgebildeten Herzen sekundäre entzündliche Prozesse aufgepfropft sind.

b) Zur Theorie der Septumdeviation.

Die Koppelung von Mißbildungen, die zur *Fallot*schen Tetralogie gehören, ist bereits *Rokitansky* sehr genau bekannt gewesen. Die Trias: Pulmonalstenose, subaortaler Septumdefekt und Rechtsstellung der Aorta (*Rokitansky*sche Trias) wurde von ihm, nachdem er selbst zunächst Anhänger der Theorie der fetalen Entzündung als Ursache einer Herzmißbildung gewesen ist, auf dem Boden besserer entwicklungsgeschichtlicher Kenntnisse als zusammengehörig bezeichnet. Er war der Meinung, eine Stenose käme durch Abweichung des Septum trunci auf die Seite des stenosierten Gefäßes zustande. Wenn z. B. im Falle der Pulmonalstenose das Septum nach rechts auf die Seite der Pulmonalis abweichen würde, könne der Anschluß an die Kammerscheidewand nicht gefunden werden. Die Aorta würde dann um das Ausmaß der Pulmonalisverengerung zu weit werden, denn der Truncus würde ja ungleich aufgeteilt, und käme über den First des Septum interventriculare zu stehen. *Herxheimer* hat diese Vorstellung übernommen und *Mönckeberg* hat sie insofern erweitert, als er auch das Septum bulbi in die Verhältnisse der zu fördernden Scheidewanddeviation einbezogen hat. Die Vorstellung vom Zustandekommen einer Pulmonal- oder Aortenstenose entspricht im Wesen vollständig der alten Auffassung von *Rokitansky*.

Eine gewisse Schwierigkeit der Theorie besteht darin, isolierte, an bestimmten Stellen gelegene Stenosen (Ostium pulmonale, Conus) zu erklären. *Mönckeberg* greift hier auf die Vorstellung einer winkligen Abknickung der deviierten Septen zurück, wodurch eine einseitige umschriebene Stenose entstehen könnte. Die Tatsache, daß in Fällen höhergradiger Stenosen die arteriellen Ostien vielfach mehr neben -als hintereinander gelegen sind, wird mit einer gegenüber der Norm weniger starken Drehung von Septum trunci et bulbi erklärt. Es würden danach 2 Geschehnisse zusammentreffen: 1. Abweichung des arteriellen Septums auf die Seite der einen Antimere und 2. geringergradige Drehung des Septums im Rohre des Truncus arteriosus communis.

c) Zu *Spitzers* phylogenetischer Theorie.

Im Rahmen seiner Theorie über die Transposition von Aorta und Pulmonalis hat *Spitzer* auch der Pulmonalstenose gedacht. Seine Gedankengänge sind dabei folgende: Da z. B. bei einer höhergradigen Pulmonalstenose die Aorta oft vorwiegend über den rechten Ventrikel zu stehen kommt, würde ein leichter Grad einer Transposition vorliegen. Es handele sich zwar nicht um die ideale „gekreuzte" Transposition, jedoch um eine Fehlbildung, die man sich als am Anfang einer pathologischen, zur Transposition hinführenden Entwicklungsreihe stehend denken kann. Am Anfang dieser Reihe stünde die Pulmonalstenose mit rechtsgestellter Aorta, am Ende die komplette Transposition. Die einzelnen Vertreter dieser Reihe würden sich lediglich durch verschiedene Grade der Detorsion, d. h. durch eine Minderung der Schlagaderumschlingung voneinander unterscheiden. Nach *Spitzer* ist die normale Torsion des arteriellen Herzendes ein in unendlich langer Geschlechterkette aufgebauter Erwerb. Stärke der arteriellen Torsion und Vollständigkeit der Scheidewandbildung sollen einander parallel gehen. Da die Torsion ein phylogenetischer Erwerb ist, ist es nach *Spitzer* kaum anders zu verstehen, als daß eine weniger starke, in vielen Fällen verschiedener Mißbildungen nachweisbare Torsion (die sog. „Detorsion") als atavistische Reminiszenz gewertet wird. Es ist nach dem Gesagten einleuchtend, daß eine Detorsion mit der Tendenz zur Ausbildung von Scheidewanddefekten verknüpft ist. Bei zunehmender Rechtswanderung der Aorta käme die Pulmonalis sozusagen zwischen dem vorderen Teil des Septum interventriculare und der Crista supraventricularis ins Gedränge und würde relativ zu eng werden. Aus bestimmten Gründen[1] würde die stenosierte Pulmonalis meist nur 2 Taschenklappen tragen.

Ich bin nicht der Meinung, daß die *Spitzer*sche Deutung einer Pulmonalstenose als beginnende Transposition sehr glücklich ist: 1. die Pulmonalstenose ist tatsächlich noch keine Transposition, 2. die Pulmonalis ist bei der Stenose nur in 20% der Fälle zweiklappig und 3. man kann mit der *Spitzer*schen Theorie z. B. die Aortenstenosen gar nicht oder nur mühsam erklären, d. h. durch Beibringung einer Hilfshypothese[2]. Die *Spitzer*sche Theorie wird dadurch etwas zu spekulativ.

d) Zur antimeralen Unterentwicklung oder Atrophie des Herzschlauches.

Bekanntlich kommen z. B. am Urogenitalapparat als einem paarig angelegten Organsystem Prozesse von halbseitiger Unterentwicklung, Überschußbildung, Agenesie und Atrophie zur Beobachtung. Es ist ein bleibendes Verdienst von *Bredt*, darauf hingewiesen zu haben, daß grundsätzlich entsprechende Vorgänge auch im Bereich der zunächst paarigen Anlage des Herzschlauches vorkommen könnten. Unsere Erörterungen über den arteriellen Pseudotruncus führen in gerader Linie auf die Lehre von der antimeralen Atrophie des Herzens als einer Ursache der Stenosebildung. So wie beim aortalen Pseudotruncus die Pulmonalisanlage entweder überhaupt nicht gebildet (Agenesie) oder einer frühzeitigen Atrophie, möglicherweise mit konsekutivem vollständigem Schwund unterworfen wurde und dadurch die Aorta zum mächtigen Arterienstamm ausgebildet worden ist, so entsteht bei quantitativ weniger starker Entwicklungs- oder Wachstumsstörung eine Pulmonalstenose. Vom völligen Fehlen der Pulmonalis (entweder durch Agenesie oder sekundären Schwund) über die Atresie führt der Weg der teratologischen Reihe bis hin zur Stenose und zur normal ausentwickelten Lungenschlagader. Die Gründe, die *Bredt* für die Gültigkeit seiner Meinung anführt, sind folgende:

1. Die Semilunarklappen einer stenosierten Aorta und Pulmonalis zeigen häufig proportionierte Verhältnisse. Sie stellen eine „Miniaturausgabe" der normalen Klappen dar. Diese Wahrung von Form und Proportion der Taschenklappen könnte niemals bei einer durch Septumdeviation erfolgten ungleichen Aufteilung des Truncus arteriosus entstehen.
2. Auch bei hochgradigen Aortenstenosen werden die Coronarostien ganz überwiegend in der Aorta und fast niemals in der Pulmonalis gefunden. Bei einer Septumdeviation müßte eine Verlagerung wenigstens einer Coronarie in die Pulmonalis häufiger beobachtet werden[3].
3. Die Innenarchitektur der Kammern zeigt auch bei Stenosen die ortsgehörige Anordnung und stellt allenfalls auch eine verkleinerte Ausgabe von normalen Pfeilern und Fleischbalken dar.
4. In den Fällen, in denen eine über mehrere Abschnitte hinweg ausgeprägte Verengerung von Lungen- oder Körperblutbahn, jedoch ein Scheidwanddefekt nicht vorhanden ist, ist es nicht denkbar, daß mehrere Septen falsch gewachsen sind und sich dann schließlich doch noch zu einem formal intakten Scheidewandsystem vereinigt haben.

Die bei höhergradigen Aortenstenosen tatsächlich vorhandene Nebeneinanderstellung und der parallele Verlauf der großen Gefäße sollen nach *Bredt* mehr funktionsbedingt sein: er nimmt an, daß bei der Aortenstenose die Aorta einiger-

---

[1] *A. Spitzer*, Virchows Arch. 243, S. 119 und *W. Doerr*, Virchows Arch. 310, S. 309.

[2] Vgl. *W. Doerr*, Virchows Arch. 310, S. 367 mit Hinweis auf die Möglichkeit einer Stenose der linken Herzseite durch Detorsion.

[3] Ich nehme an, daß in der Weltliteratur etwa 30 Fälle von Verlagerung des Ursprungs einer Kranzschlagader in die Pulmonalis beschrieben sind (*P. E. Kaunitz* sowie *E. de Chastonay* und *Max Buser*).

maßen an gehörigem Platz verbleibt, während die Pulmonalis und mit ihr der hypertrophische rechte Ventrikel eine ventro-laterale Verschiebung nach links erfahren. Der hypertrophische Ventrikel würde sich also nach vorn verschieben.

So einleuchtend die Beweisführung von *Bredt* ist, so schwierig ist es im einzelnen Falle nachzuweisen, daß die Genese der betreffenden Stenose tatsächlich so und nicht anders gewesen sein kann. Ich würde immer dann, wenn eine arterielle Stenose über mehrere Metamere vorhanden ist, die Scheidewände aber geschlossen und entzündliche Veränderungen histologisch nicht nachweisbar sind, eine antimerale Atrophie annehmen. Wenn man die Fälle der Literatur unter solchen Gesichtspunkten durchsieht, ist man von der kleinen Zahl stichhaltiger Beobachtungen überrascht (*Brunner*). Damit ist natürlich nicht gesagt, daß nicht auch bei Stenosen mit großen Scheidewanddefekten atrophierende Prozesse primär von Bedeutung und entzündliche Vorgänge sekundär aufgepfropft und formbildend gewesen sein können. Nur ist bei Fällen dieser Art der Nachweis, welche Bedeutung halbseitig atrophierende Prozesse möglicherweise gehabt haben, nicht mehr zu führen. Weiter möchte ich darauf hinweisen, daß man wohl nicht alle Stenosen im Sinne von *Bredt* zu erklären versuchen darf. Es gibt wohl doch vereinzelt quantitativ ungleiche Aufteilungen des Bulbus infolge partieller Septumdeviation. Dafür spricht auch die zwar seltene aber sicher beobachtete Verlagerung eines Coronarostiums in die Pulmonalis. — Die Linie in der Konzeption von *Bredt* bleibt davon aber unberührt.

e) Über die Bedeutung der Anomalien der Endokardkissen des Ohrkanals für Bulbus-Truncus-Mißbildungen (*Shaner*).

R. F. Shaner hat bei anatomischer Präparation von 15 000 Schweineembryonen 35 mal Entwicklungsstörungen am Herzen gefunden. In 16 Fällen zeigten sich fehlerhafte Verschmelzungen zwischen den Endokardkissen am Ohrkanal. Diese Embryonen hatten eine größte Länge von 20 bis 50 mm. Die Herzen haben beim Schweineembryo von 20 mm Länge praktisch die gehörige äußere Form erreicht. Da sich die Verschmelzung der Hauptendokardkissen bei 10 mm langen Embryonen in vollem Zuge befindet, handelt es sich bei den genannten Beobachtungen mindestens um eine Hemmung und Verzögerung der Entwicklung. Die Herzen des genannten Entwicklungsstadiums entsprechen in groben Zügen den Verhältnissen beim menschlichen Herzen vom dritten Fetalmonat.

Shaner hat nun in allen 16 Fällen auch mit Bestimmtheit Conus-, genauer gesagt, Bulbus-Mißbildungen nachgewiesen. Er ist daher der Meinung, daß das Zusammentreffen einer fehlerhaften Verschmelzung der Atrioventrikularkissen mit Bulbus-Truncus-Störungen derart häufig ist, daß eine bestimmte Korrelation angenommen werden kann. Im einzelnen unterscheidet *Shaner* folgende Mißbildungsgruppen: 1. Aorta und Pulmonalis haben das gleiche Kaliber. Hier liegen deutliche Verschmelzungsdefekte der Atrioventrikularkissen vor. In einem Falle handelte es sich um die Anlage zur Ausbildung einer Transposition. Hier habe eine eigenartige Persistenz des ventralen Atrioventrikularkissens die Wanderung der Aorta von rechts nach links unmöglich gemacht. Die Aorta wurde rechts festgehalten, während die Pulmonalis ein wenig nach links verschoben gefunden wurde. Das Septum trunci erreichte eben das Niveau der Taschenklappen. Die Gegend des Septum bulbi war defekt. *Shaner* gibt an, daß man diesen Fall auch als *fetalen Eisenmengerkomplex* bezeichnen könnte. Man kann über die Berechtigung, von einem fetalen *Eisenmenger*komplex zu sprechen, geteilter Ansicht sein. Sicher zeigen viele Herzen auch von menschlichen Embryonen des entsprechenden Alters und zwar auch ohne, daß eine nachweisbare Entwicklungsstörung vorliegt, einen wenig differenzierten Bulbus mit Rechts-

stellung der Aorta. 2. Aortenstenosen: sie entstehen dadurch, daß die Aorten-
anlage durch ein ungewöhnlich großes ventrales Atrioventrikularkissen komprimiert wird. 3. Pulmonalstenosen: die Verhältnisse liegen hier ähnlich wie in
Gruppe 1. Infolge mangelhafter Rückbildung des ventralen Ohrkanalkissens wird
die Aorta auf ihrer Wanderung zum linken Ventrikel arretiert, während die Pulmonalis in eine funktionell wenig günstige Lage unmittelbar an die ventrale Herz-
wand herangedrängt wird. Die Pulmonalanlage bleibt dann auf frühembryonaler
Stufe stehen, weil sie keinen Anreiz durch vermehrte Blutzufuhr bekommt.

Shaner lehnt die Theorie der Septumdeviation ab. Er hat zahlreiche Defekte
des Truncusseptums gesehen, ohne daß jemals eine Deviation hätte nachgewiesen
werden können. Stenosen und Atresien sind keine selbständigen Mißbildungen.
Sie entstehen in der Folge eines übergeordneten Vorgangs. Da der Bulbus bei
den Pulmonalstenosen vielfach primitiv konstruiert ist, ist der Gedanke, daß auch
bei den Pulmonalstenosen eine Entwicklungs*hemmung* zugrunde liegt, verständlich.

4. Deutung der eigenen Stenosefälle.

Was leisten nun die aufgezählten Möglichkeiten der formalen Genese für die
nähere Erklärung unserer Fälle? Im Falle 1 (der *Fallot*schen Tetralogie) liegt
eine Fülle von Entwicklungsstörungen vor: Es handelt sich um das Zusammentreffen von Pulmonalconus- und Ostiumstenose, von Zweiklappigkeit der Pulmonalis, subaortalem Septumdefekt, Zweiklappigkeit der Tricuspidalis, sowie
abnormem Verlauf und Verdoppelung der Nierenarterien.

Von vornherein möchte ich die Lehre von der fetalen Endocarditis, sowie die
*Spitzer*sche Vorstellung hier ausschalten: die Fülle der Fehlbildungen spricht
gegen die primäre Bedeutung einer Endocarditis. Das gemeinsame Vorkommen
von Herz- und Nierengefäßmißbildungen läßt vielmehr an eine Entwicklungsstörung denken, die einer größeren Strecke des Hauptgefäßsystemes eignet. Die
*Spitzer*sche Theorie aber möchte ich nicht ohne weiteres zur Erklärung von
Stenosen heranziehen, weil ich, insoweit möglich, die Stammesgeschichte aus der
Deutung rezenter Einzelmißbildungen herauslassen möchte (dagegen greifen wir
gern auf die Phylogenese zurück, wenn es um die Erkennung und Bewertung
allgemeiner Entwicklungstendenzen geht).

Man könnte aber geneigt sein, im Sinne von *Mönckeberg* eine Deviation des
Septum bulbi et trunci anzunehmen. Dafür könnte die Anwesenheit von nur
2 Taschenklappen am Pulmonalostium sprechen. Es wäre denkbar, daß die Abweichung des Bulbusseptums eine ungleiche Aufteilung der distalen Bulbuswülste
und damit die Entstehung von 2 Pulmonal- aber 3 Aortenklappen veranlaßt und
begünstigt hätte.

Wahrscheinlicher sind mir aber die von *Bredt* und *Shaner* aufgezeigten Entwicklungswege. Gerade das gemeinsame Vorkommen von Klappenanomalien an
Pulmonalis und Tricuspidalis spricht mehr für eine die gleiche Antimere betreffende „Schädigung". Die Zweiklappigkeit des Pulmonalostium muß nicht
unbedingt für eine Septumdeviation und gegen die Annahme einer halbseitigen
Unterentwicklung sprechen. Möglicherweise sind die Anlagen der aus den Bulbuswülsten 1 und 3 (oder 2 und 1, sowie 2 und 3) abzuleitenden Pulmonalklappen
miteinander verschmolzen. Hier mag die gestörte Funktion (nicht genügend
starker Pulmonalblutstrom) mittels mangelhaften funktionellen Wachstums-
anreizes die weitere Differenzierung der Taschenklappen unmöglich gemacht
haben. Von Kammer- oder Ostiumstrukturen der pulmonalen Antimere, die den
normalen Verhältnissen „en miniature" entsprechen würden, war allerdings nichts
zu sehen.

Während also die Theorie von *Bredt* zur Deutung unseres Falles von *Fallot*scher Tetralogie nicht ohne weiteres herangezogen werden kann, ist es wahrscheinlich, daß diese Lehre für *Fall 6* (Aortenstenose) volle Gültigkeit hat: die Kammerscheidewand ist dort ganz intakt, Ostium atrioventriculare sinistrum, linker Ventrikel, Aortenconus, Aortenostium und aufsteigende Aorta sind stark verengert. Die Stenose der aortalen Antimere ist so hochgradig, daß sie nicht nur als funktionsbedingt aufgefaßt werden kann. Mitral- *und* Aortenklappen zeigen proportionierte, wenn auch im ganzen stark verkleinerte Verhältnisse. Die primäre Stenose eines dieser Ostien, z. B. des Mitralostium könnte eine entsprechende Unterentwicklung von Kammer und Aorta zustande bringen. Man würde dann aber wahrscheinlich doch eine eingreifendere Verunstaltung der Mitralis finden, als das tatsächlich der Fall ist. — Der Kritiker könnte freilich einwenden, daß die antimerale Atrophie, z. B. der Körperblutbahn, tiefere Ursachen haben müßte und ihrerseits die Folgen einer Störung des aortalen Blutfadens wäre. Hierzu kann nichts Bestimmtes gesagt werden, denn derartige Überlegungen führen auf das Gebiet der kausalen Genese. Und gerade darüber wissen wir besonders wenig.

Was nun die Meinung von *Shaner* anbetrifft, daß arterielle Stenosen vielfach in Abhängigkeit von Entwicklungsstörungen der Atrioventrikularregion entstehen könnten, so müssen wir folgendes feststellen: in unseren *Fällen 1* (*Fallot*), *3* (valvuläre Pulmonalstenose) und *4* (*Eisenmenger*komplex) waren tatsächlich Mißbildungen an den Atrioventrikularklappen vorhanden. Wir sind von dieser Koinzidenz beeindruckt, obwohl wir die mehr mechanischen Vorstellungen von *Shaner* über die Art und Weise, durch die eine Entwicklungsstörung der Atrioventrikularregion eine Bulbus-Truncusstörung auslöst, vorläufig nicht ohne weiteres hinzunehmen geneigt sind.

Wie man sieht, ist es also an sich möglich, die Fälle 1, 3 und 4 nach *Shaner* zu deuten: in jedem der Fälle dürfte tatsächlich eine Mißbildung des ventralen Hauptendokardkissens des Ohrkanales oder seiner Derivate vorhanden gewesen sein. Dadurch mag es, wie es *Shaner* angegeben hat, zur Erschwerung der physiologischen Wanderung der Aorta nach links mit Einlagerung in die Basis der linken Herzkammer gekommen sein. Es ist dann denkbar, daß die Aorta „auf halber Strecke", nämlich in der Gegend der defekten Anlage der Kammerscheidewand „stehen" geblieben und dadurch in die Hauptrichtung beider Kammerausflußbahnen gelangt ist, während die Pulmonalis jedoch mehr oder weniger in eine ungünstige Stellung „abgedrängt" wurde.

Es bedarf aber dieser groben Interpretation gar nicht. Wir wissen nämlich ganz gut Bescheid um die nachbarlichen und genetischen Beziehungen zwischen Atrioventrikularkissen Bulboaorikularsporn und proximalem Bulbuswulst B (vergl. *Doerr*, 1943, Abb. 2). Das ventrale Atrioventrikularkissen und der Bulbuswulst B stehen z. B. durch die Nebenseptumleiste der Kammerscheidewand miteinander in Verbindung. Störungen der Atrioventrikularregion werden zunächst den Bulboaurikularsporn, sodann die Nebenseptumleiste und schließlich den Bulbuswulst B betreffen. Da nach *Benninghoff* der Bulboaurikularsporn für die Orientierung jener Ebene bedeutsam ist, in der die Kammerscheidewand zuerst angelegt werden wird, werden Hemmungen der Bulboaurikularspornbildung für die Orientierung des Septum interventriculare wesentlich sein. Weiter leuchtet ein, daß eine Hemmung in der Ausentwicklung einer typischen Nebenseptumleiste einen Defekt im mittleren oberen Teil der Kammerscheidewand, eine Entwicklungsstörung aber des Bulbuswulstes B zur Defektbildung des hinteren Abschnittes des Septum bulbi und damit des sogenannten hinteren

Teiles des vorderen oberen Kammerseptums führen kann. Derartige Defekte
waren in unseren Fällen tatsächlich vorhanden gewesen.

Inwieweit die Feststellungen von *Shaner* zu einer tragfähigen Lehre derartiger
Herzmißbildungen ausgebaut werden können, oder inwieweit es sich hierbei nur-
mehr um eine Umschreibung bekannter Tatsachen handelt, wird abzuwarten sein.

Was nun die speziellen Verhältnisse unseres *Falles 2* (der reinen Pulmonalconusstenose) anbetrifft, so sei auf die älteren Vorstellungen von *Keith* aufmerksam
gemacht, wonach es sich um eine Hemmung der Einbeziehung des Bulbus in
die Kammerregion gehandelt haben könnte. So würde das Infundibulum einigermaßen selbständig erhalten bleiben. Wir stimmen hier grundsätzlich zu: Conusstenosen sind danach Bulbusmißbildungen. Dadurch erklärt sich ihre regionäre
Begrenzung und ihre relative metamerale Selbständigkeit. Ob die Conusstenose
nun wirklich conisch gestaltet oder mehr ringförmig eingeschnürt ist, mag vom
Wandbau, von sekundärer Muskelhypertrophie, Endocardhyperplasie oder auch
aufgepfropften entzündlichen Prozessen abhängen. — Der Frage der Defektbildung der Kammerscheidewand ist schon gedacht worden. Es handelt sich ja
hierbei um ein verhältnismäßig kleines Loch mit gewulsteten Endocardlippen
auf der rechten, einem mehr trichterförmigen Zugang auf der linken Seite und
einer geschwürig-endocarditischen Läsion an der nächst benachbarten Taschenklappe der Aorta und der unmittelbaren Umgebung. So drängt sich der Gedanke
einer möglicherweise sekundären entzündlichen Perforation auf. Das ist nun
nicht nachweisbar! Es muß sich, man darf das per exclusionem sagen, um die
Folge eines mehrere Abschnitte des Herzens betreffenden dysontogenetischen
Prozesses gehandelt haben. Daß besonders im ventralen Abschnitt der Scheidewandanlagen Abweichungen vom gehörigen Entwicklungswege vorhanden sind,
geht aus der eigenartigen Anordnung jener Muskelleiste zwischen Septum interventriculare und Crista supraventricularis hervor (Abb. 11c). Hierbei wird es sich
wahrscheinlich um Bestandteile des Bulbuswulstes A handeln. — Dem äußeren
Aussehen nach muß das Foramen interventriculare von links nach rechts durchströmt gewesen sein. Das ist bei der Enge des Pulmonalconus bemerkenswert.
Die exzentrische Hypertrophie des rechten Ventrikels legt Zeugnis ab von der
vermehrten Austreibungs- und Förderarbeit. Ich nehme im übrigen und zwar
wegen der relativen Weite der Aorta an, daß wahrscheinlich ein Ductus arteriosus
Botalli persistens vorhanden gewesen ist. Somit wären zwei „Shunts" in Tätigkeit gewesen. Sie haben beide das Blut pulmonaliswärts geleitet und damit eine
besondere Belastung für die Aorta geschaffen. — Natürlich ist auch die Pulmonalis vermehrt belastet worden, jedoch besteht folgender Unterschied in den
Strömungsverhältnissen beider großer Schlagadern: Bei der Kontraktion des
linken Ventrikels wurde Blut ausgeworfen: 1. in die Aorta, 2. in den rechten Ventrikel. Die rechtskammrige Kontraktion leitete das gesamte Blut in die Pulmonalis.
Gleichzeitig hatte ein Teil des Blutes des linken Ventrikels via Aorta und Ductus
arteriosus Botalli ebenfalls die Pulmonalis erreicht. Somit wird die Lunge von 3
Blutsorten durchströmt: 1. rechtskammeriges Blut, 2. linkskammeriges Blut via
Kammerscheidewand und 3. linkskammeriges Blut via Ductus arteriosus Botalli.
Diese gesamte Blutmenge wurde zum überwiegenden Teil dem linken Herzen zugeführt und von hier aus wiederum durch den Defekt der Kammerscheidewand
und die Aorta abgegeben. Die gesamte Fördermenge des Blutes der linken
Kammer dürfte mithin größer gewesen sein als die der rechten. Leider läßt sich
diese interessante Deutung der Kreislaufverhältnisse nicht beweisen, denn die Ge-
fäßpartien, an denen der Ductus gelegen gewesen sein dürfte, sind nicht erhalten
geblieben. Unsere Deutung läßt sich aber durch die Lokalisation der Endokarditis

am Ausflußteil der *linken* Kammer wahrscheinlich machen. Die rechte Kammer nebst Pulmonalis waren völlig frei von entzünlichen Veränderungen gewesen.

Die rein valvuläre Pulmonalostiumstenose des *Falles 3* ist zunächst auf Vorliegen einer Entzündungsfolge sehr verdächtig. Wie schon angedeutet, ich möchte das nochmals ausdrücklich betonen, läßt es sich aber nicht beweisen, daß die Verschmelzung der Klappen wirklich entzündlicher Natur gewesen ist. Man muß auch bedenken, daß lokale Endokardhyperplasien vorhanden gewesen sein können. Auch ist hierbei besonders die modellierende Kraft der Blutstromwirkung in Rechnung zu stellen. Ich bin ja immer der Meinung gewesen, daß Form und Funktion bei der Ausentwicklung des Herzens eine bedeutende innere Verbindung erkennen lassen. So sehr wir nun von der Gültigkeit jener Vorstellungen überzeugt sind, daß hämodynamische Momente gerade für die Formwerdung der Klappen und vor allem der Taschenklappen wichtig sind, so sehr sei aber vor jeder einseitigen Überwertung *eines* der Gestaltungsfaktoren gewarnt. Das soll heißen, daß ich zwar geneigt bin, in der Modellierung der Semilunarklappen auch unter pathologischen Umständen die formbestimmende Leistung von Blutstrom und Wirbelbildung anzuerkennen, daß ich aber der verallgemeinerten Bedeutung des Wasserstoßes als gewebsbildender Kraft im Sinne von *Benecke* durch die *alle* Entwicklungsvorgänge am Herz-Gefäß-Apparat sozusagen einheitlich erklärt werden könnten, nicht beipflichten kann.

Ich nehme also an, daß die valvuläre Ostiumstenose der Pulmonalis unseres dritten Falles ein schönes Beispiel darstellt für die Entstehung einer Mißbildung durch das Zusammenwirken lokaler geweblicher Überschußbildungen und ungewöhnlicher Blutstromwirkung. Was in diesem „Aktions-Reaktions-System" primär und sekundär ist, ist eine Frage für sich. Möglicherweise hat die Gewebs-Mehrbildung am Anfang gestanden und hat der Blutstrom erst nachträglich die eigenartige ringförmige Klappenmembran zustande gebracht. Bemerkenswert ist auch, daß gerade bei diesem Herzen, auch an anderen Stellen, entzündliche Veränderungen nicht gefunden worden sind!

Schließlich haben wir noch einmal auf *Fall 4* (den sogenannten *Eisenmenger*komplex) einzugehen: Der Leser wird sich vielleicht fragen, mit welchem Recht dieser Anomaliekomplex bei den Stenosen abgehandelt wird, wo doch tatsächlich keine Verengerung der Lungenstrombahn vorliegt. Das mit der *Fallot*schen Tetrade gemeinsame Kennzeichen besteht in Ventrikelseptumdefekt und Rechtsstellung der Aorta. Es ist einleuchtend, daß dadurch auch das dritte gemeinsame Kennzeichen, die exzentrische Hypertrophie des rechten Ventrikels hervorgerufen werden kann. Der Unterschied zwischen *Fallot*scher Tetralogie und *Eisenmenger*komplex besteht also allein in der verschiedenen Weite der Pulmonalis. Es ist gut denkbar, daß beide Mißbildungsgruppen Ausdruck eines gemeinsamen pathologischen Geschehens sein *können*, sowie man das nach *Shaner*s Ermittlungen allerdings am Schweineembryo annehmen könnte. Hier muß ich anfügen, daß ich zwar gewisse Bedenken gegen die völlige Homologisierung der Herzentwicklung bei Schwein und Mensch habe. Prinzipiell bestehen wohl keine wesentlichen Unterschiede. Allein die Herzentwicklung ist auch von der Lage und Größe der Nachbarorgane abhängig. Diese bewirkt durch eine jeweils verschiedene Lagerung des Herzens einen verschiedenartigen Blutdurchfluß und so bis zu einem gewissen Grade auch für die einzelnen Säuger verschiedene hämodynamische Bedingungen. Diese tragen mit dazu bei, daß bei den einzelnen Säugern die endgültige Herzform so verschieden aussieht.

Die wesentliche Mißbildung beim *Eisenmenger*komplex scheint aber doch der subaortale Septumdefekt zu sein. Damit ist auch eine bestimmte Auffassung der Teratogenese festgelegt. Der von *V. Eisenmenger* 1897 beschriebene Fall, der *Maude Abbott* veranlaßt hatte, für alle entsprechenden Mißbildungen den Namen „*Eisenmenger*komplex" einzuführen, wurde von *H. Müller* jun. in die Gruppe der großen Ventrikelseptumdefekte („große Lücke") eingereiht und dort mit angeführt. *Th. Wegmüller* hat auf diesen Sachverhalt aufmerksam gemacht. Wir finden danach den gleichen, und zwar ausgerechnet den für die englisch-amerikanische Nomenklatur bestimmenden Fall 2mal beschrieben und mit verschiedenen Namen belegt: *Abbott* spricht vom *Eisenmenger*komplex und *H. Müller* jun. von der großen Lücke. Wie *Wegmüller* auseinandersetzt, erklärt sich die Namengebung durch verschiedene pathogenetische Auffassungen:

1. Nach *H. Müller* jun. (1920) sollte das Wesentliche der große Ventrikelseptumdefekt, alles andere die Folge der gestörten Kreislauffunktion sein.

2. Nach *Abbott* (1924) handelt es sich aber beim *Eisenmenger*komplex um eine „komplexe" Entwicklungsstörung. Dabei spielt die ungleiche Truncusteilung durch Septumdeviation (relativ zu weite Pulmonalis) die erste Rolle. — Es wird also eine ähnliche Erklärung angestrebt, wie sie die alten Autoren für die *Rokitansky*sche Trias beschrieben haben (*Herxheimer, Mönckeberg*).

Welcher Auffassung man sich im einzelnen anzuschließen hat, wird davon abhängen, ob außer dem *Eisenmenger*komplex anderweitige Mißbildungen vorhanden sind oder nicht. Im Falle des gemeinsamen Vorkommens mehrfacher Entwicklungsstörungen wird man eher geneigt sein, mit *Abbott* einen kombinierten Bildungsfehler im Herzen anzunehmen. Ob man zur Erklärung desselben den von *Abbott* oder *Shaner* eingeschlagenen Weg verfolgen soll, ist wiederum ein Problem für sich. *Eisenmenger* selbst hat gar nicht daran gedacht, seinen Fall als Folge kombinierter Fehlentwicklungen zu deuten.

Der Vollständigkeit halber sei nochmals darauf hingewiesen, daß *Fall 5* (sogen. funktionelle Conusstenose der Pulmonalis) als Beispiel für die differentialdiagnostische Schwierigkeit bei der Erkennung angeborener Herzkrankheiten und auch darum angeführt wurde, um von vornherein die Aufmerksamkeit des Herzarztes auf die Bedeutung von Pulmonalgefäßerkrankungen hinzulenken.

Die Verhältnisse des *sechsten Falles* (Aortenstenose) sind schon oben im Zusammenhang mit Fall 1 (S. 39) besprochen worden.

5. Seltenere Anomalien der Lungenarterienbahn.

Wir sprechen ausdrücklich nicht von „Lungenstrombahn", weil hier nur diejenigen Pulmonalarterienveränderungen zur Sprache kommen sollen, die eine *engere* Beziehung zu den Kaliberverhältnissen der Pulmonalis (Stenosen und *Eisenmenger*komplex), nicht aber zu den Lungengefäßmißbildungen sensu strictorii, wie sie zuletzt von *Giampalmo* dargestellt worden sind, besitzen.

a) Die sogenannten reinen Pulmonalstenosen.

Wie *Greene* und Mitarbeiter ausführen, hat *M. Abbott* unter 1000 Fällen von Herzmißbildungen 101mal eine banale Pulmonalstenose mit Septumdefekten, aber nur 9 Fälle von Pulmonalstenose mit intakten Scheidewänden aufgezählt. *Greene* berichtet über 68 derartiger „reiner" Pulmonalstenosen aus der Literatur von 1826 bis 1948, die durch pathologisch-anatomische Befunde als gesichert gelten können. Dabei wird kein Unterschied zwischen Ostium- und Conusstenosen gemacht. Das höchste erreichte Lebensalter bei einer derartigen Mißbildung wird mit 75 Jahren angegeben. Ich selbst habe durch *R. Brunner* die uns erreichbare Literatur auf derartige oder ähnliche Vorkommnisse durchsuchen lassen und folgendes gefunden: *Kußmaul* kennt 9 Fälle von angeborener Atresie der Pulmonalis mit intakten Scheidewänden. *Rauchfuß* führt 21 entsprechende

Fälle von Pulmonalstenose oder -Atresie an. *Rokitansky* dagegen beschreibt nur 2 eigene hierher gehörige Beobachtungen. *Wagner* kennt mehr Pulmonalstenosen und -Atresien mit intakten Scheidewänden: Er findet 8mal eine Pulmonalatresie mit Tricusspidalstenose, 7 Fälle von Pulmonal- und Tricuspidalstenose, 16mal eine Pulmonalatresie und 46mal eine Pulmonalstenose. *Brunner* führt dann noch 7 weitere Fälle von Pulmonalstenose mit erhaltenen Scheidewänden an.

Wie man sieht, ist wohl die Gesamtanzahl „reiner" Pulmonalstenosen doch nicht so ganz klein. Wenn wir von Pulmonalatresie und der Kombination von Pulmonalstenose bzw. Pulmonalatresie mit Tricuspidalatresie absehen (die man ja streng genommen auch nicht als „rein" bezeichnen kann), so gewinnt die Frage, ob man auch hierbei eine *Blalock-Taussig*sche Operation angezeigt ist, eine be-besondere Bedeutung. Wahrscheinlich hat eine Steigerung der Lungendurch-blutung durch Schaffung einer Anastomose z. B. mit einer A.subclavia nicht die erwünschte und bei der *Fallot*schen Tetrade auch beobachtete Wirkung: Da bei geschlossenen Scheidewänden ein intrakardialer „Shunt" nicht besteht, muß das gesamte rechtskammerige Blut durch die stenosierte Pulmonalis hindurch. Es würde durch die Schaffung der *Blalock-Taussig*schen Subclavia-Pulmonalis-Anastomose ein reiner Nebenschlußkreislauf eingerichtet werden mit allen physio-pathologischen Konsequenzen, die man auch beim isoliert persistenten Ductus arteriosus Botalli beobachten kann. Es wäre vielleicht sinnvoller, in Fällen reiner Pulmonalstenose nur eine Valvulotomie (*Brock*) vorzunehmen.

b) Die Trilogie von Fallot.

Es handelt sich um das gemeinsame Vorkommen von Pulmonalstenose, offenem Foramen ovale und Hypertrophie der rechten Kammerwand. *Selzer* und Mit-arbeiter haben zuletzt zu diesem Anomaliekomplex Stellung genommen. Sie beschreiben 2 eigene Fälle und zitieren 27 entsprechende Beobachtungen aus der Literatur. In den beiden Fällen handelte es sich jeweils um diaphragmaförmige, valvuläre Pulmonalostiumstenosen. Die Foramina ovalia waren offen, die Kam-merscheidewände intakt. — Die Gelegenheit der eigenen Untersuchungen haben *Selzer* und Mitarbeiter benutzt, durch Vergleich mit den anderen bekannten For-men von Pulmonalstenosen eine gewisse Regelmäßigkeit in anatomischem und klinischem Bild herauszuarbeiten. Sie haben dabei folgende Stenoseformen mit besonderen Merkmalen herausgeschält:

1. Pulmonalstenose mit geschlossenen Herzscheidewänden („reine" Stenosen): Keine Zyanose; Pulmonalstenose über eine lange Wegstrecke.

2. Pulmonalstenose mit offenem Foramen ovale und geschlossenem Septum interventriculare (Trilogie von *Fallot*): Mäßig starke Zyanose; poststenotische Pulmonaldilatation.

3. Pulmonalstenose mit offenen Scheidewänden (mindestens aber einem Defekt im Septum ventriculorum (Tetralogie von *Fallot*): Starke Zyanose; Pulmonal-stenose über eine lange Wegstrecke.

4. *Eisenmenger*komplex (also Defekt im Septum ventriculorum): Schwache Zya-nose; *weite* Pulmonalis!

c) Das Syndrom von Cossio.

Man versteht darunter das Zusammentreffen von offenem Foramen ovale oder einem großen Vorhofseptumdefekt mit einer Pulmonaldilatation. *Ravault, Guinet* und *Roche* haben über den Fall eines 45 Jahre alten Mannes berichtet, der angeblich seit dem 9. Lebensjahr herzkrank gewesen war und seit dem 35. Jahr an höhergradiger Atemnot gelitten hatte. Im Alter von 38 Jahren hatten sich rezidivierende Hämoptysen eingestellt. Mit 39 Jahren starb der Patient an Herz-insuffizienz. Bei der Obduktion zeigte sich ein muskelstarker rechter Ventrikel, ein weit offenes Foramen ovale und eine in Stamm und Hauptästen stark erweiterte A.pulmonalis. Die feineren Lungenarterienverzweigungen waren von frischen und in Organisation begriffenen Blutgerinnseln ausgestopft. Die Lungen-arterienwände waren chronisch-entzündlich verändert.

Während man zunächst annehmen sollte, daß die Erweiterung der Pulmonalis die Folge der Erkrankung der feineren Lungengefäße gewesen ist, sind *Ravault, Guinet* und *Roche* nicht ohne weiteres zu dieser Deutung geneigt. Sie lösen zunächst das Gesamtkrankheitsbild in 2 Befundgruppen auf: Einmal handelt es sich um das Zusammentreffen von weit offenem Foramen ovale, Hypertrophie der rechten Herzkammerwand und Erweiterung der Pulmonalis, zum anderen um die Thromboarteriitis der Lungengefäße. Sodann glauben sie, daß die relativ große Lücke im Septum atriorum einen bestimmenden Einfluß auf die Strömungs-verhältnisse des rechten Herzens gehabt habe. Wie sie sich aber im einzelnen den Einfluß der Persistenz eines besonders großen Foramen ovale auf die Dila-tation der Pulmonalis denken, geben sie nicht an.

Hier helfen die Ausführungen von *Wegmüller* weiter: Er schreibt, daß mittels des Herzkatheterismus und der Bestimmung des Blutsauerstoffgehaltes wahr-scheinlich gemacht werden konnte, daß das Blut aus dem linken in den rechten Vorhof fließt. Die Ursachen des Durchfließens (durch die Vorhof-Septumlücke) wird in der Druckdifferenz zwischen linkem und rechtem Atrium und den gün-stigen Abflußbedingungen nach dem rechten Ventrikel mit seinen ja immer ver-hältnismäßig niedrigen Blutdruckwerten gesehen. „Da aber der Druck im rechten Ventrikel in jeder Herzphase kleiner ist als der entsprechende Wert in der linken Kammer, strömt mehr Blut nach rechts und in die Lungenschlagader" (*Weg-müller*). In wieweit derartige Überlegungen wirklich das Richtige treffen, wird abzuwarten sein, bis eine bessere Kenntnis der Strömungs- und Blutdruckver-hältnisse bei entsprechenden Mißbildungen durch Katheterismus *und* autoptische Kontrolle der in vivo diagnostizierten Defekte erworben ist.

Soweit ich die Literatur übersehen kann, ist bis jetzt erst ein einziger Fall be-schrieben worden, der den genannten Anforderungen entspricht (*J. C. Massee*). Hier (37jähriger Mann) wurde tatsächlich ein vermehrter Sauerstoffgehalt des Blutes in rechtem Vorhof und rechter Kammer gegenüber dem Blut in den Vv. cavatae festgestellt. Der rechtskammerige Blutdruck lag bei 140 mm Hg (statt normalerweise bei etwa 40 mm). Der rechtskammrige Blutdruck war aber immer noch niedriger als der linkskammrige. — Theoretisch müßte man annehmen, daß dann, wenn der Blutdruck im rechten Ventrikel infolge Affektion der Lungen-arteriolen, und hierzu scheint es sekundär häufig zu kommen, eine bestimmte Höhe erreicht hat, der Sog des rechten Ventrikels nicht mehr ausreicht, um einen konstanten atrialen „Links-Rechts-Shunt" zu erhalten. Derartige Beobachtungen scheinen aber noch auszustehen.

d) Poststenotische Pulmonaldilatation.

Hierbei soll die Pulmonalis distal einer Ostiumstenose und zwar ohne, daß ein offener Ductus arteriosus Botalli vorhanden ist, zuweilen bis auf das Doppelte des normalen Kalibers erweitert sein. Als Ursache kommen angeblich trophische und tektonische Störungen der Pulmonalwand und starke poststenotische Wirbel-bildungen in Frage. Die poststenotische Pulmonaldilatation wird gelegentlich bei der *Fallot*schen *Trilogie* beobachtet (*Selzer, Carnes, Noble, Higgins* und *Holmes*). Die poststenotische Dilatation der Lungenschlagader soll auch nach experimenteller Pulmonalverengerung bei der Ratte (*Cavina*)[1] und ganz entsprechend soll eine Aortendilatation hinter einer Aortenostiumstenose beobachtet worden sein (*Grishman, Steinberg* und *Sussman*, zitiert nach *Greene, de Forest-Baldwin, Himmelstein, Roh* und *Cournand*).

Daneben gibt es Fälle von *idiopathischer* Pulmonaldilatation, die man nur per exclusionem von den poststenotischen und symptomatischen Formen trennen kann. Eine idiopathische Pulmonaldilatation liegt vor, wenn es sich um eine einfache Erweiterung des Pulmonalstammes handelt, intra- und extrakardiale Shunts fehlen, sowie chronische Lungengefäß- und Herzerkrankungen nicht vorliegen.

Die Lungenarteriolen dürfen dann keine mehr als nur minimale Sklerose erkennen lassen. *Greene* will von 8 hierher gehörigen Fällen Kenntnis haben. Die Ursache der idiopathischen Pulmonaldilatation ist nicht bekannt.

6. Über die Häufigkeit der Vergesellschaftung arterieller Stenosen mit anderweitigen Mißbildungen.

In gemeinsamen Untersuchungen mit *H. Müller* und *M. Schmitz* wurden je 100 Fälle von Pulmonal- und Aortenstenosen aus der Literatur herausgezogen und auf die Häufigkeit geprüft, mit der Pulmonal- und Aortenstenose mit anderen Entwicklungsstörungen des Herzens und des gesamten übrigen Organismus vergesellschaftet vorkommen. Eine besondere Auslese der Fälle wurde nicht getroffen. Es wurde nur darauf geachtet, daß keine Fälle miterfaßt wurden, bei denen sichere oder überwiegend wahrscheinlich fetal-entzündliche Prozesse eine Rolle gespielt haben dürften.

a) Pulmonalstenose:

aa) An der Pulmonalis selbst, abgesehen von der Stenose, wurden gefunden:
allgemeine Häufigkeit der nicht stenotischen Pulmonalanomalien 27%
Zweiklappigkeit (!) 21%
Fensterung der Klappen 2%
„reitende" Pulmonalis 1%
Ursprung der Pulmonalis aus dem linken Ventrikel 3%

bb) An der Aorta:
allgemeine Häufigkeit der Aortenanomalien 69%
Zweiklappigkeit 2%
„reitende" Aorta (!) 55%
Ursprung der Aorta aus dem rechten Ventrikel 12%

cc) An der Vorhofscheidewand:
allgemeine Häufigkeit der Vorhofscheidewandanomalien 70%
vollkommener Defekt 2%
offenes Foramen ovale (!) 58%
Defekte an anderer Stelle 10%
(davon ist in 4% außerdem noch ein offenes Foramen ovale vorhanden)
Vorhofscheidewand intakt 30%

dd) An der Kammerscheidewand:
allgemeine Häufigkeit der Anomalien 88%
vollkommener Defekt 5%
Subaortaler Defekt und Defekte an anderen Stellen (letztere sind mit subaortalen Defekten vergesellschaftet) (!) 83%
Kammerscheidewand intakt 12%

ee) An den Atrioventrikularostien:
allgemeine Häufigkeit der Anomalien 30%
Ostium atrioventriculare commune 9%
Tricuspidalostium:
allgemeine Häufigkeit der Tricuspidalanomalien 13%
Zweiklappigkeit 5%
Einklappigkeit 1%
ohne Klappen 1%
Fehlbildung der Segel 2%
Abnormer Ursprung der Sehnenfäden 2%
Fehlbildung der Papillarmuskel 2%
Mitralostium:
allgemeine Häufigkeit der Mitralanomalien 8%
Defekt des Mitralostiums 1%
Dreiklappigkeit 3%
ohne Klappen 1%
Fehlbildung der Segel 1%
Mitralstenose 1%
Fehlbildung der Papillarmuskel 1%

ff) An der Sinuatrialregion:
allgemeine Häufigkeit der Anomalien 12%
Lungenvenen münden rechts 2%

---

[1] Zit. nach *Greene*.

Hohlvenen münden links 3%
Abnorme Zahl der Lungenvenen 2%
Persistenz der linken oberen Hohlvene 5%

gg) An den Coronarien:
allgemeine Häufigkeit der Anomalien 3%
nur eine Coronarie vorhanden 1%
Ursprung beider Arterien aus einem gemeinsamen Sinus Valsalvae 1%
überzählige Kranzschlagader 1%

hh) Am Aortenbogen:
allgemeine Häufigkeit 14%
rechtsläufiger Aortenbogen 10%
gemeinsames Vorkommen von rechtem und linkem Truncus brachiocephalicus 1%
linker Truncus brachiocephalicus 2%
Dysphagia lusoria 1%

ii) Ductus arteriosus Botalli:
nicht vorhanden 12%
offen 37%
geschlossen 51%

kk) Zusammentreffen der Pulmonalstenose mit anderweitigen Mißbildungen:
allgemeine Häufigkeit 28%
Ektopia cordis 1%
Dextropositio cordis 1%
Dextroversio cordis 5%
Inversio cordis 3%
Acranie 1%
Hydrocephalie 2%
Scaphocephalie 1%
Cheilognathopalatoschisis 1%
Labium leporinum 1%
Situs inversus des Bauchraumes 2%
Mesenterium commune 1%
Aplasie der Milz 2%
Omphalocele 2%
Mißbildungen des Bronchialsystems 1%
Hypospadie 1%
Polydaktylie 1%
Brachydaktylie 1%
Mikrotie 1%

b) Aortenstenose.

aa) An der Aorta selbst:
allgemeine Häufigkeit der nicht stenotischen Aortenanomalien 86%
völliger Defekt der Klappen 64%
Zweiklappigkeit 4%
Verwachsung der Aortenklappen 18%

bb) An der Pulmonalis:
allgemeine Häufigkeit der Pulmonalanomalien 69%
Pulmonaldilatation 67%
Zweiklappigkeit 1%
gefensterte Klappen 1%

cc) Vorhofscheidewand:
allgemeine Häufigkeit der Anomalien 92%
vollkommener Defekt 2%
offenes Foramen ovale 86%
Defekte an anderer Stelle (neben einem offenen Foramen ovale) 4%
intakte Vorhofscheidewand 8%

dd) Kammerscheidewand:
allgemeine Häufigkeit der Anomalien 21%
vollkommener Defekt 11%
Defekte der Kammerscheidewand 10%
intakte Scheidewand 79%

ee) Atrioventricularostien:
allgemeine Häufigkeit der Anomalien 50%
(Es sind hier nur die bestimmt nicht entzündlichen Veränderungen eingerechnet).
Tricuspidalostium:
allgemeine Häufigkeit der Tricuspidalanomalien (hier auch fragliche Entzündungsfolgen mit berücksichtigt). 8%
nicht entzündliche Tricuspidalstenose 1%
unvollständige Entwicklung der Tricuspidalklappen 4%
Sekundäre entzündliche Veränderungen 3%
Mitralostium:
allgemeine Häufigkeit der Mitralanomalien 72%
(Hier auch einberechnet Folgen entzündlicher Veränderungen)
Mitralostium fehlend 9%
Atresie 11%
nicht entzündliche Stenose 25%
sekundäre entzündliche Veränderungen 27%

ff) An der Sinuatrialregion:
allgemeine Häufigkeit der Anomalien 11%
Lungenvenen münden rechts 1%
Abnorme Anzahl der Lungenvenen 8%
Persistenz der linken oberen Hohlvene 2%

gg) An den Coronarien:
allgemeine Häufigkeit der Anomalien 7%
nur eine Coronarie 2%
Ursprung zweier Kranzschlagadern aus 1 Sinus Valsalvae 1%
Verdoppelung des Ursprungs der linken Kranzschlagader 1%
Ursprung einer Coronarie aus der Pulmonalis 1%

hh) Am Aortenbogen:
Truncus brachiocephalicus sinister 1%

ii) Am Ductus arteriosus Botalli:
offener Ductus 94%
geschlossener Ductus 6%

kk) Zusammentreffen der Aortenstenose		Craniorhachischisis	1%
mit anderweitigen Mißbildungen:		Abnorme Lappung der Lungen und	
Allgemeine Häufigkeit	6%	Nebenmilz	1%
Anencephalie	1%	Nierenzysten	1%
Encephalocele	1%	Cavernom der Leber	1%

c) Geschlechtsverteilung der Stenosen.

Pulmonalstenose:
  55% männlich, 33% weiblich
  12% keine Angaben.

Aortenstenose:
  51% männlich, 22% weiblich
  27% keine Angaben.

d) Lebensalter bei den arteriellen Stenosen.

Pulmonalstenose: Maximalalter 54 Jahre
  Durchschnittsalter 9¾ Jahre.

Aortenstenose: Maximalalter 18 Jahre,
  Durchschnittsalter: frühes Säuglingsalter.

7. Allgemeine Kreislaufverhältnisse bei arteriellen Stenosen.

Wir müssen uns hier auf das Wesentliche beschränken. Ich kann auch nur insoweit auf die hierher gehörigen Fragen eingehen, als sie im Blickwinkel meines Faches gelegen sind. Hinsichtlich der Besonderheiten sei auf die Abhandlung von *F. Linder* (ds. Ergebnisse) verwiesen.

a) Kreislaufbedingungen bei der *Fallot*schen Tetralogie:

aa) Pulmonalstenose:

Das rechtskammerige Blut wird ausgetrieben:
1. Durch die verengerte aber noch immer durchgängige Lungenarterienbahn.
2. In die „reitende" Aorta.
3. Durch den Defekt der Kammerscheidewand.

bb) Pulmonalatresie:

1. Durch die weite rechtsstehende „reitende" Aorta.
2. Durch den subaortalen Defekt der Kammerscheidewand.

Bei allen diesen Formen der Kreislaufstörungen wird es, insofern das Tricuspidalostium durchgängig bleibt, und keine „systematisierte" Stenose der ganzen pulmonalen Antimere vorliegt, zu einer vermehrten Belastung des rechten Ventrikels kommen. *Praktisch* bedeutsam ist die schlechte Lungenblutversorgung. Die Durchblutung der Lunge wird gelenkt:

1. Durch die stenosierte Pulmonalis.
2. Durch einen möglicherweise offen gebliebenen Ductus arteriosus Botalli (in unserem Material in 37% der Fälle).
3. Durch die Arteriae bronchiales.
4. Durch eine abnorme A. pulmonalis. Eine solche Beobachtung kenne ich zwar nicht. Immerhin hat *F. Bopp* im Heidelberger Pathologischen Institut einen Fall von abnormem Ursprung der A. pulmonalis dextra aus der Aorta beschrieben. Auch im Falle der Atresie des Pulmonalhauptostium könnte somit eine nicht ungünstige arterielle Lungenblutung zustande kommen.

Das *therapeutische Ziel* bei der Korrektur der Fälle von *Fallot*scher Mißbildung besteht ja grundsätzlich darin, die Lungendurchblutung zu verbessern und damit die Arterialisierung des gesamten Blutes zu steigern. Dieses Ziel kann erreicht werden:

1. Durch Schaffung einer direkten Anastomose zwischen Aorta und Pulmonalis (*Potts* und *Smith*). Dadurch wird eine Art von Truncus arteriosus communis eingerichtet (artefizielles Foramen subseptale).
2. Durch Herstellung einer Anastomose zwischen einem Hauptast der Aorta und dem gleichseitigen Hauptast der A. pulmonalis (*Blalock-Taussig*).
3. Durch Einbau der Interkostalarterien in den Dienst der Lungendurchblutung (Pleuraverwachsungen).

b) Kreislaufbedingungen bei der Aortenstenose.

Hier ist die Lungendurchblutung eine gehörige. Die Blutversorgung aber der Aorta und damit aller Hauptäste der Körperschlagader ist nur dann eine genügende, wenn der Ductus arteriosus weit offen bleibt. Das ist in 94% unserer Fälle beobachtet worden. Die Verhältnisse entsprechen dann etwa denen des pulmonalen Pseudotruncus (Abb. 8e). Daß trotzdem die Arterialisierung des Körperblutes ganz ungenügend ist, geht aus der Tatsache hervor, daß die Träger der Aortenstenose meist schon im frühesten Kindesalter sterben.

Die Lebensbedingungen sind dann ganz ungünstig, wenn das Septum interventriculare geschlossen ist und auch ein nennenswerter Vorhofseptumdefekt nicht besteht. Dann wird nämlich das wenige arterialisierte Lungenvenenblut in den linken Ventrikel geleitet werden, aber von dort aus nicht oder nur spärlich (eben durch die verengerte Aorta) weiter geleitet werden können.

Eine operative Korrektur der Aortenstenose müßte wohl an den für diese Missbildung und für das Schicksal ihrer Träger entscheidenden Punkten angreifen, d. h. es müßte versucht werden, den Abfluß des arterialisierten Blutes der Lungenvenen in die Körperblutbahn zu erleichtern. Dazu stehen, wie mir scheint, verschiedene Wege zur Verfügung:

1. Unmittelbare Erweiterung der stenotischen Aorta, z. B. *Valvulotomie.* Der Eingriff wird, wenn überhaupt durchführbar, nur dann sinnvoll sein, wenn eine rein valvuläre Stenose vorliegt.
2. Schaffung künstlicher Septumdefekte, um das Lungenvenenblut in die Pulmonalis fließen zu lassen. Von hier aus könnte wenigstens ein Teil desselben via Ductus arteriosus Botalli in die Aorta gelangen.
3. Einpflanzung der Lungenvenen in den rechten Vorhof oder die Venae cavatae.
4. Einpflanzung der Lungenvenen in absteigende Brustaorta. Hierbei würde zu prüfen sein, ob man nicht den Rückfluß von Aortenblut in die Lungenvenen durch geeignete Einpflanzung verhüten könnte. Es wäre nicht undenkbar, daß ähnlich dem Prinzip der Wasserstrahlpumpe ein Sog an den Lungenvenen ausgeübt und der Abfluß des Lungenvenenblutes in die Aorta gesichert werden könnte. Inwieweit hier chirurgisch-experimentelle Erfahrungen vorliegen, weiß ich nicht. Mir will dieses Vorgehen einer Prüfung wert erscheinen.

IV. Die Transposition.

1. Allgemeine Morphogenese.

Die Entwicklung in der Stammesgeschichte hat zu einer Kreislauforganisation geführt, die zu einer ganz bestimmten anatomischen und funktionellen Verbindung von Lungen- und Körperblutbahn hingeleitet hat. Diese ist dadurch ausgezeichnet, daß Lungen- und Körperkreislauf gleichzeitig mit Blut gespeist, also gleichzeitig bedient, und daß das gesamte Lungenvenenblut in die Körper-, das gesamte Körpervenenblut aber durch die Lungenarterien getrieben werden.

Dieses Prinzip erfährt nur eine Einschränkung durch arteriovenöse Anastomosen, wobei solche der Lunge von größerer Bedeutung sind als solche der Peripherie. Arteriovenöse Anastomosen der Lungen werden eben einen bestimmten Teil des Pulmonalarterienblutes der Arterialisierung entziehen. Im großen und ganzen bleibt aber der Grundplan der Nebeneinanderschaltung und funktionellen Verknüpfung von Lungen- und Körperblutbahn erhalten.

Die Transposition stellt nun eine grundsätzliche Durchbrechung dieses Bauplanes dar: Entweder handelt es sich um eine fehlerhafte Organisation des Mitstrom- oder des Gegentromseptums. Im einen Fall würden die Lungenvenen in den rechten, die Hohlvenen in den linken Vorhof einmünden, im andern die Aorta aus dem rechten, die Pulmonalis aber aus dem linken Ventrikel entspringen. In beiden Fällen aber würden Lungen- und Körperkreislauf nebeneinander her arbeiten, ohne daß, insofern die Scheidewände intakt sind, eine Anastomose von nennenswertem Ausmaß bestehen würde. Es ist verständlich, daß das extrauterine Leben so nicht möglich ist.

Wie wir in den einleitenden entwicklungsgeschichtlichen Bemerkungen betont haben, kann man in weiten Grenzen eine bestimmte Relation zwischen Ausentwicklung der Lungenatmung und Durchführung der Herzscheidewandbildung erkennen, d. h. daß die Vollständigkeit der Scheidewandausbildung dem Ausbau der Lungenatmung etwa parallel geht. Um Mißverständnisse zu vermeiden, sei nochmals betont, daß es sich hierbei nur um eine Würdigung der Herzkreislauforganisation in stammesgeschichtlicher Schau handeln kann. Eine derartige Betrachtung zeigt aber doch, wie lehrreich es ist, die komplizierten Schalt- und Austauschverhältnisse von Körper- und Lungenblutbahn vom Blickwinkel der vergleichenden Anatomie aus zu beleuchten. Ich glaube, daß man nur so ein wirklich tieferes Verständnis auch für die in Fällen der Transposition, also der rezenten Teratogenese, verlorengegangenen stammesgeschichtlichen Einrichtungen erwerben kann.

Da nun die Vollkommenheit der Herzseptierung unter anderem von der Stärke der arteriellen Torsion abhängig ist, bestehen entwicklungsgeschichtliche Beziehungen zwischen Lungenatmung, arterieller Torsion und Herzseptierung. Es ist danach verständlich, daß dann, wenn *eine* Bedingung dieser Kausalkette nicht erfüllt ist, verhältnismäßig leicht Störungen auch in der Organisation der übrigen Glieder entstehen *können*.

So beobachten wir tatsächlich häufig, daß bei einer Transposition von Aorta und Pulmonalis Scheidewanddefekte vorhanden sind. Das ist im Rahmen der zur Transposition führenden pathologischen Entwicklung des Herzens, — wenn man die Vorgänge stammesgeschichtlich sehen will —, geradezu eine Selbstverständlichkeit, aber auch ein „glücklicher" Umstand, wird doch damit eine Verbindung von Lungen- und Körperblutbahn hergestellt und ein bescheidenes Leben ermöglicht.

Was nun die *Teratogenese* der Transposition anbetrifft, so besteht leider auch hierin keine Übereinstimmung der Meinungen. Wenn wir im folgenden von einer Transposition reden, so wollen wir zunächst *nur* die Transposition von Aorta und Pulmonalis, und zwar auch hier nur die totale Transposition, verstehen. Die Transposition der Venenmündungen ist so selten, daß sie keine praktische Bedeutung besitzt. Es ist auch so, daß es sich meistens nur um partielle venöse Transpositionen handelt, so daß also etwa nur eine oder nur wenige Venen auf die primär nicht zugehörige Seite verlagert werden. Es würde dann allenfalls nur eine partielle Transposition vorliegen, die uns auch darum jetzt nicht interessieren soll. Aber auch partielle arterielle Transpositionen, wie sie entweder bei manchen Fällen der *Fallot*schen Tetralogie mit höhergradiger Rechtsstellung der Aorta oder beim *Taussig*-Komplex (Ventrikelseptumdefekt, Rechtsstellung der Aorta, Linksstellung der Pulmonalis) angenommen werden können, sollen ausscheiden.

Die echte gekreuzte arterielle Transposition kann folgendermaßen gedeutet werden:

a) **Transposition durch mangelhafte Septumdrehung** (*Rokitansky*). Nach *Rokitansky, Herxheimer* und *Mönckeberg* entsteht die Transposition durch eine unvollständige Drehung des Septum trunci, bzw. des Septum trunci et bulbi. Diese Auffassung gründet sich auf die Vorstellung, daß die gehörige Umschlingung der großen Schlagadern die Folge einer schraubigen Drehung des Septum trunci et bulbi im Innern des arteriellen Gefäßrohres sei.

b) **Transposition als atavistische Reminiszenz** (*Spitzer*).
Demgegenüber vertritt *A. Spitzer* die Meinung, daß eine derart tief in die Organisation des Herzens eingreifende Mißbildung wie die Transposition nicht

durch dysontogenetische Entwicklungsabläufe allein erklärt werden könnte. Da es sich bei der Transposition sozusagen um die Umkehr uralter in der Stammesgeschichte erworbener und befestigter Bauprinzipien handelt (Lungenatmung — arterielle Torsion — Scheidewandbildung), müsse eine atavistische Mißbildung vorliegen. — Dieser Grundgedanke der *Spitzer*schen Theorie ist sicher ganz richtig. Die mechanische Verwirklichung einer Transposition im Sinne von *Spitzer* ist dagegen sehr viel problematischer. *Spitzer* stellt sich vor, daß infolge des atavistischen Rückschlages in der Entwicklungsreihe eine Herzform realisiert werden könne, die dem Bauplan einer den Vorfahren von Reptilien *und* Säugern gemeinsamen Ahnenform entsprechen würde.

Bekanntlich besitzen ja die Reptilien 2 Aorten, eine rechts- und eine linkskammerige. Infolge der Detorsion von Aorta und Pulmonalis im Falle der Transposition käme es zur Wiedereröffnung der bei der gewöhnlichen Säugerphylogenese (und zwar infolge zunehmender Torsion von linkskammeriger Aorta und Pulmonalis durch Abscherung des Septum interaorticum und Septum aorticopulmonale primum gegeneinander) verödeten rechtskammerigen Aorta. In dem Maße, in dem die rechtskammerige Aorta wieder in Erscheinung tritt, verschwindet die linkskammerige. Manche Formen der „reitenden" Aorta sind Mischformen. Sie sind durch Konfluenz von links- und rechtskammeriger Aorta entstanden.

Eine Transposition im Sinne *Spitzers* bedeutet also im Gegensatz zur *Rokitansky-Mönckeberg*schen Auffassung keine pathologische Einpflanzung in den primär nicht zugehörigen Ventrikel, sondern das Wiederauftreten eines uralten rechtskammerigen autochthonen Gefäßes, eben der sog. rechtskammerigen Aorta.

Der Leser wird nun nach dem Schicksal der Pulmonalis fragen. Auch die Pulmonalis wird nicht einfach „transponiert". Mit der zunehmenden arteriellen Detorsion, d. h. mit der Entdrallung von Aorta und Pulmonalis kommt der Ursprung der rechtskammerigen Aorta immer deutlicher in den Bereich der rechten Kammer zu liegen, während das Pulmonalostium nach links verschoben wird. Dabei kann die Kammerscheidewand natürlich nicht übersprungen werden. Sie wird aber nach links hin ausgebuchtet und kommt schließlich in ein hämodynamisch ungünstiges Feld zu liegen, wird atrophisch und dehiszent. Die zunehmende Entfaltung der alten rechtskammerigen Aorta dagegen schafft neue Strömungsverhältnisse im rechten Ventrikel. Hier kommen die Ausströmungsteile von rechtskammeriger Aorta und Pulmonalis nebeneinander zu liegen. Durch die Scheidung beider Blutströme entsteht zwischen beiden Gefäßen ein keilförmiger seitendruckfreier Raum mit der Grundfläche an der Kammerbasis. Dadurch entstehen besonders günstige Bedingungen für die Entwicklung der zwischen den Coni von rechtskammeriger Aorta und Pulmonalis gelegenen septumartigen Crista supraventricularis.

Während also das eigentliche Septum interventriculare nach links ausgezerrt wird und allmählich verschwindet, gelangt bei zunehmender Detorsion die Crista supraventricularis in die Ebene der alten Kammerscheidewand. So entsteht eine Art von neuem Septum interventriculare (freilich aus heterogenen Anteilen zusammengesetzt und vielfach defekt).

c) **Transposition als Bulbusmißbildung** (*Pernkopf* u. *Wirtinger*).

In einer sehr umfangreichen Untersuchung haben *Pernkopf* u. *Wirtinger* auf einige Unstimmigkeiten in der Lehre von *Spitzer* hingewiesen — auf die ich an anderer Stelle im einzelnen eingegangen bin (1938, 1943) — und haben selbst eine Erklärung über die Vorgänge gegeben, die bei der Entwicklung des Herzens zur Transposition wesentlich sind. Nach *Pernkopf* u. *Wirtinger* entsteht eine Transposition dadurch, daß im Bereich des Bulbus eine tief eingreifende Fehlentwicklung des Bulbusseptums und seiner Leisten stattfindet. Die dort normalerweise durchgeführte schraubige Ausbildung der Bulbusseptumleisten bleibt aus und an ihre Stelle tritt eine einfache, man könnte sagen „*ebene*“ Anlage dieser Leisten. — Durch diese von der Norm abweichende „Septatio transponans bulbi“ käme es formalgenetisch zur mechanischen Verwirklichung der transponierten Lage der arteriellen Herzostien.

Diese pathologische Herzentwicklung würde im wesentlichen die erste Phase betreffen (s. S. 9). Die Autoren geben aber weiter an, daß bei der Entwicklung zur Transposition in der zweiten Phase die sog. Ventildrehung und vielleicht auch die sog. Bulbusrückdrehung ausbleiben würde. Sie betonen ausdrücklich, daß der eigentliche Träger der Entwicklung zur Transposition das Bulbusseptum sei. Die pathologische Organisation des Bulbusseptums sei für die Formbildung der Transpositon allein verantwortlich.

Die Arbeiten von *Pernkopf* u. *Wirtinger* sind von besonderer Bedeutung. Sie haben uns sehr viele Einzelheiten der Herzentwicklung besser kennen gelehrt. Trotzdem kann ich mich ihrer Ansicht über das Wesen und die Formwerdung der Transposition nicht anschließen. Deshalb und weil ich später eine eigene Vorstellung vom Wesen der Transposition bekannt machen möchte, seien die wesentlichen Punkte der Transpositionslehre von *Pernkopf* u. *Wirtinger* schematisch herausgestellt. [Sie leiten sich aus der Kenntnis der — im Sinne der Autoren — normalen Bulbustruncusentwicklung ab.

Die Abb. 15a—d zeigen den gerade gestreckten als zylindrisches Rohr gedachten Bulbus des Herzens z. Z. der ersten Phase der Entwicklung. Abb. 15a läßt an der Dorsalseite eine die Bulbuswülste A und II verbindende Leiste erkennen, die ein Vorläufer der in Abb. 15b dargestellten Hauptseptumleiste zwischen den Bulbuswülsten A und I sein soll. Während die eine Bulbusseptumleiste A und I miteinander verbindet (Hauptseptumleiste), stellt eine Gegenleiste die Verbindung zwischen B und III her (Nebenseptumleiste) Abb. 15c zeigt die Hauptseptumleiste A—I nach der sog. Bulbustorsion. Während A—II einen Windungszug von nur etwa 45 Grad und A—I der Abb. 15b einen solchen von 90 Grad besessen hatte, beträgt die Torsion der Leiste A—I in Abb. 15c 270 Grad. Abb. 15d zeigt dagegen ein spätes Stadium der Bulbusentwicklung: Ventil- und Bulbusrückdrehung haben distale und proximale Bulbuswülste an neue Standorte gebracht. Die Ventildrehung beträgt 150 Grad, die Bulbusrückdrehung 45 Grad, der Torsionsabfall der Bulbusseptumleisten beträgt dann nur noch 75 Grad. — Um Mißverständnisse zu vermeiden, sei nochmals betont, daß die Nebenseptumleiste grundsätzlich den gleichen Grad der Drehung besitzt wie die Hauptseptumleiste; das dort gesagte trifft auch hierfür zu.

Es wäre nun meines Erachtens falsch, wollte man die verschiedenen Torsionsverhältnisse des Bulbusseptums allein betrachten. Die Abb. 15e—h zeigen, in welcher Weise das *Truncus*septum von den Bewegungsabläufen des Bulbusseptums beeinflußt wird. Abb. 15e entspricht dem Entwicklungsstadium der Abb. 15b. Die Bulbuswülste haben proximal und distal ihre ursprünglichen Standorte noch nicht verlassen. Das Truncusseptum beginnt in der Peripherie am aorticopulmonalen Teilungssporn. Nach *Pernkopf* und *Wirtinger* verlaufen die Truncusseptumleisten isogonal. Sie sind also gerade gestreckt. Die rechte Leiste schließt an I, die linke an III an. Ein eigentliches Truncusseptum ist zu diesem Zeitpunkt natürlich überhaupt nicht vorhanden. Das Septum wurde eingezeichnet, um die Ebene der späteren Septumbildung anzudeuten.

Es ist nun für das Verständnis der *Pernkopf-Wirtinger*schen Gedankengänge von ausschlaggebender Bedeutung, daß die Bulbusseptumanlage zu diesem Zeitpunkt bereits eine Drehung um 180 Grad erkennen läßt. Natürlich ist hier das Septum nur prospektiv eingetragen, tatsächlich ist es nur durch seine Leisten vorgezeichnet, aber nicht wirklich vorhanden.

Man erkennt aber das Prizipielle der Auffassung der Autoren: Das Bulbusseptum ist gegenüber den benachbarten Scheidewänden (S. trunci und interventriculare) um 180 Grad verdreht („wendeltreppenförmig“) gebaut. Die Tatsache, daß eine Drehung um 180 Grad vorliegt, ist wesentlich. Der Blutstrom erfährt dadurch insofern eine spiralige Drehung, als die Körperblutbahn Anschluß an die Lunge, die Lungenblutbahn aber Anschluß an die Hauptschlagader gewinnt. Jede weniger starke Drehung könnte diese Leistung nicht vollbringen, eine stärkere Torsion aber braucht den erstrebten Blutaustausch nicht zu behindern.

Die in Abb. 15f als beendigt und durchgeführt eingezeichnete Ventil- und Bulbusrückdrehung haben die Bulbusseptumanlage detorquiert. Die Ventildrehung hat aber, und das scheint mir wesentlich zu sein — es ist von *Pernkopf* u. *Wirtinger* in seiner allgemeinen Bedeutung unterschätzt worden —, eine Torsion des Truncusseptum um 150 Grad zustande gebracht.

Daraus geht also hervor, daß am Ende der groben torsionsmäßigen Verlagerungen von Bulbus und Truncus *beide* Septen (s. bulbi et trunci) spiralig gedreht sind.

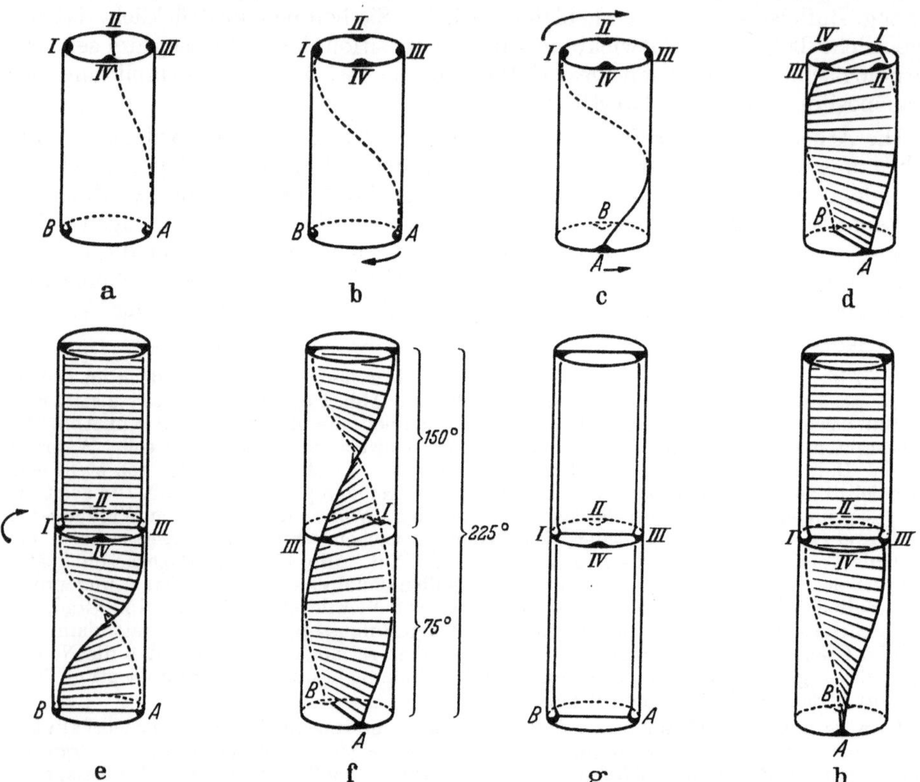

Abb. 15a—h. a—d: Ansicht des schematisierten und idealisierten, als gerade gestrecktes Rohr gedachten Bulbu. cordis in der Ansicht von ventral. e—h: Mit gleichzeitiger Darstellung des entsprechend gezeichneten Truncuss a: Vorläufer A—II der Hauptseptumleiste des Bulbus; Torsion 90°. b: Hauptbulbusseptumleiste A—I; Torsion 180°; der Pfeil deutet prospektiv die sogleich folgende Bulbustorsion an. c: Hauptseptumleiste A—I im Zustand nach durchgeführter Bulbustorsion; Ausmaß der Gesamttorsion jetzt 270°; die Pfeile deuten die sogleich durchgeführten Torsionen am Ostium ventriculobulbare (Bulbusrückdrehung) und bulbotruncale (Bulbustruncus-Ventil-Drehung) an. d: Anlage des Bulbusseptums nach Ablauf der Bulbusrück- und der Ventildrehung; „Entspannung" der Bulbusseptumanlage; Torsion jetzt nur noch 75°. e: Prospektive Eintragung von Bulbus- und Truncusseptum (zur Verdeutlichung der Torsionsverhältnisse); Abb. 15e entspricht dem Entwicklungsstadium von Abb. 15b; die Truncusseptumleisten sind kräftig eingezeichnet; Torsion des Bulbusseptums 180, des Truncusseptums 0°. f: Zustand nach Ablauf der Torsionsverhältnisse am Ende der II. Phase der Herzentwicklung nach den Angaben von *Pernkopf* u. *Wirtinger*; auch das *Truncus*septum erwirbt eine Torsion (durch die Ventildrehung; worauf *Pernkopf* u. *Wirtinger* nicht hingewiesen haben). Die „Entspannung" des Bulbus führt also zur Torsion des Truncus. g u. h verdeutlichen die Verhältnisse der Septumleisten und -anlagen im Falle der Transposition nach *Pernkopf* u. *Wirtinger*. g: Torsionslose Bulbusseptumleisten; statt der normalen Hauptseptumleiste A—I und Nebenseptumleiste B—III, sind hier die Transpositionsleisten A—III und B—I entstanden. h: Ausmaß der Bulbusseptumtorsion im Falle der Transposition nach *Pernkopf* u. *Wirtinger*; das Maximum der Drehung beträgt 90°; Bulbus- und Truncusseptum verlaufen daher einigermaßen ungedrallt.

Die Theorie der Transposition von *Pernkopf* und *Wirtinger* besagt nun, daß primär ungedrallte Bulbusseptumleisten im Sinne der Abb. 15g angelegt werden. Ein diesen Leisten entsprechendes Septum wäre also ganz eben durchgeführt. Es findet also keine Drehung um 180 Grad statt. Abb. 15h zeigt, daß auch im Falle der Transposition die Bulbustorsion erfolgt, der Bulbuswulst A also nach ventral, der Wulst B nach dorsal zu stehen kommt. Die Ventildrehung und die Bulbusrückdrehung bleiben aber aus. Das Bulbusseptum zeigt also im Falle der Transposition eine maximale Drehung von 45 Grad. Eine Umschaltung der Blutströme im Sinne des „Grundprinzips" findet also nicht statt. Körper- und Lungenblutbahn stehen daher nicht im normalen Schalt- und Austauschverhältnis. Es ist also kein Zweifel daß, insofern tatsächlich eine Septation im Sinne der Abb. 15g und h stattfinden würde, eine Transposition zustande kommen *könnte*.

d) **Transposition infolge mangelhafter Bulbus-Truncus-Torsion (eigene Vorstellung).**

Während man nach *Pernkopf* u. *Wirtinger* die Bulbusseptumdrehung als für die Verwirklichung des phylogenetischen „Grundprinzips" (Drehung der Blutsäule um 180 Grad) allein entscheidend ansehen kann, und während nach ihnen das Ausbleiben der schraubigen Anlage des Bulbusseptums eine Transposition mechanisch bedingt, bin ich der Meinung, daß diese Darstellung zu eng ist und den Tatsachen nicht gerecht wird. Ich führe folgende Gründe dafür an:

1. Man kann am *normalen* Herzen die arterielle Umschlingung auch am Truncus, jedenfalls distal der Ventilebene beobachten. Ja, die eigentliche Umschlingung von Aorta und Pulmonalis wird zwar im Bulbus angebahnt, aber erst im Truncus wirklich durchgeführt.

2. Wir kennen Mißbildungen mit vollständigem Defekt des Bulbusseptums, und es liegt trotzdem eine regelrechte Umschlingung der Schlagader vor. Es gibt also totale Bulbusseptumdefekte ohne eine Veränderung in der Stärke der arteriellen Torsion, mithin auch ohne Vorliegen einer Transposition.

3. Wir kennen aber auch Transpositionen mit totalem Defekt des Bulbusseptums. Es gibt also auch Fälle, in denen das Bulbumseptum überhaupt nicht angelegt ist, eine arterielle Torsion aber fehlt. Bulbusseptumdefekte kommen also mit und ohne arterielle Torsion d. h mit und ohne Transposition zur Beobachtung.

Daraus geht zweifelsfrei hervor, daß man den Drall der Bulbusseptumleisten weder für das Zustandekommen der arteriellen Torsion, noch für die Entwicklung zur Transposition verantwortlich machen kann. *Für die Beurteilung der Schlagaderumschlingung ist räumlich die gesamte Wegstrecke zwischen Ostium ventriculobulbare und dem distalen Truncusende zu berücksichtigen.* Tatsächlich kennen wir keine Herzform, deren Bulbustruncusabschnitt dem Anlagetypus der Abb. 15c entsprechen würde, bei der also ein um 180 Grad gedrehtes Bulbusseptum existiert. Dagegen läßt sich die gewöhnliche fertige Herzform mit einer ausdifferenzierten Anlage des Bulbustruncusseptums auf das Modell gemäß Abb. 15f zurückführen. Hierbei aber beträgt die arterielle Torsion im Bulbus höchstens 75 Grad. Diese Drehung wäre also gar nicht in der Lage, die dem „Grundprinzip" eignenden Forderungen zu erfüllen. Man muß also, wenn man die Mechanik der Schlagaderumschlingung und die Vorgänge beim Ausbleiben derselben (die also zur Transposition führen) richtig erfassen will, das Ausmaß der *gesamten* Torsion im Bereich *zweier* Metamere, also von Bulbus *und* Truncus, abschätzen. Dieses beträgt für Abb. 15f etwa 225 Grad.

Der Schwerpunkt der Torsionsentwicklung liegt m. E. in der sogenannten Ventildrehung und, wie ich glaube, mehr im Truncus als im Bulbus. Man darf folgern daß die Transposition *allein* durch das Ausbleiben der Ventildrehung (Bulbus-Truncus-Torsion) mechanisch verwirklicht wird.

Diese Auffassung vom Wesen der Transposition habe ich schon früher ausgesprochen. Auch *Bredt* hat sich in diesem Sinne geäußert. Er hat auch schon im Jahre 1936 auf eine gewisse, und, wie ich jetzt glaube, nur *scheinbare* Schwierigkeit aufmerksam gemacht, die sich der mechanischen Verwirklichung der soeben dargelegten Entwicklungsvorgänge entgegenstellen könnte. *Bredt* und ich waren ursprünglich der Meinung, daß dann wenn die arterielle Torsion allein oder ganz überwiegend durch die Ventildrehung verursacht würde, der Einbau der torquierten Bulbusseptumleisten in den Abflußtrichter der Kammeranlage, an dem man selbst ja nur eine bescheidene Drehung nachweisen kann, Schwierigkeiten machen müßte. Im einzelnen schien folgendes erklärungsbedürftig zu sein:

1. Wenn die endgültige Organisation der schraubigen Umschlingung von Aorta und Pulmonalis vom Truncusseptum mechanisch verwirklicht wird, welche Beziehung besteht dann zwischen der ursprünglichen Anlage von Bulbus- und Truncusseptum? Wie soll man die primäre, auch ohne Drehung des Bulbusrohres, bereits wendeltreppenförmig konstruierte Bulbusseptumanlage verstehen? Handelt es sich dabei nicht um ein ganz überflüssiges Entwicklungsprodukt, das gar nicht leistungsfähig werden kann, weil ihm die Ventildrehung die eigentliche Konstruktionsaufgabe (die Verwirklichung des phylogenetischen „Grundprinzips") abnimmt?

2. Wenn die Ventildrehung für die arterielle Torsion allein entscheidend ist, liegt die kritische Zone, in der die Spiraldrehung des Blutstromes eingeleitet wird, im Bereich des Ostium ventriculo-bulbare. Man wird sich fragen müssen, ob nicht dort infolge der Drehung des Bulbustruncusrohres Wandspannungen, möglicherweise mit Faltenbildung auftreten und erkennbar sein müßten. Davon kann man aber am fertigen Herzen nichts mehr sehen.

Zu 1: Zunächst sei festgestellt, daß man zweifelhaft sein kann, ob die Entwicklung des Bulbusseptums überhaupt im Sinne von *Pernkopf* u. *Wirtinger* erfolgt (*Doerr*). Wenn wir hiervon absehen und annehmen, daß *Pernkopf* u. *Wirtinger* mit ihren Angaben zur Bulbusseptumentwicklung das Richtige treffen, so möchte ich die Organisation der Bulbusseptumleisten als etwas *Vorläufiges* verstehen: Es handelt sich wohl eigentlich nur um eine Vorbereitung dessen, was durch die Ventildrehung verwirklicht wird, nämlich um die Organisation einer schraubigen Bulbuskonstruktion. Diese ist allein für sich, also ohne richtige Durchführung der Bulbusscheidewand, nicht in der Lage, das phylogenetische Grundprinzip zu verwirklichen. Eine vollständige Ausbildung einer wendeltreppenförmigen Bulbusscheidewand im Sinne der Abb. 15e ist aber eine konstruktive Unmöglichkeit, weil sie mit den hämodynamischen Gesetzen nicht in Einklang zu bringen ist (*Doerr* 1938). Tatsächlich gibt es ja auch keine Hemmungsmißbildung des Herzens, die eine solche Bulbusscheidewand realisiert erkennen ließe.

Ich bin also geneigt, die primär schraubige und nicht durch eine Rohrdrehung verursachte Anlage der Bulbusseptumleisten im Sinne von *Pernkopf* u. *Wirtinger* — insofern eine solche überhaupt existiert — als *phylogenetischen Erwerb* der Lungenatmer aufzufassen, der eine *Vorbereitung* für eine spätere nun tatsächlich durch eine Drehung des Bulbus-Truncus-Rohres bedingte arterielle Torsion darstellt. Die *relative Inkonstanz* der Bulbusseptumleisten, d. h. ihre veränderliche räumliche Situation (A—II, A—I) kann als charakteristisch für das Bulbusseptum gelten. So wird es verständlich, warum ich dem Bulbusseptum weder eine entscheidende Bedeutung für die Ausgestaltung der normalen Schlagaderumschlingung, noch für die Transposition zugestehen möchte.

Zu 2: Bei der Beurteilung der Frage, wie sich etwaige Spannungen infolge der mindestens 180⁰ betragenden Drehung von Bulbus und Truncus im Bereich der Grenzzone zwischen Kammer und Bulbus auswirken, d. h. ob dadurch ungewöhnliche Faltenbildungen auftreten und Störungen im Einbau des Bulbus in die Kammern verursachen, muß man bedenken, daß z. Z. dieser Entwicklungsvorgänge ein verhältnismäßig breiter Raum zwischen dem Endokardschlauch und dem myoepikardialen Mantel vorhanden ist. Es handelt sich also um ein Rohrsystem mit innerem und äußerem Lauf. Beide Läufe sind gegeneinander verschieblich. Der Zwischenraum ist mit einer wäßrigen Flüssigkeit angefüllt. Man darf also annehmen, daß etwaige Störungen des Wandbaues infolge der Bulbus-Truncus-Torsion am Ostium ventriculobulbare keine Veränderungen erzeugen, die man äußerlich erkennen könnte. Die allfälligen Zerrungen der kritischen Zone werden vom Endokardschlauch abgefangen, während der myoepikardiale Mantel keine Störungen erkennen zu lassen braucht. Da nun das Endokardhäutchen von besonderer Zartheit, aber offenbar sehr modellierbar ist, werden wahrscheinlich alle tektonischen Störungen baldigst wieder ausgeglichen werden.

Infolge der Liebenswürdigkeit von Herrn P. D. Dr. *Klein*, Institut für Gerichtliche Medizin der Universität Heidelberg, bin ich im Besitz eines bei einer forensischen Sektion zufällig gefundenen menschlichen Embryos von nur 5 mm Scheitelfersenlänge. Ich habe mich selbst von der beträchtlichen Weite des endo-myoepikardialen Spaltraumes überzeugt.

Das Ausmaß der normalen Umschlingung von Aorta und Pulmonalis wird also durch die Bulbus-Truncus-Torsion wesentlich bestimmt. Die Bulbusseptumbildung ist daher von untergeordneter Bedeutung. Ein Defekt des Bulbusseptums braucht weder die gehörige Entwicklung zur vollausgebildeten Torsion, noch die pathologische zur Detorsion (Transposition) zu beeinflussen. Die kritische Grenzzone, an der der gewöhnliche Anschluß der gegenüber dem Septum interventriculare um wenigstens 180 Grad gedrehten Bulbus-Truncus-Scheidewand erfolgt, ist das Ostium ventriculobulbare. Der normale Einbau des Bulbus in die Kammern erfolgt im wesentlichen im Sinne einer schraubigen Bulbusschrumpfung. Im Falle der Transposition findet eine mehr torsionslose Schrumpfung statt.

Die Abb. 16a bis c zeigen die normalen Entwicklungsvorgänge am idealisierten Bulbus-Truncus-Rohr, so wie ich sie verstehe. Dabei sind die Septierungsvorgänge am Bulbus mit denen des Truncus in Übereinstimmung gebracht. Geringfügige zeitliche Unterschiede im Auftreten einzelner Septierungsvorgänge zwischen Bulbus und Truncus sind nicht berücksichtigt, um das Wesentliche

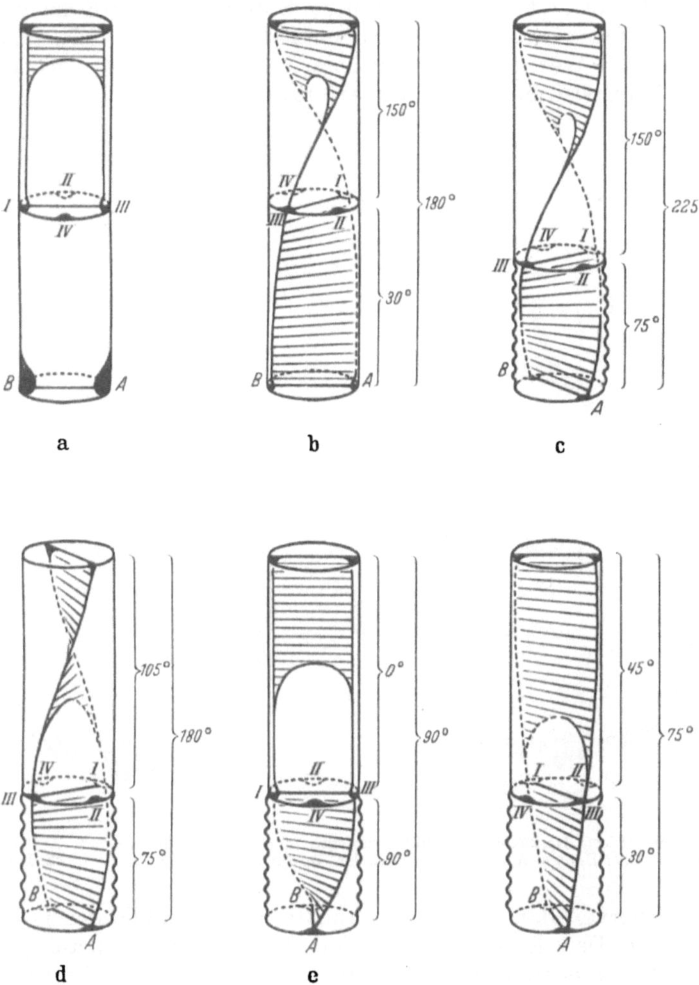

Abb. 16a—f. Bulbus-Truncusverhältnisse, idealisiert, schematisiert, als zylindrisches Rohr gerade gestreckt gedacht. Ansicht von ventral. Darstellung gemäß eigner Vorstellung. a: Bulbusseptumleisten nicht eingezeichnet, weil Grad der Ausbildung und sicherer Verlauf zu diesem frühen Zeitpunkt nicht näher bekannt sind; dagegen Truncusseptumanlage als aorticopulmonales Septum (Gegenstromseptum) mit herzwärtiger Konkavität dargestellt. b: Bulbus-Truncus-Septumanlage *nach* Durchführung der Ventildrehung; Ausmaß der gesamten Torsion in Bulbus und Truncus 180°. c: Bulbus-Truncus-Verhältnisse in einem späteren Stadium der II. Phase der Herzentwicklung. Ausmaß der gesamten Torsion 225°. d: Bulbus-Truncus-Situation am Ende der zweiten Phase der Herzentwicklung nach der Vorstellung von *Doerr*; eine leichte Rückdrehung am aorticopulmonalen Teilungsgebiet reduziert das Ausmaß der Drehung in Abb. 16c auf 180°. e u. f: Darstellung der Transpositionsentwicklung nach *Doerr*. e: Maximum der Bulbustorsion im Falle der Transposition = 90°. f: infolge einer leichten Bulbusrückdrehung Verminderung des Torsionsgrades auf etwa 75°. Wenn man Abb. d und f miteinander vergleicht, so erkennt man den Unterschied zwischen den Transpositions- und normalen Drehungsverhältnissen. In Abb. c, d, e, f zeigt der Bulbus eine deutliche Schrumpfung.

der *Gesamt*entwicklung an Bulbus und Truncus in seiner *einheitlichen* Entwicklungstendenz besser in Erscheinung treten zu lassen. Abb. 16e zeigt das entsprechende Entwicklungsschema im Falle der Transposition. Man erkennt deutlich, daß im Falle der normalen Entwicklung das Ausmaß der arteriellen Torsion
maximal 225 Grad (Abb. 16c), infolge einer leichten Rückdrehung am aorticopulmonalen Teilungssporn aber mindestens 180 Grad (Abb. 16d), im Falle der
Entwicklung zur Transposition aber maximal 90 Grad (Abb. 16e), wahrscheinlich aber weniger (75 Grad) beträgt (Abb. 16f).

Wenn man die am zylindrisch gedachten Bulbus-Truncus-Rohr gewonnenen
Ergebnisse räumlich veranschaulicht, so entstehen die Abb. 17a und b. Hier
ist noch einmal das Wesentliche von normaler Herzform und solcher mit Entwicklung zur Transposition der großen Arterien herausgearbeitet.

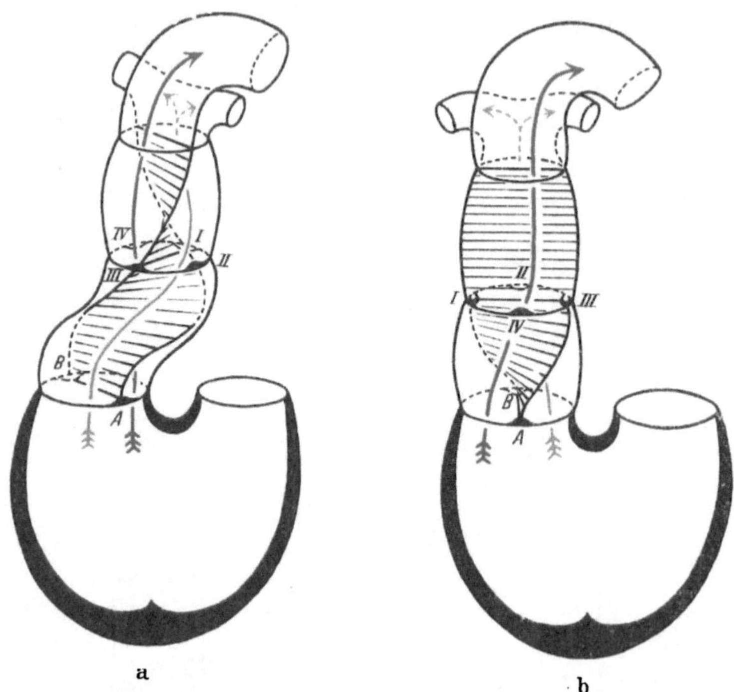

Abb. 17a u. b. Schematisierte Herzformen nur mit Einzeichnung der Bulbustruncussepten, Ansicht von ventral,
zur Gegenüberstellung eines Herzens mit normaler arterieller Torsion (a) und Torsion im Sinne der Transposition (b).

Daraus geht hervor, daß äußerlich betrachtet das Formbild der Transposition,
auch in manchen Details der Organisation der Bulbusseptumanlage, mit den
Angaben von *Pernkopf* u. *Wirtinger* übereinstimmt, daß aber die entwicklungsmechanische Deutung eine andere sein dürfte: Die Leisten des Bulbusseptums
verlaufen im Falle der Transposition nicht deshalb von A nach III und B nach I
(statt von A nach I und B nach III), weil sie selbst die Transposition formal bedingt haben, sondern weil die Bulbus-Truncus-Torsion ausgeblieben ist. Jetzt nämlich, bei gegenüber der Norm veränderter Stellung der distalen Bulbuswülste,
verläuft eine *Torsionslinie*, die dem der Transposition eigentümlichen geringen
Drehungsgrad entspricht, insofern sie eine Fortsetzung der Torsionsverhältnisse
im Truncus darstellen soll (und das tut sie *immer*), über III nach A. Damit ist
die Bahn der Bulbusseptumleiste im Falle der Transposition festgelegt. Ich

möchte daher glauben, daß *Pernkopf* u. *Wirtinger*, indem sie den Bulbus als das für die Transpositionsentwicklung überwiegend bestimmende Entwicklungs-feld bezeichnet haben, den Erkenntnisgrund (torsionslose Septumleisten) mit dem Realgrund (Ausbleiben der Bulbus-Truncus-Torsion) verwechselt haben.

Anhangsweise nenne ich in diesem Zusammenhang die Arbeiten von *Lev* und *Saphir*. Sie versuchen, wie ich das schon immer getan habe, das von *Spitzer* besonders herausgestellte phylogenetische „Grundprinzip" in den Dienst der Transpositionslehre zu stellen. Gleichzeitig anerkennen sie einen Teil der formalgenetischen Analyse der normalen Herzentwicklung im Sinne von *Pernkopf* u. *Wirtinger*. So weit stimme ich mit den Ausführungen von *Lev* u. *Saphir* vollständig überein. Hinsichtlich der formalen Genese der Transposition aber stehen die Verfasser auf dem Standpunkt, daß diese überwiegend die Folge einer Bulbusmißbildung sei: Sie glauben, daß es sich um eine Defektbildung der phylogenetisch jungenBulbusseptum-leiste B—III handeln würde. Hierzu kann ich nur die gleichen Bedenken äußern wie gegen-über den Arbeiten von *Pernkopf* u. *Wirtinger* und verweise auf meine soeben vorgetragenen Bemerkungen über Erkenntnisgrund und Realgrund der genetischen Wertung und Deutung der zur Transposition hinführenden pathologischen Herzentwicklung.

2. Sonderformen.

Auf die Wiedergabe einzelner Beispiele von gewöhnlichen Transpositionen glaube ich verzichten zu können. Die Verhältnisse können ja, wie ich hoffe, als einigermaßen geklärt bezeichnet, und das Wesentliche kann aus den vorstehenden schematischen Abbildungen (Abb. 15 und 16) abgeleitet werden. Wir wollen das so ansprechende Kapitel der Lehre von den Transpositionen aber nicht verlassen, ohne auf die *„korrigierte Transposition"* hingewiesen zu haben. Es handelt sich dabei um das Zusammentreffen von Transposition und *Inversion*. Wenn also z. B. eine Herzanlage, wahrscheinlich von einem sehr frühen Zeitpunkt ihrer Entwicklung an, im Sinne der gegenüber der Norm spiegelbildlich gegengleichen Formwerdung ausgebaut, zeitlich wenig später jedoch die Entwicklung zur Trans-position eingeleitet wird, so werden zwar Aorta und Pulmonalis nicht in den Tricuspidalis- bzw. Mitralisventrikel eingebaut (wie das bei der banalen, also nicht korrigierten Transposition der Fall sein müßte), sie entspringen also an sich seitengerecht, aber doch in einer gegenüber der Norm ungewöhnlichen Art und Weise.

Im Falle des einfachen Situs inversus liegt der Tricuspidalisventrikel links, der Mitralisventrikel rechts. Die Aorta entspringt links dorsal, aber aus dem Mitralisventrikel, die Pulmonalis rechts ventral, jedoch aus dem Tricuspidalis-ventrikel. Im Falle der Transposition bei Situs solitus entspringt die Aorta rechts ventral aus dem Tricuspidal-, die Pulmonalis links dorsal aus dem Mitral-Ventrikel. Wenn nun Inversion und Transposition zusammentreffen, dann ent-springt die Aorta zwar aus der linken Kammer, die aber jetzt als Tricuspidalis-ventrikel aufgefaßt werden kann, die Pulmonalis aus der rechten Kammer, die den Mitralisventrikel darstellt. Hinsichtlich der Rechts-Links-Zuweisung von Aorta und Pulmonalis liegt also bei der korrigierten Transposition tatsächlich eine „Korrektur" vor. Diese ist aber an sich nur eine unvollkommene. Die Ab-bildungen zeigen die Grundformen im Schema. Daraus ersieht man deutlich, wie sich die korrigierte Transposition von der Transposition bei Situs solitus und vor allem vom normalen Herzen unterscheidet.

Abgesehen von der Organisation der Ventrikelgebilde an der Kammerbasis und der Anordnung der arteriellen Ostien liegt der Hauptunterschied der Herz-form bei der korrigierten Transposition gegenüber dem normalen Herzen darin, daß auch die korrigierte Transposition eben doch eine Transposition bleibt, d. h. daß Aorta und Pulmonalis einander nicht umschlingen, sondern parallel neben-einander aufsteigen (Abb. 18a—h). Die Verhältnisse können nun noch dadurch kompliziert werden, daß die einzelnen Herzmetamere eine gewisse regionäre

Unabhängigkeit zeigen, also auch isoliert invertiert werden können. Auf die Problematik derartiger partiell invertierter Herzen *mit* Transposition habe ich 1947 hingewiesen. Dabei habe ich unter anderem betont, daß wohl doch nur bestimmte Formen der korrigierten Transposition vorkommen können und eine metamerale Inversion doch nur im Rahmen einer abhängigen Entwicklung von der Organisation bestimmter Nachbargebilde zu lebensfähigen Herzformen führt.

Damit sind wir an einem entscheidenden Punkte angekommen. Bei einer einfachen vollständigen Transposition von Aorta und Pulmonalis ist das phylo-

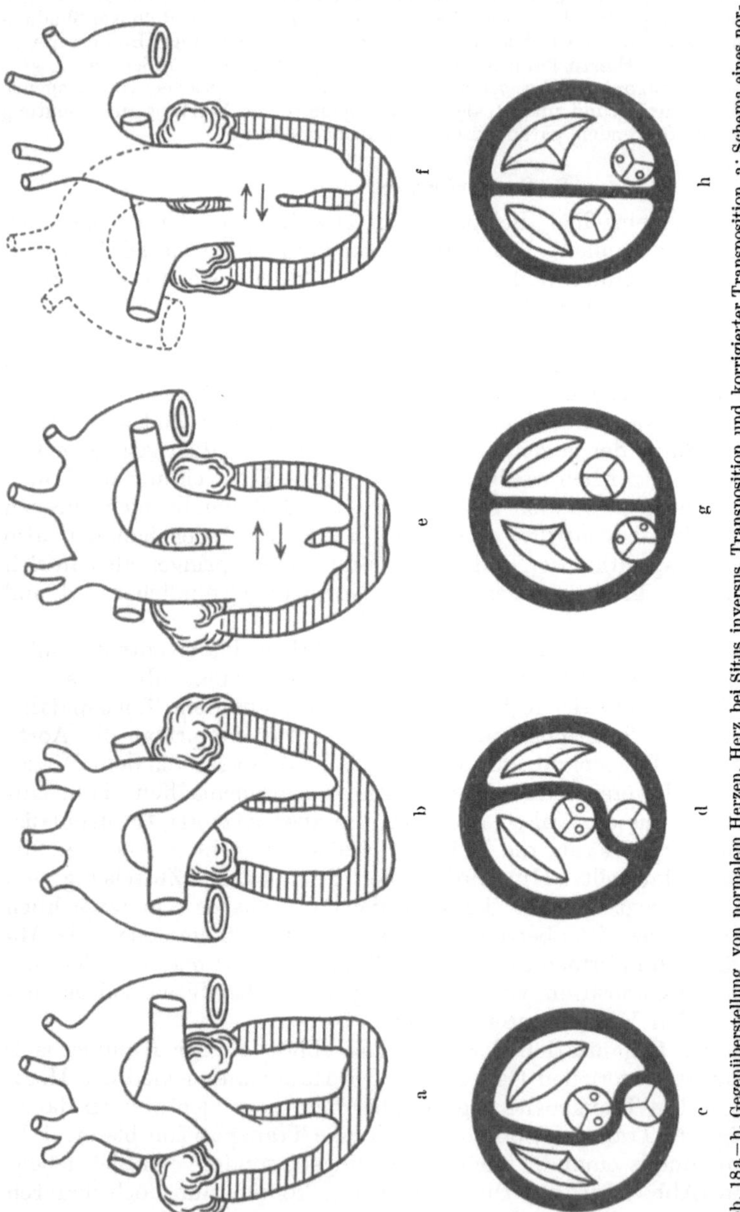

Abb. 18a—h. Gegenüberstellung von normalem Herzen, Herz bei Situs inversus, Transposition und korrigierter Transposition. a: Schema eines normalen Herzens bei Situs solitus, Ansicht von ventral. c: Zugehöriges Schema der Kammerbasiseinrichtungen. b: Schema eines normalen Herzens bei Situs inversus. d: Zugehöriges Schema der Einrichtungen der Kammerbasis. — Es sollen verglichen werden a mit b und c, b mit a und d, sowie c mit d. — e: Schema einer Transposition bei Situs solitus in der Ansicht von ventral; Aorta und Pulmonalis liegen parallel nebeneinander, sie umschlingen einander nicht. Großer Defekt der Kammerscheidewand. g: Zugehöriges Schema der Lokalisation der Gefäßostien an der Kammerbasis. Obwohl ein Defekt der Kammerscheidewand vorhanden ist, wurde sie doch eingezeichnet, um ihren gerade gestreckten also nicht torquierten Verlauf zu zeigen. f: Schema eines Herzens bei korrigierter Transposition (Transposition bei Situs inversus von Kammer, Bulbus und Truncus). Aorta und Pulmonalis entspringen zwar aus den „richtigen" Kammern, sie liegen aber parallel nebeneinander, keine Torsion; Defekt der Kammerscheidewand; ob ein links- oder rechtsgewendeter Aortenbogen vorhanden ist, ist für das Transpositionsproblem nicht wesentlich. h: Das Schema zeigt, daß Aorta und Pulmonalis, obwohl sie aus den „richtigen" Ventrikeln entspringen, gegenüber der Norm (Abb. 18a) andersartig entspringen. — Es sollen miteinander verglichen werden: e mit f und g, f mit e und h, sowie g mit h und g-h mit c-d; das Wesen der korrigierten Transposition wird beleuchtet durch den Vergleich von f mit a.

genetische „Grundprinzip" durchbrochen: Körper- und Lungenblutbahn sind zwar parallel geschaltet, es fehlt aber die zweckmäßige Verbindung. Beide Kreisläufe arbeiten also nebeneinander her ohne daß, insofern die Scheidewände vollständig durchgeführt wären, ein Blutaustausch zwischen den Kreisläufen möglich wäre. Im Falle der korrigierten Transposition ist die Sachlage dann eine andere, wenn die Inversion allein das Herz betroffen hat. Dann wird nämlich die aus der rechtsseitigen Herzkammer entspringende Pulmonalis den Anschluß an die Lungen, die aus dem linken Ventrikel hervorgehende Aorta den an die Peripherie finden. Das bedeutet, daß diese spezialisierten Verhältnisse dem normalen Herzen funktionell nahe stehen. Insofern eine in dieser Weise korrigierte Transposition mit intakten Herzscheidewänden ausgerüstet wäre, müßte die Lebenserwartung nicht ungünstig sein.

Daß diese Überlegungen richtig sind, kann aus folgendem *Beispiel* abgeleitet werden.

Ein nahezu 23 Jahre alt gewordener lediger Mechaniker (Krankenblatt Nr. 2152/48 Med. Univ.-Klinik Heidelberg[1]), der in der Kindheit Masern und Röteln durchgemacht hatte, und bei dem im 5. Lebensjahr ein nicht näher charakterisierbarer Herzfehler festgestellt worden war, der eine im ganzen gute körperliche Entwicklung gezeigt, ja sogar Sport getrieben hatte (Handball), kam wegen allmählich stärker werdender Atemnot, Herzklopfen und den Erscheinungen der allgemeinen Blutstauung etwa 6 Wochen vor seinem Tode in die Med. Klinik. Dort wurde die Diagnose „Vitium cordis congenitum", „Cor bovinum mit Leberstauung" gestellt (Dr. *Hartert*) und eine allgemeine Kreislaufbehandlung durchgeführt. Am 28. 5. 1948 starb der Patient, ohne daß eine auch nur vorübergehende wesentliche Besserung hätte erzielt werden können. Die *Obduktion* (SN 583/48) ergab folgendes: Korrigierte Transposition von Aorta und Pulmonalis mit nahezu vollständiger Ausbildung der Herzscheidewände. Chronisch-

---

[1] Hierdurch sei Herrn Prof. Dr. *R. Siebeck*, Direktor der Med. Univ.-Klinik Heidelberg, ergebenst dafür gedankt, daß er mir gestattet hat, das Krankenblatt seiner Klinik auszuwerten.

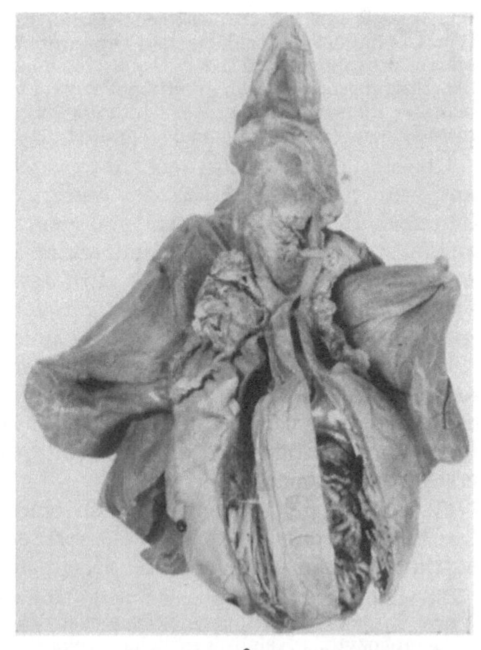

a

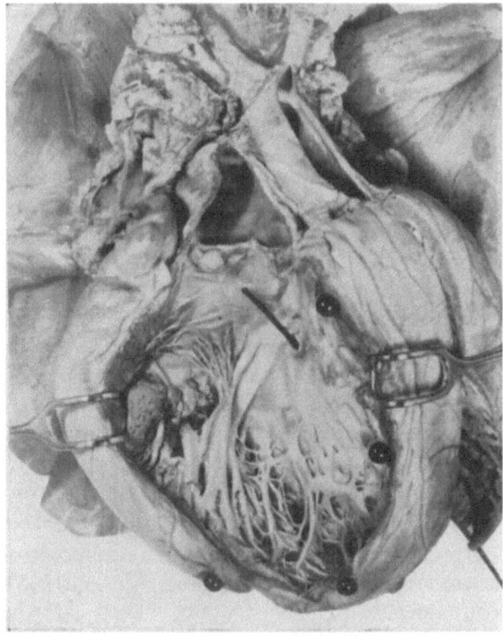

b

Abb. 19 a u. b: Korrigierte Transposition (SN 583/48); a: Ansicht des Herzlungenpräparates von ventral; beide Kammern eröffnet; Aorta und Pulmonalis liegen parallel nebeneinander, sie umschlingen einander nicht; Ursprung der Aorta aus dem linken Ventrikel ventral, der Pulmonalis aus der rechten Kammer etwas mehr dorsal. b: Einblick in die rechte Kammer; sehr kleiner durch eine Sonde markierter Defekt der Kammerscheidewand. — Starke Hypertrophie des ganzen Herzens.

rekurrierende (im ganzen nicht sehr starke) Endocarditis der Mitralklappe mit exzentrischer Hypertrophie des linken Herzens. Braunrote Induration der Lungen, chronischer Stauungskatarrh des Magens und der Darmschleimhaut, Muskatnußleber, Stauungsinduration der Milz, Stauungsnieren, sog. funktionelle Struktur der Aortenwand (Querriffelung, *P. Ernst*), abnormer ungewöhnlich großer Ursprungskegel der A. sacralis media, Thrombose der periprostatischen Venen, allgemeine Zyanose, Trommelschlegelfinger, Hydrops anasarka.

Unser Bild (Abb. 19a) zeigt das ganze Herz von ventral. Die Aorta entspringt ganz weit vornstehend aus der stark erweiterten und hypertrophischen linken Kammer. Rechts und dorsal von der Aorta liegt die Pulmonalis. Die großen Gefäße steigen parallel nebeneinander in die Höhe, sie umschlingen einander nicht. Ein weiteres Bild (Abb. 19b) gewährt einen Blick in die aufgeschnittene rechte Kammer. Wie man sieht, befindet sich im Bereich der Pars membranacea septi ventriculorum ein enges, eben für eine Sonde durchgängiges Loch.

Das ist der einzige Scheidewanddefekt der überhaupt nachgewiesen werden kann. Selbst das Foramen ovale war geschlossen. Die Atrioventricularklappen sind ganz regelrecht ausgebildet. Ductus arteriosus nicht vorhanden. Beide Herzkammern zeigen die ortsübliche, infolge der Hypertrophie allerdings etwas verstärkte, Innenarchitektur.

Danach handelt es sich also um eine Transposition bei isolierter Inversion des Bulbus-Truncus-Abschnittes, während Vorhöfe, Venenmündungen, Atrioventrikularostien und Ventrikel regelrecht organisiert sind.

Die mikroskopische Untersuchung des Herzmuskels zeigt eine nur mäßig starke Vermehrung des interstitiellen Bindegewebs, stellenweise mit Oedem und Beimengung einiger Histio- und Lymphozyten. Keine eigentliche Myokarditis, vor allem keinerlei rheumatoide Granulome nachweisbar. Die Muskelfasern zeigen vielfach eine gewisse Ausblassung und Störung ihrer protoplasmatischen Substanz: Man findet eine leichte trübe Schwellung.

Dieser besonders lehrreiche Fall ist ein sprechendes Beispiel dafür, wie begrenzt die „Korrektur" bei einer Kombination von Inversion und Transposition tatsächlich sein kann.

Obwohl Aorta und Pulmonalis aus den seitengerechten Ventrikeln entspringen, müssen die hämodynamischen Verhältnisse ungünstiger gewesen sein als normalerweise. Auch wenn wir die Endokarditis der Mitralis als mitbestimmenden Faktor für den tödlichen Ausgang des Leidens in Rechnung stellen, — es hat kein Klappenfehler bestanden, die Beweglichkeit der Mitralklappe war nicht eingeschränkt gewesen —, so erblicken wir doch in der korrigiert-transponierten Einpflanzung der großen Gefäße in die Kammerbasis die eigentliche Ursache für die sehr starke Herzhypertrophie und für die Muskelinsuffizienz[1].

Derartige Fälle bedürfen natürlich keiner chirurgischen Behandlung. Sie sind aber für das Verständnis des Transpositionsproblemes von grundsätzlicher Bedeutung. Die sogenannte chirurgische Korrektur der Transpositionen geht nämlich prinzipiell die gleichen Wege wie sie die Natur bei der spontanen „korrigierten Transposition" vorgezeichnet hat (vgl. S. 64).

3. Über das gemeinsame Vorkommen von Transpositionen mit anderen Mißbildungen.

Unter 100 Fällen von echter Transposition, die ohne Auslese aus der Literatur zusammengestellt worden sind (*L. Stark*), fanden sich folgende Entwicklungsstörungen.

a) Zusammentreffen von Transposition und Inversion.

(korrigierte Transposition):	21%
aa) Korrigierte Transposition durch totale Inversion des Herzens	15%

---

[1] Auf weitere Einzelheiten des Falles möchte ich jetzt nicht eingehen. Er soll zusammen mit einem anderen ähnlich gelagerten Falle einer ausführlicheren morphologischen Bearbeitung mit besonderer Würdigung der Verhältnisse des Reizleitungssystemes vorbehalten bleiben.

bb) Korrigierte Transposition durch partielle Inversion des Herzens　4%

cc) Korrigierte Transposition durch Zusammentreffen einer nicht invertierten Transposition mit S. inversus des ganzen sonstigen Körpers　1%

dd) Korrigierte Transposition des Herzens durch Zusammentreffen einer einfachen nicht invertierten Transposition von Aorta und Pulminalis mit isolierter Inversion der Vorhöfe und Venenmündungen　1%

b) Transposition und Aortenmißbildungen.

aa) Allgemeine Häufigkeit　10%
bb) Aortenstenose　1%
cc) „Reitende "Aorta　2%
dd) Zweiklappigkeit der Aorta　1%
ee) Isthmusstenose der Aorta　5%
ff) Isthmusatresie und Schwund　1%

c) Transposition und Pulmonalismißbildungen.

aa) Allgemeine Häufigkeit　14%
bb) Pulmonalstenose　6%
cc) Pulmonalatresie　2%
dd) Pulmonaldilatation　2%
ee) Zweiklappigkeit　2%
ff) Andersartige Klappenmißbildungen (Defektbildungen)　1%
gg) „Reitende" Pulmonalis　1%

d) Transposition und Mißbildungen der Vorhofscheidewand.

aa) Allgemeine Häufigkeit　70%
bb) Totaler Defekt　1%
cc) Offenes Foramen ovale　64%
dd) Defekte an anderer Stelle (davon 6 mal gleichzeitig offenes Foramen ovale)　11%
ee) intaktes Septum　30%

e) Transposition und Mißbildungen der Kammerscheidewand.

aa) Allgemeine Häufigkeit　66%
bb) Totaler Defekt　6%
cc) Offenes Foramen interventriculare　23%
dd) Defekte an anderer Stelle　37%
ee) Intaktes Septum　44%

f) Transposition und Ductus arteriosus Botalli.

aa) Offener Ductus arteriosus　61%
bb) Ductus verödet　27%
cc) Ductus nicht vorhanden　12%
dd) Mündung des Ductus in A. car. comm.　1%

g) Die Korrelation der „Shunts" bei der Transposition.

aa) *Drei* Shunts vorhanden:
Defekte Vorhofscheidewand (einschl. For. ov. ap.) ⎫
Defekte Kammerscheidewand (einschl. For. i. v. ap.) ⎬ 21%
Offener Ductus arteriosus Botalli ⎭

bb) *Zwei* Shunts vorhanden:
Defekte Vorhofscheidewand ⎫
Geschlossene Kammerscheidewand ⎬ 25%
Offener Ductus arteriosus Botalli ⎭

Defekte Vorhofscheidewand ⎫
Defekte Kammerscheidewand ⎬ 21%
Geschlossener Ductus arteriosus ⎭

Geschlossene Vorhofscheidewand ⎫
Defekte Kammerscheidewand ⎬ 6%
Offener Ductus arteriosus Botalli ⎭

Defekte Vorhofscheidewand
Geschlossene Kammerscheidewand } 3%
Geschlossener Ductus arteriosus Botalli

cc) *Ein* Shunt vorhanden:
Geschlossene Vorhofscheidewand
Geschlossene Kammerscheidewand } 9%
Geschlossener Ductus arteriosus Botalli

Geschlossene Vorhofscheidewand
Defekte Kammerscheidewand } 8%
Geschlossener Ductus arteriosus Botalli

dd) *Kein* Shunt vorhanden:
Geschlossene Vorhofscheidewand
Geschlossene Kammerscheidewand } 7%
Geschlossener Ductus arteriosus Botalli

h) Transposition und Mißbildungen der Atrioventrikularregion.

aa) Ostium atrioventriculare commune — 3%

bb) Transposition und Mißbildungen des Tricuspidalostium:
Stenose (infolge Entwicklungsstörung) — 1%
Atresie — 5%
Zweiklappigkeit — 1%
Einklappigkeit — 1%
Mißbildungen der Segel — 3%
Abnorme Sehnenfäden — 1%
Mißbildungen der Papillarmuskel — 1%

cc) Transposition und Mißbildungen des Mitralostium:
Stenose (infolge Entwicklungsstörung) — 1%
Atresie — 1%
Mehrklappigkeit — 7%
Mißbildungen der Segel — 5%
Abnorme Sehnenfäden — 2%
Mißbildungen der Papillarmuskel — 1%

i) Transposition und Mißbildungen der Sinuatrialregion.

aa) Nur 1 Lungenvene vorhanden — 1%
bb) Nur 2 Lungenvenen vorhanden — 4%
cc) Nur 3 Lungenvenen vorhanden — 2%
dd) 5 Lungenvenen vorhanden — 2%
ee) Verdoppelung der Hohlvenen — 1%
ff) Alle Lungenvenen münden rechts — 2%
gg) Ein Teil der Lungenvenen mündet rechts — 1%
hh) Persistenz der linken oberen Hohlvene — 2%

k) Transposition und Mißbildungen der Kranzschlagadern.

aa) Nur 1 Coronarie vorhanden — 2%
bb) Ungewöhnliche Aufzweigungen der Coronarien — 2%

l) Transposition und Mißbildungen am Aortenbogen.

aa) Doppelter Aortenbogen — 1%
bb) Rechtsläufiger Aortenbogen — 2%
cc) Linksseitige Anonyma — 1%
dd) Dysphagia lusoria — 1%

m) Korrelation der Fehlbildungen bei der korrigierten Tr.

aa) Gesamtzahl der korrigierten Transpositionen — 21%

bb) Korrigierte Transposition und Mißbildungen der Aorta:
Stenose — 1 mal
„Reitende" Aorta — 2 mal
Isthmusstenose — 2 mal

cc) Korrigierte Transposition und Mißbildungen der Pulmonalis:
Stenose — 3 mal
Atresie — 1 mal

Dilatation	1 mal
„Reitende" Pulmonalis	1 mal

dd) Korrigierte Transposition und Vorhofscheidewand:

Offenes Foramen ovale	7 mal
Defekte an anderer Stelle	2 mal
Intaktes Septum	12 mal

ee) Korrigierte Transposition und Mißbildungen der Kammerscheidewand:

Offenes Foramen interventriculare	8 mal
Defekte an anderer Stelle	3 mal
Intaktes Septum	10 mal

ff) Korrigierte Transposition und Mißbildungen an den Atrioventricularostien:

Ostium atrioventriculare commune	1 mal
Mehrklappigkeit des Mitralostiums	2 mal

gg) Korrigierte Transposition und Ductus arteriosus Botalli:

Offener Ductus	3 mal
Ductus verschlossen	18 mal
Ductus nicht vorhanden	3 mal

hh) Korrelation der „Shunts" bei der korrigierten Transposition:

Drei Shunts vorhanden:

Defekt der Vorhofscheidewand
Defekt der Kammerscheidewand   } 2 mal
Offener Ductus arteriosus Botalli

Zwei Shunts vorhanden:

Defekt der Vorhofscheidewand
Defekt der Kammerscheidewand   } 4 mal
Geschlossener Ductus arteriosus Botalli

Geschlossene Vorhofscheidewand
Defekt der Kammerscheidewand   } 7 mal
Geschlossener Ductus arteriosus Botalli

Ein Shunt vorhanden:

Defekt der Vorhofscheidewand
Geschlossene Kammerscheidewand   } 1 mal
Geschlossener Ductus arteriosus Botalli

Geschlossene Vorhofscheidewand
Geschlossene Kammerscheidewand   } 1 mal
Offener Ductus arteriosus Botalli

Kein Shunt vorhanden:

Geschlossene Vorhofscheidewand
Geschlossene Kammerscheidewand   } 6 mal
Geschlossener Ductus arteriosus Botalli

ii) Korrigierte Transposition und Mißbildungen der Sinuatrialregion:

5 Lungenvenen vorhanden	2 mal

kk) Korrigierte Transposition und Mißbildungen am Aortenbogen:

Rechtsgewendeter Aortenbogen	2 mal

n) Durchschnittliches Lebensalter bei den Transpositionen.

aa) Bei der gewöhnlichen Transposition	2, 12 Jahre
bb) Bei der korrigierten Transposition	12, 42 Jahre

o) Maximales Lebensalter.

aa) Bei der gewöhnlichen Tranposition	56 Jahre
bb) Bei der korrigierten Transposition	46 Jahre

p) Geschlechtsverteilung.

aa) Gewöhnliche Transposition
39 mal männlich, 18 mal weiblich, 22 mal keine Angaben

bb) Korrigierte Transpostion
7 mal männlich, 5 mal weiblich, 9 mal keine Angaben.

4. Allgemeine Kreislaufverhältnisse bei der Transposition.

Da in Fällen von echter Transposition mit verschwindend seltenen Ausnahmen
mehr oder weniger große Scheidewanddefekte bestehen, ist das Leben zumeist
für eine gewisse, wenn auch kurze Dauer möglich. Jeder Versuch einer operativen
Behandlung hat darauf abzuzielen, eine Verbindung zwischen Lungen- und
Körperblutbahn herzustellen. In unsren 100 Fällen von Transposition ließ sich
nur in einem einzigen Falle einer banalen Transposition, jedoch in 6 Fällen der
korrigierte Transposition kein Scheidewanddefekt nachweisen.

Die eigenartigen Kreislaufverhältnisse bei Transpositionen kann man am
besten aus der vergleichenden Betrachtung der „Shunts" ableiten. Daraus geht
hervor, daß bei der einfachen nicht korrigierten Transposition 3 „Shunts," nämlich ein Defekt von Vorhof- *und* Kammerscheidewand *und* ein offener Ductus
arteriosus Botalli, in etwa 25%, 2 „Shunts" und zwar ein Defekt der Vorhof-
und Kammerscheidewand bei geschlossenem Ductus arteriosus in 22% und ein
Defekt der Vorhofscheidewand mit offenem Ductus arteriosus und geschlossener
Kammerscheidewand in 31% der Fälle vorkommen. Nur ein einziger Kurzschluß
kommt und zwar am häufigsten noch in der Zusammenstellung: Geschlossene
Herzscheidewände und offener Ductus arteriosus maximal in 10% der Fälle zur
Sektion. Daraus geht also hervor, daß man im allgemeinen in einem Fünftel
bis einem Sechstel der Fälle mit mehr als einem Shunt und nur in einem Zehntel
mit einer einzigen Kurzschlußverbindung rechnen darf.

Bei der korrigierten Transposition liegen die Verhältnisse anders: Ein drei-
facher Shunt kommt in 11%, ein zweifacher in 25%, ein einfacher (und zwar ein
Defekt der Kammerscheidewand bei geschlossenem Vorhofseptum und verödetem
Ductus arteriosus) in 30% der Fälle zur Beobachtung.

Daraus geht ganz allgemein hervor, daß Kurzschlußverbindungen bei banalen
Transpositionen häufiger sind als bei korrigierten. Trotzdem ist die Organisation
der Kreislaufverhältnisse bei der banalen Transposition eine derart unglückliche,
daß die mittlere Lebensdauer nur etwa 2 Jahre beträgt. Die Lebensdauer der
Träger einer korrigierten Transposition liegt dagegen um etwa 10 Jahre höher
(12, 43 Jahre).

Die Maßnahmen des Chirurgen (*Hanlon* u. *Blalock*) zielen nun darauf ab, eine
breite Kurzschlußverbindung zu schaffen. Theoretisch ist derartiges möglich:
1. Am Herzen selbst durch Setzung großer Scheidewanddefekte, 2. Im Gefäßgebiet *vor* dem Herzen durch Verpflanzung der Lungenvenen an das System der
Hohlvenen und 3. Im Gefäßgebiet *hinter* dem Herzen durch Schaffung einer
breiten Anastomose zwischen Aorta und Pulmonalis. So weit ich weiß, sind aber
befriedigende („Dauer-") Erfolge bis jetzt nicht erzielt worden.

Ob sich eine operative Behandlung einer Transposition überhaupt lohnen
wird, erscheint mir zweifelhaft. Die Kinder kommen wohl kaum ins operations-
fähige Alter. Allenfalls besteht eine gewisse Hoffnung, das Leben jener Patienten
zu verlängern, die 2 (!) Shunts besitzen.

Beiläufig möchte ich darauf aufmerksam machen, daß die Einpflanzung der
Lungenvenen in das Hohlvenensystem *funktionell* den Verhältnissen bestimmter
Fälle von korrigierter Transposition entspricht. Ich meine damit jene äußerst
seltenen Formen, bei denen entweder ein Herz mit Situs solitus und Transposition
von Aorta und Pulmonalis bei einem Menschen mit sonstigem Situs inversus
(*Fanconi*, dort allerdings nur Inversion der Bauchorgane), oder aber ein Herz
mit Transposition der großen Schlagadern und Situs solitus von Kammer, Bulbus
und Truncus vorliegt, bei denen eine isolierte Inversion der zum Herzen führenden
Venen und der Vorhöfe, also der Sinuatrialregion (*Adt*), vorhanden ist.

Hinsichtlich der operativen Korrektur der banalen Transposition wäre m. E.
auch der Gedanke zu erwägen, ob man nicht schon im frühesten Kindesalter an
eine von außen her leichter erreichbare Schlagader (Carotis, Femoralis) eine „künstliche Lunge" anschließen könnte. Da auch die experimentellen Erfolge mit der
künstlichen Niere nicht ungünstig zu sein scheinen, ist der Gedanke an eine ähnliche Maßnahme hinsichtlich der Arterialisierung des Körperblutes an sich naheliegend.

Hier sei auch der Möglichkeit der chirurgischen Behandlung der korrigierten
Transposition gedacht. Ich glaube, daß man hierbei auf komplizierte Eingriffe
verzichten sollte. Entweder liegen ausgedehnte Scheidewanddefekte vor, die
man wahrscheinlich, trotzdem die Patienten im operationsfähigen Alter stehen,
nicht verkleinern kann. Oder aber das Septumsystem ist intakt. Dann ist die
Schaffung eines Shunts nicht nur unerwünscht, sondern sogar schädlich. Die
hämodynamischen Verhältnisse sind aber offenbar doch nicht optimal, weil auch
die Träger einer solch korrigierten Transposition direkt (Herzmuskelinsuffizienz)
oder indirekt (Endokarditis) am Herzleiden zugrunde gehen. Es handelt sich
eben um einen tief in den Bauplan des Herzens eingreifenden „Konstruktions-
fehler," der einer chirurgischen Behandlung nicht zugänglich ist.

E. Mißbildungen der II. Hauptgruppe: Herzferne Arterienmißbildungen.

I. Bemerkungen zur Entwicklungsgeschichte.

Die Mißbildungen dieser Gruppe können formalgenetisch aus der Organisation
des frühembryonalen Kiemenarteriensystemes verstanden werden. Auf Einzeln-
heiten brauche ich in dieser Hinsicht nicht einzugehen. Da die in den folgenden
Abschnitten dargestellten Abbildungen das Grundsätzliche veranschaulichen,
kann ich mich jetzt ganz kurz fassen.

Die Anlage der Branchialgefäße erfolgt bei menschlichen Embryonen von
3 bis 11 mm größter Länge. Aus dem Truncus arteriosus entspringen 2 ventrale
Aorten. Sie steigen parallel kranialwärts auf und stehen jederseits vermittels
der ersten Kiemenbogenarterie mit den neben der Chorda dorsalis gelegenen
dorsalen Aorten in Verbindung (Abb. 20). Wenig später vereinigen sich die dorsalen Hauptschlagadern zur unpaaren Aorta. Die Vereinigungsstelle liegt ursprünglich im Halsbereich. Sie wird kaudalwärts durch den Deszensus des Herzens, sowie eine sekundäre Wiederaufspaltung der bereits verschmolzen gewesenen
kopfwärtigen Abschnitte der dorsalen Aorten verlagert. Das System der Kiemenbogenarterien ist beim menschlichen Embryo zu keinem Zeitpunkt vollständig
ausentwickelt. Das erste Kiemenbogenarterienpaar verschwindet bereits, wenn
das sechste noch nicht voll ausgebildet ist. Das fünfte Arterienpaar entsteht
zeitlich nach dem sechsten und ist nur während weniger Stunden und Tage in
Betrieb. Das erste, zweite und fünfte Branchialarterienpaar verschwinden im
allgemeinen vollständig, während das dritte, vierte und sechste bleibende Aufgaben zu übernehmen haben. Ganz selten kann sich ein Derivat des zweiten
Bogenpaares erhalten und zwar als A. stapedia, die durch den Steigbügel hindurch geht.

Die endgültige Umgestaltung des Aortensystems wird durch mehrere Faktoren bedingt. Es sind das der Deszensus des Herzens, Verödung einzelner Strom-
bahnen, Wiederaufspaltung des Anfangteiles der unpaaren Aorta und eine Wanderung von Ästen entlang den Stämmen (*Elze*). Die Organisation des Aortensystems ist erblich bedingt und stammesgeschichtlicher Erwerb. Die Hämodynamik des einzelnen Falles dürfte für Anlage und Aufzweigung des Arterien-

systemes keine grundsätzliche Bedeutung haben, für den Wandbau der Gefäße
aber sehr wesentlich sein.

Schließlich ist die Kenntnis von Anlage und Schicksal der Segmentalarterien
wichtig. Das Prinzipielle geht aus Abb. 20 hervor. Wie man sieht, werden die
Segmentalgefäße durch je eine Längsanastomose zusammengefaßt. Diese wird
kopfwärts zur A. vertebralis. Aus der Reihe der reinen Segmentalschlagadern
interessiert uns besonders die sechste Zervikalarterie. Sie wird im allgemeinen
zur A. subclavia ausentwickelt. In seltenen Fällen kann die Subclavia aber auch
aus anderen Segmentalgefäßen entstehen (C 3 Abb. 20). Nach *Grob* entspricht
die Subclavia im allgemeinen der siebenten Segmentalarterie. Das ist insofern

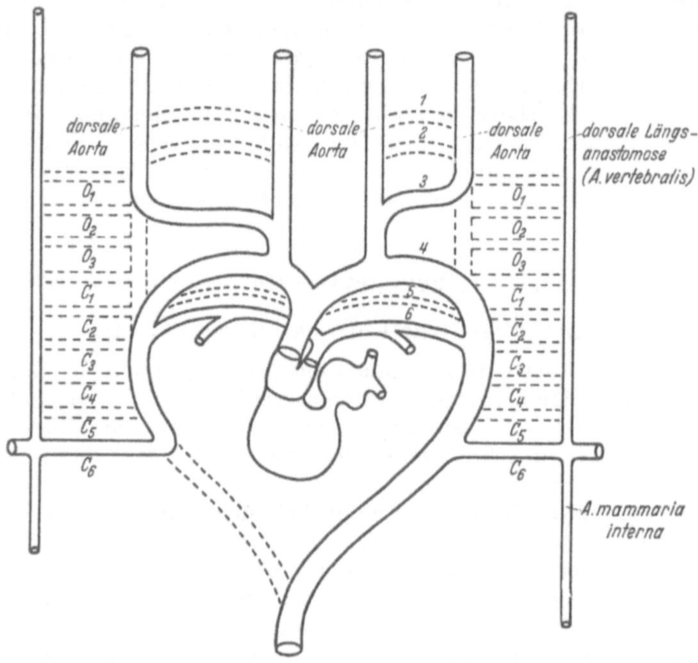

Abb. 20: Schema der Entwicklung der Kiemenbogen- und Segmentarterien im Zusammenhang mit dem Herzen.

verständlich, als die beiden ersten Okzipitalarterien so frühzeitig zurückgebildet
werden, daß die dritte als eigentliche erste Segmentalarterie erscheint. Wenn
man O 3 als erste Segmentalschlagader zählt, so entspringt die Subclavia als
Segmentalgefäß (C 6).

Man kann nun, ganz allgemein gesprochen, die Fehlbildungen am Aorten-
system als progressive und regressive Varianten auffassen. Es ist verständlich,
wenn bei einer Reihe von Anomalien von *Atavismen* die Rede ist. Es handelt
sich eben um die Entstehung von Arterienbögen, wie sie aus dem den Wirbel-
tieren eigenen Branchialarteriensystem abgeleitet werden können. Es ist aber,
wie ich meine, gar nicht nötig, bei der Deutung bestimmter Mißbildungsformen
an Aortenbogen und großen Gefäßen auf die Stammesgeschichte zurückzugreifen.
Die Ontogenese bietet grundsätzlich die gleichen formalgenetischen Möglichkeiten.

Unter progressiven Varianten sind Spezialisierungen zu verstehen, wie sie
beim Menschen gewöhnlich nicht beobachtet werden. Es ist nun sehr bemerkenswert, daß bei den Säugern im allgemeinen verschiedene *Grundformen* des aortalen

Verzweigungssystemes vorkommen. Manchmal herrscht innerhalb einer bestimmten Ordnung der Säuger eine gewisse Übereinstimmung, vielfach aber bestehen Verschiedenheiten hinsichtlich des Gefäßabganges bei einander ganz nahe-
stehenden Spezies (*Hafferl*). Ein Ausblick auf die Verhältnisse der *Astfolge* und
-abgabe am Aortenbogen der Säuger zeigt folgendes für das biologische Verständnis
der beim Menschen beobachteten Entwicklungsstörungen wichtige Formenspiel.
Nach *Göppert* (1906) kann man folgende Grundformen zusammenstellen (Abbildung 21 a—e): Bei a entspringen Carotiden und Subclavien aus einem einzigen Stamm. Bei b hat sich die Subclavia sin. selbständig gemacht und ist auf
den Aortenbogen „hinübergewandert". Bei c entspringt auch die Carotis com-

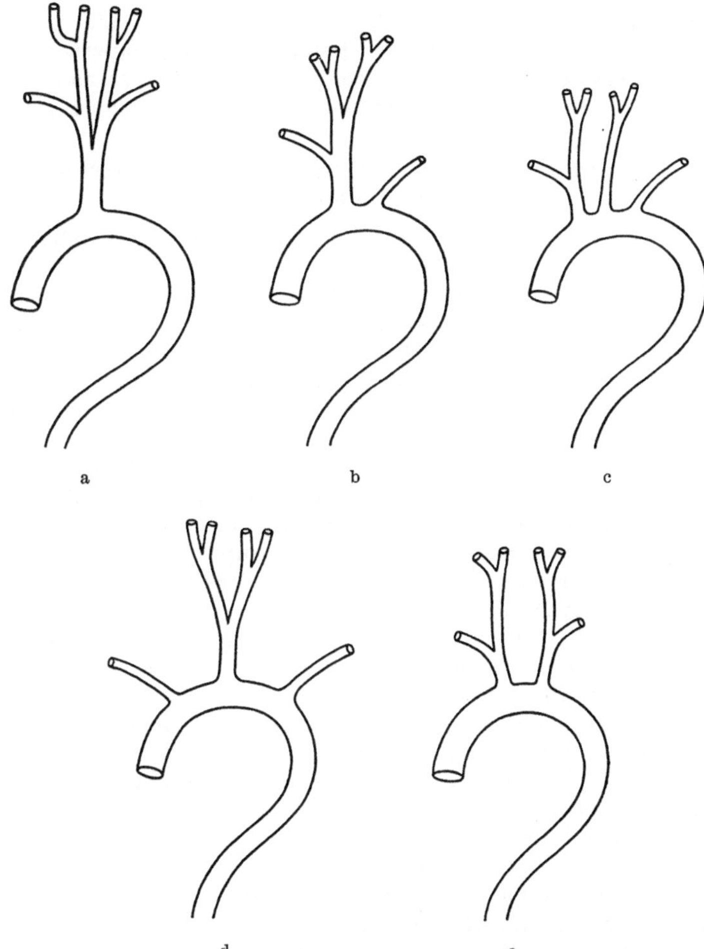

Abb. 21a—e: Aortenbogenverhältnisse in der Phylogenie nach *Göppert*. (*Säugergrundformen* der Aortenbogen).
a: I. Grundform, Vorkommen bei Equus, Tapirus, den meisten Ruminantiern und niederen Affen. b: II Grundform; Vorkommen bei Marsupialiern, Raubtieren einigen Huftieren (Schwein) und bei niederen Affen.
c: III. Grundform; Vorkommen unter anderem bei anthropoiden Affen und beim Menschen. d: IV. Grundform;
Vorkommen unter anderem bei Insektivoren und einigen Chiropteren; e: V. Grundform; Vorkommen bei Dasyu
rus, Trichechus und Elephas africanus.

munis sinistra aus dem Aortenbogen. Im Falle der Grundform d sind 2 Aa.
anonymae entstanden. Im Falle der Form e hat auch die Subclavia dextra unmittelbaren Anschluß an den Aortenbogen gefunden. Die Typen a und b werden

besonders bei primitiven Affen gefunden, der Typus c bei anthropoiden Affen
und beim Menschen. Der Typus b kommt weiter vor bei Schwein und Raubtieren, der Typus a bei Pferd und Wiederkäuern. Der Typus d findet sich unter
anderem bei Insektivoren, der Typus e beim Elefanten.

Da man sich hinsichtlich Vorkommen und Verteilung der Aortenbogenaufzwei-
gungen bei den einzelnen Ordnungen der Säuger kein bestimmtes System heraus-
schälen kann, ist es naheliegend, an eine abhängige Entwicklung des Aortenbogens
von den Organen der Umgebung zu denken. Nach *Lasilla* bestehen bestimmte Beziehungen zwischen der Art der Astgabe und der Astfolge am Aortenbogen und
der Breite der oberen Thoraxapertur. Ist der Tiefendurchmesser desselben groß,
dann haben die Äste die Neigung, gemeinsame Stämme zu bilden. Ist dagegen
die obere Thoraxapertur mehr breit, dann entspringen die Äste getrennt vom
Aortenbogen. Liegt das Herz relativ weit kaudal der Thoraxapertur, so herrscht
die Neigung zur Ausbildung von Stämmen vor, liegt es aber nahe der oberen
Brustkorböffnung, so scheinen Einzelgefäßabgänge häufiger zu sein.

II. Varietäten in der Astfolge und der Ausbildung einzelner Teile am Aortenbogen.

Die Abb. 22 bis 41 zeigen die beobachteten Hauptformen. Die Einzelfälle
lassen sich leicht auf das Grundschema zurückführen, so daß die genetische Deutung keine Schwierigkeiten macht. Die *klinischen* Besonderheiten bestehen bei
allen den Fällen, bei denen entweder die Aorta selbst, oder einer ihrer Hauptäste zwischen Oesophagus und Wirbelsäule hindurchtreten, in Kompressions-
erscheinungen entweder von Oesophagus oder auch der Trachea. Derartige Verhältnisse sind von *Grob* eingehend dargestellt worden. Ich verweise ausdrücklich auf seine Abhandlung.

Zweifellos kommt der *Dysphagia lusoria* eine besondere Bedeutung zu. Die
gesamte ältere Literatur wurde von *Holzapfel* zusammengetragen (1899). Eine
neuere deutsche klinische Studie stammt von *E. Stutz.* Die Angaben über die
Häufigkeit des abnormen Ursprungs der rechten Subclavia gehen etwas auseinander: Die Dysphagia lusoria durch abnormen Ursprung der A. subclavia dextra
kommt nach *Adachi* (1928) in 0,2%, nach *Quain* (1844) und *Turner* (1897) in
0,4%, nach *Holzapfel* (1899) in 0,6%, nach *Tiedemann* (1822), *Stieda* (1894)[1],
Götz (1896) und *Harvey* (1917) in 0,8% und nach *Thomson* (1893) in 1% aller
Obduktionen zur Beobachtung.

Während im allgemeinen die Dysphagia lusoria ein harmloses Vorkommnis
ist („Lusus naturae"), kenne ich 2 Fälle, bei denen die Anwesenheit dieser Varietät
für den vorzeitigen tödlichen Ausgang einer Grundkrankheit bestimmend gewesen ist: In beiden Fällen handelte es sich um eine Arrosionsblutung aus einem
Dekubitalgeschwür der Oesophaguswand in Höhe der retrooesophageal im Sinne
einer Dysphagia lusoria vorbeiführenden A. subclavia dextra, hervorgerufen
durch eine Magenverweilsonde (Fall 1 *E. Kaufmann:* 32 j. Mann, Zustand nach
Operation eines Pharynxkarzioms. Fall 2 *W. Doerr:* 60 j. Mann, Zustand nach
Laryngektomie wegen eines Kehlkopfkarzinoms).

Über die Häufigkeit der Dysphagia lusoria durch Abgang der *linken* A. subclavia als letzter Ast aus dem Aortenbogen (genauer gesagt: Aus dem rechts-
gewendeten Aortenbogen) liegen keine größeren Zahlenreihen vor. Im Jahre
1930 haben *Sprong* u. *Cutler* 26 Fälle von rechtsläufigem Aortenbogen zusammengestellt und 7mal einen Ursprung der A. subclavia sin. aus einem sogenannten
Aortendivertikel (Rest der obliterierten linksläufigen Aorta) gefunden (Abb. 28).

---

[1] *Stieda* zit. nach *Götz.*

Weiter ist interessant, daß auch bei rechtsgewendetem Aortenbogen der D. arteriosus Botalli im allgemeinen links angelegt wird (Abb. 28, 33, 34). Damit soll zusammenhängen, daß auch bei rechtsläufigem Aortenbogen der Abstieg der Brustaorta auf der linken Seite erfolgt. Der D. arteriosus Botalli (oder die Chorda ductus arteriosi) würde die absteigende Aorta nach links hinüber ziehen (Abb. 34, 36). Dafür scheint auch zu sprechen, daß im Falle des Arcus duplex die Aorta auf *der* Seite ihren Abstieg nimmt, auf der der Ductus arteriosus Botalli angelegt und erhalten geblieben ist (Abb. 38).

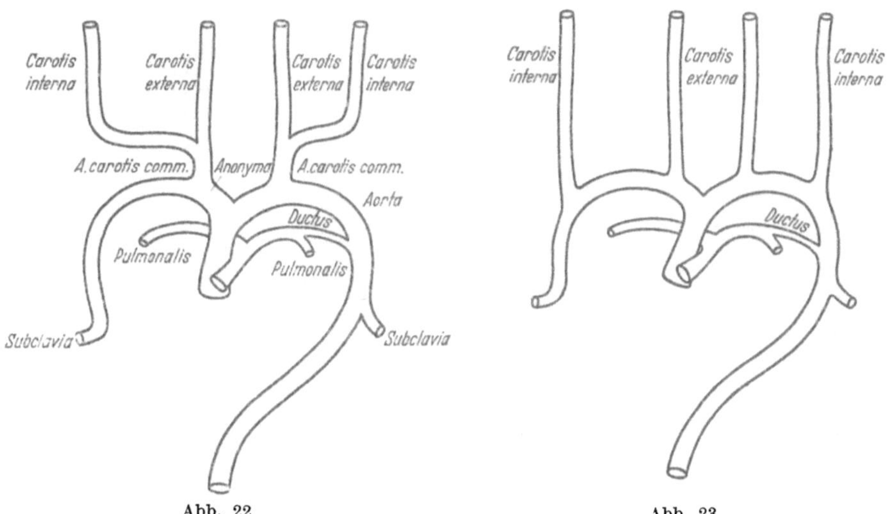

Abb. 22　　　　　　　　　　Abb. 23

Abb. 22: Normale Aorten-Aufteilungs-Verhältnisse mit Persistenz des Ductus arteriosus Botalli, auf die sich der Leser zum Vergleich beziehen möge.

Abb. 23: Fehlen der Carotis communis bds., Ursprung von 6 selbständigen Gefäßen: 2 Subclaviae, 2 Carotides externae und 2 Corotides internae.

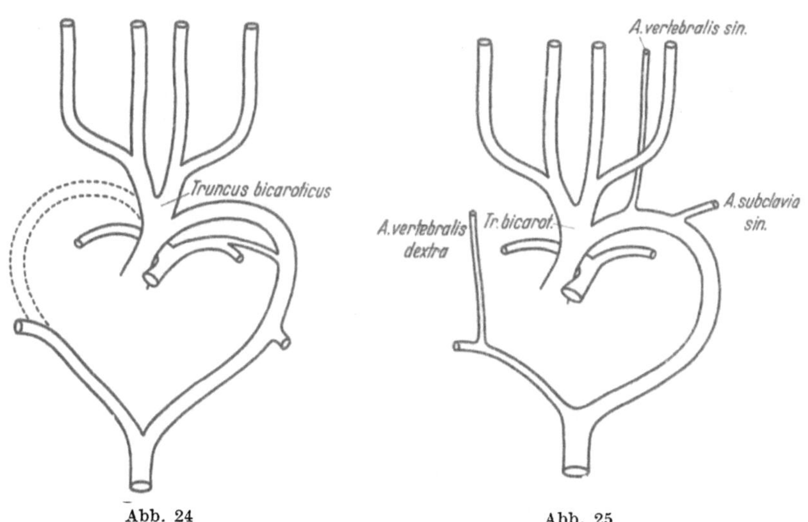

Abb. 24　　　　　　　　　　Abb. 25

Abb. 24: Linksgewendeter Aortenbogen, Truncus bicaroticus, Dysphagia lusoria (*A. Pontes* 7 Fälle).

Abb. 25: Truncus bicaroticus, abnormer Ursprung der A.vertebralis sin. aus dem Aortenbogen, Dysphagia lusoria. Fall: *Th. A. Stebbins.* Deutung: Die linke dorsale Längsanastomose (A.vertebralis) ist durch eine kraniale Segmentarterie (z. B. C 1) direkt (also unter Umgehung der A.subclavia sin.) am Aortenbogen angeschlossen worden. Aehnliche wenn auch nicht vollständig entsprechende Verhältnisse in 12 Fällen von *Pontes.*

Im gleichen Sinne spricht Abb. 32: Dort steigt der linksgewendete Aortenbogen auf *der* Seite ab, auf der auch der Ductus arteriosus ausnahmsweise erhalten
geblieben ist. Aber auch Gegenbeispiele sind bekannt, wo die Aorta auf der dem
Bogen entgegengesetzten Seite deszendiert, ohne daß ein Ductus arteriosus nachweisbar ist (Abb. 31), oder wo trotz Anwesenheit des Ductus arteriosus auf der
einen Seite der Abstieg der Aorta auf der anderen erfolgt ist (Abb. 40). Es ist
also schwierig, bestimmte Gesetzmäßigkeiten zu erkennen.

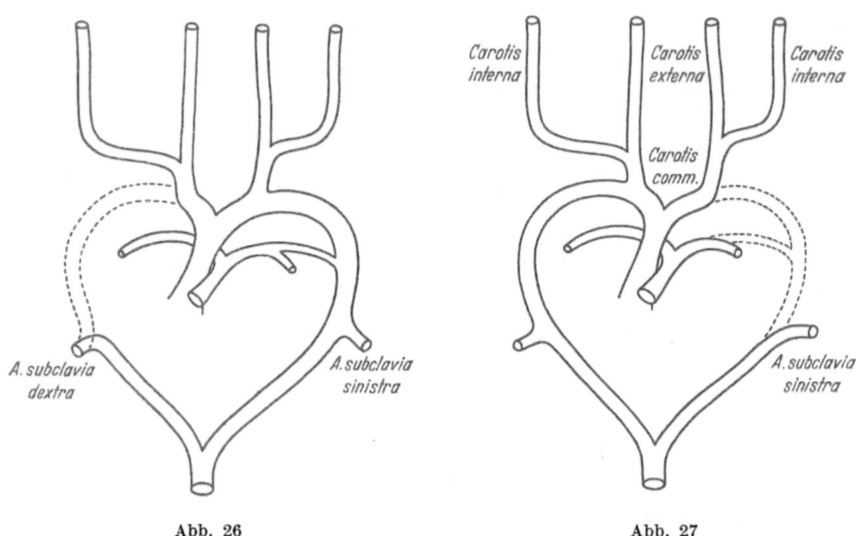

Abb. 26   Abb. 27

Abb. 26: Einfacher linksgewendeter Aortenbogen mit banaler Dysphagia lusoria.
Abb. 27: Einfacher rechtsgewendeter Aortenbogen mit Dysphagia lusoria durch die linke A.subclavia.

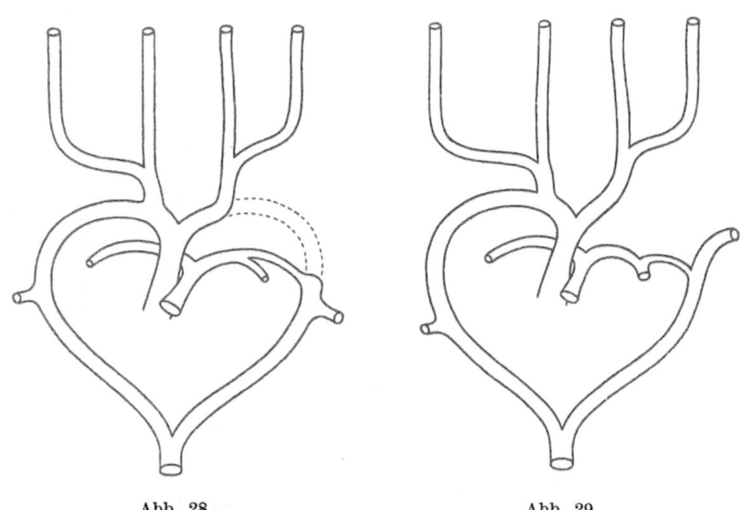

Abb. 28   Abb. 29

Abb. 28: Rechtsgewendeter Aortenbogen mit Dysphagia lusoria der linken Subclavia und Einmündung des Ductus
arteriosus Botalli in den Rest des linksgewendeten Aortenbogens (Aortendivertikel).
Abb. 29: Rechtsgewendeter Aortenbogen, Dysphagia lusoria links, Ursprung der linken A.subclavia aus dem
Ductus arteriosus (Fall *R. G. Siekert*).

Wer die Reihe der Abb. 22 bis 41 überblickt, gewinnt den Eindruck, daß manche Formen den Situs inversus entsprechender Ausgangsstadien darstellen könnten (Abb. 26 und 27). Das ist nun wahrscheinlich nicht der Fall. Wegen der primär symmetrischen Anordnung der aortalen Gefäßsysteme ist die Annahme einer, etwa *nur* den Aortenapparat betreffenden Inversion, nicht zu beweisen. Ob überhaupt eine Inversion am primär symmetrischen Aortenapparat vorkommen kann, ist bis jetzt nicht sicher bekannt. Die einzige Möglichkeit, Fragen der primären Seitenzugehörigkeit zu prüfen, scheint in dem Vorgehen von *Schultze-Jena* zu liegen. Er hat auf Veranlassung *Benninghoffs* festgestellt,

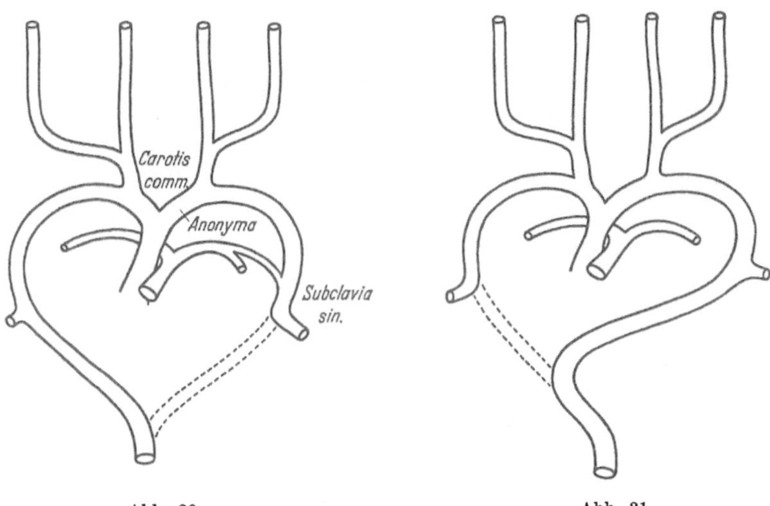

Abb. 30   Abb. 31

Abb. 30: Rechtsgewendeter Aortenbogen mit Einmündung des Ductus arteriosus in die linke A. subclavia.
Abb. 31: Linksgewendeter rechts absteigender Aortenbogen (Fall *Paul*, zitiert nach *Grob*).

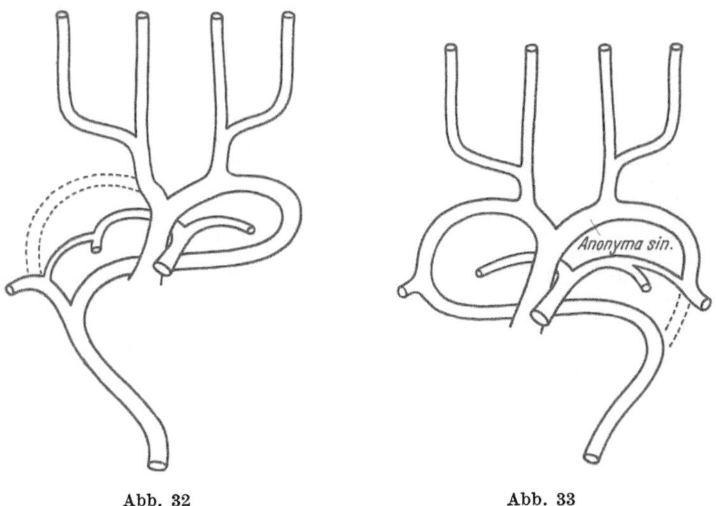

Abb. 32   Abb. 33

Abb. 32: Linksgewendeter rechts absteigender Aortenbogen mit rechts legendem Ductus arteriosus (Fall *Edwards*, zitiert nach *Grob*).
Abb. 33: Rechtsgewendeter links absteigender Aortenbogen.

daß die Arterien der *einen* Körperhälfte eine spiralige Anordnung ihrer Muskelfasern besitzen, deren Züge der Verlaufsrichtung der Mediamuskulatur der Gefäße der *anderen* Körperhälfte entgegengesetzt orientiert sind. Eine Anwendung dieser faseranatomischen Untersuchungen auf das Rechts-Links-Problem steht noch aus.

Endlich sei angefügt, daß eine Reihe von Einzelheiten der gewöhnlichen Organisation des Aortensystems und der Häufigkeit bestimmter Varianten konstitutionell bedingt und bei verschiedenen Menschenrassen unterschiedlich determiniert sind. Hier nenne ich besonders die Mitteilung von *Alvaro Pontes* aus

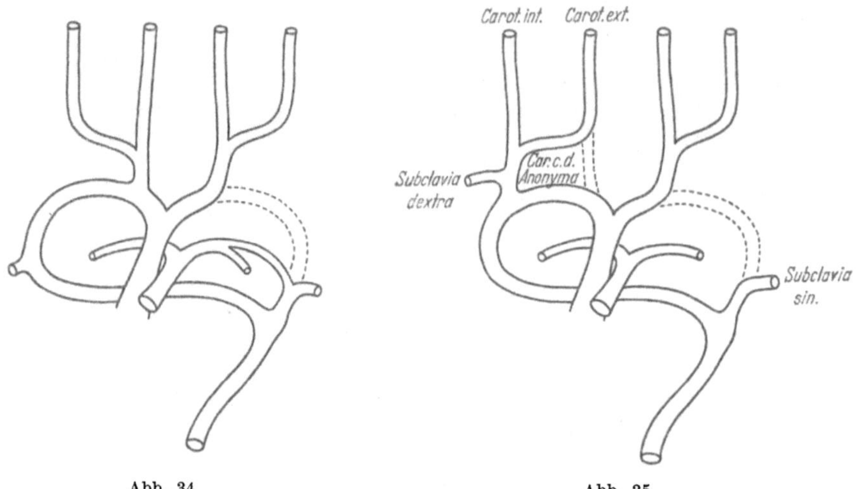

Abb. 34   Abb. 35

Abb. 34: Rechts gewendeter links absteigender Aortenbogen mit Ursprung der linken A.subclavia aus einem Aortendivertikel und Einmündung des Ductus arteriosus Botalli in die linke A.subclavia (Fall *Halpert* und Mitarbeiter).

Abb. 35: Rechtsgewendeter links absteigender Aortenbogen mit abnormer A.anonyma dextra (aus rechtsseitiger dorsaler Aorta) und abnormer A.subclavia dextra (aus einer kranial gelegenen Segmentalarterie). Ursprung der linken A.subclavia aus einem Aortendivertikel (Fall *Taussig*).

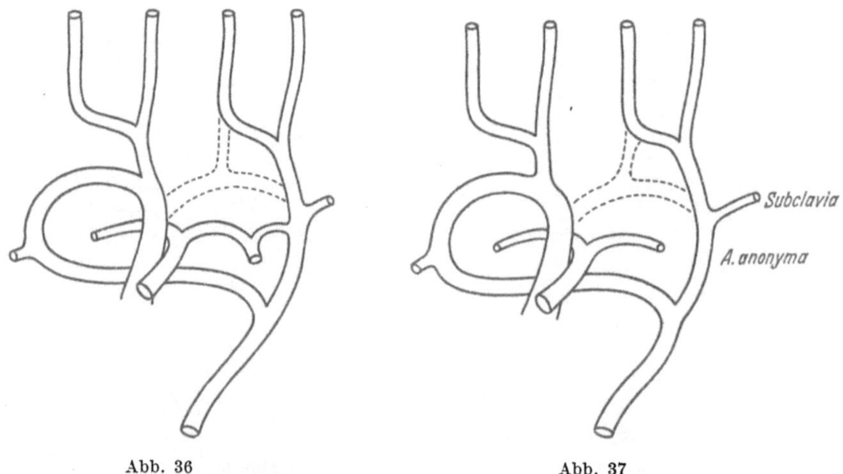

Abb. 36   Abb. 37

Abb. 36: Rechtsgewendeter links absteigender Aortenbogen· linke hintere A.anonyma, Persistenz des Ductus arteriosus; Abgang von linker Carotis communis und subclavia aus dem Ductus (Fall I. *Wurtz* und *Powell*).

Abb. 37: Rechtsgewendeter links absteigender Aortenbogen; dorsale A.anonyma sinistra; Fall *Grob*.

Brasilien. Er hat festgestellt, daß „supraaortische Varietäten"[1] in 45,45% seiner Fälle[2] bei Angehörigen der schwarzen Rasse, in 25% bei Mestizen und in 18,18% bei Weißen vorkommen. Hinsichtlich der Geschlechtsverteilung der Varietäten hat sich ein leichtes Überwiegen des männlichen Geschlechtes feststellen lassen. *Pontes* betont, daß der retrooesophageale Abgang der A. subclavia in Brasilien wahrscheinlich deshalb so häufig sei (mindestens 2,33% aller Fälle), weil die schwarze Rasse in Brasilien sehr verbreitet ist. — Auf die Darstellung ähnlicher Fragen von *C. F. de Garis* sei hingewiesen.

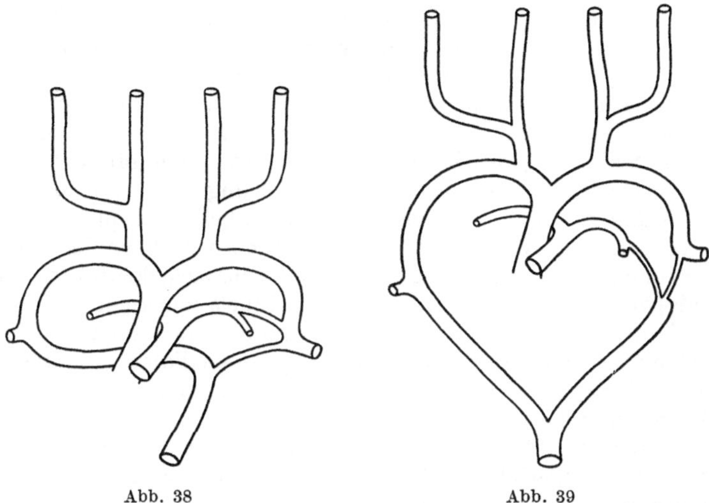

Abb. 38   Abb. 39

Abb. 38: Doppelter Aortenbogen mit Hypoplasie des linken Armes und linksseitigem Abstieg.
Abb. 39: Doppelter Aortenbogen mit Hypoplasie des absteigenden Schenkels des linken Bogens („Isthmusstenose")
Fälle *Arkin* und *Biedermann*.

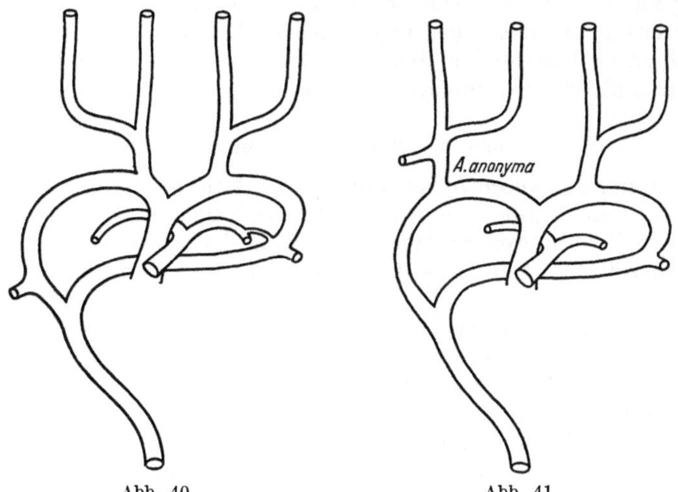

Abb. 40   Abb. 41

Abb. 40: Doppelter Aortenbogen mit rechts absteigender Aorta. Fall *Grob*.
Abb. 41: Doppelter Aortenbogen, rechts absteigend, mit Ausbildung einer dorsalen rechtsseitigen A.anonyma.
Fall *Sweet, Findley* und *Reyersbach*.

---

[1] Aber auch Varietäten am Aortenbogen selbst.
[2] Es handelte sich um insgesamt 300 Eälle (62 Weiße, 114 Neger, 107 Indios und 17 von nicht feststellbarer Hautfarbe).

III. Isthmusstenose der Aorta.

1. Stellung der sogenannten Isthmusstenose im System der aortalen Entwicklungsstörungen.

Man versteht bekanntlich unter dem Isthmus der Aorta den Abschnitt des auslaufenden Aortenbogens, der zwischen dem Ursprung der linken Subclavia und der Mündung des Ductus arteriosus Botalli gelegen ist. Im ersten Viertel des Embryonallebens kann von einem Isthmus noch nicht die Rede sein: 1. Die A. pulmonalis hat noch nicht gemeinsam mit dem Ductus arteriosus das später offensichtliche Übergewicht über die Aorta bekommen (d. h. die Scheidung des brachiokephalen vom abdominalen Blutstrom ist noch nicht so ausgesprochen). 2. Ursprung der A. subclavia sin. und Mündung des Ductus arteriosus haben noch ein gegenüber der späteren Embryonalzeit und dem ganzen extrauterinen Leben andere topische Orientierung. — Daraus geht hervor, daß die in Punkt 1 angedeutete relative Scheidung des brachiokephalen und abdominofemoralen Blutstroms nicht durchgeführt und für die Ausgestaltung eines „Isthmus" wirksam werden kann, solange keine „Wanderung" des Subclaviaursprungs erfolgt ist. Diese stellt ein bekanntes entwicklungsgeschichtliches Problem dar[1]. Die „Wanderung" ist wahrscheinlich auf den Descensus cordis zurückzuführen. Während das Herz kaudalwärts verlagert wird, werden die Subclavien an der oberen Thoraxapertur festgehalten. Der Zug am Ursprungspunkt der Subclavien löst dann wahrscheinlich ein verschieden starkes Wachstum an medialer und lateraler Wand des Aortenbogens aus, so daß auf diese Weise eine relative Verschiebung der Subclavia-Ostien entstehen kann.

Erst etwa in der zweiten Hälfte des Embryonallebens kann sich ein eigentlicher Aortenisthmus entwickeln. Er kann als solcher auch bei vielen Obduktionen erwachsener Menschen nachgewiesen werden. In Fällen pathologischer Verengerung würde also eine Isthmus*stenose* entstehen. Während die im vorangegangenen Kapitel abgehandelten Entwicklungsstörungen (Anomalien des Aortenbogens) Varietäten des Normalen, also *Spielarten* dargestellt hatten, handelt es sich bei der Isthmusstenose um eine eigentliche Mißbildung. Es sei gleich hier bemerkt, daß man im Kapitel der „Isthmus"-Stenosen auch Stenosen an anderen Stellen der Aorta abhandelt, die streng genommen nicht zum Isthmus gehören.

2. Formen der Isthmusstenosen.

Die Beschreibung der wesentlichen Formen der Isthmusstenosen verfolgt zwei Ziele: Der Chirurg soll einmal mit den für ihn wichtigen Tatsachen bekannt gemacht, und es soll zum andern eine Einteilung der Stenoseformen gefunden werden, die sinnvoll ist. Das erste dient also dem Verständnis, das zweite der Verständigung.

Konventionell spricht man nach *Hamernyk* (1844) von oberer, typischer und unterer Isthmusstenose, je nachdem, ob die Stenose kranial, an der oder kaudal der Botallomündung gelegen ist. Oder man bedient sich der Einteilung von *Bonnet* (1903) Typ I = Neugeborenentyp (die Stenose liegt im eigentlichen Isthmusbereich), Typ II = Erwachsenentyp (die Stenose liegt an oder in der Umgebung der Botallomündung), Typ III = Erwachsenentyp bei Kindern oder Neugeborenentyp bei Erwachsenen und Typ IV = Stenose an anderer Stelle.

Eine Einteilung von Entwicklungsstörungen darf nicht im Deskriptiven stecken bleiben. Rein beschreibende Ordnungen wirken allzu leicht schematisierend. Sie vermitteln zudem kein morphogenetisches Verständnis. Auch die Einteilung von

---

[1] *Braus-Elze* Anatomie des Menschen Bd. IV S. 12/13 Berlin: Springer 1940.

Grob (1949) nach morphologischen *und* funktionellen Gesichtspunkten bringt nicht recht weiter. *Grob* unterscheidet nämlich:

1. Isthmusstenosen proximal vom Subclaviaursprung (also zwischen A. car. communis sin. und Subclavia sin.).
2. Isthmusstenosen distal der linken A. subclavia mit funktionierendem Ductus arteriosus Botalli:
   a) Aortenbogen *und* eigentlicher Isthmus stenotisch.
   b) Eigentlicher Isthmus allein stenotisch.
   c) Der eigentliche Isthmus fehlt vollständig.
3. Der Ductus arteriosus Botalli funktioniert nicht, das Lig. arteriosum aber zieht die Stenose medialwärts.

Bevor ich auf eine eigne Einteilung der Isthmusstenosen eingehe, sei zunächst auf die Abb. 42, 43 verwiesen. Dort ist jeweils an *den* Stellen des Aortenbogens, die stenosegefährdet sind, eine Marke angebracht. Wie man sieht, lassen sich so leicht 3 Stenoseformen auseinanderhalten:

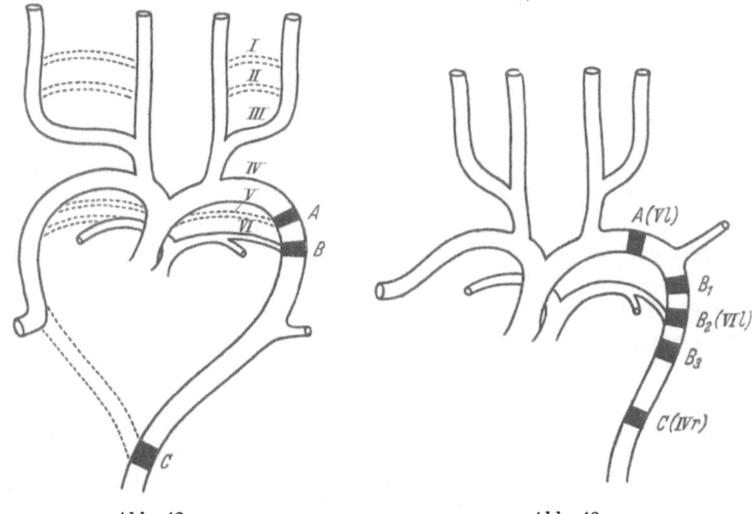

Abb. 42   Abb. 43

Abb. 42: Schema der Entwicklung des Aortenbogens, seiner Hauptäste und der Lungenschlagader. Die römischen Ziffern geben die Nummer der entsprechenden Kiemenbogenschlagader an. Die eingetragenen Blockaden (A, B, C) deuten prospektiv die Stellen an, an denen Stenosen mit Vorliebe zur Entwicklung kommen können.

Abb. 43: Schema der Entwicklung des Aortenbogens, seiner Hauptäste und der Lungenschlagader auf einem den fertigen Verhältnissen einigermaßen angepaßten Entwicklungsstadium. Die Blockaden deuten wiederum die Prädilektionsstellen der etwaigen Stenosen an. A (V I) = Arcusstenose, möglicherweise entstanden durch überschießende Obliteration der V. linksläufigen Kiemenbogenarterie. B (VI 1) = Isthumusstenose, möglicherweise entstanden durch überschießende Obliteration der VI. linksläufigen Kiemenbogenarterie. C (IVr) = Descendensstenose, möglicherweise entstanden durch Übergreifen der Obliteration der IV. rechtsläufigen Kiemenbogenarterie auf die Aorta. B 1 = obere Isthmusstenose, B 2 = typische Isthmusstenose, B 3 = untere Isthmusstenose, — Arcusstenose = Fünferstenose; Isthmusstenose = Sechserstenose; Descendensstenose = Viererstenose.

a) Stenosen der Gruppe A = Arcusstenosen oder „Fünferstenosen". Sie liegen zwischen Car. comm. sin. und Subclavia sin. etwa in *der* Gegend, die der Mündung des V. linken Kiemenbogengefäßes entspricht.

b) Stenosen der Gruppe B = Isthmusstenosen oder „Sechserstenosen". Sie liegen entweder im eigentlichen Isthmusbereich oder in dessen unmittelbarer Umgebung, *etwa* in der Gegend der früheren oder erhalten gebliebenen Einmündung der VI. linken Kiemenbogenarterie (Ductus arteriosus). Wenn man will, kann man unterteilen in obere, mittlere und untere Stenose.

c) Stenosen der Gruppe C = Deszendensstenosen oder „Viererstenosen". Diese Stenosen liegen am Ausgang des Aortenbogens *etwa* in der Gegend der früheren Vereinigung der beiden Aortenbogen.

Diese Einteilung ist weder rein deskriptiv, noch funktionell. Sie vereinigt regionär topographische Gesichtspunkte mit bestimmten genetischen Vorstellungen. Sie unterrichtet den Operateur über die mutmaßliche Lage einer Stenose und ruft ihm die teratogenetische Situation ins Gedächtnis („Fünfer-, Sechser- und Vierer-Stenose“).

Was den Grad und die Ausbildung einer Stenose anbetrifft, so sind hier alle Übergänge möglich. *Bonnet* hat angegeben, daß die Neugeborenenstenose nicht sehr hochgradig, conisch oder spindelförmig sei und sich über eine gewisse Wegstrecke hinweg ausdehnen würde. Das ist im allgemeinen zutreffend. Wir kennen aber entsprechende Stenoseformen an anderen Stellen und bei Erwachsenen. Dagegen sei die Erwachsenenstenose von *Bonnet* scharf umschrieben, auf schmalen Raum begrenzt, ringförmig und oft tief einschneidend.

3. Über die Entstehung der Isthmusstenose.

Hinsichtlich der *formalen* Genese bestehen ebenfalls verschiedene Vorstellungen. Die einen glauben, daß die Stenosen durch Übergreifen der Obliteration des Ductus arteriosus auf die Aorta entstehen würde (*Skoda*). Es käme hierbei leicht zur falten- und diaphragmaförmigen Verengerung des Aortenlumens. Die andern fassen die Isthmusstenose als Hemmungsmißbildung, also als Folge einer Persistenz fetaler Isthmusverhältnisse auf (*Bonnet*, betr. des Neugeborenentyps). Diese Form der Isthmusstenose sei daher weniger scharf begrenzt, nicht so hochgradig und mehr trichter- oder zylinderförmig. *Grob* hat in seiner neuesten Mitteilung den Standpunkt vertreten, daß alle Isthmusstenosen die Folge von Entwicklungsstörungen, und zwar im Sinne der Unterentwicklung, darstellen würden. Er begründet seine Auffassung damit, daß man die Isthmusstenose sozusagen als Spezialfall der sonstigen Aortenbogenanomalien verstehen könnte. Das leuchtet ein, wenn man die Reihe der Gefäßanomalien am Aortenbogen daraufhin durchmustert. Abb. 39 könnte sehr wohl als Isthmusstenose gedeutet werden. *Grob* führt weiter *für* die Richtigkeit seiner Meinung an, daß sehr häufig die Stenose gar nicht am Insertionspunkt des *Botallo*schen Bandes lokalisiert ist und daß auch Doppelstenosen vorkommen! Hier kann also unmöglich die exzedierende Obliteration des D. a. B. zum Aortenverschluß geführt haben.

Von den neueren Arbeiten, die zu diesem Problem Bezug haben, nenne ich nur noch folgende: *Dietrich* nimmt einen vermittelnden Standpunkt ein. Er hat für seinen ersten Fall nachgewiesen, daß die Obliterationsvorgänge am *Botallo*schen Gange auf die Aorta übergegriffen haben und für die Entstehung der Stenose wesentlich gewesen sind. Er anerkennt aber auch die Wirkung der durch das Arterienband auf die Aorta ausgeübten Mediotraktion. Beide Vorgänge, Gangobliteration und Zug nach innen, würden zusammenwirken. *Sotgiu* beschreibt ausdrücklich‚die Bedeutung obliterativer Prozesse embryonaler Blutbahnen für die Isthmusstenose. *Aszensi* hat histotopographisch nachgewiesen, daß tatsächlich die Vorgänge der Ductusobliteration für die Pathogenese der Isthmusstenose wesentlich sein *können*. Endlich hat auch *Bremer* jüngst den gleichen Standpunkt vertreten. Er berichtet sogar über einen Fall von Arcusstenose durch überschießende Obliteration der fünften linken Kiemenbogenarterie.

Der an sich verständliche Standpunkt von *Grob* erscheint daher für sich allein als zu eng. Die Fülle der morphogenetischen Möglichkeiten ist eben mit dem Bekenntnis zu nur *einem* Entstehungsprinzip nicht erschöpft.

Ich selbst schlage vor, vom Standpunkt der Teratogenese eine *obliterative* und eine *hypoplasiogene* Isthmusstenose zu unterscheiden. „Obliterativ“ soll dabei nicht heißen, daß eine Isthmusstenose „mit“ Obliteration, sondern entstanden

„durch" Obliteration („Fünfer-, Sechser-, Viererstenose") vorliegt. Zur hypoplasiogenen Stenose würde ich auch Fälle mit primären Defekten von Aortenbogenabschnitten rechnen. Ihnen allen eignet das Prinzip des „Zu wenig".

Obliterative und hypoplasiogene Stenosen können an Arcus, Isthmus (sensu strictorii) und im Deszendensbereich vorkommen. Während die obliterativen eine verhältnismäßig enge Bindung an die Stellen der früheren Einmündungen von V^1, VI_1 und IV_r zeigen müssen, kommen hypoplasiogene Stenosen auch sonst vor. Beide Stenoseformen können zu hochgradiger Verengerung, Atresie und konsekutivem Schwund der betreffenden Aortenstrecke führen. Im allgemeinen wird die obliterative die Kennzeichen der Stenose vom Erwachsenen-, die hypoplasiogene die der Stenose vom Neugeborenentyp (im Sinne von *Bonnet*) führen.

Ich unterscheide also nach der *Form* Arcus, Isthmus- und Deszendensstenosen, nach der *Entstehung* obliterative und hypoplasiogene.

Der Vollständigkeit halber nenne ich anhangsweise die Ansicht von *Schoenmackers*, der von einer „funktionellen Isthmusstenose" in allen den Fällen spricht, in denen ein relatives Mißverhältnis zwischen Isthmus- und übriger Aortenweite besteht. Die funktionelle Isthmusstenose sei vielfach die Ursache der „idiopathischen" Herzhypertrophie.

Besondere Formen der Isthmusstenosen (atypische Formen) haben *Schwaiger* und *Bremer* abgebildet. Ich bringe im folgenden einige häufiger beobachtete Vorkommnisse (Abb. 44a—f). Sie können entstehungsgeschichtlich nach dem Gesagten leicht verstanden werden. Schwierig bleibt eben nur die Entscheidung, ob es sich in einem bestimmten Falle um eine hypoplasiogene oder um eine obliterative Stenose handelt. Die Diagnose „hypoplasiogene" Isthmusstenose würde ich nur per exclusionem stellen. *Herzog* hat kürzlich einen Fall beschrieben, der ungefähr unserer Abb. 44f entspricht. Er hat eine Agenesie des zwischen Car. comm. sin.

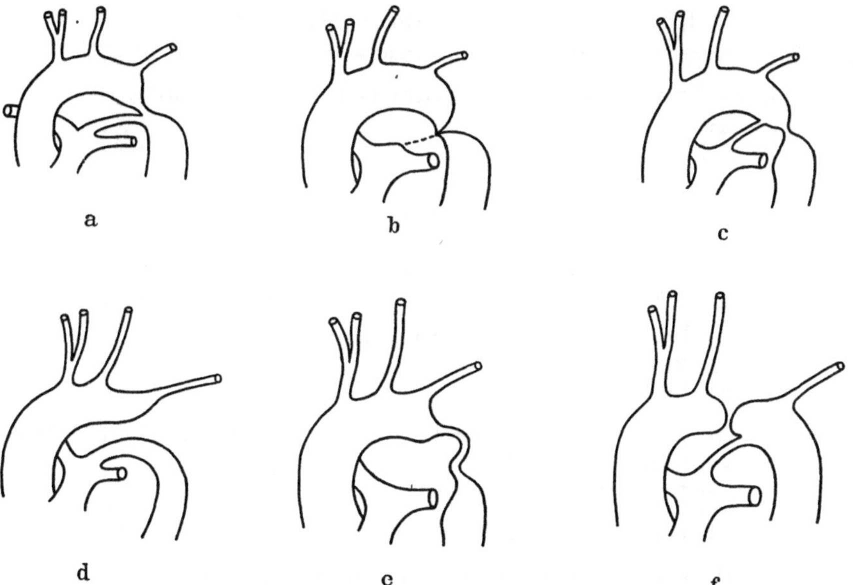

a   b   c

d   e   f

Abb. 44a—f: Beispiele typischer Stenosevorkommnisse. a: Sogen. obere Isthmusstenose. b: Sogen. typische Isthmusstenose (d. h. an der alten Botallomündung gelegen). c: Sogen. untere Isthmusstenose. d: Obere Isthmusstenose mit vollständigem Schwund des Isthmus; es handelt sich entweder um die Folge einer Atrophie, oder — was wahrscheinlicher ist — um den Ausdruck einer unterwertigen Anlage = hypoplasiogene Isthmusstenose. e: Isthmusstenose über eine längere Aortenstrecke; die Entscheidung, ob in solchen Fällen eine hypoplasiogene oder eine obliterative Stenose vorliegt, ist hier nicht zu treffen. f: Sogen. Arcusstenose mit Schwund des Aortenbogenabschnittes.

und Subclavia sin. gelegenen Aortenbogenstückes angenommen. Es ist *möglich*, daß *Herzogs* Auffassung *richtig* ist. Man sollte aber bei derartigen Fällen systematisch nach Resten des fünften linksläufigen Branchialarterienbogens suchen[1]. Neben einer umfangreichen histologischen Untersuchung ist auf das Vorliegen anderweitiger Entwicklungsstörungen, auch in der *Tektonik* der Aortenwand (*Holle*) zu achten. Können Reste obliterierter Gefäße nicht gefunden, anderweitige Entwicklungsstörungen aber nachgewiesen werden, dann wird man eine hypoplasiogene Stenose eher annehmen dürfen.

4. Über das gemeinsame Vorkommen von Isthmusstenosen mit anderen Mißbildungen.

Größere zahlenmäßige Untersuchungen über das gemeinsame Vorkommen von Isthmusstenosen mit anderweitigen Entwicklungsstörungen fehlen in der neueren deutschen Literatur. Ich habe daher von *R. Schneller* 100 auslesefreie Fälle von Isthmusstenose der Aorta aus der erreichbaren Literatur zusammenstellen und auswerten lassen. Dabei hat sich folgendes ergeben:

a) Formen der Isthmusstenose:

Obere Stenose (Neugeborenentyp)	13%
Typische Stenose (Erwachsenentyp)	42%
Untere Stenosen (Erwachsenentyp)	24%
Totale Isthmusaplasie	2%
Doppelstenosen	6%
Nicht lokalisierbare Stenosen	13%

b) Stärke der Stenosen:

Aplasie	2%
Isthmusatresie	25%
Durchgängige Stenosen	73%

c) Korrelation mit anderen Mißbildungen:

(isolierte Isthmusstenose ohne anderweit. Fehlbildungen 51%)

d) Isthmusstenose und Ductus arteriosus Botalli:

aa) Ductus offen	22%
bb) Ductus geschlossen	48%
cc) Keine Angaben	30%

e) Isthmusstenose und Aortenklappen:

aa) Zweiklappigkeit	26%
bb) Normale Klappenverhältnisse	25%
cc) Keine Angaben	49%

f) Isthmusstenose und Pulmonalklappen:

aa) Zweiklappigkeit	1%
bb) Vierklappigkeit	2%

g) Isthmusstenose und abnorme Einpflanzung der großen Gefäße:

aa) Echte Transposition	2%
bb) Korrigierte Transposition	2%
cc) Reitende Aorta	1%
dd) Reitende Pulmonalis	3%

h) Isthmusstenose und Vorhofscheidewand:

aa) Partieller Defekt (einschl. des off. For. v.)	15%
bb) Starke Vorwölbung nach rechts	2%

---

[1] Die Verhältnisse liegen hier ähnlich wie bei den aortalen und pulmonalen Pseudotrunci. Hier wie dort ist es möglich, daß der obliterierte Gefäßstrang histologisch gefunden wird und die Diagnose sichert.

i) Isthmusstenose und Kammerscheidewand:

aa) Totaler Defekt	1%
bb) Partieller Defekt	11%
cc) Starke Vorwölbung nach rechts	2%

k) Isthmusstenose und Kollateralkreislauf:

aa) Gut ausgebildet in	65%
bb) Sicher nicht vorhanden (vielleicht noch nicht ausgebildet)	2%

l) Isthmusstenose und anderweitige kardiovaskuläre Veränderungen
(die wahrscheinlich in Abhängigkeit von der Isthmusstenose entstanden sind):

aa) Aortenruptur	10%
bb) Aortenaneurysma	4%
cc) Conorarruptur	1%
dd) Carotisaneurysma	1%
ee) Hirnbasisaneurysma	1%
ff) Interkostalaneurysma	1%

m) Isthmusstenose und anderweitige nicht kardiovaskuläre Mißbildungen:

Cheilognathopalatoschisis	1%

n) Lebensalter bei der Isthmusstenose:

aa) Allgemeines Durchschnittsalter	17,45 Jahre
bb) Durchschnittsalter ohne weitere Mißbildung	35,9 Jahre
cc) Durchschnittsalter mit offenem Ductus	4,8 Jahre
dd) Durchschnittsalter mit Defekt d. S. iv.	2,13 Jahre
ee) Durchschnittsalter mit Defekt d. S. atr.	11 Monate
ff) Durchschnittsalter für Männer	27,82 Jahre
gg) Durchschnittsalter der Frauen	22,94 Jahre
hh) Maximalalter für Männer	92 Jahre
ii) Maximalalter für Frauen	70 Jahre

o) Allgemeine Geschlechtsverteilung bei der Isthmusstenose:

aa) männlich	69%
bb) weiblich	27%
cc) Keine Angaben	4%.

Unsere Erörterungen über die zahlenmäßige Verknüpfung der Isthmusstenose mit anderweitigen Mißbildungen wären nicht vollständig, wollten wir nicht einen Blick auf die Arbeit von *Reifenstein, Levine* u. *Gross* werfen. Sie haben 104 Fälle von Isthmusstenosen aus der Zeit von 1928 bis 1947 zusammengestellt. Das Lebensalter schwankte zwischen 3 und 76 Jahren. 61% der Fälle starben vor Erreichung oder während des 40. Lebensjahres, 74% an Aortenruptur, bakterieller Endokarditis und Aortitis, Herzinsuffizienz und intrakraniellen Komplikationen. Eine Aortenruptur wurde in 24 Fällen festgestellt. Die bakterielle Endokarditis und Endaortitis (hervorgerufen durch α-Streptokokken) wurde in 23 Fällen gefunden. Sie war 14mal mit einer Zweiklappigkeit der Aorta vergesellschaftet. — Allgemein fand sich die aortale Zweiklappigkeit bei allen Isthmusstenosen in 44 Fällen. *Reifenstein* glaubt, daß die Zweiklappigkeit eine Disposition für das Angehen einer bakteriellen Infektion abgeben könnte. Den Einfluß der Isthmusstenose selbst schätzt er aber für den Erwerb der Endokarditis nur gering ein. — 5mal wurden Aneurysmen der Hirngrundschlagadern, 6mal Hirnembolie und Hirnhautblutung festgestellt. — Rheumatische Herzaffektionen

traten nicht häufiger bei der Isthmusstenose als sonst auf. Die Isthmusstenose
kommt 5mal mehr beim männlichen als beim weiblichen Geschlecht vor. Die allgemeine Sektionshäufigkeit liegt bei 0,25 bis 0,3 promille.

Ein Vergleich der Zahlenwerte von *Reifenstein* mit den unsrigen läßt erkennen,
daß unsre Ergebnisse in allen Einzelheiten zahlenmäßig etwas niedriger liegen.
Ich glaube, aus unseren eigenen Ergebnissen ableiten zu können, daß die Isthmusstenose in Europa nicht so häufig mit anderweitigen kardiovaskulären Entwick-
lungsströmungen verknüpft ist wie in Amerika. Auch das könnte etwas mehr die
Vorherrschaft der obliterativen Stenosen unterstreichen.

5. Bedeutung der Isthmusstenose für den übrigen Organismus.

Die klinisch wohlbekannte Isthmusstenose ist durch eine Reihe von Besonderheiten charakterisiert: Blutdruckdifferenz zwischen oberer und unterer Extremität, Ausbildung des Kollateralkreislaufes (sicht- und fühlbare Pulsationen an
laterokaudaler Thoraxapertur, unter der Scapula, Schlängelung der Interkostalarterien, Rippenusuren), Aorten-, Hirnbasisgefäß- und koronare Aneurysmen,
Arteriosklerose im besonders beanspruchten Gefäßgebiet gehören zum gewöhnlichen Erscheinungsbild. Weniger bekannt ist das Auftreten von Kreislaufstörungen der unteren Extremitäten nach mäßig starken Traumen, die *klinisch* unter
dem Bilde der *v. Winiwarter-Buerger*schen Krankheit verlaufen (*Dintza* u. *Kartagener*). Weiter erscheint bemerkenswert, daß *hinter* der Isthmusstenose aneurysmatische Aortenerweiterungen vorkommen können (*Halonen* u. *Aho*). In zwei Fällen
fanden sich neben einem größeren Dehnungsaneurysma miliare Rupturaneurys-
mata mit unspezifischer Aortitis. Man nimmt an, daß die poststenotischen Haupt-
aneurysmen durch Wirbelbildung hinter dem Engpaß, relativ brüsken Blutdruckanstieg im Bereich der Bauchaorta und durch entzündliche Aortenwandverände-
rungen entstehen. Solche Beobachtungen sind theoretisch wichtig. Sie müssen
Anregung geben zur planmäßigen Aortenwanduntersuchung in Fällen der Isthmusstenose. Es wäre nicht undenkbar, daß, insofern die Isthmusstenose vorwiegend
eine Mißbildung (ein Vitium primae formationis) ist, anderweitige dysontogenetische Störungen im Aortenwandbau vorkommen. Es kann sich hierbei wiederum
nur um ein „Zu viel“ und ein „Zu wenig“ handeln. Erfahrungen darüber liegen
bis jetzt nicht vor.

In der englischen Literatur wird neuerdings wieder das *Bernheim*sche Syndrom
erörtert (*East* u. *Bain*). Es handelt sich dabei um eine „Stenose“ des rechten
Ventrikels, hervorgerufen durch eine rechtskonvexe Ausbuchtung der Kammerscheidewand infolge Linkshypertrophie (bei Aortenstenose oder arteriellem Hochdruck). Dadurch komme es zur Verengerung des rechten Ventrikels mit allgemeiner Blutstauung *ohne* Lungenstauung. Die Kranken sterben angeblich
plötzlich an unerwarteter Rechtsinsuffizienz! Da wir in unseren Fällen 2mal eine
derartige starke rechtskonvexe Vorwölbung der Kammerscheidewand gefunden
hatten (vgl. S. 79), ist es durchaus möglich, daß die Träger einer Isthmusstenose
das klinische Bild des *Bernheim*-Syndromes bieten.

Leider kann man aus unseren 100 Fällen keine Rückschlüsse auf die Häufigkeit
akzessorischer entzündlicher Herz- und Herzklappenveränderungen ziehen. Die
vielfach älteren Angaben in der Literatur sind nicht in allen Einzelheiten auswert-
bar, insbesondere weil histologische Untersuchungen nicht immer vorgenommen
worden zu sein scheinen. Sicher ist aber, und das sei ausdrücklich vermerkt, daß
sklerotische Prozesse außerordentlich häufig sind.

IV. Der isoliert persistente Ductus arteriosus Botalli.

1. Bemerkungen zu Geschichte, normaler Anatomie und physiologischem Verschluß.

Wie *Vierordt* bemerkt hat, war der Ductus arteriosus bereits *Galen* bekannt gewesen[1]. Dagegen dürfte er *L. Botallo*, nach dem der Kanal seinen Namen hat, nicht bekannt gewesen sein (*Fromberg*). Ob es aber zweckmäßig ist, den Namen des Kanales zu ändern, also nicht mehr vom „Ductus Botalli" zu sprechen, sei dahin gestellt. Der Name von *Botallo* ist nun einmal mit dem arteriellen Verbindungsgang seit über 100 Jahren verbunden. Wollte man mit einer Reinigung der medizinischen Fachsprache beginnen, und zwar nicht nur philologische Unstimmigkeiten korrigieren, sondern auch historische Irrtümer ausmerzen, so müßten sehr zahlreiche Veränderungen vorgenommen werden[2]. Wir sprechen also in vorliegender Abhandlung vom Ductus arteriosus Botalli.

Die Bedeutung des Ganges für den embryonalen Blutkreislauf mußte schon bei der Darstellung der Isthmusstenose gestreift werden. Die Beurteilung seiner Leistung und seines Schicksales kann nur in Kenntnis der besonderen anatomischen Verhältnisse erfolgen.

Die grobe Morphologie ist schon in zahlreichen alten, ausgezeichneten Schriften abgehandelt worden (*Almagro, Thérémin, Vierordt, Herxheimer*). Dort finden sich sehr gute Literaturübersichten. Auch auf die Darstellung von *Téstut* sei hingewiesen.

Nach *Thérémin* ist der Ductus arteriosus Botalli nach der Geburt bei Jungen im Durchschnitt 5,6 mm lang und 4,7 mm breit, bei Mädchen 4,2 mm lang und im Durchmesser 4,8 mm stark. *Herxheimer* gibt für beide Geschlechter eine mittlere Länge von 10 bis 15 mm und eine Breite von 5 bis 6 mm an. Nach *Téstut* mißt die durchschnittliche Länge 10 bis 12 mm. Nach *Gérard*[3] beträgt die größte Kanallänge 20 mm, die geringste 4 mm. Die natürliche Form sei nicht einfach zylindrisch, sondern in seinem mittleren Drittel etwas eingeschnürt (4 bis 5 mm). Ursprung und Mündung seien weiter (6 bis 7 mm). Der normale gut ausgebildete Ductus arteriosus Botalli hat also eine angedeutete Sanduhrform.

Hinsichtlich des Wandbaues des Ductus sind wir durch die Untersuchungen von *v. Hayek* gut unterrichtet. Er hat nachgewiesen, daß sich der Ductus von den andern Gefäßen des elastischen Typs (Aorta, Pulmonalis) dadurch unterscheidet, daß die reichlich vorhandenen Muskelfasern in steilen Schneckenlinien schraubig angeordnet sind. Der Wandbau des Ductus entspreche grundsätzlich dem der Nabelarterien. Eine Muskelkontraktion könne sehr gut zum vollständigen Ductusverschluß führen.

Die besondere Organisation der Wandmuskulatur läßt an eine bestimmte physiologische Aufgabe denken. Bei der Betrachtung der Struktur der Ductuswand ist der Gedanke naheliegend, daß auch der physiologische Verschluß zunächst ein funktioneller, nämlich bedingt durch die Muskelkontraktion, ist. Tatsächlich ist der Nachweis gelungen, daß sich bald nach den ersten Atemzügen der Ductus ziemlich plötzlich und zwar stark und anhaltend verschließt: *Barcroft* und Mitarbeiter konnten durch Angiographie beim soeben durch Kaiserschnitt entbundenen Schaflamm zeigen, daß es sich um einen offenbar reflektorischen Ductusverschluß handelt. Dazu passen sehr gut die Feststellungen von *Boyd*, wonach in der Wand des Ductus nervöse Elemente vorhanden sein sollen, vergleichbar dem Pressorezeptorenapparat an Aortenbogen und Carotidensinus.

---

[1] De usu partium Lib. XV (zit. nach *Vierordt, H.*) Die angeborenen Herzkrankheiten in *Nothnagels* Spezielle Pathologie und Therapie Bd. XV 2. Teil S. 156 *A. Hölder* Wien 1898.

[2] Hierfür nur *ein* Beispiel: Die „*Laennecsche*" Leberzirrhose vgl. *W. Hueck* Morphologische Pathologie, *Georg Thieme* Leipzig 1936 S. 640.

[3] *Gérard* zit. nach *Téstut* l. c. S. 179.

Die Ergebnisse der von *Barcroft, Boyd* und *v. Hayek* durchgeführten Untersuchungen ergänzen einander so gut, daß sie in ihrer Gesamtheit einen wesentlichen Fortschritt darstellen. Es lohnt daher nicht recht, auf die komplizierten älteren Vorstellungen über die Mechanik des Ductusverschlusses einzugehen. Den Interessierten verweise ich auf *Jores, Linzenmaier, Herxheimer* und *Vierordt*.

Es ist dagegen viel ansprechender, auf die *Bedingungen* des Ductusverschlusses einzugehen. Die Sachlage ist folgende: Während normalerweise der Ductus bald nach der Geburt verschlossen wird, im Verlaufe der ersten drei Lebenswochen verödet[1], entweder als Band (Chorda arteriosa) erhalten bleibt oder ganz verschwindet, ist die Ductuspersistenz bei vielen Herz-Aortenmißbildungen (Pulmonalstenose, Isthmusstenose) eine Lebensnotwendigkeit. Soweit erscheint die Situation klar: Der Ductus wird nicht mehr gebraucht, also verschwindet er (Norm), oder aber der Ductus ist lebenswichtig, also bleibt er erhalten (Herz-Aortenmißbildung). — Es kann nun aber der Ductus erhalten bleiben, obwohl Herz und Aorta regelrecht entwickelt sind; und er kann verschwinden, obwohl seine Anwesenheit für die Lungenblutversorgung dringend erforderlich wäre. Weiter: So wie der Ductus ohne ersichtlichen Grund persistieren kann, so kann er auch schon vor der Geburt involviert werden.

Aus dem sinnverwirrenden Widerstreit der Meinungen läßt sich zunächst folgendes hinsichtlich des normalen Ductusverschlusses herausarbeiten: Mit dem Einsetzen der Lungenatmung werden die Lungen stärker durchblutet. Das bedeutet, daß diejenige Menge von Pulmonalisblut, die den Lungen zugeführt werden soll, aus dem für den Ductus arteriosus Botalli bestimmten Blutquantum abgezweigt werden muß. Das um diese Menge vermehrte Lungenvenenblut strömt dem linken Herzen zu, das dadurch zur vermehrten Förderleistung gezwungen wird. Während im Fetalleben der Blutdruck in der Pulmonalis den der Aorta übertroffen hatte, und deshalb der Ductus von der Pulmonalis zur Aorta durchflossen wurde, führt die aortale Blutdrucksteigerung zunächst zum Druckausgleich, bald aber zum Überwiegen des aortalen Blutdruckes. Die Zeitspanne, die zwischen dem Erreichen von Druckgleichheit zwischen Pulmonalis und Aorta und dem Überwiegen des aortalen Druckes über den pulmonalen gelegen ist, nenne ich die für das Schicksal des Ductus arteriosus „*kritische*" Zeit.

Unter der Voraussetzung, daß die Untersuchungsergebnisse von *Barcroft* und *Boyd* stichhaltig sind und der neuromuskuläre Apparat des Ductus arteriosus Botalli intakt ist, wird es wenige Minuten nach den ersten Atemzügen (vielleicht durch den Druckabfall im Ductus, vielleicht durch die stärkere CO_2-Spannung des nicht mehr mit Nabelvenenblut gemischten Pulmonalarterienblutes, vielleicht durch eine Steigerung des O_2-Gehaltes im Aortenblut) zur muskulären Kontraktion mit *funktionellem* Ductusverschluß kommen. Solange der Blutdruck in Pulmonalis und Aorta einigermaßen gleich hoch ist, mag ein funktioneller Verschluß ausreichen, um die aortico-pulmonale Verbindung zu blockieren. Ist diese „kritische" Zeitspanne genügend lange, so wird sie ausreichen, zur Ausbildung einer durch Bindegewebswucherung perfektierten organischen Ductusverödung. Ist die kritische Zeit aber kurz oder aber nur relativ zu kurz, so kann beim Überwiegen des aortalen Druckes über den pulmonalen eine Wiedereröffnung des Ductus von der Aorta aus erfolgen. Dabei braucht unter Umständen nur eine teilweise Wiederinbetriebnahme des Ductus zu erfolgen. Jedenfalls leuchtet ein, daß der Ductus auf diese Weise wieder eröffnet und seine ständige Persistenz erzwungen werden kann.

---

[1] Bis zum Ende des dritten *Monates* sind die endgültigen Verhältnisse im allgemeinen erreicht.

Damit also der physiologische Ductusverschluß erfolgen kann, müssen verschiedene Voraussetzungen erfüllt sein:

a) Der neuromuskuläre Ductuswandapparat ist intakt.

b) Die „kritische" Zeit zur Anbahnung der organischen Ductus-Obliteration ist genügend lange.

c) Die Intimaproliferation erfolgt in der geeigneten Stärke (es liegt keine endogen bedingte Proliferationsschwäche vor) und die Intimawucherung wird nicht behindert (aa) durch Mißbildungen des Ductus und (bb) durch Infektion vom Lumen aus.

Die Arbeiten von *Barcroft, Boyd* und von *v. Hayek* erfahren eine Ergänzung durch die Untersuchungen von *Hefner* u. *Clark*. Diese konnten am fetalen Meerschweinchen (Schnittentbindung, Einbringen in physiol. Kochsalzlösung, Erhalten des Plazentarkreislaufes, Beobachtung des Ductus durch ein operativ gesetztes Brustwandfenster) zeigen, daß i. v. Applikation von O_2 in die Nabelvene den Ductus zum (reflektorischen) Verschluß bringt, selbst nach Zerschneidung von Medulla und Rückenmark. Der Verschluß bleibt aus nach Injektion von N_2, er tritt offenbar nicht regelmäßig ein nach Adrenalingabe.

Die Würdigung dieser Faktoren ermöglicht ein eigentliches Verständnis für die Bedingungen der Ductuspersistenz bei normal entwickelten Herzen ohne Aortenmißbildung. — Eine Wiedereröffnung des zunächst nur leicht verschlossenen Ductus von der Aorta aus ist schon von *Virchow* angenommen, später aber wieder abgelehnt worden (*Herxheimer*). Immerhin passen hierzu die schon von *Vierordt* genannten Vorgänge bei der Ductusobliteration ganz gut. Danach beginnt die Verödung zunächst in der Mitte des Ductus, schreitet dann zum pulmonalen und erst zuletzt zum aortalen Ende fort. Weiter kann man aus diesem Ablauf der Ereignisse gut verstehen, warum in manchen Fällen von Ductuspersistenz am pulmonalen Ductusende eine Art von Membran gebildet und nachgewiesen werden konnte (*Sternberg*).

2. Über die Ductuspersistenz.

Da also die Vorgänge beim normalen Ductusverschluß komplexer Natur sind, kann eine *isolierte* Ductuspersistenz bei einem sonst regelrecht ausgebildeten Herzgefäßsystem *mehrere* Ursachen haben. Systematische Untersuchungen in Kenntnis und mit Würdigung der Befunde von *v. Hayek* liegen bis jetzt nicht vor. Das ist leicht zu erklären: So zahlreich die morphologischen Arbeiten über die normalen Vorgänge bei der physiologischen Ductusverödung sind (bei denen alte Tatsachen neu oder auch nur *scheinbar* neu interpretiert werden), so wenig weiß man über eine pathologische Tektonik der Ductuswand Bescheid. Das hängt mit der relativen Seltenheit der isolierten Ductuspersistenz zusammen. Es ist kaum einem Autor vergönnt, eine größere Anzahl reiner Fälle selbst zu obduzieren oder anatomisch auszuarbeiten. — Auch die „kritische" Zeitspanne, die erfüllt sein muß, wenn der Ductus in gehöriger Weise verschlossen werden und auch bleiben soll, ist vorläufig nicht genauer bekannt. Sie wird wahrscheinlich einige Tage betragen. Diese Zeit ist wohl auch nötig, um eine nennenswerte Intimaverdickung in Gang zu bringen. — Und weiter: Warum im einen Falle die Intimaproliferation ausbleibt, und warum sie in einem anderen Falle stärker als gewöhnlich ist, wissen wir nicht. Es handelt sich auch hierbei um das schon mehrfach zitierte Problem des „Zu viel" und „Zu wenig," also um Fragen letztlich aus dem Bereich der Konstitutionspathologie. — Auch gröbere *Mißbildungen der Ductusform* können den Ductusverschluß unmöglich machen und sind als konstitutionelle Eigentümlichkeiten zu begreifen.

6*

Es sei noch erwähnt, daß eine infektiöse Endarteritis des Ductus z. B. nach Nabelinfektion den Gangverschluß verzögern, wenn nicht dadurch unmöglich machen kann, daß ein mykotisches *Ductusaneurysma* entsteht. Derartiges habe ich selbst bei Kleinkindern bis zum Alter von 2 Jahren und zwar als Zufallsbefund gesehen (3 Fälle). Da, wie *Mönckeberg* geschrieben hat, und jeder Pathologe mit ausreichender Sektionserfahrung bestätigen kann, die Intima des Ductus im Zustande der beginnenden Verödung eine „Trübung, Rauhigkeit, Längsfaltenbildung, sammetartige Beschaffenheit" und einen graurötlichen Farbton erkennen läßt, liegt das Bild einer „aseptischen Entzündung" (im weiteren Sinne), — jedenfalls auch mikroskopisch das einer gesteigerten Mesenchymtätigkeit —, vor. Hier ist also die geeignete Haftstelle für das Angehen einer bakteriellen Infektion gegeben.

Anhangsweise möchte ich bemerken, daß man tatsächlich die Vorgänge bei der Obliteration embryonaler Blutwege mit einer Arteriitis vergleichen kann (*E. Kaufmann*). Die *Arteriitis productiva Friedländer* stellt eine Art von abakterieller Gefäßentzündung mit proliferativem und organisatorischem Charakter dar und wird auch an ligierten Arterien beobachtet. Sie unterscheidet sich grundsätzlich von der Endarteriitis obliterans *v. Winiwarter-Buerger* durch das Fehlen des dort häufig nachweisbaren einigermaßen charakteristischen (rheumatoiden) Granulationsgewebes, vor allem aber der fibrinoiden Degeneration und -Nekrose des intimalen Bindegewebes (*v. Albertini*).

Die Vorgänge der Ductusobliteration sind auch mit einer *Arteriosklerose* („physiologische Arteriosklerose") verglichen worden (*Blumenthal*). Dem möchte ich nicht beipflichten, und zwar nicht deshalb, weil ein morphologischer Vergleich zwischen dem in Verödung begriffenen Ductus und einer Sklerose überhaupt nicht möglich wäre[1], sondern weil es dem Wesen des Begriffes der Arteriosklerose widerspricht, die physiologische Involution des Ductus mit dem Prädikat des arteriosklerotischen Verschlusses zu belegen. Es wäre ganz falsch, von äußeren morphologischen Ähnlichkeiten auf morphogenetische oder wesensmäßige Gemeinsamkeiten rückzuschließen.

3. Über die prämature Ductusobliteration.

Wir hatten schon erwähnt, daß auch das Gegenstück zur Ductuspersistenz, die vorzeitige Ductusverödung mit konsekutivem Schwund beobachtet wird. Ob eine selbständige prämature Obliteration vorkommt, weiß ich nicht; möglich ist sie ohne Zweifel. Das Blut wird dann entweder durch ein besonders weites Foramen ovale von rechts nach links gelangen, so daß der „Shunt" via Ductus entbehrlich ist, oder es wird schon zur Embryonalzeit der spätere normale Blutweg durch die Lungen befahren.

Die *nicht* selbständige prämature Ductusobliteration kommt aber vor, bei hochgradiger Pulmonalstenose mit Ausbildung eines aortalen Pseudotruncus. Die Pulmonalis ist dann aus der Blutbahn ausgeschaltet, so daß der Ductus ohnehin nicht gespeist werden kann. Wie Abb. 5b zeigt, kann der Ductus in solchen Fällen seine Gestalt vollständig verwandeln. Der herzwärtige Teil der Pulmonalis ist verschwunden, der eigentliche Ductus arteriosus ganz kurz geworden, und die Lungenarterienhauptäste sind erhalten geblieben. So kann eine Art von neuer Pulmonalis entstehen, die auch bei Atresie und Schwund des alten Pulmonalstammes die Lungen via Ductus aus der Aorta mit Blut versorgt.

4. Formen des persistenten Ductus arteriosus Botalli.

Die Einteilung der Ductusformen richtet sich nach morphologischen Gesichtspunkten. Man unterscheidet seit alters her 2 verschiedene Klassifikationen:

---

[1] Der nahezu verschlossene Ductus arteriosus Botalli (*Téstut* 1. c. S. 180 Abb. 130) erinnert an Bilder der sekundären Arteriosklerose im Sinne von *E. Jäger*.

a) Einteilung nach *Gerhardt* (1867).

aa) Zylinderform: Die Ductuslänge soll auch bei isolierter Persistenz selten mehr als 2 cm betragen. Der Wandbau des isoliert persistenten zylindrischen Ductus arteriosus Botalli entspricht etwa dem der Aorta. Regressive Veränderungen kommen vor (Funktionssklerose). Häufig ist der mittlere Ductusabschnitt enger als Ursprung und Mündung (Sanduhrform *Langers*).

bb) Trichterform: Der Ursprung des Ductus an der Pulmonalis ist gewöhnlich enger als die Mündung an der Aorta. Das mag mit dem Überwiegen des aortalen Blutdruckes zusammenhängen. Auf den membranähnlichen Verschluß am pulmonalen Ductusende wurde schon hingewiesen. Wie *Sternberg* zeigen konnte, handelt es sich wohl weniger um eine eigentliche Membran, sondern um eine blutdruckbedingte Verschiebung und Faltenbildung der Ductusintima von der aortalen zur pulmonalen Ductusseite. *Helene Taussig* hat 2 derartige Fälle angeführt.

cc) Fenstertyp: Der Ductus ist hier äußerst kurz. Die weit offene Kommunikation zwischen Aorta und Pulmonalis ist wie ein „Fenster" zwischen 2 Räume eingelassen. Die aorticopulmonale Anastomose ist von einer lippenförmigen Intimaverdickung eingefaßt. Dieser Typ entspricht dem „Adossement" von *Almagro*.

dd) Aneurysmatische Ductusform: Man muß hier folgendes auseinanderhalten: Entweder handelt es sich mehr um eine aneurysmaähnliche Dilatation oder um ein echtes Aneurysma *Pozzi* hat jüngst (1947) die Aneurysmen und pseudo-aneurysmatischen Erweiterungen des Ductus abgehandelt. Er unterscheidet ein dissezierendes und ein sackförmiges Aneurysma. Solche der letzteren Form sind mehr am aortalen Ductusende gelegen. Nach der Entstehung unterscheidet *Pozzi* ein mykotisches, ein traumatisches, ein Aneurysma durch arteriellen Bluthochdruck (intra partum) und ein Aneurysma aus unbekannter Ursache.

Ductusaneurysmen sind in verhältnismäßig großer Anzahl bekannt. Das hängt damit zusammen, daß die Ursachen der Aneurysmenbildung zum Teil mit denen der Ductuspersistenz zusammenfallen (Nabelinfektion-Endarteriitis botalliana-Ductuspersistenz und mykotisches Aneurysma).

Jores unterscheidet nicht so streng und meint, daß die durch Dehnung entstandenen aneurysmaähnlichen Ductuserweiterungen im allgemeinen als Ductusaneurysmen schlechthin angesprochen werden würden. Ich ziehe die genauere Einteilung von *Pozzi* vor.

b) Einteilung nach *Vierordt* (1901).

aa) Typ A: Der Ductus ist als Gang erhalten. Dieser kann zylindrisch, trichterförmig, aneurysmatisch und flaschenförmig sein.

bb) Typ B: Der Ductus ist kein eigentlicher Gang, er ist zu kurz und bildet eine einfache Anastomose zwischen Aorta und Pulmonalis.

Wie man sieht, ist der Unterschied zwischen den Einteilungen von *Gerhardt* und *Vierordt* kein prinzipieller. Die neuere Pathologie hat zur Lehre von der Ductuseinteilung keinen wesentlichen Beitrag geliefert.

5. Mißbildungen des Ductus.

Hier wären solche der Ductusarchitektur und der Ductus-Lage auseinanderzuhalten. Wie schon angedeutet, scheinen die für das Verständnis der Ursachen der Ductuspersistenz wesentlichen faseranatomischen Untersuchungen von *v. Hayek* am „pathologischen" Ductus, d. h. am isoliert persistenten Ductus, noch nicht vorgenommen worden zu sein. Von dieser Methode allein erwarte ich mir einen wesentlichen Fortschritt. Einfache histologische Serienschnittuntersuchungen gibt es ja schon lange in genügender Anzahl. Sie scheinen nicht geeignet zu sein, einen tieferen Einblick in die *räumliche* Anordnung der Elemente der Ductuswand zu vermitteln. Jedenfalls sind Mißbildungen der Ductuswand, so wie sie von den Hirngrundschlagadern (als Ursache der Entstehung bestimmter Aneurysmen) und der A. temporalis (Schlängelung der Schläfenschlagader, *M. B. Schmidt*) her bekannt sind, in neuerer Zeit nicht beschrieben worden.

Dagegen weiß man mehr über die Anomalien der Ductuslage. Ein Blick auf unsere Abb. 33, 34, 36 und 39 zeigt ungewöhnliche Lokalisationsformen des Ductus. Auch abnormer Ursprung des Ductus ist bekannt (*Herxheimer* l. c. S. 492).

6. Zahlenmäßige Verbindung des persistenten Ductus arteriosus mit anderen Mißbildungen.

So wie bei den anderen Mißbildungsgruppen, so wurden auch hier 100 Fälle ohne Auslese aus der erreichbaren Literatur zusammengetragen (*H. Heger*). Es sollte sich um Fälle der isolierten Ductuspersistenz handeln, weil nur diese allein chirurgisch wichtig sind. Dabei hat sich, wie zu erwarten war, gezeigt, daß auch der „isoliert" persistente Ductus mit anderweitigen Mißbildungen vergesellschaftet vorkommt. Von einer wirklich „isolierten Ductuspersistenz" kann also keine Rede sein. Die zusammengestellten Fälle sind aber wichtig, weil sie sehr deutlich zeigen, daß bei sogenannter isolierter Ductuspersistenz tatsächlich nur wenig anderweitige Mißbildungen vorzukommen brauchen. Man kann also im *klinischen* Sinne sehr wohl, jedenfalls bis zu einem gewissen Grade, von einer isolierten Ductusfehlbildung (oder -persistenz) sprechen, auch wenn die tatsächlichen anatomischen Verhältnisse anders liegen.

a) Besonderheiten am Ductus selbst.

aa) Ductusform:

Zylinderform	19%
Trichterform	26%

(davon fand sich 23 mal die Erweiterung am aortalen, 3 mal am pulmonalen Ende).

Fenstertyp	12%
Aneurysmatische Form	8%

(davon fand sich 2 mal eine aneurysmatische Dilatation (Pseudoaneurysma), 1 mal ein mykotisch-dissezierendes Aneurysma und 5 mal ein echtes, teils flaschen-, teils sackförmiges Aneurysma).
In 2 Fällen kam es zur Ruptur eines Aneurysma.

Keine genaueren Angaben zur äußeren Form	35%

(Es dürfte sich meist um zylinderförmige Ductus gehandelt haben. 5 mal wurden membranähnliche Verschlüsse am pulmonalen Ostium nachgewiesen).

bb) Verlauf des Ductus:

Ursprung in der Gegend der Pulmunalisgabel	48%
Ursprung vom linken Pulmonalhauptast	49%
Ursprung aus dem Pulmonalstamm	2%
Ursprung aus dem rechten Ventrikel	1%

cc) Regressive und entzündliche Veränderungen am Ductus:
(es kann sich hier nur um Mitteilung von Befunden handeln, die mit einiger Sicherheit als solche aus der Literatur entnommen werden konnten. Eine Unterscheidung zwischen arteriosklerotischen Veränderungen und den Folgezuständen chronisch entzündlicher Prozesse wurde nicht versucht).

Den ganzen Ductus betreffend (Sklerose, entzündliche Vegetationen, Thrombose)	15%
Nur am pulmonalen Ostium	10%
Nur am aortalen Ostium	10%
Thrombotischer Ductusverschluß	8%

b) Besonderheiten an der Aorta.

aa) Zweiklappigkeit	2%
bb) Vierklappigkeit	1%
cc) Fensterung der Klappen	5%
dd) Dilatation des Aortenostium	2%
ee) Dilatation der aufsteigenden Aorta	5%
ff) Hypoplasie (aber keine Stenose)	
am Aortenostium	1%
an der aufsteigenden Aorta	6%
am Aortenisthmus	10%
gg) Arteriosklerose und chronisch entzündliche Prozesse:	
am Aortenostium	21%
am aortalen Ductusende	7%

c) Besonderheiten an der Pulmonalis.

aa) Zweiklappigkeit	1%
bb) Nur eine Klappe vorhanden	1%

cc) Dilatation des Pulmonalostium   7%
dd) Aneurysmatische Erweiterung des Pulmonalstammes   10%
ee) Hypoplasie des Pulmonalstammes   3%
ff) Arteriosklerose und chronisch entzündliche Prozesse:
     am Pulmonalostium   12%
     am Pulmonalstamm   14%
     am pulmonalen Ductusende   4%

d) Ductus Botalli und Vorhofscheidewand.

Foramen ovale offen   10%

e) Ductus Botalli und Kammerscheidewand.

Defekt der Pars membranacea   2%

f) Besonderheiten am Mitralostium.

Chronische teils verrucöse, teils polypöse Endokarditis   19%

g) Besonderheiten am Tricuspidaliostium.

Chronische teils verruköse, teils polypöse Endokarditis   9%

h) Herzhypertrophie.

Hypertrophie des ganzen Herzens   59%
Hypertrophie vorwiegend des linken Ventrikels   24%
Hypertrophie vorwiegend des rechten Ventrikels   27%

i) Lebensalter beim isoliert persistenten Ductus Botalli.

Allgemeines Maximalalter   66 Jahre
Allgemeines Minimalalter   Neugeborenenalter
Maximalalter für Männer   53 Jahre
Minimalalter männlich   Neugeborenenalter
Maximalalter für Frauen   66 Jahre
Minimalalter weiblich   10 Tage
Durchschnittliches Lebensalter
     allgemein   24,18 Jahre
     männlich   23,82 Jahre
     weiblich   26,52 Jahre

k) Allgemeine Geschlechtsverteilung der Ductuspersistenz.

Ductuspersistenz bei Männern   31%
Ductuspersistenz bei Frauen   63%
Geschlecht nicht angegeben   6%

Anhangweise nenne ich das gemeinsame Vorkommen von Ductuspersistenz mit Gaumenspalte, Oesophagusmißbildung, Urogenitalmißbildungen, sowie der Rachitis.

Wenn man das Ergebnis dieses Abschnittes in die Worte kleiden möchte, der isoliert persistente Ductus arteriosus Botalli sei als Ausdruck einer Entwicklungsstörung aufzufassen, so müssen noch einige Bemerkungen angefügt werden: Die zahlenmäßige Korrelation des Ductus mit anderweitigen Mißbildungen ist nicht so, daß ohne weiteres die Ductuspersistenz als dysontogenetisch bedingt erkennbar wäre. Gemäß den auf S. 82 auseinandergesetzten Bedingungen des physiologischen Ductusverschlusses und den daraus hergeleiteten Ursachen der Persistenz können auch exogene Faktoren, z. B. eine Nabelinfektion, den Ductusverschluß verzögern und vereiteln. Die Ductuspersistenz ist dann natürlich auch Folge einer Entwicklungshemmung, aber exogen bedingt. Echte endogen dysontogenetisch bedingte Fälle von Ductuspersistenz werden vorkommen. Wir sind geneigt, sie dann anzunehmen, wenn anderweitige Entwicklungsstörungen am Herzen oder den großen Gefäßen nachweisbar sind. Man wird aber mit seinen Schlüssen zurückhaltend sein müssen, da die Diagnose der echten dysontogenetisch bedingten isolierten Ductuspersistenz nur per exclusionem gestellt werden kann. Die Entscheidung, ob ein reiner dysontogenetisch bedingter Fall vorliegt oder nicht, dürfte so lange schwierig sein, als man über die Störungen der Faserstruktur der Ductuswand so wenig weiß.

7. Die Bedeutung des isoliert persistenten Ductus arteriosus Botalli für den übrigen Organismus.

Nach *M. Abbott* sterben von 90 Menschen mit isoliert persistentem Ductus 30 an einer Herzinsuffizienz und 40 an den Folgen einer Endarteriitis (Endaortitis und Endocarditis), während nur 20 keine unmittelbaren Beschwerden seitens des Herzens haben. Unter diesen Umständen ist das Bestreben verständlich, durch chirurgische Eingriffe die Lebensaussichten zu verbessern. Unsere eigene Übersicht zeigt ja, daß die durchschnittliche Lebenserwartung gering ist (24,18 Jahre).

Es sind also im wesentlichen 3 Gefahren, die dem Träger eines isoliert persistenten Ductus drohen:

a) Die mykotische Endarteriitis botalliana. Sie greift nicht nur auf die Umgebung über, sondern unterhält selbst die bakterielle Allgemeininfektion.

b) Das Ductusaneurysma. Es ist entweder selbst mykotischer Natur. Dann gilt das unter a Gesagte. Oder es ist anderer Ätiologie, dann kann es durch Kompression der Nachbarschaft als Mediastinaltumor imponieren oder durch Rupturblutung zum Tode führen (vgl. *G. W. Gross*).

c) Der Ductus wirkt als aorticopulmonaler „Shunt“ und ist kreislaufdynamisch wichtig. Der offene Ductus kann bei entsprechender Weite bis zu 75% des linkskammerigen Blutes kurzschließen (*Kaaskooper*). Das bedeutet, daß diese aus der Aorta via Ductus abgezweigte Blutmenge in die Pulmonalis und von hier aus in die Lungen gelangt. Die gleiche Blutmenge wird durch die Lungenvenen dem linken Herzen zugeleitet und fällt dem linken Ventrikel „zur Last.“ Die linke Kammer hat also eine bedeutend vermehrte Förderarbeit zu leisten und steht unter den Bedingungen des Minutenvolumhochdruckes. Auch die rechte Kammer wird vermehrt beansprucht. Sie muß gegen den durch den Ductus erfolgten Blutrücklauf seitens des aortalen Blutes, also gegen einen erheblich vermehrten Blutdruck in der Pulmonalis anarbeiten. Wie an anderer Stelle auseinandergesetzt (*Doerr*, Ärztl. Wschr.) ist damit zu rechenn, daß eine Hypertrophie der Muskulatur der Pulmonalis und ihrer Äste zu einer gewissen Entlastung des linken Vntrikels beiträgt (*Gilchrist*). Trotzdem stellt der dauernd offene Ductus eine ganz erhebliche Belastung des Herzmuskels dar, nicht unähnlich den Verhältnissen der peripheren arteriovenösen Fistel (Doerr, 1949).

Gerade die Frage der Lungengefäßveränderungen bei angeborenen Herzfehlern hat in den letzten Jahren vielfach Beachtung gefunden (*Edwards, Douglas, Burchell* und *Christensen*). Die von *Gilchrist* zitierte Vorstellung über eine Entlastung der Herzmuskulatur durch muskuläre Hypertrophie der Lungengefäßwände ist in einer neueren Arbeit nicht bestätigt worden. Nach *Welch* u. *Kinney*, die 25 Fälle von Ductus arteriosus mit Links-Rechts-Shunt untersucht und mit einer Kontrollgruppe von 10 Fällen verglichen haben, zeigen die Pulmonaläste lediglich die Veränderungen einer Arteriosklerose. Sie gehen nicht über den gewöhnlichen Befund an den Lungenschlagadern hinaus. — Hier harren also noch manche Teilfragen der Beantwortung.

F. Zur Frage der kausalen Genese angeborener Herzfehler.

Pathologisch anatomische Untersuchungen zu diesem Problem liegen meines Wissens nicht vor. Das ist an sich kein Wunder, denn die deskriptive morphologische Pathologie ist auf den Vergleich ihrer Befunde angewiesen und kennt die Vorgeschichte der untersuchten Fälle nicht genügend genau. Auch die so eindrucksvolle „Pathologische Anatomie der Familie" (*Rössle*) liefert einen nur bescheidenen Beitrag zur Aufklärung kausaler Entstehungsfaktoren der Herzmißbildungen.

Dagegen wären 2 andere Untersuchungswege geeignet, einen Einblick in die Bedingungen der kausalen Genese zu gestatten. Ich meine einmal das seit langem in der Entwicklungsmechanik geübte Experiment und zum andern die Entdeckung und Verfolgung eines erblichen Herzfehlers beim Versuchstier. Beide Wege sind bis jetzt leider nicht gangbar. Der erste nicht wegen der beim Säugerembryo versteckten Herzanlage und -entwicklung; der zweite ebenfalls nicht, weil ein Versuchstier, das mit einer gewissen Konstanz, und sei es auch in einem nur bescheidenen Hundertsatz, erbliche Herzmißbildungen zeigen würde, bis jetzt nicht gefunden wurde.

So muß das Unternehmen von *Shaner* besonders hervorgehoben werden, der 15000 Schweineembryonen auf das Vorliegen abnormer Formen der Herzentwicklung untersucht und 35mal eine Entwicklungsstörung nachgewiesen hat. Sein Untersuchungsziel bestand aber darin, nicht der kausalen, sondern der formalen Genese zu dienen, so daß seine Daten eher der Frage der „Korrelation" angeborener Herzfehler nützlich sind. Über die etwaige Vorgeschichte der Muttertiere, über konstitutionelle Eigenart und Rasse der Tiere oder gar allgemeine Sektionsbefunde wird nichts berichtet. Trotzdem können die beachtlichen Untersuchungen *Shaners* künftiger Forschung den Weg weisen. Es ist wahrscheinlich, daß bei weiteren Untersuchungen an einem derart umfangreichen Material Einzelheiten erarbeitet werden können, die eine Vertiefung auch kausalgenetischer Fragen gestatten.

So sind wir vorläufig auf *klinische* Untersuchungen angewiesen, die bei im Leben diagnostizierten angeborenen Herzfehlern durch eine gründliche Untersuchung von Familie und Vorgeschichte der Patienten vieles aufzuklären in der Lage sind. Es seien hier die Untersuchungen von *Lamy* u. *Schweisguth* (1948) genannt. Die Autoren haben an einem Material von 320 verschiedenartigen Herzmißbildungen nachgewiesen, daß sowohl endogene als auch exogene Faktoren für die kausale Teratogenese wichtig sind. In 14% der Fälle wurden außer den Herzmißbildungen anderweitige Entwicklungsstörungen nachgewiesen. In 7,8% fanden sich auch Herzmißbildungen bei anderen Familienmitgliedern des jeweiligen Probanden. In 6,5% wurden auch andere Mißbildungen bei den Familienmitgliedern der Patienten gefunden. In der Aszendenz der an Entwicklungsstörungen des Herzens Leidenden wurde in 2,6% der Fälle Blutsverwandtschaft nachgewiesen. Mit den Herzmißbildungen vergesellschaftet wurden gefunden Mongolismus, Hasenscharte, Spina bifida, Klumpfüße, Polydactylie, angeborene Katarakt, Diabetes mellitus, Taubstummheit, Angiomatose, sowie Mißbildungen des Verdauungs- und Urogenitalapparates. Von den 230 untersuchten Fällen konnte die Vorgeschichte der mütterlichen Schwangerschaft nur 150mal als genügend genau bekannt bezeichnet werden. In diesen 150 Beobachtungen wurden mit überwiegender Wahrscheinlichkeit 2mal Röteln, 2mal Keuchhusten, 2mal Colipyurie, 3mal Metrorrhagien in der frühen Schwangerschaft, 1mal Mumps, 1mal ein schweres Bauchtrauma, 1mal ein Abtreibungsversuch mit Chinin, 1mal eine Vergiftung mit Stovarsol und 1mal eine chronische Eiweißmangelernährung nachgewiesen.

Derartige Untersuchungen sind mühsam, in ihren Ergebnissen nicht immer befriedigend, jedoch im ganzen genommen sehr wesentlich. So lange die oben skizzierten Wege nicht begehbar sind, stellen sie nahezu die einzige Möglichkeit dar, in die kausalen Entstehungsbedingungen der Entwicklungsstörungen Einblick zu nehmen.

Der Vollständigkeit halber weise ich auf die zusammenfassenden, auch andere Entwicklungsstörungen berücksichtigenden Arbeiten von *Peter Gruenwald* und *J. Warkany,* sowie auf die Untersuchungen von *Walter Landauer* hin, dem es gelungen ist, durch biochemische Effekte experimentelle Mißbildungen (Skeletmißbildungen) beim *Krüperhuhn* (also keine Herz-Gefäß-Mißbildungen beim Säuger) zu erzielen. Inwieweit es möglich werden wird, die Frühanlagen des Herz-Gefäßapparates stoffwechselmäßig zu beeinflussen, wird abzuwarten sein[1]. — Auch die „Röteln-Embryopathie" soll durch „chemische Genwirkungen" zustande kommen. Wie jedoch *Fox, Krumbiegel* u. *Teresi* darlegen, kranken aber viele Untersuchungen über Auftreten und Häufigkeit zahlreicher Mißbildungen nach Virusinfektion der Mutter (Masern, Mumps, Windpocken, Röteln) an dem Fehler der kleinen Zahl. Das bedeutet, daß man nur in bestimmt gelagerten Fällen eine ursächliche Bedeutung der mütterlichen Infektion für die Entstehung kindlicher Mißbildungen annehmen darf.

Was nun die *menschliche Vererbung* angeborener Herzfehler anbetrifft, so wissen wir eigentlich nur, daß der isoliert persistente Ductus arteriosus gelegentlich familiär auftreten soll. Es handelt sich aber immer nur um Einzelbeobachtungen. Größere Personenkreise mit genauer untersuchten Erbverhältnissen *und* Herzmißbildungen kennen wir nicht[2].

G. Schlußbemerkung: Anomaliekomplex und Zufalls-Syndromie.

Unter der Überschrift „Anomaliekomplex und Zufallssyndromie" hat *H. Günther* kürzlich eine neue Zusammenstellung von Anomaliekomplexen gegeben, leider nicht bezüglich der Mißbildungen am Herzen.

Zunächst seien einige Bemerkungen zum Begrifflichen vorangestellt:

1. Unter *Zufallssyndromie* hat man nach *Günther* eine Mehrheit von Merkmalen zu verstehen, die in einem gegebenen Falle zufällig nebeneinander vorkommen oder „vereint" sein können. Eine innere, also kausale Bindung besteht nicht.

2. Unter *Symptomenkomplex* versteht man dagegen das gemeinsame Vorkommen von Symptomen, die durch einen „Kausalnexus" einen „Komplex" darstellen, d. h. eine innere „Verbindung" besitzen.

3. Unter einer „Korrelation" von Merkmalen versteht man in der Variationsstatistik eine „stochastische Abhängigkeit" zwischen anomalen Merkmalen („korrelative Merkmale"). Ein „Komplex" bedeutet mehr als eine „Korrelation." Denn, „je mehr ein Organismus hinsichtlich eines Merkmales von der Norm abweicht, desto größer ist nach der allgemeinen klinischen Erfahrung die Wahrscheinlichkeit einer Kombination dieser Mißbildung mit anderen Anomalien sehr verschiedener Art. Es bestehen also Korrelationen zu einer großen Zahl verschiedener anormaler Merkmale. Nur bei Korrelationen höheren Grades kann die Frage eines Anomaliekomplexes überhaupt erwogen werden" (*Günther*).

Hinsichtlich der Herzmißbildungen hat in neuerer Zeit nur *Bredt* (1936) den Versuch unternommen, eine bestimmte „Korrelation" von Entwicklungsstörungen herauszustellen. Obwohl nach *Günther* nur die statistische Methodik geeignet ist, bestimmte innere Zusammenhänge zwischen Anomalien nachzuweisen, hat sich *Bredt* nicht gescheut, auch ohne statistische Untersuchungen zur Frage

---

[1] Inzwischen ist mir die sehr wesentliche Abhandlung von *J. G. Wilson* u. *J. Warkany* (Amer. J. Anat. 85, 113, 1949) zugänglich geworden. Danach scheint es auch bei der *Ratte* möglich zu sein, durch Vitamin-A-Mangel-Ernährung Entwicklungsstörungen an Herz und Gefäßen (Aortenanomalien) zu erzeugen.

[2] Auch in diesem Zusammenhang kann ich auf eine neue Arbeit verweisen: *M. Campbell* (The Quarterly Journal of Med., New. Series, 18, 379—391, 1949). Aber auch aus dieser Abhandlung ist die Bedeutung des Erbfaktors nicht *ganz* eindeutig zu ersehen.

der gekoppelten Herzmißbildung Stellung zu nehmen. Da er sich nur auf die Besprechung von einigen wenigen Mißbildungsgruppen einläßt, deren gemeinsames Auftreten offensichtlich mehr als Zufall ist, und die *Günther*sche Nomenklatur nicht gebraucht, ist sein Vorgehen ganz korrekt.

Bredt unterscheidet „unbedingt" und „bedingt gekoppelte" Herzmißbildungen und definiert: „Eine unbedingte Koppelung liegt dann vor, wenn die betreffenden Mißbildungen überhaupt nur gemeinsam vorkommen." Eine bedingte Koppelung ist dann anzunehmen, „wenn erfahrungsgemäß Fehlbildungen gehäuft vorkommen die auch in anderen Fällen jede einzeln beobachtet werden".

Ob eine unbedingte Koppelung von Herzmißbildungen überhaupt vorkommt, ist fraglich. Alle Herzmißbildungen können einzeln, viele auch gemeinsam vorkommen. Die Merkmale besitzen also eine gewisse Unabhängigkeit. *Bestimmte* Merkmale aber scheinen doch in einem einseitig gerichteten Abhängigkeitsverhältnis zueinander zu stehen. Das bedeutet, daß *diese* (und zwar nur diese), wenn sie auftreten, gemeinsam mit einem anderen bestimmten Partner vorkommen. *Bredt* nennt 2 Beispiele: 1. Die Koppelung von isolierter Kammerinversion mit Transposition und 2. Die Koppelung unvollständiger Herzschleifenbildung mit Transposition.

Hinsichtlich des Zusammentreffens von Inversion und Transposition habe ich schon früher geäußert (1947), daß es fraglich sein müsse, inwieweit hier beide Merkmale ganz unabhängig voneinander auftreten können. Ich stimme also *Bredt* durchaus zu und erweitere seine Angaben insofern, als ich meine, daß jede partielle Inversion, die den Bulbus-Truncus-Abschnitt betrifft, mit einer Transposition vergesellschaftet sein *muß*! Da nun eine Transposition ganz selbständig, die isolierte Bulbus-Truncus-Inversion aber nicht selbständig auftreten kann, darf man annehmen, daß im Falle der „korrigierten Transposition" eine einseitige innere Abhängigkeit besteht. Das führende Merkmal ist die Inversion, das abhängige die Transposition.

Nicht ganz so fest sind die Bindungen zwischen *Detorsion* und *Ausbildung von Scheidewanddefekten*. Ein Blick auf unsere Zahlenreihen zeigt, in welch hohem Prozentsatz Transposition und Scheidewanddefekte und Transposition mit offenem Ductus arteriosus, also ganz allgemein Transposition und Shuntbildung korreliert sind: In 100 Fällen von Transposition fand sich 72 mal ein Defekt der Vorhof-, 66 mal ein Defekt der Kammerscheidewand und 58 mal ein offener Ductus Botalli[1]. Ganz entsprechend liegen die Verhältnisse bei der *Rokitansky*schen Trias. In 100 Fällen von Pulmonalstenose findet sich 67 mal eine Rechtslage der Aorta und 83 mal ein Defekt der Kammerscheidewand.

Das sind also ganz klare Verhältnisse, es handelt sich tatsächlich um verschiedene Anomaliekomplexe.

Inwieweit aber der *Eisenmenger*komplex ein Anomaliekomplex ist (im Sinne von *Günther*), kann ich wegen der nur geringen mir bekannten Anzahl von Fällen nicht entscheiden. *Wahrscheinlich* ist es durchaus. Ich denke auch daran, daß die *Fallot*sche Trilogie, der *Taussig*-Komplex, das *Lutembacher*-Syndrom und das sogenannte Syndrom von *Cossio* komplexe Mißbildungen, also ebenfalls Anomaliekomplexe sensu strictorii, darstellen.

Indem sich wahrscheinlich machen läßt, auch statistisch, daß eine Fülle von Anomaliekomplexen am Herzen existiert, gewinnen wir zwar möglicherweise eine gewisse klinische Sicherheit in der Diagnostik der Fälle, — sozusagen auch

---

[1] Dabei hängt die Ductuspersistenz nur insofern mit der Detorsion zusammen, als sie die Folge der Transposition sein kann.

ein gewisses Vertrauen zu der von mir vorgeschlagenen Einteilung der Herzmißbildungen —, wir verlieren aber auch möglicherweise einen Blick für die
morphogenetische Situation. Hier scheinen mir gewisse Grenzen der statistischen
Betrachtungsweise zu liegen. Sie sind nicht methodologischer Art, sondern betreffen ihre Wertigkeit für die Erlangung einer *morphologischen* Einsicht. Indem
wir uns nämlich angewöhnen, von bestimmten Anomaliekomplexen zu sprechen,
indem wir also wissen, daß bestimmte Herzmißbildungen häufig vergesellschaftet
vorkommen, laufen wir Gefahr, uns mit der Nennung dieser Tatsache zu erschöpfen
d. h. das *Wie* der genetischen Verknüpfung zu vergessen. Hiervor möchte ich
warnen, denn das *wirkliche Verstehen* einer Korrelation erwächst nicht aus dem
Wissen um ihre Existenz und Häufigkeit, sondern aus der *morphologischen Analyse
des Einzelfalles.*

II. Die operative Behandlung der congenitalen Herzfehler*.

Von

Fritz Linder - Heidelberg.

Mit 24 Abbildungen.

Inhalt.

---

* Aus der Chirurgischen Universitäts-Klinik Heidelberg.
(Direktor: Professor Dr. *K. H. Bauer*).

Literatur.
Fallot'sche Tetralogie

Bahnson and *Blalock:* Aortic vascular rings encountered in the surgical treatment of congenital pulmonic stenosis. Ann. Surg. **3**, 356 (1950).

Bahnson and *Ziegler:* Consideration of the causes of death following operation for congenital heart disease of the cyanotic type. Surg. etc. **90**, 60 (1950).

Baker, Ch., R. C. Brock, M. Campbell and *S. Suzman:* Morbus coeruleus. A study of 50 cases after the *Blalock-Taussig* operation. Brit. Heart J. **11**, 170 (1949).

Bing, R. F.: Physiologic methods in the diagnosis of congenital heart disease. Surg. etc. **88**, 399 (1949).

Blalock, A., and *H. B. Taussig:* Surgical treatment of malformation of the heart in which there ist pulmonary stenosis or pulmonary atresia. J. amer. med. Assoc. **128**, 189 (1945).

Blalock, A.: The surgical treatment of congenital pulmonic stenosis. J. internat. Chir. **7**, 159 (1947).

— Surgical procedures employed and anatomical variations encountered in the treatment of congenital pulmonary stenosis. Surg. etc. **87**, 385 (1948).

Blalock and *Hanlon:* Surgical treatment of complete transposition of the Aorta and the pulmonary artery. Surg. etc. **90**, 1 (1950).

Boerema, J., u. *R. P. Brilman:* Ein „blue baby" durch ein Aneurysma arteriovenosum der Lungengefäße. Nederl. Tijdschr. Geneesk. **1947**, 2736 u. franz., deutsche u. engl. Zusammenfassung S. 2746.

Brock: Surgery of pulmonary stenosis. Brit. Med. J. **1949**, 401.

— Congenital cyanotic heart disease. Ir. J. med. Sci. 1949, **283**, 305.

Cournand, Baldwin and *Himmelstein:* Cardiac catheterization in congenital heart disease. New York, Commonwealth Fund 1949.

Crafoord u. *Sandblom:* zit. nach *Mannheimer.* Diagnostik bei operablen angeborenen Herzfehlern. Kongreßbericht Dtsch. Gesellschaft. Inn. Med. Wiesbaden 1949.

Cutler and Beck: Present status of surgical procedures in valvular disease. Arch. Surg. 18 403 (1929).

Cutler: Present status of cardiac surgery. Surg. etc. **54**, 274 (1932).

Derra: Über die *Blalock*sche Operation der angeborenen Pulmonalstenose. Dtsch. Med. Wschr. **1950**, 295.

Dodrill, F. D.: Experiences with the Blalock operation for tetralogy of Fallot. Arch. Surg. **55**, 539 (1947).

Donovan: Experimental use of homologous vein grafts to circumvent the pulmonic valves. Surg. etc. **90**, 204 (1950).

Dubouchet, Nadia et *Jean Le Brigand:* L'anesthésie et les soins prè-et post-opératoires dans l'opération de Blalock-Taussig. Sem. Hôp. Paris **1949**, 2268.

Fell, E. H., B. M. Masul, C. B. Davis jr. and *R. Casas:* Surgical treatment of tricuspid atresia Arch. Surg. (Am.) **3**, 445 (1949).

Grob, M.: Zur chirurgischen Behandlung angeborener Herzfehler, speziell des Morbus caeruleus. Schweiz. med. Wschr. **1948**, 1049—1053.

Grob u. *Rossi:* Die Diagnostik der angeborenen Angiokardiopathien. Helvet. Paed. Acta **4**, 189 (1949).

Harmel and *Lamont:* Anesthesiology **7**, 477 (1946). Anesthesia in the Surgical treatment of congenital pulmonic Stenosis (100 Fälle).

Holman: Surgery of pulmonary stenosis. J. thorac. Surg. **18**, 827 (1950).

Hurwitt, E. S.: An experimental approach to the problem of increasing the blood supply to the lungs. Preliminary observations on the use of plastics. Surg. etc. **87**, 313 (1948).

Janker: Apparatur und Technik der Röntgenkinematographie zur Darstellung der Herzbinnenräume und großen Gefäße. Fschr. Röntgenstr. **72**, 513 (1950).

Lam, C. R.: The Choice of the side for approach in operations for pulmonary stenosis. J. thoracic Surg. (Am.) **5**, 661 (1949).

Mannheimer: Morbus caeruleus. Basel, New York, Karger 1949.

Mason: Die chirurgische Behandlung der angeborenen Pulmonalstenose. Langenbecks Archiv, Kongreßbericht (1949).

Mc.Quiston, W. O.: Anesthetic problems in cardiac Surgery in children. Anesthesiology **10**, 590 (1949).

Murray, G.: The Tetralogy of Fallot and its surgical treatment. Brit. med. J. 4535, 905 (1947).

Paine, J., and *R. L. Varco:* Experiences in the surgical treatment of pulmonary stenosis. Surgery. **24**, 355 (1948).

Patel, J., L. Leger et *C. Nardi:* La cure de la sténose de l'artère pulmonaire. Presse méd. 1947, 803.

Potts, W., J. Smith, Sidney and *St. Gibson:* Anastomose von Aorta und Pulmonalarterie. J. amer. med. Assoc. **132**, 627 (1946).

Potts, W. J. and *St. Gibson:* Aortic pulmonary anastomosis in congenital pulmonary stenosis. J. amer. med. Assoc. **137,** 343 (1948).

Potts, W. J.: Surgical treatment of congenital pulmonary stenosis. Ann. Surgery **130,** 342 bis 362 (1949).

Potts, W. J. and *S. Smith:* New Surgical Procedures in certain cases of congenital pulmonary stenosis. Arch. Surg. (Am:) **3,** 491 (1949).

Roos, M. D., and *M. D. Murphy:* Congenital Malformation of the Heart. J. canad. med. Assoc. **61,** 114 (1949).

Sellors, T. H.: Surgery of pulmonary stenosis. Lancet **1948** I, 988.

Sellors: Surgical treatment of the teralogy of Fallot. Acta chir. Belgica **5,** 229 (1949).

Stephens, H. Brodie: Congenital pulmonary stenosis. Surg. etc. **86,** 758 (1948).

Warburg: Zwei Jahre Erfahrungen mit angeborenen Herzkrankheiten. Kongreßbericht Dtsch. Gesellschaft. Inn. Med. Wiesbaden 1949.

Ductus arteriosus persistens.

Adelmann, M. H.: Anesthesia in surgery of the patent ductus arteriosus (Botalli). Anesthesia **9,** 42—47 (1948).

Beckermann, F., u. *M. Löweneck:* Über die operative Behandlung des offenen Ductus arteriosus Botalli. Langenbecks Arch. u. Dtsch. Z. Chir. **260,** 448 (1948)

Blalock, A.: Operative Closure of the Patent Ductus arteriosus. Surg. Gynec. & Obst. **82,** 113 (1946).

Borrie: Patent ductus arteriosus. The New Zealand Medical Journ. **1949,** 569.

Bourne, G., K. D. Keele and *O. S. Tubbs:* Ligation and Chemotherapy for Infection of Patent Ductus arteriosus.

Bullock, I. T., J. C. Jones and *F. S. Dolley:* The Diagnosis and the Effects of Ligation of the Patent Ductus arteriosus. J. Pediatr. (Am.) **15,** 786 (1939).

Christrie, A.: Normal closing time of the foramen ovale and the Ductus arteriosus. Amer. J. Dis. Childr. **40,** 323 (1930).

Crafoord, C., Mannheimer, E. and *Th. Wiklund:* The Diagnosis and Treatment of Patent Ductus arteriosus (*Botalli*) in Connection with 20 Operated Cases. Acta. chir. Scand. (Schwd.) **41,** 97 (1944).

Derra, E.: Der offene Ductus arteriosus (*Botalli*) und seine operative Beseitigung. Dtsch. Med. Wschr. 1949, 1042.

Freemann, N. E., F. H. Leeds and *R. E. Gardner:* A technique for division and suture of the patent ductus arteriosus in the older age group. Surg. **26,** 103 (1949).

Gilchrist, A. R.: Patent Ductus arteriosus and its surgical treatment. Brit. Heart J. **7,** 1 (1945).

Graybiel, A., J. W. Strieder and *N. H. Boyer:* An attempt to obliterate the patent Ductus arteriosus in a patient with subacute bacterial Endocarditis. Amer. Heart. J. **15,** 621 (1938).

Gross, R. E. and *J. P. Hubbard:* Surgical Ligation of Patent Ductus arteriosus. J. amer. med. Assoc. **112,** 729 (1939).

Gross, R. E.: A. Surgical approach for Ligation of a Patent Ductus arteriosus. New England, J. Med. **220,** 510 (1939).

— Experiences with Surgical treatment in ten Cases of Patent Ductus arteriosus. J. amer. med. Assoc. **115,** 1257 (1940).

— Complete division of Patent Ductus arteriosus J. Thoracic Surg. **16,** 314 (1947).

Kreizer, D. P. R.: Ein bemerkenswerter Fall von offenem Ductus Botalli. Nederl. Tijdschr. Geneesk. 1947, 1296 u. franz., Dtsche, u. engl. Zusammenfassung S. 1298—1299. (Nd.)

Jones, J. C., F. S. Dolley and *L. T. Bullok:* The Diagnosis and Surgical Therapy of Patent Ductus arteriosus. J. Thoracic Surg. **9,** 413 (1940).

Jones, J. C.: Complications of the Surgery of Patent Ductus arteriosus. J. Thoracic Surg. **16,** 305 (1947).

— The Surgery of patent Ductus arteriosus. Ann. Surg. **2,** 174 (1949).

Liavaag: Surgical treatment of patent Ductus arteriosus Acta chir. scand. (Schwd.) **98,** 109. (1949).

Munro, J. C.: Ligation of the Ductus arteriosus. Ann. Surg. **46,** 335 (1907).

Nylin, G., and *G. Björck:* Circulatory corpuscle and blood volume in a case of patent Ductus arteriosus before and after ligation. Acta med Scand. (Schwd.) **127,** 434 (1947).

Potts, W. J.: A New Clamp for Surgical Division of the Patent Ductus arteriosus. Quart. Bull. Nortwestern Univ. M. School **22,** 321 (1948).

Potts, W., J. Gibson, S. Smith and *W. L. Riker:* Diagnosis and surgical tratment of patent ductus arteriosus. Arch. Surg. **58,** 612 (1949).

Potts, W. J.: Surgical treatment of patent Ductus arteriosus Surg. etc. **88,** 571 (1949).

                    Fritz Linder:

Scott: Closure of patent ductus by suture-ligation technique Surg. etc. **90, 31** (1950).

Shapiro, M. J., and *A. Keys:* The Prognosis of untreated Patent Ductus arteriosus and the Results of Surgical Intervention. Amer. J. Med. Science **206,** 174 (1943).

Shapiro, M. J., and *E. Johnson:* Results of Surgery in Patent Ductus arteriosus. Amer. Heart J. **33,** 725 (1947).

Shapiro, M. J.: The results of surgery in patent Ductus arteriosus. J. Labor a clin. Med. **32,** 329 (1947).

Touroff, A. S. W., and *H. Vessell:* Subacute Streptococcus viridans Endarteritis complicating patent Ductus arteriosus. J. A. M. A. **115,** 1270 (1940).

Tubbs, O. S.: The Effect of Ligation of Infection of the Patent Ductus arteriosus. Brit. J. Surg. **32,** 1 (1944).

Vos, P. A.: Operative Behandlung des offengebliebenen Ductus Botalli. Nederl. Tijdschr. Genesk. **1947,** 2154 (Nd.).

Wangensteen, O., H. R. L. Varco and *I. D. Baronofsky:* The technique of surgical division of patent ductus arteriosus. Surg. etc. **88,** 62 (1949).

Isthmusstenose.

Adams, H. D., D. J. Rutledge and *C. R. Souders:* Coarctation of the aorta. J. amer. med. Assoc. **139,** 362 (1949).

Barcroft (1931): Cardiae output and blood distribution. J. Physiol. Z. **280** (1931).

Bernhard, Fr.: Die operative Behandlung der Isthmusstenose der Aorta. Chirurg. **20,** 145—151 (1949).

Bing, R. J., J. C. Handelsman, J. A. Campbell, H. E. Griswold and *A. Blalock:* The surgical treatment and the physiopathology of coarctation of the aorta. Ann. Surg. **128,** 803—824 (1948).

Björk, V. O.: An artificial heart or cardio-pulmonary machine. Performance in animals. Lancet **1948, II,** 491—493.

— Brain perfusions in dogs with artificially oxygenated blood. Acta chir. scand. (Schwd.) Vol. 96, Puppl.-Bd. 137. Lund 1948, 122 S.

Blalock, A., and *E. A. Park:* The Surgical Treatment of Experimental Coarctation (Atresia) of the Aorta. Ann. Surg. **119,** 445—456 (March) 1944.

Blickman, J. R.: A case of aneurysm of the aorta after resection for co-arctation (cured by excision). Arch. chir. neerl. **1,** 50—56 (1949).

Bradshaw, O'Neill and *Hightower:* Resection of a coarctation of the Aorta with Subclavian-aortic anastomosis. J. Thoracic Surg. **17,** 210 (1948).

Brown, Pollack, Clagett and *Wood:* Intraarterial blood pressure in patients with coarctation of the Aorta. Proc. Staff. Meet. Mayo Clinic **23,** 129 (1948).

Clagett: Coarctation of the Aorta. Surgical aspects. Proc. Staff. Meet., Mayo Clinic **22,** 131 (1947).

Crafoord and *Nylin:* Congenital coarctation of the Aorta and its surgical treatment. J. thoracic Surg. **14,** 347 (1945).

— Discussion on *Bing, Handelsman* et. al. Ann. Surg. **128,** 820 (1948).

Deterling, R. A., and *H. E. Essex:* An instrument designed primarily for use in surgical procedures on the aorta. Amer. J. Surg. **77,** 132—133 (1949).

Eerland: Aortic resection in cases of coaretation of the aorta. Arch. Chir. Neerl. **3,** 214 (1949).

Euler: Perösophageale bzw. pertracheale Kontrastmitteldarstellung des Aortenbogens. Arch. Hals-, Nasen-, Ohrenhk. **155,** 649 (1949).

Freeman, N. E., and *E. R. Miller:* Retrograde arteriography in the diagnosis of cardiovascular lesions. I. Visualization of aneurysms and perpheral arteries. Ann. int. Med. **30,** 330—342 (1949).

Freeman: Discussion on *Bing, Handelsman* et al. Ann. Surg. **128,** 823 (1948).

Goldblatt u. *Kahn:* Experimental hypertension by constriction of the Aorta at various levels. J. amer. med. Assoc. **110,** 686 (1948).

Grob u. *Stockmann:* Über Isthmusstenose der Aorta. Helvet Paed. Acta **4,** 292 (1949).

Grob, M.: Über Anomalien des Aortenbogens und ihre entwicklungsgeschichtliche Bedeutung. Helvet Paed Acta **4,** 274 (1949).

Gross: Surgical Correction for Coarctation of the Aorta. Surgery 18, 673—78 (1945).

— Technical considerations in Surgical Therapy für Coarctation of the Aorta. Surgery **20,** 1—8 (1946).

Gross u. *Hufnagel:* Coarctation of the Aorta. Experimental studies on its surgical Correction New Engl. J. Med. **233,** 287 (1945).

Gross, R. E.: Surgical treatment for coarctation of the Aorta. Surg. etc. **86,** 756—758 (1948).

Gross, Bill and *Peirce:* Methods for Preservation and Transplantation of arterial grafts. Surgery 88, 689 (1949).

Holldack, K.: Beitrag zur Diagnostik der Aortenisthmusstenose. Z. Kreisl. Forsch. 38, 466 (1949).

Hufnagel, Ch. A.: Permanent intubation of the thoracic aorta. Arch. Surg. 54, 382—389 (1947).

Jassinowsky: Die Arteriennaht. Inaug. Diss. Dorpat, 1889.

Jaboulay u. *Brian:* Recherches experimentales pour la suture et la greffe arterielle. Lyon Méd. 81, 97 (1896).

Johnson, J., and *Ch. K. Kirby:* The surgical treatment of the infantile type of coarctation of the aorta. Ann. Surg. 127, 1119—1126 (1948).

Jones: Discussion *Bing, Handelsman* et al. Ann. Surg. 128, 823 (1948).

Lewis, T.: Material relating to co-arctation of the Aorta of the adult type. Heart 16, 205—243 (1933).

Olim, Ch. B.: Coarctation of the aorta at the level of the diaphragm. Ann. Surg. 6, 1091 (1949).

Reifenstein, Levine u. *Gross:* Coarctation of the Aorta, Review of 104 autopsied cases of „adult type" two years of age and older. Amer. Heart. J. 33, 146 (1947).

Princemetal and *Wilson:* Nature of peripheral resistence in arterial hypertension. J. clin. invest. 15, 63 (1936).

Sako, Chisholm, Meridino and *Varco:* An experimental evaluation of certain methods of suturing the thoracic Aorta. Ann. Surg. 130, 363—383 (1949).

Santy, Bérard, Bret, Marion et *Sournia:* 3 opérations de Crafoord pour sténose de l'isthme de l'aorta. Mém. Académie de Chirurgie 75, 197 (1949).

Sealy, W. C., and *G. H. McSwain:* A method for producing coarctation of the thoracic aorta in dogs. Surgery St. Louis 25, 451—455 (1949).

Shick, R.: Surgical treatment of Coarctation of the Aorta. Report of a case. Proc. Staff. Meet. Mayo-Clinic 22, 127 (1947).

Shumacker, H. B.: Coarctation and aneurysm of the aorta, Report of a case treated by excision and end-to-end-suture of aorta. Ann. Surg. 127, 655—665 (1948).

— Discussion on *Bing, Handelsman* u. a. Annals of Surgery 128, 824 (1949).

Silverberg: Über die Naht der Blutgefäße. Klinische und experimentelle Untersuchungen. Inaug. Diss. Breslau 1899.

Stephens, Brodie and *Grimes:* Coarctation of the Aorta. J. thorac. Surg. 6, 804 (1949).

Watkins, E.: Circulatory changes produced by clamping of the Thoracic aorta. Surgery (St. Louis) 22, 530—539 (1947).

Einleitung.

Bis vor kurzem waren die angeborenen Mißbildungen des Herzens und der großen Gefäße nur von geringem klinischen Interesse. Das hat sich in wenigen Jahren grundlegend gewandelt, seit *Gross* 1938 den offenen Ductus arteriosus Botalli, *Crafoord* 1944 die Isthmusstenose der Aorta und *Blalock* im gleichen Jahr die Pulmonalstenose zum ersten Male erfolgreich chirurgisch angegangen haben. Durch den plötzlichen Anreiz einer möglich gewordenen Therapie sind jetzt auf dem Gebiet der angeborenen Herzfehler außerordentliche Fortschritte erzielt worden, die der gemeinsamen Arbeit von Anatomen, Physiologen, Internisten und Radiologen einerseits sowie der Chirurgen bzw. Anästhesisten andererseits zu verdanken sind.

Nachdem *W. Doerr* die Morphogenese und Anatomie der angeborenen Herzfehler in der vorangegangenen Arbeit umfassend dargestellt hat, soll in folgendem eine Übersicht über den letzten Stand ihrer operativen Behandlung gegeben werden. Besonderer Wert ist dabei auf die chirurgische Technik gelegt. Grundtatsachen der Pathophysiologie, Symptomatologie und Diagnostik sind jedoch soweit berücksichtigt, als sie für den Chirurgen von Bedeutung sind.

I. Morbus caeruleus (Pulmonalstenose).

Die angeborene Blausucht tritt bei jener Gruppe von congenitalen Herzfehlern auf, bei denen eine Querverbindung zwischen rechtem und linken Herzen besteht und ein Übertritt von venösem Blut in das arterielle Gefäßsystem erfolgt (rechts

nach links-Shunt nach *Abbott*). Immer handelt es sich um kombinierte Vitien,
von denen hier nur das Syndron von *Eisenmenger*, die korrigierte Transposition
der großen Gefäße, der Truncus arteriosus communis persistens und das Cor tri-
und biloculare genannt werden sollen. Etwa 70% der Fälle von Morbus caeruleus
sind jedoch durch die *Fallot*sche *Tetralogie* bedingt, die heute — bis auf vereinzelte
Versuche bei der Transposition (*Blalock* u. a.) — den einzigen operablen Vertreter
der ganzen Gruppe darstellt.

Tetralogie von Fallot.

Definition. Zur *Fallot*schen Tetralogie gehört anatomisch eine Stenose oder
Atresie der Art. pulmonalis, ein interventrikulärer Septumfekt mit darüber reiten-
dem Abgang der Aorta (Dextroposition), sowie eine Hypertrophie des rechten
Ventrikels. Die Mißbildung führt zu einer verminderten Sauerstoffsättigung des
arteriellen Blutes im großen Kreislauf, weil 1. die Lungendurchblutung infolge
der Pulmonalstenose herabgesetzt ist und 2. die Aorta infolge des Septumdefekts
venöses Mischblut erhält.

Symptomatologie. Zur klassischen *Symptomatologie* (*Taussig, Helen*: Congenital
Malformations of the heart. New York, Commonwealth Fund 1947) gehört die
Cyanose, die beim Vorhandensein von mindestens 5 g reduzierten Haemoglobins
pro 100 cm³ Blut auftritt. Die Blausucht besteht immer von frühester Kindheit
an. Gelegentlich kann sie erst einige Monate nach der Geburt auftreten, weil der
bis dahin offene Ductus arteriosus eine physiologische Kompensation darstellt.
Der Grad der Cyanose wechselt mit der Außentemperatur und der körperlichen
Belastung. Er ist weiter abhängig von dem jeweiligen Grad der Polycythaemie,
die als Anpassungsvorgang mit einer Vermehrung des Haemoglobins (110 bis
160%), der Erythrocyten (6 bis 12 Millionen) und des Haematokrits (60 bis 94%)
einhergeht. Die Insuffizienz des Kreislaufs manifestiert sich ferner in einer hochgradigen *Einschränkung* der *körperlichen Leistungsfähigkeit*. Oft führen wenige
Schritte schon zu erheblicher Dyspnoe, andere Kranke können in langsamem
Tempo noch 1 bis 2 km gehen. Zur Herabsetzung der Herzarbeit wird mit Vorliebe eine charakteristische Hockstellung eingenommen. Hände und Finger zeigen
immer eine kolbige Auftreibung der Endphalangen (*Trommelschlägelfinger* bzw.
-zehen) sowie eine uhrglasartige Wölbung der Nägel. Meist besteht eine Unter-
gewichtigkeit bei sonst normalem Längenwachstum. Die Intelligenz braucht in
der Regel nicht gestört zu sein.

Physikalische Befunde.

Herztöne. Über dem Herzen ist links im zweiten bis vierten ICR. für gewöhnlich ein systolisches Geräusch, niemals ein diastolisches Geräusch zu hören. Häufig
ist in der gleichen Gegend auch ein Schwirren zu fühlen. Der zweite Ton über der
Pulmonalis sollte traditionsgemäß vermindert sein, ist jedoch im allgemeinen
normal. Eine starke Akzentuation des zweiten P.T. bedeutet eine sichere Vermehrung des intrapulmonalen Drucks und damit eine Kontraindikation für die
Operation.

Röntgenbild. Die Herzform ist schuhförmig, die Herzgröße normal, eher ver-
kleinert. Schon leichte Vergrößerungen sollten die Indikation zur Operation nur
mit Zögern stellen lassen, weil wahrscheinlich zusätzliche Mißbildungen zu erwarten sind. Andererseits führt die postoperative Mehrarbeit durch den künstlichen Ductus arteriosus ohnehin zu einer Herzvergrößerung, die von dem bereits
ante op. erweiterten Herzen nur schwer vertragen wird. Für die *Fallot*sche Tetralogie ist weiterhin die *fehlende Prominenz des Pulmonalisbogens*, der oft sogar

konkav sein kann, typisch. Der Nachweis des Vorhandenseins beidseitiger Haupt-stämme der Lungenarterie ist bedeutungsvoll, da eine einseitige Atresie die Operation wegen der erforderlichen Abklemmung dieses Stammes zur Anastomose undurchführbar macht. Im linken schrägen Durchmesser fällt das weite Aorten-fenster auf. Schließlich findet sich eine fehlende Pulsation der Hili und eine nur geringe Vaskularisation der Lungenfelder. Die wichtige Lokalisation des Aorten-bogens, der in etwa ein Viertel der Fälle nach rechts verläuft, kann in einfacher Weise durch einen Schluck dicken Bariumbreis geklärt werden, der eine Aus-sparung der Speiseröhre auf der Seite des Aortenbogens erkennen läßt. Das *Ekg* zeigt durchweg einen ungewöhnlich starken „Rechtstyp". P. 2 ist auffallend hoch und spitz.

Im allgemeinen ist mit den hier aufgeführten Untersuchungsmethoden eine einwandfreie Sicherung der Diagnose möglich. Eine weitere Klärung kann durch die *Angiokardiographie* und den Herzkatheterismus erreicht werden.

Bei der *Angiokardiographie* wird in kurzer Zeit (1 bis 2 sec) ein Kontrastmittel (Diodrast, Joduron) in die V. cubitalis oder jugularis injiziert und danach in schneller Folge eine Reihe von Röntgenaufnahmen vorgenommen. (*Castellanos, Periras* u. *Garcia:* Presse méd. 1938, 25, *Sussmann* u. *Grissmann:* Advances in Int. Med. II 1947 (New York), (*Rossi* u. *Prader:* Angiocardiographie bei congeni-talen Herzfehlern. Schweiz. Med. Wschr. 1948, 1054). Der Wechsel der Kasetten kann behelfsmäßig mit der Hand, zweckmäßiger jedoch automatisch erfolgen. Bei *Grosse-Brockhoff* u. *Janker* hat sich das automatisch geschaltete Serien-Leuchtschirmbild und besonders die Röntgen-Kinematographie (*Janker*) bewährt. Die röntgenologische Verfolgung des Kontraststroms ermöglicht, den Durchfluß der einzelnen Herzhöhlen und Gefäße chronologisch festzulegen und intrakardiale Kurzschlußverbindungen aufzudecken. Neben der einwandfreien Darstellung der Herzmißbildung (Ausschluß einer reinen valvulären oder infundibularen Pulmonal-stenose ohne Septumdefekt) vermittelt das Verfahren dem Chirurgen die genaue Kenntnis der Anatomie der großen Gefäße und erlaubt so bereits vor der Thorako-tomie die Festlegung des geignetsten Operationsplans.

Herzkatheterismus. Der von *Forssmann* erstmals im Selbstversuch von der V. cubitalis aus in das rechte Herz eingeführte Herzkatheter ermöglicht einmal die indirekte intrakardiale Injektion von Kontrastmitteln, ohne jedoch dadurch die Qualität der i.v. Angiokardiographie zu erreichen. Oft dringt die Katheterspitze in den linken Ventrikel und die Aorta vor und beweist so das Vorhandensein eines ventrikulären Septemdefekts. Wichtiger ist jedoch die Möglichkeit, mit Hilfe des Katheterismus Druck und Sauerstoffgehalt des Blutes im rechten Ventrikel zu bestimmen, während der Pulmonalisdruck erniedrigt ist. Beide Werte sind bei der *Fallot*schen Tetralogie infolge des Septumdefektes erhöht. Durch Vergleich des Sauerstoffgehalts von Blut aus dem Herzkatheter und einer Arterie des großen Kreislaufs sind mit Hilfe des *Fick*schen Prinzips genauere Rückschlüsse über den mengenmäßigen Durchfluß der Art. pulmonalis möglich (*Bing*). Die praktische Ungefährlichkeit der Methode ist trotz der Möglichkeit einer Luftembolie in großen Untersuchungsreihen (*Cournand* bei 1800 Fällen) erwiesen. Trotzdem tritt der Herzkatheterismus für die chirurgische Indikationsstellung an Bedeutung ganz wesentlich hinter der Angiokardiographie zurück.

Am Johns Hopkins Hospital, das bisher unter *Blalock* und *Taussig* über die größten Erfahrungen in der operativen Behandlung der *Fallot*schen Tetralogie verfügt, werden ferner noch eine Reihe physiologischer Untersuchungsmethoden durchgeführt, die eine besonders verfeinerte praeoperative Diagnostik sowie eine Objektivierung des operativen Erfolges gestatten (*Bing*).

Hierzu gehört

1. *Die Bestimmung* der *Gesamtdurchblutung der Lunge* mit Hilfe der CO_2-*Equilibration der Atemluft.* Ein Vergleich mit der durch Herzkatheterismus meßbaren Durchblutung der Lungenarterie erlaubt die Errechnung der Blutmenge, die unter kompensatorische Collateralen aus dem großen Kreislauf oder dem operativ angelegten „Ductus arteriosus" zur Lunge fließt.

2. In einem standartisierten *Arbeitsversuch* wird die Sauerstoffaufnahme mit dem respiratorischen Minutenvolumen in Arbeit und Ruhe verglichen. Während normalerweise die Sauerstoffaufnahme pro Liter Atemvolumen bei Arbeit zunimmt, sinkt sie bei der Pulmonalstenose ab. Entsprechend sinkt auch die Sauerstoffsättigung im peripheren Kreislauf bei Arbeit ab und kann dann direkt mit der 3. „Sauerstoffuhr" photoelektrisch am Ohr bestimmt werden. Bei anschließender Gabe von reinem Sauerstoff wird bei der Pulmonalstenose im Gegensatz zu rein pulmonalen Störungen keine vollständige Sauerstoffsättigung des arteriellen Blutes erreicht.

Operative Behandlung.

Wie eingangs gesagt, stellt die Minderdurchblutung des kleinen Kreislaufs den wesentlichen Faktor in der Pathophysiologie der *Fallot*schen Tetralogie dar. Ziel jeder chirurgischen Behandlung ist daher die mengenmäßige Verbesserung der Lungendurchblutung. Diese wird in der meist geübten Weise mit Hilfe eines künstlichen Ductus Botalli durch Anastomosierung eines Hauptstammes der Pulmonalarterie mit einer Arterie des großen Kreislaufs wie z. B. der A. subclavia nach *Blalock* oder mit der thorakalen Aorta nach *Potts* erreicht. Neuerdings hat man auch versucht, in bestimmten Fällen mit weitgehender Atresie der Pulmonalarterien die Lungendurchblutung durch Ausbildung eines diffusen Kollateralkreislaufs über die Pleura zu verbessern (*Barret* und *Daley* 1949). Alle diese Verfahren sind funktionell dadurch begünstigt, daß der Blutdruck im großen Kreislauf im Durchschnitt 60 bis 80 mg-Hg höher als im Lungenkreislauf ist. Ihnen haftet jedoch der Nachteil an, daß infolge des artifiziellen arterio-venösen Kurzschlusses eine zusätzliche Mehrarbeit des Herzens verlangt wird. Man hat daher auch versucht, ohne Umgehungsanastomose die Pulmonalstenose direkt mit Hilfe der Valvulotomie (*Brock*) anzugehen. Dieser kühne Eingriff, der theoretisch am ehesten eine kausale Therapie des Leidens darstellen würde, kommt aber nur bei selteneren zircumskripten Verengerungen der Pulmonalklappen überhaupt in Frage und ist überdies wegen des intrakardialen Vorgehens mit erheblichen Gefahren verbunden. Im folgenden sollen die einzelnen Verfahren hinsichtlich der Technik und ihrer therapeutischen Ergebnisse eingehender dargestellt werden.

1. Narkose.

Als Praemedikation werden u. a. von *Blalock, Potts* und *Dubouchet* ohne Bedenken schon bei Kleinkindern verhältnismäßig große Dosen von Morphium empfohlen. *Potts* gibt z. B. einem 4 jährigen Kind bereits 1,3 mg Mo und 0,2 mg Atropin, nach dem fünften Lebensjahr noch zusätzlich Scopolamin (0,3 mg). Die hohen Gaben von Sedativa sind notwendig, um den chronischen Sauerstoffmangel der zyanotischen Patienten unter keinen Umständen vor der Operation durch psychische Faktoren zusätzlich zu erhöhen. So erreichen die Kranken schlafend oder benommen den Operationstisch und sind dabei weniger blau als im wachen Zustand. Bei Herzarrhythmien — auch während der späteren Narkose — ist die Wiederholung intravenöser Gaben von Atropin empfehlenswert.

Jede Narkose beim Morbus caerulus hat als pathophysiologische Besonderheit die verminderte Sauerstoffsättigung und den vermehrten Kohlensäuregehalt des

Blutes zu beachten. Der hierdurch schon geschädigte Zellstoffwechsel wird durch eine weitere Verschiebung des pH-Gehalts des Blutes in azidotischer Richtung, wie sie im Verlauf jeder Narkose möglich ist, zusätzlich gestört. Die Wichtigkeit einer schonlichen Narkose darf daher nicht hoch genug eingeschätzt werden.

Zunächst ist daher eine weitere Verschlechterung der Sauerstoffaufnahme, die einmal schon durch mechanische Momente bedingt sein kann, zu vermeiden. Es ist klar, daß die Verminderung der respiratorischen Thoraxbewegungen in Seitenlage größer als in Rückenlage sein muß. Um auch in Seitenlage ergiebige Atembewegungen der aufliegenden Thoraxhälfte zu erlauben, kann die Lagerung nach *Overholt* zweckmäßig sein. Diese läßt mit Hilfe eines Spezialtischs die aufliegende Brustpartie frei und stützt lediglich die Schlüsselbeingegend ab. Nach der Thorakotomie führt weiterhin der gleichseitige Lungenkollaps zu einer erheblichen Einengung der Atemfläche. Dieser soll durch dauernden mäßigen Überdruck von 10 bis 12 cm Wasser nur partiell gehalten werden. Ferner sollte die Lunge in regelmäßigen Abständen vollständig aufgeblasen werden, um so die Sauerstoffaufnahme in kurzen operativen Pausen von einigen Minuten jeweils nach Bedarf zu verbessern.

Die Sauerstoffaufnahme wird in sich durch die Polycythaemie mit ihrem überschüssigen Haemoglobingehalt begünstigt. Sie erfordert jedoch eine reichliche Sauerstoffzufuhr, die mit Hilfe einer dichtschließenden Narkosemaske erreicht werden kann, in bestmöglicher Weise jedoch durch endotracheale Intubation gewährleistet wird. Auch bei kleinsten Kindern ist die Einführung des Katheters möglich. Nach *Dubouchet* genügt dort ein glatter Katheter ohne Ballon, um den sich die Stimmbänder dicht anlegen. Eine zusätzliche Abdichtung durch Aufblasen eines ringförmigen Ballons könnte in der leicht verletzten Schleimhaut zu unliebsamen Drucknekrosen führen. Oedem und Infektion sind dann die Folge, wodurch bei Kleinkindern die postoperative Durchgängigkeit der engen Luftröhre gefährdet wird. In ganz vereinzelten Fällen ist so eine Trachcotomie notwendig geworden (*Blalock, Brigand* und *Dubouchet*). Bei älteren Kindern über 4 Jahren sind jedoch wegen der größeren anatomischen Verhältnisse keine wesentlichen Komplikationen durch den endotrachealen Katheter zu erwarten.

Zur Narkose wird allgemein ein Apparat mit geschlossenem Kreislauf empfohlen. Zur Rückresorption der Kohlensäure ist eine Sodapatrone notwendig, die infolge ihrer schnellen Erwärmung $\frac{1}{2}$stündig gewechselt werden muß. Als Narkoticum hat *Grob* das in der Kinderchirurgie besonders beliebte Avertin als Basis mit Ätherzusatz verwandt. In Nordamerika ist das Cyclopropan beliebt, das schnell eine auch für die Intubation ausreichende Narkosetiefe ermöglicht und wegen des schnellen Abflutens den Patienten unmittelbar nach der Operation noch auf dem Operationstisch erwachen läßt. Das Gasgemisch ist noch mit einem 90% O_2-Zusatz narkotisch voll ausreichend. Zu achten ist jedoch auf Störungen der Herzrhythmik, bei deren Auftreten ein sofortiges Absetzen des Cyclopropans notwendig ist. *Paine* und *Varco* halten die intravenöse Narkose mit Pentothal (ähnlich dem Evipan) für besonders geeignet, wobei sie durch den endotrachealen Katheter lediglich 100% Sauerstoff geben.

Um für die Präparation und Anastomose der Gefäße vollständige Ruhe im Operationsgebiet zu haben, ist die Ausschaltung der Spontanatmung wünschenswert. Hierzu ist einmal die intrathorakale Novokainblockade des N. phrenicus geeignet, desgleichen die des N. vagus oberhalb des Lungenhilus, wodurch gleichzeitig reflektorische Herzstörungen vermieden werden. Die Methode der Wahl ist jedoch das Curare, das als d-Tubocurarine im Moment der Thoraxeröffnung gespritzt wird (1 cm³ mit 5. E.) und in Abständen nachgegeben werden muß. Durch gleichzeitige Hyperventilation mit Hilfe des Atembeutels kommt es zur

Akapnie und Aknoe, die schließlich eine völlig unabhängige Beatmung durch den Anaesthesisten ermöglicht. Dem Operateur wird hierdurch weitgehende Handlungsfreiheit gegeben.

Erstaunlicherweise überstehen die Kranken den langdauernden Eingriff von 2 bis 3 Std Dauer relativ gut. Daß intraoperative Verschlechertungen des Allgemeinzustandes mit tiefster Cyanose den Operateur nicht abhalten sollen, den Eingriff durch zügiges Anlegen der Anastomose mit dazwischen geschalteten Atempausen zu beenden, betont *Brock*. Als extremes Beispiel für die Richtigkeit dieser Einstellung führt er folgenden Fall an:

Bei einem 5jährigen Kind mit schwerster Blausucht kam es kurz nach Narkosebeginn zu einem Atem- und Herzstillstand. Auf intrakardiale Adrenalinjektion begann das Herz wieder zu schlagen. Nach künstlicher Beatmung über 40 min besserte sich der verzweifelte Zustand und nach 1 Std wurde nach reiflicher Überlegung mit der Operation begonnen, weil ein Verschieben der Operation auf einen späteren Termin wegen der Schwere des Krankheitsbildes hoffnungslos erschien. Die glücklich beendete Anastomose führte nach komplikationslosem postoperativem Verlauf zu einem glänzenden funktionellen Resultat.

Eine besondere Bedeutung während des operativen Verlaufs kommt noch der Beachtung der Körpertemperatur zu. Nach *Potts* steigt sie gerade bei den cyanotischen Patienten stark an. Da mit jedem Grad des Fieberanstiegs der Grundumsatz um 7 % erhöht wird, wird die relative Hypoxaemie noch vermehrt. Um den Sauerstoff während der Operation möglichst niedrig zu halten, versucht *Potts* 1949 daher neuerdings die Körpertemperatur des Patienten künstlich durch Anlagerung von Eisbeuteln bzw. Lagerung auf gekühlter Unterlage zu senken. Es gelingt hierdurch eine Erniedrigung der rektalen Temperatur bis auf etwa 35⁰, die für etwa 90 min ohne Vermehrung der postoperativen Lungenkomplikationen aufrecht erhalten wird. Die Erfahrungen von *Potts* und *McQuiston* mit der Hypothermiebehandlung, die sich bisher auf 71 Patienten erstreckte, erscheinen günstig.

2. Blalocksche Operation.

Seitenwahl. Gestützt auf die operativen Erfahrungen bei 610 Kranken hat *Blalock* 1948 als Methode der Wahl bei 2- bis 12jährigen Kindern eine End-zu-Seit-Anastomose zwischen der aus der A.anonyma entspringenden Subclavia und der A. pulmonalis angegeben, weil hierbei die Strömungsverhältnisse in den miteinander vereinigten Gefäßen am günstigsten seien. Das bedeutet, daß die Thorakotomie auf der Gegenseite der Aorta descendens vorgenommen wird, in der Mehrzahl also rechts, nur in etwa $\frac{1}{4}$ der Fälle links. Bei gleichseitiger Operation wird die aus der Aorta direkt entspringende Subclavia verwandt, wobei nach *Blalock* jedoch eine unliebsame Knickung ihres Abganges eintreten kann, die allerdings funktionell keinen wesentlichen Nachteil bedeute. Untersuchungen mit der *Rein*schen Stromuhr haben gezeigt, daß die Lichtung einer Arterie in kurzer Längenausdehnung sehr hochgradig eingeengt werden kann, ohne daß peripher davon eine Durchblutungsverminderung einzutreten braucht. Entsprechend empfiehlt *Blalock* selbst, auch bei Kindern unter 2 Jahren und über 12 Jahren die Operation auf der Seite der Aorta descendens auszuführen, weil dabei der Eingriff praeparatorisch infolge der fehlenden V. cava sup. leichter und die zu überbrückende Distanz infolge der höherstehenden Pulmonalarterie kürzer sei. *Holman, Murray, Patne* und *Varco, Grob* u. a. benützen immer die aus der Aorta abgehende Subclavia von einer in der Regel linksseitigen Thorakotomie aus und haben damit gleich gute Resultate erzielt.

Thorakotomie. Nach *Blalock* wird der Thorax in Rückenlage des Patienten bei erhöhter rechter Schulter eröffnet. Für gewöhnlich wird ein Intercostalschnitt im zweiten, bei Kleinkindern im dritten Zwischenrippenraum benutzt, der vom

medialen Sternalband bis zur mittleren Axillarlinie zieht. Zur Erweiterung der
Öffnung kann gegebenenfalls der zweite und dritte Rippenknorpel durchtrennt
werden. Bei Mädchen wird ein bogenförmiger Schnitt bis unterhalb der Brust-
warze unter Bildung eines Hautlappens gelegt.

Im Gegensatz zu dieser vorderen Schnittführung bevorzugen *Brock* und Mitarbeiter die postero-laterale Thorakotomie unter Resektion der vierten Rippe
vom Querfortsatz bis zum Rippenknorpel, weil hierbei der Zugang zu den Gefäßen wesentlich geräumiger und die Blutung sowie der postoperative Schmerz
geringer ist. Ein Nachteil der bei dieser Schnittführung erforderlichen Seitenlage
kann die vermehrte respiratorische Belastung sein, die jedoch bei Verwendung
von Narkoseapparaten mit geschlossenem System unschwer zu beherrschen ist.
Der interolaterale Zugang wird von den letztgenannten Autoren nur dann benutzt, wenn unter Eröffnung des Perikards eine direkte Revision der Pulmonalstenose zwecks eventueller Valvulotomie beabsichtigt ist.

Darstellung der Gefäße. Nach Eröffnung der Pleura sinkt die Lunge zurück
und man erhält rechts bei der typischen *Blalock*-Operation den in Abb. 1 dargestellten Überblick über die Vena cava und acygos, die rechte Herzseite, die
Lungenwurzel, den N. phrenicus und Vagus sowie die zur Pleurakuppel aufsteigende Anonyma und Subclavia. Die mediastinale Pleura wird inzidiert und die
V. acygos unter vorsichtigem Zug der V. cava nach medial doppelt ligiert und
durchtrennt. Danach wird die rechte Lungenarterie in möglichst ganzer Länge
bis zur proximalen und distalen Teilungsstelle präpariert. Die Unterscheidung
von der dicht unterhalb liegenden Lungenvene kann bei hochgradiger Atresie der
Lungenarterie schwierig sein, besonders wenn ausgedehnte Collateralarterien vorhanden sind.

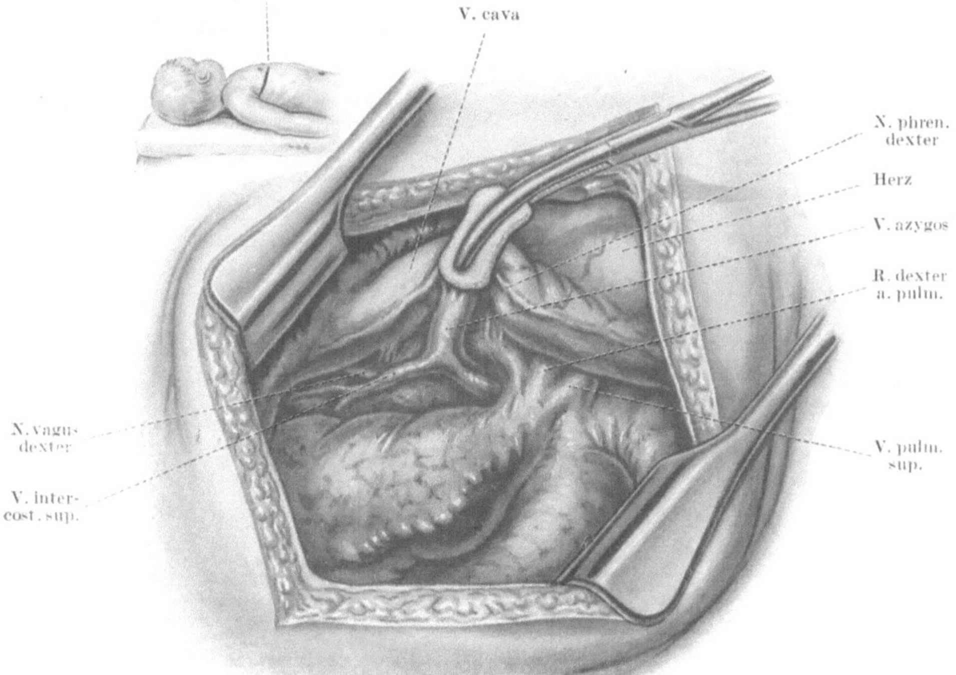

Abb. 1. Typische Subclavia-Pulmonalisanastomose nach *Blalock*. Rechtsseitige Thorakotomie bei linksseitigem
Aortenbogen. Die V. acygos wird nach Inzision der mediastinalen Pleura doppelt ligiert und durchtrennt. Oben
links: Vordere Schnittführung nach *Blalock*.

Bei nicht ganz einwandfreier Diagnose kann die Minderdurchblutung der Lungenarterie durch Bestimmung ihres Blutdrucks nachgewiesen werden. Dies geschieht durch Einstich einer Nadel, die durch einen kurzen Gummischlauch mit einem mit physiologischer Kochsalzlösung gefüllten Manometer verbunden ist Bei der Pulmonalstenose finden sich erniedrigte Werte zwischen 6 und 35 cm Wasser (*Paine* und *Varco*). Werte über 50 cm Wasser und mehr, wie sie z. B. beim Eisenmenger Komplex gefunden werden, stellen eine Kontraindikation gegen die Operation dar.

Weiterhin wird die A. anonyma präpariert und mobilisiert. Sie liegt unmittelbar hinter der Cava und entspringt gewöhnlich etwas links von der Trachea aus der Aorta. Ihre enge Nachbarschaft mit der oberen Hohlvene erschwert allgemein den rechtsseitigen Eingriff und verlängert die Operationsdauer im Vergleich zur linken Seite. Weitere Darstellung ihrer Äste, der Carotis und Subclavia, wobei letztere durch ihre anatomische Lage zum Vagus und Recurrens gekennzeichnet

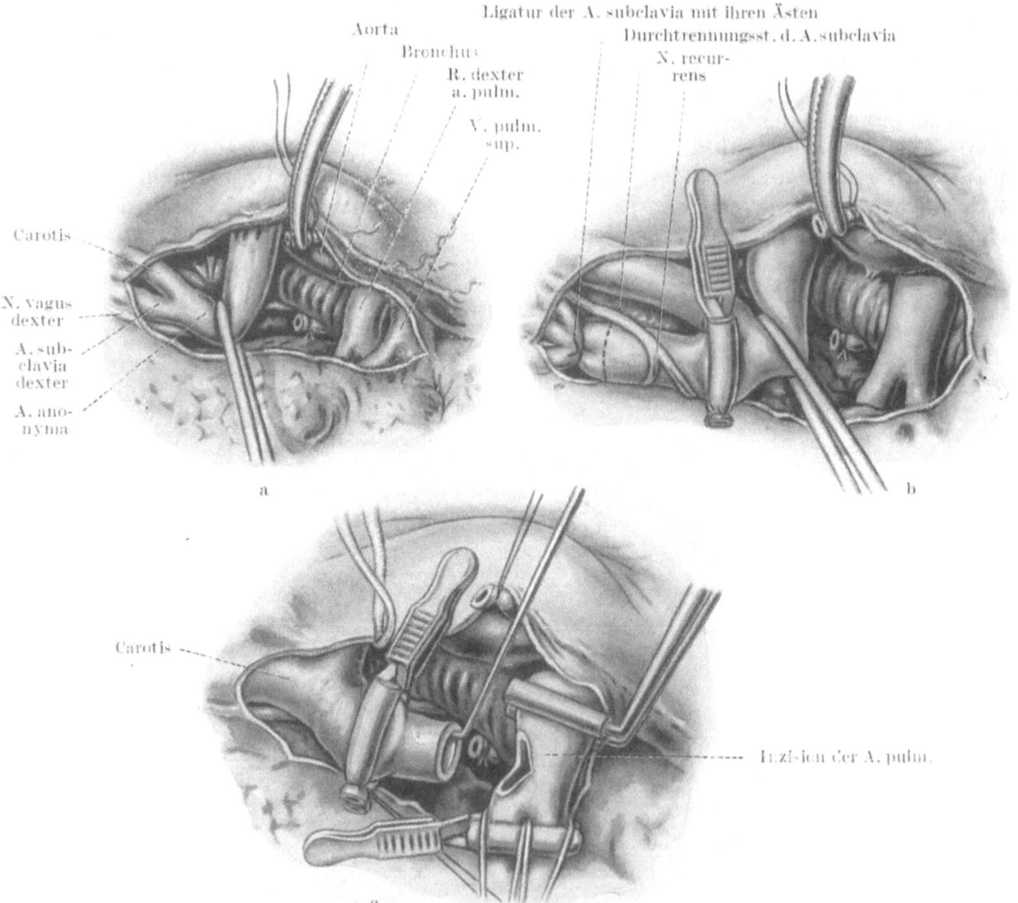

Abb. 2a. Präparation der Lungenarterie in ganzer Länge. Mobilisation der Anonyma mit Subclavia und Carotis communis unter Abdrängen der V. cava sup. nach medial.

Abb. 2b. Lage des Vagus und Recurrens zur Subclavia. Anlegen der proximalen Klemme und distalen Ligatur jenseits der Teilungsstelle der Subclavia.

Abb. 2c. Nach Entfernung der Adventitia von der Subclavia wird die A. pulmonalis doppelt abgeklemmt und quer eröffnet.

ist (Abb. 2a). Die Subclavia wird in ihrer proximalen Abgangsstelle mit einer gummi-
überzogenen Bulldog-Klemme abgeklemmt, deren freie Enden durch eine Einzel-
ligatur gesichert werden. Die distale Subclavia wird nach Möglichkeit peripher von
ihrer Teilungsstelle einfach ligiert und unmittelbar proximal davon durchtrennt,
nachdem der erste Seitenast — meist die A.vertebralis — getrennt unterbunden
worden ist (Abb. 2b). Zirkuläre Entfernung der Adventitia am freien Ende der Subclavia. Zur Vorbereitung der Anastomose wird jetzt die Lunge für einige Minuten

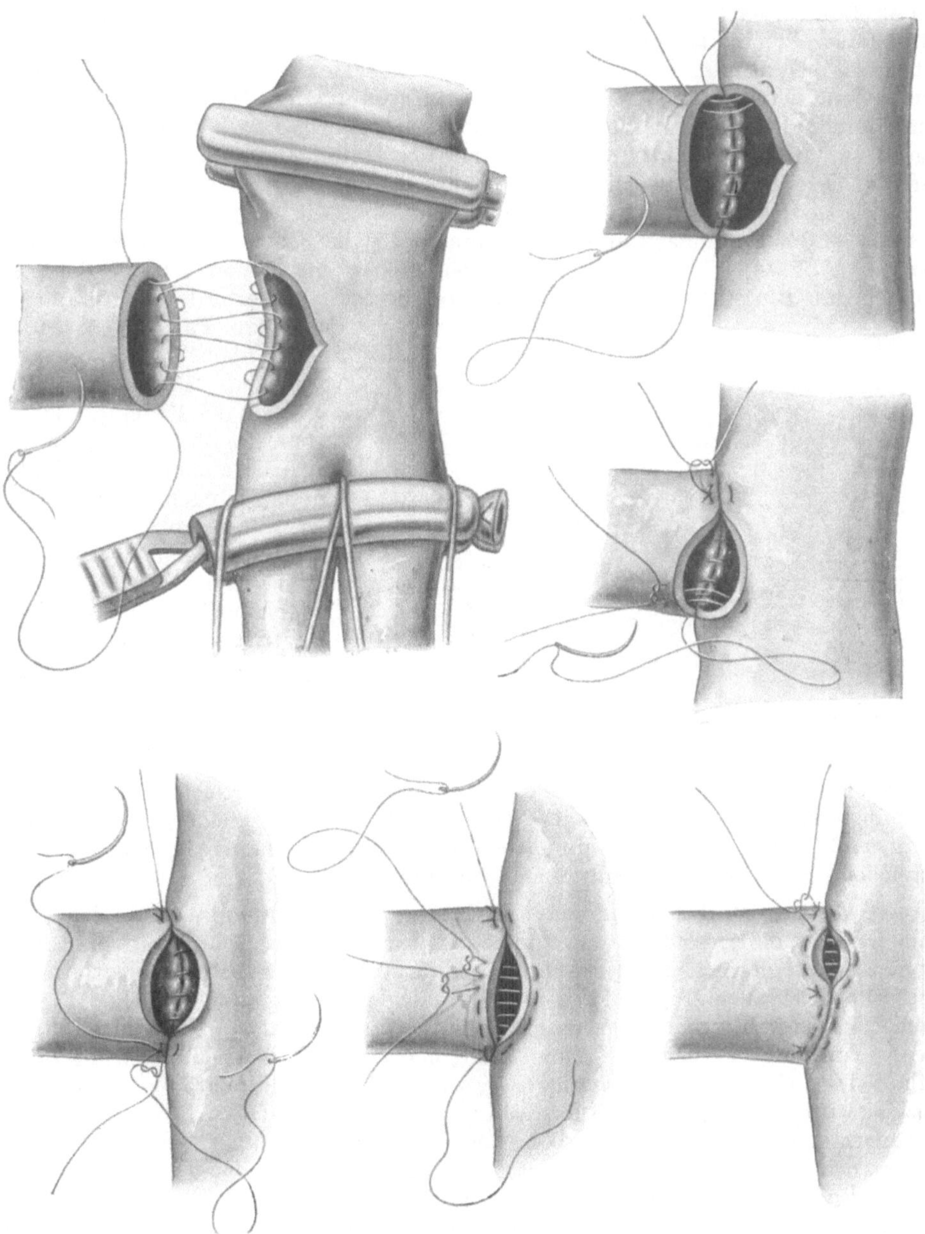

Abb. 3. Die einzelnen Phasen der Naht bei der End-zu-Seitanastomose nach *Blalock*.

voll aufgeblasen, um vor der folgenden Abklemmung der rechten Lungenarterie nochmals eine bestmögliche Sauerstoffsättigung des Blutes zu erreichen.

Anastomose. Nach *Blalock* wird die Art. pulmonalis proximal mit einer rechtwinkeligen gummibezogenen Schraubklemme und distal mit einer gewöhnlichen Arterienklemme verschlossen. Zwischen beiden wird die Arterie im kranialen Anteil ihrer Zirkumferenz in der Regel quer, bei besonders kleinem Kaliber der Pulmonalis dagegen längs eröffnet (Abb. 2c). Die Öffnung selbst soll kaum größer sein als Lumen der Subclavia. Die Anastomose wird nach Anlegen zweier Haltenähte (Matratzennähte) mit feinster Seide (Decknadel 00000) durch einreihige fortlaufende Naht ausgeführt. Sie faßt alle Wandschichten und stülpt die Intima nach außen. Die Einzelstiche liegen etwa 1 mm auseinander. Die zuerst zu legende Hinterwandnaht wird zweckmäßigerweise erst in ganzer Länge gestochen, dann angezogen, und ihre beiden freien Enden mit den Haltefäden verknüpft. Die fortlaufende Vorderwandnaht soll ein oder mehrmals unterbrochen werden (Abb. 3). Nach Fertigstellung der Anstomose wird zunächst die proximale und distale Klemme an der Pulmonalis und 2 bis 3 min später die Klemme an der Subclavia entfernt (Abb. 4). Geringfügige Blutungen stehen meist von selbst. Sollten dennoch zur Blutstillung nachträgliche Einzelknopfnähte erforderlich sein, ist

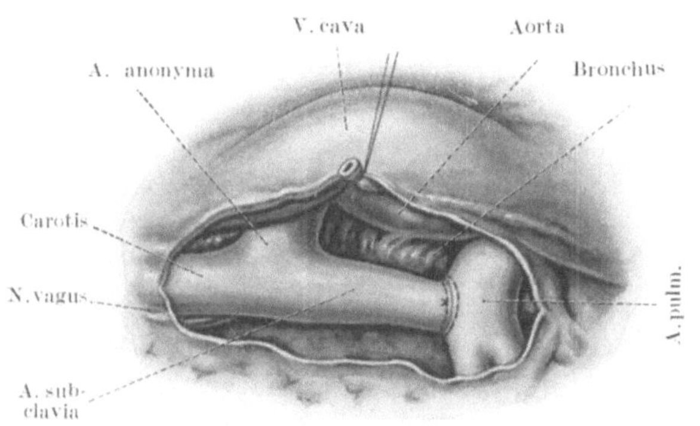

Abb. 4. Fertige Anastomose. Günstiger Abgangswinkel der Subclavia aus der Anonyma.

auf jeden Fall eine Stenosierung der Anastomose zu vermeiden. Die genügende Funktion der Fistel gibt sich durch ein fühlbares Schwirren zu erkennen. Ist die Naht einmal gelungen, ist eine postoperative Spannung an der Anastomose nicht zu befürchten, da nach Aufblähen der Lunge der Hilus etwas nach oben tritt.

Sollte die Subclavia zur Anastomosierung zu kurz erscheinen, so kann ihre Durchtrennung nicht proximal, sondern distal von der Ausgangsstelle der A. vertebralis etc, erfolgen, wie es *Groß* in 3 Fällen mit Erfolg getan hat. Die Lichtung des Gefäßes, die beim Vorziehen der angeschlungenen Arterie immer besonders klein erscheint, ist meist noch ausreichend für ein gutes funktionelles Resultat.

Im Gegensatz zu der routinemäßigen End-zu-Seit-Anastomose kann sich bei kleinem Kaliber die möglichst proximale Ligatur und quere Durchtrennung der Pulmonalis empfehlen. Es wird dann eine End-zu-End-Anastomose zwischen distaler Subclavia und distaler Lungenschlagader durchgeführt (Abb. 5). In gleicher Weise kann man bei sehr kurzer Subclavia vorgehen, wenn anderweitig eine Annäherung der beiden Gefäße unmöglich ist. Für die Durchführung der fortlaufenden Naht ist das vorherige Legen von 3 bis 4 Haltenähten günstig. Es gelingt so durch entsprechende Verteilung eine 2- bis 3fache Inkongruenz der Gefäßquerschnitte auszugleichen. Die End-zu-End-Naht hat freilich den Nachteil, daß das arterielle Blut ausschließlich eine Lunge durchfließt, während es sich bei der End-zu-Seit-Anastomose infolge des Druckgefälles in beide Lungen verteilt. Eine Anastomose der Pulmonalis mit der Anonyma oder Carotis, wie sie bei den anfänglichen Operationen *Blalocks* häufiger ausgeführt wurde, erhöht durch zerebrale Komplikationen das Operationsrisiko (Mortalität bis 30%) und sollte daher nach Möglichkeit vermieden werden.

Zusätzliche Anomalien der großen Gefäße. Die Durchführung der Anastomose kann durch eine Reihe von zusätzlichen Anomalien der großen Gefäße kompliziert werden. Die spiegelbildliche Lage des *rechtsseitigen Aortenbogens* ist die häufigste (25%). Hierbei sind jedoch die Operationsverhältnisse bei linksseitigem Vorge

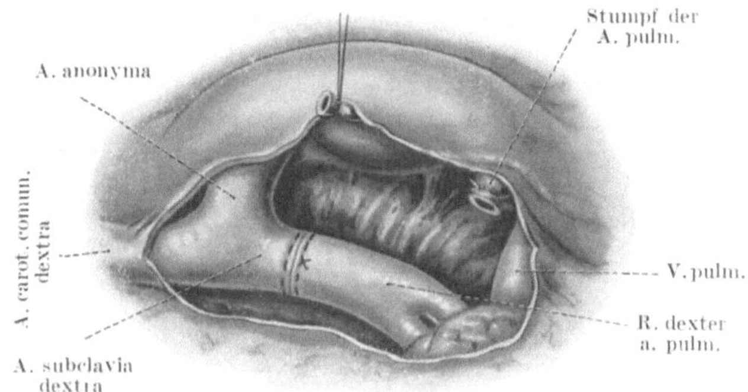

Abb. 5. End-zu-End-Anastomose der rechten Subclavia mit dem distalen Ende der rechten Pulmonalarterie wie sie zweckmäßigerweise bei kurzer Subclavia oder schmaler Lungenschlagader ausgeführt werden kann.

hen besonders günstig, weil die Subclavia, die aus der in diesem Fall ebenfalls links liegenden Anonyma entspringt, besonders lang ist. In drei Viertel dieser Fälle findet sich zwischen Pulmonalis und proximaler linker Subclavia der zu einem fibrösen Strang obliterierte Ductus arteriosus, der schadlos durchtrennt werden kann.

In manchen Fällen kann die Aorta zunächst nach rechts ziehen, um dann jedoch mit der Aorta descendens in scharfem Bogen hinter der Speiseröhre nach links zurückzubiegen. Bei diesem *rechtsseitigen Arcus mit linksseitiger Aorta descendens* kann die linke Subclavia aus der Aorta descendens abgehen.

Besonders variabel ist der Abgang der Hauptschlagader bei dem seltenen *doppelten Aortenbogen*, der Trachea und Oesophagus ringförmig umgibt. Bei 26 Patienten fand *Blalock* eine *retrooesophageale Subclavia*, ohne daß in der Anamnese Schluckbeschwerden bestanden hatten. Obwohl in diesen Fällen die Wandung der Arterie dünner als normal war, ist die Durchführung der Fistel möglich gewesen. Nur teilweise wurde hierzu die Subclavia vor den Oesophagus

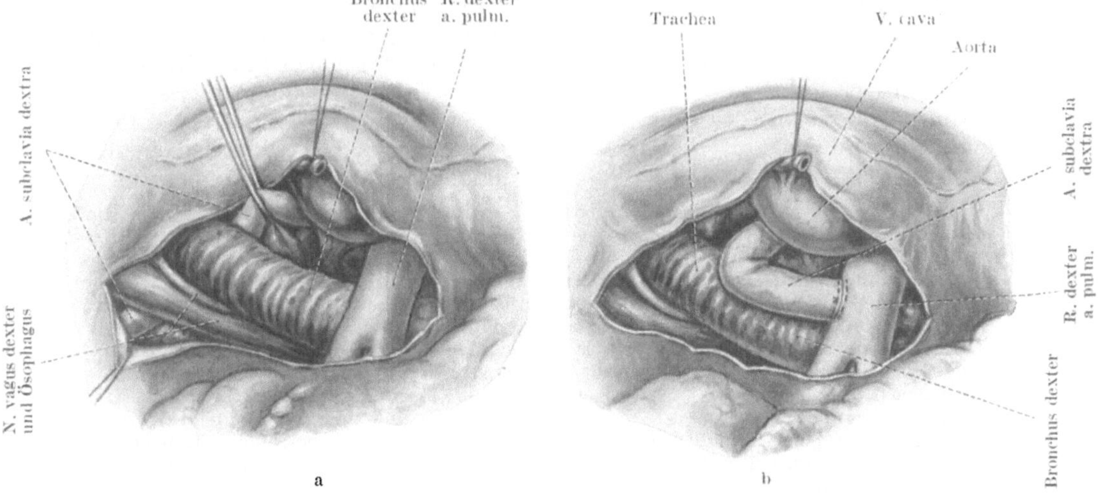

Abb. 6a. Gefäßanomalien bei der Subclavia-Pulmonalanastomose nach *Blalock*. Rechte Subclavia verläuft hinter der Trachea und dem Oesophagus. Diagnose durch Inspektion und Palpation. Die normale Kreuzung von Vagus und Subclavia fehlt.

Abb. 6b. Anastomose mit der verlagerten Subclavia. In den meisten Fällen wurde die retroösophageale Subclavia jedoch nicht nach vorne gebracht.

verlagert (Abb. 6). Auch bei der einmal retrooesophageal gefundenen A. anonyma ließ sich die davon abgehende Subclavia unschwer anastomosieren. Die Anonyma kann weiterhin ganz fehlen, so daß alle 4 Hauptarterien aus der Aorta abgehen. Umgekehrt können beide Carotiden und eine Subclavia aus der Anonyma entspringen. Immer ist eine sorgfältige Klärung erforderlich, um eine eventuelle Durchtrennung dieser Carotis zu vermeiden. In einem Falle *Blalocks* fand sich an Stelle der Anonyma ein lumenloser Strang. Die wieder offene und pulsierende Teilungsstelle von Carotis und Subclavia wurde in diesem Falle mit bestem klinischen Erfolg anastomosiert (Abb. 7).

Verhängnisvoll kann sich das *einseitige Fehlen einer Pulmonalarterie* auswirken, wie es *Blalock* bei insgesamt 9 Fällen beobachtete. Auf die Wichtigkeit der praeoperativen Diagnose dieses Zustandes wurde bereits bei der Angiokardiographie hingewiesen. Während der Operation muß die plötzliche Verschlechterung der Herzaktion sowie der Anstieg des Blutdrucks in der Pulmonalis nach Abklemmen der rechten oder linken Lungenarterie stets

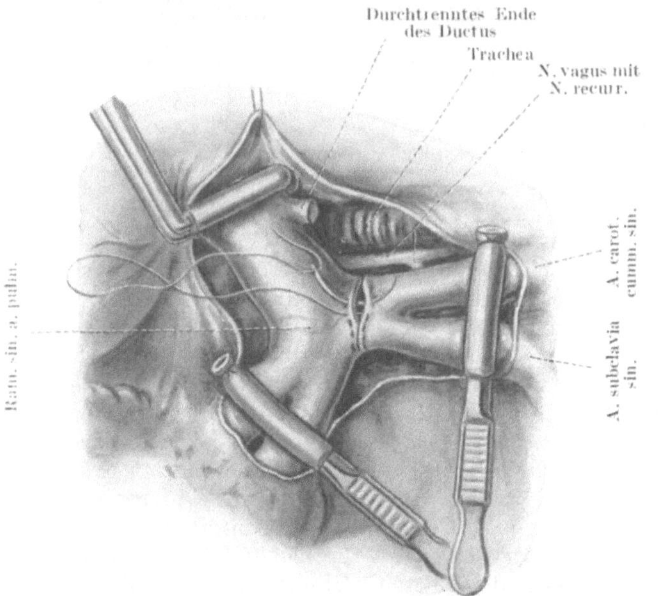

Abb. 7. Anastomose zwischen der Teilungsstelle der linken Subclavia und Carotis mit der Pulmonalis bei Rechtslage des Aortenbogens nach *Blalock*.

den Verdacht des Vorhandenseins nur einer Pulmonalis wecken. Es ist mehr als zweifelhaft, ob auch bei guter Kollateraldurchblutung der anderen Lunge die Anastomose gewagt werden darf. Auf jeden Fall ist es unmöglich, die Kontinuität dieser einzigen Pulmonalarterie für längere Zeit vollständig zu unterbrechen. *Potts* (1949) hat in einem derartigen Fall mit Hilfe einer Spezialklemme (Abb. 16) das Lumen der Pulmonalarterie nur partiell abgeklemmt und so erfolgreich eine End-zu-Seit-Verbindung von Subclavia und Pulmonalis durchführen können.

Bei einem 7jährigen Mädchen fand sich eine auffallend weite linke A. pulmonalis, nach deren Anschlingen zur Anastomosierung eine sofortige schwerste Anoxaemie und Herzarrythmie auftrat. Nach Wiederfreigabe schlagartige Erholung. Hierauf wurde die Lungenschlagader mit einer bogenförmigen Spezialklemme, die genau so wie die vom gleichen Verfasser für die Durchtrennung des Ductus arteriosus angegebene Klemme zahlreiche feinste Zähne trägt, in ihrer halben Circumferenz längs gefaßt und unter partiellem Offenbleiben ihres Lumens eine Verbindung mit der Subclavia durch einfache fortlaufende Naht herstellt (Abb. 8). Ausgezeichnetes klinisches Ergebnis nach komplikationslosem postoperativem Verlauf. — In einem gleichen Fall bei einem 19jährigen Mann mit einseitiger Lungenarterien-Atresie hat *Potts* eine erfolgreiche Anastomose zwischen der Aorta und einer zu einem Segment des rechten oberen Lungenlappens führenden Arterie durchgeführt. Obwohl die betreffende Lungenarterie quer durchtrennt werden mußte, traten in dem zugehörigen Lungenanteil keine erkennbaren Schädigungen auf.

Sollte infolge besonderer anatomischer Verhältnisse auch eine dieser Modifikationen unmöglich sein, bleibt als letzter Ausweg lediglich die Möglichkeit, die künstliche Vaskularisierung über die Pleura anzuregen.

Schließlich kann der Hauptstamm der Lungenarterie nahe dem Herzen völlig obliteriert sein (Truncus arteriosus) und die Lungendurchblutung ausschließlich über kollaterale Aa. bronchiales erfolgen. Sofern das Lumen die Pulmonalarterie distal von der Teilungsstelle in ihre beiden Seitenäste wieder offen ist, kann eine Anastomose erfolgversprechend sein.

Nicht selten kann die anatomische Übersicht durch Anomalien der *großen Venenstämme* erschwert sein. Ihre Topographie ist leichter durch eine präoperative Venographie bei der Angiokardiographie als durch die Operation selbst zu klären. So kann die V. cava superior links liegen oder doppelseitig angelegt sein, wobei entweder beide Venen in den rechten Vorhof oder eine in den Vorhof und die andere in den Sinus coronarius münden kann. Die V. anonyma verlief in einem Falle *Blalocks* bogenförmig hinter der Art. anonyma. Weiterhin können die Lungenvenen direkt in die obere Hohlvene einmünden. In allen diesen Fällen erfordert die Präparation der Gefäße besondere Sorgfalt. Die Möglichkeit einer Kompression der großen Venen nach Anlage der Anastomose ist zu beachten. (Abb. 9/10.)

Prä- und postoperative Behandlung. Die Vorbehandlung ist einfach. Atemgymnastische Übungen vor der Operation erleichtern die postoperative Ventilation. Eine Vorbehandlung mit Digitalis ist nach *Blalock* nur bei Fällen mit niedriger Herzreserve notwendig, *Mannheimer* dagegen wendet sie neuerdings routinemäßig an. Infolge leichterer Infekte der Luftwege besteht bei der *Fallot*schen Tetralogie öfters Fieber mit gelegentlichen steilen Temperatur-

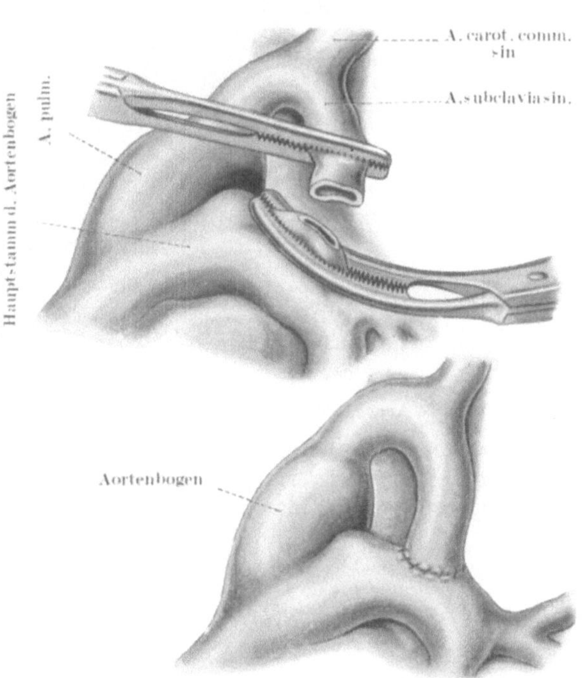

Abb. 8a u. b. End-zu-Seit-Anastomose zwischen Subclavia und Pulmonalis nach *Potts* bei Vorhandensein nur einer Lungenschlagader. A. Partielle Abklemmung der Pulmonalis mit gebogener Klemme. B. Fertige Anastomose

anstiegen, die jedoch nach *Brock* nur bei besonderer Heftigkeit ein Hinausschieben der Operation verlangen. Spätestens mit dem Tage der Operation ist Pencillin zu geben.

Dem Wasserhaushalt ist vor und nach der Operation besondere Aufmerksamkeit zu widmen. Jegliche Austrocknung ist schädlich und begünstigt die unangenehmste postoperative Komplikation, die zerebrale Thrombose. Aus diesem Grund sollen bei Kindern mindestens 1600 cm³, bei Erwachsenen mindestens 2500 cm³ Flüssigkeit pro Tag gegeben werden. Wenn kein besonderer Blutverlust vorliegt, genügt während der Operation Plasma oder Kochsalzlösung, da das Hämoglobin infolge der Polyzythämie in überreichlichem Maße vorhanden ist. Jedoch ist die intravenöse Flüssigkeitszufuhr postoperativ selten länger als 24 Std notwendig und kann danach allein durch perorale Gaben ersetzt werden. Bluttransfusionen sind wegen des hohen Hämoglobingehalts nur in Ausnahmefällen notwendig.

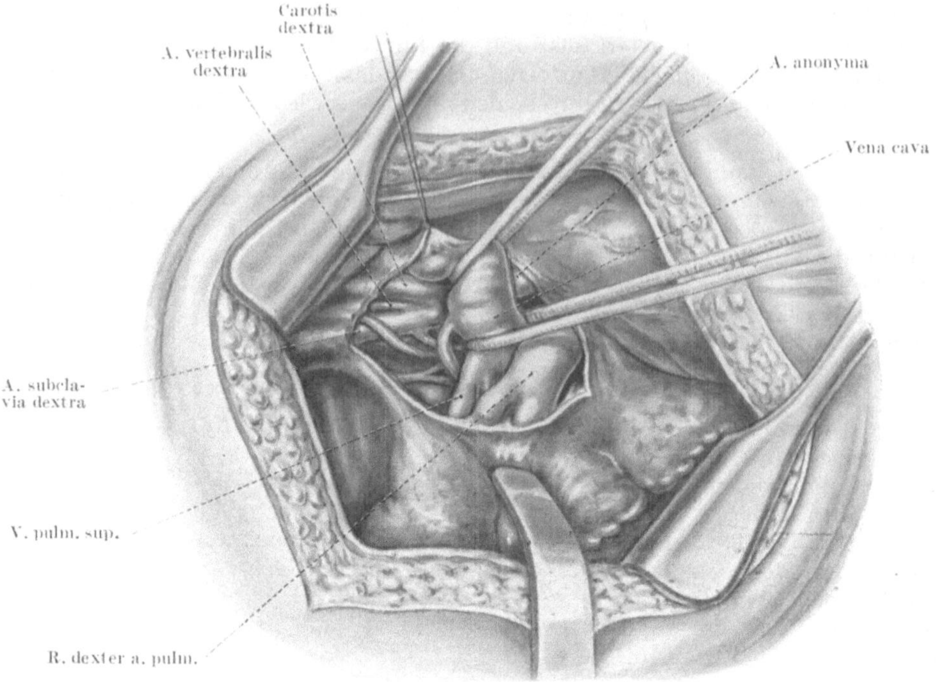

Abb. 9. Anomalie der Vena cava sup. in die eine Lungenvene einmündend nach *Blalock*.

So frühzeitig wie möglich ist mit Atemübungen zu beginnen. Auch das Abhusten muß energisch verlangt werden, um Lungenkomplikationen zu vermeiden. Zum besseren Durchatmen ist Codein empfehlenswerter als Morphium. Postoperative Gaben von Sauerstoff (Zelt) sind besonders indiziert. Im Durchschnitt genügen 36 Std. Das endgültige Absetzen der O_2-Therapie erfolgt jedoch erst, nachdem die probeweise Entfernung ohne Cyanose oder Steigerung der Atemfrequenz vertragen wurde.

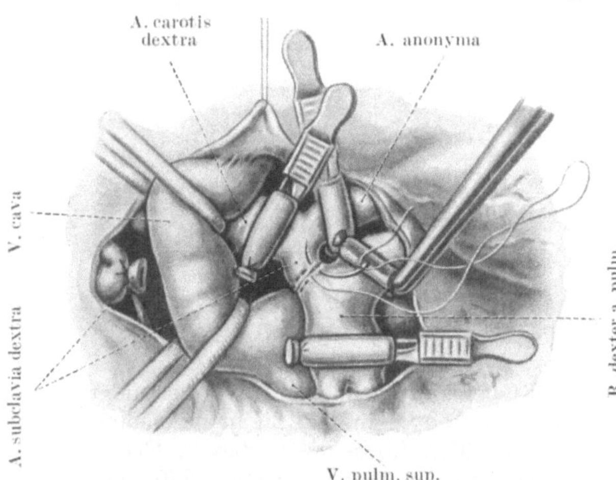

Abb. 10. Fertige Anastomose der rechten Subclavia und der rechten Pulmonalis bei Anomalie der V. cava sup. nach *Blalock*.

Der Blutdruck erreicht in der Regel innerhalb von 12 Std die präoperativen oder höhere Werte. Die Pulsfrequenz als wichtigstes Kriterium des Kreislaufzustandes erreicht am zweiten Tag ihren Gipfel und liegt bei fehlender Komplikation am Ende der ersten Woche im allgemeinen 10 Schläge höher als vor der Operation. Ähnlich erfolgt der Verlauf der Temperaturkurve, die 38,3 nur selten übersteigt.

Komplikationen. Im allgemeinen wird die postoperative Phase überraschend leicht vertragen. An *Komplikationen*, die bei älteren Patienten häufiger als bei jüngeren sind, kann das seltene Herzversagen, ein Pleuraerguß oder eine zerebrale Thrombose auftreten.

Herzversagen. Die durch die Anastomose bedingte Mehrarbeit des Herzens verlangt das Vorhandensein einer Reservekraft, die von dekompensierten und älteren Herzen offenbar schwerer aufgebracht wird. Wie bei der Röntgendiagnostik bereits erörtert, stellt daher eine Erweiterung des Herzens eine operative Kontraindikation dar. Eine gute präoperative Auslese wird so die Häugfikeit eines Herzversagens niedrig halten.

Als bedrohliches Symptom einer darniederliegenden Herzleistung ist der fehlende Wiederanstieg des Blutdrucks zu werten. Sollte dieser nicht innerhalb von 12 bis 24 Std die präoperative Höhe erreichen, wird infolge der verlangsamten Hirndurchblutung das Auftreten einer zerebralen Thrombose begünstigt. Auch aus diesen Gründen sind daher rechtzeitige Gaben von Cardiaca, Kreislaufmitteln und Infusionen indiziert.

Da die postoperative Mehrarbeit des Herzens — wie beim Ductus Botalli — ausschließlich vom linken Herzen getragen wird, müßte bei der plötzlichen Mehrdurchblutung der Lunge ein Lungenödem besonders leicht entstehen können. Erfreulicherweise tritt dieses jedoch nur selten auf. Trotzdem muß man stets damit rechnen, auch noch im späteren Verlauf. So hat *Brock* noch am 15. bzw. 27. postoperativen Tag bei dem gleichen Patienten ein Versagen des linken Herzens unter dem Bilde eines Koronarinfarkts mit stenokardischen Beschwerden, Kollaps und Dyspnoe, beobachtet und mit Morphium erfolgreich behandelt.

Pleuraerguß. Auch wenn die Gefäßanastomose vollkommen dicht bleibt, kann es infolge zahlreicher Kollateralgefäße, die bei der Präparation der großen Gefäße durchtrennt werden müssen, postoperativ trotz sorgfältiger Blutstillung zu einem mehr oder minder ausgedehnten Hämatothorax auf der operierten Seite komme. Ältere Patienten mit starker Zyanose und Polyzythämie neigen mehr dazu als jüngere. Meist verrät sich der Erguß durch einen Anstieg von Temperatur und Puls. Neben einer Verlängerung der Rekonvaleszens kann die resultierende Einengung der Atemfläche zu einer plötzlichen Gefahr werden und auch aus diesem Grunde eine ein- oder mehrmalige Punktion der Pleurahöhle erfordern. Um vor Überraschungen dieser Art sicher zu sein und die Heilungsdauer abzukürzen, verwendet *Brock* neuerdings routinemäßig eine postoperative Saugdrainage mit Hilfe eines interkostal eingelegten Gummirohrs.

Während der hämorrhagische Erguß außerordentlich häufig ist und z. B. in mehr oder minder schwerer Form bei drei Viertel der Fälle von *Brock* auftrat, gehört ein akuter Hämatothorax aus der Anastomose zu den verschwindenden Seltenheiten. Infolge eines in der Nachbarschaft der Lungenarterie zurückgelassenen Tupfers entwickelte sich bei einem Patienten von *Paine* u. *Varco* ein Aneurysma, aus dem noch 6 Wochen nach der Operation plötzlich eine tödliche Verblutung erfolgte. Die gleichen Autoren beobachteten bei 3 Fällen infolge offenbarer Verletzung des Ductus thoracicus einen Chylothorax, der unter wiederholten Punktionen innerhalb von 10 bis 24 Tagen ausheilte.

Zerebrale Thrombose. Sie stellt die schwerste Komplikation dar und ist besonders bei Kranken mit starker Polyzythämie zu befürchten. Ihre Häufigkeit beträgt nach *Brock* etwa 7%. Auf den begünstigenden Faktor einer länger anhaltenden postoperativen Blutdrucksenkung wurde bereits hingewiesen. Je nach der Ausdehnung der Thrombose erfolgt das Erwachen aus der Narkose verspätet bzw. geht unmittelbar in ein Stadium der Benommenheit über. Entsprechend der Lokalisation des Herdes besteht eine gegenseitige Lähmung, oft der gesamten Körperhälfte. Während in schweren Fällen der Exitus erfolgt (nach *Blalock* unter

610 Operierten 24 mal), kann es bei weniger schweren Thrombosen zu einer mehr oder minder vollständigen Restitution der Lähmungserscheinungen kommen. Manchmal kann das gute funktionelle Resultat der Operation jedoch durch die zerebrale Thrombose erheblich geschmälert werden.

Für die Behandlung ist es wichtig, nach der Diagnose sofort Heparin mittels intravenöser Kochsalzinfusion zuzuführen. Wenn der Blutverlust bei der Operation gering war, ist auch ein Aderlaß empfehlenswert. Eine Thromboseprophylaxe mit Antikoagulantien ist normalerweise mit Rücksicht auf die Gefäßanastomose natürlich kontraindiziert und wird sonst nur bei Verdacht eines thrombotischen Anastomosen-Verschlusses durchgeführt.

Im Gegensatz zu der häufigsten Form der zerebralen Thrombose im unmittelbaren Anschluß an die Operation sind Thrombosen (Embolien?) des Gehirns und anderer systämischer Arterien auch noch zu späteren Zeitpunkten (8 und 24 Tage nach *Brock*) beobachtet worden. Auch das seltene Auftreten eines Hirnabszesses 3 Monate nach der Operation wurde möglicherweise mit der gleichen Komplikation in Zusammenhang gebracht.

Sonstige postoperative Störungen treten an Häufigkeit und Schwere hinter diesen 3 eben genannten Komplikationen zurück. Zu nennen sind Lungenatelektasen durch Schleimpfröpfe in den Bronchien, die durch Atemübungen und systematisches Abhusten am besten zu vermeiden sind Eine *Laryngitis* (endotracheale Narkose) machte in einem Falle *Brock*s eine Tracheotomie erforderlich, ohne die Gesamtheilungsdauer wesentlich zu verzögern. Die *Durchblutungsstörung im gleichen Arm* ist nach der Subklaviaanastomose durch den fehlenden Puls in der A. radialis und eine geringe Differenz in der Hauttemperatur zu erkennen, zeigt mit der Zeit jedoch einen weitgehenden Ausgleich. *Blalock* sah bei 555 Subklaviaunterbindungen in keinem einzigen Falle eine stärkere Funktionsstörung des Armes. Nicht einmal waren die Erscheinungen so schwer, daß eine Blockade des Sympathicus gerechtfertigt erschien. *Paine* u. *Varco* sahen jedoch einmal bei einem 18 Monate alten Kind in besonders schwerem Zustand eine Gangrän der rechten Hand nach Unterbindung der rechten Subklavia auftreten. Da jedoch schon vor der Operation der Puls in der rechten A. radialis nicht zu fühlen war und eine Hypoplasie der gesamten rechten Körperseite bestand, müssen wohl besondere Umstände vorgelegen haben. Auffallenderweise ist die Operation fast regelmäßig von einem sofort auftretenden *Horner*schen *Syndrom* mit Verengung der Pupille und der Lidspalte auf der Seite der Operation gefolgt, das jedoch meist bis zur Entlassung aus dem Krankenhaus wieder vollständig verschwunden war.

3. Ergebnisse.

Mortalität. *Blalock* (1948) berichtete bei 610 operierten Fällen über 108 Todesfälle (17,7%). Hiervon starben 27 während der Operation, 12 davon wiederum bei alleiniger Probethorakotomie. Als häufigste Todesursache wurde ein Herzstillstand infolge Anoxämie angenommen. 68 starben während der postoperativen Nachbehandlung, davon 24 an zerebraler Thrombose, 16 an Herzversagen oder Lungenödem, 8 an einer Blutung und 3 an Lungenkomplikationen. Nicht immer konnte die Sektion die Todesursache klären. 13 weitere Patienten starben nach der Entlassung aus der Klinik, nicht alle in direktem Zusammenhang mit der Operation. Als Todesursache wurden Herzversagen, Koronarverschluß, Pneumonie oder zerebrale Komplikationen angegeben. Bei Verwendung der Anonyma (49 Fälle) oder der Carotis (34 Fälle) zur Anastomose war die Mortalität erheblich höher (30,6% bzw. 23,5%). Die Benutzung dieser Gefäße zur Anastomose stellt ja für die Hirndurchblutung eine beträchtliche Gefahr dar und ist daher heute weitgehend verlassen. Die Verbindung von Subklavia und Pulmonalis mit End-zu-Seit-Naht, die bei Fehlen zusätzlicher Gefäßmißbildungen das Normalverfahren darstellt, war mit der niedrigsten Mortalität von nur 10,4% bis 433 Fällen verbunden, die End-zu-End-Naht der gleichen Gefäße dagegen mit einer solchen von 15,7%.

Die Operationssterblichkeit anderer Autoren bewegt sich in ähnlichen Grenzen. Sie betrug bei den ersten 83 Fällen von *Brock* 15,5%, bei 45 Operationen von *Paine* u. *Varco* 14%, desgleichen bei 35 Fällen von *Derra*, bei 100 Fällen des Pariser Hospitals Broussais 17%, nach *Mannheimer* bei 58 Fällen von *Crafoord* u. *Sandblom* 19%, während *Mason* bei 10 Fällen 3 und eine Kopenhagener Chirurgengruppe nach *Warburg* von 38 Fällen 5 verlor.

Es ist klar, daß die Operationssterblichkeit weitgehend von dem jeweiligen Begriff der Operabilität abhängen muß. Je schwerer der Zustand, um so größer ist das operative Risiko, um so schlechter sind aber auch die Lebensaussichten ohne Operation. Aus diesem Grunde hat *Blalock* die operative Indikation für alle Fälle, bei denen eine Verminderung der Lungendurchblutung vorliegt, soweit wie möglich gesteckt. Das hindert ihn nicht daran, wenn irgend möglich, den Eintritt des günstigsten *Operationsalters* abzuwarten. Erfahrungsgemäß war seine niedrigste Mortalität in der Altersklasse von 3 bis 10 Jahren. Unter 2 Jahren ist die Operation schon wegen der Kleinheit der Gefäße wenig ratsam, zumal man nicht weiß, inwieweit die Lichtung der Anastomose mit dem weiteren Wachstum Schritt hält. *Brock* hält die Zeit zwischen dem fünften und zehnten Lebensjahr für das günstigste Operationsalter. Früher möchte er nur aus zwingender vitaler Indikation operieren. Später hingegen verschlechtert sich das Operationsrisiko allmählich vor allem weil das durch die langjährige Anoxämie geschädigte Myokard der Belastung des Eingriffs offenbar weniger gewachsen ist. Trotzdem hat er noch bei 5 Patienten zwischen 19 und 27 Jahren die Operation durchführen können.

Klinischer Erfolg. Die Mehrzahl der Operierten zeigt postoperativ eine wesentliche Besserung ihres Zustandes, die durch mehrere klinische Kriterien meßbar ist. Am sichtbarsten ist der schnelle Rückgang der Zyanose, der schon unmittelbar nach der Operation die Funktionstüchtigkeit der Anastomose anzeigt. Die Blausucht kann in vielen Fällen vollständig verschwinden und nur noch bei extremer Anstrengung oder bei kaltem Wetter im Bereich der Nägel erkennbar sein. Entsprechend dem Rückgang der Zyanose steigt die Sauerstoffsättigung des Blutes an, während Hämoglobin, Hämatokrit und Erythrozytenzahl in Tagen und Wochen allmählich bis zur Norm absinken können. Eine mehr oder minder gute Rückbildungsfähigkeit zeigen auch die Trommelschlägelfinger und -zehen.

Als physikalisches Zeichen einer durchgängigen Anastomose ist weiterhin der Auskultationsbefund beweisend. Nach der gelungenen Operation findet sich über der Herzbasis ein kontinuierliches systolisches und diastolisches Geräusch. Fehlt dieses oder ist es nur in der Systole vorhanden, sind die Erfolgsaussichten schlecht.

Am beglückendsten für Eltern und Arzt ist die Zunahme der körperlichen Leistungsfähigkeit. Kinder, die vor der Operation nur wenige Schritte laufen konnten, können mit zunehmendem Muskeltraining schließlich viele Meilen gehen oder den ganzen Tag auf den Beinen sein. Einige können sogar Sport treiben. Die Zahl der operativ Gebesserten gibt *Blalock* mit etwa 75% an, während *Brock* bei seinen ersten 50 Fällen 33 „vollkommene" Heilungen (60%), 4 mäßige Besserungen und 3 Versager erzielte. Ist das funktionelle Ergebnis der Operation nicht befriedigend, kommt eine zweite Operation mit Anastomosierung der gegenseitigen Subclavia und Lungenarterie in Frage. *Blalock* hat diesen Eingriff in mehreren Fällen mit gutem Erfolg ausgeführt.

Spätergebnisse können bisher noch nicht beurteilt werden. Wie bereits erwähnt, stellt ja die Anastomose eine Vermehrung der Herzarbeit dar, die den Verhältnissen beim persistierenden Ductus arteriosus ähnlich ist. Entsprechend findet sich bei einem Teil der Operierten auch eine postoperative Zunahme der Herzgröße, die in der Regel jedoch geringfügig ist und nach 1 bis 2 Monaten stationär bleibt. Nur bei einem 4jährigen Buben mit zusätzlicher Atresie der Tricuspidalis (*Brock*) stellte sich postoperativ eine erhebliche Herzvergrößerung ein. Der Patient erlag 8 Monate später offenbar einer Herzinsuffizienz.

4. Aorta-Pulmonalisanastomose. (Operation nach Potts.)

Potts, Smith and *Gibson* haben 1946 eine Methode zur direkten Anastomosierung einer Pulmonalarterie mit der Aorta angegeben. Das therapeutische Prinzip der Operation ist das gleiche wie bei dem *Blalock*schen Verfahren, d. h. die Lungendurchblutung soll verbessert werden. Die Möglichkeit einer Gefäßverbindung von Aorta und Lungenschlagader war bereits von *Blalock* erwogen, ihre Durchführung am Menschen jedoch nicht für ratsam erachtet worden. Experimentelle Untersuchungen am Hund über die Technik der Aortenresektion (*Blalock* u. *Park*), die zum Zweck einer operativen Behandlung der Isthmusstenose ausgeführt worden waren, hatten nämlich ergeben, daß eine temporäre Abklemmung der Aorta sehr schnell zu einer irreversiblen ischämischen Schädigung des Rückenmarks mit Paralyse der Hinterbeine führte. Diese Gefahr wurde von *Potts* durch Konstruktion einer besonderen Klemme ausgeschaltet, die die Durchgängigkeit der Aorta für die Zeitdauer der Naht nur partiell aufhebt.

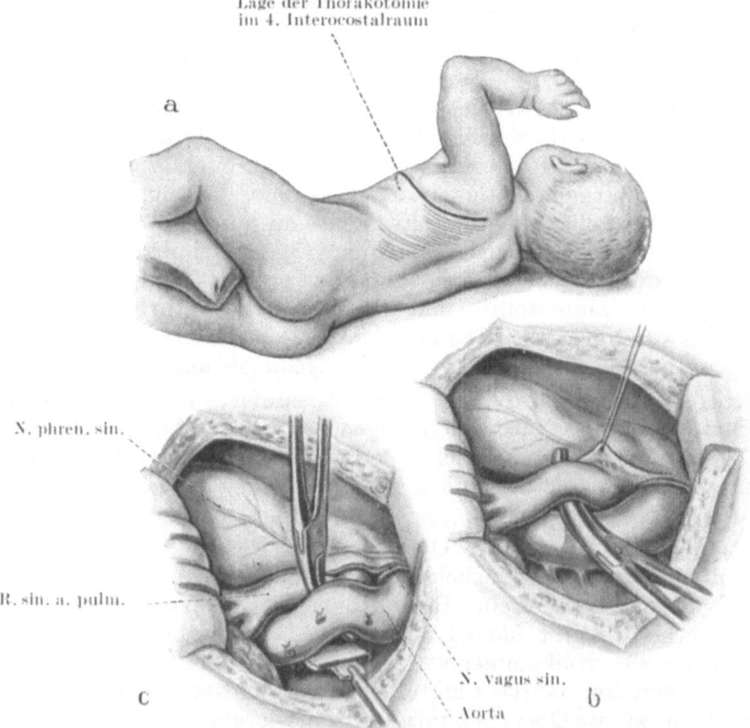

Abb. 11 a—c: Aorta-Pulmonalisanastomose nach *Potts*. a: Seitliche Inzision durch den vierten Interkostalraum. b: Darstellung der Pulmonalarterie. c: Anheben der Aorta und Unterfahren mit der Aortenklemme.

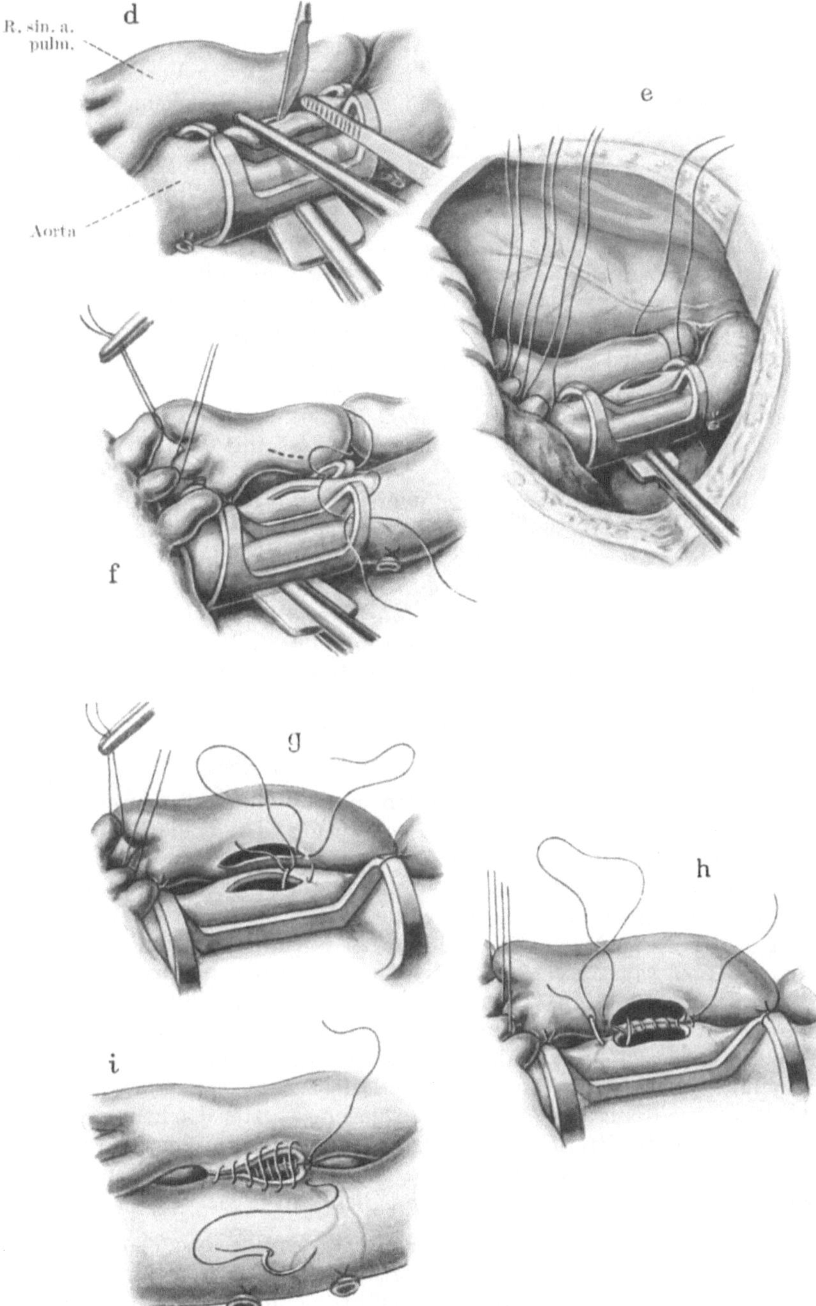

Abb. 11 d—i: d: Inzision der Aorta nach Flachstreichen des verschlossenen Segmentes. e: Ligaturen mit ge-ölter Seide werden um die linke Pulmonalarterie und ihre Äste gelegt. f: Die Ligaturen der distalen Äste der Pulmonalarterie werden zuerst angezogen und am distalen Anteil der Klemme befestigt. Danach wird das Hauptgefäß entsprechend unterbunden und die Ligatur mit dem proximalen Teil der Klemme verknüpft. g: Der erste Stich der fortlaufenden Naht wird so geknüpft, daß der Knoten außerhalb des Gefäßlumens zu liegen kommt. h: Die hintere Reihe der fortlaufenden Naht sowie die Ausstiche am unteren Winkel koaptieren die Adventitia der beiden Gefäßlefzen. i: Die vordere fortlaufende Naht wird erst angezogen, nachdem alle Stiche gesetzt sind. Die ganze Anastomose wird mit fortlaufendem Faden durchgeführt.

Technik (*Potts* 1946, 1948, 1949). In endotrachealer Zyklopropannarkose und
Seitenlage des Patienten wird der Thorax durch eine posterolaterale Inzision im
vierten Interkostalraum eröffnet. Für die Seitenwahl ist der Verlauf der Aorta
deszendens entscheidend, d. h. der Schnitt ist gleichseitig und liegt somit in der
Mehrzahl der Fälle links. Nach Abziehen der kollabierten Lunge wird als erstes
die gleichseitige Lungenarterie präpariert, die häufig von den bereits geschilderten
kollateralen Blutgefäßen überdeckt wird. Für die Blutentfernung empfiehlt *Potts*
bei dieser Präparation keine Tupfer, sondern die Berieselung mit physiologischer
Kochsalzlösung und Absaugung. Neben dem Vorteil einer geringeren Gewebs-
traumatisierung wird dadurch das hämoglobinreiche Blut vollständiger beseitigt,
so daß die anatomische Situation übersichtlicher bleibt. Das Kaliber der Lungenarterie betrug im Durchschnitt 5 bis 8 mm, schwankte jedoch zwischen 4 und
18 mm. Für gewöhnlich ist die linke Lungenarterie länger als die rechte und teilt
sich erst durch am Hilus in ihre weiteren Äste. Da sie in der gleichen Ebene wie
die Aorta verläuft, erscheinen die Verhältnisse bei linksseitigem Vorgehen für die
Anastomose günstiger. Die rechte Lungenarterie bildet mit der Aorta fast einen
rechten Winkel. Trotzdem führte aber auch die rechtsseitige Anastomose in
7 Fällen niemals zu einer unliebsamen Knickung, da die Pulmonalis außerordentlich elastisch ist. Nach genügender Freilegung der Pulmonalis werden 2 geölte
Seidenfäden proximal und distal, soweit wie möglich voneinander, doppelt um
das Gefäß herumgelegt. Eine temporäre Abklemmung für 2 min prüft unter
Beobachtung der Herzfunktion die Durchführbarkeit der Anastomose, die bei
Vorhandensein einer ungenügenden Blutversorgung der anderen Lunge nur durch
Modifikation der Standardtechnik (siehe auch S. 108) erreichbar ist. Erst danach
wird die Pleura über der Aorta unmittelbar unterhalb des Aortenbogens von
lateral her inzidiert und die abgehenden Unterkostalarterien in einer der Klemme
entsprechenden Ausdehnung doppelt ligiert und durchtrennt.

Die Aortenklemme wird in 3 Größen (klein, mittel und groß) hergestellt. Bei
den meisten Patienten genügt die mittlere Ausführung. Die beiden Branchen der
Klemme (Abb. 11) umgreifen die Aorta und pressen in geschlossenem Zustand
einen Teil der Aortenwand, der für die Anastomose bestimmt ist, dicht aufeinander.
Der übrige Anteil des Aortenlumens, etwa die Hälfte, liegt in der Wölbung der
Klemme und bleibt offen. Nach dem Anlegen der Klemme, das langsam erfolgen
muß, ist über der distalen Aorta als Zeichen ihrer Durchgängigkeit ein puls-
synchrones Schwirren zu fühlen. Nunmehr werden die um die Pulmonalis gelegten
Ligaturen aus geölter Seide fest angezogen, ohne ihre Wandung zu verletzen. Es
empfiehlt sich, die distale Pulmonalisligatur zuerst anzuziehen, da hierdurch die
später erfolgende Inzision der blutgefüllten Lungenschlagader erleichtert wird.
Die beiden Fadenenden werden jeweils in entgegengesetzter Richtung durch die
gewinkelten Enden beider Branchen der Aortenklemme hindurchgezogen und verknüpft. Aorta und Pulmonalis liegen hierdurch dicht aneinander. Ein Abgleiten
der Klemme soll auch ohne die Ligatur unmöglich sein.

Anastomose. Nachdem die Adventitia der Aorta bereits vorher in dem für die
Anastomose bestimmten Bezirk entfernt worden war, werden beide Gefäße annähernd longitudinal mit senkrechter Messerführung inzidiert. Die Inzision ist
jedoch soweit diagonal zu legen, daß nach fertiger Anastomose eine Knickung der
Pulmonalis vermieden wird. Die Länge der Anastomose ist für das funktionelle
Resultat entscheidend. Daß ihre Variabilität dem Operateur überlassen bleibt,
wird gegenüber der unveränderbaren Weite der *Blalock*schen Anastomose als besonderer Vorteil des *Potts*schen Verfahrens angesehen. Infolge bisher noch fehlender Spätergebnisse ist die Diskussion über die optimale Anastomosenweite aber

noch keineswegs abgeschlossen. Die Frage ist einmal, ob das Lumen der Fistel mit dem weiteren Wachstum Schritt hält. Auf der anderen Seite besteht bei einer primär zu großen Anastomose die Gefahr, daß die Herzarbeit genau so wie beim persistierenden Ductus arteriosus empfindlich beeinträchtigt wird. Tatsächlich hat *Potts* die Inzision früher 8 mm und neuerdings nur 6,3 mm lang gemacht. Hierbei müßte der eigentliche Durchmesser der Fistel 5 bzw. 4 mm betragen, wenn nicht die Elastizität der Gewebe und die Naht selbst die Akkuratesse mathematischer Berechnungen empfindlich stören würde. *Fell* und Mitarbeiter (1949), die bei 3 Kleinkindern innerhalb des ersten Lebenshalbjahrs wegen einer durch Trikuspidalisatresie komplizierten *Fallot*schen Tetralogie nach *Potts* operierten, reduzierten die Anastomosenlänge auf 4 mm und beobachteten danach einen völligen Rückgang der Blausucht.

Die Naht selbst wird nach *Potts* mit feinster Seide überwendlig fortlaufend durch alle Schichten geführt und beginnt am oberen Winkel. Die Hinterwand wird zuerst genäht, die Stiche sollen 1 mm auseinander liegen. Während früher Hinterwand und Vorderwand mit 2 getrennten Fäden genäht wurden, geschieht dies neuerdings mit einer einzigen fortlaufenden Naht. Hinten liegt Adventitia an Adventitia, vorn kommt Intima an Intima. Entsprechend den *Carell*schen Erfahrungen ist das innere Nahtmaterial bereits nach 12 bis 24 Std von Endothel überdeckt.

Nach Beendigung der Anastomose wird erst die distale, dann die proximale Ligatur an der Pulmonalis durchtrennt und dann die Aortenklemme langsam entfernt. Dabei ist besonders auf den Blutdruck zu achten. Während er bei liegender Klemme durch die partielle Aortenkompression in der A. brachialis um 10 bis 20 Hg erhöht ist, kann eine plötzliche Freigabe der Klemme zu einem unliebsamen Abfall führen. Eine eventuelle Blutung aus der Anastomose steht meist spontan. Nur 3 mal benötigte *Potts* bei seinen ersten 45 Patienten im Bereich der Vorderwandnaht eine zusätzliche Einzelknopfnaht. Die Hinterwand war bei nunmehr 135 Anastomosen immer dicht. In jedem Falle bewies das obligate Schwirren die Durchgängigkeit der Fistel. Nach Aufblasen der Lunge wird der Pleuralraum für einige Tage durch einen Pezzerkatheter im sechsten Interkostalraum drainiert. Die postoperative Behandlung unterscheidet sich nicht von der *Blalock*schen Operation.

Modifikation. Bei Fällen mit einseitiger Atresie der Lungenschlagader ist die Normalmethode der *Potts*schen Anastomose natürlich unmöglich, weil die vollständige Abklemmung der Pulmonalis zu schwersten Störungen führen würde. *Potts* hat in einem solchen Falle (s. S. 108) mit Erfolg eine Anastomose zwischen der Aorta und einem segmentalen Ast der Lungenarterie durchgeführt, ohne daß in dem betreffenden Lungenanteil trotz der Unterbindung des zugehörigen Gefäßes irgendwelche Störungen aufgetreten wären. Wie in der Abb. 12 ersichtlich, fließt das Aortenblut infolge eines Überdrucks durch den segmentalen Ast der Lungenarterie in beide Lungen.

Zu erwähnen bleibt weiterhin noch eine Modifikation von *Ross* u. *Murphy* 1949, die eine Anastomose zwischen der Aorta ascendens und dem Hauptstamm der Pulmonalarterie empfehlen, weil hierbei die Operation am wenigsten durch anatomische Varianten der großen Gefäße gestört werden könnte. An der Aorta wird eine abgewandelte *Potts*-Klemme, an der Pulmonalis eine einfache gebogene Klemme angelegt, so daß der partielle Durchfluß beider Gefäße erhalten bleibt. Nach ausgedehnten experimentellen Vorarbeiten wurde der Eingriff bisher einmal auch beim Menschen mit Erfolg durchgeführt. Nähere Angaben fehlen noch.

5. Ergebnisse.

Potts, der bisher die größte Zahl von Aorta-Pulmonalisanastomosen ausgeführt hat, verlor von seinen ersten 45 Patienten 4, was einer Operationsmoralität von nur 8,8 % entspricht. In 3 Fällen war eine cerebrale Thrombose bzw. Blutung die Todesursache, in 1 Fall eine vor der Operation nicht erkannte Lungen-Tuberkulose,

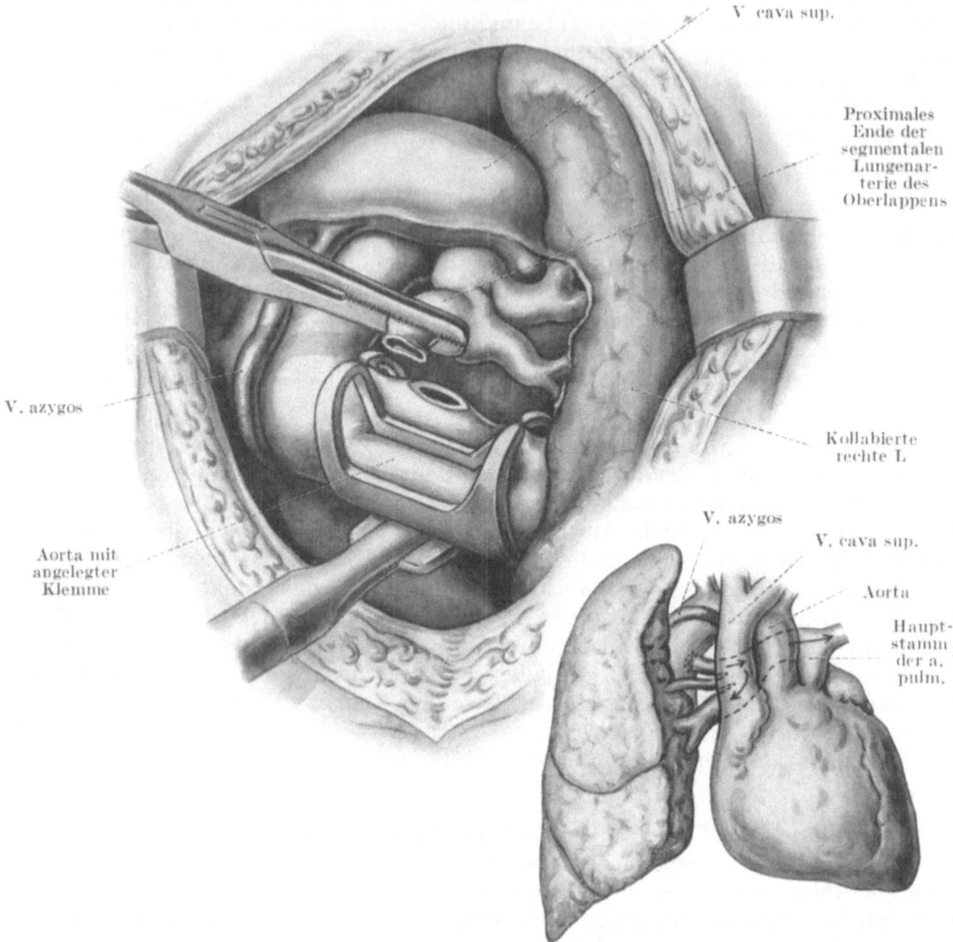

Abb. 12. Anastomose zwischen Aorta und segmentärer Lungenarterie bei einseitiger Atresie der Lungenschlagader. nach *Potts*.

die zu einem Spannungspneu führte. Hinzu kommen aber 7 Fälle, bei denen nur eine Probethorakotomie ohne Anastomose durchgeführt wurde, weil einmal ein Eisenmenger-Komplex und 6mal eine atretische Pulmonalarterie vorlag. Von diesen 7 Fällen sind 3 der Operation erlegen. *Potts* hat nach seiner jüngsten Mitteilung (1949) inzwischen 181 Patienten operiert und dabei 165mal eine Anastomose mit einer Operationsmortalität von 9,7 % angelegt. Unter diesen Operationen sind jedoch auch einige Pulmonalis-Subclavia-Anastomosen enthalten, deren Zahl nicht genau ersichtlich ist, aber weniger als 20 betragen muß. In 6 Fällen war die Todesursache cerebral bedingt, 2mal lag ein Herzversagen vor. In den anderen Fällen handelt es um Blutungen aus einer Interkostal- bzw. Bronchialarterie oder eine Sepsis, die einmal von infizierten Granulationen im Bereich der Anastomose ihren Ausgang nahm. Wesentlich höher lag die Sterblichkeit bei 16 Probethorakotomien ohne Anastomose, von denen 7 starben. Das Operationsalter schwankte zwischen 10 Wochen und 16 Jahren.

Die klinischen Resultate entsprechen etwa denen der *Blalock*schen Operation. *Potts* hat bei 41 Überlebenden 39mal eine ganz wesentliche Besserung der Cyanose und des Allgemeinzustandes gesehen. Nur einmal mußte unter 149 Überlebenden ein thrombotischer Verschluß der Anastomose angenommen werden.

Eine Reihe von anderen Autoren wie *Blalock, Brock, Fell* u. a. haben jedenfalls einige *Potts*che Anastomosen ausgeführt, ihre Anwendung jedoch auf bestimmte Sonderfälle beschränkt. Zur genauen Indikationsstellung ist ein Abwägen der Vor- und Nachteile des Verfahrens gegenüber der *Blalock*schen Operation notwendig. Als *Vorteil* kann einmal die kürzere Operationsdauer angeführt werden, die eine Folge der einfacheren technischen Durchführbarkeit ist. Gerade beim Kleinkind, wo die Subclavia wegen ihres dünnen Kalibers oder ihrer geringen Länge zur Anastomose weniger geeignet ist, läßt sich die *Potts*sche Fistel sicherer durchführen. Sie wird daher auch von *Blalock* besonders für Kinder unter 2 Jahren empfohlen.

Die jüngsten in der Literatur mitgeteilten Patienten (*Fell* und Mitarbeiter) kamen im Alter von 7 und 10 Wochen zur Operation. Es handelte sich dabei um sogenannte *Tricuspidalisatresien*, bei denen das Blut vom rechten Vorhof durch einen interaurikulären Septumdefekt in den linken Vorhof, in die linke Kammer und in die Aorta fließt, während der rechte Ventrikel praktisch nicht in Funktion tritt. Diese komplizierte Sonderform der *Fallot*schen Tetralogie geht mit einer besonders geringen Lebenserwartung von durchschnittlich unter 1 Jahr einher und rechtfertigt daher einen frühzeitigen Eingriff. Für die Diagnose ist das Ekg wichtig, das im Gegensatz zur reinen *Fallot*schen Tetralogie einen Linkstyp zeigt. Im Röntgenbild ist die Herzgröße im ganzen nicht erweitert, der rechte Ventrikel jedoch klein und der linke erweitert.

Bei älteren Kranken kommt die *Potts*-Anastomose immer dann in Frage, wenn die Subclavia (z. B. bei hohem Aortenbogen) für die Anastomose zu kurz ist. Hier vermag sie die weit gefährlichere Verbindung mit der Carotis oder Anonyma zu ersetzen. Ein weiterer Vorteil ist die schon erwähnte Variabilität der Anastomosenweite, die sich allerdings bei zu groß gewählter Lichtung als Nachteil auswirken kann. So hat *Brock* in einem Falle ein schweres Herzversagen mit Lungenoedem beobachtet, das auf die zu starke Herzbelastung infolge der zu großen arteriovenösen Fistel bezogen wurde.

Als *Nachteil* der *Potts*schen Anastomose wird einmal der direkte Eingriff an einem so wichtigen Organ wie der Aorta betrachtet, der bei irgendwelchen Zwischenfällen wesentlich riskanter sein muß als bei Verwendung einer unwichtigeren Arterie wie der Subclavia. Weiterhin ist der Unterschied in der Wanddicke von Aorta und Pulmonalis bei älteren Patienten besonders groß, so daß die Naht schwierig werden kann. Ferner ist bei Rechtslage der Aorta eine Adaption der beiden Gefäße infolge ungleicher Verlaufsrichtung schwerer zu erreichen, um so mehr, als die rechte Pulmonalis oft sehr kurz und tiefer im Mediastinum gelegen ist.

Aus der Gegenüberstellung der Vor- und Nachteile geht hervor, daß die *Potts*-Anastomose in einer Reihe von Fällen einen willkommenen Ausweg aus einer anderweitigen nur schwer zu meisternden Situation darstellt. Wenn die *Blalock*sche Operation auch das Normalverfahren darstellt, so gehört die *Potts*sche Klemme doch bei jeder *Falott*schen Tetralogie, die chirurgisch angegangen werden soll, auf den Operationstisch.

6. Kollaterale Verbesserung der Lungendurchblutung über die Pleura.

Die Anatomose nach *Blalock* oder *Potts* sowie die nachher zu beschreibende Valvulotomie nach *Brock* ist nur dann durchführbar, wenn die Arteria pulmonalis eine gewisse Mindestweite aufweist. Daß Fälle mit vollständiger Atresie des Hauptstammes der Lungenschlagader überhaupt lebensfähig sein können, ist nur dadurch möglich, daß die Lunge anderweitig über Kollateralgefäße aus dem großen Kreislauf Blut erhält. In erster Linie ist hierbei an die Bronchialarterien zu denken, deren Kapillargebiet mit dem der Lungenarterie schon normalerweise innigst verbunden ist. Außerdem kommt es aber zu einer spontanen Vermehrung der Lungendurchblutung aus dem großen Kreislauf über Gefäße des Mediastinums, des Zwerchfells sowie über die A. mammaria interna, wodurch für gewöhnlich die die Präparationen der Lungenarterie bei der *Blalock-* oder *Potts*-Operation empfindlich gestört werden kann.

Um eine weitere zusätzliche Blutversorgung zu erreichen, haben *Barret* und *Daley* versucht, eine künstliche Vaskularisierung der Lunge von der Brustwand aus über die Pleura herzustellen. Der Weg erschien aussichtsreich, weil einmal bei der Lungen-Tbc nach Anlage eines Pneumotorax und kaustischer Durchtrennung gefäßhaltiger Stränge gelegentlich eine Nekrose der zugehörigen peripheren Lungenpartien zu beobachten ist. Andererseits fanden die beiden englischen Autoren bei einer *Falott*schen Tetralogie mit weitgehender Atresie der Pulmonalis beiderseits ausgedehnte Pleuraverklebungen, deren einseitige Lösung anläßlich einer Probethorakotomie nach wenigen Minuten zum Tode führte. Der unglückliche Ausgang wurde auf die Durchtrennung wichtiger Collateralen aus der Brustwand zurückgeführt. Umgekehrt erlebten *Barret* and *Daley* nach einer frustranen Thorakotomie, bei der wegen atretischer Gefäße keine Anastomose durchgeführt werden konnte, eine völlig unerwartete Besserung des klinischen Bildes, die an dem Rückgang der Blausucht und der in wenigen Monaten erfolgenden Zunahme der Gehfähigkeit von 50 Yards auf 1 Meile erkennbar war.

Dies führte die Verfasser dazu, planmäßige Verwachsungen zwischen Lunge und Brustwand bei anderweitig inoperablen Fällen herzustellen. Hierzu wurde in 2 Sitzungen beiderseits die Pleura des oberen Mediastinums sowie das pulmonale und parietale Pleurablatt im Lungenobergeschoß entfernt und zur Anregung besserer Verklebungen Asbestpuder (0,4 bis 0,6 g) eingeblasen.

Nach Aufblähen der Lunge wurde die Pleurahöhle temporär drainiert. Bei 6 so operierten Kranken wurde die klinische Besserung 2mal als gut und 3mal als befriedigend bezeichnet, d. h. die körperliche Leistungsfähigkeit und die Sauerstoffsättigung des Blutes nahm zu, die Sauerstoffkapazität dagegen nahm infolge des absinkenden Hämoglobingehalts ab. Im sechsten Fall war die Leistungsfähigkeit wegen gleichzeitiger Deformitäten des Skelets nicht zu beurteilen. Der Eingriff hatte keine Mortalität. In einem Fall war gleichzeitig mit der linksseitigen Pleuralentfernung das große Netz durch einen oberflächlichen Bauchwandtunnel in die linke Pleurahöhle heraufgeholt, und so eine Pneumoomentopexie durchgeführt worden.

Die postoperativen Kontrollen erstreckten sich bei der ersten vorläufigen Veröffentlichung nur über wenige Monate. Da die Entwicklung des artefiziellen Kollateralkreislaufs Zeit braucht, wird von den Verfassern noch eine weitere Besserung erwartet. Im Falle der Bestätigung stellt das Verfahren eine wertvolle Ergänzung der anderen Operationsmethoden dar und ist vornehmlich bei der hochgradigen Pulmanalisatresie indiziert. Besonders bermerkenswert scheint die weitgehende Gefahrlosigkeit des Eingriffs zu sein. Als unbedeutender Nachteil muß eine geringgradige Einschränkung der Vitalkapazität in Kauf genommen werden, die nach doppelseitigem Eingriff bei Kindern unter 10 Jahren etwa 200 cm³ betragen soll.

7. Valvulotomie.

Die bisher aufgeführten Behandlungsmethoden stellen Umgehungsoperationen der verengten Pulmonalis dar, die den Vorteil eines relativ sicheren extrakardialen Vorgehens mit dem Nachteil eines zusätzlichen Mehrarbeit des Herzens selbst verbinden. Wenn auch die Spätauswirkungen des künstlichen Ductus arteriosus heute noch nicht abzuschätzen sind und nach *Blalock* infolge der veränderten Herzmechanik bei der *Fallot*schen Tetralogie auch nicht ins Gewicht fallen sollen, müßte es doch verlockend sein, die Stenose selbst intrakardial anzugehen und so dem Ziel einer wirklichen „Wiederherstellungschirurgie" am nächsten zu kommen. Dieser Weg ist bisher von den beiden Engländern *Brock* und *Sellors* beschritten worden, die die Valvulotomie etwa zur gleichen Zeit (1948) unabhängig voneinander durchgeführt haben. Wie aus den anatomischen Ausführungen von *Doerr* hervorgeht, sind die anatomischen Voraussetzungen für einen derartigen operativen Angriff jedoch nicht häufig gegeben.

Am einfachsten liegen noch die Verhältnisse bei der *reinen valvulären Pulmonalstenose*, bei der ein interventrikulärer Septumdefekt und damit auch die Zyanose zu fehlen pflegt. Blausucht tritt nur dann auf, wenn venöses Blut durch das offene Foramen ovale infolge der rechtsseitigen Vorhofstauung in den linken Vorhof überläuft, was für gewöhnlich erst im zweiten Lebensjahrzehnt zu beobachten ist. Nach *Brock* würde in diesen Fällen von reiner Pulmonalstenose die *Blalock*sche Operation keine Erleichterung bringen, da sie ledigklich die Arbeit des linken Ventrikels vermehrt, ohne den rechten Ventrikel zu entlasten. Die Valvulotomie dagegen würde die Stenose schlagartig beseitigen und die gestörte Herzmechanik — allerdings um den Preis einer Pulmonalisinsuffizienz — weitgehend normalisieren.

Bei der *Fallotschen Tetralogie* kann die *Pulmonalisstenose* in seltenen Fällen ebenfalls vom valvulären Typ sein. Genaue Zahlenangaben über die Häufigkeit dieses Zusammentreffens liegen allerdings nicht vor. Es ist jedoch klar, daß bei ihrem Vorhandensein die Valvulotomie zu erwägen ist, weil sie die Lungendurchblutung unmittelbar ohne Anastomosenoperation zu verbessern vermag. Gleichzeitig würde durch Rückgang der Stauung die Menge des venösen Blutes, das durch den Septumdefekt vom rechten in den linken Ventrikel bzw. die Aorta übertritt, vermindert, und so eine Besserung der Zyanose erreicht.

Der Valvulotomie haften jedoch sehr schwerwiegende Nachteile an, die mit dem intrakardialen Vorgehen zusammenhängen. Der Eingriff selbst ist keineswegs neu, sondern wurde zum ersten Male 1913 von *Doyen* inauguriert, der mit Hilfe eines Tenotoms die verengte Pulmonalis bei einer *Fallot*schen Tetralogie anging. Freilich starb der Patient wenige Stunden nach der Operation. Auch spätere Versuche einer Valvulotomie, die schließlich mit Hilfe eines Kardiovalvulotoms vor allem an der Mitralis vorgenommen werden (*Cutler* und *Beck* 1924 bis 1928), endeten kaum glücklicher, da von 7 Patienten nur 1 für längere Zeit gebessert wurde, die anderen aber alle dem Eingriff erlagen.

Erst *Brock* und *Sellors* haben nach einer langen Pause erneut gewagt, die valvuläre Pulmonalstenose am Menschen intrakardial anzugehen. Nach Anlegen von Haltefäden führten sie ein Valvulotom bzw. Tenotom in den rechten Ventrikel ein und durchtrennten die Pulmonalklappe unter gleichzeitiger digitaler Kontrolle des Instruments von außen. Die Herzwunde wurde doppelt übernäht. Der Blutverlust betrug in dem einen Fall von *Sellors* (19jähriger Junge) nur 100 bis 200 cm³, die klinische Besserung war bei kurzer Nachschau deutlich. *Brock* versuchte zehnmal eine valvuläre Stenose anzugehen. Der Erfolg war wechselnd.

2 starben an Herzversagen kurz nach der Thorakotomie, ohne daß es zu dem eigentlichen Eingriff gekommen war. In einem dritten Falle von Herzstillstand versagte ebenfalls jede

Therapie. Als trotzdem noch die Valvulotomie durchgeführt wurde, begann das Herz wieder kräftig zu schlagen. Als Grund der zurückgekehrten Herzfunktion wurde der entlastende Blutabfluß in die Lunge angesehen. Leider starb der Patient 6 Std später, da infolge des zu langen Herzstillstandes eine irreversible Hirnschädigung eingetreten war. *Brock* rät daher in ähnlichen Fällen von Herzstillstand zur sofortigen Valvulotomie, an die sich erst in zweiter Linie die Wiederbelebungsmaßnahmen anschließen sollen. 2 weitere Kranke, über 20 Jahre alt, erlagen ebenfalls dem Eingriff, die eine infolge Herzversagens unmittelbar nach der Klappendurchtrennung, die andere wenige Stunden postoperativ infolge eines Hämathorax.

Diesen 5 Todesfällen stehen 5 erfolgreich operierte Kranke gegenüber. Bei 2 Patienten, 11 und 26 Jahr alt, wird die klinische Besserung als „brilliant" bezeichnet: Die Cyanose verschwand, die Gehfähigkeit besserte sich erheblich, die Lebensführung wurde normal. Die letzte Kranke wurde nach mehrjähriger kinderloser Ehe bald nach der Operation erstmals gravide.

Während bei der *Fallot*schen Tetralogie die Pulmonalstenose vom valvulären Typ sicher selten ist, kommt die *infundibuläre Form* häufiger vor. Hier auf chirurgischem Wege direkt eingreifen zu können, erscheint auf den ersten Blick unmöglich. Die Operation würde eine Teilresektion der Ventrikelwand bedeuten, die — wenn überhaupt durchführbar — wiederum von einer stenosierenden Narbe gefolgt sein könnte. Trotzdem hat *Brock* 1949 einige Sonderformen herausstellen können, bei denen unterhalb der eigentlichen Pulmonalklappen eine infundibuläre Kammer durch ein Muskelseptum mit einem schmalen Ostium von der übrigen Kammer abgeteilt ist. Eine präoperative Diagnose dieser Form ist durch das Röntgenbild möglich, das einen konvexen Bogen am linken Herzrand dicht unterhalb der Pulmonalis zeigt, der im rechten schrägen Durchmesser sowie bei der Angiokardiographie besonders deutlich wird. 5 Fälle dieser infundibulären Form wurden von *Brock* operativ angegangen. Die Inzision erfolgte wiederum durch die Wand des rechten Ventrikels unterhalb der Stenose. Eingeführt wurde ein Spezialinstrument oder der Finger des Operateurs, mit dessen Hilfe der pulmonale Kanal gedehnt wurde. Die klinischen Erfolge dieser 5 ohne Todesfall operierten Kranken waren befriedigend. Ein ausführlicher klinischer Bericht ist angekündigt (*Brock* und *Campbell*).

Zusammenfassend betont *Brock* selbst die außerordentlichen Schwierigkeiten und Nöte, die das chirurgische Neuland des intrakardialen Eingriffs mit sich bringt. Herzstillstand, Kammerflimmern und cerebrale Durchblutungsstörungen mit temporären oder dauernden Hirnschädigungen stellen neben technischen Einzelheiten die Hauptprobleme dar, die noch weitgehend einer Antwort harren. Trotzdem ist das Ziel verlockend. Während einmal die Valvulotomie in geeigneten Fällen von kongenitalen Herzfehlern die physiologisch beste Lösung darstellt, bedeutet jede neue Erfahrung in der intrakardialen Chirurgie überdies einen wertvollen Beitrag auf dem Wege zur operativen Behandlung der erworbenen Klappenfehler. Dieses zahlenmäßig bedeutendere Gebiet hat *Brock* schon betreten und eine postrheumatische Mitralstenose bereits mit Erfolg angegangen.

8. Umgehungsoperation der Pulmonalstenose durch Allo- oder Homoitransplantat.

Wie eingehend ausgeführt, haftet der *Blalock-* und *Potts*-Operation der Nachteil von eventuellen Spätschäden durch die arteriovenöse Anastomose an. Die Valvulotomie vermeidet diese Gefahr. Sie ist jedoch riskanter und nur bei selteneren anatomischen Voraussetzungen durchführbar. Es liegt daher nahe, daß man weiter nach Verfahren suchen wird, die eine extrakardiale Umgehung der Pulmonalstenose durch eine direkte Verbindung des rechten Ventrikels mit der Lungenarterie als Ideallösung anstreben. Bei der Größe der zu überbrückenden Distanz ist dies nur durch Zwischenschaltung von entsprechenden Röhren möglich.

Über Versuche mit alloplastischem Material hat *Hurwitt* 1948 berichtet, der an der Katze gebogene Röhren aus Polyethylen (Opanol) verwandte, deren beiden Enden jeweils in den rechten Ventrikel und in die Pulmonalis versenkt wurden. Bei 3 gelungenen Kommunikationen zeigte die Obduktion nach 12, 36 und 47 Std jedoch immer einen vollständigen thrombotischen Verschluß der verwandten Röhren.

Hinsichtlich der Thrombosefreiheit hat sich neuerdings in Amerika das Lucit (Methylacrylat) am besten bewährt, das während des letzten Krieges in den Sächsischen Kunststoffwerken in Wolfen entwickelt wurde und im Tierversuch auch langfristig zur Überbrückung von Gefäßdefekten erfolgreich angewandt werden konnte. Aber selbst bei Vorhandensein eines idealen Kunststoffs, würde wohl die Alloplastik immer ein unverantwortliches Wagnis darstellen, da die Kontaktstellen infolge der ausbleibenden Verbindung von körpereigenem Gewebe und Kunststoff ein stetes Gefahrenmoment (Blutung) bedeuten.

Aussichtsreicher wäre dann schon die Verwendung von Auto- oder homoioplastischem Material. Aufbauend auf den Erfahrungen von *Carell, Enderlen* und *Borst* hat ja *Gross* erneut gezeigt, daß es möglich ist, homoioplastische Arterienabschnitte einzupflanzen und durchgängig zu erhalten. Experimentelle Versuche einer homoioplastischen Umgehungsoperation zwischen rechtem Ventrikel und der Pulmonalarterie hat *Donovan* am Hund mit Venentransplataten durchgeführt. Die Erfolge sind für eine Übertragung auf den Menschen wenig ermutigend.

Wohl hat *Gross* aber Homoiotransplantate dazu verwandt, um bei der *Blalock*schen Operation die gelegentlich zu kurze A. subclavia zu verlängern und mit der A. pulmonalis zu verbinden. Über die Gewinnung und Konservierung dieser Transplantate wird bei dem ähnlichen Vorgehen des gleichen Autors bei der Isthmusstenose (s. S. 146) ausführlicher berichtet werden. Bisher hat *Gross* entsprechend einer Veröffentlichung mit *Bill* und *Peirce* 1949 in 9 Fällen von *Fallot*scher Tetralogie die *Blalock*-Anastomose unter Verwendung eines Homoiotrans-

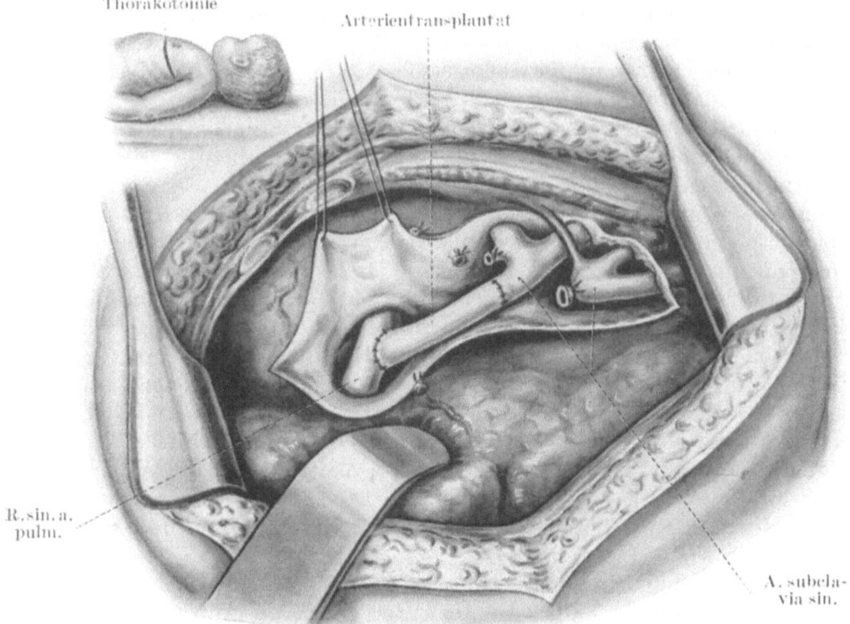

Abb. 13. Anastomose der linken Subclavia mit der linken A. pulmonalis und Zwischenschaltung eines menschlichen Homoiotransplantats nach *Gross*. Rechtslaufender Aortenbogen mit A. anonyma auf der linken Seite.

plantats (Abb. 13) durchgeführt. Bei 6 Operierten wurde bei der bisherigen Nachkontrolle 2 bis 3 Monate das schwirrende Geräusch der funktionierenden Anastomose gehört und eine wesentliche klinische Besserung erreicht. 2 Fälle, die am zweiten bzw. 14. postoperativen Tag starben, zeigten bei der Obduktion eine thrombosefreie Anastomose. In einem weiteren Fall erfolgte keine Änderung des klinischen Bildes, weil die Anastomose bei einer auffallend weiten A. Pulmonalis (Eisenmenger-Komplex) offenbar fehlindiziert war.

II. Ductus arteriosus persistens.

1. Definition.

Da während der Fetalzeit die Sauerstoffaufnahme des Blutes in der Plazenta erfolgt, fließt der größte Teil des Lungenschlagaderblutes unter Umgehung der Lunge direkt durch den Ductus arteriosus in die Aorta descendens. Nach der Geburt kann die normalerweise erfolgende Obliteration des Ductus ausbleiben, wodurch unter Umkehr der früheren Stromungsrichtung eine herznahe arteriovenöse Fistel mit all ihren Folgen resultiert. Das Besondere der Herzstörung beim Ductus arteriosus persistens besteht jedoch darin, daß die aus der Aorta abfließende Blutmenge durch die Lungenvenen zum linken Vorhof zurückkehrt und so im wesentlichen eine Vermehrung der Leistung des linken Herzens bedingt. Das Minutenvolumen des linken Herzens kann so 2 bis 4 mal größer sein als das der rechten Seite.

2. Symptomatologie (*Gilchrist, Taussig*).

Das Krankheitsbild des offenen Ductus arteriosus ist wesentlich uncharakteristischer als das der *Fallot*schen Tetralogie. Die Blausucht fehlt, da es sich ja um einen sogenannten „links nach rechts-Shunt" mit Abströmen von arteriellem Blut aus dem großen Kreislauf in den Lungenkreislauf handelt. Nur wenn bei späterer Dekompensation oder beim Pressen ein Rückfluß von vernösem Blut aus der Lunge durch den Ductus in die Aorta erfolgt, kann eine leichte Zyanose auftreten. Trommelschlägelfinger sind nicht vorhanden.

Die körperliche Leistungsfähigkeit braucht im kompensierten Zustand lange Zeit nur unmerklich eingeschränkt zu sein. Es können sich aber die Zeichen einer kardialen Insuffizienz auch schon frühzeitig einstellen.

Eine besondere Komplikation stellt die septische Endocarditis dar, die ihren Ausgangspunkt von einem Herd im Ductus bzw. an seiner Abgangsstelle aus der Lungenschlagader nehmen kann. Nach *Bullock* (1939) fand sie sich bei 80 obduzierten Trägern dieser Mißbildung in der Hälfte der Fälle. Klinisch manifestiert sie sich jedoch wesentlich seltener und ist dann neben den sonstigen Erscheinungen des offenen Ductus durch das typische Bild einer Lentasepsis gekennzeichnet. Nach *Gilchrist* ist außer dem Fieber das Röntgenbild der Lunge besonders charakteristisch, das fleckförmige Verschattungen beiderseits zeigt, deren Größe und Lokalisation wechselt. Die Verdichtungen entsprechen frischen embolischen Verschleppungen von endarteritischen Wandauflagerungen aus dem Ductus oder der Pulmonalarterie. Der infizierte Ductus kann zu einer schnellen Zunahme der Herzgröße, besonders des linken Ventrikels, führen und stellt eine besondere Indikation zur Operation dar.

Die durchschnittliche Lebenserwartung beim offenen Ductus arteriosus ist erheblich verkürzt, wenn auch die Angaben der einzelnen Autoren nicht ganz einheitlich sind. Während nach *Taussig* 1947 ein langes und aktives Leben möglich ist, beträgt nach *Abbott* das Durchschnittsalter von 92 Fällen nur 24 Jahre.

Hierbei sind jedoch 20 in frühester Kindheit verstorbene Patienten miteinge-
rechnet. Von *Bullocks* 80 Fällen starben 50% vor dem 30. und 71% vor dem
40. Lebensjahr. *Keys* und *Shapiro* 1943 errechneten bei 60 erwachsenen Kranken
eine Verkürzung der Lebenserwartung um 25 Jahre bei einer durchschnittlichen
Lebensdauer von 35 Jahren.

Übereinstimmend in allen Statistiken findet sich das weibliche Geschlecht
etwa doppelt so häufig von der Mißbildung betroffen wie das männliche.

3. Physikalische Befunde.

Herztöne. Größte Bedeutung für die Diagnose kommt der Auskultation zu.
Nach *Gibson* findet sich links neben dem Sternum nahe der zweiten Rippe ein
kontinuierliches maschinenähnliches Geräusch, das in einem großen Teil der
Fälle auch als Schwirren fühlbar ist. Oft kann es auch im Rücken über der linken
Scapula gehört werden. Nach *Beckermann* und *Löweneck* 1948 soll beim *Valsalva*-
schen Versuch eine Abschwächung des Geräusches zu beobachten sein. Infolge
des erhöhten Drucks in der Lungenschlagader ist der zweite Pulmonalton meist
akzentuiert. Im allgemeinen nimmt die Intensität des systolisch-diastolischen
Geräuschs mit dem Lebensalter zu. Während es nach der Geburt und auch in
frühester Kindheit noch vermißt werden kann, darf es vom dritten Lebensjahr
in keinem Falle von persistierendem Ductus fehlen. Andernfalls ist hinsichtlich
der operativen Indikation größte Zurückhaltung geboten. Wiederum kann ein
ähnliches Geräusch, in seltenen Fällen auch bei anderen herznahen Verbindungen
von Aorta und Pulmonalis (*Potts* 1949) beim Truncus arteriosus communis oder
bei arteriovenösen Aneurysmen der Lunge (*Crafoord*) vorhanden sein und dann
vergeblich nach einem Ductus suchen lassen.

Blutdruck und Sauerstoffsättigung. Genau so wie bei arteriovenösen Fisteln
der peripheren Gefäße ist die Blutdruckamplitude infolge des arteriellen Lecks
vergrößert, was weniger auf eine geringe Erhöhung des systolischen und mehr auf
eine erhebliche Senkung des diastolischen Blutdrucks zurückzuführen ist. Entsprechend kann in der Peripherie ein deutlicher Kapillarpuls (z. B. an den Finger-
nägeln) beobachtet werden. Besonderer diagnostischer Wert kommt der Beobachtung des Blutdrucks im Arbeitsversuch (*Bohn* 1938) zu, wobei schon nach
10 Kniebeugen ein Abfall des diastolischen Drucks innerhalb der ersten Minute
gefunden werden kann. Freilich soll nach *Crafoord* und *Groß* dieser Test nicht
immer positiv ausfallen.

Mit Hilfe des *Herzkatheters*, der durch die Pulmonalklappe vorgeschoben
werden konnte, wurde in der Lungenschlagader entsprechend dem arteriellen Zu-
strom aus der Aorta eine deutliche Blutdruckerhöhung festgestellt, desgleichen
eine Zunahme der Sauerstoffsättigung (*Bing*). Beide Werte liegen deutlich über
denen des rechten Ventrikels. Zur Diagnostik wird der Herzkatheterismus beim
Ductus arteriosus jedoch nur in Ausnahmefällen herangezogen werden müssen.

Im Arbeitsversuch nach *Bing* bleiben Sauerstoffaufnahme pro-1 Atemluft
sowie O_2-Sättigung des peripheren arteriellen Blutes konstant.

Röntgenbefund: Infolge der Mehrarbeit des linken Ventrikels kann dieser
hypertrophieren und dilatieren. Die Veränderungen sind selbstverständlich abhängig von der Weite des Ductus und dem Lebensalter, so daß die Herzgröße im
Transversaldurchmesser oftmals nur wenig verändert zu sein braucht. Eine erhebliche Herzvergrößerung ist für eine zusätzliche Komplikation (kombinierte
Mißbildung oder Infekt) verdächtig.

Besonders charakteristisch ist eine isolierte Erweiterung des Pulmonalisbogens, die durch eine Dilatation der Lungenschlagader bedingt ist und im rechten

schrägen Durchmesser besonders deutlich wird. Nach *Bittorf* führt der *Valsalva*-sche Versuch zu einer Verkleinerung dieses Herzabschnitts. Die Lungenfelder zeigen infolge der Blutfülle vermehrte Vaskularisierung. Bei der Lungendurchleuchtung findet sich nach *Crafoord* gelegentlich ein sogenanntes „Hilustanzen", das durch die große Pulsamplitude im Lungenkreislauf hervorgerufen wird.

Die *Angiokardiographie* zeigt nach intravenöser Gabe des Kontrastmittels im Laevogramm eine nochmalige Füllung der Lungengefäße von der Aorta her, wobei die Abgangsstelle des Ductus deutlich erkennbar werden kann. Eindrucksvolle Bilder können auch erzielt werden, wenn das Kontrastmittel durch einen Katheter eingespritzt wird, der retrograd von der A.brachialis aus bis zur Aorta vorgeschoben wurde.

Das *Elektrokardiogramm* ist in der Regel normal oder annähernd normal. Am ehesten findet sich eine mehr oder minder ausgesprochene Linksdeviation. Findet sich ein Rechtstyp, so ist das für eine Pulmonalstenose verdächtig, die durch einen gleichzeitig vorhandenen Ductus Botalli komponiert wird und daher nicht operiert werden darf.

Zusammenfassend kann gesagt werden, daß die Abgrenzung von anderen Herzfehlern im allgemeinen nur geringe Schwierigkeiten bietet. Auch wenn das typische Maschinengeräusch fehlt, kann nach *Gilchrist* die Diagnose aus dem Vorhandensein der erweiterten Pulmonalis, der Zunahme der Blutdruckamplitude im Arbeitsversuch und dem rauhen systolischen Geräusch unterhalb des linken Schlüsselbeins bei Akzentuation des zweiten Pulmonalistons gestellt werden.

4. Operative Behandlung.

Bei arteriovenösen Fisteln der peripheren Gefäße gelingt es durch operativen Verschluß die schwerwiegenden Rückwirkungen auf Herz und Kreislauf zu beseitigen. Der Verschluß des Lecks in der arteriellen Strombahn reduziert das vorher erhöhte Minutenvolumen und bringt so durch Normalisierung der Herzarbeit die Hypertrophie und Dilatation des Herzens zur Rückbildung. Daß hierbei auch nach jahrzehntelangem Bestehen der chirurgische Eingriff noch voll gerechtfertigt ist, hat erst kürzlich *K. H. Bauer* durch die erfolgreiche Operation einer seit 30 Jahren bestehenden Femoralisfistel — der ältesten der Weltliteratur — bewiesen. Nach der Operation verschwand eine schwere Herzinsuffizienz mit Oedemen und der Querdurchmesser des Herzens verkleinerte sich um fast 5 cm.

Wie eingangs ausgeführt, stellt nun der Ductus arteriosus persistens lediglich die Sonderform einer herznahen arteriovenösen Fistel dar. Deshalb muß auch dort die chirurgische Beseitigung des Kurzschlusses in gleicher Weise eine kausale Therapie bedeuten. Voraussetzung ist freilich, daß der offene Ductus nicht mit anderen Herzmißbildungen, für die er eventuell kompensierend eintritt, kombiniert ist.

Der Gedanke einer Ductusligatur ist dementsprechend schon alt. *Munro* hat ihn bereits 1907 ausgesprochen, *Graybiel* und *Strieder* haben 1938 den ersten operativen Versuch, allerdings mit tödlichem Ausgang, gewagt. Durch Planung und Ausbau des transpleuralen Zugangs konnte dann *R. Groß* in Boston 1939 über die erste erfolgreiche Ligatur bei einem 8jährigen Mädchen berichten. *Bourne Tubbs* (1941) unterbanden zum erstenmal einen infizierten Ductus und heilten die Sepsis. Seitdem sind Hunderte von operativen Unterbrechungen des offenen Ductus arteriosus mitgeteilt, deren Ergebnisse den Eingriff als besonders dankbar erkennen lassen. Ob operationstechnisch die einfache oder mehrfache *Ligatur* des Ductus genügt oder eine *vollständige Durchtrennung* mit Naht der beiden Stümpfe erforderlich ist, wird bis heute noch diskutiert.

Indikation. Wie *Christie* 1930 nachweisen konnte, obliteriert der Ductus arteriosus in der Regel innerhalb der ersten Monate nach der Geburt. Am Ende des 12. Monats ist er nur noch in 1% der Fälle offen, von denen sich einige noch während des zweiten Lebensjahres schließen können. Nach dieser Zeit ist mit einer spontanen Obliteration kaum mehr zu rechnen, wenn auch in der Literatur einige seltene Fälle mitgeteilt sind, in denen der Verschluß noch bis zum zehnten Lebensjahr und später eingetreten ist (*Gilchrist* 1945).

Angesichts des ungünstigen Verlaufs, den der persistierende Ductus arteriosus zu nehmen pflegt, erscheint es daher verständlich, wenn heute die Indikation zu seiner operativen Beseitigung immer weiter gestellt wird. Der Entschluß hierzu fällt zunehmend leichter, da das Operationsrisiko dank der Fortschritte der Thoraxchirurgie mehr und mehr absinkt. Da bei den nichtinfizierten Fällen infolge der fehlenden Verwachsungen und des guten Allgemeinzustandes die Operationsmortalität am niedrigsten ist, raten die meisten Autoren zur *Frühoperation*, ganz gleich ob Störungen von seiten des Herzens vorliegen oder nicht. Als günstigstes Operationsalter wird das Kindesalter zwischen 3 und 11 Jahren angegeben (z. B. *Jones* 3 bis 4 Jahre, *Borrie* 7 bis 11 Jahre). Mit zunehmendem Lebensalter wachsen die technischen Schwierigkeiten, weil die Elastizität der Gefäße abnimmt und der Ductus infolge von Schrumpfungsvorgängen kürzer und verletzlicher wird. *Jones* rät jenseits des 25. und *Blalock* jenseits des 35. Lebensjahres zu besonderer Zurückhaltung. Bei älteren Patienten will *Shapiro* nur operieren, wenn tatsächlich Zeichen einer Herzinsuffizienz vorhanden sind und besonders dann, wenn diese zunehmen. Eine weitere absolute Indikation zur Operation ist die von einem infizierten Ductus ausgehende Sepsis. Beide Male, beim älteren Individuum wie beim infizierten Ductus, ist die Operationsmortalität jedoch erheblich höher. Diese drohenden Gefahren, die durch Herzinsuffizienz oder Infektion die häufigste Todesursache beim offenen Ductus abgeben, sind ein Grund mehr für die Indikation einer prophylaktischen Frühoperation, von der eine erhebliche Verlängerung der durchschnittlichen Lebensdauer erwartet werden kann.

5. Operationstechnik.

Narkose. Die Schmerzbekämpfung bietet keine Besonderheiten und unterscheidet sich nicht von dem üblichen Verfahren bei anderen endothorakalen Eingriffen. Dementsprechend werden von den einzelnen Autoren verschiedene Narkosemittel wie Lachgas, Äther, Cyclopropan, Avertin oder Pentothol i. v. teils allein, teils miteinander kombiniert, mit gleich gutem Erfolg angewandt. Wegen ihrer besonderen Vorzüge wird meist von der endotrachealen Narkose Gebrauch gemacht, vereinzelt (*Borrie, Adelman*) wird bei Kleinkindern ein bloßer Maskenüberdruck für ausreichend gehalten, weil er postoperative Störungen von seiten des Larynx vermeidet. Zur besseren Ruhigstellung des Operationsfeldes ist wiederum Curare besonders nützlich. Um allen Eventualitäten während der Operation (Blutung) schnellstens begegnen zu können, sollte wenigstens eine intravenöse Dauertropfinfusion schon vor Beginn der Operation angelegt sein, durch die langsam Kochsalzlösung einläuft. Notfalls kann dann sofort auf Blut übergegangen werden.

Thorakotomie. Entsprechend der Vorliebe mancher amerikanischer Thoraxchirurgen bevorzugen *Gross, Blalock* und *Wangenstein* die vordere obere Thorakotomie im dritten und vierten Interkostalraum mit eventueller Durchtrennung der benachbarten Rippenknorpel. Andere wie *Potts, Jones, Crafoord, Freeman, Borrie, Derra* führen in rechter Seitenlage des Patienten eine mehr oder weniger ausgedehnte posterolaterale Thorakotomie durch, meist unter subperiostaler Resektion der vierten Rippe. Durch Weiterführung des Schnitts nach vorn wird nach Einsetzen des Rippensperrers das Operationsgebiet so zugänglich, daß der Operateur gegebenenfalls mit beiden Händen in den Thorax eingehen kann, um eventuelle Gefahren abzuwenden.

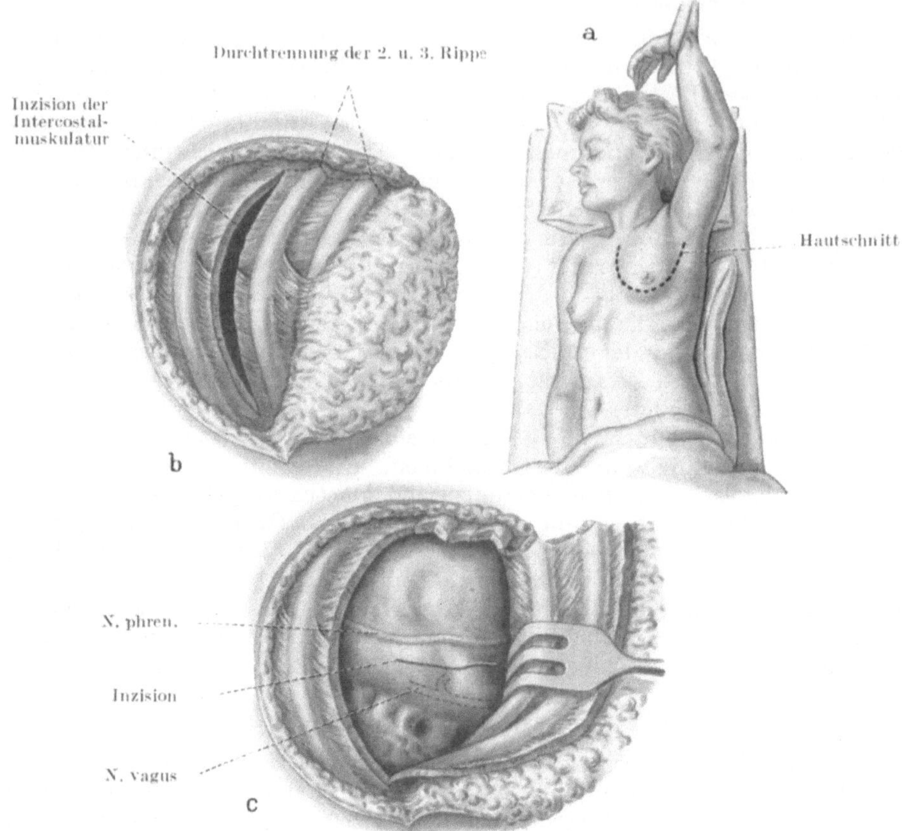

Abb. 14. Anterolaterale Thorakotomie im dritten Intercostalraum nach *Potts*. Zur operativen Darstellung der Ductus Botalli Inzision des Mediatinums zwischen N. phrenicus und N. vagus.

Darstellung des Ductus. Die kollabierte Lunge wird mit feuchten Bauchtüchern bedeckt und mit tiefen Haken zurückgehalten. Die mediastinale Pleura wird etwa 1 cm hinter dem N. phrenicus mit parallel verlaufendem Schnitt eingetrennt. Die genaue Lokalisation des Ductus wird durch Palpation des maximalen Schwirrens bestimmt, das meist der Abgangsstelle aus der Pulmonalarterie entspricht. Ein weiterer Wegweiser ist der N. vagus, dessen Recurrens bogenförmig um die Einmündungsstelle des Ductus in die Aorta zieht. Über dem Ductus liegen in der Regel einige Lymphknoten, die zur besseren Übersichtlichkeit entfernt werden sollen.

Die sorgfältige Präparation des Ductus ist der entscheidende und gefährlichste Akt der Operation. Wenn man sich gegen die drohende Möglichkeit einer plötzlichen Blutung sichern will, ist es zweckmäßig, in jedem Falle zuerst die auf S. 133

beschriebene Mobilisation der Aorta durchzuführen (*Jones*), die gegebenenfalls ein Anlegen von Klemmen erlaubt. Bei der eigentlichen Darstellung des Ductus wird zunächst ein zipfelförmiger Fortsatz des Perikards, der für gewöhnlich den pulmonalen Anteil überdeckt, mit einem Pean angeklemmt und dann in ganzer Ausdehnung nach medial und unten abgelöst. Um die Perikardgrenze in dem oft entzündlich veränderten Gewebe leichter bestimmen zu können, kann es sich empfehlen (*Wangenstein*, *Borrie*), den Herzbeutel über der Wurzel der Lungenarterie zu eröffnen und von der Serosaseite aus zu explorieren. Mit zunehmender Erfahrung ist diese zusätzliche Perikarderöffnung, die nach Naht nie zu besonderen postoperativen Komplikationen Anlaß gibt, immer seltener notwendig.

Die Auslösung des Ductus soll in seiner adventitiellen Schicht in möglichst ganzer Länge erfolgen. Die Präparation wird teils stumpf, teils scharf mit der Schere vorgenommen und meist von lateral begonnen. Bis auf die Hinterwand, wo die Ablösung vom Bronchus blind erfolgen muß, kann dies unter direkter Sicht des Auges geschehen. *Wangenstein* hat für diesen Akt der Operation ein Spezialinstrument angegeben, das aus einem gebogenen Dissektor aus Luzit mit einer Lichtquelle am freien Ende besteht. Unter Ausschalten der übrigen Operationsbeleuchtung erleichtert es das erste Unterfahren des Ductus, das am besten von lateral nach medial geschehen soll. Ist die mediale Incision des transparenten Bindegewebes erfolgt, kann die Präparation des Ductus nach beiden Seiten scharf fortgesetzt werden.

Die Weite des Ductus schwankt erheblich. *Potts* fand Durchmesser von 4 bis 12 mm bei Kindern, in einem Fall sogar 10 mm. Die Form kann oft konisch sein, wobei der aortale Anteil in der Regel der weitere ist.

Vor der endgültigen Unterbrechung soll der Ductus für einige Minuten temporär zwischen 2 Fingern oder durch eine Gefäßklemme komprimiert werden. Es ist dies eine zusätzliche Sicherung gegen unliebsame funktionelle Folgen, wie sie beim Vorliegen einer andersartigen Mißbildung (z. B. Truncus arteriosus communis) zu erwarten sind.

Ligatur oder Durchtrennung. Die Frage nach der zweckmäßigsten Unterbrechung des Ductus wird heute noch keineswegs einheitlich beantwortet. Technisch einfacher ist die Ligatur, die aber mit der Möglichkeit einer Rekanalisierung belastet ist. Genau so wie bei einer arteriovenösen Fistel wird daher von einer Reihe von Chirurgen die komplette Durchtrennung des Ductus mit separater Versorgung der beiden Stümpfe durch die Naht gefordert. Die Auswahl des jeweils anzuwendenden Verfahrens wird letzten Endes immer individuell gestellt werden müssen, wobei das Alter des Patienten und die Anatomie des Ductus die entscheidende Rolle spielen. In folgendem soll die Entwicklung der verschiedenartigen Operationstechniken innerhalb der letzten 10 Jahre dargestellt werden, aus der am einfachsten die jeweilige Indikation der beiden operativen Verfahren hervorgeht.

6. Ligatur.

Gross hat in seiner ersten Veröffentlichung eine einfache Ligatur des Ductus mit geflochtener Seide angegeben. *Jones* verlor jedoch 30 Tage nach doppelter Seiden-Ligatur einen Patienten an einer Sepsis, die nach dem Obduktionsbefund von einer Endarteritis des Ductus bzw. der benachbarten Pulmonalarterie ausgegangen war. Überraschenderweise hatte sich ein mykotisches Aneurysma des Ductus unter Wiederherstellung der Communikation von Aorta und Pulmonalis entwickelt. Die beiden Ligaturen hatten die Wand durchschnitten und lagen teilweise innerhalb des rekanalisierten Lumens. Auf der Suche nach einem breiteren, atraumatischen Unterbindungsmaterial hat *Jones* dann ein aus Seide gewebtes Nabelschnürbändchen gewählt, dessen Fremdkörperwirkung nur gering ist. Dies ist wichtig, weil sonst durch eine fibrinöse Entzündung der eng benachbarte Rekurrens geschädigt werden könnte. Aus Sicherheitsgründen verdoppelte *Gross* 1940 ebenfalls die Zahl der Ligaturen und injizierte in den unterbundenen Ductusabschnitt sklerosierende Flüssigkeiten. Schließlich umhüllte er ihn noch

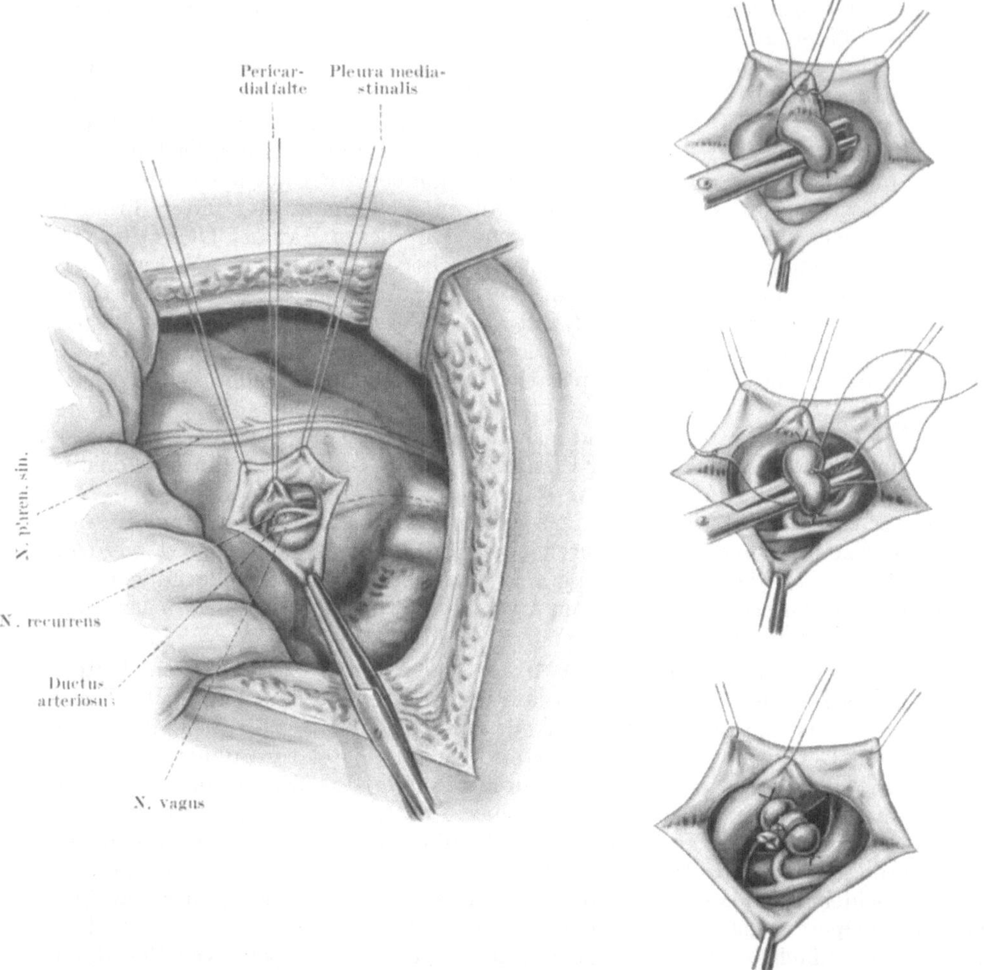

Abb. 15. Posterolateraler Zugang zum Ductus arteriosus im vierten Interkostalraum nach *Potts*. Präparation des Ductus und *Unterbindung* mit je einer Seidenligatur an beiden Enden und einer Durchstichnaht in der Mitte, die nochmals durch eine Ligatur mit einem Nabelschnurbändchen gedeckt wird.

zusätzlich mit Cellophan, das wegen seines starken fibrösen Entzündungsreizes bekannt ist und wohl aus diesem Grunde auch bald wieder verlassen wurde.

Bei zahlreichen Unterbindungsoperationen ergaben sich eine Reihe von unerfreulichen Komplikationen. Hierzu gehört an erster Stelle die schon erwähnte Gefahr der *Rekanalisierung*. In einer Sammelstatistik von *Shapiro* 1947, der 626 Fälle von 45 verschiedenen Operateuren zusammenstellte, fanden sich insgesamt 431 Ligaturen, von denen der Ductus 343 mal nicht infiziert und 88 mal infiziert war. In der nichtinfizierten Gruppe wurde eine Rekanalisation in 8,7%

gegenüber 4,5% in der infizierten Gruppe angenommen. Ob die Höhe dieses Prozentsatzes ganz richtig ist, sei jedoch trotz der unbestrittenen Möglichkeit einer Rekanalisation nach Ligatur dahingestellt. Meist ist die Diagnose einer Rekanalisation lediglich durch den postoperativen Nachweis eines systolischen Geräusches gestellt worden. Sein Vorhandensein ist jedoch kein untrüglicher Beweis, da auch andere Befunde wie eine dilatierte Pulmonalis mit verrukösen Auflagerungen gegenüber der Einmündungsstelle des verschlossenen Ductus oder ein Septumdefekt (*Liavaag* 1949) ähnliche Erscheinungen machen können. Es empfiehlt sich daher, bereits unmittelbar nach der Ligatur noch intra operationem mit einem sterilen Stethoskop zu auskultieren. Im Falle einer einwandfreien Rekanalisation ist eine Reoperation möglich, jedoch technisch meist sehr erschwert.

Eine weitere Komplikation der Unterbindung kann das schon erwähnte *Durchschneiden der Ligatur* sein, das je nach dem Ausmaß der Wandschädigung zu einer akuten Blutung, zu einem falschen Aneurysma oder zu einer bakteriellen Endarteriitis führen kann. Freilich sind diese Gefahren beim Vorliegen eines nicht zu weiten und genügend elastischen Ductus, d. h. also bei den jüngeren Patienten, nur gering. Eine Reihe von Autoren, an ihrer Spitze *Blalock*, hält daher bis heute die mehrfache Ligatur in den meisten Fällen für völlig ausreichend. *Blalock* legt durch die Mitte des an beiden Enden unterbundenen Ductus noch eine Matratzennaht, die selbst durch eine Unterbindung mit einem Nabelschnurbändchen gedeckt wird.

7. Durchtrennung.

Den meist nur fakultativen Anhängern der Ligatur (*Borrie, Liavaag, Derra*) steht jetzt eine größere Zahl von Operateuren gegenüber, die eine routinemäßige Durchtrennung des Ductus fordern. Dieser von *Touroff* 1940 zuerst durchgeführte Eingriff wurde von *Gross* 1949 selbst seit 1944 bereits am 267 Kranken ausgeführt (zit. nach *Jones*). Dieser besonders geübte Operateur verlor davon nur 5 Kranke, deren Tod jedoch in keinem Falle der eigentlichen Durchtrennung zur Last zu legen war. Nach der *Gross*schen Methode wird der frei präparierte Ductus mit 4 langen geraden *Pean*-Klemmen gefaßt und zwischen den beiden

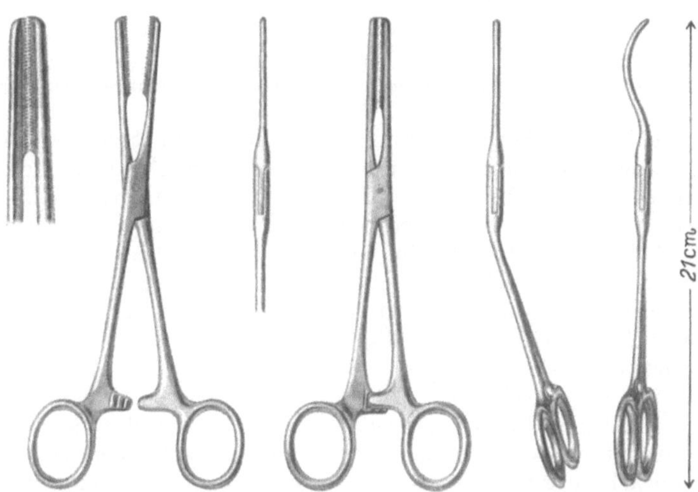

Abb. 16. Feingezahnte *Potts*-Klemmen in gerader, gewinkelter und gebogener Ausführung.

medialen Klemmen mit seinem Skalpell durchtrennt. Nach Abnahme der beiden inneren Klemmen werden die Gefäßstümpfe durch fortlaufende Naht (00000 oder 0000) mit runder Nadel verschlossen. Eine weitere zirkuläre Naht (000), die beiderseits an 2 Stellen dicht neben dem Ductus durch die Überreste des Peridards hindurchgestochen wird, kann nötigenfalls nach Abnahme der äußeren Klemme eine vollständige Blutstillung erzielen (*Wangensteen*).

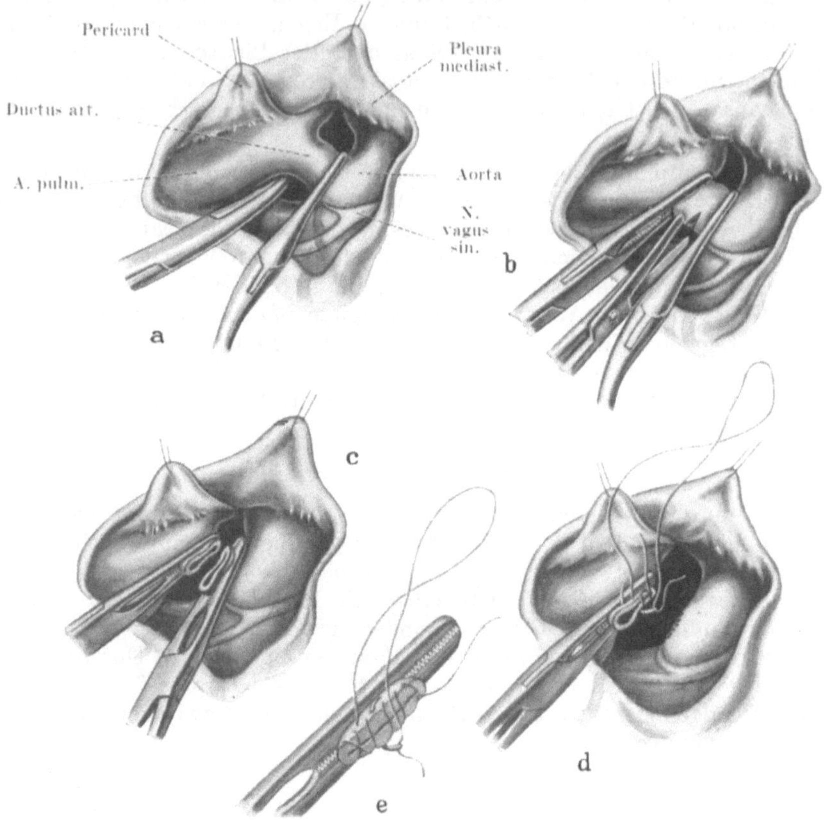

Abb. 17a—e. Technik der Durchtrennung und Naht des Ductus arteriosus nach *Potts*.

Potts verwendet zur Durchtrennung die bereits auf Seite 108 erwähnten Klemmen, die wegen ihrer feingezahnten Branchen nicht abgleiten können (Abb.16). Am pulmonalen Ende des Ductus wird das gerade und am aortalen Ende das gewinkelte Muster angelegt. Die durchtrennten Gefäßstümpfe werden durch eine fortlaufende Matratzennaht und eine darübergelegte überwendlige Naht, die mit gleichem Faden zurückläuft verschlossen. Die beiden Fadenenden werden miteinander verknüpft. Nach vorsichtiger Klemmenentfernung sind nur selten zusätzliche Einzelknopfnähte notwendig. Zwischen die beiden übernähten Ductusstümpfe wird ein Stückchen des resorbierbaren „Gelfoam" gelegt, das als Gelatineschwamm eine zusätzliche Hilfe für die Blutstillung bedeutet und gegebenenfalls eine Läsion durch gegenseitiges Reiben verhindern soll.

Um allen Eventualitäten bei der Durchtrennung wie auch bei der Ligatur des Ductus gewachsen zu sein, kann es zweckmäßiger sein, eine praeliminare Mobilisation der Aorta (*Jones*) auszuführen. Hierzu wird die mediastinale Pleura nach oben bis auf den Anfangsteil der Subclavia und nach unten bis zur Aorta descendens inzidiert und so der Aortenbogen oberhalb und unterhalb der Abgangsstelle des Ductus freigelegt. Die oberste Interkostalvene sollte doppelt ligiert und durchtrennt werden. Die Bronchialarterien können in der Regel geschont werden. Durch Anschlingen und seitlichen Zug der Aorta wird so der Ductus gestreckt und seine Präparation erleichtert. Andererseits kann bei einer Blutung aus dem Ductus der pulmonale Anteil sowie die Aorta selbst oberhalb und unterhalb der Einmündungsstelle abgeklemmt werden. Letzteres kann sofort mit den Fingern oder mit den zum Anschlingen verwendeten Drains bzw. Bändchen geschehen, um dann *Spezialklemmen* in aller Ruhe anlegen zu können.

Crafoord (J. Thoracic Surg. **16**, 322 (1947)) hat eine solche Blutung in dieser Weise beherrscht und danach die Abklemmungsmethode in 35 erfolgreich operierten Fällen zum routinemäßigen Vorgehen erhoben. Da es bei liegender Aortenklemme möglich ist, unter Exzision des einmündenden Ductus die Aortenwand selbst zu nähen, sei die Gefahr einer späteren Aneurysmabildung an dieser Stelle geringer. Freilich darf genau so wie bei der Isthmunsstenose (siehe dort) die voll-

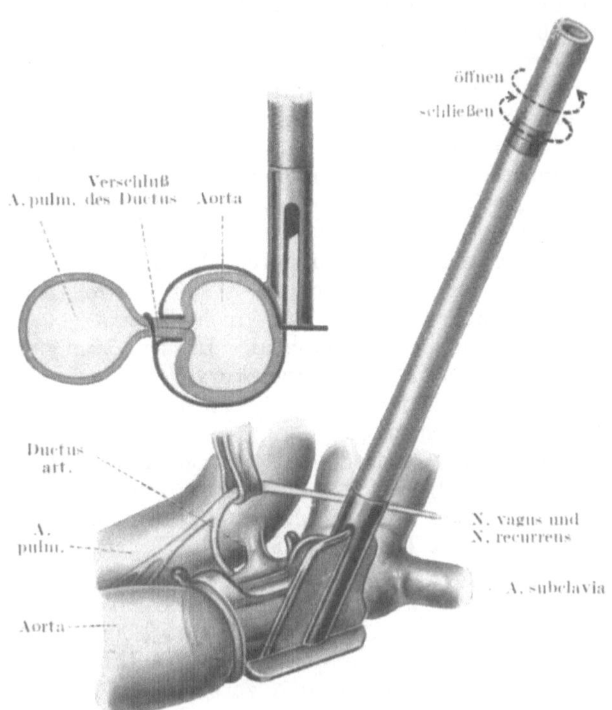

Abb. 18. Modifizierte *Potts*-Klemme zur partiellen Kompression der Aorta bei der Darstellung des Ductus arteriosus nach *Freeman, Leeds* und *Gardner*.

ständige Aortenkompression nur für eine begrenzte Zeit durchgeführt werden.

Auf Anraten von *Conklin* benutzte daher *Jones* für die Durchtrennung des Ductus in besonderen Fällen die *Potts*sche Aortenklemme (s. S. 116), die einen ausreichenden Blutdurchfluß der Aorta gestattet. Dieses Vorgehen wird vor allem bei sehr weitem und kurzem Ductus sowie bei älteren Patienten empfohlen, deren Gefäße durch Sklerose unelastisch geworden sind.

In ähnlicher Weise haben *Freeman, Leeds*, and *Gardner* 1949 eine modifizierte *Potts*-Klemme zur Durchtrennung eines Ductus bei einer 40jährigen Frau verwandt. Die Unterschiede gegenüber der *Potts*schen Originalklemme bestehen 1. in einem drehbaren Griff, der durch gegensinnige Rotation die Branchen der Klemme öffnet und schließt, 2. in besonderen Führungslefzen an der unteren Branche, die ein übermäßiges Vorstülpen der Aorta beim Klemmenschluß verhindern sollen und 3. einem besonders weichen Klemmenrücken, der eine Traumatisierung der Aorta vermeiden soll.

Nach der operativen Unterbrechung des Ductus arteriosus wird die Inzision der mediastinalen Pleura mit Einzelknopfnähten verschlossen. Der Verschluß der Thorakotomie erfolgt nach sorgfältigem Aufblähen der Lunge in üblicher Weise. Nur wenige Autoren wie *Potts* empfehlen für einige Tage eine postoperative Saugdrainage.

8. Postoperative Behandlung und Komplikationen.

Die postoperative Behandlung bietet wenig Besonderheiten. Für 1 bis 2 Tage sind intensive Sauerstoffgaben (Zelt, Brille) zu empfehlen. Die Behandlung mit Penicillin, das auch beim nichtinfizierten Ductus zur Hemmung der Bronchialflora bereits 1 bis 2 Tage vor der Operation gegeben werden sollte, wird nach der Operation für einige Tage fortgesetzt.

Verhältnismäßig häufig sind Pleuraergüsse auf der operierten linken Seite (*Jones* 25%, *Wangenstein* 30%), die durch Punktion entleert werden müssen. Gelegentlich kann ein massiver Lungenkollaps oder eine Teilatelektase auftreten.

Als direkte Folge des operativen Eingriffs ist eine Schädigung des gleichseitigen Rekurrens möglich. Aber auch später kann noch eine Lähmung infolge narbiger Veränderungen auftreten, die eine Folge des in unmittelbarer Nähe des Nerven versenkten Nahtmaterials sein kann. Der Prozentsatz der Rekurrensschädigung überschreitet jedoch nicht 3 bis 4%.

Komplikationen von seiten des Herzens sind nur beim infizierten Ductus zu erwarten. *Derra* hat dabei eine akute Herzdilation mit Lungenoedem am zweiten postoperativen Tag beobachtet, die unter Strophantinbehandlung erst allmählich wieder verschwand.

Während der infizierte Ductus zwecks Beseitigung der Sepsis eine besondere Indikation zur Operation abgibt, kann in seltenen Fällen auch nach der operativen Beseitigung eines zum mindesten nicht manifest infizierten Ductus eine sogenannte *bakterielle* Endokarditis (Lenta-Sepsis) auftreten. Die Art des Eingrifis (Ligatur oder Durchtrennung) scheint dabei keine Rolle zu spielen, da ja in beiden Fällen strömungsarme Krypten zurückbleiben, die einem Angehen bzw. Aufflackern der Infektion Vorschub leisten können. Verdächtig sind länger anhaltende postoperative Temperaturen. Blutkulturen (Streptokokken, Staphylokokken) brauchen nicht positiv zu sein. Die Behandlung besteht in hohen Penicillingaben. *Jones* veranschlagt die Möglichkeit dieser Komplikation immerhin mit 2%. An selteneren Komplikationen hat *Jones* in 2 Fällen eine Fistel zwischen *Aorta* und *Bronchus* beobachtet, die eine Arrosionsfolge durch die Knoten des Unterbindungsmaterials war und klinisch zur Haemoptoe führte.

Einmal wurden bei einem Kind beide Knoten in einer zweiten Sitzung entfernt und die Öffnungen im Bronchus und Aorta vernäht. Der Verlauf war komplikationslos bei 5 jähriger Nachschau. Bei dem zweiten Fall, einer 42 jährigen Frau, trat die Haemoptoe bei abwartender Behandlung in kleinem Maße immer wieder gelegentlich auf, obwohl sie 2½ Jahre ganz verschwunden waren.

Der durchschnittliche Klinikaufenthalt nach der Operation ist bei den unkomplizierten Fällen erstaunlich kurz und beträgt bei *Wangensteen* z. B. nur 1 Woche. Selbstverständlich sollten körperliche Anstrengungen noch für 4 bis 6 Wochen vermieden werden. Nach der operativen Beseitigung eines infizierten Ductus sollte jedoch auch bei fehlenden Temperaturen eine mehrwöchige Bettruhe eingehalten werden, um dem Fokus genügend Zeit zur Abheilung zu geben.

9. Ergebnisse.

Operationsmortalität. *Shapiro* hat 1947 in seiner Sammelstatistik 643 Ductusoperationen zusammengestellt und dabei eine Mortalität von 5% berechnet. Daß der Prozentsatz in der Hand besonders erfahrener Chirurgen noch niedriger ist, zeigt Tabelle 1, aus der sich eine Mortalität von etwa 2 bis 6% ergibt. Als Todesursache kam intraoperativ die Blutung aus dem Ductus, meist bei der Präparation, und postoperativ die Endokarditis und Mediastinitis zu etwa gleichen Teilen in Frage.

Tabelle 1.

Autor	Zahl der Op.	Op.-Alter	Todesfälle	Todesursache
1. *Gross* 1949	275		5	—
2. *Crafoord* und *Sandblom* 1949	160		4	—
3. *Jones* 1949	125		4	1 Mediastinitis, 2 postop. Endokarditis, 1 Blutung
4. *Wangensteen* 1949	69		1	1 Endokarditis
5. *Liavaag* 1949	55	4—32 J.	1	1 Blutung
6. *Potts* 1949	52	2—13 J.	0	
7. *Borrie* 1949	20		2	2 Endokarditis
Summe	656		17 = 2,6%	

In diesen jüngsten Arbeiten sind auch die Eingriffe beim infizierten Ductus enthalten, ohne daß ihre genaue Anzahl immer eindeutig zu erkennen ist. Aus den früher dargelegten Gründen wissen wir jedoch, daß die Operation hierbei riskanter ist. In der *Shapiro*schen Sammelstatistik 1947 betrug die Operationsmortalität in der infizierten Gruppe noch 28%. Sie war damit jedoch schon um fast die Hälfte gegenüber der Zeit von 5 Jahren vorher gesunken.

Klinische Besserung. Die operative Unterbrechung des offenen Ductus muß bei richtiger Indikation des Eingriffs zu einer schlagartigen Normalisierung der Herzarbeit führen, die dem Patienten in kürzester Zeit spürbare Entlastung bringen muß. Dementsprechend wird übereinstimmend über eine *Zunahme* der *körperlichen Leistungsfähigkeit* berichtet. Je nach dem Ausmaß der praeoperativen Erscheinungen wird eine Herzinsuffizienz mit Dyspnoe etc. verschwinden bzw. nicht dekompensiert gewesener Herzen ebenfalls die Belastungsfähigkeit erkennbar ansteigen. Dies kann bei sonst geeigneter Konstitution in einzelnen Fällen soweit führen, daß von vorher leistungsschwachen Patienten nach der Operation beachtliche Sportleistungen vollbracht werden können (*Borrie*).

Besonders wichtig ist die Registrierung des *postoperativen Blutdrucks*, weil hierdurch in einfachster Weise das funktionelle Resultat der Operation erkennbar wird. Vor allem ändert sich der diastolische Blutdruck, der infolge des verschlossenen Lecks im großen Kreislauf ansteigt. Möglicherweise spielt dabei auch eine Änderung des Gesamtblutvolumens eine Rolle, das genau so wie bei den peripheren arteriovenösen Fisteln vermehrt ist und nach dem operativen Verschluß erst allmählich reduziert wird.

In diesem Sinne sprechen u. a. Untersuchungen von *Nylin* u. *Björck* 1947. Sie haben bei einer 28jährigen Frau mit einem offenen Ductus das Gesamtblutvolumen und das Erythrocytengewicht vor und nach der Operation bestimmt und dabei eine Abnahme von 12% bzw. 8% festgestellt, ohne daß dies etwa durch eine intraoperative Blutung zu erklären gewesen wäre. Als Methode verwandten sie die Markierung der Erythrocyten mit radioaktivem Phosphor.

Dementsprechend erreicht der diastolische Druck nach *Gilchrist* innerhalb der ersten 2 bis 3 Tage nach der Operation seine Maximalwerte und sinkt dann während des ersten Monats wieder etwas ab. Im Durchschnitt stellt er sich um 300 mm Hg höher ein als vor der Operation. Gleichsinnige Veränderungen des systolischen Drucks sind ebenfalls vorhanden, jedoch wesentlich geringer, so daß stets als meßbarer Ausdruck einer gelungenen Operation eine Verkleinerung der Pulsamplitude um durchschnittlich 45% nach *Liavaag* resultiert. Erfolgt ein plötzlicher Wiederanstieg der Amplitude nach einer Ductusligatur, so ist das zusammen mit der Wiederkehr des typischen Maschinengeräusches ein sicheres Zeichen für eine Rekanalisierung.

Die *Herzauskultation* ergibt in der Regel ein völliges Verschwinden des typischen Maschinengeräuschs. Bleibt es bestehen, braucht dies noch kein unbedingter Beweis für eine Rekanalisierung zu sein, wie *Touroff* und *Vessel* 1940 nach einwandfreier Durchtrennung des Ductus beobachteten, sondern kann für eine zusätzliche Mißbildung sprechen. Die Notwendigkeit der intraoperativen Auskultation wurde deshalb schon betont. Ominöser ist jedoch das Wiederauftreten des systolisch-diastolischen Geräuschs, wie es *Gilchrist* in 4 Fällen zwischen dem 6. und dem 60. Tag feststellte. Auch hier sollte die Diagnose einer Rekanalisation, aber nur bei gleichzeitigem Größerwerden der Pulsamplitude und Wiederabsinken des diastolischen Drucks gestellt werden. In einem Falle *Gilchrists*, wo dies nicht der Fall war, verschwand das wiedergekehrte Geräusch innerhalb von 3 Jahren vollständig, und die Besserung des Patienten hielt vom Tage der Operation kontinuierlich an. Die Rekanalisierung des Ductus mußte daher trotz der temporären Wiederkehr des Geräuschs zweifelhaft erscheinen. Häufiger tritt nach der Operation an Stelle des lauten Maschinengeräuschs ein leiseres systolisches Geräusch auf, das wohl durch Wandveränderungen der Pulmonalis zu erklären ist.

Röntgenologisch findet sich postoperativ ein Rückgang der auf S. 124 genannten Erscheinungen. d. h. eine Verminderung der Herzgröße, der Prominenz des Pulmonalisbogens und der Hiluspulsation.

Beim *infizierten Ductus* kommt als besonderer Operationserfolg noch das Verschwinden der septischen Erscheinungen hinzu, wobei nach *Touroff* 1942 und *Tubbs* 1944 eine Reihe von Faktoren beteiligt sind. Einmal fehlt nach dem Ductusverschluß der arterielle Blutstrom aus der Aorta, der mit seinem hohen Druck mechanisch die infektiösen Wandauflagerungen der Pulmonalis leichter verschleppen und ihre Filtration in den passiv dilatierten Lungenkapillaren verhindern könnte. Weiterhin fehlt auch der höhere Sauerstoffgehalt der Pulmonal-arterie, der nach *Boldero* und *Betfort* (1924) für die relative Seltenheit einer bakteriellen Endokarditis im Bereich des rechten Herzens verantwortlich sein soll. Bemerkenswert ist jedenfalls nach der Operation der schnelle Rückgang der Keimzahl im Blut. In einem Falle von *Tubbs* ließen sich vor der Operation aus 1 cm^3 Blut 130 Kolonien von Streptococcus viridans züchten, 37 min nach der Ligatur nur noch 26 Kolonien, 4 Std später 8, 7 Std später 5 und am nächsten Morgen nur noch 1 Kolonie. *Shapiro* und *Keys* haben 1943 bereits 33 Fälle von infiziertem Ductus gesammelt, von denen 20 geheilt wurden, wenn auch die postoperative Kontrolle nicht sehr lang war. *Tubbs* 1944, der von 9 Fällen 6 heilte, beobachtete in einem Falle bereits eine 4½jährige Rezidivfreiheit. Daß andererseits in seltenen Fällen nach der Operation eines nicht manifest infizierten Ductus eine Lentasepsis in Erscheinung treten kann, wurde bereits auf S. 134 als besondere postoperative Komplikation erwähnt.

Zusammenfassend gibt die Operation des offenen Ductus bei richtiger Indikation die Möglichkeit einer anderwärts nicht erreichbaren Heilung, wie sie als Beispiel einer segensreichen Wiederherstellungschirurgie kaum schöner gedacht werden kann. Die Erfolge sind um so erfreulicher, als sie mit einer immer geringer werdenden Operationsmortalität verbunden sind.

III. Isthmusstenose (Coarctation) der Aorta.

1. Definition.

Die Isthmusstenose stellt in ihrer häufigsten Form des Erwachsenentyps eine umschriebene Einengung oder vollständige Verlegung der Aorta im Bereich der Einmündungsstelle des meist obliterierten Ductus arteriosus, bzw. unterhalb oder oberhalb davon, dar. Die Aufrechterhaltung einer ausreichenden Blutversorgung in der unteren Körperhälfte wird durch collaterale Umwegsbahnen des Schultergürtels und der Brustwand ermöglicht. Sie verlangt jedoch infolge des vermehrten Strömungswiderstandes im verengten Aortenisthmus und in den arteriellen Kollateralen eine erhebliche Steigerung der Herzleistung. Infolge der gestörten Hämodynamik resultiert in der oberen Körperhälfte ein erhöhter und in der unteren Körperhälfte ein erniedrigter Blutdruck.

Bei der selteneren infantilen Form erstreckt sich die Aortenstenose mehr diffus über eine längere Strecke oberhalb des Ductus Botalli, der selbst offen bleiben und die Blutversorgung der unteren Körperhälfte weitgehend übernehmen kann. Meist finden sich zusätzliche Herzmißbildungen, die für den so häufigen Tod in frühester Kindheit mitverantwortlich sind. In ihrer praktischen Bedeutung tritt die infantile Form gegenüber der „Erwachsenenform", die selbstverständlich auch schon im Kindesalter vorhanden ist, erheblich zurück.

2. Symptomatologie.

Entsprechend dem nicht ganz einheitlichen anatomischen Bild der Isthmusstenose müssen auch die klinischen Erscheinungen gewisse Verschiedenheiten zeigen. Ihre Kenntnis erlaubt Rückschlüsse auf Sitz und Ausdehnung der Mißbildung, die für die operative Indikation von entscheidender Bedeutung sein können.

Allgemeines. Die Isthmusstenose kommt beim männlichen Geschlecht etwa 4 bis 5mal häufiger vor als beim weiblichen.

In der Regel fehlen im Kindesalter subjektive Beschwerden völlig. Später können Kopfschmerzen als Zeichen des Hochdrucks auftreten. Äußerlich machen die Patienten nur selten einen kranken Eindruck. Oft findet sich gerade eine besonders kräftig erscheinende Konstitution. Bei der Erwachsenenform fehlen Trommelschlägelfinger und Zyanose. Nur wenn bei der infantilen Form mit weitgehender Verlegung des Aortenbogens der Ductus Botalli offen bleibt, ist bei gering entwickelten arteriellen Kollateralen eine Zyanose der unteren Körperhälfte möglich.

Blutdruck. Zu den eindeutigsten diagnostischen Kriterien gehört die Differenz des Blutdrucks an den oberen und unteren Gliedmaßen. Oft werden am Arm hypertone Werte bis zu 200 und mehr mm Hg gemessen, während der Puls der Bauchaorta, der A. femoralis oder dorsalis pedis kaum zu fühlen ist. Der Blutdruck in den Beinen ist dementsprechend erheblich niedriger, wobei die diastolische Druckdifferenz jedoch wesentlich geringer zu sein pflegt als die systolische.

Über die Genese der Hypertonie sind die Meinungen geteilt. Es kann in diesem Zusammenhang nur darauf hingewiesen werden, daß *Goldblatt* 1938 nach experimenteller Drosselung der Bauchaorta dicht oberhalb der Nierenarterie einen langsam ansteigenden Hochdruck fand und deshalb auch bei der menschlichen Isthmusstenose einen renalen pressorischen Mechanismus annahm. Hierzu schien zu passen, daß *Princemetal* and *Wilson* durch Erwärmung eines Armes einen weit größeren Anstieg der Durchblutung registrierten als beim Normalen und deshalb eine allgemeine Vasokonstriktion bei der Isthmusstenose als Ursache der Hypertonie annahmen. Demgegenüber hat schon *Barcroft* 1931 bei akuter Kompression der Brustaorta einen steilen Blutdruckanstieg beobachtet und damit die heute vorherrschende Meinung von der vorwiegend hämodynamisch-mechanischen Genese der Hypertonie durch Verkleinerung des Windkessels gestützt.

Die vergleichende Messung des Blutdrucks an beiden Armen kann für die Lokalisation der Stenose insofern von Bedeutung sein, als sie bei gleicher Höhe des Drucks sicher unterhalb des Abganges der linken Subclavia, also an typischer Stelle, liegen muß. In selteneren Fällen liegt die Stenose oberhalb der linken Subclavia und führt dann zu erheblich niedrigeren Druckwerten im linken Arm. Die Hypertonie kann dann nur im rechten Arm erkennbar sein. Nach *Gross* 1949 sind aber nur Druckunterschiede über 30 bis 40 mm zu verwerten. Überraschenderweise saß in 2 Fällen jedoch trotz der vorhandenen Seitendifferenz die Stenose unterhalb des Abganges der linken Subclavia, die selbst in ihrem Anfangsteil abnorm eng war.

Die verminderte Durchblutung der unteren Extremitäten kann zu einer Erniedrigung der Hauttemperatur und intermittierendem Hinken führen. Zusammen mit den fehlenden oder schwachen Pulsen am Bein ist daher eine Verwechslung mit einer peripheren Durchblutungsstörung auf anderer Grundlage (z. B. Morbus Bürger) leicht möglich. Bei schweren Fällen kann eine deutliche Hypoplasie beider Beine vorhanden sein.

Kollateralkreislauf. Der sicht- und fühlbare Nachweis eines pulsierenden Kollateralkreislaufs, vor allem im Bereich des Schultergürtels, ist weiterhin pathognomisch für die Isthmusstenose. Die arteriellen Umgehungsbahnen der Stenose ziehen von der Subclavia bzw. Axillaris zur Aorta descendens über die A. Intercostalis suprema, transversa colli und subscapularis einerseits und die tiefergelegenen Interkostalarterien andererseits. Bei atypischem Sitz der Stenose oberhalb der linken Subclavia sind sie nicht doppelseitig, sondern nur rechtsseitig im Bereich der hinteren und seitlichen Brustwand palpabel. Auch in der vorderen Brustwand nehmen die Verbindungen über die Mammaria interna und Epigastrica sowie Intercostales zu.

Der ausgedehnte Kollateralkreislauf geht mit einem charakteristischen pulssynchronen Schwirren einher, das am besten über den Schulterblättern zu hören ist und durch zahlreiche Wirbelbildungen innerhalb dieser Gefäße entsteht. Die Erweiterung und Schlängelung der Interkostalarterien führt zu den bekannten Arrosionen der unteren Rippenränder im Röntgenbild, die jedoch bei jüngeren Patienten unter 10 bis 14 Jahren nur ausnahmsweise vorhanden sind.

Herz. Die Herzveränderungen sind uncharakteristisch und allein durch den Grad der Blutdrucksteigerung bestimmt. Dieser entsprechend findet sich dann höchstens eine Linkshypertrophie im Röntgenbild und ein Linkstyp im Ekg. Herzgeräusche fehlen in der Regel. Ein hörbares systolisches Geräusch stammt aus dem Kollateralkreislauf und ist phonokardiographisch infolge seines verspäteten Auftretens eindeutig von der eigentlichen Herzaktion zu trennen (*Holldack* 1949).

Röntgenbefund und Angiokardiographie. Die Leeraufnahme kann neben den schon erwähnten Rippenarosionen einen steileren Verlauf der Aorta ascendens zeigen. Der Aortenknopf kann fehlen, braucht es aber keineswegs. Oft wird er durch die erweiterte A. subclavia vorgetäuscht, die im Ösophagogramm zu einer deutlichen Eindellung führen kann.

Für den operativen Eingriff entscheidend ist die präoperative Darstellung der Gefäßmißbildung mit Hilfe eines Kontrastmittels, weil hierdurch die Operabilität auch ohne Thorakotomie bereits beurteilt werden kann. Die intravenöse Angiokradiographie, die im Laevogramm am ehesten im ersten schrägen Durchmesser die Aortenstenose erkennen läßt, gibt wegen der hochgradigen Verdünnung nicht immer befriedigende Bilder. Man hat deshalb mit wesentlich besserem Erfolg die retrograde Arteriographie angewandt. Hierbei wird ein Herzkatheter entweder von der A. radialis (*Crafoord*) oder der A. axillaris (*Grob*) aus bis in den Bereich der Isthmusstenose eingeführt und so eine hochgradige Konzentration an der gewünschten Stelle erreicht. *Freeman* empfiehlt die schnelle Injektion von 10 bis 50 cm³ Diodrast in die linke Carotis communis mit Hilfe einer langen Nadel, die aortenwärts eingeführt wird. Für die Dauer der Injektion muß die Carotis kopfwärts komprimiert werden. Selbstverständlich sind auch hierbei Serienaufnahmen erforderlich. Nach der Aufnahme kann das noch in der Karotis befindliche Kontrastmittel wieder abgesaugt werden. *Euler* hat ein Verfahren entwickelt, das Kontrastmittel vom Oesophagus bzw. von der Trachea aus unter endoskopischer Kontrolle direkt in die Aorta zu injizieren. Die praktisch-klinische Anwendung der Methode ist hinsichtlich ihres Gefahrenmomentes noch nicht übersehbar.

Lebenserwartung. Die Prognose der infantilen Isthmusstenose hängt von dem Grad der begleitenden Mißbildungen ab und ist außerordentlich schlecht. Der größte Teil stirbt während des ersten Lebensjahres, wenn auch einzelne Fälle ein höheres Alter erreichen können.

Über die Lebensaussichten der Erwachsenenform sind die Meinungen geteilt. *Taussig* betont als Klinikerin die langdauernde Symptomlosigkeit der großen Mehrzahl, von denen einzelne bei voller Leistungsfähigkeit ein hohes Alter erreichen könnten. Eine Beobachtung sei 92 Jahre alt geworden. Demgegenüber ergibt sich aber aus den pathologisch-anatomischen Zusammenstellungen von *Abbott* (200 Fälle) sowie von *Reifenstein, Levine* u. *Gross* (104 Fälle über 2 Jahre) doch eine erhebliche Verkürzung der durchschnittlichen Lebenserwartung. Es starben 74 bzw. 61% vor Erreichen des 40. Lebensjahres, die durchschnittliche Lebensdauer betrug 33½ bzw. 35 Jahre. Als Todesursache kam Herzversagen (18—29%), Aortenruptur (20—23%), bakterielle Endokarditis (16—22%) oder eine intrakranielle Blutung (10—12%) in Frage. Zwischen dem Grad der Stenose und der Lebensdauer bzw. der Todesursache ließen sich keine eindeutigen Zusammenhänge aufstellen. (Die Prognose der Isthmusstenose ist demnach doch wesentlich ernster, als der meist noch gute klinische Befund so häufig annehmen läßt.

3. Operative Behandlung.

Es schien lange Zeit ein unerfüllbarer Traum, die gestörte Hämodynamik der Isthmusstenose durch Ausschaltung ihrer mechanischen Enge zu korrigieren. Mit der zunehmenden Sicherheit intrathorakaler Eingriffe wagte man es jedoch, die bereits zu Beginn des 20. Jahrhunderts errungenen Fortschritte der Gefäßchirurgie (*Carell, Enderlen*) auch auf die bis dahin noch nie angegangene Aorta zu übertragen. Als operativer Weg kam einmal die Umgehung der Stenose in Frage, wie sie im Experiment zuerst von *Blalock* u. *Park* 1944 mit Hilfe der Subclavia durchgeführt wurde, die End-zu-End mit dem poststenotischen Abschnitt der Aorta anastomosiert wurde. Diese Methode wurde später auch von *Clagett* 1947 am Menschen durchgeführt und stellt heute eine Behelfslösung für Fälle mit langstreckiger Aortenstenose dar. Erfolgreicher und im Ergebnis befriedigender mußte es jedoch sein, die stenosierte Partie zu exzidieren und die proximale und distale Aorta durch direkte Naht wieder zu vereinigen. *Crafoord* hat diese Aortenresektion 1944 zum erstenmal am Menschen mit Erfolg durchgeführt. Seitdem ist dieses Vorgehen in mehr als 100 gelungenen Operationen zum Verfahren der Wahl geworden. Daß es möglich ist, ausgedehnte Stenosen auch beim Menschen zu resezieren und durch Zwischenschaltung von Homoiotransplan-

taten zu überbrücken, hat inzwischen *Gross* 1949 beweisen können. Die Einzel
heiten der verschiedenen Techniken sollen weiter unten besprochen werden.

Operative Indikation. Wie aus den pathologisch-anatomischen Statistiken
hervorgeht, ist die Prognose der Isthmusstenose auf lange Sicht gesehen schlecht.
Da einzelne Träger dieser Mißbildung (26%) jedoch ohne Beschwerden ein hohes
Alter erreichen können, wird die Indikation zu einem operativen Eingriff im Einzelfall nicht ganz leicht zu stellen sein. Besonders auch deshalb, weil die Operation
meist in einem Augenblick empfohlen werden muß, in dem der Patient frei von
subjektiven Beschwerden und ohne meßbare Einschränkung seiner Leistungsfähigkeit ist. Bis heute ist der Eingriff noch mit einer Operationsmortalität von
etwa 10% belastet. Das ist in Anbetracht der Größe und Schwere der Operation
wenig und doch viel, denn jeder Todesfall bedeutet ja eine ganz besondere Tragik.
Sie kann nur aufgewogen werden durch die zu erwartende Lebensverlängerung
der durch die Operation Geheilten.

Als günstigstes *Operationsalter* wird allgemein das zweite Lebensjahrzehnt angesehen, nach den ersten Erfahrungen von *Gross* die Zeit zwischen dem 8. und
16. Lebensjahr. Bei kleineren Kindern ist die Frage, ob die Anastomose mit dem
weiteren Wachstum Schritt halten wird. Bei älteren Kranken dagegen können
die schon frühzeitig auftretenden atheromatösen Veränderungen der Aorta die
technische Durchführung der Naht empfindlich stören und so das operative Risiko
wesentlich erhöhen. Immerhin hat *Blalock* auch noch bei einem 41jährigen
Kranken die Operation erfolgreich durchführen können.

4. Experimentelle Untersuchungen.

Bevor man daran gehen konnte, eine Isthmusstenose am Menschen zu operieren, war es notwendig, auf experimentellem Wege wesentliche Probleme der
Operation zu klären. Neben der hierfür notwendigen Erzeugung einer Isthmusstenose mußte die Frage der Nahttechnik bei Querresektion der Aorta und
die Verträglichkeitsdauer der für die Operation erforderlichen Abklemmung der
Brustaorta am Tier geprüft werden.

a) Experimentelle Isthmusstenose. Wie *Sealy* u. *Mc Swain* berichten, hat sich
zum Zwecke eines partiellen oder vollständigen Verschlusses der Aorta die *Kompression von außen* nur wenig bewährt, da die aus verschiedenstem Material bestehenden Ligaturen (*Halsted, Reid, Pearse*) fast regelmäßig zu Wandnekrose und
tödlichen Blutungen führten. So konnte *Owings* am Hund unter Verwendung von
Gummibändern unter 75 Versuchen nur 6mal eine erfolgreiche Einengung der
Aorta erzielen. *Blalock* u. *Park* konnten zwar in einer Sitzung die thorakale Aorta
ligieren und sofort eine End-zu-Seit-Anastomose der Subclavia mit der distalen
Aorta ausführen. Sie erreichten dadurch jedoch nicht das funktionelle Bild der
Isthmusstenose, da ein wesentlicher Druckunterschied der oberen und unteren
Extremitäten infolge der kompensierenden Anastomose ausblieb.

Günstigere Ergebnisse erzielten *Sealy* u. *Mc Swain* sowie *Hufnagel* durch *Einengung des Lumens von innen.* Zu diesem Zweck arbeiteten sie mit Kunststoff-
röhren aus Luzit (Methakrylat), die eine stromlienienförmige enge Bohrung be-
saßen und nach segmentförmiger Resektion eines 3 bis 5 cm langen Aortenstücks
nach dem Prinzip der *Payr*schen Kanüle mit Hilfe von Ligaturen eingeschaltet
wurden. Der Durchmesser der Aorta wurde hierdurch um 75% eingeengt. Das
Lumen der Luzitröhre thrombosierte nicht und blieb auch über mehrere Monate
offen. Es kam zu Druckunterschieden in der Karotis und Femoralis von durchschnittlich 40 bis 60 mm Hg und einer erheblichen Herzhypertrophie.

b) Aortennaht. Die Aortennaht unterscheidet sich nicht von der anderer großer Gefäße. Die End-zu-End-Naht großer Arterien wurde experimentell bereits zu Ausgang des 19. Jahrhunderts geprüft, und ihre Durchführbarkeit schon damals im Prinzip geklärt. *Jassinowsky* hat am Schaf 1889 die Karotis durchtrennt und sie unter Vermeidung der Intima mit fortlaufender Naht durch Media und Adventitia wieder vernäht. *Silverberg* verwandte 1899 eine Naht durch alle

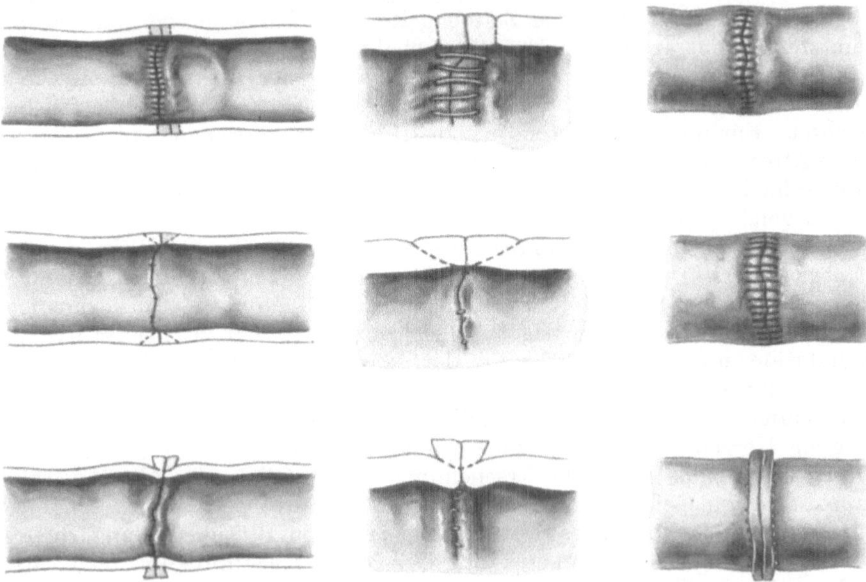

Abb. 19. Nahtmethoden der thorakalen Aorta nach *Sako*. Oben: End-zu-End-Adaption durch einreihige Naht durch alle 3 Schichten. Mitte: End-zu-End-Adaption durch einreihige Naht unter möglichster Vermeidung der Intima (*Crafoord*). Unten: Evertierende Matratzennaht (*Gross*).

3 Schichten unter End-zu-End-Adaption der Schnittfläche der Arterie. Eine ähn-liche Nahtmethode mit End-zu-End-Adaption der einzelnen Wandschichten be-nutzte heute *Crafoord* für die Aorta, wobei er nach Möglichkeit ein Durchstechen der Intima und damit ein Versenken von Nahtmaterial innerhalb des Gefäßlumens vermeidet.

Gross u. *Blalock* benutzen demgegenüber eine evertierende Matratzennaht durch alle 3 Schichten, die *Jaboulay* u. *Briau* erstmals 1896 angegeben haben. Die mit feiner Seide durchgeführte Naht legt Intima an Intima und läßt nur einen ver-schwindenden Bruchteil von Nahtmaterial innerhalb des Lumens zurück, das überdies nach den Untersuchungen von *Enderlen* u. *Borst* in wenigen Tagen schon von Endothel überdeckt wird.

Vergleichende Untersuchungen der *Crafoord*- und der *Gross*schen Nahtmethode haben ergeben, daß beide stark genug sind, um den physiologischen Belastungen standzuhalten (*Sako, Chisholm, Merendino* u. *Varco* Abb. 19). *Shumacker* betont, daß histologisch die *Crafoord*sche Methode zu einer mehr anatomischen Wiederher-stellung der Aortenwand führt. Aber auch die evertierende Naht streckt sich wieder und führt schließlich zu einer Wiedervereinigung der Längsfasern. Nach *Shumacker* ist die *Gross*sche Methode überlegen, da Komplikationen im Sinne von Nahtdehiszenzen und Wandaneurysmen seltener aufträten. Beide Methoden er-gaben bereits nach 14 Tagen gegenüber Zug oder intraluminalem Druck im Bereich der Naht eine größere Widerstandsfähigkeit als das umgebende Aortengewebe.

c) Temporäre Aortenkompression. Der arterielle Durchfluß der Aorta kann wegen der *Ischaemie der unteren Körperhälfte* nur für eine gewisse Zeit ertragen werden, ohne daß irreversible Störungen auftreten. Beim normalen Versuchstier, das ohne vorherige Stenose keinen vermehrten Kollateralkreislauf besitzt, liegt die kritische Zeitgrenze bei 20 bis 25 Min. Eine länger dauernde Unterbrechung der Aortendurchblutung führt beim Hund zu einer schlaffen Lähmung der Hinterbeine, die Ausdruck einer nicht rückbildungsfähigen, anoxämischen Schädigung des Rückenmarks ist. Ähnliche Zeiten gelten für den Menschen, sofern keine Isthmusstenose mit arteriellen Umgehungsbahnen vorhanden ist. Entsprechend hat auch *Crafoord* bei der doppelten Abklemmung der Aorta zum Zwecke der Ligatur eines Ductus Botalli, die 36 min dauerte, eine Paraplegie beider Beine beobachtet. Für die Isthmusstenose selbst, die ja in extremen Fällen eine vollständige Atresie der Aorta darstellt, muß die Verträglichkeitsdauer je nach ihrem Grad verschieden sein, im allgemeinen jedoch über den im Tierversuch ermittelten Werten liegen.

Neben der ischaemischen Komponente war weiterhin die plötzliche *Änderung der Haemodynamik* beim Anlegen und Abnehmen der Aortenklemmen zu bedenken. Der *Klemmenschluß* führt beim Hund zu einem akuten Druckanstieg in der Carotis um 40 bis 60 mm-Hg bei gleichzeitiger reflektorischer Bradykardie. Herzdilatation und Druckanstieg in der Vena Cava superior sind die Folge (*Watkins*). Es ist verständlich, daß auch bei der menschlichen Isthmusstenose das Abklemmen der Aorta eine zusätzliche Belastung bedeuten muß, die bei geschädigtem Herzen besondere Aufmerksamkeit verlangt.

Wesentlicher sind jedoch die Erscheinungen nach *Öffnen der Klemme*. Infolge der anoxämischen Gefäßerweiterung in der unteren Körperhälfte, besonders im Splanchnikusgebiet, kommt es dort zu einer enormen Blutüberfüllung, die einer inneren Verblutung gleichkommen kann. Der venöse Rückfluß zum Herzen stürzt ab und mit ihm der Venendruck. Tödlicher Kollaps kann die Folge sein (*Watkins*). Der bedrohliche Zustand fällt zeitlich mit der Phase der reaktiven Hyperaemie zusammen und dauert 1½ bis 3 min. Durch langsames Öffnen der Klemme innerhalb einiger Minuten und Beckenhochlagerung können die oligämischen Erscheinungen weitgehend verhütet werden. Die gleichartigen klinischen Erfahrungen und Verhütungsmaßnahmen von *Gross*, der bei seiner ersten Isthmusstenosen-Operation nach Abnahme der Aortenklemme einen plötzlichen Herzstillstand mit tödlichem Ausgang erlebte und deshalb zur langsamen Wiederfreigabe des Aortendurchflusses überging, konnte so nachträglich im Experiment analysiert und bestätigt werden.

5. Operationstechnik.

Narkose. Die Narkose wird zweckmäßigerweise, wie bei anderen endothorakalen Eingriffen auch, mit endotrachealem Katheter durchgeführt. In Einzelfällen (*Grob, Bernhard*) wurde darauf verzichtet und Sauerstoff in genügendem Maße mit der Maske zugeführt, ohne daß hierdurch wesentliche Nachteile von Seiten der Respiration, des Pulses oder Blutdrucks beobachtet wurden. Die von den Anaesthesisten kontrollierte Atmung mit Hilfe des Atembeutels wird aber immer wegen der für die Naht so wesentlichen Ruhigstellung des Operationsfeldes überlegen sein. Sie ist aber ohne endotrachealen Katheder nicht möglich.

Als Narkotikum wurde wiederum Lachgas, Äther und als Basis das in der Kinderchirurgie besonders beliebte Avertin verwandt. Cyclopropan möchte *Grob* 1949 zum mindesten nicht für die ganze Dauer der Operation geben, weil er Herzstörungen befürchtet.

Eine, besser sogar 2 intravenöse Infusionen sollten mittels Kanüle eingebunden sein, um den schon bei der Thorakotomie erheblichen Blutverlust ersetzen zu können.

Der Flüssigkeitsersatz während der Operation, am besten in Form von Vollblut, soll dem Blutverlust mengenmäßig entsprechen und kontinuierlich erfolgen. Um einen ungefähren Anhalt für Tempo und Größe der Transfusion zu haben, empfiehlt *Gross* neben der Kontrolle der Blutmenge im Saugapparat die benutzten Tupfer zu wiegen. Er verwendet hierzu Standardtupfer, die in trockenem Zustand 8 g schwer sind und nach ihrer Verwendung mit Hilfe fertiger Tabellen eine schnelle Errechnung ihres Blutgehaltes durch eine Hilfsperson ermöglichen. Durchschnittlich werden pro Operation 1 bis 2 l Blut, gelegentlich mehr, gebraucht. *Gross* hält zusätzliche Gaben von Traubenzuckerlösungen wegen der langen Dauer der Operation ebenfalls für wichtig, die zur Vermeidung von Gerinnungen jedoch durch eine separate Infusion zugeleitet werden sollen.

Thorakotomie. Auf Empfehlung von *Crafoord* wird die linke Brusthöhle in rechter Seitenlage durch ausgedehnte Incision mit subperiostaler Resektion der fünften Rippe in ganzer Länge eröffnet. Der Hautschnitt umläuft bogenförmig die distale Hälfte des Schulterblatts und beschreibt bei Frauen einen zweiten vorderen Bogen entsprechend der äußeren und unteren Grenze der Mamma. Infolge der ausgedehnten arteriellen Kollateralen ist die Durchtrennung von Haut und Unterhaupt; noch mehr aber die der Muskulatur, sehr blutreich. Zahlreiche Unterbindungen sind notwendig, die eventuell das Vorgehen von 2 einander entgegen arbeitenden Operationsgruppen empfehlenswert machen können (*Bernhard*). Der *Crafoord*sche Schnitt gibt einen ausgedehnten und ausreichenden Zugang zum hinteren Mediastinum. Zusätzliche Einkerbungen bzw. kurze Resektionen weiterer Rippen sind im allgemeinen nicht notwendig. Sie können zu Blutungen führen und wegen ihrer Schmerzhaftigkeit den postoperativen Verlauf erschweren. Neuerdings ist *Gross* bei Kindern allein mit einem Interkostalschnitt im vierten Zwischenrippenraum ausgekommen.

6. Darstellung der Isthmusstenose.

Auch im Inneren der Thoraxhöhle finden sich, nunmehr erst recht deutlich, die zahlreichen gewundenen Kollateralen. Die mediastinale Pleura wird über der Aorta nach oben bis zur Subclavia und nach unten bis unterhalb der Stenose inzidiert. *Bernhard* schlingt die Aorta in ihrem noch unveränderten Bereich wie bei einer Aneurysmaoperation proximal und distal von der verengten Stelle mit je einem Gummikatheter an und erleichtert sich so die Präparation der eigentlichen Stenose, die infolge aller entzündlicher Adhäsionen oft schwieriger ist. Die Stenose selbst ist in der Regel durch eine äußere Einschnürung des Aortenkalibers erkennbar. Gelegentlich kann aber eine zirkumskripte Stenose in Form einer Klappe ohne Veränderung des äußeren Kalibers vorliegen, wobei nur die Palpation des Aortapulses die Höhe der Stenosierung erkennen läßt.

Bei der Mobilisation der Aorta verlangen ihre Nebenäste eine besonders schonliche Behandlung, weil sie einmal wegen ihrer verdünnten Wandung leicht verletzlich sind, außerdem aber als Kollateralkreislauf weitgehend erhalten werden sollen. *Crafoord*, *Blalock* und *Gross* empfehlen daher, wenn irgend möglich, sie temporär mit weichen Gummiklemmen abzuklemmen und so ihre Kontinuität zu schonen. Selbstverständlich darf hierdurch die zur Ausführung der Naht erforderliche Adaption der beiden Aortenanteile nicht behindert werden. Eine teilweise Opferung der Nebenäste spielt postoperativ nach gelungener Beseitigung der Stenose auch keine Rolle, weil hierdurch der Kollateralkreislauf ja weitgehend überflüssig werden soll. Für die Dauer der Aortenabklemmung sind die Nebenbahnen jedoch für die Ernährung der unteren Körperhälfte von entscheidender Bedeutung.

Besondere Beachtung erfordert weiter der meist obliterierte Ductus Botalli, dessen Durchtrennung die Isthmusstenose erst vollständig freigibt. Ist der Ductus jedoch offen, wie dies *Gross* in 10 % seiner Fälle beobachtete, wird der pulmonale Anteil unterbunden bzw. mit fortlaufender Naht versorgt, während der aortale Anteil zusammen mit der Isthmusstenose entfernt wird.

7. Aortenresektion und Naht.

Nach vollständiger Mobilisation der Stenose hängt der weitere Operationsplan im Einzelfall vom anatomischen Befund ab. Wie in den Ausführungen *Doerr*s und im diagnostischen Teil bereits ausgeführt, ist die kurzstreckige Stenose (1 bis 3 cm) unterhalb des Abganges der linken Subclavia am häufigsten vorhanden. Ihre Resektion mit End-zu-End-Naht der Aorta stellt das Normalverfahren dar. Ein besonderes Vorgehen verlangen die sehr seltenen Lokalisationen oberhalb des Abganges der linken Subclavia sowie langstreckige Stenosen vom infantilen Typ.

Zur Unterbrechung des Aortendurchflusses werden verschiedenartige Klemmen benutzt, die alle jedoch erst nach probeweiser Kompression der Aorta (Herzwirkung!) endgültig angelegt werden sollen. Besonders bewährt haben sich Spezialinstrumente (*Crafoord, Bradshaw, Deterling*), deren parallele Branchen durch einen Schraubengang geöffnet und geschlossen werden. Dies hat den Vorteil, daß ein plötzliches Aufgehen der Klemme mit fulminanter Blutung weitgehend unmöglich ist. Auch ohne Gummiüberzug bleibt eine Schädigung der Aortenwand aus. Die Ausführung mit geraden Branchen ist für die häufigste Form der Isthmusstenose geeignet, wobei unterhalb des Abganges der linken Subclavia noch ein 1 bis 2 cm langes Aortenstück von normaler Beschaffenheit zur Verfügung steht. Hierbei kann auch jede andere weiche Klemme (Darmklemme, *Grob*) genügen. Eine zusätzliche Sicherung der Arretierung sollte jedoch gewährleistet sein. Lange Griffe sind in jedem Falle zweckmäßig, weil sie aus dem Thorax herausragen und die Adaption des proximalen und distalen Aortenendes durch die Assistenz erleichtern. Sitzt die Stenose unmittelbar unterhalb des Subclaviaabganges, kommt das gebogene Exemplar der feingezahnten Klemme nach *Potts* (s. S. 131) oder nach *Blalock* eine modifizierte *Potts*sche Aortenklemme in Frage (Abb. 20), die ein bogenförmiges Segment der Aorta bzw. der Subclavia selbst zur Naht frei läßt.

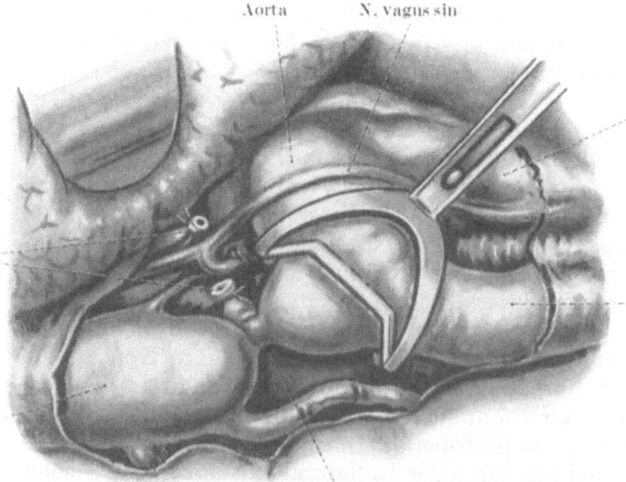

Abb. 20. Hohe Isthmusstenose. Zur Resektion Anlegen einer modifizierten *Potts*-Klemme nach *Blalock*, die die A. subclavia und damit die Kollateraldurchblutung weitgehend freiläßt.

Beim *Normalverfahren* ist das zu resezierende Aortenstück nur 1 bis 2 cm lang und erlaubt eine spannungslose Adaption des distalen und proximalen Aortenendes. Zum Ausgleich einer eventuellen Inkongruenz der Lumina kann eine schräge Resektion des proximalen Endes dienlich sein. Selbstverständlich muß die Reaktion beiderseits im normal weiten Aortenbogen erfolgen, da andernfalls das funktionelle Resultat der Operation in Frage gestellt wird. *Crafoord* vermerkt bei seiner Technik der koaptierenden Naht als Vorteil, daß eine ausgedehntere Resektion möglich ist, während bei der evertierenden *Gross*schen Naht einige Millimeter Wand verloren gehen. Normalerweise kommt diesem Punkt bei der guten Beweglichkeit der Aorta jedoch keine entscheidende Bedeutung zu. Einzelheiten der beiden konkurrierenden Nahttechniken sind auf S. 141 besprochen. Die Mehrzahl der Autoren bevorzugt die *Gross*sche evertierende Naht.

Eine besondere Modifikation haben neuerdings *Adams, Rutledge* und *Souders* angegeben, die evertierende Matratzen-Einzelknopfnähte legen und dann die Schnitt-ränder durch eine Media und Adventitia-fassende, fortlaufende Naht nochmals vernähen. Das äußerlich besonders befriedigende Verfahren ist jedoch, mit einem erheblich größeren Zeitaufwand als bei einreihiger Nahttechnik verbunden. (Abbildung 21.)

Als Nahtmaterial dient Seide 000 oder 0000. Zunächst wird allgemein die Hinterwand, dann die Vorderwand durch entsprechendes Drehen der koaptierenden Klemmen zur Naht eingestellt.

Nach beendeter Naht wird zunächst die distale, dann die proximale Klemme langsam geöffnet. Zur Verhütung der auf S. 142 besprochenen Komplikationen wird vorher der Kopf tief gelagert und die i. v.

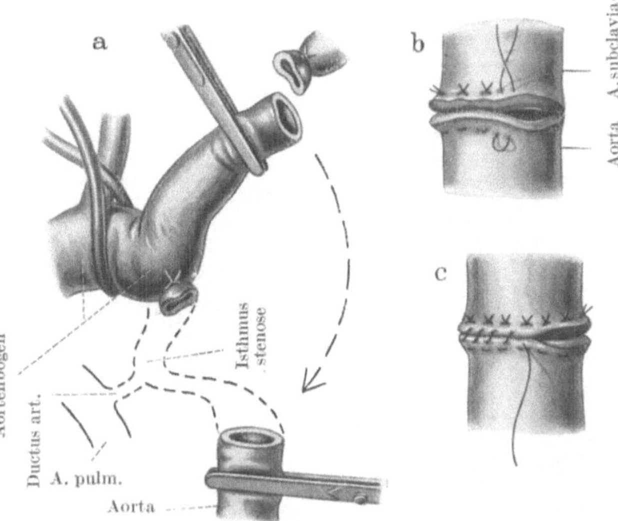

Abb. 21a—c. a: Subclaviaanastomose mit der distalen Aorta nach Resektion der Stenose. b u. c: Zweireihige Gefäßnaht nach *Adams* und Mitarb.: Evertierende Matratzennähte (Einzelknopf) und fortlaufende Verstärkungsnaht.

Blutzufuhr beschleunigt. Die vollständige Wiederfreigabe der Aortendurchblutung soll erst nach einigen Minuten erfolgen. Bei Herzstörungen ist die Aorta proximal von der Naht erneut zu drosseln, wobei die Schraubklemmen natürlich besonders geeignet sind.

Dieses Normalverfahren der Resektion und End-zu-End-Naht der Aorta ist in der überwiegenden Mehrzahl der Fälle möglich und konnte z. B. von *Gross* bei insgesamt 60 Fällen 52mal durchgeführt werden, 12mal war eine sogenannte „hohe Anastomose" notwendig, wobei infolge Fehlens eines genügend langen proximalen Aortenstücks oberhalb der Stenose die distale Aorta direkt mit dem Aortenbogen im Bereich der abgehenden Subclavia vernäht wurde. Spezialklemmen (S. 144) sind dabei zur Erhaltung der über die linke Subclavia gehenden Collateraldurchblutung besonders zweckmäßig.

Besondere *Modifikationen* des Normalverfahrens werden bei *selteneren Varianten der Isthmusstenose* notwendig.

1. Sitz der Stenose oberhalb des Abganges der linken Subclavia. Die diagnostischen Besonderheiten dieser Lokalisation wurden auf S. 138 besprochen. *Blalock* hat in einem derartigen Fall die linke Subclavia unterbunden und eine Anastomose der distalen Aorta mit dem Aortenbogen im Bereich der Abgangsstelle von Carotis und Vertebralis durchgeführt. Durchblutungsstörungen im Bereich des linken Arms traten nicht auf. Das funktionelle Resultat der Operation war zufriedenstellend (Abb. 22).

2. Langstreckige Stenosen vom infantilen Typ. Überschreitet der stenosierte Aortenschnitt eine Länge von 3 cm, stößt die End-zu-End-Naht der Aorta auf

Schwierigkeiten. *Clagett* hat hierbei erstmals am Menschen die linke Subclavia nach unten geschlagen und entsprechend dem experimentellen Verfahren von *Blalock* und *Park* mit der distalen Aorta End-zu-End vereinigt. Ähnliche Operationen sind seitdem von *Blalock, Gross, Johnson* und *Kirby* in vereinzelten Fällen durchgeführt worden. Der *Subclaviaanastomose* haften jedoch gewichtige Nachteile an. Die Durchtrennung dieses Gefäßes unterbricht ja einen wesentlichen Teil des kompensierenden Kollateralkreislaufs. Dies ist um so bedauerlicher, da das Lumen der Subclavia trotz einer meist erheblichen Erweiterung das Kaliber der Aorta nicht immer erreicht. So sind die funktionellen Ergebnisse dieses Verfahrens gelegentlich unbefriedigend (*Johnson* und *Kirby*). Überdies betont *Blalock*, daß er in der Anfangszeit einige Subclaviaanastomosen (4) durchgeführt hat, die bei fortgeschrittener Technik vielleicht doch mittels End-zu-End-Naht der Aorta hätten versorgt werden können.

3. Homoiotransplantat bei langstreckiger Stenose (*Gross*). Einen Ausweg aus diesen Schwierigkeiten hat *Gross* in zunächst sehr kühn erscheinender Weise dadurch gesucht, daß er den nach ausgedehnter Reaktion entstehenden Aortendefekt mit Hilfe eines Homoio-Transplantats überbrückte. Eine Operation dieser Art wurde nach der

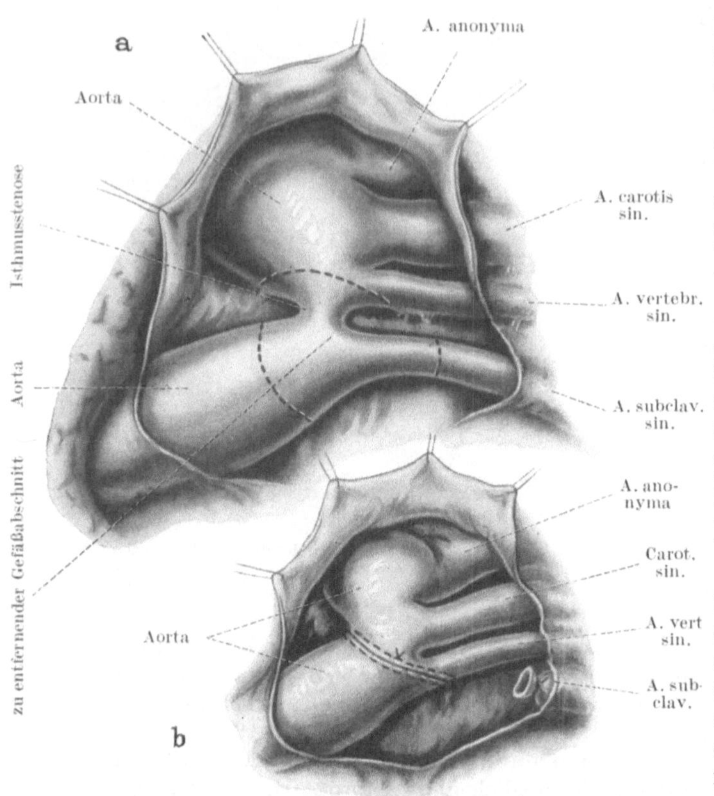

Abb. 22a u. b nach *Blalock*. a: Isthmusstenose oberhalb des Abgangs der linken Subclavia. b: Fertige Anastomose nach Resektion der Stenose. Durchtrennung der Subclavia. Die Nahtlinie reicht bis zur Basis der A. vertebralis.

letzten Mitteilung von *Gross, Bill* und *Peirce* 1949 bereits 6mal ausgeführt. Die funktionellen Ergebnisse waren bei der bisherigen Nachkontrolle von 3 bis 9 Monaten voll befriedigend und entsprachen den experimentellen Erwartungen[1].

Zur Transplantation wurden menschliche Aortensegmente verwandt, die mittels „steriler Sektion" längstens 3 bis 5 Std nach dem Tode entnommen worden waren. Immer hatte es sich um tödliche Verkehrsunfälle gehandelt. Zur Verwendung der Homoiotransplantate war eine Konservierung notwendig. Sie erfolgte nach ausgedehnten experimentellen Versuchen in 10 % menschlichem Plasma und einer modifizierten Tyrode-Lösung bei 1 bis 4⁰ Celsius[2].

---

[1] Auch Bernhard hat diese Methode erfolgreich angewendet.

[2] Die modifizierte Tyrodelösung wird folgendermaßen hergestellt: Die Stammlösung enthält auf 250 cm³: Na Cl 20 g; K Cl 1 g; Mg SO$_4$ 7 H$_2$0 0,2 g; Mg Cl$_2$ 64$_2$0, 0,2 g; Ca Cl$_2$ 0,35 gm (getrennt aufgelöst); NA² HPO$_4$ 0,15 g (0,38 g von NA$_2$ HPO 12

Wie Transplantationsversuche am Hund sowie Untersuchungen in der Gewebekultur gezeigt hatten, bleiben die Gefäßstücke bei dieser Konservierung bis zu 30 Tagen uneingeschränkt lebensfähig. Die thrombosefreie Durchgängigkeit der Transplantate ist am Tier bereits bis 1 Jahr nachgewiesen worden. Bei der Obduktion zeigte sich makroskopisch meist keine erkennbare Veränderung des überpflanzten Gefäßes, gelegentlich jedoch eine gewisse Verdünnung der Wandung, die sich funktionell in einer geringeren Elastizität äußerte.

Die Abb. 23 zeigt ein 5 cm langes Homoiotransplantat, das bei einem 7jährigen Jungen am 24. 5. 1948 nach Exzision der Stenose eingesetzt wurde. Das überpflanzte Aortenstück stammte von einem Menschen, der 28 Tage vorher einem Autounfall erlegen war. Als Naht wurde die übliche evertierende Matratzennaht nach *Gross* mit fortlaufender Seide verwandt. Komplikationsloser postoperativer Verlauf mit Abfall des Blutdrucks in den Armen und Fühlbarwerden der vorher fehlenden Beinpulse.

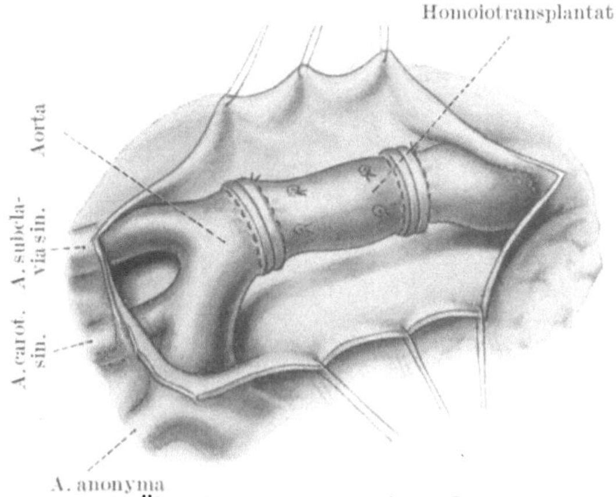

Sollten sich die Erfolge der Homoiotransplantate konservierter Aortenseg-

Abb. 23. Überbrückung einer resezierten Isthmusstenose durch 5 cm langes Homoiotransplantat nach *Gross* bei 7jährigem Patienten.

mente auch bei längerdauernder Nachkontrolle bestätigen, so wird dieses Verfahren in der Gefäßchirurgie bisher ungekannte Möglichkeiten bieten. Für die Operation der Isthmusstenose aber wird die Bereithaltung konservierter Gefäße besonders zweckmäßig sein, um bei anatomischen Varianten einen Ausweg zur Verfügung zu haben.

Ein negatives Beispiel für die rettende Möglichkeit eines Homoiotransplantats hat *Olim* 1949 mitgeteilt. Er wollte einen 20jährigen Patienten wegen einer Isthmusstnose operieren, die klinisch einwandfrei diagnostiziert war. Eine Gefäßdarstellung war jedoch präoperativ nicht gemacht worden. Die Thorakotomie zeigte nun die Stenose nicht an der typischen Stelle, sondern 5 cm oberhalb des Zwerchfells. In einer zweiten Sitzung konnte zwar von einer tieferen Thorakotomie aus die 1,7 cm lange Stenose exzidiert werden. Es gelang jedoch trotz weitgehender Mobilisation der Aorta nicht, die beiden Gefäßlumina durch Naht zu vereinigen. Schließlich wurde die Aorta beiderseits unterbunden. Exitus 5 Std postoperativ. Keine Obduktion. Mit Hilfe eines Transplantats hätte die Situation gemeistert werden können.

4. Aneurysma im Bereich der Stenose. Nach den pathologisch-anatomischen Beobachtungen ist das Auftreten von Aneurysmen im Bereich der Isthmusstenose nicht selten. Ihre Ruptur gibt nach *Abott* in 23% aller Fälle eine sehr häufige Todesursache ab. Als Sitz der Aortendilatation findet sich häufiger der Abschnitt oberhalb der Stenose, in einigen Fällen (*Abott* 7) aber auch unterhalb.

Einen Fall der letzten Kategorie traf *Shumacker* 1948 bei der Operation einer Isthmusstenose eines 8jährigen Buben an. Es fand sich entsprechend einer röntgenologisch am Ösophagus nachgewiesenen Aussparung ein apfelsinengroßes Aneurysma, das durch eine 1,5 cm große Öffnung mit der Hinterwand der Aorta distal von der Stenose kommunizierte. Dem Operateur gelang — bisher erst-

---

(H_2O); $KHPO_4$ 0,15 g; Glukose 2,5 g; 0,4% Phenolrot 12,5 cmj. *Puffer:* 1,4% NA HCO_3.
Die Stammlösung wird bei Zimmertemperatur mit 1 cm³ Chloroform aufgehoben.
Zur Herstellung der endgültigen Lösung wird die Stammlösung 1 : 10 verdünnt und sterilisiert. Dann Zusatz von 0,5 cm³ Pufferlösung (vorher sterilisiert) auf 20 cm³. Aufheben in Flaschen mit Mullstopfen im Eisschrank. Gleichgewicht bei pH von 7,6. Zusatz von Penicillin und Streptomycinsalz je 50 E auf 1 cm³ Lösung.

mals — die Exzision der 2½ bis 3 cm langen Stenose mitsamt dem Aneurysma. Die Kontinuität der Aorta konnte durch End-zu-End-Naht wiederhergestellt werden. Glatter postoperativer Verlauf mit befriedigendem Blutdruckanstieg in den Beinen.

5. Seit-zu-Seit-Anastomose der Aorta (*Bernhard*). Bei kurzstreckigen Stenosen mit typischem Sitz können die erweiterten Abschnitte der Aorta oberhalb und unterhalb der Verengung so nahe aneinander liegen, daß ihre breite Seit-zu-Seit-Anastomosierung möglich ist. Hierzu sollte beiderseits eine ovaläre Exzision der Aortenwand, mehr oder minder in der Längsrichtung, vorgenommen werden (Abb. 24). Das Verfahren hätte den Vorteil, daß die erhaltene Stenose eine Entlastung der operativen Gefäßverbindung darstellt und die Naht selbst infolge der Längsrichtung der elastischen Fasern in der Aortenwand weniger leicht durchschneiden könnte. Auch bei Stenosen oberhalb des Abgangs der linken Subclavia ist unter Verwendung von Spezialklemmen (*Potts*) eine seitliche Anastomose denkbar. Eine praktische Erprobung des *Bernhard*schen Vorschlags steht jedoch nochaus.

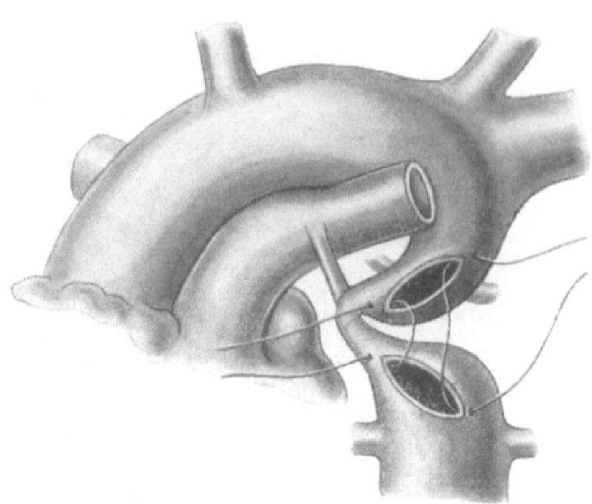

Abb. 24. Vorschlag einer Seit-zu-Seit-Anastomose der Aorta oberhalb und unterhalb der Isthmusstenose nach *Bernhard*.

Nach beendeter Gefäßnaht wird die mediastinale Pleura über der Anastomose wieder durch Naht geschlosssen. Die Lunge wird aufgeblasen und der Thoraxschluß im allgemeinen drainlos durchgeführt, während einige Autoren (*Adams, Rutledge* u. *Souders, Grob*) für wenige Tage einen interkostalen Katheter zur Saugdrainage einlegen.

8. Postoperative Behandlung und Komplikationen.

Bei der langen Dauer der Operation von oft mehr als 5 Std ist stets Penicillin angezeigt, das zweckmäßigerweise auch beim Wundschluß intrapleural gegeben werden sollte.

Eine Behandlung mit Antikoagulantien ist nach *Gross* nicht notwendig, da sie unnötige Gefahren heraufbeschwört und eine Thrombose der Anastomose am besten durch eine saubere Gefäßnaht verhütet werde.

Wegen der längerdauernden Konsolidierung der Aortennaht soll für mindestens 2 bis 3 Wochen Bettruhe eingehalten werden. Außer den bei intrathorakalen Eingriffen üblichen Komplikationen (Erguß, Pneumothorax etc.) ist hier das gefürchtetste Ereignis der postoperativen Phase eine *Blutung aus der Gefäßnaht*. Diese kann frühzeitig (*Jones*, 4 Std, *Crafoord* u. *Gross* 24 Std), aber auch noch relativ spät (*Crafoord* u. *Grob* 28 Tage) eintreten und zu den Erscheinungen eines akuten Verblutungstodes führen. Die Blutung braucht jedoch je nach dem Ausmaß der Nahtinsuffizienz nicht immer tödlich zu sein, sondern kann von selbst stehen bzw. zur Bildung eines *Aneurysmas* führen. *Crafoord* hat letzteres bei 30 Fällen postoperativ 3mal mit Hilfe der Aortographie nachgewiesen. 2mal war der klinische Verlauf stumm und die Größe der an sich kleinen dissezierenden Aneurysmen nahm nicht zu. Im dritten Fall wurde wegen der Progredienz eine Reoperation erwogen. Wahrscheinlich bei dem gleichen Fall hat *Boerema* eine Nachoperation durchgeführt, nachdem *Crafoord* 1 Jahr vorher die Aortenresektion vorgenommen hatte (*Blickman* 1949).

Die 20jährige Patientin erlitt 12 Std nach der Erstoperation (*Crafoord* Mai 1947) eine schwere intrapleurale Blutung, die durch massive Bluttransfusionen zum Stehen gebracht wurde. Da nur ein Teil der 4 bis 5 cm langen Stenose reseziert worden war, blieb das funktionelle Ergebnis unbefriedigend. 1 Jahr nach der Operation stellten sich bei der meist bettlägerigen Kranken Hämoptoen ein, deren Frequenz zunahm. Bei der Reoperation (*Boerema* Juni 1948) fand sich ein apfelsinengroßes Aneurysma; das sich in den linken Oberlappen hinein entwickelt hatte und mit dem zugehörigen Bronchus kommunizierte. Eine Blutung aus dem Aneurysma konnte durch Anlegen der beiden Aortenklemmen gestillt werden. Nach Ausräumen von Coagula fand sich ein längsverlaufender Schlitz in der eigentlichen Aorta von 2 cm Länge, der durch fortlaufende Naht geschlossen wurde. Der Zusammenhang des Aneurysmas mit der alten Aortennaht war nicht zu klären, der longitudinale Verlauf des Schlitzes sprach eher dagegen. Vielleicht handelte es sich um eine Schädigung der Aortenwand im Bereiche des Klemmenschlusses. Die histologische Untersuchung der Aneurysmenwand ergab überraschenderweise einen vollständigen Aortenquerschnitt, so daß es sich um ein Aneurysma verum gehandelt haben soll. Die Perforation des Bronchus wurde ebenfalls geschlossen. Nach der Reoperation Blutdruck in Arm und Beinen nahezu unverändert.

Die in diesem Falle vermutete Möglichkeit einer postoperativen Aortenruptur außerhalb des alten Nahtbereiches wird durch einen Obduktionsbefund von *Jones* bestätigt. Er fand bei einem 31jährigen Mann nach einer tödlichen Blutung am neunten Tag ein rupturiertes Aneurysma dissecans proximal von der intakten Anastomose. Wahrscheinlich war eine zusätzliche Druckschädigung der degenerativ veränderten Aortenwand im Klemmenbereich die Ursache.

Ischämische Rückenmarksläsionen sind auch bei mehr als 1stündiger Kompression der Aorta infolge des guten Kollateralkreislaufs kaum zu befürchten. So hat *Blalock* nur 1mal eine partielle Parese beider Beine unter 30 Fällen gesehen.

Die sonstigen Komplikationen sind uncharakteristisch und verschwindend selten. Herzstörungen sind postoperativ nur bei vorheriger Insuffizienz oder zusätzlichen Vitien (*Gross:* tödlicher Ausgang bei zusätzlichen Aorten- bzw. Mitralvitium) zu erwarten. Letztere sind von der Operation unbedingt auszunehmen. Einmal beobachtete *Blalock* eine tödliche Thrombose der linken Carotis interna und cerebri media bei einem 13jährigen Jungen ohne genaue Klärung der Ursache. Eine Abduzensparese wurde auf ein intrakranielles Aneurysma bezogen, das schon vor der Operation bestanden haben mußte.

9. Ergebnisse.

Operationsmortalität. Tabelle 2 gibt eine Übersicht über 158 Isthmusstenosen der Weltliteratur, die operativ angegangen wurden. Hiervon wurde in 15 Fällen (*Gross, Crafoord, Jones*) lediglich eine Probethorakotomie durchgeführt, weil die Anastomose unmöglich erschien. Gründe hierfür waren starke entzündliche Verwachsungen der Stenose mit dem umgebenden Mediastinum, langstreckige Stenosen oder zu schwere atheromatöse Veränderungen der Aorta. Eine Resektion der Stenose mit Aortennaht bzw. Subclaviastenose wurde in 143 Fällen durchgeführt, die mit 16 Todesfällen belastet sind. Es ergibt sich daraus eine Operationsmortalität von 10,5%.

Als Todesursache rangiert die Blutung aus der Anastomose bzw. einem Aneurysma an erster Stelle (7 Fälle). Es folgen Herztod (5) und zerebrale Durchblutungsstörungen (3). *Gross* glaubt, daß die Mortalität noch weiter sinken wird, nachdem die wesentlichen Gefahrenmomente der neuen Operation durch die in der Anfangszeit gewonnenen Erfahrungen geklärt werden konnten.

Klinische Besserung. In all den Fällen, in denen eine operative Beseitigung der Aortenstenose gelingt, muß eine plötzliche Normalisierung der hämodynamischen Verhältnisse eintreten, die sich in einem weitgehenden Ausgleich des Blutdrucks

Tabelle 2.

Autor	Zahl	Alter	Resektion mit Aortennaht	Subclavia-anastomose	Todes-fälle	Todesursache	Probe-thorako-tomie
Gross 1949	60	5—30		2	7	1 mal zu schnelles Öffnen der Klemme 1 mal Anastomosen-blutung (24 Std) 2mal zerebrale An-oxämie (3. u. 4. Tag) 2mal zusätzl. Herz-vitien 1mal Narkosetod (Cyclopropan?)	6
	6		6 Transplantate		0		
Crafoord 1948	37		31	1	2	1mal Blutung 1.Tag 1mal Spätblutung	5
Blalock 1948	30	7—41	24	4	3	1mal Blutung akut 1mal zerebrale Thrombose 1mal Herzversagen	2
Jones 1948	13	2½—31	9	2	2	2mal Blutung	2
Adams 1949	5	21—36	2	3	0		
Grob 1949	3	10—16	3		1	1mal Spätblutung	
Santy 1949	3	17—29	3		0		
Bernhard 1949	1		1		0		
Summe:	158		131	12	15		15

in der oberen und unteren Körperhälfte äußert und eine wesentliche Entlastung des Herzens bedeutet.

Als subjektives Zeichen des Druckfalls im Kopfbereich verschwinden sofort nach der Operation die z. T. sehr lästigen Kopfschmerzen. Die objektive Kon-trolle des *Blutdrucks* zeigt, daß der Druckausgleich in beiden Körperhälften un-mittelbar nach der Operation beginnt. Noch auf dem Operationstisch kann der vorher fehlende oder nur schwache Puls der A. fermoralis und A. dorsalis pedis getastet werden. Die endgültigen Druckwerte in Arm und Bein werden aber erst im Verlauf von 5 bis 10 Tagen (*Blalock, Bing*) erreicht. Dies ist in Anbetracht· der durch die Operation ja beseitigten Stenose nur durch eine langsamer ver-laufende Adaption des Gefäßtonus zu verstehen. Die Mittelwerte von 17 Patienten (*Blalock* u. *Bing*) zeigten durch die Operation ein Absinken des Blutdrucks in den Armen von 183/106 auf 141/85 mm Hg und einen Anstieg des Blutdrucks in den Beinen von 91/68 auf 128/78 mm Hg. Diese Werte sind alle durch Arterienpunk-tion bestimmt. Wenn gelegentlich die postoperativen Druckwerte in den Beinen höher als in den Armen angegeben werden, so liegt dies an fehlerhaften Ergeb-nissen der Manschettenmessung, die durch die größeren Muskelmassen und die konische Form des Oberschenkels bedingt sind. Gleichlaufend mit dem Blutdruck-verhalten ändert sich auch die Durchblutung der Gliedmaßen, d. h. sie sinkt in den Armen und steigt in den Beinen. Entsprechend verhalten sich die oszillo-graphischen Indizes (*Grob*). Die Hauttemperatur der Beine und die Gehleistung, sofern sie vorher erkennbar gestört war, bessert sich. Die Kollateralen im Bereich des Schultergürtels bilden sich zurück.

Die *Entlastung des Herzens* äußert sich in einer subjektiven und objektiven Steigerung der körperlichen Leistungsfähigkeit. Die Hypertrophie des linken Herzens bildet sich zurück. Irregularitäten des Pulses, soweit präoperativ vorhanden, verschwinden (*Grob, Bernhard*). Das Minutenvolumen des Herzens — mit dem *Fick*schen Prinzip bestimmt — zeigt nach *Bing* prä- und postoperativ keine Unterschiede. Die postoperative Verminderung der Herzarbeit ist also allein durch die Senkung des Aortendrucks bedingt.

Der *Prozentsatz der klinischen Besserungen* ist fast ausschließlich abhängig von der operativen Wiederherstellung eines weiten Aortenrohrs. *Gross* konnte bei 45 resezierten Stenosen hinsichtlich des blutdrucksenkenden Effekts 41 mal ein ausgezeichnetes Ergebnis erzielen. Bei 3 weiteren war das postoperative Resultat nur befriedigend und bei einem ein Fehlschlag. Immer war bei diesen letzten 4 Fällen bereits intra operationem das schlechtere Resultat vorauszusagen, weil die Anastomosenweite infolge technischer Schwierigkeiten (z. B. langstreckige Stenose) nicht befriedigte. Ein späterer Rückgang einer bereits erreichten Besserung scheint demgegenüber ein seltenes Ereignis und ist nur durch thrombotische Veränderungen während der Entwicklung eines Aneurysmas denkbar (*Blickman*).

Zusammenfassend kann gesagt werden, daß auch die Operation der Isthmusstenose genau so wie die des Ductus arteriosus einen dankbaren Eingriff im Sinne einer wirklichen Wiederherstellungschirurgie darzustellen vermag. Das Vorgehen stellt jedoch wegen der besonderen Verhältnisse weit größere, ja maximale Anforderungen an den Operateur, der nur nach sorgfältigster Vorbereitung (Tier und Leichenoperation) den ersten Schritt in dieses Neuland wagen darf. Es steht zu hoffen, daß eine weitere Senkung der Operationsmortalität den Entschluß zum operativen Eingriff noch erleichtern wird.

III. Curare (d-Tubocurarin-chlorid): theoretische Betrachtung und praktische Anwendung bei der Narkose*,**.

Von

Benjamin H. Robbins - Nashville

Inhalt.

Literatur.

[1] *Adams, R. C.:* Curare as an aid to Relaxation in Anesthesia. S. Clin. North America 735—739, 1945.

[2] *Baird, J. W.,* and *R. C. Adams:* Curare in General Surgery: Preliminary Remarks in Conjunction with Motion Pictures. Proc. Staff Meet. Mayo Clinic 19, 200—201 (1944).

[3] *Bennet, A. E.:* Preventing Traumatic Complications in Convulsive Shock Therapy by Curare. J. A. M. A. 114, 322—324 (1940).

[4] *Bernard, C.:* Analyse Physiologique des proprietes des systemes musculaire et nerveux au moyen de curare. Compt. rend. Acad. d. Sc. 43, 824—829 (1856).

[5] *Boehm, R.:* Curare und Curare alkaloide. In *Heffter, A.:* Handbuch der experimentellen Pharmakologie. Berlin: Julius Springer 2, 179—228 (1920).

[6] *Brinkman, R.,* and *M. Ruiter:* Die humorale Übertragung der Skeletmuskelreizung eines ersten auf den Darm eines zweiten Frosches. Arch. Physiol. 208, 58—62 (1925).

[7] *Briscoe, G.:* The Antagonism between Curarine and Prostigmine and its relation to the Myasthenia Problem. Lancet 1, 469—472 (1936).

[8] *Brodie, B. C.:* Experiments and Obersvations on the Different Modes in which Death is Produced by Certain Vegetable Poisons. Phil. Tr. p. 194, 1811; p. 212, 1812.

[9] *Brody, J.:* The Use of Curare in Sodium-Pentothal-Nitrous Oxide-Oxygen Anesthesia. Anesthesiology 6, 381—384 (1945).

[10] *Brown, G. L., H. H. Dale* and *W. Feldberg:* Reactions of the Normal Mammalian Muscle to Acetylcholine and to Eserine. J. Physiol. 87, 394—424 (1936).

---

* Aus dem Institut für Anästhesie der Medizinischen Fakultät der Vanderbilt Universität, Nashville, Tennessee.

** Nach einem Vortrag, gehalten anläßlich des Aufenthalts der Medical Mission of the Unitarian Service Committee in Deutschland im Juli und August 1948.

[11] *Cole, F.:* The Use of Curare in Anesthesia. Anesthesiology **6**, 48—56 (1945).

[12] Council Pharmacy and Chemistry: New and Nonofficial Remedies. J. A. M. A. **129**, 517 (1945).

[13] *Cullen, S. C.:* The Use of Curare in Anesthesia. South. M. J. **38**, 144—147 (1945).

[14] *Cullen, S. C.,* and *A. J. Trapasso:* Use of Curare to Facilitate Endoscopy. Arch. Otolaryng. **38**, 347—349 (1943).

[15] *Dale, H. H., W. Feldberg* and *M. Vogt:* Release of Acetylcholine at Voluntary Motor Nerve Endings. J. Physiol. **86**, 353—380 (1936).

[16] *Everett, G. M.:* Pharmacological Studies of d-Tubocurarine and Other Curare Fractions. J. Pharmacol. & Exper. Therap. **92**, 236—248 (1948).

[17] *Feitelberg, S.,* and *E. P. Pick:* Action of Curare on the Brain of the Frog. Proc. Soc. Exper. Biol. & Med. **49**, 654—656 (1942).

[18] *Folkers, K.:* Preliminary Studies in the Botanical Components of Tecuna and Java Curare. J. Am. Pharm. A. **27**, 689—693 (1938).

[19] *Gill, R. C.:* White Water and Black Magic. New York: Henry Holt & Co. 1940.

[20] — Curare: Misconceptions Regarding the Discovery and Development of the Present Form of the Drug. Anesthesiology **7**, 14—23 (1946).

[21] *Griffith, H. R.:* Curare in Anesthesia. J. A. M. A. **127**, 642—644 (1945).

[22] — Curare as an Aid to the Anesthetist. Lancet **2**, 74—75 (1945).

[23] *Griffith, H. R.,* and *G. E. Johnson:* The Use of Curare in General Anesthesia. Anesthesiology **3**, 418—420 (1942).

[24] *Gross, E. G.,* and *S. C. Cullen:* The Action of Curare on the Smooth Muscle of the Small Intestine and on the Blood Pressure. Anesthesiology **6**, 231—238 (1945).

[25] —, — Effects of Anesthetic Agents on Muscular Contraction. J. Pharmacol. & Exper. Therap. **78**, 358—365 (1943).

[26] *Harris, M. M., B. L. Pacella* and *W. A. Horwitz:* A Study of the Use of Curare in Metrazol Convulsant Therapy with Some Electroencephalographic Observations. Psychiatric Quart. **15**, 537—543 (1941).

[27] *Harroun, P., F. E. Beckert* and *H. R. Hathaway:* Curare and Nitrous Oxide Anesthesia for Lengthy Operations. Anesthesiology **7**, 24—28 (1946).

[28] *Harroun, P.,* and *H. R. Hathaway:* The Use of Curare in Anesthesia for Thoracic Surgery. Surg. Gynec. & Obst. **82**, 229—231 (1946).

[29] *Hartridge, H.,* and *R. West:* Parathyroid Tetany in Dogs, and its Abolition by Curare. Brain **54**, 312—319 (1931).

[30] *King, H.:* Curare Alkaloids. Part I Tubocurarine. J. Chem. Soc. **2**, 1381—1389 (1935).

[31] *Knight, R. J.:* The Use of Curare in Anesthesia. Minnesota Med. **27**, 667—670 (1944).

[32] *Kolliker, A.:* Note sur L'action du curare sur le system nerveux. Compt. rend. Acad. d. Sc. **43**, 791—792 (1856).

[33] *Koppanyi, T.,* and *A. E. Vivino:* Prevention and Treatment of d-Tubocurarine Poisoning. Science **100**, 474—475 (1944).

[34] *Langley, J. N.:* Paralysis by Curare, Strychnine and Brucine and ita Antagonism by Nicotine. J. Physiol. **52**, 247—266 (1918).

[35] *Lenahan, N. E.:* Use of Curare in Genito-urinary Surgery. Urol. & Cutan. Rev. **47**, 151—152 (1945).

[36] *Luco, J. V.,* and *J. Mesa:* Accin del curare en los sistemas neuroefectores autonomicos. Cieucia **2**, 293—299 (1941).

[37] *Lundy, J. S., E. B. Tuchy, R. C. Adams, L. H. Mousel,* and *T. H. Seldon:* Annual Report for 1944 of the Section on Anesthesiology. Proc. Staff Meet. Mayo Clinic **20**, 292—302 (1945).

[38] *Mallinson, F. R.:* Curare in Anethesia. Lancet **2**, 75—76 (1945).

[39] *Mautner, H.,* and *A. Luisada:* Antagonistic effect of Asphyxia to Curare Paralysis on the Vagus Nerve. J. Pharmacol. & Exper. Therap. **72**, 386—393 (1941).

[40] *McIntyre, A. R.* and *R. E. King:* d-Tubocurarine Chloride and Choline esterase. Science **97**, 69 (1941).

[41] *Pal, J.:* Physostigmin ein Gegengift des Curare. Zbl. Physiol. **14**, 255—258 (1900).

[42] *Pelouze, J.,* and *C. Bernard:* Recherches sur le Curare. Compt. rend. Acad. d. Sc. **31**, 535—537 (1850).

[43] Pharmacopoeia United States XII. p. 670, 1942.

[44] *Pick, E. P.,* and *K. Unna:* Effect of Curare and Curare-like Substances on Central Nervous System. J. Pharmacol. O Exper. Therap. **83**, 59—70 (1945).

[45] *Ruskin, A., J. Ewalt* and *G. Decherd:* The Electrocardiogram of Curarized Human Patients. Dis. Nerv. System **4**, 335—341 (1943).

[46] *Smith, S. M., H. O. Brown, J. E. Toman* and *L. S. Goodman:* The Lack of Cerebral Effects of d-Tubocurarine. Anesthesiology **8**, 1—14 (1947).

[47] *Sollmann, T.:* A Manual of Pharmacology. W. B. Saunders Co. p. 1298, 1942.

[48] *Steiman, S. E.:* Neuromuscular Transmission in a Single Nerve and Muscle Fiber. Am. J. Physiol. **140**, 269—275 (1943).
[49] *Waters, R. M.:* Nitrous Oxide-Oxygen and Curare. Anesthesiology **5**, 618—619 (1944).
[50] *Whitacre, R. J.,* and *A. J. Fisher:* Clinical Observations on the Use of Curare in Anesthesia. Anesthesiology **6**, 124—130 (1945).
[51] *Wieland, H., W. Konz* and *R. Sonderhoff:* Über das Curarin aus Calebassen-curare. Ann. d. Chem. **527**, 160—168 (1937).
[52] *Wintersteiner, O.,* and *J. D. Dutcher:* Curare alkaloids from Chondrodendron Tomentosum. Science **97**, 467—470 (1943).

Einleitung.

Um zu verstehen, weshalb das Curare, bzw. sein aktiver Bestandteil d-Tubo-curarin-Chlorid, in den letzten 8 Jahren in der klinischen Medizin in steigendem Maße Verwendung gefunden hat, ist es erforderlich, die verschiedenen Entwick-lungslinien, wie sie sich in der Zeit von etwa 1940 bis 1942 zusammengefunden haben, ausführlicher zu betrachten.

Herkunft des Curare.

Das Rohcurare stammt vorwiegend aus den nôrdlichen und nordwestlichen Tâlern des Amazonenflusses, aus dem Flußtal des oberen Orinoko, sowie aus Britisch-Guiana und dem ôstlichen Teil von Ecuador[19].

Die botanische Abstammung des Curare ist verschieden. Die betrâchtliche Verwirrung, welche in diesem Punkte in der âlteren Literatur herrscht, ist auf den Mangel an genauen Angaben über die Zugehôrigkeit von Rohcurare zu bestimmten Stammpflanzen zurück-zuführen. Dazu kommt, daß die Eingeborenen, die das Curare lieferten, verschiedene Pflanzen und Krâuter für den Extrakt verwendeten. Nach *Sollmann*[47] wird das Curare von verschiede-nen Strychnosarten, wie S. Toxifera und S. Castelnaei gewonnen. In der 12. Ausgabe des Arzneibuches der Vereinigten Staaten[43] werden 3 Strychnosarten als Stammpflanzen auf-geführt. Nach *Folkers*[18] enthalten zumindest 5 Gattungen der von den Indianern Sûdamerikas bei der Zubereitung von Curare verwandten Strychnosarten quaternâre Ammonium-Alkaloide, die eine lâhmende Wirkung ausûben. Nach *Gill*[20], *McIntyre* u. *King*[40], *Bennett*[3], *Wintersteiner* u. *Dutcher*[52] kann Curare aus Chondrodendron tomentosum gewonnen werden.

King[30], der im Jahre 1935 als erster d-Tubocurarin-Chlorid aus Tubocurare, das aus einer unbekannten Stammpflanze gewonnen worden war, isolierte und die chemische Formel dafür aufstellte, wies auf die zur Gattung Chondrodendron gehôrigen Pflanzen als mutmaßliche Stammpflanzen der aktiven Bestandteile des Rohcurare hin.

Gill[19] benutzte als Chondrodendron tomentosum identifizierte Ranken zur Herstellung von Curare für seine Zwecke. In seinen Arbeiten ist zum ersten Mal die Abstammung einer Curaresorte genau angegeben. Es war diese „nachgewiesene" Curaresorte, die *McIntyre* für seine Untersuchungen verwandte und die das Ausgangsmaterial bildete, aus dem *Winter-steiner* u. *Dutcher* im Jahre 1943 ihr kristallinisches d-Tubocurarin-Chlorid gewannen.

Chemie.

Die weiteren Curareproben wurden durch Zubereitung eines wâßrigen Extraktes aus den Blâttern, der Rinde, dem Stamm und der Wurzel verschiedener Pflanzen gewonnen. Die Flûssigkeit wurde filtriert und durch Eindampfen in einen dicken Syrup oder eine trockene Masse ûbergefûhrt. Vom Ort der Zubereitung aus gelangte Curare sodann in 3 Arten von Behâltern zur Verteilung: in Bambusrôhren, in hohlen Kûrbissen oder Kalebassen und in Tontôpfen. Die Bezeichnung des Behâlters wurde auf den Inhalt übertragen; daher die Namen Tubocurare, Kalebassencurare und Topfcurare.

Nach *Boehm*[5] lassen sich aus den 3 verschiedenen Sorten von Rohcurare verschiedene Alkaloide isolieren. Die gleiche Beobachtung ist spâter von *King*[30] gemacht worden.

Viele Jahre hindurch glaubte man, daß das in den 3 erwâhnten Behâlterarten ausgefûhrte Curare aus verschiedenen Curare enthaltenden Pflanzensorten gewonnen sei. *Gill*[19] hat jedoch neuerdings diese Annahme verworfen; nach ihm wird eine fertige Curareportion ohne Rûcksicht auf ihre pflanzliche Abstammung einfach in den gerade zur Verfûgung stehenden Behâlter abgefûllt.

Die Darstellung von „*Intocostrin*" wird von den Herstellern des Prâparates anlâßlich seiner Aufnahme durch das Komitee für Pharmazie und Chemie der Amerikanischen Medi-zinischen Gesellschaft (Council on Pharmacy and Chemistry of the American Medical Asso-ciation) wie folgt beschrieben:

„Intocostrin, wie es aus dem Extrakt von Chond(r)odendron tomentosum gewonnen wird, wird dargestellt, indem man zunächst das ausgetrocknete Curare — das aus einem dicken, aus der Rinde und dem Stamm von Chond(r)odendron tomentosum zubereiteten Syrup gewonnen wird — mit Alkohol extrahiert. Den alkoholischen Auszug dampft man zur Trockene ein. Sodann wird eine sterile filtrierte Lösung mit einem pH von 4,6 bis 4,8 hergestellt und auf eine Standardstärke von 20 Einheiten pro cm³ gebracht. Die Endlösung enthält 0,45% Chlornatrium und 0,5% Trichlorbutanol; sie wird durch Filtrieren sterilisiert und ihr pH wieder auf 4,6 bis 4,8 gebracht.

Für die Herstellung von Intocostrin aus reinem, kristallisiertem d-Tubocurarin Chlorid werden die Kristalle aus dem getrockneten Curare oder aus dem Rohsyrup gewonnen ...

Die physiologische Wirkung von Intocostrin wird am Kaninchen bestimmt: die vorläufige Einheit entspricht einer Wirksamkeit von 0,15 mg d-Tubocurarin Chlorid.“

Zahlreiche chemische Untersuchungen sind mit Curareproben verschiedener Art und unbekannter Abstammung angestellt worden. Die mangelnde Einheitlichkeit der Proben und die abweichenden Mengen derselben mögen teilweise der Grund für die Verschiedenheit der in der Literatur veröffentlichetn Ergebnisse sein.

Boehm[5] gewann Curarin ($C_{19}H_{26}N_2O$) aus Kalabassen-Curare, Protocurarin ($C_{19}H_{25}NO_2$) aus Topfcurare und Tubocurarin ($C_{19}H_{21}NO_4$) aus Tubocurare. Außer diesen quaternären Ammoniumbasen gewann er auch einige tertiäre Ammoniumbasen. Später isolierte *King*[30] kristallinisches d-Tubocurarin Chlorid ($C_{38}H_{44}O_6N_2Cl_2$) aus einer Tubocurareprobe; auf Grund der Degradationsprodukte schlug er die in der Formel dargestellte Struktur des d-Tubocurarins vor (Tabelle 1).

Wintersteiner u. *Dutcher*[52] berichteten über die Isolierung und chemische Darstellung von d-Tubocurarin Chlorid, das aus Curare stammte, welches nachweislich aus Chondrodendron tomentosum gewonnen war. Ihre empirische Formel ($C_{38}H_{44}O_6N_2Cl_2$) entspricht der von *King*; die von ihnen aufgestellte Strukturformel ist die gleiche, mit Ausnahme der Stellung einer Methoxylgruppe. Sie stellten fest, daß ihre Substanz mit der von *King* identisch ist. *Wintersteiner* u. *Dutcher* stellten das Jolid des Dimethyläthers des d-Tubocurarins dar; es ist interessant, daß diese neue Substanz physiologisch ungefähr 9mal so wirksam ist als die Muttersubstanz.

Wieland, Konz u. *Sonderhoff*[51] haben aus Kalebassen-Curare eine kristallinische Verbindung, Toxiferin ($C_{25}H_{27}O_2N_3 \cdot HCl$) isoliert, welche keine Methoxylgruppen oder phenolische Hydroxylgruppen enthält. Diese Substanz ist physiologisch sehr wirksam.

Experimentelle Laboratoriums- und sonstige Untersuchungen.

Bereits im Jahre 1811 beobachtete *Brodie*[8], daß Curare Warmblüter durch Atmungslähmung vergiftet. Erst *Pelouze* u. *Bernard*[42] und *Bernard*[4] gelang es jedoch, den Angriffspunkt der atmungslähmenden Wirkung zu lokalisieren: ihre Untersuchungen ergaben eine periphere Wirkung. Ungefähr gleichzeitig veröffentlichte *Koelliker*[32] seine Untersuchungen über den Angriffspunkt des Curare.

Boehms Bericht[5] über die chemischen und pharmakologischen Untersuchungen, welche er in den Jahren 1894 bis 1920 durchführte, enthält zugleich einen guten Überblick über die früher gemachten Beobachtungen über Curare.

Untersuchungen am System: motorischer Nerv-Skeletmuskel.

Die Untersuchungen über die Wirkung des Curare und seiner Derivate auf das Nervmuskelsystem umfassen Arbeiten wie jene von *Bernard*[4], der das Curare in seiner Wirkung am ganzen Frosch untersuchte, bis zu solchen von *Steiman*[48], der die Wirkung des Curare auf eine zu einer einzelnen Muskelfaser führende efferente Nervenfaser untersuchte. *Bernard* fand, daß nach der Injektion von Curare in den Lymphsack eines Frosches der Muskel (Gastrocnemius) bei Reizung der dazugehörigen Nerven sich nicht kontrahierte, daß jedoch eine direkte Reizung des Muskels eine Kontraktion auslöste. *Steiman* stellte an seinem, aus Einzelfasern bestehenden Nervmuskelpräparat fest, daß die durch Nervenreizung bewirkte Muskelkontraktion nach Hinzufügung von Curare zum Bad alsbald aufhörte, daß aber bei direkter Reizung der Muskelfaser eine Kontraktion auch nach Hinzufügung von Curare zum Bad stattfand.

Es wird angenommen, daß der Mechanismus, mittels dessen Curare die Weiterleitung von Nervenimpulsen an die Muskelfaser blockiert, auf eine Erhôhung der Reizschwelle des Muskels gegen Acetylcholin zurûckzufûhren ist.

Brinkman u. *Ruiter*[6] durchstrômten die indirekt gereizten Muskeln des Hinterbeines eines Frôsches und erhielten im Perfusat eine Substanz, die in ihrer Wirkung dem Acetylcholin glich. Das nach vollstândiger Curarisation bei Nervenreizung erhaltene Perfusat enthielt gleichfalls eine dem Acetylcholin âhnliche Substanz.

Dale, Feldberg u. *Vogt*[15] wiesen nach, daß beim Hund und bei der Katze die Reizung von zu den willkûrlichen Muskeln gehôrigen motorischen Nervenfasern ein Auftreten von Acetylcholin in der venôsen Perfusionsflûssigkeit zur Folge hat. Sie wiesen ferner nach, daß auch nach vollstândigem Curarisieren mit Curarin Acetylcholin bei der Nervenreizung freigemacht wird. Demnach hat es den Anschein, daß Curarin seine Wirkung nicht auf die Weise ausûbt, daß es die Bildung und Ausschûttung von Acetylcholin verhindert, welches, wie man heutzutage annimmt, der chemische Übertrâger der Fortpflanzung des Impulses zum Skeletmuskel ist.

In Versuchen an der Katze verglichen *Brown, Dale* u. *Feldberg*[10] die Wirkung einer intraarteriellen Injektion winziger Mengen von Acetylcholin in der Nâhe des Wirkungsorts mit der Wirkung, wie sie durch eine maximale Nervenreizung erzeugt wird. Sie stellten fest, daß die durch Acetylcholin hervorgerufene Kontraktion mit Bezug auf Geschwindigkeit und Amplitude einer Kontraktion durch Nervenreizung sehr âhnlich war. Sie wiesen gleichfalls nach, daß eine durch die intravenôse Injektion von 0,7 mg Curarin pro Kilogramm Tier bewirkte Curarisation die durch Nervenreizung hervorgerufene Kontraktion bedeutend verringerte und die Kontraktion durch Acetylcholin verhinderte.

Die Ergebnisse der zahlreichen Untersuchungen — angefangen mit den im Jahre 1900 durchgefûhrten Versuchen von *Pal*[41], der als erster die beiderseitig antagonistische Wirkung von Physostigmin und Curare nachwies, bis zu den im Jahre 1936 von *Briscoe*[7] durchgefûhrten Untersuchungen ûber die Anwendung von Curarin und Physostigmin bei Myasthenia gravis — lassen darauf schließen, daß die Wirkung des Curare in einer Erhôhung der Reizschwelle des Muskels gegen das Acetylcholin besteht. Diese Untersuchungen erweisen ferner, daß die Verabfolgung von Physostigmin und — neuerdings — von Prostigmin eine Konzentrationssteigerung von Acetylcholin in einem solchen Maße gestattet, daß dieses seine Wirkung, selbst bei erhôhter Reizschwelle des Muskels auszuûben vermag.

Koppanyi u. *Vivino*[33] haben in ihren Untersuchungen ûber die Verhûtung und Behandlung von Vergiftungen mit d-Tubocurarin-Chlorid nachgewiesen, daß beim Kaninchen nach einer fûr gewôhnlich letalen Dosis d-Tubocurarin die Darreichung einer kleinen Dosis Physostigmin oder Neostigmin genûgt, um Lâhmung und Tod zu verhindern.

Wirkung auf das Zentralnervensystem.

Über die Anwendung von Curare bei verschiedenen spastischen Erkrankungen liegen zahlreiche Berichte vor. Man hat versucht, die in einzelnen Fâllen erzielten gûnstigen Ergebnisse durch die Annahme einer vom Curare zentral ausgeûbten Wirkung zu erklâren. *Hartridge* u. *West*[29] fanden in Versuchen an Hunden, die nach Entfernung der Nebenschilddrûse tetanisch geworden waren, daß Curare den Tetanus aufhebt, ohne jedoch eine Lâhmung zu verursachen. Sie fanden des weiteren, daß diese Lôsung des Krampfes nicht durch eine verânderte Reizbarkeit der Nervmuskeleinheit — gemessen an dem fûr eine elektrische Reizung einer Nervmuskeleinheit erforderlichen Strom — verursacht wurde.

Die eingehendsten Untersuchungen über die Wirkung des Curare auf das Zentralnervensystem wurden von *Feitelberg* u. *Pick*[17] und von *Pick* u. *Unna*[44] durchgeführt. Diese Untersucher beobachteten die Wirkung von Curare und d-Tubocurarin Chlorid auf das Encephalogramm eines normalen Frosches und eines Frosches mit durchschnittenem Rückenmark. Sie stellten fest, daß die Verabfolgung von Curare und d-Tubocurarin Chlorid in Dosen, die noch keine Lähmung bewirken, oder die eben noch ausreichen, um eine Lähmung hervorzurufen, keine Abweichung vom Kontroll-Encephalogramm verursachte; bei einer Erhöhung der Curare-Dosis um 50 bis 100% über die eine Lähmung der Skeletmuskulatur hervorrufende Dosis hinaus fand jedoch eine Unterbrechung der elektrischen Aktionsströme im Gehirn statt. Diese zentrale Wirkung hielt beträchtlich länger an als die periphere. *Pick* und seine Mitarbeiter stellten des weiteren fest, daß die Darreichung von Prostigmin, welches die Wiederkehr der Funktionen des Nervmuskel-Apparates des Skelets beschleunigte, auf die Wiederingangsetzung der normalen elektrischen Aktionsströme im Gehirn ohne Wirkung blieb. So erzeugen also Curare und d-Tubocurarin Chlorid zumindest beim Frosch sowohl periphere als auch zentrale Wirkungen, die voneinander unabhängig sind.

Whitacre u. *Fisher*[50] berichten über 5 Fälle von Applikation einer Curare-Lösung (Intocostrin) bei chirurgischen Eingriffen ohne gleichzeitige Anwendung eines Allgemeinanaestheticums. In zwei dieser Fälle wurde ein lokales Anaestheticum an der Stelle des Eingriffs verabfolgt. Das Curare wurde in einer einzigen Dosis oder in geteilten Dosen so lange verabreicht, bis eine vollständige Lähmung der Muskulatur sowie Bewußtlosigkeit eintraten. Der operative Eingriff wurde vollzogen, während die Patienten bei künstlicher Atmung zusätzliche Dosen von Curare erhielten. Im dritten Falle wurde das Curare zunächst in einer Dosis von 125 mg verabreicht, was sofort eine vollständige Lähmung der Muskulatur sowie Bewußtlosigkeit erzeugte. Während des gesamten Verlaufs der Operation wurde künstliche Atmung durchgeführt. Weitere Dosen von Curare waren notwendig, um die Lähmung aufrechtzuerhalten. Während des ganzen Eingriffs — der 1 Std und 45 min dauerte — wurden insgesamt 405 mg Curare (Intocostrin) verabfolgt. In 2 von den oben beschriebenen 3 Fällen stellte sich die normale Atmungstätigkeit 10, bzw. 45 min vor Wiederkehr des Bewußtseins wieder ein. Im vierten und fünften Fall wurde Curare so lange verabfolgt, bis sämtliche Muskeln mit Ausnahme des Zwerchfells gelähmt waren und mit der Operation begonnen werden konnte. Im weiteren Verlauf wurde den Patienten gegen Ende des Eingriffs Cyclopropan verabfolgt. Nach dem Erwachen aus der Cyclopropan-Narkose waren die Patienten imstande, über den Schmerz auszusagen, den sie verspürt hatten, als sie vor Verabfolgung von Cyclopropan lediglich unter dem Einfluß von Curare gestanden hatten.

Die von *Whitacre* u. *Fisher* gemachten Beobachtungen scheinen die Ergebnisse der Untersuchungen von *Pick* und Mitarbeitern insofern zu bestätigen, als beide Forschergruppen feststellten, daß Dosen von Curare, welche keine Lähmung verursachten, auch keine Wirkung auf das Zentralnervensystem ausübten, und daß die Skeletmuskeln ihre Tätigkeit *vor* Wiederbeginn der Aktivität im Zentralnervensystem wieder aufnahmen.

Harris, Pacella u. *Horwitz*[26] registrierten die Elektroencephalogramme von Patienten, die Curare vor der Injektion von Pentamethylen-Tetrazol (Cardiazol) erhalten hatten. Sie stellten im Elektroencephalogramm keinerlei wesentliche Veränderungen fest, die dem Curare hätten zugeschrieben werden können.

Kürzlich von *Smith, Brown, Tornan* u. *Goodman* am Menschen durchgeführte Versuche bestätigen die Beobachtungen nicht, welche von *Feitelberg* u. *Pick* sowie von *Whitacre* u. *Fisher* gemacht worden sind. Dr. *Smith* diente als Versuchsperson und *Brown, Tornan* u. *Goodman* beobachteten den Puls, den Blutdruck, sowie etwaige Verânderungen im Elektrokardiogramm und im Elektroencephalogramm vor und wâhrend der intravenôsen Injektion von d-Tubocurarin. Sie stellten fest, daß 200 Einheiten eine volltândige Lâhmung der Skeletmuskeln bewirken. In einer schnellen Folge von Injektionen wurden weitere 300 Einheiten verabfolgt, wâhrend die Ventilation durch Intubation und mit Hilfe rhythmischer Druck-ânderungen in einer das Atmungsgemisch enthaltenden Gummiblase erfolgte. Wâhrend der vollstândigen Curarisation wurden im Elektroencephalogramm bei Anwendung der verschiedenen Reize keinerlei Abweichungen vom Kontroll-Elektroencephalogramm beobachtet. Die Erholung von der Curarisierung, die durch die Verabfolgung des Zweieinhalbfachen einer paralysierenden Curare-Dosis hervorgerufen worden war, wurde erheblich gefôrdert durch die intravenôse Injektion von 5 Dosen von Prostigmin zu je 0,5 mg. Nachdem er sich erholt hatte, erklârte Dr. *Smith*, daß sein Sensorium niemals in Mitleidenschaft gezogen worden wâre.

Everett[16] hat neuerdings in seinen an nicht-narkotisierten Katzen, Kaninchen und Ratten durchgefûhrten Versuchen nachgewiesen, daß eine Dosis d-Tubo-curarin, die zwischen 5 und 50 mal stârker ist, als die eine Lâhmung hervorrufende Dosis, ohne Wirkung auf das Elektroencephalogramm bleibt.

Wirkung auf das autonome Nervensystem.

Es gibt im autonomen Nervensystem 2 Stellen, an denen Curare eine Wirkung auf die Weiterleitung von Impulsen ausûben kann; das sind 1. die Ganglien und 2. die Zellen des Endorgans. Bei den verschiedenen Untersuchern herrscht all-gemein Einverstândnis darûber, daß Curare die Fortpflanzung des Reizes durch die autonomen Ganglien, die parasympathischen sowohl als auch die sympathi-schen, unterdrûckt. Im Jahre 1918 wies *Langley*[34] nach, daß die Applikation von Curare auf die autonomen Ganglien die Fortpflanzung elektrischer Impulse von den prâganglionâren zu den postganglionâren Fasern unterbindet. In den autonomen Ganglien, wie in der Einheit von Nerv und willkûrlichem Muskel, blockiert Curare die Übertragung elektrischer Impulse an diesen cholinergischen Endigungen, ohne jedoch das bei Reizung der prâganglionâren Nervenfaser erfolgende Auftreten von Acetylcholin zu unterbinden. Die postganglionâren Nervenzellen in einem durch Curare vergifteten Ganglion reagieren auf andere Wirkstoffe. Sie kônnen z. B. durch Kaliumsalze gereizt werden.

Luco u. *Mesa*[36] berichten über die Wirkung von Curare auf das autonome Nervensystem auf Grund von Versuchen an der Katze. Sie reizten elektrisch die prâganglionâren und postganglionâren Fasern der Nerven der Iris- und der Nickhautmuskeln. Curare wurde in einer Dosis verabreicht, wie sie zur Lâhmung der Atmungstâtigkeit der mit 5-5-Diallylbarbitursâure (Dial) narkotisierten Katze erforderlich war. *Luco* u. *Mesa* stellten fest, daß Curare den durch Reizung der zum Auge fûhrenden prâganglionâren parasympathischen Fasern ausgelôsten Pupillenreflex unterbrach. Sie fanden weiter, daß Curare gleichfalls die durch Reizung der sympathischen prâganglionâren Fasern ausgelôste Kontraktion der Nickhaut verhinderte. Eine Curare-Dosis, die 3- bis 5 mal stârker war als die zur Lâhmung der Skeletmuskulatur erforderliche Dosis, verursachte — bei Reizung der zur Iris fûhrenden postganglionâren Fasern — eine Verringerung der Kon-traktion. Nach Darreichung der 14 fachen einer atmungslâhmenden Dosis wurde jedoch bei Reizung der sympathischen postganglionâren Fasern keine Herab-minderung der Wirkung beobachtet. Die Ergebnisse dieser Untersuchungen be-stâtigen die ursprûnglich von *Langley* gemachte Beobachtung, daß Curare d

Fortpflanzung von Impulsen durch die autonomen Ganglien blockiert. Darûber hinaus erweisen diese Untersuchungen, daß bei Verabfolgung hoher Dosen von Curare die Übertragung von Impulsen von der parasympathischen postganglionâren Faser zur Zelle des Endorgans unterbunden wird.

Mautner u. *Luisada*[39] untersuchten am Elektrokardiogramm die Wirkung einer elektrischen Reizung des Vagusnervs auf das Herz eines Hundes, dem Curare verabfolgt worden war. Bei Darreichung einer Dosis, die noch eben unter der paralysierenden Menge lag, wurde die durch Vagusreizung erzeugte Wirkung bedeutend herabgemindert. Nach Applikation einer Dosis, die groß genug war, eine vollstândige Curarisierung zu erzeugen, bewirkte die Reizung des Vagusnervs keinerlei im Elektrokardiogramm erkennbare Verânderungen der Herztâtigkeit.

Gross u. *Cullen*[24] zeigten in Untersuchungen an Hunden mit Thiry-Vella-Fisteln, daß Intocostrin oder d-Tubocurarin-Chlorid — in Dosen verabreicht, welche die Intercostalmuskeln lâhmten — regelmäßig eine Herabsetzung des Tonus und der Peristaltik des Darms hervorrief.

Ruskin, Ewalt u. *Decherd*[45] berichten ûber eine eingehende elektrokardiographische Untersuchung der Wirkung von Curare (Intocostrin) auf die Herztâtigkeit von 21 Versuchspersonen. Diese Untersucher verfuhren in der Weise, daß sie Kontroll-Elektrokardiogramme von 5 verschiedenen Ableitungen registrierten. Sodann wurde Intocostrin in Dosen von 1 bis 1,6 Einheiten pro Kilogramm Kôrpergewicht wâhrend eines Zeitraumes von 60 sec intravenôs injiziert. Unmittelbar danach und sodann in kurzen Zeitabstânden wurden weitere Elektrokardiogramme der Ableitung II registriert. 2 bis 7 min nach der Injektion wurden Elektrokardiogramme gemacht, in denen alle 5 Ableitungen verwendet wurden. Es gelang den Untersuchern nicht, irgend eine durch die Verabfolgung von Curare hervorgerufene Verânderung der Herztâtigkeit festzustellen.

Resorption und Ausscheidung des Curare.

Um die typische Wirkung des Curare zu beobachten, ist es erforderlich, daß man es subcutan, intramuskulâr oder intravenôs spritzt, da auf diese Weise die Verabreichung einer wirksamen Konzentration ermôglicht wird. *Boehm*[5] stellte fest, daß das Curare durch die Niere ausgeschieden wurde, wie die curarisierende Wirkung des von einem curarisierten Tiere stammenden Harns erwies.

Im Mârz 1948 berichtete *Everett*[16] ûber seine Untersuchungen betr. die Schnelligkeit, mit der d-Tubocurarin von normalen sowie von nieren- bzw. leberlosen Ratten und Kaninchen zerstôrt und ausgeschieden wurde. Er erhielt keinerlei Anhaltspunkte dafûr, daß die Niere oder die Leber fûr die Zerstôrung von Curare und d-Tubocurarin wesentlich seien.

Curare in der klinischen Medizin.

In der klinischen Medizin wird das Curare zu verschiedenen Zwecken benutzt, so um eine ûbermäßige Kontraktion der Skeletmuskeln — wie sie beim Tetanus oder bei spastischen Erkrankungen vorliegt — zu lôsen, oder aber um bei einem chirurgischen Eingriff eine grôßere Erschlaffung der Bauchmuskulatur bei Durchfûhrung einer leichten Anaesthesie zu bewirken; das Curare wird auch in Fâllen von Myasthenia gravis angewandt, um die herabgesetzte Fâhigkeit der Muskulatur zu anhaltender wiederholter Kontraktion fûr diagnostische Zwecke weiter herabzumindern. Was auch immer der Zweck sei, welchen man mit der Anwendung von Curare beim Menschen zu erreichen sucht, der Mechanismus der Curarerwirkung ist in allen Fâllen der gleiche: er besteht in einer Herabsetzung de-

Wirkung eines Nervenreizes auf die willkûrlichen Muskeln; man nimmt zur Zeit an, daß diese Herabsetzung der Reizwirkung durch eine Erhôhung der Reizschwelle des Muskels gegen Acetylcholin verursacht wird.

Bei parenteraler Verabfolgung von Curare in einer großen Einzeldosis oder in mehreren kleinen Dosen treten beim Menschen die Anzeichen einer vollstândigen Curarisierung regelmâßig in einer bestimmten Reihenfolge auf. Zunâchst werden die Muskeln des Augenlides und des Augapfels in Mitleidenschaft gezogen, was ein Gefûhl der Schwere sowie Ptosis, Nystagmus und Diplopie bewirkt. Sodann wird die Tâtigkeit der Gesichtsmuskeln beeintrâchtigt. Im weiteren Verlauf werden die Hals- und Rachenmuskeln erfaßt, was ein Herabsinken des Kopfes und Schwierigkeiten beim Sprechen hervorruft. Danach werden die Muskeln des Rumpfes und der Extremitâten angegriffen, und schließlich tritt eine Lâhmung der Zwerchfellmuskulatur ein.

Bevor wir untersuchen, unter welchen besonderen Bedingungen Curare von Nutzen sein kann, dûrfte es angebracht sein, einige grundsâtzliche Regeln ûber die Anwendung von Curare beim Menschen aufzustellen. 1. Die Wirkung einer Überdosierung von Curare kann durch die Verabfolgung von Physostigmin oder von Prostigmin korrigiert werden. Physostigmin ist seit den im Jahre 1900 durchgefûhrten Untersuchungen von *Pal*[41] als ein pharmakologisches Gegengift des Curare bekannt. 2. Kûnstliche Atmung fûhrt in der Regel zur Erholung, da Curare rasch eliminiert wird.

Der Arzt sollte jedes Mal, wenn er Curare anwendet, entweder Physostigmin oder Prostigmin zur sofortigen intravenôsen Injektion zur Hand haben. Desgleichen sollte eine zuverlâssige Apparatur zur Unterhaltung der kûnstlichen Atmung zur sofortigen Anwendung bereitstehen. Der einzige Todesfall nach Verabfolgung von Curare, der in der Literatur bekannt ist, ereignete sich in der Weise, daß das Herz des Patienten nach erfolgter Lâhmung der Skeletmuskeln noch 6 bis 7 min lang schlug. Es war bei diesem Patienten kûnstliche Atmung angewandt worden, jedoch hatte eine intravenôse Injektion von Prostigmin nicht stattgefunden.

Die Anwendung des Curare bei der Narkose.

Die Anwendung des Curare als zusâtzliches Hilfsmittel bei der Narkose ergab sich folgerichtig aus dem frûher ûblichen Gebrauch dieses Mittels in Fâllen, in denen eine Erschlaffung der willkûrlichen Muskulatur aus anderen Grûnden erwûnscht war. Da mittlerweile die Grundtatsachen des Wirkungsmechanismus des Curare im Tierversuch geklârt worden waren, und Curare bei einer genûgend großen Anzahl von Patienten angewandt worden war, konnte nun die Wirkung des Curare bei der Narkose mit ziemlicher Sicherheit vorausgesagt werden.

Vom Patienten aus gesehen genûgt bei einem chirurgischen Eingriff das als „Stadium III, Ebene 1" bezeichnete Narkosestadium. Vielfach wird jedoch der Narkotiseur die Tiefe der Narkose auf „Stadium III, Ebene 3 oder 4" bringen mûssen, um eine Erschlaffung der Muskulatur zu erzielen, die es dem Chirurgen ermôglicht, an die betreffende Stelle richtig heranzukommen, ohne die Gewebe zu verletzen. Eine so tiefe Narkose kann jedoch mit Hinblick auf den allgemeinen Stoffwechsel des Patienten unerwûnscht sein.

Die Zurûckhaltung, die aus dem ersten Bericht von *Griffith* u. *Johnson*[13] über die Verwendung des Curare (in der Form von Intocostrin) bei der Narkose des Menschen spricht, und die gleichfalls die spâteren Berichte von *Griffith*[21] auszeichnet, ist bei der Einfûhrung von Curare als wertvolles Hilfsmittel bei der Narkose von grôßter Bedeutung gewesen.

Griffith u. *Johnson* berichten in ihrer ersten, 1942 erschienenen Veröffentlichung über den Gebrauch von Curare[23], daß sie beim Erwachsenen Curare in einer Dosis von ungefähr 100 mg verabfolgten; diese Gabe war in einer Lösung von 5 cm³ enthalten und wurde in einer einzigen Injektion verabreicht. Im Jahre 1945 wandte *Griffith* noch immer ungefähr die gleiche Dosis — nämlich 60 bis 100 mg — an. *Griffith* u. *Johnson* pflegten Curare nur dann anzuwenden, wenn der angestrebte Zustand der Muskelerschlaffung eine Narkoseebene verlangte, die bereits als zu tief erschien[23]. Da sie in den meisten Fällen mit einer Cyclopropan-Narkose arbeiteten, so gelangte das Curare durch sie fast ausschließlich bei Patienten zur Anwendung, die mit Cyclopropan anästhesiert worden waren. *Griffith*[22] vertrat die Ansicht, daß das Curare in Verbindung mit anderen Inhalationsnarkotica, insbesondere mit Stickoxydul und mit Äthylen, mit Nutzen in solchen Fällen angewandt werden kann, in denen die erforderliche Erschlaffung der Muskulatur durch ein 20 bis 25% Sauerstoff enthaltendes Gemisch nicht herbeigeführt werden kann.

Das Curare wird intravenös injiziert. Seine größte Wirkung übt es 2 bis 3 min nach der Injektion aus. Diese Wirkung läßt in 15 bis 20 min allmählich nach. Wenn die Wirkung der ersten Dosis von zu kurzer Dauer ist, kann eine zweite Injektion notwendig werden.

Bei insgesamt 478 Bauchoperationen wandte *Griffith* das Curare in nur 16,5% der Fälle an. In einem neueren Bericht[22] gibt er an, daß er Curare in 38% der von ihm durchgeführten Bauchoperationen angewandt habe. Nach *Griffith* ist das Curare „für den erfahrenen Narkotiseur deshalb von Wert, weil es bei Bauchoperationen, die unter Anwendung leichter, nicht-toxischer Narkotica durchgeführt werden, dem Chirurgen ein besseres Arbeiten ermöglicht."

Cullen[13] hat über die Erfahrungen berichtet, die er bei der Anwendung von Curare in der Narkose in ungefähr 1000 Fällen gemacht hat. Obgleich Curare in den meisten dieser Fälle an mit *Cyclopropan* narkotisierte Patienten verabfolgt wurde, hat *Cullon* Curare auch angewandt, wenn die Narkose mit Stickoxydul, Aethylen oder Äther durchgeführt wurde. *Cullen* zieht es vor, eine kleinere Anfangdosis — zwischen 40 und 60 mg — als die von *Griffith* verwandte zu verabreichen, und sodann zusätzliche Mengen von Curare je nach Bedarf zu injizieren. Bei insgesamt 129 Fällen betrug der Durchschnitt der von ihm verabreichten Gesamtgabe 92,5 mg, die Höchstgabe 240 mg. Letztere wurde während einer Operation verabfolgt, die 3 Std dauerte. Gelegentlich bewirkte Curare eine Lähmung der intercostalen Muskulatur, die jedoch durch die manuelle Betätigung einer das betreffende Atmungsgemisch enthaltenden Gummiblase ausgeglichen wurde. In der Regel trat keine Veränderung im Blutdruck und in der Pulsfrequenz ein.

Die Anwendung von Curare in *Kombination mit* einer *Stickoxydul-* oder *Aethylen-Narkose* bewirkt einen Grad der Muskelerschlaffung, der mit einem dieser Narkosemittel allein in Verbindung mit der entsprechenden Sauerstoffmenge nicht erzielt werden kann.

Gross u. *Cullen*[24] stellten in ihren Untersuchungen über die Wirkung der verschiedenen Narkotica auf den Skeletmuskeltonus fest, daß der *Äther* selbst eine Wirkung ausübt, die der des Curare ausgesprochen ähnlich ist. Diese besondere, vom Äther ausgeübte Wirkung veranlaßte sie, eine geringe Menge von Curare — nämlich ein Drittel der in Verbindung mit Cyclopropan verabfolgten Menge — bei Äthernarkosen zu verwenden.

Knight[31] berichtet über 250 Fälle einer *Verabreichung* von Curare *während der Narkose*. Er stellt fest, daß es sowohl zwecks Lösung von Kehlkopfspasmen als auch zwecks Herbeiführung einer Lockerung der abdominalen Muskulatur von Wert sei. Nach *Knight* macht Curare unter gewissen Umständen die Anwendung einer tiefen Äthernarkose wie durch die einer Spinalnarkose überflüssig.

Nach *Cole*[11] stellt eine *gestörte Nierenfunktion* eine *Kontraindikation* mit Bezug auf die Anwendung von Curare dar, weil das Curare u. a. auch durch die Niere ausgeschieden wird. Diese Theorie muß jedoch auf Grund der neuerdings durchgeführten Tierversuche in Frage gestellt werden.

Wie *Cullen* ziehen auch *Whitacre* u. *Fisher* es vor, Curare in einer kleinen Anfangsdosis zu verabreichen und die Abgabe einer solchen Dosis so lange fortzusetzen, bis die gewünschte Wirkung eintritt. Sie stellten fest, daß eine Gesamtdosis von 100 mg oder weniger genügte, wenn sich der Patient im Narkosestadium III, Ebene 1, befand. In den meisten der von *Whitacre* u. *Fisher* angeführten Fällen waren die Patienten mit Cyclopropan narkotisiert worden.

Lenahan[35] benutzte Curare in Verbindung mit einer *Pentothal-Stickoxydul-Sauerstoff-Narkose,* wenn es sich um einen Eingriff an den Urogenital-Organen handelte. Er stellte fest, daß das so angewandte Curare eine gute Lockerung der betreffenden Muskulatur bewirkte. Er verabreichte das Curare in kleinen Dosen, die er, falls erforderlich, wiederholte.

Brody[9] berichtet über die Anwendung von Curare *bei Bauchoperationen* in Verbindung mit einer Pentothal-Stickoxydul-Sauerstoff-Narkose. Seine Technik bestand darin, daß er die Narkose mit Pentothal-Natrium einleitete und sodann Stickoxydul-Sauerstoff verabreichte, beides in einer Menge von je 2 Liter pro Minute und unter Anwendung eines „semiclosed" Systems mit Kohlensäure-Absorption. Während der Operation wurden kleine Mengen von Pentothalnatrium verabreicht. Während des Einschnittes in die Haut wurden 60 bis 80 Einheiten Curare verabreicht. Diese Menge verursachte in der Regel eine ausreichende Entspannung, die 20 bis 30 min lang anhielt. Danach wurde eine zweite, 20 bis 40 Einheiten enthaltende Dosis injiziert. Bei der Anwendung von Curare konnte die Pentothalnatrium-Menge um ungefähr ein Drittel der in entsprechenden Fällen ohne die Anwendung von Curare verabreichten Normalmenge verringert werden.

Mallinson[38] verwandte Curare als ein Mittel zur Muskelerschlaffung bei der Pentothal-Stickoxydul-Sauerstoff-Narkose und der Pentothal-Cyclopropan-Narkose. Er zog es vor, Curare zu injizieren, wenn sich der Patient im Narkosestadium III, Ebene 2, befand. Die Injektion erfolgte in kleinen Dosen. Sie wurde so lange wiederholt, bis der erwünschte Grad der Erschlaffung erreicht war. *Mallinson* beobachtete keine Senkung des Blutdrucks; auch bewirkte das Curare in der von ihm angewandten Menge keine Zwerchfellähmung.

Waters[49] verwandte Curare zur Herbeiführung der für chirurgische Eingriffe in der *Oberbauchgegend* erforderlichen Entspannung in Verbindung mit einer Stickoxydul-Sauerstoff-Narkose. Er verabreichte Morphium-Sulfat und Scopolamin in kleinen Dosen — 4 bis 8 mg Morphin-Sulfat und ungefähr 0,25 mg Scopolamin Hydrobromid, da seiner Ansicht nach eine Sättigung mit Stickoxydul bei der Verabfolgung kleiner Dosen Morphin-Sulfat und Scopolamin-Hydrobromid schneller erzielt wird, als es bei der Verabfolgung großer Dosen der Fall ist.

Harroun, Beckert u. *Hathaway*[27] berichten über die Verabfolgung von Curare bei Eingriffen in die Oberbauchgegend in Verbindung mit einer Stickoxydul-Narkose. Nachdem die Narkose mit einem Stickoxydul-Sauerstoff-Gemisch eingeleitet und die Intubation der Trachea durchgeführt worden war, erhielt der Patient Curare in einer Menge — 150 bis 200 mg —, von der mit Sicherheit angenommen werden konnte, daß sie eine vollständige Curarisierung herbeiführen würde. Ein Trachealrohr mit aufblasbarer Manschette wurde durch die Mundhöhle eingeführt und die Anaesthesie fortgesetzt mittels Anwendung eines halbgeschlossenen Narkoseapparates mit Vorrichtung zur Kohlensäureabsorption. Während der Periode der Apnoe, die für gewöhnlich 20 bis 30 min dauerte, wurde sogenannte „kontrollierte Beatmung" durchgeführt. Nachdem die Atmungslosigkeit des Patienten wieder hinreichend hergestellt war, wurde Curare in der

zur Lockerung der Bauchmuskulatur erforderlichen Menge verabfolgt. In den
30 beobachteten Fâllen dauerte der Eingriff im Durchschnitt 3 Std. und 10 min;
die Durchschnittsmenge des verabfolgten Curare betrug 237 mg. Bei Verabfolgung von Curare in Verbindung mit einem Stickoxydul-Sauerstoff-Gemisch

Tabelle 1. *Strukturformel von der Tubocurarinchlorid nach King (30)*

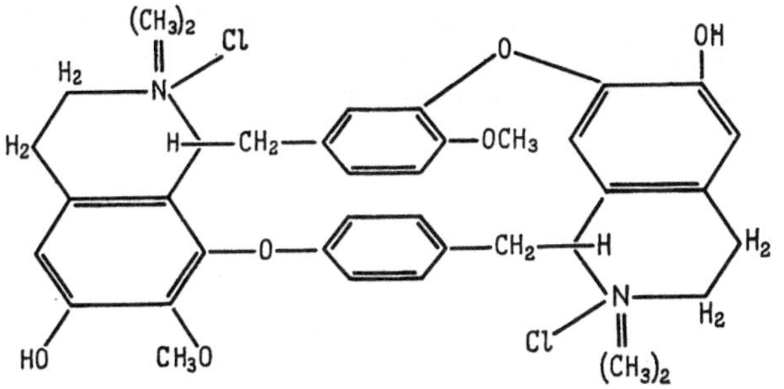

waren Komplikationen — wie Steigerung der Pulsfrequenz, Absinken des Blutdrucks auf weniger als 80 mm Hg und Schock — entschieden seltener, als wenn
Curare bei entsprechenden chirurgischen Eingriffen von gleicher Zeitdauer in Verbindung mit anderen Narkosemitteln verabfolgt wurde.

Harroun u. *Hathaway*[28] verabfolgten Curare in Verbindung mit einer Stickoxydul-Sauerstoff-Narkose bei chrirurgischen Eingriffen im *Thorax*. Sie stellten
fest, daß die Verwendung von Stickoxydul als Narkosemittel die Kauterisation
ermôglicht, und daß Curare dem Narkotiseur die Durchfûhrung der „kontrollierten
Beatmung" erleichtert. In 9 von den aufgefûhrten 11 Fâllen wurde Curare in
einer Dosis von 300 mg oder mehr verabfolgt. Bei richtiger Wahl der Zeitfolge der
Curare-Injektionen im Verlauf des operativen Eingriffs war es in der Regel môg-
lich, die spontane Atmung innerhalb von 5 min nach Schließen der Pleura wieder-
herzustellen.

Baird u. *Adams*[2] geben einen gûnstigen Bericht ûber die Anwendung von
Curare, namentlich bei krâftigen, muskulôsen Patienten, die starke *Raucher und
Trinker* sind. Kehlkopfspasmen, wie sie bei diesem Typ hâufig bei der Einleitung
der Narkose beobachtet werden, werden gewôhnlich durch die Verabfolgung von
Curare gelôst. Desgleichen erleichtert Curare meist das Erreichen der gewûnschten
Narkoseebene. Nach *Tuchy, Adams, Mousel, Seldon* u. *Lundy*[37] bewirkt Curare
eine gute Lockerung der Muskulatur bei Patienten, bei denen als Folge eines per-
forierten Duodenalulcers eine Spannung des Abdomen vorliegt.

Nach *Adams*[1] und *Lundy*[37] ist Curare ein wertvolles Hilfsmittel bei Untersuchungen mit dem Kehlkopfspiegel, bei denen der Patient mit Pentothalnatrium
narkotisiert wird. Das Curare bewirkte eine gute Erschlaffung der Muskulatur und
gestattete eine Verringerung der fûr die Untersuchung erforderlichen Menge Pentothalnatrium.

Curare in der Endoskopie.

Cullen u. *Trapasso*[14] berichten ûber den Gebrauch von Curare zwecks Herbei-
fûhrung einer Erschlaffung der Hals- und Kehlkopfmuskulatur nach lokaler Applikation einer 10 bis 20 %igen Cocainlôsung. Die besonderen Vorteile des Curare
bei der Endoskopie bestehen in seiner gûnstigen Wirkung auf Patienten, deren

Untersuchung Schwierigkeiten bereitet — sei es wegen spastischen Reflexes der Kehlkopfmuskeln, sei es wegen mangelnder psychischer Bereitschaft. Bei Anwendung von Curare in je nach der Kôrpergrôße des Patienten abgestuften Dosen von 10 bis 60 mg erzielten *Cullen* u. *Trapasso* eine gute Entspannung der Hals- und Kehlkopfmuskulatur.

In diesem Überblick haben wir versucht, die verschiedenen Entwicklungslinien der Untersuchungen auf botanischem, chemischem und physiologischem Gebiet aufzuzeigen, welche in den Jahren 1940 bis 1942 dazu geführt haben, daß Curare in der klinischen Medizin eine weitverbreitete Verwendung fand, namentlich als Zusatzmittel bei der Allgemeinnarkose.

IV. Die angeborenen Verbiegungen und Pseudarthrosen des Unterschenkels*.

Von

Adalbert Büttner und Karl-Günter Eysholdt - Göttingen.

Mit 29 Abbildungen.

Inhalt.

Literatur.[1]

Abels, H.: Zur Frage der intrauterinen Frakturen. Wien. klin. Wschr. **1921 I,** 349.

Aberle-Horstenegg, W.: Störungen der Knochenheilung nach Unterschenkelosteotomie. Z. orthop. Chir. **52,** 95 (1930).

---

* Aus der Chirurgischen Universitäts-Klinik Göttingen (Direktor: Prof. Dr. *Hans Hellner*).

[1] Ausführliche Angaben älterer Literatur siehe bei *Camurati*.

Adrian, C.: Über Neurofibromatose und ihre Komplikationen. Bruns' Beitr. **31**, 1 (1901).
— Die multiple Neurofibromatose (Recklinghausensche Krankheit). Zbl. Grenzgeb. Med. u.
  Chir. **6**, 81 (1903).
Albee, F. H.: Diskussionsbemerkung zu *Henderson.* J. Bone Surg. (Am.) **23**, 340 (1925).
Aletter, C.: Über die angeborenen Defekte der Tibia. Frankf. Z. Path. **43**, 196 (1932).
Anschütz, W.: Über die Behandlung osteomyelitischer und traumatischer Tibiadefekte und
  Pseudarthrosen mit Fibulaimplantation. Dtsch. Z. Chir. **192**, 52 (1925).
Antonelli, B.: Ein Fall von partiellem Fibuladefekt. Z. orthop. Chir. **14**, 290 (1905).
Aschner, B.: Zur Erbbiologie des Skeletsystems. Beiträge zur klin. Konstitutionspathologie
  XVIII. Z. Konstit.lehre **14**, 129 (1929).
Babcock, W. W.: Principles and Practice of Surgery. Lea & Febiger, Philadelphia 1946.
Bade, P.: Zur Pathologie und Therapie des Tibiadefektes. Z. orthop. Chir. **16**, 150 (1906).
Barber, C. G.: Congenital Bowing and Pseudarthrosis of the Lower Leg. Manifestations of
  v. Recklinghausens Neurofibromatosis. Surg. etc. **69**, 618 (1939).
Bassetta, A.: Frattura intrauterina della tibia. Arch. di Ortop. (It.) **31**, 377 (1914).
Bauer, K. H.: Über Osteogenesis imperfecta, zugleich ein Beitrag zur Frage einer allgemeinen
  Erkrankung sämtlicher Stützgewebe. Dtsch. Z. Chir. **154**, 166 (1920).
— Über Identität und Wesen der sogen. Osteopsathyrosis idiopathica und Osteogenesis
  imperfecta. Dtsch. Z. Chir. **160**, 289 (1920).
— Erfahrungen mit dem *Kirschner*schen Aufsplitterungsverfahren bei Pseudarthrosen.
  Chirurg **1**, 871 (1929).
— Das Aufsplitterungsverfahren bei Pseudarthrosen. Chirurg **3**, 993 (1931).
Bauer, K. H., u. *W. Bode:* Erbpathologie der Stützgewebe beim Menschen. In: Handbuch
  der Erbbiologie des Menschen von *Bauer, Hanhart, Lange, Just.* Berlin: Springer 1940.
Bauer, L.: Angeborene Defekte der unteren Extremitäten. Arch. klin. Chir. **10**, 743 (1869).
Berg, S.: Über kongenitalen Femurdefekt. Z. orthop. Chir. **45**, 397 (1924).
v. Bergmann: Diskussionsbemerkung zu *v. Büngner.* Verh. dtsch. Ges. Chir. 1890, 88.
v. Beust, A. T.: Ostitis fibrosa und Knochencyste bei angeborener Unterschenkelfraktur
  Dtsch. Z. Chir. **125**, 60 (1920).
Bier, A.: Über Knochenregeneration, über Pseudarthrosen und über Knochentransplantate.
  Arch. klin. Chir. **127**, 1 (1923).
Bierring, K.: Contribution of Osteogenesis imperfecta congenita and Osteopsathyrosis idio-
  pathica as identical Disorders. Acta chir. Skand. (Schwd.) **70**, 481 (1933).
Biesin, A.: Zur operativen Behandlung der Pseudarthrosen im Kindesalter. Verh. dtsch.
  orthop. Ges. BH. **55**, 112 (1931).
Billet: Absence congenitale du perone. Ref. Zbl. Chir. **1932 I**, 317.
Billroth, Th.: Über einige durch Knochendefekte bedingte Verkrümmungen des Fußes. Arch.
  klin. Chir. **1**, 251 (1861).
— Chirurgische Erfahrungen. Arch. klin. Chir. **10**, 749 (1869).
Bischofberger, C.: Erfahrungen in der operativen Behandlung der kongenitalen Unterschenkel-
  pseudarthrose. Z. orthop. Chir. **78**, 432 (1949).
Blencke, A.: Über das gemeinsame Vorkommen von Knochenbrüchigkeit und blauen Skleren.
  Z. orthop. Chir. **45**, 406 (1924).
— Diskussionsbemerkung zu *Plücker.* Zbl. Chir. **1929 II**, 1141.
Block, W.: Die normale und gestörte Knochenbruchheilung. Stuttgart: Enke 1940.
Bors, E.: Operation am überlebenden Säugerfetus. Dtsch. Z. Chir. **203/204**, 669 (1927).
Boyd, H. B.: Congenital Pseudarthrosis, Treatment by Dual Bone Grafts. J. Bone Surg. **23**,
  497 (1941).
Bradley, Coley and *A. J. Santoro:* Benign Central Cartilaginous Tumors of Bone. Surgery
  (Am.) **22**, 411 (1947).
Brandes, M.: Zur Heilung größter Tibiadefekte. Dtsch. Z. Chir. **155**, 312 (1920).
— Über Störungen der Knochenkonsolidation nach orthopädischen Osteotomien langer
  Röhrenknochen. Arch. klin. Chir. **170**, 408 (1932).
Brandt, G.: Verzögerte Knochenbruchheilung und Pseudarthrosenbildung. Leipzig: Thieme,
  1937.
— Schleichende Frakturen. Erg. Chir. **33**, 1 (1940).
Braun, H.: Über die intrauterinen Frakturen der Tibia. Arch. klin. Chir. **34**, 668 (1887).
Brodhurst: Cases of Intrauterine Fracture. Trans. med.-chir. Soc. Edinbgh. 1860, 115.
Brooks, B. and *E. P. Lehmann:* The bone Changes in Recklinghausens Neurofibromatose.
  Surg. etc. **38**, 587 (1924).
v. Bruns, P.: Die Lehre von den Knochenbrüchen. Stuttgart: Enke, 1886.
Budde, M.: Eine seltene Kniegelenksmißbildung, zugleich ein Beitrag zur Lehre vom an-
  geborenen Schienbeindefekt. Dtsch. Z. Chir. **166**, 285 (1921).
v. Büngner, O.: Über intra partum entstandene Unterschenkelfrakturen. Verh. dtsch. Ges.
  Chir. 1890, 284.

v. Büngner, O.: Über intra partum entstandene Unterschenkelfrakturen. Arch. klin. Chir. **41,** 174 (1891).
Bürkle de la Camp, H.: Neurofibromatose und Pigmentnaevi. Arch. klin. Chir. **167,** 167 (1932).
Büsch, E.: Über die rachitischen Verkrümmungen der unteren Extremitäten und ihre Behandlung, speziell die der Säbelbeine. Arch. kin. Chir. **129,** 470 (1929).
Bull, F.: Fractura cruris congenita. Norsk. Mag. Laegevidensk. (Norw.) **1922,** 872.
Büttner, A.: Über Refrakturen im Kindesalter. Chirurg, **19,** 347 (1948).
Burkhardt, E.: Beitrag zur Diagnostik und Therapie der kongenitalen Knochendefekte an Vorderarm und Unterschenkel. Jb. Kinderhk. usw. **31,** 375 (1890).
Burnell, M.: Intrauterine Fractures. J. Michigan State med. Soc. **20,** 243 (1921).
Caffier, P.: Über Fibuladefekt und Tibiafrakturen beim Neugeborenen. Zbl. Gynaek. **1936 II,** 1816.
Camurati, M.: Le pseudartrosi congenite della tibia. Chir. Org. Movim. **15,** 1 (1930).
Carpentier, W.: Fracture „in utero" des deux os de la jambe gauche aux tiers inférieur. Consolidation vicieuse avant la naissance. Rev. Orthop. (Fr.) **7,** 355 (1920).
Caviglia: Un caso di frattura intrauterina della tibia. Arch. Ortop. (It.) **11,** 32 (1894).
Codivilla, A.: Sulla cura della pseudartrosi congenita della tibia. Arch. Ortop. (It.) **24,** 215 (1907).
— On the Cure of the congenital Pseudarthrosis of the Tibia by Means of Periosteal Transplantation. Ref. Zbl. Chir. **1907,** 559.
— Über Pseudarthrosenbehandlung mittels Muskel-Periost-Knochenlappens nach den italienischen Methoden. Ref.: Zbl. Chir. **1908,** 897.
— Über die Behandlung der Pseudarthrosen und der ausgedehnten diaphysären Kontinuitätstrennungen. Arch. klin. Chir. **92,** 452 (1910).
Coenen, H.: Zur plastischen Deckung der Unterschenkelpseudarthrosen. Arch. klin. Chir. **83,** 1011 (1907).
Colonna, P. C.: Congenital Pseudarthrosis of the Leg. Three Cases Treatet by massiv Bone Graft. J. amer. med. Assoc. **103,** 2012 (1934).
Compère, E. L.: Localized Osteitis Fibrosa in the New Born and Congenital Pseudarthrosis. J. Bone Surg. **18,** 513 (1936).
Cosacesco, A. u. *N. David:* Pseudarthrose et inflexion des os de la jambe droite associée à la neurofibromatose de Recklinghausen. Rev. d'Orthop. **26,** 664 (1939).
Debrunner, H.: Über experimentelle Untersuchungen an überlebenden Säugetierembryonen. Arch. orthop. Chir. **28,** 2 (1930).
— Zur natürlichen Aufrichtung verbogener Knochen. Arch. orthop. Chir. **32,** 512 (1933).
— Vom Wesen angeborener Mißbildungen. Arch. orthop. Chir. **34,** 657 (1934).
Debrunner, H., u. *L. Frosch:* Experimentelle und klin. Studien zur Pseudarthrosenfrage. Arch. orthop. Chir. **23,** 10 (1925).
Deckwitz, M.: Untersuchungen zur angeborenen Unterschenkelpseudarthrose. Diss. Göttingen 1947.
Dellehant u. *Le Cocq:* Pseudarthrosis of Tibia in joung Children. Report of Case in which union was accomplished by Operative Treatment. J. amer. med. Assoc. **90,** 1615 (1928).
Deutschländer, C.: Sprunggelenksplastik bei angeb. Volkmannscher Sprunggelenksmißbildung und bei angeb. Wadenbeindefekt. Arch. orthop. Chir. **27,** 24 (1929).
Draudt: Ein seltener Fall von Extremitätenmißbildung. Zbl. Chir. **1906** Kongreßbericht, 128.
Drehmann, G.: Deformitäten der unteren Extremitäten. In: Hoffa, Lehrbuch der orthopädischen Chirurgie, 7. Aufl. Stuttgart: Enke, 1925.
Dreibholz: Beschreibung einer sog. Phokomele. Diss. Berlin 1873.
Ducroquet, R.: A propos des pseudarthroses et inflexions du tibia. Mem. del'Acad. de Chir. **63,** 23. 6. 1937.
Ducroquet et *Cottard:* Pseudarthrose congénitale de la jambe. Deformation osseuse de la neurofibromatose. J. de Chir. **53,** 483 (1939).
Dujarier, Ch.: Traitement des pseudarthroses congénitales. Rev. d'Orthop. **14,** 641 (1927). Ref. Z. Org. Chir. **42,** 94 (1928).
Dujarier, Ch., et *M. Perrin:* Sur le Traitement des pseudarthroses congénitales par la greffe osteoperiostique. J. de Chir. **21,** 401 (1923).
Eisenberg, M. F.: Zur Kasuistik der kongenitalen Mißbildungen der unteren Extremitäten. Z. orthop. Chir. **57,** 600 (1932).
Engelmann, G.: Ein Fall von kongenitalem Femurdefekt mit postnataler Entwicklung des Knochens. Fschr. Röntgenstr. **31,** 266 (1923/24).
Erler, F.: Beitrag zur Behandlung von Pseudarthrosen. Z. orthop. Chir. **56,** 31 (1932).
— Zur Technik der Pseudarthrosenoperation. Zbl. Chir. **1947,** 777.
Ewald: Über Osteopsathyrosis idiopathica. Z. orthop. Chir. **33,** 634 (1913).
Fanconi, G.: Über generalisierte Knochenerkrankungen im Kindesalter. Helvet. Med. Acta **2** 3 (1947).

Mc. Farland, B.: „Birth Fracture" of the Tibia. Brit. J. Surg. **27**, 706 (1939).
La Ferla, L.: Un caso di curvatura della tibia di origine congenita. Chir. Org. Movim. **6**, 243 (1922).
Fink, K.: Traumatische intrauterine Verletzung beider Unterarme. Zbl. Gynäk. **1926 I**, 455.
Fliegel, O.: Knochenveränderungen bei Neurofibromatose. Dtsch. Z. Chir. **193**, 369 (1925).
Fournier, A.: La syphilis héréditaire tardive. Paris 1886.
Frangenheim, P.: Ostitis fibrosa im Kindesalter. Bruns' Beitr. **76**, 227 (1911).
— Die Ostitis fibrosa cystica. In: Die Krankheiten des Knochensystems im Kindesalter. Stuttgart: Enke, 1913.
— Angeborene Ostitis fibrosa als Ursache einer angeborenen Unterschenkelfraktur. Arch. klin. Chir. **117**, 22 (1921).
— Die Frühstadien der Ostitis fibrosa. Dtsch. Z. Chir. **200**, 484 (1927).
Frattin, G.: Curvatura e pseudo-artrosi della tibia di origine congenita. Arch. Ortop. (It.) **26**, 461 (1909).
Freund, E.: Congenital Defekts of Femur, Fibula and Tibia. Arch. Surg. **33**, 349 (1936).
Froelich, L.: Kongenitale Verbiegungen und Pseudarthrosen des Unterschenkels. Wert der Periosttransplantationen. Verh. dtsch. orthop. Ges. BH. **27**, 270 (1910).
— Kongenitale Verbiegungen und Pseudarthrosen des Unterschenkels. Wert der Periosttransplantation. Zbl. Chir. **1911 II**, 1265.
— Diskussionsbemerkung zu Dujarier. Rev. d'Orthop. **14**, 641 (1927).
Froelich, R.: In: Bericht über den 22. franz. Chirurgenkongreß 1909. Zbl. Chir. **1910 I**, 537.
Frosch, L.: Klinische Beiträge zu den angeborenen Defekten der Ober- und Unterschenkelknochen. Münch. med. Wschr. **1930 I**, 168.
— Klinische Beiträge zu den angeb. Defekten usw. Arch. orthop. Chir. **28**, 708 (1930)
Gelbke, H.: Ergebnisse operativer Pseudarthrosenbehandlung. Arch. klin. Chir. u. Dtsch. Z. Chir. **262**, 182 (1949).
Gluge: Les incurvations et pseudarthroses congénitales de la jambe. Imprimerie Nancéienne, Nancy 1908.
Gocht, H.: Ätiologie, Pathogenese und Therapie der Deformitäten im allgemeinen. In: Lehrbuch der orthopädischen Chirurgie von Hoffa 7. Aufl. Stuttgart: Enke, 1925.
Gohrbandt, E., P. Karger, E. Bergmann: Chirurgische Krankheiten im Kindesalter. Berlin: Karger, 1928.
Goldstein, D. S., u. *N. D. Kiptenko:* Über amniogene Mißbildungen der Extremitäten. Arch. orthop. Chir. **32**, 225 (1933).
Goljanitzki: Diskussionsbemerkung zu v. d. Osten-Sacken. Ref. Z. Org. Chir. **24**, 479 (1924).
Gottesleben, A.: Osteodystrophie fibrosa circumscripta. Dtsch. Z. Chir. **203 204**, 376 (1927).
Granzow, J.: Intrauterine erworbene, komplizierte Spontanfraktur des Unterschenkels durch amniotische Stränge. Zbl. Gynäk. **1930 III**, 2699.
— Intrauterine Spontanamputation eines Unterschenkels bei komplizierter Spontanfraktur des anderen Unterschenkels. Zbl. Gynäk. **1931 III**, 3458.
Graziano, F.: Contributo alla etiopatogenesi et alla terapia della pseudartrosi congenita della tibia et del perone. Chir. Org. Movim. **13**, 245 (1929).
Green, W. T., and *N. Rudo:* Pseudarthrosis and Neurofibromatosis. Arch. Surg. **46**, 639 (1943).
Grob, M.: Über die Behandlung der angeborenen Unterschenkelverkrümmung (Crus curvatum congenitum). Schweiz. med. Wschr. **1945**, 951.
Grohmann, H.: Zur Erbpathologie der Recklinghausenschen Krankheit. Erbarzt **6**, 20 (1939).
Große: Pseudarthrose des linken Unterschenkels. Münch. med. Wschr. **1900**, 706, 1149.
— Über Knochenplastik mit Krankenvorstellung. Verh. dtsch. Ges. Chir. **1900**, 155.
Grove, E. H.: Absence of both Fibulae. Brit. J. Surg. **1**, 1 (1913).
Gruber, Gg. B.: Gliedmaßenfehler aus plazentarer Beeinträchtigung. In: Die Morphologie der Mißbildungen der Menschen und der Tiere. III. Teil: Die Einzelmißbildungen. 17. Lieferung. 1. Abt. 7. Kap. 1. Hälfte: Entwicklungsstörungen der menschlichen Gliedmaßen. Jena: Fischer, 1937.
— Zur Kenntnis und Kritik der Osteogenesis imperfecta congenitalis. Virchows Arch. **316**, 317 (1949).
Gruber, Gg. B., u. *G. Mylius:* Angeborene Knochenbrüchigkeit. In: Die Morphologie der Mißbildungen des Menschen und der Tiere Teil III. Jena: Fischer, 1937.
Gui, L.: Studio anatomico in due casi di pseudartrosi congenita della tibia. Arch. Ortop. (It.) **57**, 393 (1942). Ref.: Z. org. Chir. **109**, 719 (1943).
Gurlt, E.: Über intrauterine Verletzungen des fetalen Knochengerüstes vor oder während der Geburt. Mschr. Geburtsk. **9**, 321 (1857).
Haas, A.: Zur Behandlung des angeborenen Fibuladefektes. Zbl. Chir. **1929 II**, 1538.
Haas, J.: Welche Vorkehrungen sind bei beginnenden Beinverkrümmungen kleiner Kinder zu treffen? Wien. klin. Wschr. **1926**, 408.
Haglund, P.: Die Prinzipien der Orthopädie. Jena: Fischer, 1923.

Haim, E.: Über den angeborenen Mangel der Fibula. Arch. orthop. Chir. **1,** 31 (1903).

Halbertsma, K. T. H.: Familiäre Neurofibromatosis (Recklinghausen). Arch. Ophthalm. (D.) **134,** 167 (1935).

Hallock, H.: The Use of Multiple Small Bone Transplants in the Treatment of Pseudarthrosis of the Tibia of congenital Origin or Following Osteotomy for the Correction of Congenital Deformity. J. Bone Surg. **20,** 648 (1938).

Haudek, M.: Über kongenitalen Defekt der Fibula und dessen Verhalten zur intrauterinen Fraktur der Tibia. Z. orthop. Chir. **4,** 326 (1898).

Hayashi, K., u. *M. Matsuoka:* Über intra partum entstandene Unterschenkelfrakturen. Arch. klin. Chir. **98,** 417 (1912).

Heath, P. M.: Intrauterine Fracture of Tibia and Fibula with Absorption of Bone. Proc. roy. Soc. Med. **5,** 10 (1911). Ref.: Z. orthop. Chir. **30,** 337 (1912).

Hellner, H.: Untersuchungen über die amniogene Entstehung der Gliedmaßenmißbildungen. Arch. klin. Chir. **172,** 133 (1932); **173,** 384 (1932).

— Experimentelle Untersuchungen zur amniogenen Entstehung der Mißbildungen. Mschr. Geburtsh. **95,** 40 (1933).

— Die Begrenzung der Ostitis fibrosa. Chirurg **1947,** 145 u. 199.

Henderson, M. S.: Pseudarthrosis of Tibia in Children. J. Bone Surg. **23,** 340 (1925).

Henderson and *R. S. Cegg:* Pseudarthrosis of Tibia, Report of one Case. Proc. Staff. Meet. Mayo Clin. Rochester **16,** 769 (1941).

Hesse, F. A.: Zur Therapie des angeborenen Fibuladefektes, zugleich ein Beitrag zur Kenntnis der Epiphysenoperationen. Dtsch. Z. Chir. **122,** 478 (1913).

Hintze, H.: Über Pseudarthrosen und ihre operative Behandlung. Diss. Halle 1883.

Hoede, K.: Erbpathologie der menschlichen Haut. In: Handb. d. Erbbiol. d. Menschen von Bauer-Hanhart-Just. **3,** 441. Berlin: Springer, 1940.

Hoekstra, G.: Über die familiäre Neurofibromatose. Virchows Arch. **237,** 79 (1922).

van der Hoeve u. *de Kleyn:* Blaue Sklera, abnorme Knochenbrüchigkeit und Schwerhörigkeit. Graefes Arch. **95,** 81 (1918).

Hoffa, A.: Intra partum erworbene Unterschenkelfraktur. Berl. klin. Wschr. **34,** 193 (1897).

— Lehrbuch der orthopädischen Chirurgie. 5. Aufl. Stuttgart: Enke, 1905.

Inglis, K.: The Pathology of congenital Pseudarthrosis of the Tibia. J. Coll. Surg. Australasia. **1,** 181 (1928). Ref.: Z. org. Chir. **46,** 477 (1929).

Ithen, J.: Die intrauterinen Unterschenkelbrüche. Diss. Zürich 1885.

v. Jaschke, R. Th.: Pathologie des Neugeborenen. In: W. Stoeckel, Lehrbuch der Geburtshilfe 7. Aufl. Jena: Fischer, 1943.

Joachimsthal, G.: Über den angeborenen totalen Defekt des Schienbeins. Z. orthop. Chir. **3,** 15 (1894).

— Archiv und Atlas der normalen und pathologischen Anatomie in typischen Röntgenbildern. Die angeborenen Verbildungen der unteren Extremitäten. Fschr. Röntgenstr. Erg. Bd. 8, 8 (1902).

Jüngling, O.: Über Pseudarthrosen im Kindesalter. Bruns' Beitr. **90,** 649 (1914).

Käfer, N.: Über geburtshilfliche Frakturen. Z. org. Chir. **37,** 230 (1927).

Kaehler, M.: Doppelseitiger, teilweiser, kongenitaler Tibiadefekt. Fschr. Röntgenstr. **9,** 273 (1905/06).

— Totaler und partieller Tibiadefekt. Fschr. Röntgenstr. **12,** 179 (1908).

Kienböck u. *Rösler:* Neurofibromatose. Leipzig: Thieme 1932. Fschr. Röntgenstr. Erg. Bd. 42.

Kirmisson, E.: Arrêt de developpement du membre inférieur droit avec déviation du pied en équin varus chez un enfant de deux ans et demie. Ref. Zbl. Chir. **1905,** 1344.

Kirmisson et *Auffret:* Pseudarthrose congenitale de la jambe gauche. Rev. Orthop. (Fr.) **10,** 149 (1899).

Kirschner, M.: Der Ausgleich knöcherner Deformitäten. Arch. klin. Chir. **126,** 523 (1923).

Kite, J. H.: Congenital Pseudarthrosis of the Tibia and Fibula. South M. J. **34,** 1021 (1941).

— Congenital Deformities. In: Progress in Orthopedic Surgery for 1945. Arch. Surg. **54,** 85 (1947).

Klaften, E., u. *R. Priesel:* Zur Kenntnis der syphilitischen Knochenerkrankungen bei Lues congenita. Fschr. Röntgenstr. **42,** 311 (1930).

Klar, M.: Angeborener partieller Defekt der Fibula. Fschr. Röntgenstr. **19,** 120 (1912).

Knorr, H.: Über Knochenverkrümmungen an den Beinen. Verh. dtsch. orthop. Ges. BH. **49,** 223 (1927).

Koch, K.: Zur Pathogenese der intrauterinen Frakturen. Mschr. Geburtsh. **101,** 11 (1935).

Konjetzny, G. E.: Die sogenannte lokalisierte Ostitis fibrosa. Arch. klin. Chir. **121,** 567 (1922).

Kopits, I.: Unterschenkelverbiegung durch einen seltsamen Knochenerweichungsprozeß. Verh. dtsch. orthop. Ges. BH. **52,** 381 (1929).

— Ein interessanter Fall von Osteogenesis imperfecta. Arch. orthop. Chir. **28,** 446 (1930).

Kosic, H.: Kongenitale Pseudarthrosen. Jkurse ärztl. Fortbildg. **32,** 27 (1941).

Kraemer, O.: Ein Fall von angeborener (intrauteriner) complicierter Fraktur des Unterschenkels. Münch. med. Wschr. **1900,** 1238.

Krebser, E.: Kasuistische Beiträge zur Kenntnis der kongenitalen Fibuladefekte. Z. orthop. Chir. **23,** 167 (1909).

Krukenberg, H.: Über angeborene Defektmißbildungen. Zbl. Chir. **1928 I,** 221.

— Über den angeborenen Plattfuß. Z. orthop. Chir. **62,** 385 (1935).

Kümmel, W.: Die Mißbildungen der Extremitäten durch Defekte, Verwachsung und Überzahl. Bibl. Med. Kassel 1895.

Lagrot, F.: Absence congenitale partielle du tibia, mains en fourche. Ref.: Z. orthop. Chir. **47,** 301 (1926).

Langenskiöld, F.: Diskussionsbemerkung zu *Stenport.* Acta orthop. scand. (Dän.) **9,** 192 (1938).

Lapasset et *Cahusac:* Absence congénitale du pérone. Rev. d'Orthop. **22,** 110 (1935). Ref.: Zbl. Chir. **1936 I,** 912.

— Absence congénitale du pérone. Rev. d'Orthop. **22,** 129 (1935). Ref.: Zbl. Chir. **1936 II,** 1982

Legal, H.: Zur Behandlung rachitischer Beinverkrümmungen. *Bruns'* Beitr.: **131,** 251 (1921).

Legal, W.: Ein Fall von angeborenem totalen Tibiadefekt mit weitgehender Deformität des Fußes. Z. orthop. Chir. **52,** 464 (1930).

Lenz, F.: Die Methoden menschlicher Erbforschung. In: *Bauer-Fischer-Lenz:* Menschliche Erblehre und Rassenhygiene. 4. Aufl. München: Lehmann 1936.

Levin, Ph.: The Foot and Ankle. Philadelphia: Lea & Febiger 1947.

Lindemann, K.: Zur Pathogenese der angeborenen Unterschenkelpseudarthrose. Z. orthop. Chir. **74,** 256 (1943).

Loeffler, F.: Eine interessante Beobachtung während der Behandlung einer angeborenen Unterschenkelpseudarthrose. Zbl. Chir. **1928 III,** 2387.

Loska, M.: Über Frakturen am kindlichen Unterschenkelschaft. Diss. Göttingen 1948.

Lubinus, H.: Zur operativen Beseitigung angeborener Unterschenkeldefekte. Dtsch. Z. Chir. **228,** 281 (1930).

Makin, A. S.: Congenital Pseudarthrosis of the Tibia Treated by Twin Grafts. Proc. roy. Soc. Med. **38,** 71 (1944).

v. Mangold, F.: Übertragung ungestielter Periostknochenlappen zur Heilung von Pseudarthrosen und Knochenhöhlen. Arch. klin. Chir. **74,** 345 (1904).

Maragliano, D.: Stiramento della sciatico come atto complementare in trapianto osseo peduncolato per pseudartrosi congenita della gamba. Chir. Org. Movim. **9,** 485 (1925).

Massart, R.: Pseudarthrose congenitale du tibia. Presse méd. **43,** 435 (1935).

Mathieu: Pseudarthrose du tibia chez un jeune enfant; guérison par greffes ostéo — periostiques. Rev. Orthop. (Fr.) **36,** 286 (1929).

Mauclaire: Diskussionsbemerkungen zu *Dujarier.* Rev. Orthop. (Fr.) **14,** 641 (1927). Ref. Z. org. Chir. **42,** 94 (1928).

Melde, R.: Anatomische Untersuchung eines Kindes mit beiderseitigem Defekt der Tibia und Polydaktylie an Händen und Füßen. Diss. Marburg 1892.

Mercer, W.: Orthopedic Surgery 3. Bd. London: Ed. Arnold & Co. 1944.

Michel: Diskussionsbemerkung zu *Dujarier.* Rev. Orthop. (Fr.) **14,** 641 (1927).

v. Mikulicz-Radecki, F.: Physiologische Grundlagen für den Eintritt einer Schwangerschaft. Befruchtung, Einbettung und Entwicklung des Eies. In: *W. Stoeckel,* Lehrbuch der Geburtshilfe 7. Aufl. Jena: Fischer 1943.

Miranda, R. J. V., A. Minujin u. *C. J. Muriagurria:* Angeborene Tibiapseudarthrose. Z. org. Chir. **113,** 180 (1949).

Moore, B. H.: Some Orthopedic Relationships of Neurofibromatose. J. Bone Surg. **23,** 109 (1941).

Moore, J. R.: Pseudarthrosis of the Tibia and Fibula in Children. J. Int. Coll. Surg. **9,** 7 (1946).

Moskowicz, L.: Zum Ersatz großer Tibiadefekte durch die Fibula. Arch. klin. Chir. **108,** 221 (1917).

Moutier, G.: Pseudarthrose congénitale de la jambe, traitée par la greffe ostéo-periostique de Délagenière. Rev. Orthop. (Fr.) **14,** 339 (1927).

Mülleder, A.: Zur Frage der Fibulaimplantation bei großen Tibiadefekten. Zbl. Chir. **1929 II,** 1924.

Müller, W.: Über die kongenitale Pseudarthrose des Oberschenkels als typisches Krankheitsbild und eine neuartige Prothesenbehandlung derselben. *Bruns'* Beitr. **130,** 99 (1924).

— Beobachtungen auf dem Gebiete der Pseudarthrosen. Zbl. Chir. **1938 III,** 2051.

Nassau, E.: Die angeborene Syphilis. Erg. Inn. Med. **44,** 70 (1932).

Nasse, D.: Chirurgische Krankheiten der unteren Extremitäten. Stuttgart: Enke 1897.

Naujocks, H.: Die Geburtsverletzungen des Kindes. Stuttgart: Enke 1934.

Nestmann, F.: Histologische Untersuchungen syphilitisch veränderter Tibien. Arch. orthop. Chir. **26,** 237 (1928).

Nicod, P.: Pseudarthroses congénitales. Helvet. med. Acta **4,** 695 (1937).

Nilsonne, H.: Über den kongenitalen Femurdefekt. Arch. orthop. Chir. **26**, 138 (1928).
Nissen, R.: Knochencysten und Lues. Dtsch Z. Chir. **194**, 398 (1926).
Nørgaard, F.: Osseous Changes in Recklinghausens Neurofibromatosis, Acta radiol. (Schwd.) **18**, 460 (1937).
Nové-Josserand, G.: Pseudarthrose congénitale de jambe, greffe ostéopéristique de Délagenière. Soc. Chir. Lion 25. 3. 1920 (nach *Henderson*).
Nuzzi, O.: L'assenza congenita della tibia e le deformita relative. Chir. Org. Movim. **4**, 164 (1920).
Ollerenshaw, R.: Congenital Defects of the long Bones of the lower Limb. A Contribution to the Study of Their Causes Effects and Treatment. J. Bone Surg. **7**, 528 (1925).
Osiander, B. F.: Handbuch der Entbindungskunst. Bd. I, 2. Aufl. Tübingen 1829.
v. d. Osten-Sacken, E.: Kongenitale Verbiegungen und Pseudarthrosen der Unterschenkelknochen. Ref.: Z. org. Chir. **24**, 479 (1924).
Otterbach, C.: Die intra partum erworbenen Unterschenkelbrüche. Diss. Würzburg 1899.
Parona, F.: Deformita congenita agli arti inferiori. Gi. Accad. Med. Torino 1880.
Pauwels, F.: Grundriß einer Biomechanik der Frakturheilung. Verh. dtsch. orthop. Ges. B. H. **72**, 62 (1940).
Peltesohn, S.: Über einen Fall von operativ behandelter angeborener Mißbildung der unteren Extremitäten. Berl. klin. Wschr. **1913 I**, 731.
— Über die sogenannte Tibia recurvata und verwandte antero-posteriore Verbiegungen am oberen Schienbeinende. Z. orthop. Chir. **58**, 487 (1933).
Pfeiffer, R.: Die Variabilität der angeborenen Femurhypoplasie (sogen. kongenitaler Oberschenkeldefekt). Z. menschl. Vererb.- u. Konstit.lehre **20**, 493 (1937).
Phelip, Q. A. et A. Morlet: Fracture congénitale de la jambe. Rev. Orthop. (Fr.) **29**, 255 (1922).
Piqué, J. A.: Pseudarthrosis congenita de la tibia. Ref.: Zbl. Chir. **1933 III**, 2780.
Pitzen, P.: Zur Diagnose und Behandlung des Crus varum congenitum und der angeborenen Pseudarthrose der Unterschenkelknochen. Z. orthop. Chir. **75**, 183 (1945).
Polievtov, A.: Zur Frage der angeborenen Unterschenkelpseudarthrosen. Ref.: Z. org.Chir. **63**, 191 (1933).
Putti, V.: Sulla pseudartrosi congenita della tibia. Soc. med. chir. Bolognia 24. 1. 1907-
— Französ. Chirurgenkongreß 1922.
— Cura del' assenza congenita della tibia e del perone. Chir. Org. Movim. **13**, 513 (1929).
Rauenbusch, L.: Ein Beitrag zur Behandlung der angeborenen Unterschenkelpseudarthrose. Dtsch. med. Wschr. **1908 I**, 968.
Reich, A.: Die Amputationen im Kindesalter und ihre Folgen für das Knochenwachstum. Bruns' Beitr. **68**, 260 (1910).
Reich, B.: Osteochondritis syphilitica bei Lues congenita tarda. Dtsch. Z. Chir. **245**, 437 (1935).
Reichel, P.: Zur Behandlung schwerer Formen von Pseudarthrosis. Beitrag zur Behandlung der sogen. intrauterinen Frakturen des Unterschenkels. Arch. klin. Chir. **71**, 639 (1903).
— Diskussion zu Froelich. Verh. dtsch. orthop. Ges. B. H. **27**, 280 (1910).
— Angeborene Mißbildungen des Unterschenkels. In: Handbuch der praktischen Chirurgie von Garré-Küttner-Lexer IV, 6. Aufl. Stuttgart: Enke, 1929.
Reiner, M.: Über kongenitalen Femurdefekt. Z. orthop. Chir. **9**, 544 (1901).
Reubi, F.: Les vaisseaux et les glandes indocrines dans la neurofibromatose. Le Syndrome sympathicotonique dans la maladie de Recklinghausen. Z. Path. et de Bakteriol. **7**, 168 (1944).
— Neurofibromatose et lésions vasculaires. J. suisse Méd. **75**, 463 (1945).
Richter: Über die Behandlung nicht geheilter Knochenbrüche bei Kindern. Diss. Göttingen 1900.
Riedinger: Über Gelenkmißbildungen. Verh. dtsch. Ges. Chir. **1889**, 76.
Rocher, H. L.: Discussion à propos du rapport sur les pseudarthroses congénitales de la jambe. Les courbures congénitales à la concavité antérieure. Congrès d' orthop. Paris 1927.
— Trois cas de courbure congénitale de la jambe à concavité antérieure. Bull. Soc. Chir. Paris 10. 12. 1927.
— Diskussionsbemerkung zu Dujarier, Rev. Orthop. (Fr.) **14**, 641 (1927).
— Trois observations de courburé congénitale de la jambe. Rev. Orthop. (Fr.) **35**, 284 (1928).
— Un cas de courbures congénitales des femurs associées à une courbure congénitale du tibia droit. Arch. franco-belg. Chir. **35**, 72 (1935).
— Traité de Chirurgie Orthopédique Paris 1937.
Rocher, H. L., et L. Massé: A propos de deux cas d' amputation congénitale du pied. Rev. Orthop. (Fr.) **14**, 329 (1927). Ref.: Zbl. Chir. **1928 II**, 1509.
Röpke, A.: Operative Korrektur von Verkrümmungen bei Ostitis fibrosa. Arch. klin. Chir. **162**, 73 (1930).
Rostock, P.: Rezidivpseudarthrose beim Kleinkind. Zbl. Chir. **1938 I**, 939.

Rugh, J. T.: Diskussionsbemerkung zu Henderson. J. Bone Surg. **23**, 340 (1925).
Ryan, C.: Pseudarthrosis of the Tibia. J. Bone Surg. **12**, 891 (1934).
Ryžich, A.: Zur angeborenen Unterschenkelpseudarthrose. Ref.: Z. Org. Chir. **70**, 620 (1935).
Sarantis-Papadopulos, A.: Coudure congénitale de la jambe. Gaz. Méd. d'Orient **67**, 68 (1922).
Schaich, F.: Hahn'sche Operation angewandt bei Unterschenkelpseudarthrose. Diss. Kiel 1932.
Schanz, A.: Zur Behandlung der Ostitis fibrosa Tibiae. Med. Klin. **1910 II**, 1611.
Scharff, A.: Über kongenitalen Defekt der Fibula. Z. orthop. Chir. **23**, 391 (1909).
Schepelmann, E.: Die Behandlung hochgradiger rachitischer Verkrümmungen des Unter-
schenkels. Bruns' Beitr. **132**, 482 (1924).
Scherb, R.: Einige Richtlinien in der Behandlung angeborener Mißbildungen mit Bemer-
kungen zu Roux' Entwicklungsmechanik und zu Formsicherung der Skeletanlage. Schweiz.
med. Wschr. **1937 I** 261, 281. Ref.: Z. Org. Chir. **84**, 369 (1937).
Schiwaroff, N.: Über angeborene Frakturen und ihre Behandlung. Diss. Marburg 1922.
Schrakamp, F.: Kasuistische Beiträge zur Lehre von den Extremitätenmißbildungen. Kor-
resp. bl. Württemb. ärztl. Landesvereins **30**, 233 (1887).
Schröder, C. H.: Beitrag zur Vererbung der Recklinghausenschen Neurofibromatose. Bruns,
Beitr. **164**, 563 (1936).
— Mißbildungsvererbung in der Chirurgie. Erg. Chir. **32**, 457 (1939).
Schulz, O. E.: La fracture intrauterine de la jambe et son traitement par implantation d' une
greffe osseuse. Rev. Orthop. (Fr.) **33**, 311 (1926). Ref.: Z. Org. Chir. **37**, 59 (1927).
— Absence congénitale du tibia. Brux. méd. **11**, 289 (1931).
Schwartz, E.: Kongenitaler Defekt der Tibia. Fschr. Röntgenstr. **36**, 673 (1927).
Scott, C. L.: Congenital Pseudarthrosis of the Tibia. Amer. J. Roentgenol. **42**, 104 (1939).
Siegling, J. A.: Diseases of Growing in Adult Bone. In: Progreß in Orthopedic Surgery for
1945. Arch. Surg. **54**, 85 (1947).
Silfverskiöld, F.: Diskussionsbemerkung zu Stenport. Acta orthop. scand. (Dän.) **9**, 192 (1938).
Simon, W. V.: Beitrag zum angeborenen Oberschenkeldefekt (sogen. kongenitale Pseudar-
throse). Verh. dtsch. othop. Ges. B. H. **55**, 297 (1931).
Slingenberg, B.: Mißbildungen von Extremitäten. Virchows Arch. **193**, 1 (1908).
Sperling, M.: Über die Aetiologie der sogen. intrauterinen Frakturen an den Extremitäten
im besonderen der Unterschenkelknochen. Z. Geburtsh. **24**, 225 (1892).
— Zur Aetiologie der sogen. intrauterinen Frakturen. Arch. orthop. Chir. **1**, 42 (1903).
Spieß, P.: Über kongenitalen Femurdefekt und verwandte Mißbildungen. Arch. orthop.
Chir. **20**, 234 (1922).
Stahnke, E.: Über Knochenveränderungen bei Neurofibromatose. Dtsch. Z. Chir. **168**, 6 (1922).
Stalmann, A.: Nerven-, Haut- und Knochenveränderungen bei der Neurofibromatosis Reck-
linghausen und ihre entstehungsgeschichtlichen Zusammenhänge. Virchows Arch. **289**,
96 (1933).
Stenport, K.: Congenital Pseudarthrosis of the Leg. Acta orthop. scand. (Dän.) **9**, 181 (1938).
Stierlin, E.: Ostitis fibrosa bei angeborener Fraktur. Dtsch. Z.Chir. **152**, 60 (1920).
Storck, H.: Über Form, Bau, Beanspruchung und Leistung des Knochens. Stuttgart: Enke,
1947.
Stracker, O.: Seitenverlagerung der Fibula bei großen Tibiadefekten. Zbl. Chir. **1926 II**, 2132.
— Zur Behandlung und Entstehung des angeborenen Fibuladefektes. Z. orthop. Chir. **73**,
201 (1942).
Strote: Ein Beitrag zu dem Kapitel: Blaue Skleren, Osteopsathyrosis, Schwerhörigkeit. Diss.
Heidelberg 1927. Ref.: Z. Org. Chir. **41**, 171 (1928).
Tannhauser, S.: Morbus Recklinghausen als heredo-degenerative Erkrankung. Klin. Wschr.
1926 I, 944.
Thibièrge, G.: Note sur un cas de maladie de Recklinghausen (neurofibromatose géneralisée)
sans fibromes cutanes ou fibromes nerveux. Bull. Soc. méd. Hôp. Paris **15**, 3 (1898).
Tillier, R.: Diskussionsbemerkung zu Dujarier. Rev. Orthop. (Fr.) **14**, 641 (1927). Ref.: Z.
Org. Chir. **42**, 94 (1928).
— Courbures et Pseudarthroses congénitales de la jambe. Rev. Orthop. (Fr.) **35**, 97 (1928).
Ref.: Z. Org. Chir. **42**, 479 (1928).
del Torto, P.: Pseudartrosi congenite della tibia. Ref.: Z. orthop. Chir. **69**, 374 (1939).
Turner, G. J.: Über sogenannte angeborene Unterschenkelbrüche und ihre Behandlung. Ref.:
Zbl. Chir. **1911 I**, 593.
Uehlinger, E.: Osteofibrosis deformans juvenilis. Fschr. Röntgenstr. **64**, 41 (1946).
Valentin, B.: Klinische Beiträge zum Wesen der Mißbildungen. Arch. orthop. Chir. **28**, 385
(1930).
— Behandlung der Pseudarthrose des Unterschenkels. Verh. dtsch. orthop. Ges. B. H. **58**,
479 (1932).
— Die Korrelation (Koppelung) von Mißbildungen. Acta orthop. scand. (Dän.) **9**, 235 (1938).

Veau: Diskussionsbemerkung zu Dujarier. Rev. Orthop. (Fr.) **14**, 641 (1927). Ref.: Z. Org. Chir. **42**, 94 (1928).

Viñas, M., u. *L. T. Rivara:* Angeborene Pseudarthrose. Semana méd. **1937** I, 473. Ref.: Z. Org. Chir. **83**, 592 (1937).

Voisin, R., u. *M. Nathan:* Malformations Congenitales symmetriques des membres. Absence partielle du tibia. Bull. Soc. Anat. Paris **77**, 233 (1902).

Wade, R. B.: So called congenital pseudarthrosis of the tibia. J. Coll. Surg. Australasia **1**, 181 (1928). Ref.: Z. Org. Chir. **46**, 477 (1929).

Walter, H.: Die klin. Bedeutung der Umbauzonen des Knochens. Arch. klin. Chir. **178**, 116 (1933).

Warring, T. L.: Congenital Anomalies. In: Campbells Operative Orthopedics II 2. Edit. Mosby, St. Louis 1949.

Watermann, F.: Über die Kombination der angeborenen Hüftverrenkung mit kongenitalem Fibuladefekt. Z. orthop. Chir. **46**, 581 (1925).

Weber, F. P.: Periosteal Neurofibromatosis with short consideration of the whole subjekt of Neurofibromatosis. Quart. J. med. **23**, 151 (1930).

Weil, S.: Diplocheirie und Diplopodie. Z. orthop. Chir. **43**, 595 (1922—24).

Weysser, P.: Über angeborene Verbiegungen der Unterschenkelknochen. Diss. München 1906.

Wieting, J.: Zur Säbelscheidenform der Tibia bei kongenitaler Lues. Bruns' Beitrag **30**, 615 (1901).

Wiets, L. Ch.: Über Knochenbrüche des Neugeborenen und des Säuglings. Diss. Göttingen 1943.

Williams, R. E.: Two Congenital Deformities of the Tibia: Congenital Angulation and congenital Pseudarthrosis. Brit. J. Radiol. **16**, 371 (1943).

Wilson, P. D.: A simple Method of Stage Transplantation of the Fibula for Use in Casis of Complicatet and Congenital Pseudarthrosis of the Tibia. J. Bone Surg. **23**, 639 (1941).

Witting, V., and *J. B. Gillespie:* Benign Bone Cyst in the Newborn. Report of a Case. Illinois Med. J. **65**, 451 (1934).

Wullstein: Diskussion zu *Froelich.* Verh. dtsch. orthop. Ges. B.H. **27**, 280 (1910).

Zippel, H.: Über intrauterine und intra partum erworbene Unterschenkelfrakturen. Diss. Leipzig 1896.

I. Einleitung und Begriffsbestimmung.

Die *angeborene Unterschenkelverbiegung* ist eine gelegentlich *familiär auftretende Mißbildung,* der eine *örtlich begrenzte Knochenaufbaustörung der Unterschenkelknochen* zugrunde liegt. Im Bereich der Biegung entsteht früher oder später ein *Bruch,* der regelmäßig in eine *schwer heilbare Pseudarthrose* übergeht.

Ihrem *Wesen* nach gehört die angeborene Knochenverbiegung wahrscheinlich zu den *kongenitalen Hypoplasien der Gliedmaßen,* worauf die allerdings recht seltene Verbindung der örtlichen Aufbaustörung mit anderen Fehlbildungen wie Strahlenmangel oder auch Polydaktylie hinweist. Gegenüber den Aplasien und Hypoplasien von Tibia oder Fibula ist die Verbiegung jedoch als *selbständiges Leiden* abzugrenzen, da anatomisch gewöhnlich beide Knochen — zunächst ohne „Defekt" — betroffen sind und der besondere klinische Verlauf völlig andersartige Behandlungsprobleme mit sich bringt. Klinische Abgrenzung von allen anderen mit Knochenkrümmung einhergehenden Krankheitsbildern, insbesondere der Rachitis, ist darüber hinaus von entscheidender Bedeutung, denn jede *Osteotomie,* die der Geraderichtung des O-Beines dienen sollte, *beschleunigt* nur die *Entstehung der Pseudarthrose.*

Das Krankheitsbild verdient, ganz abgesehen von den schweren Folgen einer Fehldiagnose, die ein Kind zeitlebens zum Krüppel machen können, wissenschaftliches Interesse. Eingehende Beschäftigung mit den ätiologischen Problemen zeigt innige *Zusammenhänge* zwischen der durch das Mißbildungsgeschehen festgelegten *biologischen* Grundstörung und äußeren *mechanischen* Schädigungen, Zusammenhänge, die in der normalen und gestörten Knochenbruchteilung ganz allgemein zunehmende Beachtung gefunden haben. Auch die kongenitale Pseudarthrose entwickelt sich nicht völlig unbeeinflußbar und „schicksalhaft", sondern unter ausschlaggebendem Einfluß mechanischer Kräfte. Auf dem Boden der angeborenen örtlichen Knochenaufbaustörung vermögen schon die „physiologischen" Muskelkräfte an dem verbogenen Unterschenkel Umbauvorgänge auszulösen, denen der Knochen bald erliegt. Ansätze zu knöcherner Bruchheilung, die auch bei dieser in ihrer Genese noch völlig unklaren Knochengefügestörung nicht fehlen, werden durch die fortwirkende mechanische Fehlbeanspruchung immer wieder zerstört. Immer größere Abschnitte des Knochens werden abgebaut und verschwinden, bis sich das klassische Bild der *sog. angeborenen Unterschenkelpseudarthrose* darstellt.

Die *Erkrankung vergesellschaftet sich häufig mit der Neurofibromatose Recklinghausen*, ohne daß wir vorläufig berechtigt sind, diese als übergeordnete Erkrankung anzusehen und der angeborenen Unterschenkelverbiegung nur noch die Rolle eines Symptoms einzuräumen. Wahrscheinlich liegt jedoch der *Schlüssel zur Pathogenese* in den Beziehungen zu dieser konstitutionellen, erblichen Erkrankung, bei der Veränderungen an den Nerven, Pigmentverschiebungen und Knochenveränderungen im Vordergrund stehen neben bisher noch unklaren Zusammenhängen mit der inneren Sekretion, wobei die Beteiligung der einzelnen Drüsen merkwürdig unbeständig ist. Auf Änderungen im Zusammenspiel der endokrinen Drüsen glaubt man bessere Heilungsaussichten der Pseudarthrose nach Eintritt der Geschlechtsreife beziehen zu können.

Es ist durchaus möglich, daß nach Aufklärung dieser Zusammenhänge der Behandlung andere Wege gewiesen werden. Bisher beschränken sich alle Behandlungsvorschläge auf technische Verfahren zur Beseitigung der Pseudarthrose.

Vorläufig ist unser Wissen um die angeborenen Verbiegungen und Pseudarthrosen sehr lückenhaft. Das in zahlreichen Einzelbeobachtungen gesammelte und in der Literatur weit verstreut niedergelegte Erfahrungsgut verlangt nach einem zusammenfassenden Überblick, zumal in der deutschen Literatur eine eingehende Bearbeitung nicht vorliegt und auch in der Weltliteratur nur einmal von *Camurati* (1930) die bis dahin bekannten Fälle zusammengestellt wurden. Seither ist das Beobachtungsgut durch zahlreiche Beiträge erweitert worden, die eine Betrachtung unter in mancher Richtung geändertem Blickwinkel ermöglichen.

II. Statistische Vorbemerkungen.

Beim Nachschlagen in den Handbüchern der Chirurgie und der chirurgischen Kinderkrankheiten finden sich nur spärliche Angaben über das Krankheitsbild der angeborenen Verbiegung und Pseudarthrose des Unterschenkels, das im Laufe der vergangenen Jahre so an Beachtung gewonnen hat. In neueren Veröffentlichungen werden Beobachtungsreihen von 11, 20 und mehr Fällen (*Ducroquet, Henderson, Camurati*) mitgeteilt, die darauf schließen lassen, daß diese kindliche Verbildung im ganzen doch häufiger ist, als landläufig angenommen wurde. Könnte man alle in der Literatur mißdeuteten Fälle der angeborenen Verbiegung mit erfassen, würde sich ihre Gesamtzahl erheblich vergrößern (*Pitzen*). Die russische Literatur trägt allerdings bis 1932 mit nur insgesamt 11 Fällen von 5 verschiedenen Verfassern beschrieben dazu bei, wie *Polievtov* zu berichten weiß.

Die vorliegende Bearbeitung stützt sich auf 278 Einzelbeobachtungen aus der Weltliteratur und 14 über Jahre hinaus verfolgte Fälle der Göttinger Klinik, an denen das Wesen und der Verlauf dieser angeborenen Störung besonders charakteristisch zum Ausdruck kamen. Die Mitteilungen der älteren Literatur der Zeit vor der abgrenzenden Arbeit von *Jüngling* (1914) wurden nur benutzt, wenn ihre Angaben bei kritischer Betrachtung eine Einordnung in das Krankheitsbild bedenkenlos erlaubten. Leider ließen sich aus nur wenigen Mitteilungen auch der jüngsten Literatur alle wichtigen Einzelheiten des Befundes und Verlaufes entnehmen, da bei der Schilderung nur Wert auf eine Einzelfrage, z. B. Behandlung, Krankheitsentstehung oder den Zusammenhang mit der Neurofibromatose gelegt wurde, so daß eine Auswertung in Bezug auf die Krankheitszeichen in ihrer Gesamtheit nur beschränkt möglich wurde. Andererseits fanden sich weit in der Literatur verstreut — oft unter anderen Gesichtspunkten — wichtige Beobachtungen mitgeteilt, die verwandt werden konnten. Die fremdsprachige Literatur wurde, so weit sie sich aus deutschen Bibliotheken beschaffen ließ, im Original eingesehen. Die oben genannten Gründe machten daher eine gewisse Auswahl der Fälle unvermeidlich, so daß die Ziffer nicht die absolute Zahl der mitgeteilten Krankheitsfälle darstellt.

Diese 292 Beobachtungen wurden nach verschiedenen Gesichtspunkten statistisch bearbeitet und tabellarisch geordnet. Auf Wiedergabe der Tabellen muß aus Raumersparnis verzichtet werden, auch ergaben sich wesentlich neue Gesichtspunkte hieraus nicht. Die Ergebnisse wurden in der folgenden Darstellung verwandt. Daraus rundete sich beim Ordnen, Sichten und Vergleichen das im folgenden beschriebene Krankheitsbild.

III. Geschichtliches.

Die Geschichte der Erkrankung hat *Camurati* im Rahmen seiner Zusammenstellung der älteren Literatur gewürdigt. Es ergibt sich daraus, daß angeborene Verbiegungen bereits im 18. und 19. Jahrhundert verschiedentlich als Monstren beschrieben und in ihrer Entstehung vorwiegend auf psychische Einflüsse zurückgeführt worden sind. Lange Zeit galt dann die Veränderung, die ja oft in den ersten Tagen nach der Geburt auffiel, als Folge eines in der Embryonalzeit überstandenen gewöhnlichen Knochenbruches. Hinter diesen „intrauterinen Frakturen" (*Trousseau, Bouchut, Depaul, Hedinger, Körber, Graetzer, Gurlt, Brodhurst,* angef. *Camurati*) verbergen sich verschiedenartige Krankheitsbilder — Mißbildungen, Systemerkrankungen — die mit Verbiegungen einhergehen können, seinerzeit aber nicht abzutrennen waren. Relativ früh gelingt die Abgrenzung der „multiplen intrauterinen Frakturen" mit ihrer allgemeinen Knochenbildungsstörung, der Osteogenesis imperfecta (*Vrolik*). Über einseitige, winklig geheilte intrauterine Tibiafrakturen berichten u. a. *Burdach, Sachse, Blasius, Mosengeil* (*Camurati*) und *Braun.* Auch doppelseitige Verkrümmungen wurden gleichsinnig aufgefaßt von *Brodhurst, Hollerbusch* und *Stoller.* Fast alle teilten ein Trauma mit, das den Leib der schwangeren Mutter getroffen haben sollte. Nach vielem Für und Wider lernte man die rachitischen Verbiegungen des Kleinkindes unterscheiden, auch luetische Knochenschäden und die Unterentwicklung der Gliedmaßen durch Störung des Knorpelwachstums (Chondrodystrophie und Achondroplasie) wurden als andersartige Erkrankungen erkannt und behandelt. Die Beziehungen zu den Aplasien und Hypoplasien werden später noch ausführlich zu besprechen sein.

So wurde im Laufe der Jahrzehnte ein Krankheitsbild aus dem umfassenden Begriff der intrauterinen Frakturen immer klarer umrissen, das als besonderes *Kennzeichen* außer seinem *einseitigen Sitz am Unterschenkel* eine *außerordentlich schlechte Heilungstendenz* hat und *regelmäßig zum Falschgelenk* führt, woher der Name „angeborene *Tibiapseudarthrose*" stammt. Vor der Röntgenzeit blieb die Abgrenzung gegen andere Krankheitsbilder aber immer ungewiß, so daß schon aus diesem Grunde von einer Auswertung des älteren Krankengutes für die vorliegende Darstellung abgesehen wurde. Mit Hilfe der Röntgenstrahlen zeigte sich bald, daß der „angeborene Bruch" keineswegs auch immer angeboren war (*Froelich*), sondern daß häufiger allein eine Verbiegung bestand, bei der gelegentlich eine feine Aufhellungszone im Krümmungsbereich auf dem Röntgenbilde sichtbar wurde. An der Stelle dieser Aufhellung der Knochenstruktur trat im weiteren Verlauf schicksalsmäßig der Bruch auf, der dann zum Falschgelenk führte. Diese Tatsache veranlaßte *Froelich*, für die einseitigen Verbiegungen des Schienbeins mit der Aufhellungszone am Namen der „angeborenen Tibiapseudarthrose" festzuhalten, der später, als immer mehr bekannt wurde, daß die Verbiegung als Vorläufer des Bruches anzusehen war, nach dem Erscheinungsbilde in „Crus varum congenitum" (*Scherb, Kosic, Pitzen, Erler*) abgeändert wurde. *Jüngling* unterschied die kindlichen Pseudarthrosen des Unterschenkels von denen der Erwachsenen durch ihre andersartige pathologische Anatomie sowie ihre erheblich schlechtere Prognose und zeigte an statistischen Erhebungen das vollständig verschiedene zahlenmäßige Verhältnis von Fraktur zu Pseudarthrose in kindlichem Alter gegenüber dem bei Erwachsenen.

IV. Klinik.

1. Die angeborene Unterschenkelverbiegung.

Der Unterschenkel eines sonst gesunden Neugeborenen zeigt eine Krümmung der unteren Hälfte, die sich gegenüber der physiologischen Biegung des anderen Beines sofort abhebt. Der O-förmig gewinkelte, manchmal fast geknickte Unterschenkel ist zugleich säbelscheidenförmig nach vorne zu ausgebogen (Abb. 1). Die Krümmung, deren Scheitel an der Grenze vom mittleren zum unteren Drittel des Schaftes liegt, beginnt ziemlich unvermittelt und endet ebenso über dem Sprunggelenk, so daß der Fuß achsengerecht zum Unterschenkel stehen mag. Erst das Röntgenbild deckt eine leichte Gegenkrümmung des oberen Schaftteiles auf und vermittelt zugleich eine Verschmälerung des Schienbeins im Biegungsbereich mit Verdickung der Knochenrinde und stark eingeengter Markhöhle (Abb. 2). Das Wadenbein ist in seiner knöchelnahen Krümmungszone ebenfalls verschmälert.

Von dieser klassischen, nach Befund und Röntgenbild unverwechselbaren Form, die der Verbildung den Namen „*Crus varum congenitum*" eingetragen hat, gibt es mancherlei graduelle Abweichungen. Die Konvexität der Biegung kann vorwiegend nach vorne zu (in 51 von 121 Fällen) oder auch nur im O-Sinne (13 Fälle) entwickelt sein.

Verbiegungen in völlig anderer Richtung sieht man wesentlich seltener: reine X-Stellung (*Camurati*, Fall 7 und 16, *Granzow* 1930), Krümmung allein nach hinten (*Froelich, Granzow* 1931, *Nicod* Fall 1, *Deckwitz, Krukenberg* 2 Fälle, *Fanconi*) und die Kombination einer Verbiegung nach hinten mit einer solchen im X-Sinne (*Camurati*, Fall 18, *Debrunner*). *Camurati* teilte die Verbindung eines O-Beines mit Rekurvation und eines X-Beines mit Krümmung nach vorne mit.

Gemeinsam ist allen diesen Verbiegungen die *angeborene Herkunft*, der *typische Sitz* und die *röntgenologisch nachweisbare Störung im Knochenaufbau*, so daß wir auch die Formen, welche nicht allein aus Antekurvation und O-Stellung hervorgegangen sind, mit in den Kreis des „*Crus varum congenitum*" rechnen möchten.

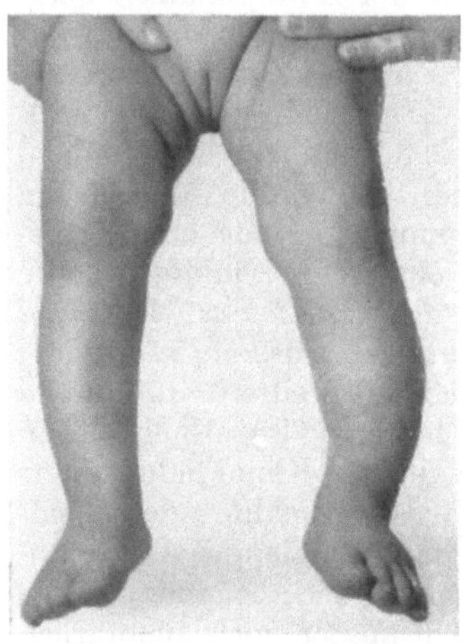

Abb. 1. *Crus varum congenitum sinistrum.* 11 Monate altes Mädchen. Unterschenkelverbiegung seit der Geburt. Milchkaffeeflecke am Rumpf (vgl. Abb. 7). Spontane Entwicklung einer Tibiapseudarthrose, die bei konservativer Behandlung noch besteht. (Beob. 11;J. M. Poli Nr. 10955/47.)

Darin bestärkt uns die eigene Beobachtung eines Knaben, bei dem seit der Geburt eine starke winklige Knickung des linken Unterschenkels nach hinten und außen besteht (Abb. 3). Die Röntgenbilder zeigen die gleiche Aufbaustörung der Knochen, wie man sie beim angeborenen O-Bein zu sehen pflegt (Abb. 4). Dieses Crus valgum recurvatum hat sich im Laufe der nunmehr 2 jährigen ununterbrochenen Gipsbehandlung weitgehend aufgerichtet (Abb. 5). Die Aufbaustörung ist aber auch heute noch röntgenologisch nur zu deutlich erkennbar (Abb. 6), so daß die Entlastung unbedingt fortgesetzt werden muß.

Krukenberg rechnet seine beiden Beobachtungen rekurvierter Unterschenkel zum angeborenen Plattfuß, da der Talus wie bei dieser Deformität gesenkt und der Vorfuß im Talo-Naviculargelenk gehoben war, während Talus und Calcaneus in ihrer mehr oder weniger starken Plantarflexion verharrten. Die deformierende Kraft, die intrauterin den Plattfuß bewirkte, soll, nachdem sich die Verbiegung in der Fußwurzel erschöpft hat, fortwirkend den Unterschenkel verformen können. Diese Deutung

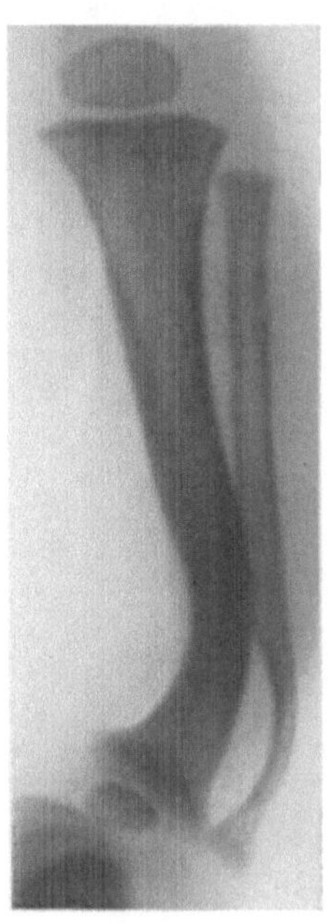
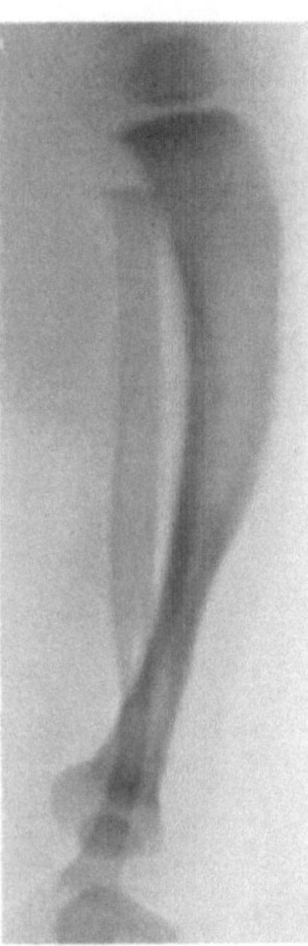

a   b

Abb. 2. *Crus varum congenitum sinistrum.* Röntgenbilder des Säuglings der Abb. 1 im Alter von 4 Monaten. (Beob. 11; I. M. Poli Nr. 10955/47.)

setzt eine Widerstandsminderung der Unterschenkelknochen voraus, die der Gefügestörung des Crus varum durchaus entsprechen könnte. Die Richtung der Verbiegung scheint bei gleicher Grundstörung von Zufälligkeiten der intrauterinen Belastung abzuhängen, wobei gewöhnlich eine Antekurvation und eine O-förmige Krümmung zustande kommt, eine Krümmung, die der „physiologischen" nachgestaltet ist. Eine sichere Entscheidung über die Einheit aller angeborenen

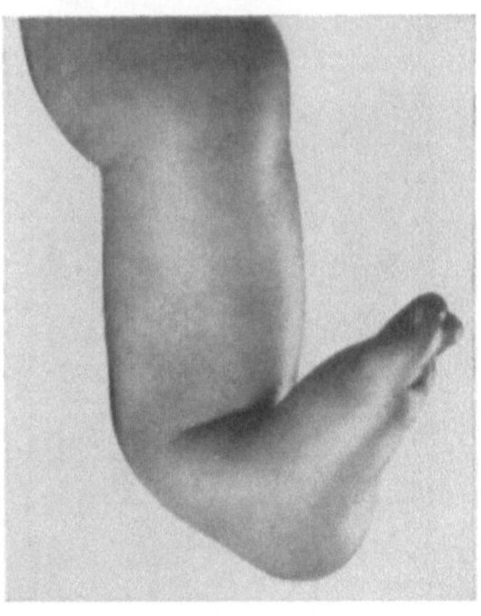
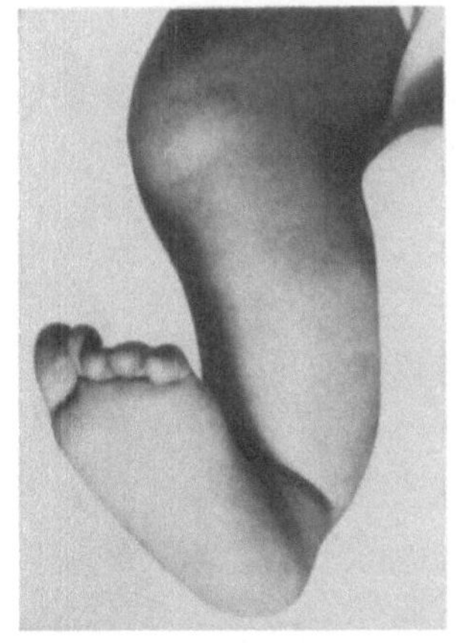

a   b

Abb. 3. *Crus valgum recurvatum congenitum sinistrum.* Der 7 Monate alte Knabe ist sonst gut entwickelt und weist keine Hautveränderungen auf. Vater litt an Hasenscharte. (Beob. 12; U. B. Poli Nr. 7293/47.)

Verbiegungen ist allerdings mit Rücksicht auf die Kleinheit des Beobachtungsgutes nicht möglich.

Zurückhaltung bei der Einordnung des rekurvierten Unterschenkels unter die „angeborenen" Pseudarthrosen ist geboten, wenn man erfährt, daß auch *Debrunner, Krukenberg* und
Fanconi über spontane Streckung eines rekurvierten Unterschenkels berichtet haben und wenn

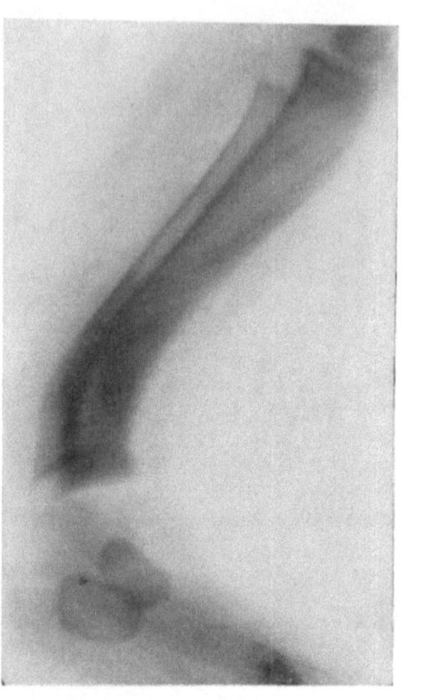
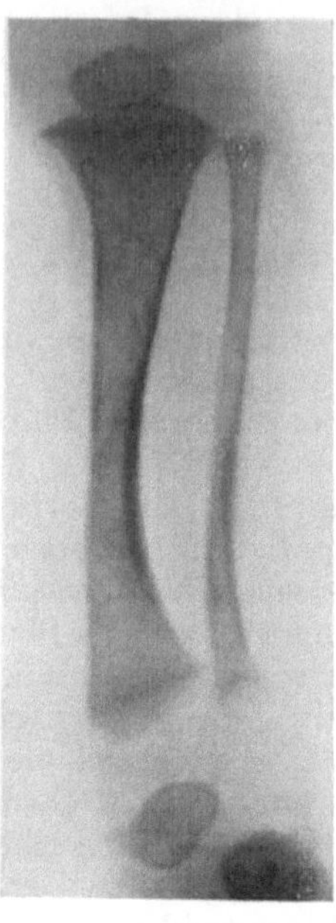

a   b

Abb. 4. *Crus valgum recurvatum congenitum sinistrum.* Röntgenbilder des Unterschenkels der Abb. 3 im Alter
von 2 Monaten. Deutliche Aufbaustörung im Krümmungsbereich beider Knochen.

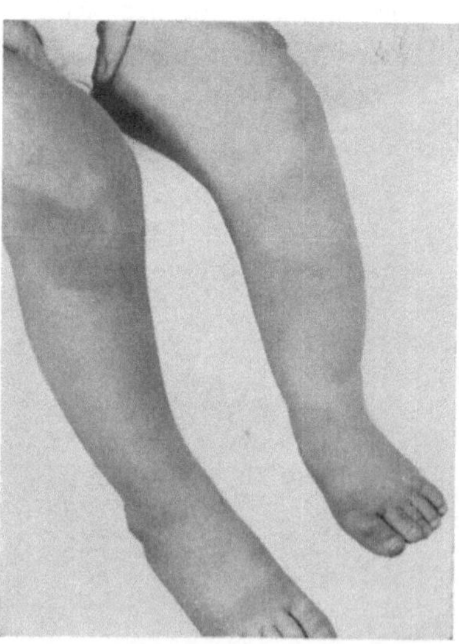
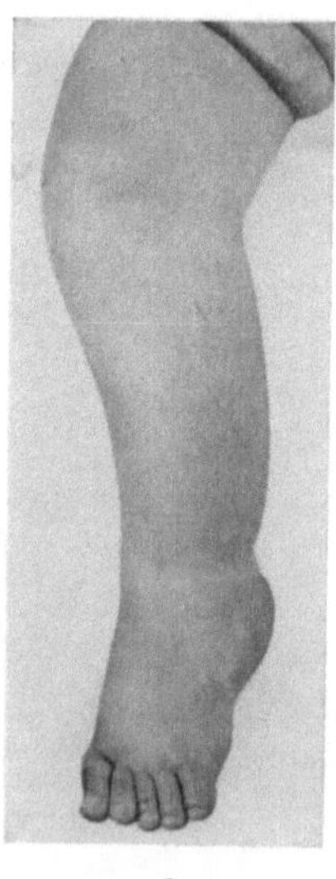

a   b

Abb. 5. *Crus valgum recurvatum sinistrum.* Beob. 12 im Alter von 2½ Jahren. Nach ununterbrochener Ruhigstellung im Gipsverband hat sich der Unterschenkel weitgehend aufgerichtet.

Froelich eine Rekurvation mit röntgenologisch nachgewiesener Spaltbildung ohne abnorme Beweglichkeit, allein mit Schienenhülsenapparat vor dem Bruch behütet und im Verlauf von 3 Jahren Rückbildung erreicht. Auch ist es mindestens ungewöhnlich, wenn Osteotomien zum Ausgleich der Rekurvation störungslos ausheilen (*Haglund*, *Nicod*s Fall 1, *Krukenberg*s Fall seiner Abb. 13). Doch hat *Camurati* auch eine Pseudarthrose aus einem Crus valgum recurvatum hervorgehen sehen, die mehrfachen plastischen Operationen trotzte. Vorläufig sind wir daher nicht berechtigt, die Prognose des Crus recurvatum grundsätzlich günstiger zu stellen.

Mit Nachdruck haben *Kosic* und *Pitzen* darauf hingewiesen, daß die *angeborene Verbiegung* des *Unterschenkels* regelmäßig *einseitig* auftritt.

Die *Einseitigkeit* erleichtert zweifellos die klinische Diagnose sehr, jedoch kann der Leitsatz keine uneingeschränkte Gültigkeit beanspruchen. Auch bei äußerster Kritik gegenüber jeder Mitteilung wird das *doppelseitige Vorkommen der Erkrankung* durch einige zuverlässige Beobachtungen wahrscheinlich gemacht.

Schon 1909 berichtete *Froelich* (*Jüngling*) über ein 5 Wochen altes Kind, das eine Verbiegung beider Unterschenkel im unteren Drittel aufwies. Auf der Höhe der Verbiegung, welche rechts ventral-konvex, links dorsal-konvex (!) war, bestand im Röntgenbild eine quere Aufhellung des Knochens. Abnorme Beweglichkeit ließ sich nicht nachweisen.

Bei einem 8jährigen Jungen aus der Untersuchungsreihe *Camurati*s (Fall 26) hatten die Eltern seit der Geburt eine nach vorn konvexe Verbiegung des rechten Unterschenkels bemerkt. Die Behandlung der späteren Fraktur bestand in Osteotomie und Ruhigstellung. 3 Jahre nach der Operation wurde bei einer Nachuntersuchung nunmehr auch eine leichte Verbiegung der linken Tibia nachgewiesen, während das Wadenbein gerade verlief und keine Veränderungen bot.

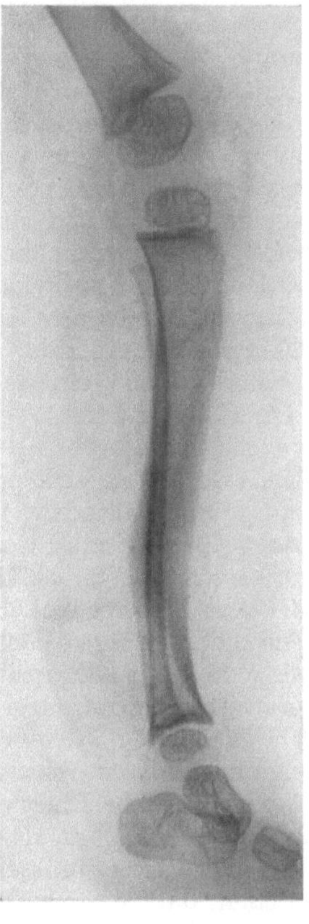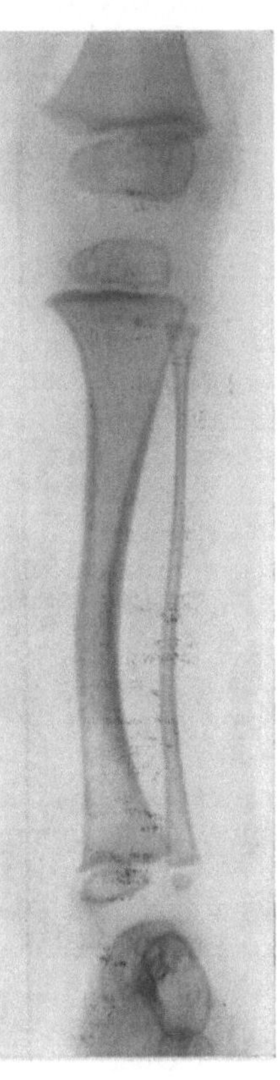

a   b

Abb. 6. *Crus valgum recurvatum sinistrum.* Achsenknickung fast ausgeglichen. Noch Aufbaustörung im früheren Krümmungsbereich (vgl. Abb. 3 u. 4).

Das Röntgenbild zeigte im Schienbein einen fast bis zur Knochenmitte reichenden Spalt inmitten einer Verdichtungszone. Zwei in Abständen von 3 Jahren durchgeführte Operationen am rechten Unterschenkel erzielten keine Konsolidierung, am linken Bein dagegen führte eine keilförmige Entfernung des „Fissur-"gebietes zunächst zu knöcherner Heilung, ein Jahr später aber hat sich auch am linken Bein eine Pseudarthrose entwickelt. Man kann hier die Gleichartigkeit der Schäden beider Unterschenkel bezweifeln, da sich die Veränderungen im linken, zunächst nicht verbogenen Schienbein erst unter der Behandlung der rechtsseitigen Pseudarthrose entwickelten. Die Verformung wäre dann als Überlastungsschaden eines gesunden Röhrenknochens infolge Schonung des erkrankten Beines aufzufassen. Der bei dieser Deutung ungewöhnliche Ausgang in Pseudarthrose läßt aber doch an vorbestehende Widerstandsminderung des Knochens denken.

Nicht ganz eindeutig ist die Beobachtung von *Henderson* (Fall 3). Bei dem 2jährigen Mädchen waren beide Unterschenkel seit der Geburt verbogen, doch entstand nur im linken, wesentlich stärker verbogenen Unterschenkel (die Richtung der Verbiegung ist nicht angegeben) nach Redressement ein Bruch, der auch nach einer Operation nicht heilte. Das

12*

rechte Bein wird im Krankenbericht nicht weiter erwähnt, vielleicht lag nur eine ungewöhnliche physiologische Biegung vor.

Eine mit überzeugenden Abbildungen belegte Beobachtung stammt von *Ducroquet* u. *Cottard*. Der 5jährige Knabe besaß seit der Geburt eine Verbiegung beider Unterschenkel an der Grenze vom mittleren zum unteren Drittel, die sich mit der Zeit verstärkt hatte. Die Schienbeine sind röntgenologisch im ganzen Krümmungsbereich bis zu den Fugen herab stark verdichtet, mit Knochenabbau nahe dem Scheitel. Die Wadenbeine sind auf der Höhe ihrer mehr knöchelwärts gelegenen Krümmung unter Ausbildung einer bereits fertigen Pseudarthrose gebrochen. Der Knabe und seine Mutter haben einige Milchkaffeeflecke, die die Verfasser der Neurofibromatose zurechnen.

Aus diesen Beobachtungen — mindestens den beiden Fällen von *Froelich* und *Ducroquet* — ergibt sich, daß angeborene Unterschenkelverbiegungen auch doppelseitig auftreten können. Eine dem gewöhnlichen Crus varum congenitum gleichartige Genese ist damit zwar noch nicht bewiesen, doch widerspricht die Doppelseitigkeit keineswegs unseren Vorstellungen vom Mißbildungscharakter des Leidens.

Mit erstaunlicher Regelmäßigkeit liegt die *Verbiegung an der Grenze vom mittleren zum unteren Drittel* des Unterschenkels, und dieser Sitz wird genau wie die Einseitigkeit des Leidens zu einem wichtigen diagnostischen Hilfsmittel. *Jüngling* hat für den konstanten Sitz eine einleuchtende Erklärung gefunden. Er geht vom Humphry-Ollierschen Gesetz der verschiedenen Wachstumskraft der proximalen und distalen Epiphyse aus und stellt fest, daß es bei Röhrenknochen mit 2 Epiphysenfugen einen „fixen Punkt" gibt, dessen Entfernungsverhältnis zu beiden Fugen immer gleich bleibt. Alle bei einem Kind auftretenden Knochenveränderungen müssen sich also, ob sie sich proximal oder distal dieses Punktes befinden, zwangsläufig mit fortschreitendem Wachstum auf diesen zu bewegen. Je früher die Veränderungen angelegt oder erworben werden, desto eher werden sie in der Nähe dieses Punktes mit feststehendem Entfernungsverhältnis zu den Knochenenden gefunden. Am Unterschenkel besitzt die obere Epiphyse die größere, die distal gelegene die geringere Wachstumsenergie und der fixe Punkt liegt entsprechend der verschiedenen Aktivität beider Epiphysen an der Grenze vom mittleren zum unteren Drittel (im Alter von 2 Jahren ist das Verhältnis der Wachstumskraft der Fugen nach *Jüngling* etwa 2,14 : 1). Wenn nun eine Schädigung des Unterschenkelknochens bzw. eine Hemmung in der Differenzierung des Knochengewebes in früher Embryonalzeit eintritt, so wird man die Schädigung zum Zeitpunkt der Geburt in der Gegend zwischen mittlerem und unteren Unterschenkeldrittel erwarten müssen. Umgekehrt könnte man nach diesen Überlegungen schließen, daß je konstanter eine Knochenveränderung am Unterschenkel im Bereich des „fixen Punktes" liegt, desto früher der Zeitpunkt ihrer Entstehung zu denken sein muß. So führen diese Erwägungen zu dem für die Genese wichtigen Schluß, daß die Terminationsperiode der kongenitalen Pseudarthrose in den ersten Fetalmonaten liegt, eine Feststellung, die später wieder aufgegriffen werden soll.

Verbiegungen wesentlich anderer Lokalisation, etwa in der oberen Metaphyse, verdanken ihre Entstehung wahrscheinlich anderen Ursachen.

So beschrieb z. B. *Compère* bei einem Säugling eine „kongenitale Tibiapseudarthrose" im Schienbeinkopf. Das Röntgenbild zeigt einen großen, halbkreisförmig scharf begrenzten Knochendefekt und einen queren Spalt im erhaltenen Rest der Corticalis. Nach dem feingeweblichen Befund liegt ein *Enchondrom* mit riesenzellhaltigen, fibrösen Anteilen vor. Nach Ausräumung des Herdes und Spanverpflanzung heilten Herd und Umbauzone unter Ruhigstellung prompt aus.

Ebenso dürfte *Henderson*s Fall 18 nicht hierher gehören. Die Pseudarthrose im oberen Unterschenkeldrittel war nach Fraktur im 13. Lebensjahr entstanden.

In Schaftmitte dagegen kommen nach Befund und Verlauf typische Verbiegungen mit späterer Pseudarthroseentwicklung gelegentlich ohne Zweifel vor (*Henderson* Fall 9, *Camurati* Fall 9, *Stenport* Fall 6).

In der Mehrzahl aller Fälle werden körperlich sonst voll gesund erscheinende Kinder von der örtlichen Aufbaustörung betroffen. Es ist nicht einmal ganz sicher, ob das Bein immer von Geburt an unterentwickelt oder ob nicht vielmehr das regelmäßige Zurückbleiben im Wachstum im wesentlichen Folge der örtlichen Störung ist. Eine Kleinheit und Grazilität des ganzen wohlgeformten Fußes wird auch bei Frühfällen öfter betont (*Sainton, Jüngling, v. Beust*) und wurde bei 2 Kleinkindern der eigenen Beobachtungsreihe im Alter von 2 bis 5 Jahren (Beob. 4 und 10) bei Eintritt in die Behandlung nachgewiesen.

Bei 2 weiteren Beobachtungen, die jetzt 1 bis 2 Jahre in Behandlung stehen, war der Fuß zunächst völlig normal entwickelt, blieb aber in der Entwicklung mehr und mehr zurück, so daß die Verkürzung jetzt meßbaren Grad angenommen hat.

Mißbildungen anderer Art begleiten die kongenitale Verbiegung überraschend selten. *Jüngling* zog noch 1914 aus seiner Zusammenstellung den Schluß, daß Fußverbildungen häufig mit den sog. intrauterinen Frakturen zusammenträfen. Die Fibulaaplasie wurde aber nicht immer sicher abgegrenzt, da er sich auf ein Krankengut stützte, das zum Teil aus der Zeit vor Röntgen stammte. Bei den Aplasien von Tibia (*Kümmel*) und Fibula (*Haudek*) gehören Polydaktylie und Strahlenmangel zum typischen Bild. Nur ganz wenige Berichte von Strahlenmangel bei der angeborenen Verbiegung dagegen halten der Kritik stand. Besonders eindrucksvoll und beweiskräftig ist die Beobachtung *Hajashi* und *Matsuokas*, einer vollausgebildeten Pseudarthrose im unteren Drittel des stark verkrümmten Unterschenkels bei gleichzeitigem Fehlen der Kleinzehe und des fünften Mittelfußknochens. Dieser Randstrahl fehlte auch bei Fällen von *Froelich, Inglis, Sainton* (*Jüngling*). *Kirmisson* und *Froelich* sahen Schwimmhautbildung zwischen den Zehen, *v. d. Osten-Sacken* beobachtete eine Aplasie der gleichseitigen Ulna.

Hautpigmentierungen sind in den letzten beiden Jahrzehnten, seitdem diesen manchmal unscheinbaren Merkmalen größere Aufmerksamkeit geschenkt wird (*Froelich, v. Beust, v. d. Osten-Sacken, Valentin, Camurati*), so häufig festgestellt worden, daß an einer irgendwie gearteten inneren Beziehung nicht mehr gezweifelt werden kann. Diese fleckförmigen Bräunungen der Haut, sog. *Milchkaffeeflecke*, liegen vereinzelt über Rumpf und Gliedmaßen verstreut und verteilen sich gelegentlich auch segmentartig angeordnet über große Rumpfabschnitte (Abb. 7). Bei älteren Kindern und Erwachsenen mit Unterschenkelpseudarthrose bestand mehrfach auch das vollentwickelte Krankheitsbild der Neurofibromatose Recklinghausen (*v. Bergmann*, eigene Beobachtung 9, Abb. 24). Von zahlreichen Forschern (*Stalmann, Ducroquet* und *Cottard, Cosacesco* u. *David, Barber, Green* u. *Rudo*) werden schon die Pigmentflecken allein als Kennzeichen der Neurofibromatose (formes frustes) und die Unterschenkelverbiegung als eine Manifestation dieses Leidens am

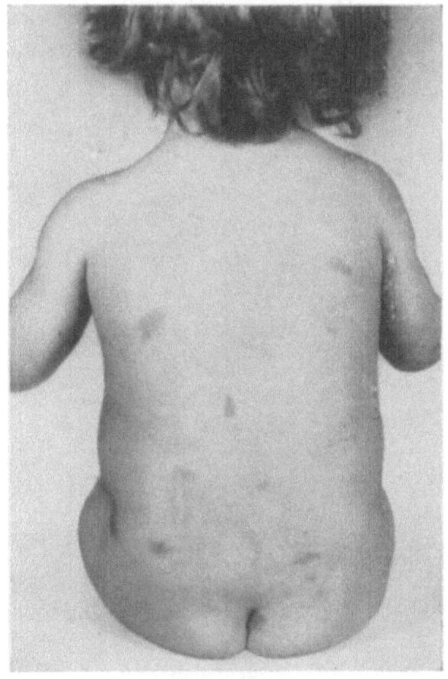

Abb. 7. *Angeborene Pigmentflecke* in segmentärer Anordnung bei einem Mädchen mit Crus varum congenitum (vgl. Abb. 1 u. 2).

Knochen angesehen. Die ganze Frage soll bei der Besprechung der Ursachenlehre eingehend gewürdigt werden: hier beschränken wir uns auf diesen Hinweis, da die Pigmentierungen bei zweifelhafter Diagnose einen gewissenWert gewinnen können.

Röntgenbefund: Der überragende Wert des Röntgenbildes für die Erkennung und Abgrenzung des angeborenen O-Beines wurde von *Pitzen* klar herausgestellt. In allen ausgeprägten Fällen ist der Befund in der Tat unverwechselbar. Schon Aufnahmen aus den ersten Lebensmonaten zeigen die Knochen im Krümmungsbereich schwer verändert. Das *Schienbein verjüngt sich im mittleren Drittel* unter wechselnd starker, aber immer ausgeprägter *Verbiegung*, die durch leichte Gegenkrümmungen ober- und unterhalb in der Aufsicht S-Form gewinnen kann. Bei verringertem Durchmesser der Knochenröhre ist die *Rinde verdickt* und *verdichtet* und hat dabei die *Markhöhle* beträchtlich *eingeengt*. Einzelheiten der Knochenzeichnung gehen in der dichten Verschattung verloren, während der Knochen zu den beiden Metaphysen hin völlig regelrecht aufgebaut ist. Das *Wadenbein*, dessen *Krümmung* oft tiefer *knöchelwärts* liegt, bietet meist *gleichsinnige Veränderungen*, die den Umbau an der Tibia sogar übertreffen können, wenn die Wadenbeinkrümmung stärker war. In anderen Fällen allerdings fehlen grobfaßbare Veränderungen an der völlig geraden Fibula und bleiben sogar dauernd aus (*Valentin* Fall 7 u. a.). Die Fibula hypertrophiert dann zu einer unerwartet kräftigen Stütze (*Henderson, Stenport* Fall 1, vgl. Abb. 10). Manchmal widersteht das Schienbein den verformenden Kräften länger und wird unter verstärkendem Knochenanbau auf der konkaven Seite (*Lindemann*) im ganzen plumper. In der Regel aber beginnt im Krümmungsgebiet fortschreitender Knochenabbau deutlich zu werden. *Froelich* sah als Erster eine feine quere Aufhellung auf dem Krümmungsscheitel auftreten, in welchem später fast gesetzmäßig der Bruch eintritt. Die Aufhellungen in der Biegungszone des klinisch noch festen Knochens, die immer wieder als Vorstufe zum Bruch beobachtet wurden (*Nicod, Warring*), haben nicht immer dieselbe Gestalt. Während *Brandes, Camurati* und *Kosic* ähnlich wie *Froelich* Spaltform beschreiben, schildern andere „cystische" oder „vacuolenförmige" Herde, die Anlaß gaben, die sog. *Ostitis fibrosa cystica* als Grundlage des Leidens anzunehmen (*Stierlin, v. Beust, Frangenheim, Compère, Witting, Scott, Kite*).

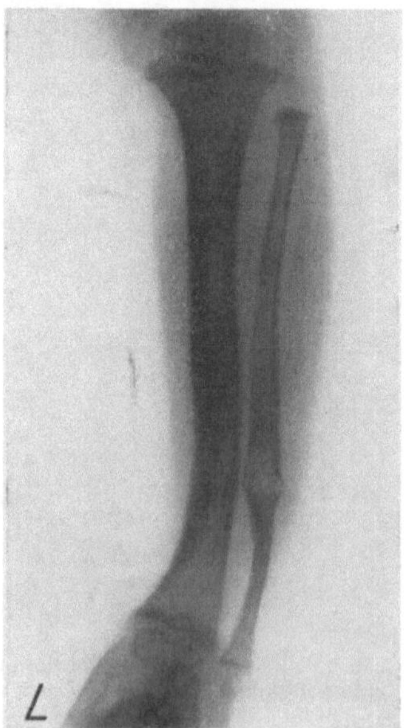
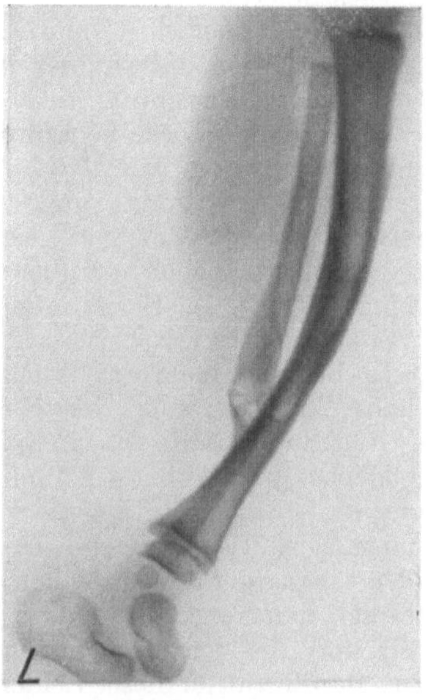

a   b

Abb 8. *Crus varum congenitum.* Wabiger Umbau im Wadenbein, beginnende Aufhellungen im verdichteten Schienbein. (Beob. 5; E. S. Arch. Nr. 71a; 23. 9. 33.)

Bei den Fällen von *Scott* und *Kite* waren röntgenologisch als „Cysten" gedeutete Veränderungen der Bruchentstehung vorausgegangen. Auch bei *Witting* u. *Gillespie* handelt es sich um eine nur röntgenologische Beobachtung einer spindeligen Wadenbeinauftreibung mit trabekulärer Zeichnung (ohne Fraktur), die von den Verfassern als gutartige angeborene Knochencyste, von *Compère* aber auf Grund eines Vergleiches mit seinen Befunden als Ostitis fibrosa, wahrscheinlich ohne Cystenbildung, gedeutet wird. So weit histologische Befunde vorliegen, sind sie unter pathologischer Anatomie aufgeführt.

Gelegentlich sieht man im Krümmungsbereich des Knochens auch mehrere solcher Herde, die röntgenologisch den Bildern jugendlicher Knochencysten oder Riesenzellengeschwülsten durchaus ähnlich sehen können.

Bei dem sonst gesunden Mädchen (Beob. 5 E. S. Arch. 71a, 23. 9. 1933[1]) wurde kurz nach Vollendung des ersten Lebensjahres von den Eltern eine Schwellung des linken Unterschenkels bemerkt, der stärker O-förmig gekrümmt war als der rechte. Die ersten (auswärtigen) Röntgenbilder, im Alter von $1\frac{1}{2}$ Jahren angefertigt, zeigen die für das Crus varum congenitum typische Antekurvation und O-Krümmung des mittleren Schienbeindrittels mit Verschmächtigung und Verdichtung des Schaftes. Das gleichsinnig gekrümmte Wadenbein enthält innerhalb einer spindeligen Auftreibung wabige Herde, von einer älteren Fissur quer durchsetzt. Gleichartige Aufhellungen beginnen im verdichteten Abschnitt der Tibia (Abb. 8). 8 Monate später ist dieser großwabige Abbau im Schienbein erheblich fortgeschritten und nun durch einen frischen, quer durch die größte „Cyste" laufenden Bruchspalt kompliziert (Abb. 9). Die Herde beider Knochen wurden zu dieser Zeit ausgeräumt. Sie bestanden aus einem derben Bindegewebe, das histologisch *keine* Ostitis fibrosa zeigte (Prof. *Gruber*, Path. Institut Göttingen).

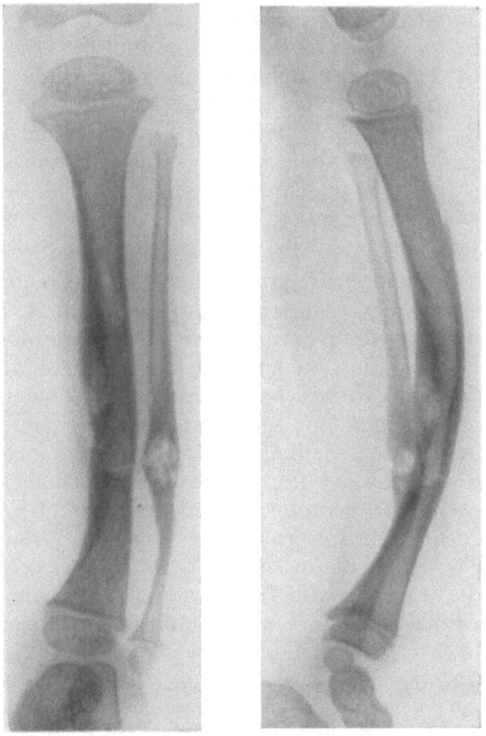

Obwohl die Herde im Wadenbein zur Zeit der ersten Röntgenuntersuchung schon weit fortgeschritten

a   b

Abb. 9. *Crus varum congenitum.* Nach 8 Monaten fortgeschrittener wabiger Umbau im Schienbein mit frischer Fraktur. Histologisch keine „Ostitis fibrosa". (Beob. 5; vgl. Abb. 8.)

waren, darf man aus dem nachfolgenden Schienbeinumbau schließen, daß er auch in der Fibula sekundär entstand und der ganze wabige Umbau nur der Ausdruck überstürzten Abbaus eines belastungsempfindlichen Knochens ist. Mit den im Röntgenbild sichtbar werdenden Umbauvorgängen ist die zwangsläufige Entstehung der *vollständigen Pseudarthrose* eingeleitet.

2. Die „angeborene" Pseudarthrose.

Eines Tages beginnt das Kind das Bein zu schonen. Aufmerksamen Eltern entgeht die oft mit vermehrter Krümmung und Knochenreiben verbundene abnorme Beweglichkeit nicht. Das Röntgenbild deckt dann den vollendeten Bruch mit meist schon fortgeschrittenem Abbau der Bruchenden auf. Ein Unfallereignis

---

[1] Ausführliche und mit Röntgenbildserien versehene Krankengeschichten der älteren eigenen Beobachtungen finden sich in der Dissertation *Deckwitz*. Vgl. auch *Gelbke*.

fehlt (*Scott, del Torto*) oder es wird ein harmloser alltäglicher Vorgang angeschuldigt (*Stalmann* u. a.). Erschreckend häufig kehrt in der Vorgeschichte die Angabe wieder, daß die *Pseudarthrose* nach einem *gewaltsamen Korrekturversuch* oder nach einer *Osteotomie* entstand (*Blencke*). *Pitzen* hat die rechtlichen Folgen solcher unzweckmäßigen Maßnahmen an Hand eines Haftpflichtschadens erörtert und glaubt, daß der behandelnde Arzt künftig haftbar gemacht werden könne, da das Crus varum, ebenso wie die Pseudarthrose, als zwangsläufige Folge eines Bruches des minderwertigen Knochens heute genau bekannt sei. Die *mangelnde Heilungstendenz des Bruches* und die *schwere Heilbarkeit der Pseudarthrose* auch mit den bei der Behandlung von Pseudarthrosen sonst bewährten Verfahren sind ein so *sicheres Krankheitszeichen, daß jede Unterschenkelpseudarthrose im Kindesalter auf Knochenminderwertigkeit verdächtig ist.* Unter 240 Gewaltbrüchen im Kindesalter sahen wir nie eine Heilungsstörung (*Loska*). Das Ausbleiben knöcherner Heilung eines scheinbar durch äußere Gewalt entstandenen Unterschenkelbruches im Kindesalter muß Verdacht erwecken. Eine eingehend erhobene Vorgeschichte wird die vorausgegangene Störung entschleiern.

Angeboren ist gewöhnlich nur die Knochenverbiegung und nicht die Pseudarthrose. *Kosic* vertritt sogar die Ansicht, daß die Pseudarthrose sich immer erst nach der Geburt entwickele. Demgegenüber stehen die Beobachtungen *Osianders, Bassettas* und neuerdings besonders *Granzows*, der eine Frühgeburt mit vollständiger Unterschenkelfraktur untersuchen konnte. Die zugespitzten Bruchenden zeigen nur sehr geringe Knochenneubildung, das Bild gleicht vollständig einer Unterschenkelpseudarthrose im fortgeschrittenen Stadium (vgl. Abb. 22). In Einzelfällen kann also die Knochenstörung so schwer sein, daß die Unterbrechung bereits intrauterin entsteht. Im übrigen ist der Zeitpunkt des Knochenbrechens für unsere Vorstellung vom Wesen des Leidens keineswegs entscheidend. Wesentlich bleibt, daß die Pseudarthrose, sei sie intrauterin, unter der Geburt oder im Laufe des Lebens entstanden, *auf dem Boden einer Knochenminderwertigkeit* zustande kommt. Unterschenkelpseudarthrosen dieser Grundlage werden daher mit Recht „angeboren" genannt (*Pitzen*).

In der überwiegenden Mehrzahl der Fälle entsteht der Bruch beim kleinen Kind, oft genug schon im ersten Lebensjahr (bei 3 Kindern der 14 eigenen Beobachtungen). Unter insgesamt 166 verwertbaren Fällen entfielen 161 auf die ersten 5 Lebensjahre und nur 4 auf das Alter zwischen 5 und 10 Jahren.

Die Beurteilung der formalen Genese wird dadurch erschwert, daß die Kinder meist erst mit einer vollentwickelten Pseudarthrose beider Unterschenkelknochen. in Behandlung treten (188 Fälle). Solche fertigen Zustandsbilder dürfen nicht zu dem Schluß verleiten, beide Knochen seien von Beginn an gleichmäßig schwer im Aufbau gestört und daher auch gleichzeitig gebrochen. Röntgenbildreihen von Frühfällen zeigen vielmehr, daß die schweren Schäden mit Vorliebe zunächst das Schienbein befallen. An diesem Knochen, der an sich schon die größere Körperlast zu tragen hat, greifen die mechanischen Kräfte an. Der fehlstehende und minderwertige Knochen erliegt der für ihn übermäßigen Belastung, und zwar genügen schon die Muskelkräfte vor der Aufrichtung des Säuglings, den Knochen zu zerstören. Nach Art eines Überlastungsschadens folgt dem Abbau der Spalt und schließlich der vollständige Bruch. Es wird sich zeigen lassen, daß mit der Ausschaltung der störenden mechanischen Kräfte der Prozeß zum Stillstand, ja zu Umkehr und Wiederaufbau gebracht werden kann.

Ist das Schienbein erst gebrochen, vermag das Wadenbein, selbst wenn es wenig beteiligt war, gewöhnlich nicht zu widerstehen. Immerhin sind uns 31 isolierte Tibiapseudarthrosen bekannt geworden (*Kirmisson, Anschütz, Brandes, Henderson, Stenport, Silfverskiöld, Hallock*). Das Wadenbein verstärkt sich in solchen Fällen im Laufe der Zeit zu einem dicken Stab, wie man es bei erworbenen Pseudarthrosen zweiknochiger Gliedabschnitte am erhaltenen Knochen sieht (Abb. 10).

Theoretisch interessant ist die Feststellung, daß auch einmal das Wadenbein zuerst brechen kann, wenn seine Krümmung stärker war (*Haglund, Camurati* 2 Fälle, *Ducroquet, Cosacesco*).

Die gleiche Entwicklung verfolgten wir bei einer eigenen Beobachtung (Beob. 10 K. K. 12. 7. 45). Erbkrankheiten, insbesondere Neurofibromatose, sind in der Familie nicht bekannt. Vater und Mutter sind Ärzte, der Vater Röntgentherapeut. Am zehnten Tag nach der Geburt des zweiten Kindes wird die Verbiegung des rechten Unterschenkels festgestellt. Eine Röntgenaufnahme im Alter von 2 Monaten zeigt am O-förmig gekrümmten und leicht antekurvierten Unterschenkel die typischen Veränderungen der Knochenstruktur mit beträchtlicher Verschmälerung des Schienbeinschaftes im mittleren Drittel. Die Kontinuität beider Knochen ist erhalten (Abb. 11a). Weitere 2 Monate später bemerkt die Mutter zufällig abnorme Beweglichkeit des Wadenbeines über dem Knöchel. Bei der klinischen Aufnahme zu diesem Zeitpunkt ist außer dieser Verbiegung die Unterentwicklung des ganzen rechten Unterschenkels bereits deutlich. Das Wadenbein ist auf der Höhe der Krümmung 1½ cm oberhalb des Außenknöchels gebrochen und krepitierend beweglich. Keine sonstigen Verbildungen. Keine Neurofibromatose. Auf weiteren Röntgenkontrollen kann der Abbau der Wadenbeinbruchstücke und des Schienbeines im Krümmungsbereich verfolgt werden. Im Alter von 8 Monaten bricht dann auch das Schienbein, nachdem die Fibulafragmente griffelförmig verjüngt sind. In den nächsten Monaten entwickelt sich darauf das vollständige Bild der Pseudarthrose mit fortlaufender Zuspitzung der Bruchstücke (Abb. 11b—d).

Der Wadenbeinbruch kann also, selbst wenn das Schienbein schwer im Aufbau gestört ist, dessen Zerstörung um Monate vorauseilen. Beginnt die ärztliche Beobachtung zu einem späteren Zeitpunkt als bei diesem Säugling, so mag die Spaltung des Wadenbeines mit der Zuspitzung der Bruchenden zur Annahme einer primären partiellen Fibulaaplasie führen. In der Tat hat *Lindemann* bei einer ähnlichen Beobachtung kongenitale Hypoplasie mit primärer Spaltbildung angenommen.

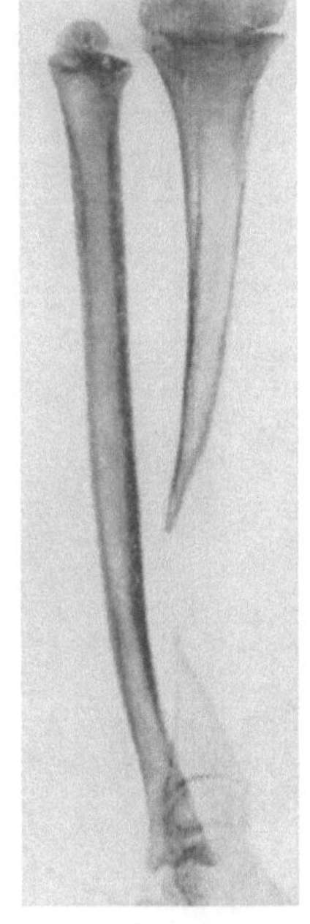

Abb. 10. „*Angeborene Pseudarthrose*" *der Tibia* mit Defekt. Kompensatorische Fibulahypertrophie. [Aus: *Stenport,K.*: Congenital Pseudarthrosis of the leg. Acta orthop. scand. 9. 181 (1938).]

Sobald der Unterschenkelbruch vollendet ist, nimmt das Leiden mit unheimlicher Schnelligkeit seinen Lauf. Die anfangs straffe Pseudarthrose wird immer lockerer, bis der schlotternde Unterschenkel völlig belastungsunfähig geworden ist. Große Schaftabschnitte verschwinden vollkommen. Diesen Ablauf vermögen Gipsverbände oder Schienenhülsenapparate wohl zu verzögern, aber nicht aufzuhalten, so daß sich der Vergleich mit dem zerstörenden Wachstum einer bösartigen Geschwulst aufgedrängt hat.

Die Veränderungen beschränken sich nun nicht mehr auf das Pseudarthrosegebiet. Ein *zunehmender Muskelschwund*, der bei schlaffer Pseudarthrose die stärksten Grade erreicht, weist auf die mangelhafte funktionelle Beanspruchung des betroffenen Gliedes hin. Das ganze Bein ist unterentwickelt, der Fuß deutlich kleiner, zunächst noch ohne grobe sekundäre Deformität. *Verkürzungen* von wenigen Zentimetern bis 11, 12, ja 15 Zentimetern wurden beobachtet.

Die *Verkürzung nimmt im Laufe des Wachstums beträchtlich zu.* Es ist dabei sehr schwer zu entscheiden, wie weit ihr eine *allgemeine Hypoplasie des ganzen Beines* zugrunde liegt und wie weit sie *durch die örtlichen Defekte* und Krümmungen bedingt ist. Denn in Spätstadien wird das klinische Bild zu allermeist durch die Folgen der Eingriffe überlagert, die in sich schon Verkürzungen nach sich ziehen, wie z. B. die Resektion. Wenn eine primäre Wachstumsstörung des ganzen Beines wirklich vorhanden ist, so nur in dem Sinne, daß ihm ein verringerter Wachstumsimpuls im Sinne *Roux*s innewohnt. Eine epiphysäre Erkrankung liegt keinesfalls vor. Ein Teil der Verkürzung kann ausgeglichen sein durch Oberschenkelverlängerung von 1 bis 1½ cm (*Ollier, Reichel*). Sie soll Ausdruck einer Wachstumsbeschleunigung auf Grund der verringerten Druckbeanspruchung sein (*Storck*). Eine Verlängerung bewirkt auch die Streckung des Schenkelhalses (*Jüngling*) ähnlich der *Coxa valga* nach Amputation

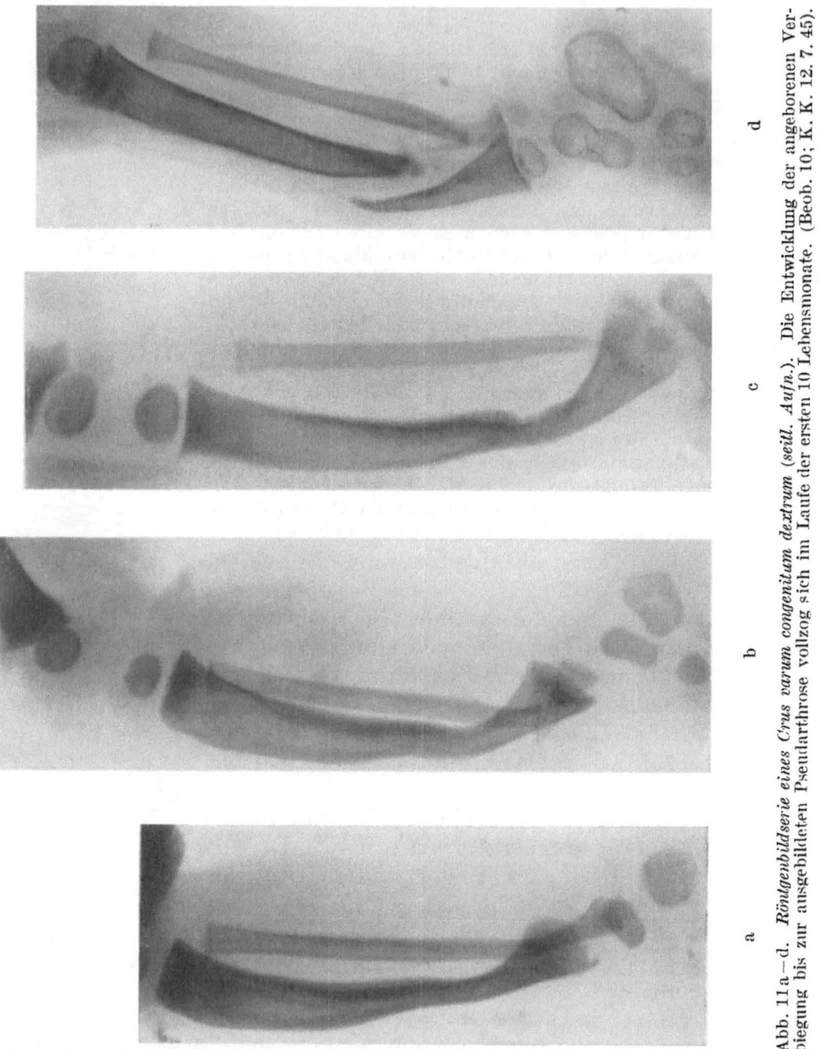

Abb. 11a—d. *Röntgenbildserie eines Crus varum congenitum dextrum (seitl. Aufn.).* Die Entwicklung der angeborenen Verbiegung bis zur ausgebildeten Pseudarthrose vollzog sich im Laufe der ersten 10 Lebensmonate. (Beob. 10; K. K. 12. 7. 45).

im Kindesalter. Wahrscheinlich muß damit gerechnet werden, daß die Epiphysen vorzeitig ihr Wachstum einstellen, so daß letzten Endes trotz solcher Ausgleichsversuche doch eine Verkürzung resultiert. Bei eigenen Fällen wurde eine frühzeitige Verknöcherung der Epiphysen allerdings nicht festgestellt.

Am *Fuß* entwickeln sich im Laufe der Zeit typische *Deformitäten*. Bei Pseudarthrosen mit größeren Defekten haben die Muskeln ihre normale Spannung verloren, ihre Ursprungs- und Ansatzpunkte sind einander genähert. Eine stärkere Winkelbildung des Unterschenkels mit der Krümmung nach vorn setzt die Wadenmuskulatur außer Funktion. Das Fersenbein stellt sich immer steiler ein, bis ein schwerer *Hackenfuß* entstanden ist (Abb. 12). Die Krümmung kann so stark werden, daß der Unterschenkel dem Fußrücken aufliegt. Überwiegt die Weichteilschrumpfung, so kann auch ein *Spitzfuß* resultieren (*Rauenbusch* u. a.). Beide Deformitäten können mehr oder minder starke Komponenten im Varus- oder Valgussinne haben. Entsprechend der Unterschenkelverbiegung ist verständlicherweise die Varusstellung des Fußes am häufigsten.

Alle Phasen des beschriebenen klinischen Ablaufes spiegeln sich im *Röntgenbild* wieder. *Camurati* hat das gesamte Krankheitsbild der angeborenen Verbiegungen und Falschgelenke des Unterschenkels nach ihren Röntgenzeichen in drei Stufen eingeteilt:

Typ I: Verbiegung beider Unterschenkelknochen mit Cortikalisverdickung besonders im Biegungsbereich.

Typ II: Pseudarthrose der Tibia mit nur feinem Spalt und abgeschlossener Markhöhle ohne größeren Substanzdefekt bei S-förmiger Verbiegung der Fibula.

Typ III: Vollständige Unterschenkelpseudarthrose mit konischer Zuspitzung der Fragmente.

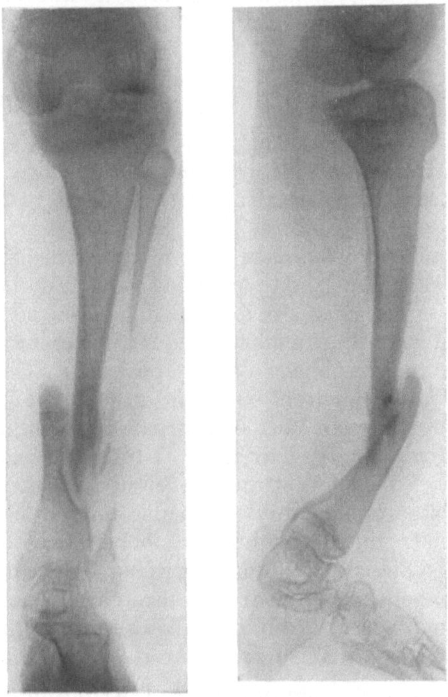

Wie aus der Schilderung bisher schon zu entnehmen ist, kann es sich hierbei nicht um „Typen" im Sinne der voneinander unabhängigen Form oder eines Schweregrades der Erkrankung handeln, bei denen der Typ I sich am leichtesten, Typ III sich aber nur sehr schwer durch Behandlung beeinflussen ließe. Vielmehr

a   b

Abb. 12. *Spätzustand einer 4 mal vergeblich operierten kongenitalen Unterschenkelpseudarthrose.* Defektpseudarthrose. Tropfenform der Fibulareste. Hackenfuß. (Beob. 5;E. S. Arch. Nr. 71 a: 23.9.33.)

sind diese drei Typen als Stadien anzusehen, die nacheinander fast gesetzmäßig durchlaufen werden.

Eine solche wohl charakterisierte aber doch vorübergehende Phase stellt die Ausbildung einer Neathrose dar, bei der das kopfartig gerundete eine Bruchstück dem gekehlten anderen gegenübersteht (*Bier*). Durch Knochenneubildung an den Rändern ist eine Art Pfanne geschaffen worden. Sobald aber die Bruchstücke aneinander vorbeigeglitten sind, überwiegt wieder der Abbau, bis die Bruchstücke griffelförmig zugespitzt nebeneinander liegen oder durch einen mehr oder minder großen Defekt getrennt sind. Besonders vom Wadenbein verschwindet schließlich oft der größte Teil des Schaftes und nur Knöchel und Köpfchen, zu Tropfenform umgestaltet, bleiben zurück (Abb. 12). Durch die vielfältigen, im Laufe der Jahre vorgenommenen Operationen wird dieses Bild nun bis zur Regellosigkeit abgewandelt, wobei man diese durch Reste von Fremdkörpern, Knochensplittern, Bolzen und Spänen verwandelten, aber doch immer bleibenden Pseudarthrosen fast schon wieder als regelmäßige Zeichen der kongenitalen Pseudarthrose betrachten möchte.

Der Unterentwicklung der Weichteile entspricht ein allgemeiner Knochenschwund. Während der Knochenaufbau im proximalen Fragment knienah noch
erhalten sein kann, nimmt der Schwund in Richtung auf die Bruchstelle rasch zu.
Im kurzen unteren Bruchstück ist die Atrophie noch weit stärker und hier nun
im ganzen gleichmäßig ausgeprägt. Diese Atrophie und die gleichlaufende Verminderung des Dickenwachstums des Knochen führt *Jüngling* auf fehlende funktionelle Beanspruchung zurück und vergleicht die Schäden mit den Vorgängen
am kindlichen Amputationsstumpf (*Reich*).

V. Differentialdiagnose.

An den Anfang aller differentialdiagnostischen Erwägungen darf die Grundtatsache gestellt werden, daß die angeborene Verbiegung eine meist *einseitige*
Erkrankung des Unterschenkels ist. Diese *Einseitigkeit, Art* und *Lage* der *Krümmung* am unteren Unterschenkelschaft und *typischer Röntgenbefund* grenzen das
Leiden von allen anderen Knochenerkrankungen ab. Selbst gegenüber den partiellen Aplasien von Tibia oder Fibula bestehen so grundlegende Unterschiede
— wenn nicht in der Pathogenese, so doch in Klinik und Verlauf —, daß die
Abgrenzung in nicht zu fortgeschrittenen Fällen unschwer gelingt und auch bei
Annahme einer pathogenetischen Einheit zweckmäßig erscheint. Wirkliche
Schwierigkeiten bereiten nur die ganz außerordentlich seltenen *doppelseitigen*
angeborenen Verbiegungen, die zu sorgfältiger Ausschöpfung aller diagnostischen
Möglichkeiten vor jeder Osteotomie mahnen.

Pitzen deutet auf die leicht auftretenden Störungen der Knochenheilung nach
Osteotomien im Bereich des mittleren und unteren Schienbeindrittels bei selbst
anscheinend gesunden Knochen, weswegen der Operateur „schon aus Gründen
der Selbsterziehung" vor jeder Schienbeindurchtrennung den Kranken oder seine
Angehörigen auf die Gefahren aufmerksam machen solle. Diese Aufklärung lenke
auch den Arzt auf die klinischen und röntgenologischen Besonderheiten des Einzelfalles und führe dann zur richtigen Diagnose.

Von der physiologischen Krümmung der Unterschenkel des Säuglings unterscheidet sich die kongenitale Verbildung durch die betonte Winkelstellung oberhalb der Sprunggelenke. Stärkere Krümmung einer Seite muß Verdacht erregen
(Abb. 1). Das Röntgenbild wird die Sachlage klären.

Die Osteogenesis imperfecta läßt sich in ausgesprochenen Fällen ohne weiteres
abgrenzen. Bei der schweren kongenitalen Form (*Looser*) sind bereits zur Zeit
der Geburt vielfache Brüche der übermäßig dünnen Knochen festzustellen, die
entweder jeder Elastizität entbehren oder bei Weichheit harmonikaartig zusammengeschoben werden. Diese Kinder erreichen, wenn sie überhaupt lebend
geboren werden, kein höheres Alter. Man findet bei ihnen frische Brüche neben
in Heilung befindlichen, die zu grostesken Verbiegungen führen, so daß die
wenigen Überlebenden in Verkrüppelung enden.

Man sollte meinen, daß eine so schwere, systematisierte Knochenbildungsstörung mit der örtlichen Unterschenkelpseudarthrose nicht zu verwechseln sei.
Tatsächlich aber variiert die Osteogenesis imperfecta nach Stärke und Ausdehnung
beträchtlich (*Gruber*) und mag vor der Geburt nur zu einigen wenigen Brüchen
Anlaß gegeben haben. An den Unterschenkeln rufen diese Krümmungen hervor,
die dem Crus varum congenitum sehr ähnlich sehen. Liegen die übrigen Brüche
an den Rippen und anderen der tastenden Hand nicht sofort zugänglichen Körperstellen, so wird die klinische Diagnose „Hypoplasie mit intrauterinen Unterschenkelbrüchen" verständlich.

Diese Fehldiagnose bei einer am zweiten Tage verstorbenen Frühgeburt stellte *Gruber* durch Obduktion richtig. *Beide Unterschenkel waren zwischen mittlerem und unteren Drittel nach einwärts so geknickt, daß sich die Fußsohlen der Mittellinie des Körpers zuwendeten.* Feingeweblich fand sich als Ursache der Biegung *links* ein vollständiger *Unterschenkelbruch* in Ausheilung und *rechts* eine *Pseudarthrose* (!) von Tibia und Fibula mit schmalem, von Knorpelcallus begrenzten Spalt. Die Sektion deckte neben allgemeiner mangelhafter Knochenbildung und unvollständiger Schädelverknöcherung *Brüche* am rechten *Oberarm* und an zahlreichen *Rippen auf,* so daß in Zusammenschau mit den feingeweblichen Untersuchungen an Knochen und Haut die Diagnose *Osteogenesis imperfecta* gegeben war.

Dieses in vieler Richtung bemerkenswerte Vorkommnis zwingt den Kliniker, in Zweifelsfällen das ganze Skelet, insbesondere auch den Schädel, röntgenologisch zu untersuchen, wodurch auch dieser Fall wohl zu klären gewesen wäre. Eine eigene, unten näher zu besprechende Beobachtung hat uns jedoch gelehrt, daß die klinische Abgrenzung bei Vorliegen nur einzelner Knochenbrüche auch dann schwierig bleibt, wenn sie überhaupt gelingt. Selbst die immer betonte rasche Bruchheilung der Osteogenesis imperfecta hat als differentialdiagnostisches Merkmal gegenüber der congenitalen Pseudarthrose nur beschränkten Wert, wie sich aus der Beobachtung *Grubers* ergibt. Solche Fälle mögen *Block* u. a. veranlaßt haben, die angeborenen Brüche und Pseudarthrosen als Mißbildungen unbekannter Ursache und Entwicklungsstörungen der Knochen aufzufassen, die histologisch der Osteogenesis imperfecta zuzuzählen seien.

Die Osteogenesis imperfecta tarda, die nur von einzelnen (*Block*) von der kongenitalen Knochenbrüchigkeit getrennt wird, gibt mit ihren gehäuften Brüchen in der Wachstumsperiode zu erheblichen Verbiegungen Anlaß. Dabei verheilen Unterschenkelschaftbrüche manchmal unter Antekurvation, die der kongenitalen Verbiegung vergleichbar ist (Abb. 13). Auf der Röntgenaufnahme gibt der hauchdünne und durchsichtige Knochen ein völlig anderes Bild als die Aufbaustörung des angeborenen O-Beines. Da die Osteopsathyrose einfach dominant vererbt wird, ermöglichen familiäres Vorkommen zusammen mit gehäuften Brüchen verschiedener Röhrenknochen und blauen Skleren (bei Erwachsenen auch Otosklerose) die Diagnose meist ohne weiteres. Die Heilungstendenz dieser Brüche ist nicht schlechter als die gewöhnlicher Frakturen, oft sogar ausgesprochen gut. Nur Osteotomien zur Stellungsverbesserung sind gelegentlich mit Heilungsstörungen belastet (*Ewald, Strote, Schröder*). Bevor man sich zu Osteotomien entschließt, müssen Vorgeschichte und Befund erschöpfend erhoben sein.

Die Osteofibrosis deformans juvenilis (*Uehlinger*) sei hier nur kurz genannt, weil sie in ausgeprägten Fällen mit Pigmentanomalien einhergeht, die zu Verwechslungen des Krankheitsbildes mit der Neurofibromatose geführt haben (*Stalmann*). Die bei der Geburt bereits vorhandenen Pigmentflecke gleichen oft den Milchkaffeeflecken der „formes frustes" der Recklinghausenschen Erkrankung. Die

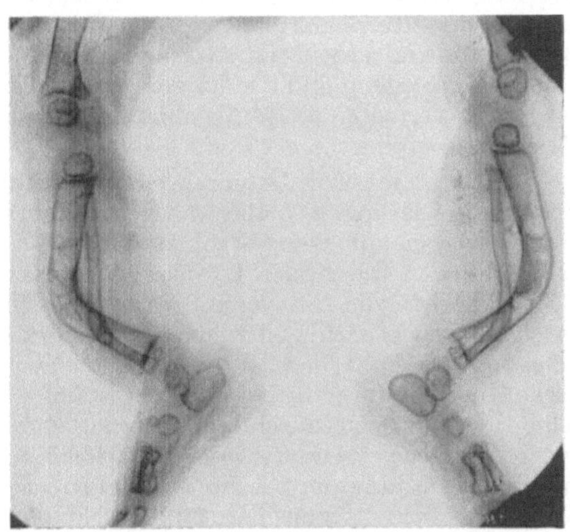

Abb. 13. *Osteogenesis imperfecta.* Die deform verheilten Frakturen beider Unterschenkel können ein Crus varum vortäuschen. (Aus *Bauer-Bode:* Erbpathologie der Stützgewebe beim Menschen, in: Handb. d. Erbbiol. d. Menschen, Berlin Springer 1940.)

durch diffuse, fibröse Umwandlung des Markes entstehenden Krümmungen, auch
des Schienbeins, aber sehen völlig anders aus als die angeborenen Verbiegungen.
Sie entwickeln sich überdies viel später, meist erst gegen Ende des ersten Lebens-
jahrzehnts. Für innere Zusammenhänge beider Leiden besteht kein Anhalt, obwohl bekanntlich bei der Pseudarthrose gelegentlich feingeweblich eine „Ostitis
fibrosa" angenommen wurde.

Die Rachitis ist die für die Differentialdiagnose praktisch wichtigste Erkrankung und doch sollte eine Verwechslung nicht vorkommen, da sich diese als
Systemerkrankung *nie* auf *einen* Unterschenkel beschränkt. Im floriden Stadium
weisen schon Craniotabes, rachitischer Rosenkranz und Anschwellung der Epiphysen auf die Allgemeinerkrankung hin. Die *symmetrischen* Verbiegungen betreffen oft zugleich den Oberschenkel, wodurch die für Rachitis so bezeichnende
Krümmung des ganzen Beines zustande kommt. Schwierig wird die Abgrenzung
erst, wenn unter der Rachitis die fußgelenknahen Abschnitte stärker als der übrige
Schaft deformiert sind, woraus eine mehr winklige Krümmung entsteht. Unter
den so mannigfaltigen rachitischen Deformitäten wird diese juxta-epiphysäre,
winklige Knickung nach vorn außen am leichtesten einmal mit einem Crus varum
congenitum verwechselt werden. Die Ähnlichkeit kann in der Tat sehr groß sein,
da ja die gleichen Muskelkräfte den minderbelastungsfähigen Knochen verbiegen.
In der Regel aber werden bei diesen Krümmungen, die immer Ausdruck einer
schweren Rachitis sind, andere Krankheitszeichen unschwer nachweisbar sein.
Sind diese wenig ausgeprägt, oder entwickelt sich umgekehrt bei einem Crus
varum komplizierend eine Rachitis (*Lindemann*, eigene Beobachtung 12, Abb. 4
und 6), so steigt die Gefahr einer Fehldiagnose beträchtlich und das Röntgenbild
wird unentbehrlich. Die *umschriebene Aufbaustörung am gebogenen Schaft* mit Einengung der Markhöhle deckt die Natur des Prozesses auf. Die Epiphysen sind
unbeteiligt, nur wenn zugleich Rachitis besteht, treten die für diese kennzeichnen-
den Epiphysenveränderungen hinzu. Die Auftreibung des Fugengebietes, ihre
Becherform und unscharfe Abgrenzung zur Metaphyse sind bei der reinen angeborenen Verbiegung und der Pseudarthrose niemals zu finden. Auch nach Ablauf
der Rachitis erlaubt das Röntgenbild mit den verdichteten, verplumpten Epi- und
Metaphysen eine sichere Unterscheidung.

War unter falscher Diagnose eine Osteotomie vorgenommen, so bringt der
Verlauf die Klärung. Die überwältigende Mehrzahl aller wegen rachitischer Krümmungen vorgenommenen Osteoklasen und Osteotomien heilen glatt und störungslos (*Haglund*). Die großen Übersichten operativen Krümmungsausgleichs langer
Röhrenknochen von *Brandes* und von *Aberle-Horstenegg* ergaben übereinstimmend,
daß praktisch ausschließlich nach Osteotomie des Unterschenkels *Heilungsstörungen* auftreten (1,65 v. H., *Aberle-Horstenegg*). Gefährdet scheint der sklerotische Knochen Jugendlicher nach überstandener Rachitis zu sein. Im allgemeinen
gelingt es aber doch, durch langdauernde Ruhigstellung, *Beck*sche Bohrung oder
andere einfache Pseudarthrosenoperationen knöcherne Heilung zu erzwingen,
mit Verfahren also, die bei der Pseudarthrose auf dem Boden einer angeborenen
Krümmung niemals zum Ziele führen. Eine Heilungsverzögerung an sich beweist
also noch nicht unbedingt den angeborenen Charakter einer Verbiegung. Verbleibt jedoch eine schwer heilbare Pseudarthrose nach einer Osteotomie, sollte
man die Krankengeschichte eingehend überprüfen, ob sich nicht hinter der Rachitis
eine Verkrümmung verbirgt, deren Ursprung bis in die Fetalzeit zurückreicht.

Lues connata. Veränderungen, die auf den ersten Blick den Eindruck einer
congenitalen Unterschenkelverbiegung erwecken können, kommen auch bei der
angeborenen Lues vor. Weniger sind es dabei die Periostitis syphilitica und die

Osteochondritis luetica mit ihren Röntgenbefunden der schaligen Umschließung des Tibiaschaftes bzw. der Knorpelfugenveränderungen (*Klaften* u. *Priesel, B. Reich*) als die *Lues connata tarda*, bei welcher das Gumma die entscheidende Rolle spielt. Eine hyperplasierende Periostitis am Schienbeinschaft (die eigentlich eine gummöse Ostitis ist) (*Nestmann*) gibt allmählich zu hochgradigen Hyperostosen Anlaß, bei denen die gummöse Destruktion in den Hintergrund tritt. Das Röntgenbild zeigt die unregelmäßigen Verdichtungen des Knochens mit Verplumpung der Cortikalis und verwaschener Knochenzeichnung. Klinisch erscheint das Schienbein besonders im mittleren Drittel gleichmäßig nach vorn konvex gebogen und seitlich abgeplattet. Durch die entzündlichen Reize auf die Epiphysenfugen ist der Knochen meist etwas verlängert. Diese Form war der Anlaß, der *Fournier* 1886 den Vergleich der „Tibia en lame de sabre" aufdrängte. Die Oberfläche des Schienbeins ist dabei recht rauh und unregelmäßig zu tasten. Das *Wadenbein* ist gewöhnlich kaum oder wenig verändert und *nicht verbogen*. Es liegt an der Tibia „wie die Sehne am Bogen" (*Gohrbandt*). Im Gegensatz dazu ist eigentlich beim Crus varum immer eine gleichzeitige Verbiegung der Fibula vorhanden und das Schienbein ist im Verhältnis zum Wadenbein nicht verlängert. Da die konnatale Lues eine Allgemeinerkrankung ist, werden bei genauer Untersuchung immer noch andere Zeichen zu finden sein, die zur Stellung der Diagnose dienen: gelegentlich Osteochondritis syphilitica zusammen mit der Spätform der angeborenen Lues, am häufigsten aber Allgemeinzeichen wie die Trias mit den *Hutchinson-Zähnen*, der *Ceratitis parenchymatosa* und Innenohrschwerhörigkeit. *Radiäre Lippennarben, Perforation* des *harten* und *weichen Gaumens* usw. (*Nassau*). Die *Wassermann*sche Reaktion leistet in zweifelhaften Fällen gute Dienste.

VI. Pathologische Anatomie.

Noch bis vor wenigen Jahren war kein einziger feingeweblicher Befund einer angeborenen Verbiegung im Frühstadium der Verdichtung und vor dem Auftreten schon röntgenologisch faßbarer Abbauprozesse bekannt geworden. Man konnte nur aus den Röntgenbildern schließen, daß die Corticalis unter Einengung der Markhöhle offenbar verdickt ist. Die meist vorhandene Verdichtung wies auf den Versuch knochenverstärkenden Umbaus hin. 1943 haben *Green* u. *Rudo* aus dem im Röntgenbild verdichteten Biegungsbezirk des Schienbeins ein Stück Rinde zur histologischen Untersuchung entnommen. Sie fanden kortikalen Knochen ohne Besonderheiten, abgesehen von leicht erweiterten *Havers*schen Kanälchen. Dieser erste Befund zeigt, wie es nach den Röntgenbildern nicht anders erwartet werden konnte, daß *der unberührte Knochen primär keine spezifischen Veränderungen* aufzuweisen braucht, die zur Aufklärung der Krankheitsursache beitragen könnten.

Es wäre gewiß wichtig, in Frühfällen den Schaftknochen im Biegungsbereich planmäßig histologisch zu untersuchen und zu überprüfen, ob die Deutung der röntgenologischen Veränderungen als einfacher Knochenumbau richtig ist. Eine solche Untersuchung ist jedoch nur bei zufälliger Autopsie möglich, denn schon eine begrenzte *Probeausschneidung* schwächt den belastungsfähigen Knochen und *ist unter allen Umständen zu unterlassen*. In der Beobachtung von *Green* brach das Schienbein 7 Monate nach der Abmeißelung eines flachen Rindenstückes genau in der Entnahmestelle (!).

Über die pathologisch-anatomischen Befunde der ausgebildeten Pseudarthrose sind wir durch die Untersuchungen des bei Operationen gewonnenen Gewebes besser orientiert, doch verlieren die Ergebnisse an Wert, wenn, wie so häufig, Operationen vorausgingen, die Sekundärschäden hinterlassen mußten.

Das zunächst noch normale *Periost* (*Camurati*) wird gewöhnlich bereits verdickt oder schon in eine dicke Schwarte umgewandelt gefunden. Im Stadium einer *Nearthrose* sah *Jüngling* die zu „Kopf“ und „Pfanne“ umgewandelten Bruchenden von einem Knorpel überzogen, der mehrere Millimeter Stärke erreichte und Schleifspuren trug. Das umgebende fibröse Gewebe schien die Funktion der Kapsel zu erfüllen. Im Inneren wurde von *Nové-Josserand* synoviaartige Flüssigkeit gefunden (*Camurati*).

Größere Defekte sind von einem fibrösen, mehr oder minder schwartigen Gewebe ausgefüllt. Zwischen spitz ausgezogenen Bruchstücken kann eine ligamentäre Verbindung bestehen (*Jüngling*). In interponierten Weichteilen wies *Santesson* Muskelfasern nach, *Saint-Cyr* sah die Fascie des musc. tib. ant. eingelagert (*Camurati*). Die Zwischenlagerung des Nervus tib. ant. verursachte in einer Beobachtung *Kirmissons* Gefühlsstörungen (*Camurati*). Eine wesentliche Bedeutung für die schlechte Heilungstendenz kommt diesen gelegentlichen Weichteileinlagerungen nicht zu.

Die Bruchenden sind wie bei erworbenen Pseudarthrosen knöchern abgeschlossen, wobei die Rinde einmal hart und eburnisiert, an konisch zugespitzten Knochen aber häufiger dünnschalig sein kann. Unter dem dünnen, porösen und schneidbaren Knochen ist die Markhöhle dann erweitert und cystenähnlich (*v. Beust*).

Feingeweblich fand *Gui* die Knochenveränderungen nicht nur auf die Pseudarthrose-Zone beschränkt, sondern weit darüber hinausreichend. Mangel an Knochenneubildung und Anbau war überall offenbar. Der Bruchspalt selbst wurde von Zügen reifen und jungen Bindegewebes wie reichlicher Zellneubildung angefüllt. Überall zeigte sich Knochenbildung: Vorknorpel, Knorpelgewebe, Osteoidgewebe und lamellärer Knochen waren sichtbar. An verschiedenen Stellen durchsetzte den Knorpel reich durchblutetes Bindegewebe. In resezierten Teilen der Diaphyse sah *Inglis* teils fibröses, teils fibroblastisches Bindegewebe zentral gelegen. Auch in unmittelbarer Nähe des Bruchspaltes war die Fähigkeit zu Knochenbildung erhalten. In einem der 3 untersuchten Fälle glich das zentrale Bindegewebe makroskopisch und mikroskopisch dem normalen des Neugeborenen. Auch bei *Camurati*s Beobachtung trennte ein kleinzelliges fibröses Bindegewebe mit großem Zellreichtum und wenigen Gefäßen die Bruchstücke voneinander. Im proximalen Fragment fand sich normales Gewebe. Übereinstimmend mit *Gui* zeigte sich kaum Anbau durch Osteoblasten. Das Knochenmark erwies sich als fibrös umgewandelt, die Knochenlamelle verdichtet, wie es auch von *Nové-Josserand* beschrieben wurde (*Jüngling*). *Kosic* fand unveränderten Knorpel und hyalines Gewebe dem Knochen aufgelagert, während *Ducroquet* u. *Cottard* über eine ausgesprochene Knochenresorptionszone am Pseudarthrosespalt berichten.

Diese kurz angeführten Befunde wurden an operativ entnommenen Gewebsstücken erhoben, so daß schon durch die topographische Beschränkung Unterschiede zustandekommen können. Die ursprünglichen Verhältnisse verwischen überdies vielfach Folgen vorausgegangener Operationen. So wird verständlich, warum der pathologische Anatom in Präparaten einer seit langen Jahren bestehenden und mehrfach operierten Pseudarthrose den Knochen äußerst dicht und sklerosiert mit deutlichen An- und Abbauerscheinungen und mit Osteoblasten im fibrösen Mark findet, umgekehrt aber an einer erst 2 Jahre alten und erst einmal operierten Pseudarthrose nur bindegewebigen Callus ohne jede Kalkeinlagerung oder Verknöcherung nachweisen kann (*Bischofberger*).

Der feingewebliche Aufbau wird kurz nach einem Eingriff, der die Gewebsbildung anfachte, anders sein, als in Stadien langdauernder Ruhe oder erschöpfter

Regenerationskraft. Es kommen histologisch immer nur Augenblicksbilder zu Gesicht, die in ihrer Gesamtheit aber doch einen Einblick in den langfristigen und in Wellen verlaufenden Knochenauf- und -abbau gestatten. Zusammenfassend läßt sich zu den bisherigen Befunden sagen, daß feingeweblich *kein grundsätzlicher Unterschied gegenüber den gewöhnlichen erworbenen Pseudarthrosen* besteht. Immer wieder wird die *unzureichende Knochenneubildung, der vermehrte Knochenabbau,* der weit über den Spalt hinaufreichen kann und die Bildung eines *wechselnd zellreichen fibrösen Gewebes als Bindeglied zwischen den Bruchstücken* hervorgehoben. Der Umbau des Knochengewebes kann unter dem Bild einer sogen. *Ostitis fibrosa localisata* verlaufen. *Stierlin,* der als erster diesen Befund erhob (1914), hat diese Ostitis fibrosa in ursächliche Beziehung zu den intrauterinen Frakturen gebracht. Seither sind eine Anzahl ähnlicher Befunde bekannt und als Ursache congenitaler Pseudarthrosen gedeutet worden (*v. Beust, Frangenheim, Compère*).

In der Beobachtung *Stierlins* handelt es sich um ein zur Zeit der Untersuchung erst 5 Wochen altes, frühreifes Zwillingskind, bei dem der seit Geburt gebogene Unterschenkel bereits gebrochen war (der andere Zwilling war gesund). Beide Knochen sind an den Bruchenden aufgehellt, die Aufhellungszonen durch einen dichten Saum begrenzt. Das zwischen den Bruchenden von Tibia und Fibula gelegene, schwartige Gewebe wurde bei der Operation entfernt. Histologisch fand *Stierlin* zellreiches Fasermark, lebhaften Knochenan- und -abbau: Osteoidgewebe mit Osteoblastensaum, Osteoklasten, z. T. in lakunärer Resorption, z. T. als Riesenzellen frei im Gewebe. Dazwischen hyaliner Knorpel mit Übergängen zu Knochen oder auch Knorpel in Grenzbezirken zu Fasermark mit Riesenzellen in Knorpellakunen.

v. Beust untersuchte das bei der dritten Operation (!) der Pseudarthrose beider Knochen eines 7jährigen Knaben gewonnene Gewebe von den Schienbeinbruchenden. Er fand am zentralen Bruchstück entsprechend der röntgenologischen Sklerose dicken lamellösen Knochen. Das untere zugespitzte Bruchstück war unter der dünnen Schale cystenartig umgewandelt. Im Bereich des Bruchendes hatte sich viel zellreiches Fasermark entwickelt. Die „Cystenwand" zeigte osteoides Gewebe mit reichlich Kalkeinlagerung; fibröses Gewebe ging stellenweise in Osteoid und Chondroid über. In der Umgebung der verkalkten Partien lagen viel Osteoblasten.

In der Beobachtung *Frangenheims* erstreckte sich der Umbauvorgang bei dem 8 Monate alten Kind über große Teile des Schienbeinschaftes. Das Wadenbein war ebenfalls gebrochen, aber nur an der gewinkelten Bruchstelle verändert. In den Resektionspräparaten beider Knochen war die Markhöhle von zellreichem Fasermark erfüllt, die aufgetriebene, verdünnte Rinde mehrfach unterbrochen. Histologisch war überall starker Abbau bis zu vollständigem Cortikalisschwund sichtbar, während der Anbau nicht Schritt hielt.

Compère führt die typische Pseudarthrose seiner zweiten Beobachtung ebenfalls auf Ostitis fibrosa zurück. Im Alter von 5 Monaten war bei dem Kind eine Verbiegung des rechten Unterschenkels im unteren Drittel aufgetreten, nachdem schon am zweiten Lebenstag Knirschen bestanden haben soll. Das Röntgenbild zeigt bei intakter, aber O-förmig gebogener Fibula einen Bruch des Schienbeins auf der Höhe der Krümmung. Zwischen den zu „Kopf" und „Pfanne" umgestalteten Bruchenden besteht eine durch sklerotische Randzone scharf abgesetzte Aufhellung. Zu dieser Zeit soll vom Hausarzt „Geschwulstgewebe" entfernt und eine „Knochencyste" festgestellt worden sein. Das von *Compère* bei der dritten (!) Operation gewonnene Gewebe aus dem cystenartigen Herd im Schienbeinbruchgebiet bestand aus sehr zellreichem fibrösem Gewebe mit etwas Callus und neuem Knochen.

In allen Fällen fand sich also ein sehr lebhafter Umbau mit zellreichem Bindegewebe und Knochenan- und -abbau in inniger Verflechtung. Zweifellos sieht man dabei Bilder, die der sog., damals als selbständige Erkrankung aufgefaßten *Ostitis fibrosa localisata* gleichen. Gleiche gewebliche Zusammensetzung ist aber, abgesehen von der generalisierten Ostitis fibrosa und polyostotischen Formen, die hier ganz ausscheiden, im Randgebiet praktisch jeder Knochenerkrankung (*Konjetzny, Hellner*) und nicht zuletzt im Gebiet einer Bruchheilung, insbesondere gestörter Bruchheilung möglich. Es wird zu zeigen sein, daß dieser Umbau, der für das Verständnis der formalen Entstehung der Pseudarthrose aus der Verbiegung von Wert sein kann, in der kausalen Genese nicht weiter zu helfen vermag, zumal sicher nur ein kleiner Teil aller kongenitalen Verbiegungen vor der

Bruchentstehung nach Art einer Riesenzellgeschwulst verändert ist. Die „wabig-cystische" Umwandlung setzt erst ein, bzw. wird im Röntgenbild erst sichtbar, wenn der gebogene Knochen bereits verjüngt und verdichtet ist (Abb. 8 u. 9), und täuscht dann eine primäre Ostitis fibrosa cystica vor (*Inglis*). Solche Fehldeutungen kommen zustande, wenn die Beobachtung zu spät eingesetzt hat oder aber der Umbau schon intrauterin eingeleitet ist wie vielleicht in den Fällen von *Stierlin* und *Frangenheim.*

Eine grundsätzlich andere Auffassung von den pathologisch-anatomischen Vorgängen bei der Pseudarthroseentstehung haben *Green* u. *Rudo* entwickelt.

Sie fanden bei einem 7 Jahre alten Mädchen eine typische, seit der Geburt bestehende Unterschenkelverbiegung. Neben einer Fibulapseudarthrose im unteren Drittel, die 2 Jahre vorher röntgenologisch noch nicht nachgewiesen werden konnte, bestand eine S-förmige Schienbeinverbiegung mit unregelmäßiger Cortikalisverbiegung auf der Höhe der Krümmung. Die Kontinuität war erhalten. Im übrigen fanden sich vielfache Milchkaffeeflecke der Haut, eine Lordose der Wirbelsäule und ein Neurom des rechten Nervus radialis (histologisch bestätigt).

Eine Probeexcision aus der Fibulapseudarthrose ergab gefäßreiches Gewebe, mit strangförmig gelagerten, länglichen Zellen, Zeichen von Knochenan- und -abbau mit Osteoid und Pallisadenzellen. Dieser Befund führte zur Diagnose *„intraossäres Neurofibrom der Fibula mit pathologischer Fraktur"*. Das vom noch intakten Schienbein im Krümmungsbereich entfernte Rindenstück bot histologisch nur eine Cortikalisverdickung mit Erweiterung der *Havers*schen Kanälchen.

4 Monate später war auf dem Röntgenbild eine rundliche Aufhellung im Schienbein unterhalb der Probeexcision zu erkennen. Weitere 3 Monate später brach das Kind beim Spielen den rechten Unterschenkel im Gebiet der Probeexcision. Die Tibiafragmente wurden operativ angefrischt und mit Vitalliumplatten verschraubt. Nunmehr heißt das Ergebnis der feingeweblichen Untersuchung: *Neurofibrom des Knochens mit pathologischer Fraktur.* Das bei 2 weiteren plastischen Operationen aus dem Pseudarthrosengebiet resezierte Gewebe wurde feingeweblich jeweils als *Neurofibromrezidiv* aufgefaßt. 2 weitere plastische Operationen sollen durch histologisch bestätigte Neurofibromrezidive notwendig geworden sein.

Sollten die feingeweblichen Befunde richtig bewertet sein, würde es sich um eine außerordentlich wichtige und für die weitere Forschung richtungweisende Beobachtung handeln. Es bedeutete, daß die *kongenitale Pseudarthrose durch Wucherung neurofibromatösen Gewebes verursacht und unterhalten* werden kann. Unvollständige Entfernung des Geschwulstgewebes zöge örtliche Rückfälle nach sich und stellte die Ursache der schlechten Heilbarkeit der Pseudarthrose dar. Die ihrer Arbeit beigegebenen Bilder vom resezierten Spaltgebiet der Fibula zeigen in der Nachbarschaft der Bruchfläche lebhaften osteoiden Umbau und Osteoklase mit Riesenzellen neben einem gefäßreichen Gewebe, das aus Bündeln länglicher Zellen in wirrer Verflechtung besteht. Eine gewisse „Pallisaden-stellung" der Kerne in einzelnen Bündeln scheint der einzige Anhalt für die Annahme eines Neurofibroms zu sein. Die Abgrenzung von gewöhnlichem zellreichen Gewebe innerhalb einer Knochenbildungszone ist u. E. keineswegs sicher. Das gleiche gilt vom Bruchspalt des Schienbeins, in dem 17 Tage nach der Fraktur ein schmaler Gewebsstreifen parallel verlaufender Zellen eingelagert ist und als Neurofibrom angesprochen wird, obwohl das Schienbein an der gleichen Stelle bei der Probeausschneidung vorher aus unverändertem Knochen bestand. *Green* u. *Rudo* vergleichen ihre Befunde mit Bildern aus der Arbeit von *Inglis* und glauben, daß es sich dabei um Neurofibrome gehandelt habe, obwohl *Inglis* selbst es als fibröses und fibroblastisches Gewebe bezeichnet hat, wie man es bei jeder Neubildung gewöhnlichen Gewebes finden mag. Sie geben zu, daß die Abgrenzung des Neurofibroms von fibrösen Gebilden anderen Ursprungs schwierig sei und sie erst durch den Vergleich mit dem „sicheren" Neurofibrom aus der Schienbein-rinde zu der richtigen Diagnose gekommen seien. Dieser runde, scharfe Cortikalis-herd liegt unterhalb der verkrümmten und verdichteten Schienbeinzone aber genau in Höhe der Fibula-Pseudarthrose. Er besteht der Abbildung nach aus einem sehr dichten, wirr verofichteten und zellreichem Gewebe, das ebenso ein Fibrom wie ein Neurofibrom sein könnte. Auch dieser Herd entstand erst nach der — allerdings am Schaft — vorgenommenen Probefreilegung des Schienbeins. Es ist daher durchaus möglich, daß er seine Entstehung einem reaktiven unspezifischen Umbauvorgang verdankt.

Allerdings ähnelt dieser Herd sehr den von *Brooks* u. *Lehmann* bei allgemeiner Neurofibromatose beschriebenen subperiostalen „Cysten", die feingeweblich aus neurofibromatösem Gewebe bestanden. Die kleinen Geschwülste sollen von Periostnerven ausgehen, unter Arrosion der Cortikalis in den Knochen eindringen, bis sich darüber eine dünne, abschließende Knochenlamelle bildet, wodurch dann das Röntgenbild einer kortikalen Cyste zustandekommt. *Green* u. *Rudo* lassen die Herde aus intraossalem Nervengewebe (*Stöhr*) hervorgehen. Mit Neurofibromatose des Periostes bringen *Brooks* u. *Lehmann* auch die bekannten Knochenschäden bei dieser *Recklinghausen*schen Krankheit in Zusammenhang. Die Neurofibromatose der Knochenhaut soll eine unspezifische Knochenreaktion ähnlich z. B. der Infektion mit Knochenumbau auslösen und vermehrtes Längenwachstum, Verkrümmungen oder andere Unregelmäßigkeiten verursachen. Bei Entwicklung eines Neurofibroms in einer Epiphyse könnte so eine Verkürzung des Gliedes entstehen.

Parkes Weber sah bei einer 47jährigen Frau am Schienbein eine ähnliche Periost-Neurofibromatose, die für die Verplumpung und Verbiegung des Knochens verantwortlich sein soll.

Die bekannten Knochenschäden (Kyphoskoliose, Thorax- und Beckendeformität) bei Neurofibromatose und diese von *Brooks* u. *Lehmann* inaugurierten herdförmigen Prozesse waren offenbar auch für *Green* u. *Rudo* der Anlaß, nach neurofibromatösem Gewebe zu fahnden und die Befunde entsprechend zu deuten. Die in letzter Zeit häufiger festgestellte Kombination von Pigmentflecken oder vollständiger Neurofibromatose mit den kongenitalen Verbiegungen und Pseudarthrosen legt den Gedanken an innere Zusammenhänge nur zu nahe, und doch darf dieser Einzelfall keineswegs zu weitgehenden Schlüssen veranlassen, denn alle bisherigen pathologisch-anatomischen Befunde stehen dem entgegen. *Ducroquet* u. *Cottard*, die wohl eifrigsten Verfechter einer Abhängigkeit der kongenitalen Pseudarthrose von der Neurofibromatose, bekennen, daß ihre mikroskopischen Untersuchungen negativ verliefen. Zum gleichen Ergebnis kamen *Hallock* und *Boyd*, der bei Rezidiven regelmäßig nach neurofibromatösem Gewebe fahndete.

Ein Unterschenkelamputationspräparat aus der Kliniksssammlung mit vielfach vergeblich operierter Pseudarthrose (Beob. 5, vgl. Abb. 12) wurde präpariert und das ganze Pseudarthrosengebiet in vielen Schnitten untersucht. Die beiden auf weite Strecken nebeneinanderliegenden Bruchenden sind durch ein breites Bindegewebsband getrennt, das in annähernd parallelen Zügen verläuft und in sich einen unregelmäßigen, zottenreichen Spalt einschließt. Dieser zottige Sack ähnelt im Aufbau Schleimbeuteln. Weder in dem die Knochen trennenden Bindegewebe noch in ihren dicken schwieligen Umhüllungen findet sich der geringste Anhalt für neurofibromatöses Gewebe. Kleine und unveränderte Nervenstränge werden überhaupt nur vereinzelt in der weiteren Umgebung, in der Muskulatur und im gefäßführenden Bindegewebe gefunden. Die Knochen werden vom Spalt her durch lebhafte lakunäre Resorption abgebaut. Andererseits überrascht, daß innerhalb der Knochen, und zwar sowohl in früheren Transplantationsbezirken, wie im ursprünglichen Knochen, vielfach lamellärer Knochen aufgebaut wird. Die Mehrzahl der Knochenhöhlen sogar tragen dichte Osteoblastensäume mit Osteoidstreifen. In der Markhöhle liegt Fettmark. Im ganzen läßt sich sagen, daß an der Oberfläche der Bruchstücke, insbesondere an gegenüberliegenden Flächen, der Abbau überwiegt, daß aber mehr zentral in dem Knochen der Knochenaufbau durchaus beachtlich bleibt.

Zur weiteren Klärung der Beziehungen zwischen Neurofibromatose und der angeborenen Pseudarthrose wird man neben der örtlichen pathologisch-anatomischen Untersuchung auch auf geringgradige *Hautveränderungen* achten müssen.

Nicht jede Pigmentierung aber beweist das Vorliegen einer Neurofibromatose. Einzelne Pigmentflecke machen eine Neurofibromatose nur dann wahrscheinlich, wenn familiäre Belastung einwandfrei nachzuweisen ist (*Hoede*). Die Pigmentierung bei der Neurofibromatose muß streng von den Naevi pigmentosi getrennt werden, die zweifellos nicht zum Krankheitsbild gehören. Ihre sichere Unterscheidung ist nur feingeweblich möglich (*Stalmann*). Bei den Milchkaffeeflecken ist im Gegensatz zu den Naevuszellnestern das Pigment nur in den basalen Epithelschichten gleichmäßig verteilt angereichert, wie es z. B. im histologischen Präparat eines großen Hautfleckes vom Rumpf unserer Beobachtung 13 der Fall war (Abb. 14).

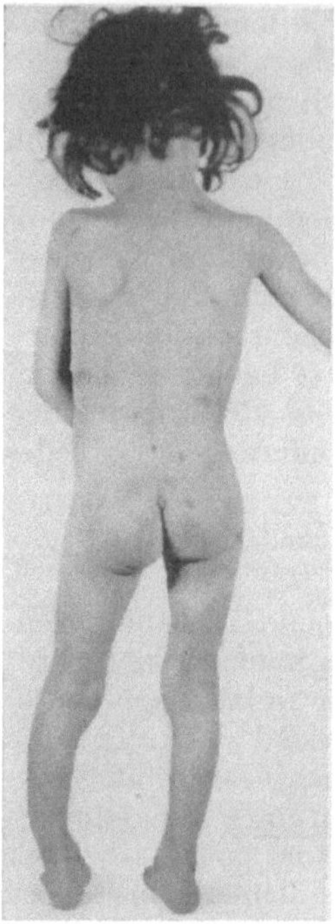

Bei diesem Kind wurde das in der Abbildung erkennbare Knötchen oberhalb der Gesäßfalte ebenfalls zur Sicherung der Diagnose entfernt. Feingeweblich war es jedoch kein Neurofibrom. Gruppen von Zellen mit recht deutlichen Nukleolen und dünnfaserigem Retikulum erinnerten sehr an neuroektodermales Gewebe. Es wurde als geschwulstartige, örtliche Gewebsfehlbildung mit Beziehungen zum Nervensystem gedeutet (Prof. *Randerath*, Pathologisches Institut Göttingen).

Abb. 14. *Crus varum congenitum sinistrum.* Milchkaffeeflecke der Haut und Hautgeschwulst der Gesäßfalte. (Beob. 13: S. M. Arch. Nr. 75; 18. 1. 49.)

VII. Morphologische Beziehungen zu den Hypoplasien und Aplasien der Gliedmaßen.

Ein Rückblick auf das klinische Bild in seiner Gesamtheit führt zu dem zwingenden Eindruck, daß dem Leiden ein Mißbildungsgeschehen zugrunde liegen muß. Es ergeben sich aber Schwierigkeiten, dieses in die so vielfältigen Gliedmaßenfehlbildungen schon unter rein morphologischen Gesichtspunkten einzuordnen. Als feststehend darf man aus dem bisherigen Krankengut entnehmen, daß eine *örtlich umschriebene Knochenaufbaustörung* vorliegt, die beim gewöhnlichen Crus varum congenitum *beide* Unterschenkelknochen in gleicher Weise befällt und sich bereits zur Zeit der Geburt in Verschmächtigung und Biegung der Knochenschäfte röntgenologisch dokumentiert. Diese angeborene Minderentwicklung legt den Gedanken an eine Verwandschaft mit den Hypoplasien und Aplasien sofort nahe. Die Auffassung des Crus varum congenitum als einer angeborenen Hypoplasie in enger begrifflicher Anlehnung an die Gliedmaßenmangelbildung ist weit verbreitet und fand auch Eingang in Lehrbücher (*Rocher*, *Brandt*). Sie bedarf jedoch eingehender Überprüfung, da sie auf Feststellungen älterer Bearbeiter (*Sperling*, *Jüngling* u. a.) beruht, nach denen die sog. „intrauterinen Frakturen" häufig gleichzeitig von Fibulaaplasie und Fußmißbildungen, wie z. B. Strahlendefekten, begleitet sind. Es wird dabei leicht übersehen, daß der Begriff der „intrauterinen Fraktur" ein viel weiteres Gebiet umfaßte als das hier nur dargestellte Krankheitsbild des Crus varum congenitum und die aus ihm hervorgegangenen Pseudarthrosen. Eine vollständige Aplasie der Fibula etwa wird fast regelmäßig von einer Schienbeinkrümmung begleitet und auch diese Krümmung wurde schon als Folge einer intrauterinen Fraktur gedeutet. Umgekehrt werden in tabellarischen Sammlungen der Fibulaaplasie z. B. von *Hesse* kongenitale Pseudarthrosen des Unterschenkels (z. B. 3 Fälle *Reichels*) mit aufgenommen. Aus dem ungünstigen Verlauf des Bruches schloß man auf Pseudarthrosegefährdung des Schienbeins bei Wadenbeinmangel.

Sobald man aber unter Ausschaltung röntgenologisch nicht gesicherter und damit nicht überprüfbarer Fälle als *Arbeitshypothese* die angeborenen Verbiegungen und Pseudarthrosen als selbständiges Leiden betrachtet, wie es schon bei *Drehmann* in Hoffas Lehrbuch zu finden ist, gewinnt man ein wesentlich klareres Bild. Die klinische Betrachtung hat gezeigt, daß in allen den Fällen, die früh genug, d. h. möglichst bald nach der Geburt, röntgenologisch untersucht sind, beide Unterschenkelknochen zunächst durchgehend knöchern angelegt waren und erst sekundär pseudarthrotisch wurden. Der Leitsatz *Kosics*, daß die Pseudarthrosen immer postnatal entstehen, mußte allerdings eingeschränkt werden. Die wenigen bereits intrauterin entwickelten Pseudarthrosen (*Granzow*) können jedoch durchaus auf gleiche Weise aus ursprünglicher Verknöcherung hervorgegangen sein.

Morphologisch und klinisch unterscheiden sich die beiden typischen aplastischen Fehlbildungen des Unterschenkels, der angeborene Mangel der Fibula und der Tibia, grundlegend vom Crus varum congenitum.

Die Aplasie der Fibula. Die vollständige *Fibulaaplasie* (*Haudek, Scharff, Hesse*) bewirkt eine sehr charakteristische Deformität. Regelmäßig besteht eine Unterschenkelverkürzung, die sich im Laufe des Wachstums immer mehr ausprägt. Der Fuß weicht in starke *Valgus*stellung oft unter *Spitzfuß*bildung ab. Gewöhnlich ist das *Schienbein* mehr oder minder stark nach vorn innen ausgebogen (Abb. 15). Diese konvexe Krümmung der Tibia nach vorn zwischen mittlerem und unterem Drittel gab Anlaß, eine deform verheilte intrauterine Fraktur anzunehmen, und macht die Verwechslung mit den angeborenen Unterschenkelverbiegungen verständlich, obwohl ein Pes equino valgus nicht zum Bild des Crus varum gehört. In anderen Fällen beschränkt sich die Verformung auf den Fuß (Pes valgus bzw. equino valgus), das Schienbein bleibt gerade (*Joachimsthal, Krebser*).

Mit großer Regelmäßigkeit begleiten *andere Entwicklungsstörungen* den Wadenbeinmangel. Doppelseitigkeit wird etwa bei jedem vierten Fall beobachtet. Häufig fehlen eine oder mehrere Zehen und Mittelfußknochen, und zwar meist die äußeren Randstrahlen des Fußes unter Fehlen oder Synostose der Fußwurzelknochen. Eine typische kombinierte Mißbildung stellen Aplasie von Femur und Fibula dar. Von den zahlreichen sonstigen Mißbildungen seien nur genannt: Syndaktylie, Fehlen der Kniescheibe, Mangelbildungen an den übrigen Gliedmaßen, Luxatio coxae, Schädelasymmetrie.

Wichtiger für die Differentialdiagnose zum Crus varum erweist sich die *partielle Aplasie* des Wadenbeines (*Joachimsthal, Krebser,*

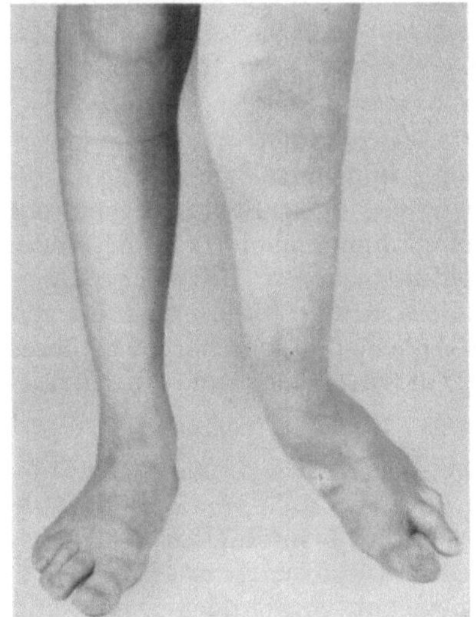

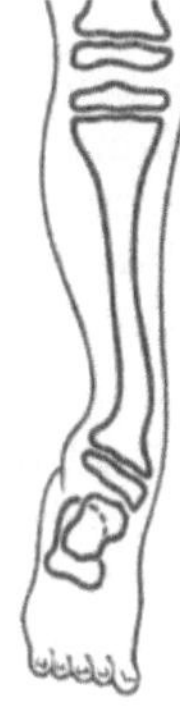

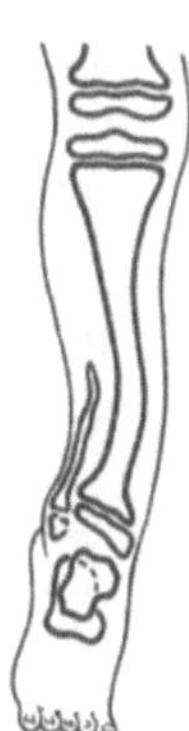

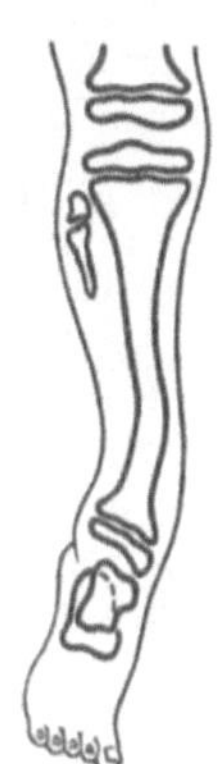

Abb. 15. *Partielle Aplasie der Fibula.* (Vgl. Abb. 17.)

Abb. 16. Skizze der Varianten der Fibulaaplasie.

Caffier). Die kongenitalen, unvollständigen Verknöcherungen betreffen — wie gewöhnlich bei allen Teildefekten der Röhrenknochen — entweder den *oberen oder den unteren Schaftanteil einschließlich seiner Epiphyse* (Abb. 16). In allen diesen Fällen ist damit die Abgrenzung zum sekundären pseudarthrotischen Fibuladefekt einfach. Es fragt sich nur, ob es auch *isolierte Aplasien des mittleren Schaftabschnittes* gibt. Theoretisch muß mit dieser Möglichkeit durchaus gerechnet werden, wenn man sich ähnliche Vorkommnisse an anderen Röhrenknochen, z. B. am Femur vergegenwärtigt und doch fanden wir unter mehr als 200 Beobachtungen der Literatur keinen hinreichend gesicherten Fall. Teildefekte des mittleren Schaftes werden zwar gelegentlich genannt (*Joachimsthal, Haudek*), doch verbergen sich dahinter sicher mehrfach sekundäre Pseudarthrosen (*Klar*).

Verwertbar für diese Frage sind selbstverständlich nur Frühbeobachtungen, denn nach der Fraktur werden die Bruchenden mit fortschreitendem Abbau zu griffelförmiger Zuspitzung einer Fibulaaplasie immer ähnlicher. *Lindemann* untersuchte einen 8 Monate alten Säugling, bei dem 6 Wochen zuvor der Bruch des gebogenen Schienbeins entstanden war. Die Wadenbeinenden liefen unter Zuspitzung in einen Spalt aus. Im Gegensatz zu *Lindemann* halten wir eine kongenitale primäre Spaltbildung für unwahrscheinlich. Der Knochenabbau kann sich in den ersten Lebensmonaten allmählich vollzogen haben, wie wir es an einem Frühfall (Abb. 8, 9 und 12) verfolgen konnten.

In der Literatur kehrt die Angabe immer wieder, daß die Tibia bei der isolierten Fibulaaplasie bruchgefährdet sei und sich eine „kongenitale" Pseudarthrose

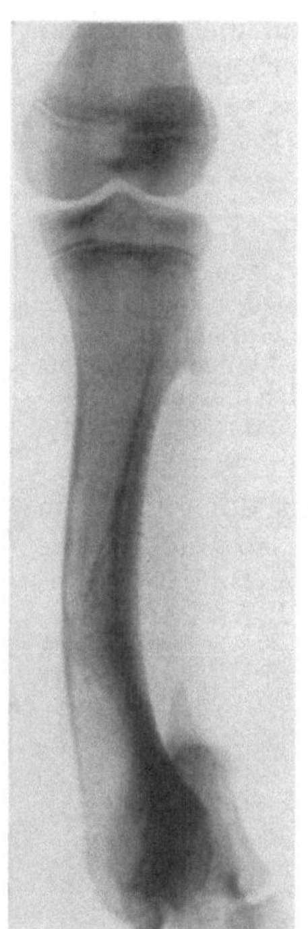

an typischer Stelle entwickeln könne. Das trifft sicher nicht zu. Im Gegensatz zum verschmächtigten Schaft des Crus varum ist das Schienbein im Röntgenbild — sei es gekrümmt oder gerade — eher ein plumper massiver Knochen, der in seinen Dickenausmaßen unter Umständen sogar das gesunde Schienbein übertrifft (Abb. 17). Bei starker Krümmung verdichtet sich die Struktur auf der konkaven Seite außerordentlich und verleitet durch das callusähnliche Bild zur Annahme eines geheilten Bruches (*Koch*). Diese Verdichtung läßt sich zwanglos als das Ergebnis verstärkenden Umbaus erklären. Das kurze, plumpe Schienbein hält der Belastung gewöhnlich stand. Selbst *Osteotomien* des gekrümmten Knochens, die beim Crus varum mit der Sicherheit eines Experiments die Pseudarthrose herbeiführen, können zeitgerecht fest werden (*Haudek, Krebser, Scharff, Watermann*).

Heilungsverzögerungen in Einzelfällen (*Riedinger*) beweisen noch nicht unbedingt eine kongenitale Störung, da die Knochenneubildung unter ungünstigen Bedingungen auch bei Unterschenkelosteotomien unzureichend ist, die wegen erworbener Krümmung ausgeführt wurden (*Aberle-Horstenegg, Biesin*). Immerhin wird man sich vor Osteotomien des verbogenen Schaftes bei den Aplasien besonders im früheren Kindesalter hüten, bevor nicht das Wachstum seine Festigkeit bewies.

Abb. 17. *Partielle Fibula-aplasie.* Krümmung der plumpen kräftigen Tibia.

Die Aplasie der Tibia. Die wesentlich seltenere *Aplasie der Tibia* (*Joachimsthal, Kümmel, Aletter*) stellt eine schwere Mißbildung mit meist völliger Gebrauchsunfähigkeit des Unterschenkels dar. Hochgradig verkürzt verharrt er in Beugekontraktur, wobei das Wadenbein außen am Kniegelenk vorbei nach hinten aufwärts verrenkt. Der verbildete Fuß gerät in extreme *Klumpfußstellung*, so daß die Fußsohle kranialwärts gerichtet ist. Anatomische Untersuchung deckte öfter

an Stelle der Tibia einen Bindegewebsstrang auf, der pyramidenförmig vom Oberschenkel abgeht (*Melde*) und den Muskeln zum Ansatz dient, oder auch eine rein
knorpelige Anlage (*Dreibholz*), die dann röntgenologisch als totaler Defekt imponiert (*Voisin*). Es sind das schon Übergänge zur *partiellen Tibiaaplasie*, bei der zu
allermeist der *obere Schaftanteil* (mit Epiphyse) verknöchert ist (*Kaehler, Nuzzi,
Engelmann, Aletter*) (Abb. 18). Nur ausnahmsweise tritt bei Fehlen der oberen
Abschnitte (*Parona, Slingenberg*) Knochenbildung im distalen Anteil auf. Ebenso

findet man nur vereinzelt bei grundsätzlich gleicher Deformität des Wadenbeines und Fußes eine kurze,
plumpe Tibia als Ganzes verknöchert
(*Ducroquet* u. *Cottard*). Die *Fibula* ist
gewöhnlich *gebogen* und entwickelt
sich, besonders in ihren oberen und
unteren Abschnitten, zu einem dicken
plumpen Knochen, der so kräftig ist,
daß er durch Einpflanzung zwischen
Femur und Fuß oder Schienbeinrest
und Fuß als plastischer Ersatz verwandt werden kann (*Bade, Putti* u.
a.). Nur *Schrakamp* hat, so weit wir
sehen, autoptisch bei doppelseitigem,
fast vollständigen Tibiadefekt an der
einen Fibula oberhalb der unteren
Epiphyse eine federnde, bindegewebige Unterbrechung nach Art einer
Pseudarthrose gefunden (*Joachimsthal*).

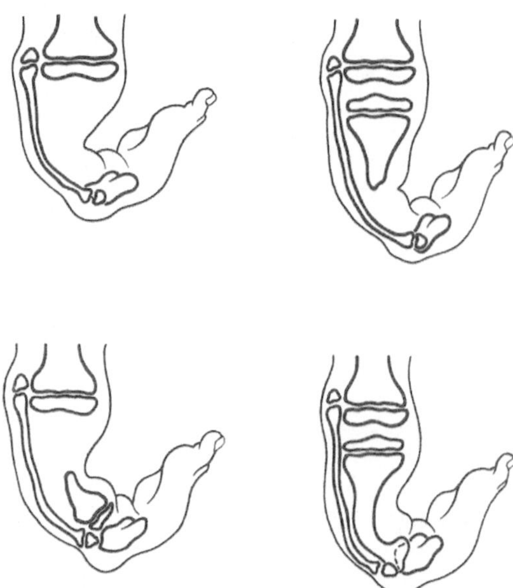

Abb. 18. *Skizze der Varianten der Tibiaaplasie.*

Auch hier zeigt sich wieder die tiefer-
greifende Entwicklungsstörung durch
Häufung der *Doppelseitigkeit* (*Aschner*)
und durch die *Kombination mit anderen Mißbildungen* des Fußes (50 v. H. *Aletter*), worunter
insbesondere Überschußbildungen und *Polydaktylien* auffallen (*Weil*).

Es ergibt sich also, daß das Crus varum congenitum nicht einfach den Mangelbildungen von Fibula oder Tibia gleichgesetzt werden kann, denn bei diesen ist
der andere Knochen offenbar gewöhnlich belastungsfest, während bei den angeborenen Pseudarthrosen im Regelfall beide Knochen gleichsinnig und gleich-
schwer im Aufbau gestört sind. Eine verbindende Brücke bilden vielleicht schon
jene seltenen *isolierten Tibiapseudarthrosen*, bei denen das Wadenbein von Anfang
an unbeteiligt ist und auch dauernd der Belastung standhält (*Valentin, Stenport*,
Abb. 10). Diese Schienbeinpseudarthrose wäre dann als leichtester Grad einer
Tibiahypoplasie zu betrachten.

An den am besten erforschten *Entwicklungsstörungen* des *Oberschenkels* hat sich
die außerordentliche *Variabilität* in der Ausbildung der Mißbildungen gezeigt
(*Pfeiffer*), die aber doch Stufen von geringsten Hypoplasien bis zu vollständigem
Mangel erkennen lassen. Die Aufstellung einer solchen Mißbildungsreihe nach
Formen und Schweregraden am Unterschenkel muß schon deshalb schwieriger
sein, weil es sich um einen zweiknochigen Gliedabschnitt handelt. Wir vermögen
wohl aus dem umfangreichen Beobachtungsgut bestimmte, wiederkehrende
Typen des teilweisen bis vollständigen Mangels der Fibula oder der Tibia zu
erkennen (Abb. 16 u. 18). *Angeborene kombinierte Mangelbildungen beider Unterschenkelknochen* sind offenbar äußerst selten (*L. Bauer, Peltesohn*). (An ihrer

Stelle steht wohl meist die hier nicht verwertbare „spontane Unterschenkelamputation".) Gerade diese Störungen aber müßten als Vergleichsobjekte dienen, wenn man sie zu den gewöhnlichen angeborenen Pseudarthrosen in Beziehung setzen will. Die Lücke wäre zu schließen durch Übergangsfälle, wie etwa die Verbindung eines Crus varum congenitum mit einer aplastischen Fehlbildung am anderen Unterschenkel. Vorläufig fehlen solche Beobachtungen, doch ist schon jetzt wertvolles Beweismaterial für innere Beziehungen durch die im klinischen Teil angeführten begleitenden Fußmißbildungen gegeben, von denen der Strahlenmangel — so selten er bei der Pseudarthrose sein mag — besonderes Gewicht besitzt. Auch die Verbindung einer sicheren kongenitalen Pseudarthrose mit Fehlbildung eines Unterarms ist bekannt (*v. d. Osten-Sacken*). Wahrscheinlich gehört hierher auch eine eigene Beobachtung aus der jüngsten Zeit.

Das 6 Monate alte Mädchen (Beob. 14 Ch. B. Abb. 19), bei dem seit der Geburt Gliedmaßenverkrümmungen bestehen, wird zur Behandlung atypischer Spaltbildungen im Oberkiefer-Gaumenbereich eingewiesen. Familienvorgeschichte negativ. Bei ausreichender körperlicher Allgemeinentwicklung besteht eine hohe Anfälligkeit gegen Infekte, die sich in mehreren hochfieberhaften Schüben von Bronchitiden und Bronchopneumonien äußert. Ein angeborener Herzfehler ist dabei weder klinisch noch röntgenologisch beweisbar. Blasse Hautfarbe, keine Pigmentflecke oder andere Zeichen für Neurofibromatose.

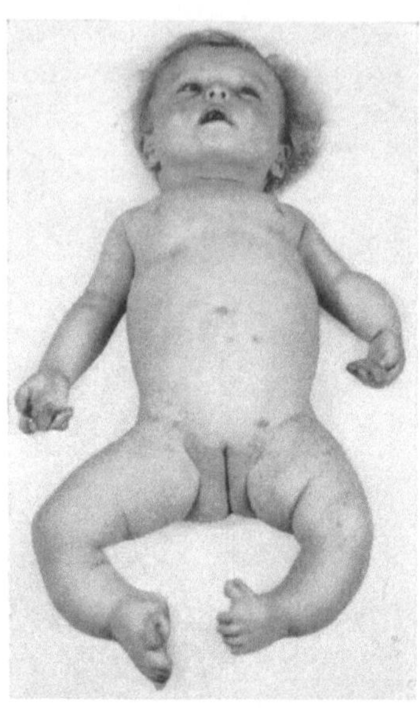

Abb 19. „*Doppelseitige angeborene Tibiapseudarthrose*" neben multiplen Mißbildungen der Gliedmaßen. (Beob. 14. Ch. B. Arch. Nr. 75; 21. 6 49.)

Kopf: Das etwas abgeflachte Hinterhaupt ist auf umschriebenem Bezirk weich und eindrückbar (nach Art einer Craniotabes), im Röntgenbild der sonst wohlgebildete Schädel dünnschalig, jedoch noch im Bereich der Norm. Große Fontanelle dem Alter entsprechend offen. *Mundhöhle:* Hoher enger Gaumen mit asymmetrischer Zäpfchenspaltung, Cavum oris proprium zwischen Oberlippe und Oberkiefer durch zwei Weichteilbürzel in Höhe 2| und |3 ausgefüllt, die Zahnleiste dort unterbrochen. Zwischen Oberlippe und Zahnleiste bestehen mehrfache bandförmige Verbindungen, an deren Ansatz die Zahnleiste ebenfalls eingekerbt ist. Die Zunge besitzt in Verlängerung des linken Randes eine zipfelförmige Ausziehung als zweite Zungenspitze. Beide haben je ein Zungenbändchen.

Brustkorb: Muldenförmige Einziehung im Verlauf der achten und neunten Rippe links seitlich. Schwache Verdickungen an den Knorpel-Knochengrenzen der Rippen. Vergrößerter Brustdrüsenkörper links. Im Röntgenbild keine Spuren von Rippenbrüchen.

Obere Gliedmaßen: Der verkürzte *linke Vorderarm* ist ulnawärts gebogen (Abb. 19). Die gekrümmte Ulna fühlt sich verdickt an, das Speichenköpfchen tritt nach vorn außen aus dem Ellbogengelenk heraus. An beiden Händen besteht *symmetrische Sechsfingrigkeit*, wobei die verkümmerten Finger 5 und 6 mit dem gewinkelten vierten Finger als zusammenhängende Platte nach ulnar abgewinkelt sind. Schwimmhaut zwischen der Basis des zweiten und dritten Fingers. Im Röntgenbild verläuft die kurze, plumpe Elle in ulnaroffenem Bogen, an den sich die gleichsinnig gebogene und proximal verrenkte Speiche anlehnt (Abb. 20).

Untere Gliedmaßen: Beide Beine sind so schwer gekrümmt, daß die Fußsohlen gegeneinander gerichtet sind. Das linke Bein ist zusätzlich verkürzt durch eine *o-förmige Oberschenkelverbiegung*. Auf der Höhe der nach vorn außen *winkelig geknickten Unterschenkel* sind die Knochen verdickt. *Federnde abnorme Beweglichkeit beider Schienbeine.* Hautgrübchen über dem rechten Schienbein auf dem Krümmungsscheitel. *Symmetrische Doppelbildung der Großzehe.* Die gedoppelte Großzehenplatte ist nach medial abgewinkelt. Röntgenologisch *doppelseitige Tibiapseudarthrose* im mittleren Drittel mit schon breitem Spalt (Abb. 21). Zuspitzung bzw. Abrundung der verdichteten Bruchenden. Die Wadenbeine verlaufen in

einem außen konvexen Bogen und sind im Krümmungsbereich verdickt. Das rechte Wadenbein zeigt bei seitlicher Betrachtung im Scheitel eine quere helle Zone von 2 mm Breite. Durch
den linken Oberschenkel verläuft auf der Höhe der Krümmung eine schräge Aufhellungszone
mit Randverdichtung. In der Konkavität ist ein verstärkendes Knochenband aufgelagert.

Auf den Röntgenbildern der Extremitäten *keine Zeichen von Rachitis.* Calcium 9 mg %,
Phosphor 4,9 mg %.

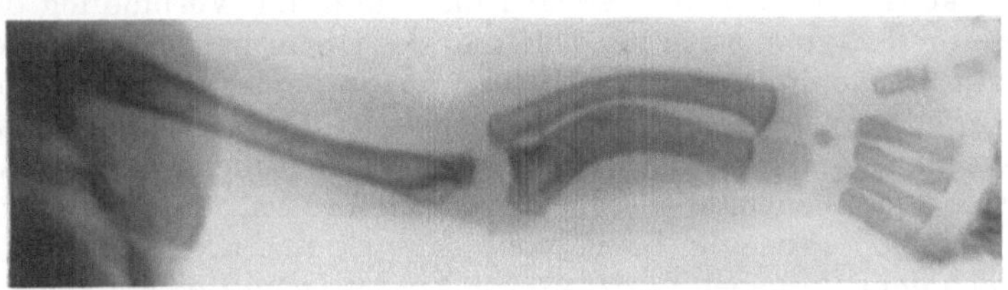

Abb. 20. *Ulnahypoplasie und Luxation im proximalen Radio-Unlargelenk* der Beobachtung 14.

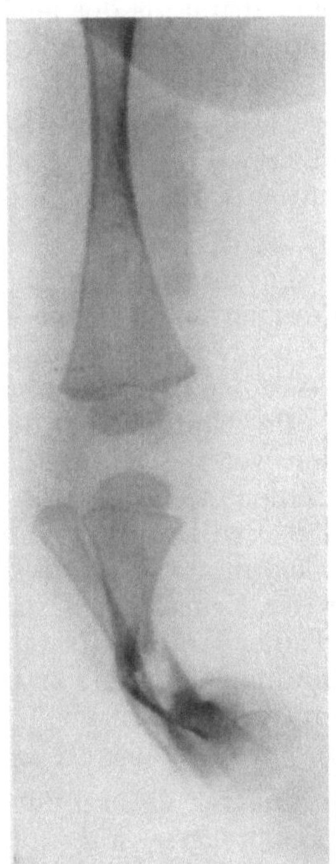 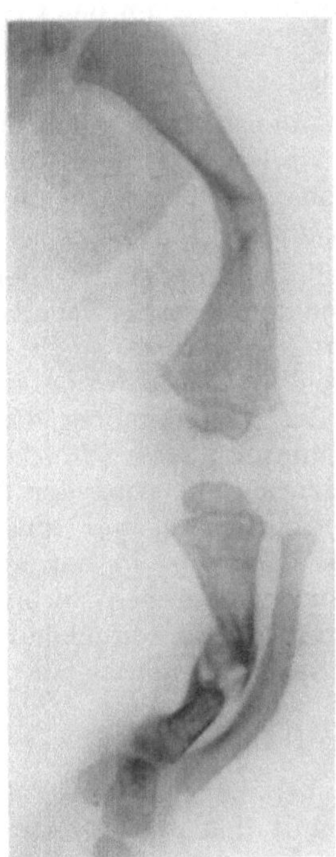

a   b

Abb. 21. „*Angeborene Tibiapseudarthrose" beider Unterschenkel.* Zonenförmiger Knochenumbau im linken hypoplastischen Oberschenkel (Beob. 14.)

Neben Mißbildungen in der Mundhöhle, symmetrischer, syndaktyler Polydaktylie an Händen und Füßen und linksseitiger Ulna- und Femurhypoplasie
bestehen *doppelseitige Crura vara mit Tibiapseudarthrosen.* Eine solche allein-
stehende Beobachtung darf natürlich nur mit großer Zurückhaltung dem scharf
umrissenen Krankheitsbild der angeborenen Unterschenkelverbiegung angeglie-
dert werden.

Das dünne Schädeldach mit weichem Hinterhaupt legt den Gedanken an Osteogenesis
imperfecta nahe, zumal Rachitis am übrigen Skeletsystem nicht sicher nachweisbar ist. Die
begleitenden Mißbildungen schließen diese Diagnose nicht ohne weiteres aus, denn kongenitale

Fehler u. a. Syndaktylie, Schiefhals und Gaumenspalte wurden in vereinzelten Vorkomm-
nissen gemeinsam beobachtet (*v. d. Hoeve* u. *de Kleyn, Fuß, Gruber-Mylius*). Wesentlicher
erscheint, daß am ganzen Skelet sonst Spuren von Knochenbrüchen fehlen, insbesondere die
bei der schweren connatalen Form so typischen Rippenbrüche. Die Röhrenknochen haben
überdies eine kräftige und strukturierte Corticalis, einzelne, z. B. die linke Elle und beide
Wadenbeine, sehen im Röntgenbild eher plump und dick als glasartig durchscheinend aus.

Sehr bemerkenswert wird die Beobachtung durch die Verbindung der Tibia-
pseudarthrosen mit Hypoplasien der Elle und des Oberschenkels. Der genetische
Zusammenhang kongenitaler Pseudarthrosen mit hypoplastischen Fehlbildungen
wird damit mindestens für diese Beobachtung wahrscheinlich. Unter diesem
Gesichtspunkt vermögen auch derartige Einzelbeobachtungen Lücken in unseren
Kenntnissen zu schließen und das Bestreben zu fördern, auch das Crus varum
congenitum in einen größeren Kreis von Entwicklungsstörungen einzuordnen.
Stellt man nach dem Vorgehen französischer Autoren eine Reihe von den leichten
angeborenen Unterschenkelverbiegungen und Dysplasien mit Neigung zur Pseudarthrose über die Teildefekte zu den vollständigen Aplasien auf (*v. d. Osten-Sacken*),
so wird verständlich, warum das Crus varum congenitum als der leichteste Grad
einer Hypoplasie gewöhnlich einseitig bleibt und so selten von anderen Mißbildungen begleitet ist.

Auch wenn man grundsätzlich einen inneren Zusammenhang mit den hypoplastischen Fehlbildungen für möglich hält, bleibt doch die *klinische Abgrenzung*
der angeborenen Verbiegungen und Pseudarthrosen *als selbständiges Leiden*
unbedingt berechtigt.

Die Mangelbildungen stellen den Kliniker vor ganz andere Behandlungs-
aufgaben als die kongenitalen Pseudarthrosen, die eigentlich nur eine Abwandlung
und Angleichung der Erkenntnisse verlangen, die bei der operativen Behandlung
erworbener Pseudarthrosen gewonnen werden. Das zentrale Behandlungsproblem
des Fibula- oder Tibiadefektes dagegen stellt die Umformung des schweren
Knick- oder Klumpfußes dar (*Stracker, Putti*). Erst wenn es gelingt, den schweren
Klumpfuß aufzurichten, wird der Ersatz der fehlenden Tibia aus der Fibula
sinnvoll, ein Eingriff, der nur unter bestimmten Bedingungen einmal für die
kongenitale Pseudarthrose in Betracht kommt. Die immer häufiger festgestellte
Verbindung von angeborenen Verbiegungen mit der Neurofibromatose haben zu
dem — vorläufig wohl zu weitgehenden — Schluß einer Krankheitseinheit geführt.
Die Kombination mit anderen Gliedmaßenfehlbildungen kommt zwar auch vor,
ist aber recht selten (*Adrian, Ducroquet*). Man wird daher auch aus diesem
Grunde an der Selbständigkeit der angeborenen Verbiegungen festhalten.

Zur Frage der angeborenen Pseudarthrosen anderer Röhrenknochen. Wie
steht es aber mit den *angeborenen Pseudarthrosen anderer Röhrenknochen* und
gibt es dort ein Krankheitsbild, das dem Crus varum congenitum gleichzusetzen
wäre ? Noch *Jüngling* berichtet aus der älteren Literatur über einige kongenitale
Falschgelenke an Schlüsselbein, Unterarmknochen und Oberschenkel. Es verbergen sich hinter diesen sog. Pseudarthrosen eigentlich immer Fehler der
knöchernen Anlage dieser Gliedmaßen (partielle Aplasien) (*W. Müller*). Sie sind
keine Pseudarthrosen im Sinne eines nicht konsolidierten Knochenbruches,
sondern als „Verknöcherungsinseln" in einer mehr oder weniger ausgeprägten
bindegewebigen Anlage aufzufassen, die primär nicht knöchern verbunden wurden.
Es läßt sich bei ihnen durch Röntgenuntersuchung allein nicht sicher sagen,
inwieweit wirklich eine partielle „Aplasie" oder nur eine Hypoplasie vorliegt, da
die unverknöcherte Anlage nicht dargestellt wird. Schon oft überraschten solche
Hypoplasien mit *postnataler Verknöcherung* (des *Femur: Drehmann, Nilsonne,* der
Tibia: Parona, Peltesohn, der *Fibula: Haudek, Krukenberg, Billet*). Nach *Pfeiffer*

ermöglicht sogar die Kenntnis der Stufenreihe der Femuraplasien (*Reiner, Dreh-mann, Nilsonne*) Voraussagen über die mutmaßliche Weiterentwicklung zu machen. *Engelmann* beobachtete ein Kind mit scheinbar völliger Aplasie des linken Oberschenkelknochens wenige Tage nach der Geburt. Die vollständige Verknöcherung vollzog sich über Stadien, in denen die Knochenanteile getrennt waren, im Laufe der ersten Lebensjahre, wie *Aschner* später bestätigen konnte. Schließlich war dieser Femur zwar kleiner als der gesunde, aber regelrecht geformt.

Diese postnatalen Verknöcherungen sind vorzugsweise unter Streckverbänden bzw. anderweitiger Ruhigstellung aufgetreten. Man kann daraus schließen, daß sich mechanische Einflüsse ungünstig auf die knöcherne Vereinigung solcher „Inseln" auswirken müssen. Da die Kraft des Organismus zum weiteren Ausbau der hypoplastischen Gebiete gering ist, muß die schädliche Mechanik besonders verhängnisvoll in der letzten Phase der Vereinigung zur Geltung kommen, in der sich die scherenden Kräfte voll auswirken können. So bietet sich schließlich das Bild einer „Pseudarthrose" (*Pfeiffer, Simon*).

Demnach kann die gleiche Erscheinung durch ganz verschiedene Entwicklung entstehen: Bei der *angeborenen Unterschenkelpseudarthrose* über die *voll ver-knöcherten*, aber *gebogenen* und *aufbaugestörten Unterschenkelknochen durch mecha-nische Störung*, bei der *partiellen Femuraplasie durch das Ausbleiben der Verknöche-rung*, bei welcher die Mechanik ebenfalls von Bedeutung ist.

Daß die Spaltbildung durch mechanische Vorgänge auch einmal am voll ausgebildeten, aber hypoplastischen Oberschenkelknochen eintreten kann, zeigt der Befund der Beobach-tung 14 (Abb. 21), bei der links ein feiner Spalt durch den Scheitel der Krümmung des Ober-schenkelknochens verläuft. Eine ähnliche, fortschreitende Spaltbildung im Krümmungs-bereich eines hypoplastischen Oberschenkelknochens sah *Pfeiffer*, deutete den Vorgang aller-dings anders.

VIII. Entstehung.

An die Aufklärung der Aetiologie der angeborenen Verbiegungen und Pseud-arthrosen wurde viele Mühe verwandt, ohne eine Deutung zu finden, die Allgemein-gültigkeit beanspruchen könnte. Man wird bei den folgenden Erörterungen über-haupt beachten müssen, daß eine Gleichheit im äußeren Erscheinungsbild irgend-welcher Deformitäten noch nicht ihre genetische Einheit beweist (*Lenz*). Es gibt gewichtige Gründe für die Annahme, daß auch die Verbiegungen und Pseud-arthrosen nicht immer aus gleicher Ursache entstehen. Wir sind aber bisher nicht in der Lage, Gruppen verschiedener Aetiologie sicher zu unterscheiden und so weit herauszuarbeiten, daß eine Unterteilung nach solchen Gesichtspunkten gelänge. Vorläufig ist also die Zusammenfassung aller angeborenen Unter-schenkelverbiegungen zu einer Krankheitseinheit eine klinische; wie weit ihr eine aetiologische entspricht, muß die Zukunft lehren. In Bezug auf die Entstehung sind alle Hypothesen, die im Laufe der Zeit zur Erklärung der Mißbildungen, insbesondere der Mangelbildungen, auftauchten, schließlich auch auf die an-geborenen Verbiegungen und Pseudarthrosen angewandt worden. Auf eine voll-zählige und umfassende Abhandlung kann füglich unter Beschränkung auf die wichtigsten und zur Zeit zur Diskussion stehenden verzichtet werden.

1. Intrauterine Frakturen.

Lange Zeit hielt man die Erkrankung für die Folge einer intrauterinen Fraktur (*Brodhurst, Braun, Grosse, Carpentier*) und unterschied sie nicht von der Fibula-aplasie. Die winklige Abknickung und eine „Hautnarbe" über dem Krümmungs-scheitel konnten in der Tat den Eindruck erwecken, daß ein deform verheilter, komplizierter Unterschenkelbruch vorliege. Aus den Vorgeschichten wird dann auch regelmäßig von mehr oder minder heftiger Gewalteinwirkung auf den Leib

der Schwangeren berichtet (*Ithen, Kraemer* u. a.). *Sperling* hat schon 1892 die
Unhaltbarkeit dieser Anschauung überzeugend dargetan. *Kosic* nur hält an der
intrauterin-traumatischen Genese fest, obwohl in keinem seiner Fälle ein wesentliches Trauma vor der Geburt stattfand. Er zieht neben äußeren Verletzungen
Wehenkontraktionen und Bewegungen des Fetus, mangelndes Fruchtwasser und
amniotische Stränge als Begleitfaktoren heran. Der Unterschenkel soll deswegen
betroffen sein, weil er exponierter liegt als die Arme. Tatsächlich sind Verstümmelungen an den oberen Gliedmaßen häufiger als an den unteren (*Debrunner*).
Die nach der Geburt entstehende und schlecht heilende Pseudarthrose bleibt dabei
ungeklärt, denn intrauterine Verletzungen heilen sonst — übrigens auch im Experiment (*Hellner*) — aus.

2. Geburtsverletzungen.

Ebensowenig hat sich *Büngners* Ansicht, daß es sich um vernachlässigte
geburtstraumatische Frakturen handele, aufrecht erhalten lassen. Der Unterschenkelbruch ist eine recht seltene Geburtsverletzung (*Jüngling, Jaschke,
Naujoks*). Alle anderen unter der Geburt entstehenden Knochenverletzungen
heilen ausgesprochen gut auch ohne exakte Ruhigstellung (*Käfer, Jaschke*).
Unter 81 eigenen, zum Teil gar nicht behandelten Gliedmaßenbrüchen sahen wir
keine Heilungsverzögerung (*Wiets*).

3. Amniogene Mißbildung.

Die seinerzeit weit verbreitete Anschauung der amniogenen Entstehung der
Mißbildungen ist von *Sperling* auf die Unterschenkelpseudarthrose angewandt
und von vielen nach ihm übernommen worden (*Jüngling, Drehmann, Frattin,
Polievtov* u. a.). *Sperling* stellt sich vor, daß die Verbiegung und Knickung des
Schienbeins durch Verwachsung des Amnions mit dem noch nicht differenzierten
embryonalen Blastem der Gliedmaße im ersten bis zweiten Embryonalmonat
bewirkt würde, wobei die Hautveränderung über dem Krümmungsscheitel die
Kontaktstelle Schafthaut-Frucht sei. Dabei müssen Verhältnisse vorliegen, die
den Feten außerstand setzen, durch Abänderung seiner Lage sich einem ungünstigen Druck zu entziehen (*Hoffa*). Zu solchen Zwangslagen können anatomische,
von Uterus und Becken abhängige Einflüsse Anlaß geben und den intrauterinen
Raum verengern (*Turner, Gocht*). Die Haut selbst ist durch den Druck des
amniotischen Fadens oder durch das Amnion selbst bei Fruchtwassermangel oder
Gebärmutterdruck (modellierendes Trauma, *Reiner, Watermann*) nur in den
oberflächlichen Schichten verändert. Als schwererwiegende Folge werden die
Nerven und Gefäße des durch den Amnionzug abgeknickten oder abgeschnürten
Blastemstümmelchens geschädigt. Damit sollen die Entwicklungsstörungen des
Gliedes, Aplasie der Fibula, der äußeren Fußstrahlen und das Zurückbleiben im
Wachstum erklärt werden. *Jüngling* ist sogar der Auffassung, die genannten
mechanischen Schädlichkeiten riefen nicht allein die Abknickung hervor, sondern
verhinderten auch bei ihrem frühen Auftreten die Differenzierung des Knochens
am Ort des stärksten Druckes. Auf dieser Grundlage entsteht dann der Knochen-
bruch, der wegen des Mangels an normal ausgebildetem Knochengewebe so gar
keine Neigung zur Verfestigung besitzt.

Inzwischen ist durch ein großes anatomisches Beobachtungsgut (*Goldstein* u.
Kiptenko, Gruber) und durch experimentelle Untersuchungen (*Bors, Debrunner,
Hellner*) zwar wahrscheinlich gemacht, daß Mißbildungen durch amniotische
Bänder verursacht sein können, für die überwältigende Mehrzahl aller Mißbil-
dungen aber läßt sich diese Entstehung nicht aufrecht erhalten. Durch amnio-
tische Abschnürung sind bestimmte Enddefekte („Spontanamputationen"),

periphere Syndactylien und Verstümmelungen der Finger und Zehen möglich. Schnürfurchen, Endnarben und unregelmäßige Verwachsungen, gelegentlich mit Resten Simonartscher Bänder, lassen sich in typischen Fällen nachweisen. Alle diese Kennzeichen fehlen aber den meisten angeborenen Verbiegungen. Fuß und Unterschenkel sind distal von der angenommenen Einwirkung meist vollkommen normal entwickelt und gut ernährt. Die — übrigens durchaus nicht regelmäßigen — Hautgrübchen („Narbe") haben sich histologisch als Epitheleinsenkungen infolge unregelmäßigen Wachstums entpuppt (*Gruber*).

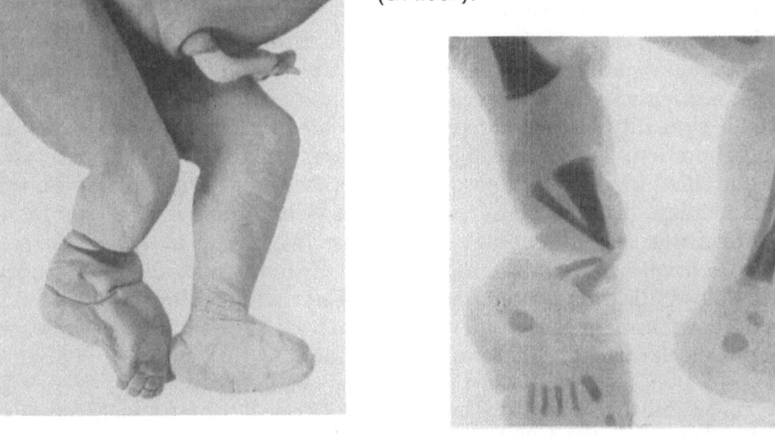

a   b

Abb. 22. *Intrauterine Unterschenkelfraktur bei einer Frühgeburt.* (Aus: *Granzow:* Durch amniotische Stränge intrauterin erworbene ‚komplizierte Spontanfraktur des Unterschenkels. Zbl. Gynäk. **1930,** 2700.)

Mit Rücksicht auf einige den amniotischen Mißbildungen sehr ähnliche Fälle, unter welchen insbesondere die Beobachtungen von *Granzow* Beachtung verdienen, kann man jedoch die amniogene Entstehung mancher angeborenen Pseudarthrosen nicht ohne weiteres ablehnen.

Er fand bei einer totgeborenen Frühgeburt einen nicht verheilten Unterschenkelbruch an der Grenze vom mittleren zum unteren Drittel genau im Bereich einer tiefen, ringförmigen Einschnürung. Der Unterschenkel ist an dieser Stelle stark nach vorn und im Valgussinne abgeknickt. In einem kleinen Hautdefekt sieht man die Spitze des unteren Schienbeinstückes liegen. Der dicke platte Fuß steht in Valgusstellung und besitzt 5 Zehen. Im Röntgenbild fehlt den zugespitzten Bruchenden jeder Kallus (Abb. 22). Am anderen, in O-Stellung befindlichen Fuß, fehlen die Zehen bis auf verkümmerte Reste, während der Unterschenkel normal gebaut ist. Der Fuß endet an der Zehenbasis mit einer queren Narbe, ähnlich einer Amputationsnarbe.

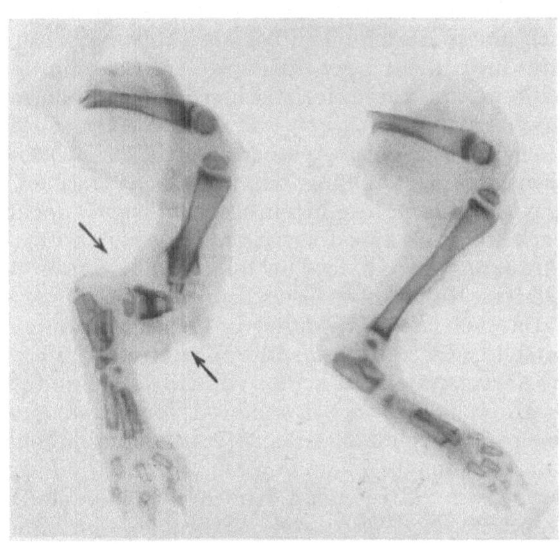

Abb. 23. Experimentell erzeugte *intrauterine Unterschenkelfraktur* bei einem 2 Tage alten Kaninchen. (Aus: *H. Hellner:* Untersuchungen über die amniogene Entstehung der Gliedmaßenmißbildungen. Arch. klin. Chir. **172,** 133, 1932).

Bei der zweiten Beobachtung handelt es sich um eine Frühgeburt, Mens VII, die kurz nach der Geburt starb. An der rechten Hand sind mehrere Finger verstümmelt, in der Schnürfurche des Daumens liegt ein kurzer, fädiger Strang. Der rechte Unterschenkel fehlt, der kurze Stumpf verläuft konisch und endigt mit einem Hautdefekt, aus dem die spitzen Enden von Schien- und Wadenbein hervorragen. Der linke Unterschenkel ist etwa in Höhe des rechten Unterschenkelstumpfendes stumpfwinkelig derartig geknickt, daß der distale Teil nach außen oben abgewichen ist („Crus valgum recurvatum"). An der Knickstelle besteht abnorme Beweglichkeit. Die Haut ist über der Konkavität ausgedehnt verändert, innerhalb eines Defektes liegen die Knochen frei. Die Haut des gut ausgebildeten linken Fußes ist nicht verändert, seine Großzehe wohlgebildet. Die übrigen 4 Zehen haben verkümmerte Endglieder ohne Nägel und ohne sichtbare Anzeichen mechanischer Abschnürungen. Den konisch auslaufenden Bruchenden fehlte wiederum jeder Kallus.

Anatomisch stimmen diese Unterschenkelpseudarthrosen *Granzow*s weitgehend mit fortgeschrittenen Pseudarthrosen überein, die aus einem Crus varum congenitum hervorgingen, hier wie dort lassen die konisch zugespitzten Knochen Kallus vermissen. Doch sind im Gesamtbild die Unterschiede nicht zu übersehen. Bei den vorzeitig geborenen, lebensunfähigen Früchten ist die Unterschenkelpseudarthrose nur ein Glied in einer Kette von Gliedmaßenverstümmelungen. So muß die Frage offen bleiben, ob man diese tiefgreifende Schädigung einfach als besonders schwere Form der angeborenen Pseudarthrose, als die *ungünstigste Variante im Formenkreis dieser Mißbildung* betrachten soll. Erkennt man diese Zugehörigkeit an, so darf keinesfalls damit auch amniogene Entstehung aller Unterschenkelpseudarthrosen übernommen werden, denn schon heute liegt genug Beweismaterial vor, das exogene mechanische Entstehung ausschließt.

Ein überraschend ähnliches Bild einer Unterschenkelpseudarthrose erzielte *Hellner* am Kaninchenembryo, bei dem er 15 Tage vor der Geburt die Ferse des Hinterbeines mit einem Seidenfaden an der Beugeseite des Unterschenkels im Sinne einer Plantarflexion des Fußes fixierte. An der Knickstelle des Unterschenkels hatte sich bis zur Geburt eine Pseudarthrose entwickelt (Abb. 23).

4. Neurofibromatose.

Von steigender Bedeutung für die Erforschung der Ursachen haben sich die Zusammenhänge mit der Neurofibromatose erwiesen, welche sich schon bei klinischer und pathologisch-anatomischer Betrachtungsweise ergaben. Daß hier auch innere Beziehungen bestehen müssen, kann bei der Fülle des Beobachtungsgutes nicht mehr bezweifelt werden. Schon in älteren Arbeiten sind die für Neurofibromatose charakteristischen Hautveränderungen mehrfach bemerkt (*v. Bergmann, Froelich, v. Beust, v. d. Osten-Sacken, Camurati*), ohne daß Folgerungen in ätiologischer Richtung gezogen wurden. *Valentin* kam dann zu der zunächst überraschenden Feststellung, daß 6 seiner 8 Kranken mit angeborenen Pseudarthrosen an Neurofibromatose litten, und *Stalmann*, der das Gesamtkrankengut *Valentins* bearbeitete, glaubte folgern zu dürfen, daß die Neurofibromatose als Allgemeinerkrankung im Kindesalter zur Pseudarthrose veranlage, die eine Folge des veränderten Kalkstoffwechsels sein müsse.

Das von *Recklinghausen* in seiner ursprünglichen Form aufgestellte Krankheitsbild mit Hautpigmentierungen und Tumoren und den Geschwulstbildungen am Nervensystem ist schon von *Adrian* erweitert worden. Die von *Adrian* noch als Komplikationen betrachteten Veränderungen am Knochensystem haben sich als eine so regelmäßige Begleiterscheinung herausgestellt, daß sie mehr und mehr in das System aufgenommen worden sind (*Stahnke*). Die wichtigsten bei der Neurofibromatose auftretenden Knochenschäden sind nach *Brooks* und *Lehmann* Verbiegungen der Wirbelsäule, Störungen im Längen- und Dickenwachstum der Knochen und cystenartige Knochenschäden, die ihre Entstehung neurofibromatösen Wucherungen verdanken sollen. Den Kyphoskoliosen liegt eine Osteoporose zugrunde, manchmal kommen auch osteolmalazieartige Bilder, z. B. am

Becken, zu Gesicht. An den Gliedmaßen äußert sich die Störung in Atrophien, aber auch in Wachstumssteigerungen (*Fliegel*) und Verbiegungen (*Tannhauser, Weber*). Es lag nahe, alle diese erworbenen Knochenschäden auf „vegetativ-dystrophische Vorgänge" zurückzuführen und den rapiden Knochenabbau bei der angeborenen Pseudarthrose ähnlich zu deuten (*Stalmann*).

Ducroquet und *Cottard* sind offenbar unabhängig von *Stalmann* zum gleichen Schluß gekommen und erblicken in den kongenitalen Verbiegungen und Pseudarthrosen nur ein weiteres Symptom der Neurofibromatose wie die übrigen Knochenerkrankungen. Bei 9 ihrer 10 Beobachtungen angeborener Pseudarthrose (Fall 8 mit Tibiahypoplasie wird von ihnen zu Unrecht mitgerechnet) fanden sie Zeichen einer Neurofibromatose mindestens in der Sippe des Probanden. Sie machen sich dabei allerdings die Anschauung von *Thibièrge* zu eigen, daß eine *Recklinghausen*-sche Erkrankung schon aus den typischen Milchkaffeeflecken erkannt werden könne („forme fruste") und stellen eine „forme fruste pigmentaire et osseuse" auf. Im Kindesalter beschränkt sich die Neurofibromatose in der Tat oft auf solche Pigmentflecke, sie kann lebenslang auf dieser Stufe stehen bleiben, in anderen Fällen stellen sich im Laufe der Entwicklung Hauttumoren und andere Zeichen bis zum vollausgeprägten Krankheitsbild ein (Abb. 24). Die unvollständigen Frühformen sind offenbar die häufigeren und verdienen bei Erforschung des Erbganges hohe Beachtung. Streng genommen dürfte man aus einigen

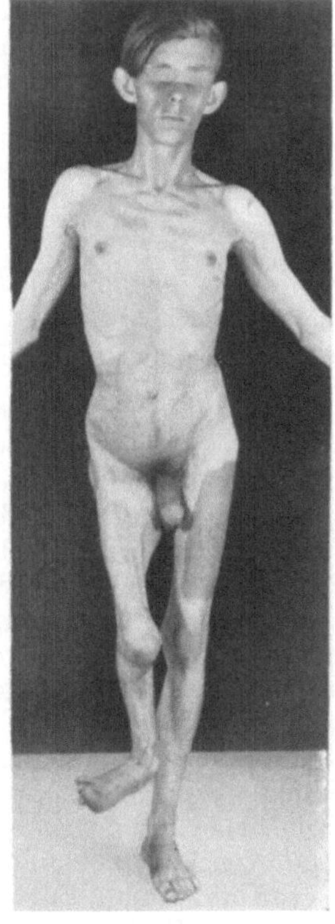
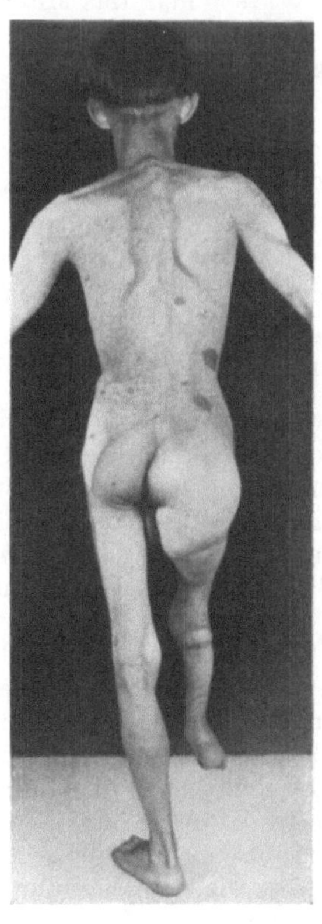

a   b

Abb. 24. *Neurofibromatose und Unterschenkelpseudarthrose.* 27 jähr. Mann. Defektpseudarthose nach Osteotomie eines Crus varum congenitum und vielfachen Pseudarthrosenoperationen. Kindskopfgroße Geschwulst am Gesäß (Beob. 9. K.-H.S. Arch. Nr. 74/6. 5. 42, identisch mit *Valentin* Fall 4 und *Stalmann* Fall 2.)

Pigmentflecken eine Neurofibromatose nur diagnostizieren, wenn in der Verwandtschaft des Probanden das Leiden in voller Ausprägung nachgewiesen ist. In so scharfer Form ist die Forderung praktisch nicht erfüllbar, und der Vorschlag *Ducroquet*s stellt vorläufig nur eine annehmbare Arbeitshypothese dar, um überhaupt in der Erforschung des Leidens weiterzukommen. Rechnet man also die bei den Kranken oder in ihren Familien festgestellten unvollständigen Formen hinzu, kommen wir auf 41 in diesem Zusammenhang verwertbare Fälle, d. h. mehr als ein Zehntel der erfaßten Beobachtungen (*v. Bergmann, Froelich* (3 Fälle), *v. Beust, Camurati* (3 Fälle), *Valentin, Stalmann* (6 Fälle), *v. d. Osten-Sacken, Nicod, Ducroquet* und *Cottard* (9 Fälle), *Polosson* und *Déchaume, Broca, Desgouttes* und *Martin, Mouchet, Dujarier* und *Topas Khan, Barber* (5 Fälle), *Cosacesco* und *David, Green* und *Rudo*, eigene Beobachtung 9, 11 und 13). Diese Zahl gewinnt erst ihr volles Gewicht, wenn man bedenkt, daß mindestens bis zu *Valentin* den Pigmentierungen kaum Beachtung geschenkt wurde. In neueren Veröffentlichungen dagegen fehlt ein Hinweis selten.

Was ist nun tatsächlich mit dieser Feststellung des Zusammentreffens beider Leiden weit über das Zufällige hinaus für die Ursachenlehre gewonnen? Leider wissen wir über die Ursache und den inneren Ablauf der Neurofibromatose so gut wie nichts. Fest steht nur, daß *die Neurofibromatose ein Erbleiden ist* (*Hoekstra, Kienböck* u. *Rösler, Grohmann*) mit wahrscheinlich unregelmäßig dominantem Erbgang (*Hoede*). Wie soll man das Miteinander beider angeborenen Leiden verstehen, wenn so viel Unklarheiten schon bei dem so vielfach bearbeiteten Krankheitsbild von Recklinghausens geblieben sind? Die Antwort lautet, man möchte fast sagen, je nach Temperament des Bearbeiters, verschieden. Entsteht die Verbiegung

1. durch unmittelbare neurofibromatöse Wucherungen am Knochen oder seinem Periost?
2. durch Gefäßveränderungen im Gefolge der Neurofibromatose?
3. durch fehlgeleitete Steuerungsvorgänge des Nervensystems, vielleicht auch auf dem Umweg über endokrine Vorgänge? oder liegt
4. eine Systemmißbildung der Keimblätter oder eine korrelierte Mißbildung vor?

1. Bei der Besprechung der pathologischen Anatomie wurden Befunde von *Green* und *Rudo* eingehend gewürdigt und dargetan, daß dieser Einzelbefund nicht zu überzeugen vermag. Die Untersuchung an einer eigenen Einzelbeobachtung verlief negativ. Für die Deutung ließen sich immerhin die neurofibromatösen Knochenzysten von *Brooks* und *Lehmann* anführen und die periostalen Wucherungen, die *Weber* an einem verbogenen Schienbein fand. Wenn die Pseudarthrose durch echtes Geschwulstwachstum verursacht und unterhalten würde, so könnte eine Heilung wohl nur durch radikale Entfernung des Geschwulstgewebes erzielt werden. Diese Folgerung haben *Green* und *Rudo* für ihren Fall auch gezogen und danach gehandelt. Es gibt aber unzweifelhafte Beweise dafür, daß die völlig unberührt gelassene Pseudarthrose ausheilen kann, sofern nur die mechanischen Dauerschädigungen durch absolute Ruhigstellung ausgeschaltet werden. Ein Knochenspan, in der Achse des Unterschenkels in beide Bruchstücke unter Umgehung der Pseudarthrose unverrückbar eingepflanzt, heilt ein und ermöglicht der Pseudarthrose die Selbstheilung. Auf dieses für die formale Entwicklung der Pseudarthrose ebenso wie für die Behandlung wichtige Problem wird noch einzugehen sein. Die Vorstellung vom *Geschwulstcharakter der Pseudarthrose* ist durch solche Heilungsvorgänge mindestens ihrer Allgemeingültigkeit beraubt. Auf jeden Fall sind sorgfältige und möglichst umfassende Knochenuntersuchungen

bei der Neurofibromatose allgemein wie am Unterschenkel zur weiteren Klärung dringend erwünscht.

2. *Codivilla* und später *Henderson* dachten schon damals noch ohne Kenntnis der Beziehung zur Neurofibromatose an eine örtliche Durchblutungsstörung, der eine angeborene Entwicklungshemmung der A. nutritia zugrunde liege. Die erheblich stärkere Atrophie des distalen Fragmentes wurde damit erklärt, daß dort die Versorgung mit kollateralen Gefäßen bei weitem nicht so gut sei wie im proximalen, in dem die bessere Weichteilbedeckung für ausreichende Durchblutung sorge. Eine Hemmung der Gefäßentwicklung könnte man sich bei der Abknickung durch das Amnion z. B. vorstellen. Im übrigen aber bleibt die Bevorzugung eines Unterschenkels ungeklärt. Gefäßveränderungen im Bereich einer fortgeschrittenen und vielleicht mehrfach operierten Pseudarthrose, wie sie gelegentlich vermerkt werden, können durchaus sekundär sein. *Reubi* hat die Gefäße bei der Neurofibromatose genau untersucht und unterscheidet drei Arten von Veränderungen mit gleichzeitiger endokriner Überfunktion oder in fortgeschrittenen Fällen Atrophie der endokrinen Drüsen. Er fand die Gefäßschäden vorwiegend an den Nieren und Drüsen mit innerer Sekretion, die dadurch Funktionsbeeinträchtigungen erleiden können. Theoretisch wären Knochenstörungen auf gleichem Wege vorstellbar, doch fehlen wertvolle Befunde. *Graciano* beschuldigt als übergeordnete Erkrankung eine Störung der inneren Sekretion, die über eine Gefäßstörung die Pseudarthrose bedinge.

3. *Stalmann* glaubt an einen „vegetativ dystrophischen" Charakter der Knochenveränderungen, wenigstens bei den Fällen mit stärkster Knochenatrophie. Zu dieser Auffassung kommt er durch die Schlaffheit der Weichteile des betroffenen Gliedes, die ihn an Sudecks Syndrom erinnert. Ein Einfluß des Nervensystems auf den Ablauf der Erkrankung bei Neurofibromatose ist durchaus denkbar. Miterkrankungen des Zentralnervensystems psychischer und organischer Art sind geläufig. Auf Wechselwirkungen von Sympathicus und endokrinem System ist aus manchen Anzeichen bei der Recklinghausenschen Krankheit zu schließen. Welche Stellung sie aber in dem ganzen komplizierten System dieser Krankheit einnehmen, ob sie übergeordneter Natur unter Führung der Hypophyse sind oder Folge anderer Einflüsse unter Mitbeteiligung des Zwischenhirns, ist bis jetzt noch unbekannt. Wie man sich die nervösen oder endokrinen Einflüsse auf die frühembryonale Entwicklung der Knochenverbiegung vorstellen soll, bleibt darum offen. Andere Knochenschäden der Neurofibromatose entstehen jedenfalls erst unter Fortentwicklung des Leidens im Wachstumsalter oder noch später.

*Scott*s Anschauung, daß Hyperparathyreoidismus die Fraktur infolge mangelhafter Blutversorgung veranlasse, steht vereinzelt da, ganz abgesehen davon, daß die Calcium- und Phosphorwerte in den untersuchten Fällen (*Nørgaard, Green* u. *Rudo* und bei eigener Beob. 9, 12 u. 13) normal waren. *Rugh* fand eine angeborene Pseudarthrose bei einem Kretin. Eine allgemeine Knochenbildungs- oder Heilungsstörung liegt sicher nicht vor. Zufällige gewaltsame Knochenbrüche an anderen Körperstellen (*Boyd*) heilen prompt, ja selbst Osteotomien am kranken Unterschenkel außerhalb des aufbaugestörten Bezirkes können günstig ausgehen (*Silfverskiöld*).

4. Nachdem die erbliche Natur der Neurofibromatose durch Sippenforschung genügend gesichert war, erwog man bei der Recklinghausenschen Krankheit die Möglichkeit der *Keimblattmißbildung*. Mit Rücksicht auf die Mitbeteiligung der Knochen, die nicht nur im Laufe des Lebens erworben, sondern auch angeboren (Spina bifida, Blockwirbel usw.) vorkommt, ist an primäre Mitbeteiligung des

Mesenchyms gedacht worden (*Valentin*). Haut- und Nervenschäden einerseits und die Knochenerkrankungen andererseits wären dann gleichwertige Ausdrucksformen derselben übergeordneten keimplasmatischen Störung. Dann könnte man mit *Ducroquet* u. *Cottard* so weit gehen, in einem isolierten Crus varum congenitum eine Manifestation der gleichen Grundstörung zu erblicken, deren Folge auch die Neurofibromatose ist. Und doch reicht zu einem so weitgehenden Schluß das bisher bekannte Krankengut nicht aus. Viele Kranke mit einer nach Befund und Verlauf durchaus typischen Pseudarthrose lassen jede Spur von Hautschäden vermissen, und selbst die Familienanamnese kann versagen. Sehr sorgfältige Erhebungen, zum Teil mit persönlicher Untersuchung der nächsten Angehörigen, verliefen negativ (eigene Beob. 10, 12, 13, 14). Solche ergebnislosen Feststellungen schließen eine Neurofibromatose in der Aszendenz natürlich nicht aus. Sie zwingen aber dazu, der Sippenforschung künftig erhöhte Beachtung zu schenken.

Tabelle 1. *Familiäres Auftreten der angeborenen Unterschenkelverbiegung.*

Verfasser	Verwandt-schaftsverhältnis	Alter und Geschlecht	Vorgeschichte und Befund	Andere Mißbildungen
Henderson Fall 8 u. 9	Geschwister	14 J. ♂	Seit früher Kindheit Unterschenkel-Ps.	
		6. J. ♀	Im Alter v. 3 J. brach d. re. U.Sch. im mittl. Drittel. 3 Mon. später wurde der Bruch erkannt.	
Camurati Fall 9	Geschwister	3 J. ♂	Tibia-Ps. links im mittl. Drittel.	
		♂	Besitzt als älterer Bruder die gleiche Deformität. Großmutter und Tante leiden an Lux. cox. congen.	
Barber Fall 1 und 2	Geschwister	2 J. ♀	Angeb. Untersch.-Verbiegung rechts	Haut ist übersät mit Pigmentflecken und weichen Tumoren
		15. J. ♂	Tibiaps. rechts nach Fall	Brauner Hauttumor unterh.d.Brustwarze
Ducroquet et Cottard Fall 3	Vater u. Sohn	65 J. ♂	Ps. re. Untersch. mit Verkürzung seit Geburt. Vater soll an gleicher Erkrankung gelitten haben	Pigmentflecke, Hauttumoren. Zahlreiche Neurome
Silfverskiöld	Vetter u. Base	1½ J. ♀	Angeborene zunehm. Verbiegung, nach Op. Ps. Vetter besitzt gleiche Deformität, aus der sich nach Op. Ps. entwickelte	
Lindemann Fall 1, 2, 3	Tante und 2 Neffen (vgl. Sippentafel, Abb. 24	8 Mon. ♂	Crus varum congen., das nach ½ J. brach	angeb. Leistenbruch
		10 J. ♀	angeb. U.Sch.Ps. links, 3mal erfolglos operiert	
		3. J. ♂	Crus varum links, aus dem sich die Ps. entwickelte	

Nur so kann sich herausstellen, ob es sich um 2 Erbleiden handelt, die als korrelierte Mißbildung, aber auch unabhängig voneinander als selbständige Leiden auftreten.

5. Familiäres Vorkommen.

Angeborene Unterschenkelpseudarthrosen sind mehrfach in der gleichen Familie festgestellt worden (Tabelle 1). Gemessen an der Gesamtzahl aller Pseudarthrosen erscheint die Zahl gering, doch sollte man nicht übersehen, daß planmäßige Familienforschung jüngeren Datums und bei diesem Leiden nur vereinzelt (*Ducroquet* u. *Cottard*) durchgeführt wurde. Bei der Seltenheit der Pseudarthrose reicht *familiäres Auftreten* zum Nachweis der *Erblichkeit* aus. *Lindemann,* der in einer Sippe 3 Kranke mit linksseitiger Unterschenkelpseudarthrose fand (Abb. 25), folgert daraus, daß das angeborene *Crus varum* eine *erbbedingte* und *vererbbare* Mißbildung ist, bei der es sich um eine typische Störung im Aufbau und im Wachstum der Unterschenkelknochen handelt. Über den *Erbgang* sagen die wenigen Beobachtungen nichts Bindendes aus, jedenfalls scheint die

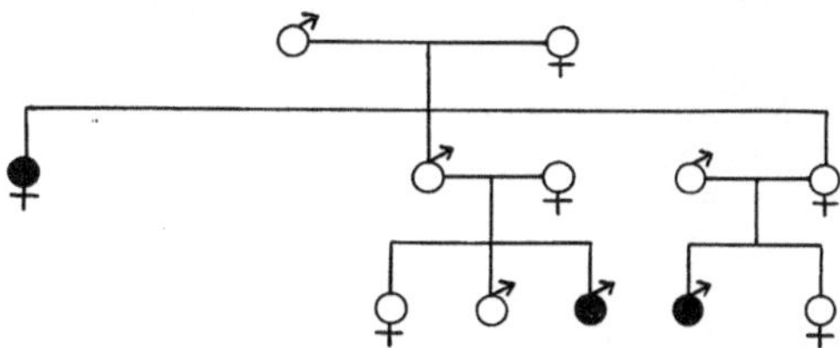

Abb. 25. *Sippentafel* eines familiären Crus varum congenitum. [Nach *Lindemann:* Die Pathogenese der angeborenen Unterschenkelpseudarthrose. Abb. 7. Z. orthop. Chir. **74**, 266 (1943).]

gleichzeitig eine Neurofibromatose dagegen betont ausdrücklich, daß die Probanden frei von Haut- und Nervenschäden waren.

„Penetranz" gering zu sein. 2 mal bestand (*Barber, Ducroquet* u. *Cottard*). *Lindemann*

Es ist in diesem Zusammenhang von Interesse, daß *Aschner* ebenfalls Beweismaterial für die Erbbedingtheit der Hypoplasien und Aplasien langer Röhrenknochen zusammengetragen und rezessiven Erbgang daraus abgeleitet hat. Bis dahin waren diese Aplasien von der Mehrzahl der Bearbeiter auf exogene Ursachen unter Hinweis auf das außerordentlich seltene familiäre Auftreten zurückgeführt worden. Unter rezessivem Erbgang aber kann bei diesen doch recht seltenen Mangelbildungen familiäre Häufung auch nur ausnahmsweise erwartet werden. Überdies wies *Aschner* darauf hin, daß auf Grund ähnlicher Beobachtungen aus dem Tierreich mit geringsten Graden dieser Mißbildungen, mit rudimentärer Ektromelie, gerechnet werden kann, die leicht der Beobachtung entgehen. Eine Sippenuntersuchung von Kranken mit angeborener Unterschenkelverbiegung sollte die Möglichkeit leichtester Unterschenkeldysplasien daher berücksichtigen.

Insgesamt also sind die Kenntnisse bei geringem Material äußerst lückenhaft und selbst, wenn sich eigenständige Erblichkeit bestätigt, kennen wir damit nur eine Eigenschaft (*Debrunner*), die uns wertvolle Aufschlüsse zu geben vermag, die eigentliche Ursache bleibt dennoch unbekannt.

IX. Formale Entwicklung der Pseudarthrose aus der angeborenen Verbiegung.

So sehr auch die letzte Ursache der Knochenstörung im Dunkeln liegen mag, kennen wir heute doch wenigstens eine der Bedingungen, die bei gegebener „Minderwertigkeit" des Knochens wesentlichen Anteil an seinem Verfall hat: die mechanischen Kräfte, die durch muskuläre und statische Belastung auf den Knochen einwirken. Man darf annehmen, daß schon die intrauterine Verbiegung des kranken und allzu bildsamen Knochens sowohl durch Druckwirkung im engen Raum wie auch durch Muskelkraft zustandekommt. Dieser Muskelzug kann sich nach der Geburt mit zunehmender aktiver Beweglichkeit voll entfalten. Es ist ohne weiteres klar, daß die Beanspruchung des oft schwer verbogenen

Knochens „unphysiologisch", mechanisch ungünstig sein muß und in einem vermindert widerstandsfähigen Gewebe gesteigerten Abbau hervorzurufen vermag. Ein Vergleich mit den Vorgängen beim Dauerbruch drängt sich auf (*Lindemann*). Die bandförmige Aufhellungszone auf der Höhe der Krümmung, die das erste Zeichen des drohenden Bruches sein kann (*Froelich*, *Brandes*), läßt sich der Umbauzone an die Seite stellen. Für ihre Entstehung reichen die intermittierenden

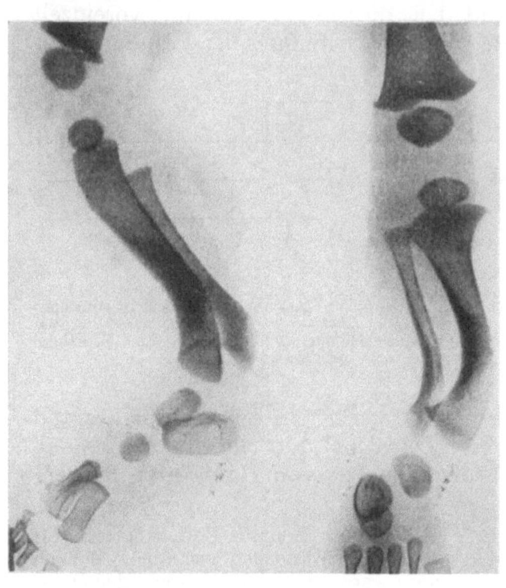

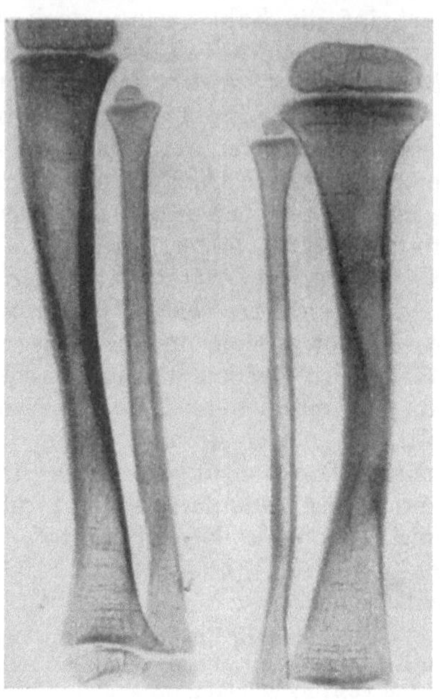

a   c

Abb. 26. *Crus recurvatum congenitum* (a), 3 Wochen nach operativer Aufrichtung und Spanverriegelung (b), Heilungsergebnis 1½ Jahre nach dem Eingriff (c). Aus *M. Grob:* Über die Behandlung der angeborenen Unterschenkelverkrümmung (Crus curvatum congenitum). Schweiz. med. Wschr. 1945, 951.

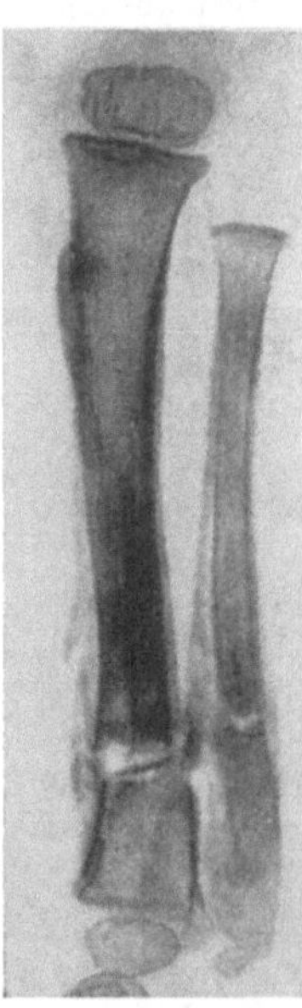

b

„kleinen" Muskelkräfte völlig aus, und die bisherigen feingeweblichen Befunde einschließlich des „Ostitis fibrosa"-artigen, überstürzten Umbaus finden so zwanglos ihre Erklärung. Die röntgenologisch oft sichtbare Verdichtung im gefährdeten Gebiet stellt einen — im Endergebnis erfolglosen — Versuch des Organismus dar, der dauernden Schädigung zu widerstehen.

Spaltbildung und Einbruch folgen den Gesetzen der Mechanik. Daher liegen die Brüche beider Knochen nicht immer in gleicher Höhe, sondern die Wadenbeinpseudarthrose entsteht innerhalb des mehr knöchelwärts gelegenen Krümmungsscheitels. Je nach der Schwere und Lage der Verbiegung kann die Zerstörung des einen Knochens früher als die des anderen vollendet sein und monatelang eine isolierte Fibula- oder Tibiapseudarthrose bestehen.

Ist dann der Bruch — mit oder ohne auslösendes Ereignis — vollständig geworden, unterliegt er den mehr scherenden und damit schädlichen Kräften, und der Abbau schreitet rapide fort. Wenn dann gar die Bruchenden aneinander vorbeigleiten, verschwinden unter allgemeiner Atrophie ganze Abschnitte des nun nicht mehr beanspruchten Knochens bis zu griffelförmiger Zuspitzung.

Den Vorstellungen der Abhängigkeit mechanischer und biologischer Vorgänge begegnet der schwerwiegende Einwand, daß die Pseudarthrose weder unter Ruhigstellung im großen Gipsverband noch nach der gewöhnlichen operativen Anfrischung und Vereinigung der Bruchenden heilt. Tatsächlich aber vermag auch ein noch so sorgfältig angelegter Gipsverband — besonders an den Gliedmaßen des Kleinkindes — die störenden, von der Muskulatur übertragenen Kräfte nicht auszuschalten.

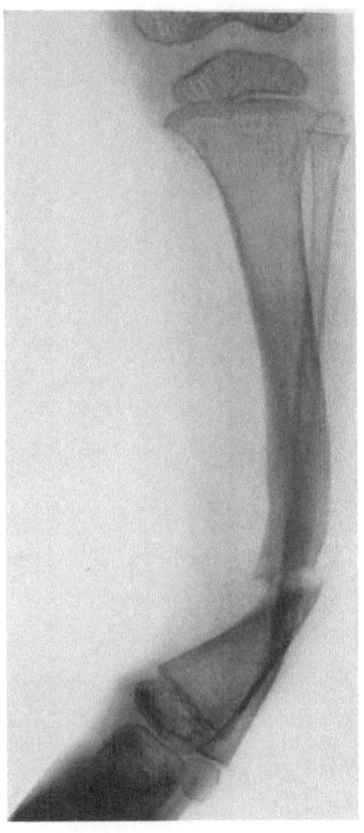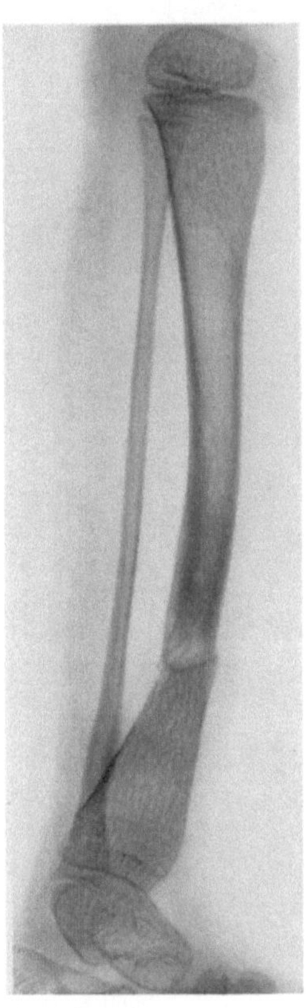

a   b

Abb. 27. *Kongenitale Tibiapseudarthrose.* 4 Jahre altes Mädchen. Spontane Entstehung der Pseudarthrose aus angeborener Verbiegung im 2. Lebensjahr. Pigmentflecke. (Vgl. Abb. 14, Beob. 13.)

Den Beweis erbringen Operationsverfahren, die diese Bedingung erfüllen: stellt man den Unterschenkel durch einen unverrückbar eingepflanzten Span ruhig, so heilt nicht nur der Span ein, sondern auch die völlig unberührte Pseudarthrose wird fest (Abb. 28). In frühen Stadien der Erkrankung, d. h. möglichst vor Einsetzen örtlichen Abbaus, scheint sogar die Ruhigstellung im Gipsverband allein die Pseudarthrose verhüten zu können. Ein Crus valgum congenitum jedenfalls richtet sich unter dieser Behandlung auf (*Debrunner*).

Die besonders von *Pauwels* herausgestellten und theoretisch überzeugend begründeten Gedankengänge von den mechanischen Vorgängen bei der Bruchheilung haben sich also auch für die angeborene Pseudarthrose als sehr fruchtbar und für die Therapie von noch nicht voll abzuschätzendem Wert erwiesen.

X. Behandlung.

Der Grundgedanke ärztlichen Handelns, das „nil nocere", wird selten zu so unbedingter Forderung wie beim Crus varum congenitum. *Jeder Versuch, die Verbiegung auszugleichen, sei es durch schrittweises Redressement, Osteoclasie oder Osteotomie, ja selbst eine Probeexcision, leitet den unaufhaltsamen Zerstörungsprozeß ein,* der um so größere Ausmaße annimmt, je früher der Bruch erfolgt.

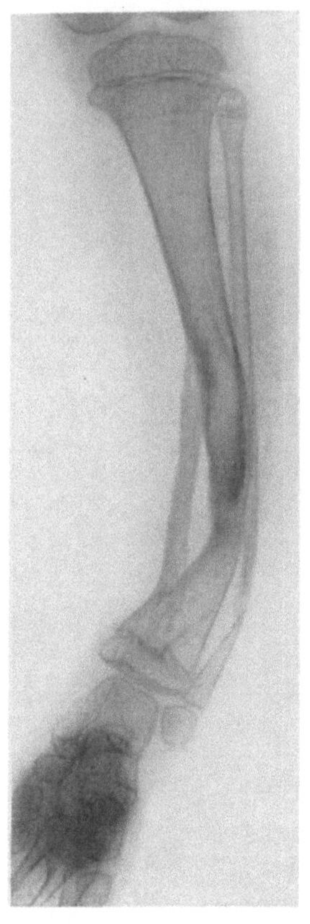
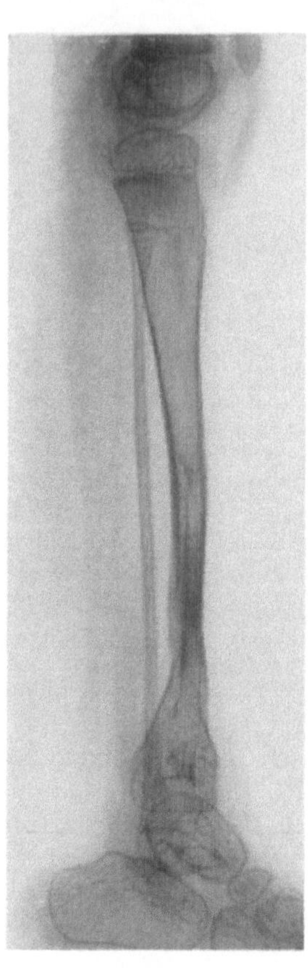

a   b

Abb. 28. *Kongenitale Tibiapseudarthrose in Heilung* nach Umgehungsspanplastik der Tibiapseudarthrose. Die unberührte Pseudarthrose nach Einheilung des ｜Knochenspans in Konsolidation. Zustand 9 Monate nach Operation. (Vgl. Abb. 26, Beob. 13.)

Noch wissen wir nicht sicher, ob der Verfall des aufbaugestörten Knochens regelmäßig durch frühzeitigen Schutz des Gliedes aufgehalten werden kann, oder ob er wirklich „schicksalsmäßig" und unabwendbar auftritt. Bisher ist kein überzeugender Fall bekannt, bei dem der Bruch des angeborenen O-Beines *endgültig* verhütet werden konnte. Wohl aber wissen wir, daß das rekurvierte Bein, das, wie oben dargestellt, dem Formenkreis des „Crus varum" zuzurechnen ist, aus eigener Kraft unter dem Schutz des Gipsverbandes *im Laufe des Wachstums sich streckt, gerade richtet und den Knochenaufbau festigt.* Es ist schließlich vom gesunden Bein nicht zu unterscheiden. Alles deutet darauf hin, daß auch bei dem prognostisch ungünstigeren O-Bein die Pseudarthrose verhütet werden kann, wenn man dem Organismus die durch Gewaltmaßnahmen so leicht zerstörbaren schwachen Aufbaukräfte erhält und ihn durch zweckmäßige Verbände vor äußeren Schädigungen schützt.

Die Behandlung muß beginnen, sobald die Diagnose feststeht, am besten also unmittelbar nach der Geburt, denn schon in den ersten Lebenswochen kann der Abbau einsetzen. Hinreichende Ruhigstellung ist beim Säugling und Kleinkind nur mit dem Beckenbeingipsverband zu erzielen. Röntgenkontrollen beim Verbandwechsel werden Auskunft über den Heilverlauf und einen Anhalt geben, wann man zum einfachen hohen Beingipsverband übergehen kann. Gefährdet ist besonders das Zeitalter der Aufrichtung. Gehversuche wird man zunächst nicht ohne Beckengipsverband erlauben dürfen. Wenn das Röntgenbild guten und durchgehenden Normalaufbau in der ganzen Biegungszone zeigt, kann der Gipsverband durch einen Schienenhülsenapparat ersetzt werden. Da der *Umformungsprozeß sich über Jahre erstreckt*, wird dieser Wechsel nicht vor dem dritten bis fünften Lebensjahr erfolgen können, eher später als früher, denn mit jedem abnehmbaren Apparat ist die Gefahr verbunden, daß er nicht dauernd getragen wird. Überhaupt stellt das Leiden hohe Anforderungen an die Geduld von Eltern und Arzt. Nicht eindringlich genug kann man den Erziehern immer wieder die Gefahren zu früher Belastung vor Augen halten. Ein wohlgestaltetes, gebrauchsfähiges Bein lohnt die Beharrlichkeit.[1]

Im Gegensatz zur angeborenen Verbiegung ist nach dem Bruch mit konservativer Behandlung kein Erfolg mehr zu erzielen. Die Hoffnung, mit langdauernder Ruhigstellung doch noch zum Ziel zu kommen, hat sich nicht erfüllt. Resigniert auf jeden operativen Eingriff zu verzichten (*Heath, Löffler, del Torto*), verbieten uns die bisher errungenen Erfolge. Jetzt steht nur noch zur Debatte 1. *wann* und 2. *wie* operiert werden soll.

1. Zeitpunkt der Operation.

Lange Zeit ist die kongenitale Pseudarthrose nach den allgemeinen, jeweils gültigen Grundsätzen der Behandlung unfallbedingter Pseudarthrosen angegangen worden, ohne daß das Lebensalter berücksichtigt wurde. Einzelne sahen die Frühoperation sogar für günstig an (*Hayashi, Nicod, Piqué*). *Kosic* operiert nicht vor dem dritten Lebensjahr, *Camurati, Scott, Lindemann* u. a. nicht vor dem sechsten. In den letzten Jahrzehnten häuften sich die Stimmen, die den Operationstermin möglichst hinauszögern möchten, nach *Henderson* sogar über die Pubertät hinaus. Ganz allgemein hat sich die Überzeugung durchgesetzt, daß *die Heilungsbedingungen mit fortschreitendem Alter günstiger werden* (*Warring*).

---

[1] *Anm.:* Erst während der Drucklegung wird uns eine Arbeit von *Grob* bekannt, die einen in vieler Hinsicht wichtigen Beitrag zum hier abgehandelten Thema darstellt. (Sie bringt u. a. feingewebliche Befunde des gekrümmten und noch nicht gebrochenen Knochens mit Nachweis von Knorpelinseln wie in frühfetalen Diaphysen.) Entgegen der hier vorgetragenen Anschauung empfiehlt *Grob* das *Crus curvatum congenitum frühzeitig operativ aufzurichten*, um die Belastungsverhältnisse zu bessern. Er osteotomiert schonlich mit der Borlochmethode von *Brandes* und stabilisiert das aufgerichtete Schienbein durch einen in eine Knochenrinne eingefügten und mit dem abgehebelten Periost vernähten Periostknochenspan. Mit diesem Verfahren wurde ein Crus *valgum* (!) congenitum bei einem 17 Monate alten Knaben erfolgreich behandelt, nachdem konservative Gipsbehandlung nur einen Teilausgleich der Krümmung erbracht hatte (Abb. 26). Trotz des ausgezeichneten Heilergebnisses stehen einer allgemeinen Anwendung dieses aktiven Verfahrens bei *allen* angeborenen Krümmungen Bedenken entgegen, da ein Crus valgum, wie oben dargelegt, an sich schon günstigere Heilaussichten bietet. Es bedarf erst vorsichtig tastender Versuche von berufener Hand, zu erproben, ob diese Operation beim angeborenen O-Bein verwandt werden darf. Die Spananlagerung gesunden Knochens an das bedrohte Gebiet ist an sich ein fruchtbringender Gedanke, auf den im Zusammenhang mit der Behandlung drohender Pseudarthrosenrezidive unten (Seite 221) eingegangen ist.

Pitzen glaubt, daß die Heilung mit der Umstellung der inkretorischen Drüsen nach Eintritt der Pubertät zusammenhängen müsse und führt als Beleg die Beobachtung Nr. 22 *Stalmanns* an.

Es handelt sich dabei um ein Mädchen mit angeborener linksseitiger Unterschenkelverbiegung, die schon im Alter von 1½ Jahren frakturierte. Mehrfache Pseudarthrosenoperationen blieben ohne Erfolg. Im Alter von 4 bis 6 Jahren entwickelte sich eine Elephantiasis des rechten Unterschenkels. Als das Mädchen 22 Jahre alt war, also gut 20 Jahre nach dem Bruch und 8 Jahre nach dem letzten Eingriff wurde nach dem Eintritt der Periode die schwere Pseudarthrose fest (*Stalmann*). Die Kranke hatte lediglich einen Schienenhülsenapparat getragen. Da gleichzeitig zahlreiche Pigmentflecke der Haut, Hautgeschwülste und Elephantiasis bestanden, ist nach *Stalmann* an der Diagnose der kongenitalen Pseudarthrose kein Zweifel möglich.

Es ist aber doch fraglich, ob man diesem Einzelfall der Spontanheilung einer Pseudarthrose so schwerwiegende verallgemeinernde Bedeutung zumessen darf. Auch sieht man Pseudarthrosen gelegentlich nach Jahren und Jahrzehnten im Schienenhülsenapparat fest werden, nachdem die operativen Heilversuche ergebnislos abgebrochen waren (*Brandt* u. a.).

Die Pseudarthroseneigung des Crus varum congenitum verliert sich auch nicht etwa in der Präpubertät. *Brandes* erlebte noch bei einem 11 jährigen Mädchen spontan Umbauzone und Pseudarthrose nach Osteotomie. Prüft man die bisherigen Heilerfolge kongenitaler Pseudarthrosen der Literatur, so ergibt sich auch keineswegs ein Überwiegen der Heilungsziffer nach der Pubertät.

Von 59 Heilungen mit angegebenem Alter trat 28 mal die Konsolidation vor dem fünften und 18 mal vor dem zehnten Lebensjahr ein.

Wirklichen Wert würden diese Zahlen erst gewinnen, wenn man sie zu den absoluten Zahlen aller in den einzelnen Lebensabschnitten versuchten Eingriffe in Beziehung setzen könnte. Sofort würde sich das Verhältnis zu ungunsten der ersten Lebensjahre verschieben, denn die allermeisten Kinder sind bisher bald nach Eintritt der Pseudarthrose und meist erfolglos operiert worden. Außerdem werden die örtlichen Verhältnisse am Unterschenkel nach Operationen immer schlechter und die Aussichten mit jedem erfolglosen Eingriff immer geringer. Unabhängig von Zweckmäßigkeitserwägungen bleibt aber die für unsere theoretischen Vorstellungen beachtliche Tatsache bestehen, daß die Pseudarthrose in jedem Lebensalter heilbar ist.

Die Verzögerung der Operation bis in die Pubertät ist mit dem großen Nachteil verbunden, daß ein Ausgleich der im Laufe der Jahre immer stärker werdenden Verkürzung durch das Wachstum nicht mehr möglich ist. Funktionelle Beanspruchung und Belastung bleiben für eine gedeihliche Entwicklung des ganzen Beines unentbehrlich. Die Verkürzung wird sich in erträglichen Grenzen halten, wenn belastungsfähige Heilung früher erzielt wird. Daher scheint uns der vermittelnde Vorschlag von *Henderson* der geeignetste: *Einen (!) technisch einwandfreien Eingriff in der Kindheit*, etwa vom sechsten Lebensjahre ab durchzuführen und *weitere Operationen bis zur Pubertät zurückzustellen, wenn der erste Eingriff erfolglos bleibt.*

Bis zum Erreichen des Operationsalters, das im Einzelfall nach der körperlichen Gesamtentwicklung abzustimmen ist, muß ein Schienenhülsenapparat getragen werden. Damit soll die zunehmende Unterschenkelverbiegung ebenso wie die gefürchtete Ausbildung eines Hacken- oder Klumpfußes vermieden werden. Ein milder Lederlaschenzug mag der Verkürzung entgegenwirken. Sorgfältige orthopädische Überwachung gerade in diesen Jahren des Wartens scheint uns für das funktionelle Endergebnis recht bedeutungsvoll.

2. Das operative Vorgehen.

Vergegenwärtigen wir uns noch einmal, daß eine Pseudarthrose mit denkbar ungünstigen funktionellen und biologischen Bedingungen vorliegt, so wird klar, daß *nur Operationsverfahren Aussicht auf Erfolg versprechen*, die a) *optimale mechanische Verhältnisse schaffen* und b) *wertvolles knöchernes Aufbaumaterial an das Bruchgebiet heranbringen*.

Bei der Indikation zur Operation und der Art des Eingriffs unterschied man früher nicht zwischen angeborenen und unfallbedingten Pseudarthroseformen. Die kongenitale Pseudarthrose galt geradezu als Gradmesser für den Wert eines neuen Pseudarthroseverfahrens (*K. H. Bauer*). Viele, angefangen bei der Injektion reizender Flüssigkeiten über Igni- und Elektropunktur bis zur Bolzung etwa mit Elfenbeinstiften gehören der Geschichte an. Ebenso sind alle Eingriffe mit höchsten Mißerfolgsziffern belastet, die eine der oben genannten Bedingungen vernachlässigen: alle Osteotomien, gleich welcher Art, Resektionen und „Anfrischungen" ohne Verwendung plastischen Knochens, lediglich mit Katgut-, Seiden- bzw. Drahtnaht oder Lanescher Platte.

Vereinzelte Heilungen (*Grosse, Hayashi* und *Matsuoka, Stierlin, Henderson* und *Camurati*) vermögen die grundsätzlichen Bedenken mit Rücksicht auf die Unzahl der Mißerfolge nicht zu zerstreuen.

Resektionen sind von vornherein mit dem Nachteil zusätzlicher Verkürzung belastet. Unverrückbare Vereinigung der angepaßten Bruchflächen gelingt an den veränderten Knochen nur schwer, es nimmt daher nicht Wunder, daß von 85 Resektionen nur 7 zur Heilung führten (*d'Antona*, angef. *Camurati, Hayashi-Matsuoka, Sainton, Zippel, Henderson*).

Grundsätzlich anders zu beurteilen ist das Vorgehen *Silfverskiölds*, der das Schienbein weit unterhalb der Pseudarthrose keilförmig osteotomierte, die Unterschenkelkrümmung ausglich und durch Herstellung physiologischer Mechanik die Heilung anbahnte. Osteotomien und die unberührten Pseudarthrosen heilten in seinen 2 Fällen aus, womit die überragende Bedeutung mechanischer Momente auch bei dieser Pseudarthrose unterstrichen wird. Einer allgemeinen Anwendung des bestechend einfachen Verfahrens (Abb. 29/1) steht entgegen, daß Osteotomien auch fernab von der Pseudarthrose nicht ungefährlich sind und die exakte Ruhigstellung durch Gipsverband allein bei größeren Defekten schwer aufrecht zu erhalten ist. Nach Osteotomien im Schienbeinkopf sah *Stalmann* die ursprüngliche Pseudarthrose zwar fest werden, dafür entwickelte sich eine jetzt seit 20 Jahren bestehende Pseudarthrose an der Osteotomiestelle (vgl. Abb. 24).

Der von *K. H. Bauer* angegebenen, von *Valentin* angewandten „*autoplastischen Splittervermehrung*", einer Erweiterung der Kirschnerschen Aufsplitterung war bei angeborener Pseudarthrose kein Erfolg beschieden.

Unter den *plastischen Verfahren* hat die Spanentnahme vom *kranken Schienbein* bis heute ihren Platz behauptet. Die Bildung eines an gestielter Haut hängenden Spanes (*Hoffa*) vom unteren Fragment, wie es *Coenen* erwog, ist bei der Kürze und Schwäche des Schienbeinendes kaum je durchführbar. Günstiger, besonders bei größeren Kindern, erweist sich die *freie* Entnahme eines möglichst langen und breiten Spanes aus dem *oberen* Bruchstück. Bei dieser Spanverriegelung Lexers (Abb. 29/2) oder mit *Spanumkehr* sind immerhin 11 Erfolge erzielt worden (*Henderson, Moutier, Schultze, Graziano, Lubinus, Rostock, Pitzen*). *Lubinus* legt entscheidenden Wert auf Befestigung des Spanes durch Längsnähte, da Umschnürung die Spanernährung gefährdet. Die Verriegelung schafft zwar stabile Verhältnisse, ist aber in der Anwendung auf nicht zu fortgeschrittene Fälle beschränkt und schwächt die an sich schon atrophische Tibia auf weite Strecke.

Das gleiche gilt für die *plastische Verwendung des gleichseitigen Wadenbeines* nach *Hahn* (*Codivilla, Valentin, Langenskiöld, Wilson*). Technisch möglich ist sie nur bei erhaltener kräftiger Fibula, also bei der recht seltenen isolierten Tibia-pseudarthrose.

Ein unter Einpflanzung des Wadenbeinschaftes in den Schienbeinkopf entstehender Valgus läßt sich mit einer unteren Fibulaosteotomie ausgleichen (*Goebell-Schaich*). *Brandes* pflanzt in der ersten Sitzung das Wadenbein oben, nach Heilung in der zweiten Sitzung auch unten ein und erzielte ebenfalls eine Heilung bei kongenitaler Pseudarthrose. Das 2 Jahre belastungsfähige Bein hielt aber einem schweren Sturz nicht stand und wurde schließlich wegen fehlender Konsolidierung amputiert.

Das bei osteomyelitischen und traumatischen Tibiadefekten erprobte Verfahren hat nur selten bei der angeborenen Pseudarthrose Dauererfolg (*Anschütz, Henderson*). Der Umbau des verpflanzten Wadenbeines zu einer dem Schienbein ähnlichen Knochensäule dauert Jahre, bei der kongenitalen Pseudarthrose vielleicht besonders lange, und ebenso lange währt die erhöhte Verletzlichkeit. Zweckmäßiger wird also das Wadenbein als Stütze für plastische Eingriffe am Schienbein erhalten.

Der gestielte „*Hautperiostknochenlappen*" vom anderen Unterschenkel *(Reichel)* hat sich auf die Dauer wegen seiner Umständlichkeit und der erhöhten Infektgefahr nicht durchsetzen können, zumal ihm nicht bessere Erfolge beschieden sind als der freien Autoplastik.

Über Erfolge bei der angeborenen Pseudarthrose berichteten *Reichel, Codivilla, Froelich* (2), *Coenen* (2), *Tillier* (2), *Maragliano.*

Zum *Verfahren der Wahl* hat sich mehr und mehr die *freie Übertragung körpereigenen Knochens* entwickelt. (Abb. 29/3—7). Aus einleuchtenden Gründen bevorzugen die meisten die Entnahme aus dem *gesunden Schienbein.* In besonders gelagerten Fällen können Rippen (*Ryžich*) oder Beckenkamm (*Hallock*) als Transplantat benutzt werden. Dünne Knochenlamellen in Anlehnung an die *Codivilla*sche Manschette verwandten erfolgreich *Rauenbusch, Dujarier, Mauclaire* und nach *Camurati: Vulpius, Rossi, Mathieu.* Der Stabilität wegen sind *Späne ganzer Wandstärke* im allgemeinen wohl günstiger (*Colonna*).

Die vielfältigen Vorschläge für Anpassung und Befestigung des Spanes brauchen nicht alle aufgezählt zu werden, da sich das Vorgehen in den Einzelheiten nach den anatomischen Verhältnissen richten muß. Bei großen Defekten läßt sich ein starker Span als Bolzen in die Markhöhle rammen (*Albee, Henderson, Viñas*) und damit Stabilität für eine gewisse Zeit erzielen. Gegenüber Metallschrauben und Drahtumschlingung bringt vielleicht die Verwendung von Rinderknochenschrauben (*Henderson*) einen Fortschritt.

Jede Spanbefestigung am kranken Knochen gewährt nur für kurze Zeit Festigkeit, da dieser unter Schwund nachgibt. Solcher Gefahr versuchte man durch die Verwendung von 2 und mehr Spänen zu begegnen (*Compère, Makin*). *Henderson* kombinierte die Spanverpflanzung mit der Spongiosaplastik nach *Matti.*

Die Marknagelung nach *Küntscher* führt bei der angeborenen Pseudarthrose nicht zum Ziel, da der Nagel in dem kurzen atrophischen unteren Fragment bald zu wandern beginnt (*Maatz*). Der Marknagel verleiht auch einem außen angelagerten Knochenspan (*Hellner*) nur vorübergehend Halt, vielleicht nur ausnahmsweise bis zur knöchernen Einheilung des Spanes (Abb. 29, 5).

Die *Doppelspanplastik* wurde von *Boyd* unter Berücksichtigung der besonderen Verhältnisse herausgearbeitet, die bei der angeborenen gegenüber der gewöhnlichen Pseudarthrose vorliegen.

Das von *Boyd* in 6 von 7 Fällen (!) erfolgreich angewandte Verfahren gestaltet sich folgendermaßen: Vorbereitung von zwei 11 × 2 cm großen Spänen und von reichlich Knochenbröckeln. Excision der Narben. Anfrischung der Bruchenden und Aufbohren der Markhöhlen unter möglichster Erhaltung der Unterschenkellänge. Krümmungsausgleich ist manchmal erst nach Achillessehnenverlängerung oder Osteotomie des erhaltenen Wadenbeines möglich. Bildung des Bettes für die Späne zu beiden Seiten der Tibia, wobei hauptsächlich Knochen von den pseudarthrosefernen Abschnitten entfernt werden muß. Der Span soll möglichst weit abwärts reichen ohne die Epiphyse zu verletzen. In diesem Bezirk ist Vorsicht geboten, da der atrophische Knochen eingepreßt zwischen den beiden Spanenden supramalleolär

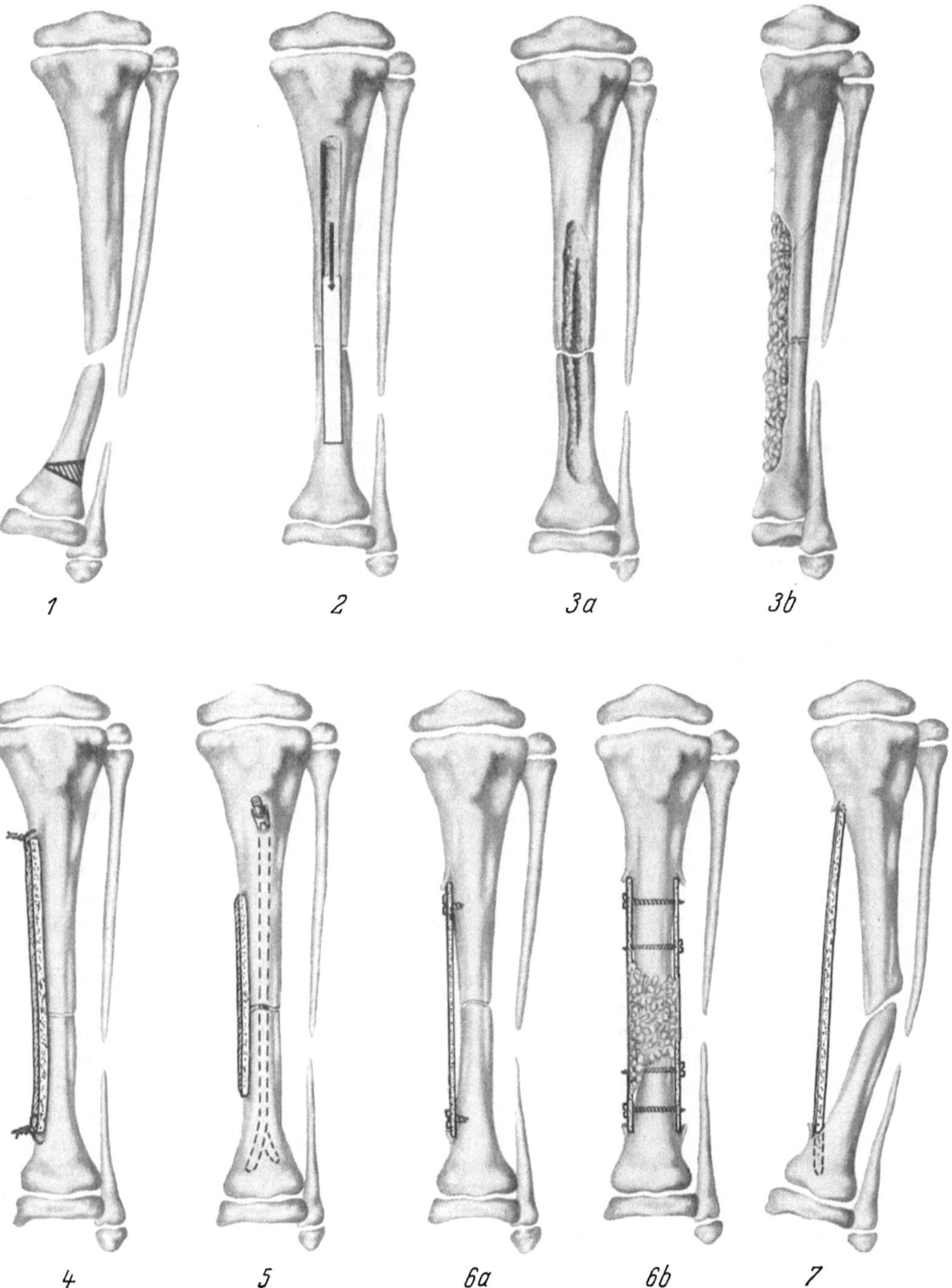

Abb. 29. *Schema der Operationen zur Behandlung angeborener Unterschenkelpseudarthrosen.*
1. Metaphysäre Keilosteotomie.
2. Spanverriegelung.
3. Knochensplitterspongiosaplastik:
   a) Vorbereitung des Lagers,
   b) ausgefüllte Knochengrube
4. Freie Knochenspanplastik.
5. Marknagelung und Knochenspan.
6. Doppelspan
   a) vorläufige Befestigung des ersten Knochenspanes.
   b) Auffüllung mit Knochensplittern nach Verschraubung beider Späne.
   7. Umgehungsspan.

brechen kann (Frakturen in 2 Fällen heilten aber prompt). Zunächst wird der eine Span mit 2 kleinen Schrauben vorläufig befestigt (Abb. 29, 6a), die dann nach Einpassen des zweiten Spanes durch je 2 lange Schrauben ersetzt werden, welche durch beide Späne und den Schienbeinschaft hindurch fassen. Alle verbleibenden Räume zwischen den Spänen und den Bruchenden werden mit Knochenbröckeln ausgefüllt (Abb. 29, 6b).

Diese — allerdings eingreifende — Operation erfüllt die beiden Grundforderungen der mechanischen Feststellung und Auffüllung mit rasch verwertbarme osteogenetischen Material in idealer Weise. Die osteoporotischen Bruchenden liegen zwischen den Spänen wie in einer Zwinge und die (weitab von der Pseudarthrose eingefügten) Schrauben finden auf genügend lange Zeit einen festen Halt. Selbst wenn ein Span zum Teil resorbiert wird, ist Heilung immer noch möglich.

Das Prinzip der *Mattischen Spongiosaplastik* hat *Hallock* für die kongenitale Pseudarthrose ausgearbeitet. Er sieht den Hauptvorzug in dem wesentlich schnelleren Einbau kleinerer Knochenstückchen gegenüber großen Spänen. Er frischt die Pseudarthrose sparsam an, bis die Krümmung ausgleichbar wird und bildet weit in gesunde Schaftbezirke eine tiefe, breite Grube hinein, die mit Beckenkammstückchen ausgefüllt wird. Die lockere Periostnaht soll Lücken lassen für einwachsendes Granulationsgewebe. Bei den 5 Kindern im Alter von $2\frac{1}{2}$ bis 9 Jahren mit Pseudarthrosen wurden die Pseudarthrosen 4mal fest, mehrfach allerdings erst nach Wiederholung des Eingriffs (*Warring*). Diese überraschend hohe Heilungsziffer rückt die Plastik *Mattis* in den Kreis der zu erprobenden Verfahren, obwohl ernste Bedenken mit Rücksicht auf die erschwerte Ruhigstellung bestehen. Auf jeden Fall wäre die Operation auf beginnende Pseudarthrosen mit noch schmalem Spalt zu beschränken (Abb. 29, 3).

Gegenüber dieser biologischen Einstellung bestimmen mechanische Erwägungen, die von *Goljanitzki* schon 1922 empfohlene und von *Pauwels* überzeugend begründete Methode der Einpflanzung eines Knochenspanes in der Richtung des auf das Schienbein wirkenden Druckes.

Unter Umgehung der Pseudarthrose wird ein kräftiger Span in der Längsachse des Beines im Schienbein oben und unten subperiostal eingepflanzt. Der Span liegt bei unveränderter Deformität gewissermaßen in der Sehne des Schienbeinbogens und übernimmt den auf das Schienbein wirkenden Druck. Damit sind die Störkräfte ausgeschaltet, die dauernd biegend bzw. drehend auf die Pseudarthrose einwirken, und die Ausheilung setzt ein. Sobald der Span erste Verbindungen an den Pflanzstellen gewonnen hat, heilt die vollständig ruhiggestellte Pseudarthrose aus (Abb. 29, 7).

In allen bisher bekannt gewordenen Fällen (*Schlößmann, Pauwels, Mc. Farland* (2), eigene Beob. 13 Abb. 28) heilte nicht nur der Span ein, sondern auch die unberührte Pseudarthrose wurde fest. Diese zunächst überraschende Tatsache wird mit Ausschaltung der Störkräfte überzeugend erklärt. Es scheint auch, als würde die verbliebene Unterschenkelkrümmung mit dem Wachstum allmählich ausgeglichen, jedenfalls hat sie sich in den Fällen von *Schlößmann* und *Pauwels* im Laufe weniger Jahre deutlich verringert. Die Belastung des Beines erfolgt über den Span in günstiger Achsenrichtung. Dieser Umgehungsspan („by-pass" bone graft, *Mc. Farland*) scheint uns — mindestens in nicht zu fortgeschrittenen Fällen — das Verfahren der Wahl zu sein. Die *Grundstörung* fand bei der Behandlung der angeborenen Pseudarthrosen nur in tastenden Versuchen Berücksichtigung. Periarterielle Sympathektomien führten *Graziano* und *Piqué* durch. Drüsenextrakt empfahl *Graziano*, Thymus *Block*.

3. Nachbehandlung.

Für die *Nachbehandlung* gelten die gleichen Grundsätze wie sie bei der angeborenen Verbiegung dargelegt sind. Nur mit häufigem Gipswechsel, der den Gliedmaßenschwund berücksichtigt, kann die exakte Ruhigstellung aufrecht erhalten werden. Ein Gehverband ist erst erlaubt, wenn die Späne völlig eingebaut sind und die Pseudarthrose durch strukturierten Knochen überbrückt ist. Der *Schienenhülsenapparat*, der mit Lederlaschen einer etwa fortbestehenden

Biegungsneigung (Antekurvation) entgegenwirkt, muß dann über *viele Jahre*, in der Regel *bis zum Ende des Wachstumsalters* getragen werden, da der *Unterschenkel* auch *nach* scheinbar einwandfreier *Heilung anfällig* bleibt. Die Geschichte der Behandlung erschöpft sich nicht in ermüdend gleichförmigen Aneinanderreihungen ungezählter erfolgloser Eingriffe, allzu oft kehrt in den Krankengeschichten die Angabe wieder, daß noch nach vielen Jahren ein *Rückfallbruch* die endlich erzielte Heilung vernichtete. Wir müssen sogar damit rechnen, daß Rückfälle noch wesentlich häufiger sind, als es der Literatur nach den Anschein hat, da die Beobachtungszeit vielfach zu kurz ist. Erlebte doch *Boyd* bei seinen 6 geheilten Kranken 3 mal einen Rückfall (er konnte allerdings 2 Kranke durch erneute Operation heilen). Die Neigung zu *Rezidiven* kann geradezu als weiteres und letztes *klinisches Symptom der kongenitalen Pseudarthrose* gelten.

Pitzen unterscheidet zwischen Früh- und Spätrezidiv. Hinter dem *Frührezidiv* verbirgt sich aber wohl meist eine *Scheinheilung*, die streng genommen den mißlungenen Heilversuchen zuzurechnen ist. Wesentlich schwerer zu erklären sind die *Spätrezidive* nach jahrelanger Belastungsfähigkeit des Beines. Ausnahmsweise führt ein echter Unfall zum Bruch, das Unfallereignis vollendet nur einen voraufgehenden Zerstörungsprozeß.

So deckte in einer Beobachtung *Nicod*s das Röntgenbild cystischen Umbau auf und *Boyd* konnte die allmähliche Entwicklung einer Umbauzone an Stelle der jahrelang knöchern geheilten Pseudarthrose verfolgen, bis der Knochen im Schienenhülsenapparat brach.

Die Rezidivbruchstelle deckt sich manchmal mit der alten Pseudarthrose, häufiger aber liegt sie entfernt davon z. B. im Bereich einer Metallschraube (*Löffler*, *Warring*), also einer mechanisch gefährdeten Stelle. Refrakturen an solchen künstlich gesetzten Schwachpunkten sieht man gelegentlich auch am gesunden Knochen (*Büttner*). Man wird sich zur Regel machen müssen, nicht resorbierbare Fremdkörper bald nach der Heilung zu entfernen. Mechanische Momente spielen sicher auch bei jenen Rezidiven eine Rolle, da sie auf der Höhe einer verbliebenen Krümmung zustande kommen. Ein nach der Heilung noch gekrümmter Unterschenkel bedarf besonders sorgfältiger Kontrolle.

Soweit orthopädische Überwachung nicht voll gesichert erscheint, sollte jedes Kind mit angeborener Verbiegung oder Pseudarthrose der Krüppelfürsorge unterstehen. Damit wird nicht nur die Möglichkeit gegeben, die apparative Versorgung sachgemäß durchzuführen, sondern auch mit jeder Nachschau eine Röntgenuntersuchung zu verbinden. Eine Zunahme der Krümmung, erneute Sklerosierung oder Einengung der Markhöhle künden den drohenden Umbau an, der sich vielleicht mit sofortiger Gipsverbandbehandlung oder — nach dem einleuchtenden Vorschlag von *Boyd* — durch Anlagerung frischer Knochenspäne an das bedrohte Gebiet verhindern läßt.

Die *Behandlung eines Rezidivs* erweist sich als genau so schwierig wie die Beseitigung der ursprünglichen Pseudarthrose. Die Heilung kann aber mit einem der erprobten Verfahren durchaus gelingen, das nach den örtlichen Verhältnissen des Einzelfalles auszuwählen ist. Warum es erneut zu einer so tief greifenden Heilungsstörung kommt, wissen wir letzlich nicht, es bleibt eines der vielen Rätsel, die uns diese so folgenschwere Erkrankung aufgibt.

XI. Ausblick.

Die düsteren Worte *Scherb*s, daß jeder Versuch einer Korrektur dieser Deformität sicher mit unheilbarer Pseudarthrose und infolgedessen Amputation des Unterschenkels endet, bestehen nicht zu Recht, oder genauer gesagt, bestehen nicht mehr zu Recht. Gewiß sind viele Krankengeschichten bis in die Jetztzeit wahre Leidensgeschichten, die mit der Amputation nicht etwa abgeschlossen sind, doch mehren sich die Berichte über dauerhafte Erfolge mit Beobachtungszeiten von 20 und mehr Jahren (*Camurati, Boyd, Warring*). *Unzweifelhaft ist die kongenitale Pseudarthrose heilbar.* Die angeborene Aufbaustörung mit ihrer letzlich unbekannten Genese bleibt für uns unbeeinflußbar. Mit den ausgearbeiteten Operationsverfahren lassen sich jedoch die mechanischen Störungen ausschalten und die biologischen Aufbaubedingungen verbessern.

Es hat nicht viel Sinn, die ansteigenden Erfolge zahlenmäßig zu belegen, da die kleine Zahl an sich schon eine hohe Fehlerquote mit sich bringt und die Heilungen nicht immer röntgenologisch zweifelsfrei belegt und lange genug überwacht sind.

Mit dieser Einschränkung sind unter den verwertbaren Beobachtungen insgesamt 81 Heilungen zu verzeichnen. Es ist immerhin beachtenswert, daß ein so erfahrener Operateur wie *Putti* 1932 von 11 Mißerfolgen bei 13 Fällen berichten mußte, während *Boyd* 1941 6 seiner 7 Kranken heilte.

An einer weiteren Verbesserung der Ergebnisse auch für die Zukunft zweifeln wir nicht. Sie werden voraussichtlich weniger durch grundsätzliche Änderungen in der Technik als durch richtige Wahl des Operationstermines, Verfeinerung der Verfahren und — nicht zuletzt — durch planmäßige Nachbehandlung erzielt werden müssen.

Auf keinen Fall darf ein Unterschenkel in der Kindheit amputiert werden. Erst wenn eine letzte Operation mit bewährtem Verfahren am Ende des Wachstumsalters scheitert und besonders ungünstige örtliche Verhältnisse, etwa eine chronische Fisteleiterung oder schwerste Verbildungen vorliegen, kann man dem Drängen des Kranken nach Absetzung des unbrauchbaren Unterschenkels nachgeben. Der Kranke muß sich klar darüber sein,daß er den Schienenhülsenapparat nur gegen eine andere Prothese eintauscht.

Das Schwergewicht künftiger Bestrebungen muß in einer planmäßigen *Prophylaxe* liegen. Die Kenntnis des klinisch wohlumrissenen Krankheitsbildes *der angeborenen Unterschenkelverbiegung als Vorstufe der schwer heilbaren Pseudarthrose* muß Allgemeingut aller Ärzte, nicht nur der Fachärzte werden, damit der Boden gelegt werden kann zu einer Frühbehandlung mit dem Ziel, ein gebrauchsfähiges und formschönes Bein zu erhalten.

V. Osteochondrosis vertebrae, hinterer Bandscheibenvorfall und Lumbago-Ischias-Syndrom*.

Von

Heinz Junge - Kiel.

Mit 44 Abbildungen.

Inhalt.

---

* Aus der Chirurgischen Universitäts-Klinik, Kiel (Direktor: Prof. Dr. *R. Wanke*).

Literatur (ergänzt bis Ende 1949).

Abbot, W. D.: Compression of the cauda equina by the ligamentum flavum. J. A. K W. **106**, 2129 (1936.)

Adson, A. W.: Bandscheibenzerreißung mit Prolaps des Nucl. Pulp. als Ursache rezidivierender Ischias. Chir. **12**, 501 (1940).

Aitken, A. P., u. *C. H. Bradford:* End-results of ruptured intervertebrae discs. in industry. Amer. J. Surg. **73**, 365 (1947).

Alajouanine, Th., u. *D. Petit-Dutaillis:* Le nodule fibro-cartilagineux de la face postérieur des disques inter-vertébraux. Presse med. **II**, 1657 (1930).

Alajouanine, Th., R. Thurel, u. *H. Welti:* Radiodiagnostic de la sciatique après remplissage lipiodolé du cul-de-sac lombo-sacrè et des gaines des racines. Presse méd. **II**, 509—511 (1942).

Alajouanine, Th., u. *R. Thurel:* Lumbo-sciatique par hernie discale et anomalies vertebrales. Rev. neur. **79**, 369—70 (1947).

Albertini, A. v.: Spezielle Pathologie der Sehnen, Sehnenscheiden und Schleimbeutel. Henke-Lubarsch Handb. d. spez. path. Anat., Bd. **IX**.

Aleite: Liquor bei Ischias. Diss. Münster 1936.

Alexander, W.: Ischias und Simulation. Med. Klin. S. 142 (1919).

Alpers, B. J., F. C. Grant u. *J. C. Yaskin:* Chondroma of the intervertebral disk. Ann. Surg. **97**, 10 (1933).

Althoff, H.: Die therapeut. Novocainanwendung in der inneren Medizin. Dresden u. Leipzig: Steinkopff 1947.

Altschul, W.: Beitrag zur Behandlung der Ischias. Strahlenther. **56**, 181 (1936).

Andersen, T.: The frequency of prolapsus disci intervertebralis as a cause of sciatica. Acta med. scand. (Schwd.) **104**, 427—461 (1940).

— Further studies on the pathogenesis of sciatica. Acta med. scand. (Schwd.) **110**, 14 (1942).

Anderson, G. C., u. *E. Wexberg:* Protruded intervertebral disk. Report of a case; note on a possible inflammatory etiologie factor. Arch. Surg. **39**, 952 (1939).

Andrae, R.: Über Knorpelknötchen am hinteren Ende der Wirbelbandscheiben im Bereiche des Spinalkanales. Beitr. path. Anat. **82**, 464 (1929).

Antoni, N.: Ett fall av kronisk rotkompression med ovanlig orsak, hernia nucl. pulp. disc. intervertebral. Svenska Läk. Tidn. **28**, 436—442 (1931).

Arnell, S.: Weitere Erfahrungen über Myelographie mit Abrodil. Acta radiol. (Schwd.) **25**, 408 (1944).

— Myelography with watersoluble contrast. Acta radiol. (Schwd.) Suppl. **LXXV** (1948).

Arnell, S., u. *Lidström:* Myelography with Abrodil (Skiodan). Acta radiol. (Schwd.) **XII**, 237 (1931).

Asbury, J.: Spondylolisthesis. J. A. M. A. **88**, 555 (1927).

Axen, A.: Beitrag zur Behandlung der Ischias. Med. Klin. **27**, 657 (1931).

Ayers, C. E.: Lumbosacral backache. New Engl. J. Med. **200**, 592 (1929).

Baastrup, Chr. J.: Proc. spin. vert. lumb. und einige zwischen diesen liegende Gelenkbildungen mit pathologischen Prozessen in dieser Region. Fschr. Röntgenstr. **48**, 430 (1931).

Badgley, C. E.: Articular facets in relation to low back pain mand sciatic radiation. J. Bone Surg. (Am.) **23**, 481 (1941).

Bandi, W.: Beiträge zur Diagnose der lumbalen Bandscheibenprolapse. Schweiz. Med. Wschr. **50**, 1283—88 (1944).

Bär, G. F. J. M., u. *E. M. Heslinga:* Ein extraduraler Varix unter dem Bilde eines Nucl. pulp. Prolaps. Nederl. Tijdschr. Geneesk. **3897** (1941).

Bärtschi-Rochaix, W.: Die Diagnose lumbaler Bandscheibenprolapse und verwandter Zustände. Schweiz. med. Wschr. **II**, 729 (1942).

Bärtschi-Rochaix, W., u. *Weber:* Luftmyelographie. Schweiz. med. Wschr. **971** (1945).

Baker, A. F.: Lesion of the intervertebral disk caused by lumbar puncture. Brit. J. Surg. **24**, 385 (1947).

Bakke, S. N.: Röntgenologische Beobachtungen über die Bewegung der Wirbelsäule. Acta radiol. (Schwd.) Suppl. **13** (1931).

— Spondylosis ossificans ligamentosa localisata. Fschr. Röntgenstr. **53**, 411 (1936).

Ballassa, J.: Ein neues therapeutisches Verfahren zur Behandlung der Ischias. Med. Klin. **1064** (1918).

Bandi, W.: Über die Diagnose des lumbalen Bandscheibenprolapses. Schweiz. med. Wschr. **116** u. **1283** (1944).

Banks, S. W., u. *E. L. Compere:* Lesion of the intervertebr. disk as related to backache and sciatic pains.

Bancroft, F. W., u. *C. Pilcher:* Surgical treatment of the nervous system. Philadelphia: J. B. Lippingcott (1946).

Bannwarth, A.: Zur Ätiologie und Pathogenese der Ischias. Ärztl. Wschr. **417** (1948).

Bardenheuer, K.: Ischias, ihre Behandlung mittels der Nervinsarkokleisis. Dtsch. Z. Chir. **67**, 137 (1902).

Barr, J. S.: Sciatica caused by intervertebr. disk lesion . J. Bone Surg. (Am.) **19**, 323 (1937). Brit. med. J. No.(7, 1247 (1938). J. Bone Surg. 429 (Am.) **29, 429** 1947).

Barr, J. S., u. *W. J. Mixter:* Posterior protrusion of lumbar intervertebral discs. J. Bone Surg. (Am.) **23**, 444 (1941).

Barsony, Th., u. *K. Winkler:* Calcinosis circumscripta lig. nuchae. Fschr. Röntgenstr. **54**, 39.

Bartelink: Myelography and intervertebral disc. herniation Radiology **50**, 202 (1948).

Batts, J. B.: Rupture of nucleus pulposus. J. Bone Surg. (Am.) **21**, 121 (1939).

Bauer, K. H.: Über Thorotrastschäden und Thoratrastsarkomgefahr. Chir. **387** (1948).

Bauer, G., u. *V. Hellsten:* Sympathicusblockade als Hilfsmittel bei der Behandlung von Lumbago und Ischias. Nord. Med. (Schwd.) **601** (1941).

Baum, E.: Chirurgische Behandlung der chron. Ischias. Dtsch. Z. Chir. **228**, 312 (1930). Zbl. Chir. **2876** (1930).

Bauman, G. L.: The cause and treatment of certain types of low back pain and sciatica. J. Bone Surg. (Am.) **6**, 909 (1924).

Bdrna, J.: Unsere Erfahrungen in der Behandlung des Intervertebralplattenvorfalles. Rozhl. Chir. (Tschech.) **20**, 717—726 (1941).

Beadle, O. A.: The intervertebral discs. Med. Res. Counc. Spec. Rep. **161**, S. 79 (1931).

Begg, M. A., u. *A. C. Falconer:* Röntgenologie der intraspinalen Bandscheibenprotrusionen und die Beziehung zu operativen Befunden (engl.). Brit. Surg. **36**, 225 (1949).

Bembe, C.: Die Stellung der Röntgenbestrahlung in der Ischiastherapie. Med. Klin. **47**, 1174 (1941).

Benedetti, V., u. *O. Maggia:* Esperienze personali sul trattamento della sciatica con l'iniezione di alcohol nello spazio sotto aracnoidea. Gior. ital. Anest. **1**, 585 (1935).

Berg, A.: Contribution to the technique in fusion operations on the spine. Acta orth. scand. (Schwd.) **17**, 1 (1947).

Bergouignan, M., u. *F. Caillou:* Hernie discale et hypertrophie du ligament jaune dans les névralgies sciatiques. Paris méd. **11**, 201 (1941).

Beringer, K.: Schmerzentstehung und Schmerzbekämpfung bei Ischias. Med. Klin. **1947, 682.**

Bertocchi, C.: Anatom. und physiolog. Grundlagen der periduralen Anaesthesie. Boll. Soc. piemont. **1**, 835 (1931).

Biemond. A.: Rückenmarkstumor ohne Sensibilitätsstörungen, verlaufend als Neuritis ischiadica Ndld. Tschr. Gneesk. **II**, 4116 (1928).

Bing: Ischiasdiagnose. Schweiz. med. Wschr. **63**, 806 (1933).

— Lehrbuch der Nervenkrankheiten. 6. Aufl. 1940.

— Kompendium der topischen Gehirn- und Rückenmarksdiagnostik. 12. Aufl. Basel 1945.

Biocca, P.: Alterazioni della colonna vertebrale nelle sciatiche e loro significato. Chir. Org. Movim **28**, 197 (1942).

Biro, M.: Neuritis ischiadica, Neuralgica ischiadica und Hysterie. Dtsch. Z. Nervenhk. **11**, 207—229 (1897).

Blencke, A.: Die Scoliosis ischiadica alternans. Arch. Orth. **18**, 63 (1920).

Blum, F.: Über die Behandlung der Ischias mit epiduralen Injektionen. Münch. med. Wschr. **32** (1910).

Blum, E.: Scheuermann'sche Erkrankung mit Rückenmarksbeteiligung. Schweiz. med. Wschr. **I**, 283 (1936).

Bodechtel, G.: Zur Klinik und Pathologie der Neuralgie und Neuritis. Med. Klin. **45,** 1056 (1942).

Böhmig, R.: Makroskopische und mikroskopische Veränderungen der Wirbelbandscheibe. Z. Orth. **67**, 240.

— Die Blutgefäßversorgung der Wirbelbandscheiben usw. Arch. klin. Chir. **158**, 374 (1930). Arch. path. Anat. **280**, 873 (1931).

Bosworth, D. M.: Clothespin graft of the spine for spondylolisthesis and laminal defects. Am. J. Surg. **67,** 61 (1945).
Bourdillon, J.: Contributions à l'étude de la pathologie du dissoue intervertebrale. Ann. d'Anat. path. **11,** 253 (1934).
Brack, E.: Die Wirbelbandscheiben. Virch. Arch. **272,** 61 (1930).
Bradford u. *Spurling:* Intraspinal causes of low back pain (results in 60 low lumbar laminectomies. Surg. etc. **69,** 446 (1939).
— — The intervertebral disc. Springfield USA., C. C. Thomas (1945).
Bragard, K.: Über das Lasègue'sche Phänomen. Münch. med. Wschr. **1999** (1929).
Brahme, L.: Beitrag zur Kenntnis der Prognose der Ischias. Acta med. scand. (Schwd.) **110,** 1, (1942).
Brandenburg, K.: Hintere Bandscheibenvorfälle (Übersicht). Med. Klin. 1940.
Brav, Molter u. *Newcomb:* The lumbosacral Articulation. Surg. etc. **87,** 549 (1948).
Bresgen: Die Bedeutung der epiduralen Inj. in der Therapie und für die Diagnose der Ischias. Med. Rdsch. **8,** 299 (1948).
Briggs, H., u. *J. Krause:* The intervertebral foraminotomy for relief of sciatic pain. J. Bone Surg. (Am.) **43,** 475 (1945).
Briggs, H., u. *Milligan:* Vertebral fusion operations. J. Bone Surg. (Am.) **26,** 125 (1944).
Brocher, J. E. W.: Myelographie bei Ischias und Lumbago. Fschr. Röntgenstr. **65,** 1 (1942).
— Traumatische Wirbelverschiebungen in der Lumbosacralgegend. Fschr. Röntgenstr. **57,** 523 (1938).
— La sciatique d'origine vertébrale et nerveuse. Helv. med. Acta **7,** 355 (1940).
Bromer, R. S.: Significant skeletal changes in low back and sciatic pain. Radiology **33,** 688 (1939).
Bronson, S.: Diff. Diagnose zw. Discusrupt. u. gewissen Krankh. des Z. N. S. Surg. Chir. N. Amer. **26** (1946).
Brown, H. A.: Enlargement oft the lig. flavum. J. Bone Surg. (Am.) **20,** 325 (1938).
Buckley: Fibrositis, low back and sciatic pain. Practit. **134,** 29 (1935).
Bucy, P. C.: Chondroma of intervertebral disc. J. A. M. A. **94,** 1552 (1930).
Bunts, A. T.: Surgical aspects of ruptured intervertebral disc. Radiology **36,** 604 (1941).
Burns, B. H., u. *R. H. Young:* Backache. Lancet **1947,** 623.
Busch, E.: Über Luftmyelographie bei Discusprolaps. Acta radiol. (Schwd.) **22,** 556 (1941).
— Der lumbale Discusprolaps. Ugeskr. laeg. 165—188 (1949).
Busch, E., u. *E. Christensen:* Die lumbalen Pulposushernien. Zbl. Neurochir. **2,** 53 (1936).
Cacchi, R.: Le hernie del disco intervertebral. Giorn. Chir. med. **1535** (1940).
Calve, J., u. *M. Galland:* Le nucleus pulp. intervertébral. Presse méd. **I,** 520—524 (1930).
Camp, J. D., u. *E. A. Addington:* Intraspinal lesions associated with low back and vsciatic pain, and their localisation by means of lipiodol within the subarachnoid space.
Capener, N.: Spondylolisthesis. Brit. J. Surg. **19,** 374 (1931/32).
— Intractable sciatica due to prolapsed intervertebral disc., treatet by laminectomy. Proc. Soc. Med., Lond. **30,** 1262 (1937).
Catheline: Epidurale Injektion. Enke 1903, Stuttgart.
Cave, H. W.: The surgical treatment of sciatica Surg. Chir. N. Amer. **16,** 681 (1930).
Chaklin: Zit. nach *Priip-Buus.*
Chamberlain, E. W., uu. *B. R. Young:* The diagnosis of intervertebral disc protrusion by intraspinal ingestion of air. J. A. M. A. **113,** 2022 (1939).
Cotugno: De ischiade nervosa commentarius. Vienna 1764.
Chandler: Spinal fusion operations in the treatment of low back pain and sciatica. J. A. M. A. **93,** 1447 (1929).
Chiasserini, A.: L'importanza chirurgica delle hernie del nucl. pulposus e del disco intervertebral. Atti Soc. Rom Chir. 2171—88 (1939).
Chmielewski: Variationen des Lasègue'schen Zeichens. Polska Gaz. Lek. 1922.
Ciarla, E.: Große peridurale und epidurale Injektionen von Sauerstoff als neues Verfahren zur Röntgenuntersuchung (Ital.). Radiol. med. **28,** 247 (1941).
Clavel u. *Ménault:* Névralgie sciatique gauche. Laminectomie:Résection d'une bride étranglant le cul de sac dural.
Cleveland, Bosworth u. *Thompson:* Pseudarthrosen bei lumbosacraler Fusion. J. Bone (Am.) Surg. **2948,** 302 (1948).
Cloward u. *Bucy:* Spinal extradural Cyst and kyphosis dorsalis iuvenilis. Amer. J. Roentgenol. **38,** 681 (1937).
Cochrane, W. A.: Orthopedic aspect of sciatica. Brit. med. J. **4067,** 1251 (1938).
Colonna u. *Friedenberg:* Das Diskussyndrom. Resultat der kons. Behandlung bei Pat. mit positivem Myelogramm. J. Bone Surg (Am.) **31,** 614 (1949).
Coenen, H.: Der hintere Bandscheibenvorfall. Bruns Beitr. **175,** 512 (1944).
Compere, E. L., u. *Keyes D. C.:* Lesion of the intervertebral discs. Amer. J. Roentg. **19,** 774 (1933).

Congdon: Spondylolisthesis. J. Bone. Surg. (Am.) **14**, 511 (1932).

Copleman: Zit. nach Köbcke.

Coste, F., u. *M. Gaucher:* La sciatica dite rhumatismale a-t'elle vècue ? Presse med. 1941, **II**, 1012.

Coventry, M. B., R. K. Ghormley, u. *J. W. Kernochan:* The intervertebral disc, its microscopy, anatomy and pathology. J. Bone Surg. (Am.) **27**, 105, 233, 460 (1945).

Craig, W. M.: Jodölwirkung auf die Meningen. Arch. Psch. Psychiatr. u. Z. Neur. **48**, 799 (1942).

— Dicsprolaps. Amer. J. Surg. N. s. 4999 (1939).

Craig, W. M., u. *Ghormley:* Signifiance and therapy of sciatic pain. J. A. M. A. **100**, 1143 (1930)

Craig u. *Lipmann-Hesse:* Prolaps of intervertebral discs. Brit. med. J. 450, 570 (1948).

Craig u. *Walsh:* Neuroanatomy of sciatica. J. Bone Surg. (Am.) **23**, 417 (1941).

Cramer: Gipsverbandbehandlung bei Ischias. Z. Orthop. **14**, 685.

Crips, E. J.: Zit. nach *Köbcke.* Lancet 6. 10. 45.

Crouzon, O., D. Petit-Dutaillis u. *J. Christopher:* Sur un cas de compression de la queue de cheval d'origine traumatique par un nodule fibrocartilagineux du disque intervertébrale. Rev. neur. **38**, I, 612 (1931).

Cruse, C.: Über die bisherigen Behandlungsmethoden der Ischias und ihre Erfolge. Diss. Kiel 1949.

Curschmann, H.: Behandlung der Ischias. Schmerz, Nark., Anaesthesie **1**, 28 (1928).

— Zur Diagnose der Ischias. Münch. med. Wschr. **79**, 1785 (1932).

Cuturi, L.: Die Novocainausscheidung durch die Nieren bei der periduralen, epiduralen und subcutanen Schmerzausschaltung (ital.). Giorn. ital. Anest. **7**, 1—21 (1941).

Cyriax, J.: Lumbago. Lancet **6**. 10. 45.

Dandy, W. E.: Recent advances in the traetment of ruptured intervertebral discs. Ann. Surg. **118**, 639 (1943).

— Loose cartilage from intervertebral disc simulating tumour of the spinal cord. Arch. Surg. **19**, 660 (1929).

— The treatment of spondylolisthesis. J. amer. med. Assoc. **127**, 137 (1945).

— Concealed ruptured intervertebral disc. J. A. M. A. **117**, 821 (1941).

— Serious complications of rupturated intervertebral discs. J. A. M. A. **119**, 474 (1942).

Danforth, M. S., u. *P. D. Wilson:* The anatomy of the lumbosacralregion in relation to sciatic pain. J. Bone Surg. (Am.) **7**, 109 (1925).

Debrunner, H.: Über Lumbalgien. Schweiz. med. Wschr. **30**, 653 (1945) und Bern: Verlag Hans Huber 1948.

Decoulx u. *Soulary:* Lille chir. **16**, 157 (1948).

Deery, E. M.: Bandscheibenvorfälle. Surg. etc. **77**, 79 (1943).

Déjérine, J.: Les radiculites. Rev. neur. **29**, 321 (1916).

Delherm, L. u. *F. Nilus:* Le traitement électro-radiologique de la sciatique. Presse med. 343 (1932) u. Ref. Zbl. Radiol. **13**, 225.

Delitala, F., u. *A. Bonola:* Ernia del disco e sciatica vertebrale. Bologna: Capelli 1949.

Delmas-Marsalet: 25 cas de hernies méniscale (Bordeaux). Rev. neur. **73**, 456 (1941).

Demianoff: Ein neues Lumbagozeichen. Presse méd. **1933**, 1883.

Demme, H.: Die Ischias. Med. Klin. I, 265 (1942).

Deucher, W. C.: Pathologie des Discus intervertebralis. Acta radiol. (Schwd.) 22 (1941).

Deucher, W. C., u. *J. G. Love:* Pathologic aspects of posterior protrusion of the intervertebral discs. Arch. Path. **27**, 201—211 (1939).

Deutsch, Fr.: Über die Diagnose der Ischias auf Grund der Proben von *Lasègue, Feuerstein* und *Bonnet.* Wien. klin. Wschr. 293 (1921).

Dickson, C. W. E., u. *F. J. Twort:* Thickened lig. flava in low backache and sciatica. Lancet **I**, 1113 (1940).

Dockerty u. *Love:* Pathology of lig. flavum. Proc. Staff. Meet. Mayo Chir. **15**, 161 (1940).

Döring, G.: Neuritis lumbosacralis. Dtsch. Z. Nervenhk. **148**, 171 (1939).

— Zur normalen und pathologischen Anatomie der cerebrospinalen Ganglien. Dtsch. Z. Nervenhk. **156**, 243 (1944).

— Intravenöse Pyramidonbehandlung. Klin. Wschr. 577 (1947).

Dogliotti, A. M.: Periduralanaesthesie. Zbl. Chir. 3141 (1931).

Drescik, A.: Modification nello spacio peridurale dopo ripetute anesthesie peridurali. Giorn. ital. Anest. 4, (1938).

Düttmann: Die peridurale segmentäre Anaesthesie. Zbl. Chir. 530 (1941).

Duncan, W., u. *T. J. Hoen:* New Approach to the diagnosis of herniation of intervertebral disc. Surg. etc. **75**, 257 (1942).

Duus, P.: Die Einengung der For. intervertebralia infolge degenerativer Wirbelprozesse als Ursache von neuralgischen Schmerzzuständen im Bereiche des Schulter- und Becken-gürtels sowie der Extremitäten. Nervenarzt **19**, 489 (1948).

Dyes, O.: Röntgenuntersuchung des Bandscheibenprolapses. Med. Klin. **1,** 24 (1948).
Dzsinich: Histaminiontophorese. Münch. med. Wschr. **81,** 1693 (1934).
Eaglesham, D. C.: Observations on Pantopaque myelography of lumbar disc herniations. Brit. J. Radiol. **17,** 343 (1944).
Echols, D. H.: The neurosurgical treatment of sciatic pain. J. A. M. A. **117,** 1435 (1941).
Echlin, F., u. *A. Fine:* Pantopaque-myelography as an aid in the praeoperative diagnosis of protruded intervertebral discs. Surg. etc. **80,** 257 (1945).
Eaton, L. Mc. K.: Pain caused by disease involving the sensory nerve roots. J. A. M. A. **117,** 1435—39 (1941).
Eiselsberg, A.: Über eine bemerkenswerte Gestaltveränderung nach ausgedehnter Laminektomie wegen Rückenmarktumors. Arch. Orthop. **28,** 132 (1930).
Ekvall, S.: Enquète cliniques sur les cas des sciatiques observée durant les années 1933—1934. Acta med. scand. (Schwd.) 101 (1939).
Elliot, F. A.: Tender muscles in sciatica. Lancet 246 (1944).
Ellmer, G.: Rückenmarkschädigungen durch Erkrankungen der Zwischenwirbelscheiben. Chir. **4,** 805 (1932).
Elsberg, C. A.: Erfahrungen bei der Spinalchirurgie. Surg. etc. **16,** 117 (1913).
Epps: Discdegeneration after lumbar puncture. Proc. Roy. Soc. Med. **35,** 220 (1942).
Erben, S.: Über die Ischiasskoliose. Wien. med. Wschr. 1993 (1909).
— Ischias und verwandte Zustände. Münch. med. Wschr. 1029 (1932).
— Symptomatologie der Ischias. Wien. klin. Wschr. 1934.
— Über Lumbago. Wien. klin. Wschr. **41,** 156 (1928).
Erlacher, Ph.: Zur operativen Behandlung ischialgischer Schmerzen. Wien. med. Wschr. S. 48 (1949).
Everett: Bandscheibenverletzung durch Lumbalpunktion. Proc. Roy. Soc. Med. **35,** 208 (1942).
Ewald, G.: Lumbago, Ischias und Nucleus pulposus Hernie. Dtsch. med. Rdsch. **3,** 64 (1949).
Fading: Zit. nach *Fischer.*
Falconer, M. A., Mc. George and *A. C. Begg:* Beobachtungen über Ursache und Mechanismus von Lumbago und Ischias. J. Neur. **11,** 13—26 (1948).
— — — Zwischenwirbelscheibenvorfälle. Brit. J. Surg. **35,** 225 (1948).
— — — Surgery of lumbar intervertebral disc protrusion. A study of principles and -results. based upon 100. consecutive cases submitted to operation. Brit. J. Surg. **35,** 225—249 (1948).
Falconer, M. A., G. L. Glasgow and *D. S. Cole:* Sensory disturbances occuring in sciatica due to intervertebral disc protrusions: Some observations on the 5. lumbar and 1. sacral dermatomes. J. Neur. (Am.) **10,** 72—84 (1947).
Falconer and *Begg:* Plain roentgenography in intraspinal protrusion of the lumbar intervertebra discs. Brit. J. Surg. **36,** 225 (1949).
Fajerstain: Über das gekreuzte Ischiasphänomen. Wien. klin. Wschr. 41 (1901).
Farell, B. P., u. *W. B. Mc. Cracken:* Fusion bei Bandscheibenprolaps. J. Bone Surg. April 1941.
Feltström, E.: Schnellbehandlung von Lumbago-Ischias. Sv. Läkartidn. (Schwd.) **1942,** 2172—2176.
— Myelografi med Abrodil. Nord. Med. (Schwd.) 1653 (1942).
Fenz, E.: Diff. Diagnose der Ischias. Wien. med. Wschr. I (1939).
— Novocain-Infiltrationen bei örtl. Schmerzzuständen. Neue Ergebnisse der Anaesthesiebehandlung. Erg. Chir. Orthop. 34 (1943).
Ferens (poln.): Über Austritte der Kerne der Zwischenwirbelscheiben. Ref. Z. Org. Chir. 99, 504.
Fernet, C.: De la sciatique et de sa nature. Arch. gén. d. méd. **1,** 385 (1878).
Fick, R.: Handbuch der Gelenke I (1904). G. Fischer, Jena.
Fincher, E. F.: The differential diagnosis of intervertebral cartilago rupture and intraspinal tumors within the lumbosacralcanal. South. Med. a. Surg. (Am.) **12,** 292—303 (1946).
Firica, Th.: Compressions médullaires d' origine rachidienne. Rev. Chir. **8,** 10 (1934).
Fischer, H.: Neue Methoden zur Darstellung von Bandscheibenveränderungen bei Lumbago und Ischias. Schweiz. med. Wschr. **79,** 213 (1949).
Fletcher: Posterior displacement of the 5. lumbar vertebrae. J. Bone Surg. (Am.) **29,** 1019 (1947).
Flores, A.: Compression médullaire progressive à 6 ans de dures par hyperplasie du ligament jaune consécutive à fracture d'une lame vertébrale. Rev. neur. **30,** 664 (1923).
Flothow: Bandscheibenvorfall mit Hypertrophie d. Lig. flavum. Nw. Med. (Am.) **37,** 14 (1938).
Förster, O.: Diagnostik und Therapie der Rückenmarkstumoren. Zbl. Chir. 18, 627 (1921).
Fraenkel, E.: Zit nach *Polgar.*
Franck: Interspinale Osteoarthrosis. Acta orthop. scand. (Schwd.) **XIV** (1943).
Francon, F., u. *R. Merklen:* Considérations sur le diagnostic différentiel de la sciatique et de la coxarthrie. Bull. méd. **41,** 259 (1927).

Frede, M.: Untersuchungen an der Wirbelsäule und den Extremitätenplexus der Ratte. Z. Morph. u. Anthrop. **33**, 96 (1934).

Freiberg, A. H.: Sciatic pain and ist relief by operations on muscle and fascia. J. Bone Surg. (Am.) Arp. 1941. — Arch. Surg. (Am.) **34**, 337 (1937).

Freiberg, A. H., u. *Th. Vinke:* Sciatica and sacroliliac joint. J. Bone Surg. (Am.) **16**, 126 (1934).

Freund: Röntgenbehandlung der Ischias. Wien. klin. Wschr. 1611 (1907).

Friberg, S.: Studies on Spondylolisthesis. Acta chir. scand. (Schwd.) 1939.

— Low back pain and sciatic pain caused by intervertebral disc herniations. Acta chir. scand. (Schwd.) **85**, Suppl. 64 (1944).

— Über Untersuchungen der Eiweißkonzentration im Liquor bei lumbalen Bandscheibenprolapsen. Acta chir. scand. (Schwd.) **87**, 128 (1942).

Friberg, S., u. *C. Hirsch:* On late results of operative treatment for intervertebral disc prolapses in the lumbar region. Acta chir. scand. (Schwd.) **93**, 161—168 (1946).

Friedl, E.: Ist die Form der Lendenwirbelquerfortsätze 3 und 4 konstant? Arch. Orthop. **37**, 471 (1937).

Fritz, H.: Über Ischiasdiagnose. Bruns' Beitr. 143 (1928).

Frugonti, P., u. *A. W. Adson:* Frattura del disco intervertebral con prolasso del nucleus pulposus. Arch. ital. Chir. **52**, 186 (1938).

van Gelderen, Chr.: Ischias und Hernie des Nucl. pulp. Bruns' Beitr. **176**, 167 (1944).

Gellmann, M.: Injury to intervertebral discs during spinal puncture. J. Bone Surg. (Am.) **22**, 980 (1940).

Ghormley, R. K.: Low back and sciatic pain. Surg. **4**, 139 (1938).

— Low back pain, with special reference to the articular facets, with presentation of an operative procedure. J. A. M. A. **101**, 773 (1933).

Gianturco, C.: Zit. nach *Stimpfl.* Amer. J. Roentgenol. **52**, 261 (1944).

Gierlich, N.: Über eine häufige und leicht verkannte Form der Wurzelischias. Med. Klin. **1928**, 1621.

Giordanengo, G.: Studi sullo spatio peridurale. Chir. Soc. med. **58**, 493 (1934).

Glatthaar: Über Tendinosen. Dtsch. Z. Chir. **258**, 393 (1943).

Glorieux, P.: La hernie posterieur du ménisque intervertebral. Paris: Masson Cie. 1937.

Glorieux, P., u. *Francon F.:* Sciatique rebelle par hernie post. du ménisque intervertebral. Acta baln. pol. **2**, 9—11 (1939).

Göcke, C.: Verhalten der Bandscheiben bei Wirbelverletzungen. Arch. Orthop. **31**, 42 (1932).

Goepel, K. H.: Übergangswirbel der Lendenkreuzbeingegend und Rückenschmerzen. Diss. Kiel 1937.

Gold, E.: Chirurgie der Wirbelsäule. Neue Dtsch. Chir. 54.

Goldwaith, J. E.: The lumbosacral articulation. Boston M. S. J. **164**, 365—372 (1911). J. Surg. W. s. **32**, 37 (1936).

Goff, C. W.: Sciatic neuralgia. Controlled by intraspinal injections of ethyl alcohol. Amer.

Goldwaith, J. E.: Die lumbosacrale Articulation. Bost. med. J. **164**, 365 (1911).

Gräff, S.: Bandscheibe und Trauma. Arch. Orthop. **41**, 70 (1941).

Gräff, H.: Chirurgische Behandlung der Ischias. Bruns' Beitr. **126**, 187 (1922).

Grant, Austin, Friedenberg u. *Hansen:* Correlation of neurologic, orthopedic and roentgenographic findings in displaced intervertebral discs. Surg. etc. **87**, 561 (1948).

Green, G. C., u. *J. R. Gondy:* Treatment of sciatic syndrome by ilitibial fascial band section. Amer. J. Surg. **109**, 1024 (1939).

Grießmann, H.: Chronaxiemessungen bei Bandscheibenvorfällen. Im Druck in Bruns' Beitr. Chir. 1950.

Groh: Chir. Diff. Diagnose der Ischias. 64. Chir. Kongr. 1940. Arch. Klin. Chir.

Groß, A.: Muskelrheumatismus und Muskelschmerz (Myalgie) , Rheumatismus Bd. **26,** Dresden Leipzig: Steinkopf 1943.

Großmann, M.: Perineurale Na Cl-Injektionen bei Ischias. Wien. klin. Wschr. 1254 (1906).

Großmann, M., u. *M. Keschner:* Sciatic syndrom. Arch. Neurobiol. etc. (Sp.) **21**, 398 (1929).

Grünberg: Antipyrinbehandlung der Ischias. Med. Welt **3**, 1149 (1929).

Gudzent: Spina bifida und Ischias. Verl. klin. Wschr. **58**, 249 (1921).

Günther, E.: Pulposushernie und Unfall. Mschr. Unfallhk. **52**, 257 (1949).

Günther, G. W.: Zur Pathologie der Fascien und der ihnen verwandten Gewebe. Bruns' Beitr. **166**, 32 (1937).

Güntz, E.: Die Erkrankungen der Zwischenwirbelgelenke. Arch. Orthop. **34**, 333 (1934).

— Schmerzen und Leistungsstörungen bei Erkrankungen der Wirbelsäule. Enke 1937.

— Fibrinöse Versteifung der Wirbelsäule. Mitt. Grenzg. Med. u. Chir. **42**, 490 (1931).

Günzburg: Physiologische Behandlung der Ischias. Arch. Orthop. **13**, 48—52 (1914).

Guilleminet: Le spondylolisthésis. Rev. Orthop. (Fr.) **23**, 385 (1936).

Guleke, N.: Operationslehre Kirschner Bd. III/1 (1935).

Gurdijan, E. S., und *J. E. Webster:* Lumbal herniations of the nucleus pulposus. Amer.J. Surg. **76**, 235 (1948).
Gussenbauer: Zit. nach *Thomsen.*
Haas: Fusion operations after removal of disc. prolaps. J. Bone Surg. (Am.) **28**, 544 (1946).
Habermann, H.: Über den Nucleus pulposus-Prolaps im Bereich der Lendenwirbelsäule und seine Bedeutung für das Wurzelreizsyndrom. Nervenarzt **20**, H. 7, 289 (1949).
Hadley, L. A.: Pathologic conditions of the spine painful distrubances of intervert. foramina. J. Bone Surg. (Am.) **18**, 428 (1936).
Häußler, G.: Über die Operation des hinteren lumbalen Bandscheibenvorfalles. Chir. **20**, 405—413, (1949).
Haglund, P.: Scoliosis ischiadica. Zbl. Chir. **20**, 132 (1923).
Hallgrimson, S.: A case of pseudospondylolisthesis with affektion of spinal rocts. Acta orthop. scand. (Dän.) **121**, 309 (1941).
Hallock, H.: The diagnosis and treatment of low back pain with sciatica. Surg. Chir. W. (Am.) **17**, 251 ((1937).
Hamby, W. B.: The interlaminal removal of protusions of the intervertebral disc. at the 3 and 5. lumbar interspaces. Surg. etc. **71**, 344 (1940).
Hammerbeck, W.: Der äußerlich sichtbare Bandscheibengewebsprolaps der Wirbelsäule. Arch. path. Anat. 1935.
Hampton, A. O.: Jodized oil myelography. Arch. Surg. (Am.) **40**, 444 (1940).
Hamton, A. O. and *J. M. Robinson:* The roentgenographic demonstration of rupture of the intervertebral disc. into the spinal canal after the injektion of lipiodol. Amer. Roentgenol. **1936**, 36, 782.
Handschin, G.: Ischias und Trauma. Arch. Orthop. usw. **24**, 468 (1927).
Hanke, H.: Fremdkörper im praesacralen Gewebe als Ursache von Pseudoischias. Zbl. Chir. **62**, 2354 (1935).
Hart, A.: Über eine noch wenig bekannte Ursache für Rücken- und ausstrahlende Beinbeschwerden. Hypertrophie des Ligamentum flavum. Arch. klin. Chir. **205**, 137 (1944).
— Der Bandscheibenvorfall und die Hypertrophie des Ligamentum flavum in klinischer und gutachtlicher Hinsicht. Chirurg **3**, 113 (1947).
Hartmann, O.: Behandlung der Ischias. Arch. Orthop. **1**, 408 (1903).
Hawk, W. A.: Spinal compression caused by eochondrosis of the intervertebral fibrocartilago Brain **59**, 204 (1936).
Hecht: Röntgenkontrastmittel. Handb. exp. Pharmak. A. Helffter Erg. Werk 1939 Springer-Verlag Berlin.
Heidenhoffer, J.: Ursächliches zum Lumbago-Problem. Z. Orthop. Bd. **78**, 3, S. 279 (1949).
Heidsieck, E.: Der Nervus obturatorius bei Sacralisation des 5. Lendenwirbels. Z. Orthop. **1935**, 63, 163.
Heile, B.: Der peridurale Raum. Arch. klin. Chir. **101**, 845 (1913).
— Operative Behandlung der Ischias. Dtsch. Z. Chir. 174 (1922).
Heine, J.: Über den hinteren Bandscheibenprolaps. Chirurg **12**, 611 (1940).
Heinrich, A., und *K. Krupp:* Über die neurologischen Symptome bei der Spondylolisthesis Nervenarzt **11**, 63 (1938).
Heldt und *Maloney:* Negative pressure in epidural space. Amer. J. M. Sc. **175**, 371 (1928).
Hellmer, H.: Ein Fall von Verlagerung von Bandscheibengewebe nach hinten. Acta radiol. (Schwed.) **14**, 165 (1933).
Helweg, J.: Ischias. En klinisk studie. Koppel, Kophg. 1920.
Henninger, H.: Die segmentäre peridurale Anaesthesie bei urologischen Operationen. Wien. klin. Wschr. 1148 (1936).
Henschen, C.: Operation der Spondylolisthesis durch vordere transabdominelle transplantative Spanversteifung. Zbl. Chir. **1939**, 882, Bd. 62.
Herbert, J.: A propos des reidives des hernies discales. Mém. Soc. Chir. **73**, 427 (1947).
Hertzler, A. E.: The nature and treatment of sciatic. Amer. J. Surg. **1**, 200 (1926).
Hertz und *Mylechreest:* Zit. nach *Roney.*
Herzog, W.: Zur Morphologie und Pathologie des Lig. flav. Frankf. Z. Path. **61**, 250 (1949).
v. Heuss: Über die Kupierung der frischen unkomplizierten Erkältungsischias auf relationspathologischer Grundlage. Med. Welt **18**, 289 (1944).
Heyman, C. H.: Posterior fasciotomy in the treatment of back pain and sciatic. J. Bone Surg. (Am.) Apr. **1939**, 21, 397.
Hildebrand, A.: Über Osteochondrosis im Bereiche der Wirbelsäule. Fschr. Röntgenstr. **47**, 551 (1935).
Hinricsson, H.: Über den Schmerz durch Nießen bei der durch Bandscheidenvorfall verursachten Ischias. Sv. Läkartidn. 1899—01 (1942).
Hirsch, C.: Zur Frage der Sakralisation. Fschr. Röntgenstr. **44**, 215 (1931).
Hirsch, W. C.: Intervertebral foraminotomy. Acta chir. scand. **94**, 75—80 (1946).

Högler, F.: Über die epidurale Antipepsininjektion bei Ischias. Wien. klin. Wschr. 974 (1922).
Hoessly, H.: Osteoplastische Behandlung der Wirbelsäulen-Erkrankungen. Bruns Beitr. **102,** 163 (1916).
Hoffmann, A.: Zur chirurgischen Behandlung des Nucleus-Pulposus-Prolapses. Zbl. Chir. **74,** 35 (1949).
Hofmann: Über die Gefäßverhältnisse des N.ischiadicus und die Beziehung zur Dehnungslähmung. Arch. klin. Chir. **69,** 677 (1903).
Hohmann, G.: Statistisch mechanische Veränderungen als Ursache ischiasähnlicher Erkrankungen. Zbl. inn. Med. **113** (1935).
Hohmann, G., u. *E. Güntz:* Einseitige Gelenkfortsatzentzündung und schwere Bewegungsstörung. Z. Orthop. **66,** 115 (1937).
Holmes, J. M., u. *B. R. Sworn:* Lumbo-sacral root pain. Brit. med. J. **4459,** 946 (1946).
Horvath: Ultraschallbehandlung der Ischias. Ärztl. Forschg. **11** (1949).
Horwitz, T.: Lesions of the intervertebral disc and lig. flav. of lumbar vertebrae. Surgery **6,** 410 (1939).
Hyndman, O. R.: Pathologie intervertebral disc and its consequences. Arch. Surg. **6,** 410 (1939).
Idelberger, K. H.: Beitrag zur Diagnose und orthopädischen Behandlung des Bandscheibenprolapses. Arch. klin. Chir. u. Dtsch. Z. Chir. **263,** 180 (1949).
Ingebrigtsen, R.: Toksisk arachnoidit efter inj. of iodipin. Nord. med. **9,** 293 (1941).
Jaeger, F.: Über traumatische und krankhafte Veränderungen der Zwischenwirbelscheiben. Münch. med. Wschr. **I,** 991 (1939).
— Disk. Bemerk. 36 Kongr. Dtsch. Orth. Ges. 1947.
— Über Nucleus Pulposus Hernien und Lumbago. Zbl. Chir. **73,** 838 (1948).
— Die Verletzungen der Wirbelsäule unter besonderer Berücksichtigung der Nucleus Pulposus Hernie. Med. Rdsch. **3,** 960 (1949).
Janker: Die Epiphysen der Wirbelkörper und ihre Veränderungen. Fschr. Röntgenstr. **41,** 597 (1930).
Janzen, R.: Zur Klinik der Brachialgien, insbesondere des Scalenussyndroms. Bruns Beitr. 1950 (im Druck).
Jequier, E., u. *J. Rossier:* Deux observations de hernie postérieur d'un disque intervertébrale. Schweiz. med. Wschr. **I,** 273 (1939).
Jespersen, K.: Contracture of the iliotibial fascia in sciatic pain. Acta psychiatr. (Dän.) **19,** 195 (1944).
Joisten, F.: Über persistierende Apophysen an der Lendenwirbelsäule. Arch. Orth. **28,** 622 (1930).
Johnson, R. W.: Posterior luxations of the lumbosacral joint. J. Bone a. Joint Sorg. 708 (1940)
Jonckheere, F., et *R. Lecterqu:* La spondylolyse. Etiologie méconnue de sciatalgie rébelle. J. Chir. etc. (Belg.) 8/9 (1935).
Jung u. *Brunschwig:* Innervation der Wirbelgelenke. Presse méd. **27,** 316 (1932).
Junge, H.: Peridurographie. 61. Tgg. Nordw. Chir. 1948 u. Dtsch. med. Wschr. 682 (1949).
— Die Behandlung der Osteochendrosis vertebrae (Ischiaschirurgie). 16. Sitzg. Med. Ges. Kiel v. 27. 5. 48.
— Anatomie und Pathologie des Lig. flavum. 62. Tagg. Nordw. Chir. 1948.
— Über Wirbelgleiten im Kindesalter nebst Bemerkungen zur operativen Behandlung. Bruns Beitr. klin. Chir. **178,** 61 (1949).
Junge, H., u. *L. Diethelm:* Die Kontrastmittel der Myelographie. Rö.-Blätter **3,** 121 (1949).
— — Wirbelsäulensteckschuß mit eigenartiger Geschoßwanderung im Periduralraum. Zbl. Chir. **74,** 236 (1949).
— — Scalenotomie bei Scalenussyndrom. Bruns's Beitr. 1950 (im Druck).
Junghanns, H.: Pathologie der Wirbelsäule In Henke Lubarsch, Handb. der spez. path. Anat. IX. Bd.
— Nucleus pulposus Prolaps. 62. Tagg. Nordw. Chir. 1948.
— Die Zwischenwirbelscheiben. Chir. **6,** 213 (1934). — Fschr. Röntgenstr. **43,** 275 (1931).
— 5. Lendenwirbel und Bandscheibe. Arch. Orthop. 33, 2.
Jungmichel, G.: Todesfall nach Perabrodilinjektion. Münch. med. Wschr. **87,** 393 (1940).
Karlen: Komplikationen bei intraduraler Perabrodil-Myelographie. Acta chir. scand. **87** (1942).
Kausch: Vordere Freilegung des Wirbelkörpers. Dtsch. Z. Chir. **106,** 346 (1910).
Kazmeier, Fr.: Zur Pathogenese der Polyneuritiden unter besonderer Berücksichtigung des Guillaïm-Barréschen Syndroms. Dtsch. Z. Nervenhk. **160,** 10—12 (1949).
Keegan, J. J.: Dermatome hypalgesia associated with herniations of intervertebral disc. Arch. Neur. u. Psychol. **50,** 67 (1943).
— Relations of nerve roots to abnormalities of lumbar and cervical portions of the spine. Arch. Surg. **55,** 246 (1947).
— Distribution of referred pain. Chlin. Sc. **4,** 35 (1949).
— Sciatica. Lancet **I,** 561 (1941).

Kellgren, J. H.: Preliminary account of referred pains arising from muscle. Brith. M. J. **1**, 325—327 (1938).
— Sciatica. Lancet I, 561—564 (1941).
Kemmler, H.: Vorderer Bandscheibenvorfall der Halswirbelsäule auf traumatischer Grundlage. Mschr. Unfallhk. **45**, 194 (1938).
Key, J. A.: On paraplegia depending on the ligaments of the spine. Guy's Hosp. Rep. **III**, 17 (1938).
Key, J. L. Ford: Experimental lesions of intervertebral discs. J. Bone Surg. (Am.) 621 (1948).
Keyes, D. C., u. *E. L. Compere:* Normal and pathological physiology of nucleus pulposus of intervertebral dis. J. Bone Surg. (Am) **14**, 897 (1932).
Kienböck, R.: Kreuzschmerzen und Ischias. Z. Orthop. **69**, 282.
King, E. J.: Internal fixation at lumbosacral fusion. J. Bone Surg. (Am.) **1948**, 560.
Klein, O.: Ätiologie und Pathogenese der Ischias. Münch. med. Wschr. 1692, 1925.
Kleinberg, S.: Sciatic scolosis due to low backache. Amer. Surg. N. s. **37**, 418 (1937).
— Low back pain and sciatica secundary to a strain in a prespondylolisthesis of the 4. and 5. lumbar vertebrae. Amer. J. Surg. N. s. **45**, 584 (1939).
Kleinschmidt, E.: Phlebalgia ischiadica. Klin. Wschr. 1, 17 (1922).
Klinge: Neuralgiforme Schmerzen bei W. S.-Anomalien. Nervenarzt **6**, 284 (1933).
Knaggs: Zit. nach *Polgar.*
Knutsson, F.: Volum- und Formvariationen des Wirbelkanals bei Lordosierung bzw. Kyphosierung und ihre Bedeutung für die myelographische Diagnostik. Acta radiol. (Schwed.) XXIII (1942).
— Das Myelogramm nach Operation von Diskushernien. Acta radiol. (Schwed.) XXXII 1, 60 (1949).
— Epidurale Kontrastuntersuchung bei Bandscheibenprotrusion im Lendenteil. Acta chir. scand. (Schwed.) **87**, 214 (1941).
Köbcke, H.: Zwischenwirbelscheibenschädigungen. Dtsch. med. Wschr. **71**, 69 (1946).
Környey, J. (ung.): Über die sog. Hernienbildung der intervertebralen Scheibe und über die Hypertrophie des gelben Bandes. Orv. Hetil. 161—164 (1941).
Kocher, T.: Die Verletzungen der Wirbelsäule, zugleich als Beitrag zur Physiologie des menschl. Rückenmarkes. Mitt. Grenzgeb. Med. Chir. 1, 415—480 (1896).
Kohlschütter, R.: Neues über Wesen und operative Behandlung der Ischias. Arch. Orthop. 18, 93 (1920).
Kortzeborn, A.: Schmorlsches Knorpelknötchen unter dem Bilde eines Rückenmarktumors im Gebiete des Halsmarkes. Zbl. Chir. 2318 (1930).
Krayenhühl, H.: Schäden bei Myelographie. Z. Unfallmed. u. Berufskr. (Bern) **34**, 165 (1940).
— Lipiodolschäden. Arch. Nervenhk. **156**, 97 (1944).
Krayenhühl, H., u. *Weber:* Ergebnisse von Prolapsoperationen. Ärztl. Monatshefte (Schweiz) **I**, 20 (1945).
Krebs, W.: Balneo-Therapie der Ischias. Dtsch. med. Wschr. **59**, 492 (1933).
Kristoff, F. V., u. *C. O. Odom:* Variations in the prolaps-syndrom. Surgery **22**, 38 (1947).
— — Ruptured intervertebral disc in the cervical region. A report of 20 cases. Arch. Sutrg. **54**, 287 (1947).
Kühne: Die Zwillingswirbelsäule. Stuttgart: Enke 1936.
Küttner, H.: Beiträge zur Rückenmarkschirurgie. Bruns' Beitr. **142**, 882 (1928).
Kuhlendahl, H.: Zur Diagnostik des Nucl. pulp.-Prolapses. Ärztl. Wschr. 946—55 (1947) und 414 (1948).
Kuhns: Conservative treatment of sciatic. J. Bone Surg. (Am.) Arch. 1941.
Kutomanoff, P. (russ.): Über epidurale Injektionen bei der Behandlung von Rückenmarksneuralgien und der infektiösen Ischias. Ref. Z. Org. Chir. **30**, 525 (1925).
Läwen, A., u. *v. Gaza:* Experim. Untersuchungen über Extraduralanaesthesie. Dtsch. Z. Chir. 111, 289.
Landouzy: Über Muskelatrophie bei Ischias. Arch. gén. de méd. 1, 303, 61875.
Lane, J. D., u. *E. S. Moore:* Transperitoneal approach to the intervertebral disc in the lumbar area. Ann. of Surg. **127**, 537 (1948).
Lange, M.: Ischias und Pseudoischias. Münch. med. Wschr. **79**, 1409 (1932).
— Die kleinen Wirbelgelenke. Stuttgart: Enke (1936).
v. Lanz: Inhalt der Intervertebrallöcher. Arch. Entw. mechan. **118**, (1929).
Lasegue, C.: Considérations sur la sciatique. Arch. gén. d. méd. **2**, 558 (1864).
Laserre: A propos des „fausses sciatiques". Arch. Franco-helge Chir. **31**, 193 (1934).
Laubenthal, F.: Ischias und Bandscheibenvorfall. Klin. Wschr. **26**, 11 (1948).
Lauritzen: Über die Veränderungen der Dura mater spinali bei maximaler Kyphosierung und Lordosierung. Diss. Kiel 1948.
Lehmann: 32. Kongr. Dtsch. Orth. Ges. 1937.
Lenhard, R. E.: End-results study of the intervertebral disc. J. Bone Surg. (Am.) **29**, 425 (1947).

Léri, A.: Sur les injections épidurales de lipiodol. Rev. neur. (Fr.) **1**, 363 (1922).
Lériche: Sympathektomie bei Ischias. Lyon chir. **31**, 62 (1934).
Lewey, F. H.: The mechanism of the interbertebral disc protrusion. Surg. etc. **88**, 592 (1949).
Lewis, M. J., u. *W. J. Taylor:* The treatment of chronic sciatica. Ther. Gaz. (Am.) **37**, 392 (1913).
Liebesny, P.: Ischiassymptome. Med. Klin. **858** (1918).
Liedberg, N.: Klin. Bedeutung des hinteren Bandscheibenvorfalles. Chir. **14**, 193 (1942).
Lievre, J. A.: Les hernies disquales de la région cervicale. Presse méd. **57**, 303 (1949).
Lindblom, K.: Lumbar myelography by abrodil. Acta radiol. (Schwd.) Vol **27**, 1—7 (1946).
— The subarachnoid spaces of the root sheaths in the lumbar region. Acta radiol. (Schwd.) **XXX**, 419 (1948).
— Anatomische Untersuchungen über den Bandscheibenprolaps. Acta radiol. (Schwd.) **22**, 711 (1941).
Lindblom, K., u. *B. Rexed:* Spinal nerve injury in dorso-lateral protrusions of lumbar disks. J. Neursurg. **5**, 413—432 (1948).
Lindgren, E.: Diagnose von Rückenmarkstumoren durch Luftmyelographie. Nervenarzt **1939**, 12, 57.
— Myelographic changes in kyphosis dorsalis iuvenilis. Acta radiol. (Schwd.) **22**, 461 (1941).
Lindgren, St.: Some problems concerning the herniated intervertebral disc from a clinical point of view. Acta Chir. scand. (Schw.) **98**, 295—315 (1949).
Lindstedt, F.: Ätiologie und Pathogenese der Ischias. Acta med. scand. (Schwd.) **53**, 733 (1920). Dtsch. med. Wschr. **46**, 688 (1920).
— Über Ätiologie und Pathogenese der Ischias. Klin. Wsch. **2254** (1926).
Linton, R. R., u. *P. D. White:* Arteriovenous fistula between the right common iliac artery and the inferior vena cava. Arch. Surg. (Am.) **50**, 6—13 (1945).
Lob, A.: Die Zusammenhänge zwischen der Verletzung der Bandscheibe und der Spondylosis deformans im Tierversuch. Dtsch. Chir. **240**, 421, und Dtsch. Z. Chir. **243**, 283.
— Die Wirbelsäulenverletzungen und ihre Ausheilung. Leipzig: Thieme 1941.
Löw, A.: Zwischenwirbellöcher, Spondylarthrose und Neuralgie. Med. Klin. **I**, 870 u. 906 (1937).
van Loon, L.: Kurzer Bericht über Nachuntersuchung bei 25 wegen Bandscheibenprolapses operierten Patienten. Ndld. Tschr. Geneesk. **435** (1942).
Lorenz, A.: Über ischiadische Skoliose. Dtsch. med. Wschr. **39** (1905).
Lortat, L., Jacob u. *G. Sabareanu:* Sciatique radiculaire unilatérale. Presse méd. **2**, 633 (1904).
Love, J. G.: Removal of protruded intervertebral discs without laminectomy. J. Amer. med. Assoc. **113**, 2029 (1939).
— The disc factor in low back pain with or without sciatica. J. Bone Surg. (Am.) **29**, 438—447 (1947).
Love, J. G., C. P. Symonds, C. Golding, J. Mc. Donald, B. Holmes, u. *Ollerenshaw:* Discussion on prolapsed intervertebral discs and protruded intervertebral dis. Proc. Soc. Med. Lond. **32**, 1697—1721 (1939).
Love, J. G., u. *J. D. Camp:* Root pain resulting from intraspinal protrusion of intervertebral discs. J. Bone Surg. (Am.) **19**, 776 (1937).
Love, J. G., u. *M. N. Walsh:* Intraspinal protrusion of intervertebral discs. Arch. Surg. (Am.) **454** (1940).
Lucca, F.: Spondiloartrosi con manifestazioni dolorose lombari et ischialgiche. Med. contemp. (It.) **I**, 179 (1935).
Luckner, H.: Konservative Behandlung des Bandscheibenvorfalles. Med. Klin. **43**, 698 (1948).
Luschka, H.: Die Halbgelenke des menschlichen Körpers. Berlin 1858.
Macey, H. B.: Clinical aspects of protruded intervertebral disc. Arch. Surg. (Am.) **40**, 433 (1940).
Maciewski, A.: Facettektomie in der Behandlung der Ischias. Chir. Narz. Ruchu (Pol.) **12**, 71 (1939).
Major, H.: Die operative Behandlung der durch einen Nucleus-pulposus-Prolaps bedingten Ischias. Med. Rdsch. **1**, 107—111 (1947).
Malcolmson, P. H.: Radiologic study of the development of the spine and patholog. changes of the intervertebral disc. Radiology (Am.) **25**, 98 (1935).
Malmros, R.: Den lumbale Discusprolaps og ligamentaere Rodkompression. Munksgaard Kphg.: 1942.
Maltby, G. L., u. *R. C. Pendergrass:* Täuschungsmöglichkeiten bei Myelographie beim Bandscheibenprolaps. Radiology (Am.) **47**, 35—46 (1946).
Mann: Über das Vorkommen motorischer Störungen bei Ischias mit Einschluß der ischiadischen Wirbelverkrümmungen. Zit. nach *Mutschler.*
Marble, H. C., and *W. A. Bishop:* Intervertebral disc injury: an analysis of 113 industrial cases. J. industr. Hyg. (Am.) **31**, 46—50 (1949).

Mardersteig, K. C.: Spaltbildungen in den Zwischenwirbelscheiben im Röntgenbild. Fschr. Röntgenstr. **52**, 278 (1935).

Martius: Die Kreuzschmerzen der Frau. Leipzig: Thieme 1947.

Mathieu u. *Demirleau:* Chirurgische Behandlung der schmerzhaften Spondylolisthesis. Rev. d'Orthop. (Fr.) **43**, 352 (1936).

Mau, C.: Spätresultate der Albee'schen Operation bei der Spondylitis-Tbc. Dtsch. Z. Chir. **187**, 353 (1924).

Melamed u. *Ansfield:* Posterior displacement of lumbar vertebrae. Surg. etc. **86** (1948).

Mennell: Backache. Churchill London 1935.

Mercer, W.: Spondylolisthesis. Edinbourgh med. J. **43**, 545 (1936).

Merckelbach: Ein Beitrag zur Genese der Hernia nuclei pulposi. Med. Mschr. **10**, 743 (1949).

Meredith, J. M., u. *E. P. Lehmann:* Hypertrophy of the ligamentum flavum. Surg. **4**, 587 (1938).

Mestric, M.: Hernie des Nucleus pulposus. (Serb.-kroat.) Ref. Z. Org. Chir. **94**, 113.

Meyer-Burgdorff, H.: Untersuchungen über das Wirbelgleiten. Leipzig: Thieme 1931.

Meyer-Burgdorff, H., u. *H. Sandmann:* Die Bedeutung der praesacralen Bandscheibe für die Spondylolisthesis. Dtsch. Z. Chir. **245**, 173 (1935).

Meyerding, H. W.: Low backache and sciatic pain associated with spondylohsthesis and protruded intervertebral disc. J. Bone Surg. (Am.) **23**, 461 (1941).

Middleton, G., u. *J. H. Teacher:* Injury to the spinal cord due to rupture of an intervertebral Disc. Glasg. M. J. **I**, 1 (1911).

Milward, F. J., u. *J. L. A. Grout:* Changes in the intervertebral discs following lumbar puncture. Lancet **II**, 183 (1936).

Mixter, W. J.: Rupture of the lumbar intervertebral disc. Etiologic factor for so-called sciatic pain. Ann. Surg. **106**, 777 (1937).

Mixter, W. J., u. *J. B. Ayer:* Herniation or rupture of the intervertebral disc into the spinal canal. N. Engld. J. Med. **213** (1935).

Mixter, W. J., u. *J. S. Barr:* Rupture of intervertebral disc with involvement of spinal canal. New Engld. J. Med. **211**, 210 (1934). 3. intern. neurol. Kongr. 1939.

Mock, H. E.: Low back pain and trauma. Amer. J. Surg. **51**, 779 (1941).

Monnier, M.: Les syndromes radiculalgiques cervico-brachial et lombo-sacré d'origine vertébrale. Schweiz. med. Wschr. **II**, 1480 (1941).

de Morsier, G.: Hyperaesthetische Zonen bei Bandscheibenvorfall. Schweiz. Med. Wschr. **9/10** (1942). Schweiz. Med. Wschr. **719** (1944).

— La dislocation traumatique des disques intervertébraux lombaires avec hernie nucléaire postérieure. Rev. méd. Suisse (rom. **60**, 999 (1940).

de Morsier, G.: Pathogénie des sciatiques et des brachialgies. Les discopathies tramatiques et dégénératives. Schweiz. med. Wschr. **I**, 249 u. 277 (1942).

Müller, W.: Transperitoneale Freilegung eines Wirbelkörpers bei tuberkulöser Spondylitis. Dtsch. Z. Chir. **85**, 128 (1906).

— Weitere Beiträge aus dem Gebiete der Knorpelknötchen. Dtsch. Z. Chir. **235**, 440 (1931).

Mutschler, H. H.: Die Ischiasskoliose und ihre Behandlung. Z. Orthop. **67**, 105 (1938).

Murphy, J. P.: Lumbar intervertebral disc protrusion contralateral to the side of symptoms and signs. Amer. J. Roentgenol. **61**, 77—79 (1949).

Mouchet, A.: Sciatique et chirurgie ou la mise au tombeau de la sciatique essentielle, dite „rhumatismale". Paris Méd. **I**, 229—241 (1941).

Naffziger, H. C., V. Imman u. *J. B. Saunder:* Lesions at the intervertebral dics and lig. flava. Surg. etc. **66**, 228 (1938).

Niedner: Schaltknochen in den Zwischenwirbelscheiben. Fschr. Röntgenstr. **47**, 70 (1930).

Nilsonne, H.: Some views of the problem of sciatica and sciatic scoliosis. Acta orthop. scand. (Dän.) **6**, 184 (1935).

Nitsche, F.: Ischias, Nucleus-Pulposos-Hernie und praesacrale Überflutung. Chir. **20**, 414 (1949).

Norlén, G.: On the value of the neurological symptoms in sciatica for the localisation of a lumbar disc herniation. Acta chir. scand. (Schwd.) Vol. XCI. Suppl. 95.

Nürnberger, F.: Über praesacrale Injektionen zu therapeutischen Zwecken. Münch. med. Wschr. **68**, 230 (1921).

v. Nußbaum: Bloßlegung und Dehnung der Rückenmarksnerven. Dtsch. Z. Chir. **1**, 450 (1872).

Ober, F. R.: Relation of fascia lata to mechanical disabilities of spine. Surg. etc. **4**, 21—32 (1938).

— Fasciotomie for sciatic pain. J. Bone Surg. (Am.) **23**, 471 (1941).

O'Connel, J. E. A.: Sciatica and mechanism of production of clinical syndrom in protrusions of lumbar intervertebral discs. Brit. J. Surg. **30**, 315 (1943). — Brit. med. J. **4438**, 119 (1946).

Odegaard: The absorption of Abrodil in the spinal canal. Acta radiol. (Schwd.) **XXX**, 446 (1948).

Olin, H. A.: The intervertebral disc. Involvement in vertebral fractures and in spinal pathology. Amer. J. Roentgenol. **42** (1939).

Olivecrona, H. The operative procedure in intervertebral disc protrusions. Acta radiol. (Schwd.) **22**, 743 (1941).
— Die Chirurgie des Schmerzes. Acta psychiatr. (Dän.) Suppl. **46**, 268 (1947).
Oppenheim, H., u. *F. Krause:* Über Einklemmung bzw. Strangulation der Cauda equina. Dtsch. Med. Wschr. 697 (1909).
Orbach, E.: Ischias nach Rückgratprellung? Unfallfolge abgelehnt. Mschr. Unfallhk. **38**, 59 (1931).
Otto, E.: Bandscheibenprolaps zwischen 1. und 2. Lendenwirbel mit den Erscheinungen der Querschnittsmyelitis. Münch. med. Wschr. **1938**, 1171.
— Ein Beitrag zur Kenntnis der traumatischen Bandscheibenprolapse. Mschr. Unfallhk. **45**, 573—80 (1939).
Ovens, J. M., u. *H. B. Williams:* Intervertebral spine fascia with removal of herniated intervertebral disc. Amer. J. Surg. **70**, 24 (1945).
Overgaard, Kr.: Beobachtungen und Betrachtungen über Prolapse des Nucleus pulposus und Scheuermannsche Krankheit. Nord. med. Ark. (Schwd.) 593 (1940).
Ownatanian, K. T.: Fragen der Neurochirurgie X, 42 (1946). Ref. Zbl. Chir. 349 (1947).
Pais: Pseudohypertrophie des gelben Bandes als Ursache der Kompression der Cauda. Chir. Org. Movim. **30**, 261 (1946).
Pampari, D.: La protrusione de disco intervertebrale e l'ipertrofia del ligamento giallo. Clin. J. 194 (1941).
Paltrinieri, M.: Sciatica paralizzante da hernia posteriore di un disco lombare. Chir. Org. Movim. **23**, 97 (1937).
Pancenko: Ischialgie als ein Symptom der obliterierenden Endangitis. Med. Klin. **1**, 163 (1941).
Parenti, G. C.: Prime osservazioni di anestesia peridurale con soluzioni gelationose. Ref. Z. Org. Chir. 88, 163.
Paulian: Vorfall der Zwischenwirbelscheiben. Arch. Neur. (fr.; Rum.) **5**, 138 (1944).
Pease, Ch. N.: Injuries to the vertebral and intervertebral discs following lumbar puncture. Amer. J. Dis. Childr. **49**, 849 (1935).
Péchy: Zur Kenntnis der gutartigen Wirbelsäulengeschwülste im Wirbelkanal. Frankf. Z. Path. 37, 562.
Peet, M. M., u. *D. H. Echols:* Herniation of nucleus pulposus. Arch. Neur. (Am.) **32**, 924 (1934).
Peiper, H.: Die Myelographie im Dienste der Diagnostik von Erkrankungen des Rückenmarkes. Erg. med. Strahlenforsch. **II** (1926).
Pendl, F.: Praesacrale Injektionen zur Behandlung der Ischias. Zbl. ges. Chir. **61**, 2139 (1934).
Pennybaker, J.: Sciatica and the intervertebral disc. Lancet **I**, 771 (1940).
Pers, A.: Über chirurgische Behandlung der Ischias. Dtsch. med. Wschr. **34**, 1237 (1908).
Petit-Dutaillier, D.: Quelques réflexions sur les manifestation cliniques, le diagnostic et le traitment des hernies posterieures des disques intervertébraux. Mém. Acad. Chir. Par. **67**, 307—314 (1941).
Petit-Dutaillis, D., u. *B. Pertuiset:* La choix de la meilleure méthode opératoire dans les sciatiques d'orgines discales après l'études des résultats. Mém. Acad. Chir., Par. 73 (1947).
Petit-Dutaillis, D., u. *S. de Seze:* Sciatique et lumbalgies par hernie postérieur des disques intervertébraux. Paris: Masson Cie. 1945.
Petrén, K.: Zit. nach *Norlén.*
Pette, H.: Die akutentzündlichen Erkrankungen des Nervensystems. Leipzig: Thieme 1942.
Pette, H., u. *P. E. Becker:* Zur Symptomatologie und Pathogenese der Neuritis lumbosacralis. Z. Nervenhk. **147**, 1 (1938).
Petter, C. K.: Methods of measiring the pressure of the intervertebral disc. J. Bone Surg. (Am.) **15**, 365 (1933).
Peyton, W. T., u. *D. R. Simmons:* Herniated intervertebral disc. Analyses of 90 cases.
Philippides, D.: Periduralanaesthesie. Chir. 217 (1938).
Pohlmann, R., *R. Richter* u. *E. Parow:* Über die Ausbreitung und Asorption des Ultraschalls im menschlichen Gewebe und seine therapeutische Wirkung bei Ischias und Plexusneuralgie. Dtsch. med. Wschr. **65**, 251 (1939).
Polgar, F.: Über interarcuelle Wirbelverkalkung. Fschr. Röntgenstr. 40, 292.
Popescu, R.: Paravertebrale Injektionen bei der Behandlung der Ischias. Rev. san. mil. (Rum.) **37**, 771—777 (1938).
Popowa, N. N.: Chronische Kreuzschmerzen als Folge von Nucleus pulposis Hernien. Fragen d. Neurochir. X, 37 (1946).
Poppen, J. L.: The herniated intervertebral disc. New Engl. J. Med. 232, 211 (1945). — Surg. Clin. N. Amer. 18, 879 (1938).
Porta, R., u. *C. Chirio:* L'ernia posteriore del disco intervertebrale. Arch. Radiol. (It.) **17**, 1—18 (1941).
Priip-Buus: Über Spondylolisthesis. Acta orthop. scand. (Dän.) **XIV**, 1 (1943).
Prima (estnisch): Rückenmarksschädigung durch Erkrankung der Zwischenwirbelscheibe. Ref. Z. Org. Chir. **66**, 208 (1934).

Püschel, J.: Der Wassergehalt normaler und degenerierter ·Zwischenwirbelscheiben. Beitr. path. Anat. **84**, 123 (1930).
Pugh: Zit. nach *Koebcke.*
Puky: Schwankungen der Körperlänge. Acta orthop. scand. (Dän.) **6**, 338 (1935).
Putti, V.: Die Ischias-Scoliotica, ein Reflex. Wien. med. Wschr. **II** (1940).
— Lumboartrite e sciatica vertebrale. Bologna: Capelli 1936.
Puusepp, L.: 2 cas d'ecchondrome de la région lombaire avec spasme des vaissaux du pied. Bull. Cos. nat. chir. Paris 61, 24—30.
— Kompression der Cauda durch das verdickte Lig. flavum. Fol. Neuropath. Eston **12**, 38 (1932).
Raaf, J.: Our changing ideas concerning protrusion of intervertebral discs. Amer. J. Surg. **51**, 803 (1941).
Reichart: Halbseitige Sensibilitätsstörungen und andere halbseitige Erscheinungen bei Ischias. Münch. med. Wschr. **32** (1919).
Reinhard: Über die Varizen des Nervus ischiadicus und ihre Beziehungen zur Ischias. Münch. med. Wschr. **699** (1918).
Reis, Sahlgren u. *Sjoequist:* Eine Operationsmethode bei Arthrosis deformans. Nord. med. **21**, 557 (1944).
Renton, J. M.: The surgical treatment of chronic sciatica. Brit. med. J. 557 (1921).
Robertson, R. C. L., u. *W. C. Peacher:* Herniation of nucleus pulposus, refinement in operative technique. Surg. **18**, 768 (1945).
Robinson, J. M.: Retropulsion of the lumbal intervertebral discs as a cause of low back pain with unilateral „sciatic radiation". Amer. J. Surg. N. s. **49**, 71 (1950).
Roith: Ischias und Schwangerschaft. Med. Klin. 93 (1906).
Romberg, M. H.: Zur Kritik der *Valleix*schen Schmerzpunkte bei Neuralgien. Arch. Psychiatr. 1, 1—7 (1868).
Römer, K.: Zum Ischiasproblem. Dtsch. Med. Rdsch. **3**, 21 (1949).
Roney: Progress in orthopedic Surgery in 1946. Arch. Surg. (Am.) **58**, 352—372 (1949).
Roofe, P. C.: Innervation of Annulus fibrosus and post. long. ligament. Arch. Neurobiol. etc. (Sp.) **44**, 100 (1940).
Rosenheck, Ch., u. *H. Finkelstein:* Sciatica. A neuro-orthopedic consideration. J. amer. med. Assoc. **84**, 939 (1925).
Rubino, A.: Sindromi neurologiche da ernia del nucleo polposo. Riv. Neur. **10**, 491 (1937).
Rüsken, W.: Behandlung der Nervenkrankheiten durch Röntgentiefenbestrahlung. Strahlenther. **78**, 1 (1948).
Säker, G.: Die Kontrastmittel der Myelographie. Nervenarzt **216** (1947).
— Die Periduralanaesthesie als Therapie bei Ischiassyndrom. Nervenarzt **323** (1947).
Sahlgren, E.: Beror ischias alltid pa lokal affektion av rod eller nerv ? Sv. Läkartidn. (Schwed.) **1137** (1942).
Sahlgren, E., u. *O. S.K. Sjöquist:* Myalgisk trykpunkter vid ischias. Nord. med. Ark. (Skand.) **22**, 1141 (1944).
Saiz u. *Gortan:* Erforschung des periduralen Raumes mit Lipiodol. Z. Neur. **115**, 108 (1928).
Samson, J. E.: Greffe osseuse dans le traitment de la sciatique. Un. méd. Canada **65**, 321—325 (1936).
Sanford, H., u. *P. D. Howard:* Epidurography. A method of roentgenologic visualization of protruded intervertebral disks Radiol. **36**, 712 (1941).
Sashin, D.: Critical analysis of anatomy and pathologic changes in sacroiliac joints. J. Bone Surg. (Am.) **12**, 891 (1930).
Sattler, F.: Kochsalzinjektionen bei Ischias. Fschr. Ther. Jg. **3**, 715 (1927).
Saunders, J. B., u. *V. T. Inman:* Patholgy of intervertebral discs. Arch. Surg. (Am.) **40**, 389 (1940).
Schachtschneider, H.: Der hintere Bandscheibenvorfall in seinen klinischen Auswirkungen. Fschr. Röntgenstr.450, 7.
Schapiro, C.: Sindromo lombo ischialgiche e degenerazione primitiva del disco intervertebrale. Chir. Org. Movim. **23**, 371 (1938).
Scheller, H.: Zur Diagnose des lumbalen discusprolapses. Dtsch. Med. Wschr. S. 249 (1950).
Scherb: Spondylolisthesis, Sacrum acutum, Sacrum arcuatum, Regio lumbosacralis fixa, als häufige Ursachen von Kreuzschmerzen. Zbl. Chir. **50**, 304 (1928).
Scherewsky, A.: Röntgenbefunde bei Ischias. Fschr. Röntgenstr. **39**, 139 (1929).
Schlesinger, K.: Ischialgie und Coxitis. Mitt. Grenzg. Med. Chir. **33**, 611 (1921).
Schlimpert u. *Schneider:* Hohe epidurale Anaethesie. Münch. med. Wschr. **49** (1910).
Schmieden, V.: Chirurgie der Wirbelsäule. Ref. 54, Chir. Kongr. 1930. Arch. klin. Chir. **162** (1930).
Schmorl, G.: Über die pathologische Anatomie der Wirbelbandscheiben. Bruns' Betr. **151**, 360 (1931).

— Über Knorpelknoten an der Hinterfläche der Wirbelbandscheiben. Fschr. Röntgenstr. **40**, 629 (1929).
— Über Verlagerung von Bandscheibengewebe und ihre Folgen. Arch. klin. Chir. 172 (1933).
— Über Chordareste in den Wirbelkörpern. Zbl. Chir. **37**, 2305 (1928).
— Beiträge zur pathologischen Anatomie der Wirbelbandscheiben. Arch. Orthop. **29**, 389 (1931).
— Über Knorpelknötchen an den Wirbelbanbscheiden. Rotschr. Röntgenstr. **38**, 265 (1928).
Schmorl, G., u. *H. Junghanns:* Die gesunde und kranke Wirbelsäule im Röntgenbilde. Leipzig: Thieme 1932.
Schneider, A.: Konservative Behandlung des Bandscheibenvorfalles. Grenzgeb. d. Med. **II**, 11 (1949).
Schneider, H.: Acute traumatic posterior dislocation of an intervertebrale disc with paralysis. Journ. Bone **31**, 566 (1949).
Schober, P.: Kritische Betrachtungen über das Laségue'sche Zeichen. Dtsch. med. Wschr. **66**, 1269 (1940).
Schoen, A.: Die Verkennung des Ischiassyndroms infolge mangelnder Röntgenuntersuchung. Med. Klin. **41**, 388 (1946).
Schöpe, M.: Beitrag zur Klinik der Ischialgie. Wien. klin. Wschr. **729** (1941).
Schoppe, W.: Operative Ischiastherapie. Zbl. d. Grenzg. Med. u. Chir. **19**, 1—63 (1917).
Schrader: Der Bau der Zwischenwirbelscheiben in seinen Beziehungen zur Beanspruchung. Z. Orthop. **53**, 6—42 (1930).
Schrader, E. A.: Die Bedeutung des Bandscheibenprolapses für die Manifestation von arteriellen Durchblutungsstörungen. Dtsch. Z. Nervenhk. **160**, 400—412 (1949).
Schüdel: Ischias scoliotica. Arch. klin. Chir. **38** (1889).
Schüller, J.: Der Pulposus-Prolaps Ursache des Ischiasleidens? Med. Mschr. **3**, 166—167 (1949).
Schümmelfeder, W. u. *N.:* Lebensalter und Wasserhaushalt der Zwischenwirbelscheiben. Chir. **20**, 395 (1949).
Schüssler: Chirurgische Behandlung der Ischias. Dtsch. Z. Chir. **181**, 256 (1923).
Schulz: Kompression der 5. Lumbalwurzel bei Spondylosis. Ref. Ärzteblatt f. Hessen Febr. 1935.
Schuster, W.: Die Einwirkung der Laminektomie auf die Statik der Wirbelsäule. Diss. Kiel 1948.
Schwenkenbecher: Bäderbehandlung der chronischen Ischias. Balneologe **2**, 11 (1935).
Semmes, R. E.: Lateral ruptures of cervical intervertebral discs. Amer. J. Surg. **75**, 137 (1948).
— Diagnosis of ruptured intervertebral discs. without contrast myelography. Yale J. Biol. a. Med. (Am.) **11**, 433 (1939).
Senning, A., u. *O. Sjöquist:* Senresultaten vid disbrack. Nord. med. **34**, 1128 (1947).
de Séze, S.: Sciatique banale et disques lombosacré. Presse Méd. **I**, 570 (1940).
— Sciatiques traumatiques; leur fréquence leur traitement. Conséquences médico-légales. Presse méd. **I**, 219 (1942).
Severin, E.: Degeneration of the intervertebral disks in the lumbar region. Acta chir. scand. (Schwed.) 1939.
Sherwood, K. K., u. *S. U. Berens:* Displacements of nucleus pulposus. West. J. Surg. **45**, 646 (1937).
Shinners, B. M., u. *W. B. Hamby:* The results of surgical removal of protruded lumbar discs. Neurosurg. **1**, 117 (1944).
Sicard, A.: Funiculatis. Mém. Acad. Chir., Par. **67**, (1941).
— Le role de la hernie discall posterieure dans la sacralisation douloureuse. Rev. d'othop. **27**, 192—200 (1941).
— Hernie intrarachidienne des disques intervertébraux. Mém. Acad. Chir. Par. **67**, 314—319 (1941).
Sicard, A., et *J. Forestier:* Méthode génerale d'exploration radiologique par l'huile iodée. Mém. Soc. méd. et Chir. Bord. **46**, 463—469 (1922).
Scoville, Moretz and *Hankins:* Discrepances in Pantopaque-myelography. Radiology 47, 35—46 (1946).
Silbermann, S.: Operative Heilung der Ischias. Wien. klin. Wschr. **650** (1933).
Siegmund, N.: Hinterer Bandscheibenvorfall und Unfall. Mschr. Unfallhk. **43**, 609 (1936).
Simons, B.: Die klinische Bedeutung der Zwischenwirbelscheiben. Arch. Othop. (It.) **35**, 43—49 (1934).
Sjöquist, O.: Den lumbala diskbrackens, Klinik Diagnos samt exstirpation utan laminektomi. Nord. Med. **13**, 687 (1942).
— The mechanism of origin of Laséguees sign. Acta psychiatr. Suppl. **46**, 290 (1947).
Smith, W. C.: End-resultats of certain procedures in the surgery of trauma. Amer. J. Surg. **76**, 619—624 (1948).

Smith, Alan de Forest: Posterior displacement of 5. lumbar vertebra. Bone a. Jount. Surg. **16,** 877—88 (1934).

Smith, M. N., et *Petersen:* Untersuchung bei Kreuzschmerz mit besonderer Berücksichtigung der Differentialdiagnose zwischen lumbocacraler und sacroiliacaler Region. Bone J. Surg. (Am.) **16,** 819 (1924).

Solotuchin: Über die Gefäßversorgung der menschlichen Wirbelsäule. Fschr. Röntgenstr. **47,** 175.

Soule, G., u. *Irving:* Myelography by the use of pantopaque in the diagnosis of disc-herniations.

Speed, Kellog: Spondylolisthesis. Arch. Surg. **37,** 175 (1938).

Spiess: Anaesthesie und Entzündung. Münch. med. Wschr. **1,** 345 (1906).

Spurling, R. G., u. *Grantham:* Ruptured intervertebral discs in the lower lumbar regions. Amer. J. Surg. **75,** 140—158 (1948).

Spurling, R. G., u. *F. K. Bradford:* Neurologic aspects of herniated nucl. pulp. at the 4. and 5. lumbar interspace.

Spurling, R. G., u. *E. C. Grantham:* The end-results of surgery for ruptured lumbal disc. Journ. Neurosurg. **6,** 57—64 (1949). — Amer. J. Surg. **65,** 140 (1948).

— — Neurologic picture of herniations of nucl. pulp. in lower part of lumbar region. Arch. **40,** 375 (1940).

— *Mayfield, F. H.,* u. *J. B. Rogers:* Hypertrophy of ligamenta flava as cause of low back pain. J. A. Med. Ass. **190** (1937).

— u. *W. B. Scoville:* Lateral rupture of the cervical disk. Surg. etc. **78,** 350—358 (1944).

Stalmann: Über Mitschwingung, ein neuartiges Klopfsymptom bei frischen und alten Wirbelsäulenerkrankungen. Münch. med. Wschr. **873** (1924).

Steel, W. M.: Non-operative procedures for the relief of lumbar sciatica. Amer. J. Surg. N. s. **44,** 76 (1939).

Stefan, H.: Ekchondrose einer Zwischenwirbelscheibe. Med. Welt **889** (1940).

Stein: Über die Beziehungen zwischen Ischias, Lumbago-Skoliose. Z. Orth. **25,** 479 (1910).

Steindler, A.: Interpretation of sciatic radiation and syndrome of low back pain. J. Bone Surg. (Am.) **22,** 28 (1940).

Stender, A.: Ischiassyndrom und Bandscheibenprolaps. Berl. Med. Zschr. **85** (1949).

Stengström, R.: Widening of the root defect in lumbar myelogram by abrodil. Acta radiol. (Schwd.) **XXIX,** 303 (1948).

Stettbacher, H. F.: Lumbaler Bandscheibenvorfall. Dtsch. Z. Chir. **259** (1944).

Stimpfel, A.: Der Prolaps des Nucleus pulposus als Ursache der Ischias. Ärztl. Forschg. **309** (1947).

— Die Operation des lumbalen lateralen Nucleus-pulposus-Prolapses unter besonderer Berücksichtigung der interlaminären Fensterung nach Love. Chir. **20,** 397 (1949).

— Die Ischias als chirurgisches Problem. Nervenarzt **552** (1947).

— 36. Kongr. Dtsch. Orth. Ges. 1947.

Störring, F., u. *E. Schorre:* Halbseitensensibilitätsstörungen nach Verletzungen peripherer Nerven. Dtsch. Z. Nervenhk. **159,** 375 (1948).

Stoffel, A.: Neues über das Wesen der Ischias und neue Wege über die operative Behandlung des Leidens. Münch. Med. Wschr. **60,** 1365 (1913).

Stookey, B.: Compression of the spinal cord due to ventral extradural chondromas. Arch. Neur. **20,** 275 (1948).

— Compression of spinal cord and nerv roots by herniations of the nucl. pulp. in the cervical region. Arch. Surg. **40,** 417 (1940).

Stotzer: Arthrosis deformans coxae und Ischias. Schweiz. med. Wschr. **I,** 286 (1936).

Strassburger, J.: Über das Fehlen des Achillessehnenreflexes und seine diagnostische Bedeutung. Dtsch. Z. Nervenhk. **17,** 106 (1900).

Strasser, W.: Ischias. Kritische Sichtung von Diagnose und Therapie. Verl. Liestal 1944, 2. Aufl. Ref. Schweiz. med. Wschr. **1337** (1944).

Strasser, A., A. Weissmann, u. *H. Weiss:* Ischias und ihre Behandlung. Münch. med. Wschr. **1037** (1937).

Streng, H.: Das Verhältnis des N.ischiadiadicus zum M. piriformis und die sogenannte hohe Teilung des Ischias. Ref. Z. Org. Chir. **85,** 342. Duodecim (Helsinki) (finn.) **53,** 797—813 (1937).

Stursberg, H.: Über Wurzelischias. Münch. med. Wschr. **57,** 1776 (1910).

Scolbova-Budinova: Hernien des Intervertebralplättchens in den intravertebralen Raum. Ca. lék. cask. (Tschech.) **895** (1940).

Tamann, H.: Über die Wundheilung im Bereich der Zwischenwirbelscheiben. Arch. Orth. **34,** 356 (1934). Arch. Klin. Chir. **177** (1933).

Tavernier: La hernie postérieure du disque intervertébral. Lyon chir. **37,** 58 (1942).

Taylor, W. J.: The surgical treatment of chronic sciatica. Atlant. med. J. (Am.) **28,** 756 (1926).

Teneff, St.: Trattamento de la sciatalgia con novocain-izzazione periartucolare intervertebrale. Bull. Soc. peimont. Chir. **7,** 381 (1937).

Termier: Traitement des sciatiques rebelles par l'élongation non sanglante. Ref. Z. Org. Chir. **56**, 845 (1932).

Thiébaut, Fr.: La hernie discale est elle la cause ou la conséquence de la sciatique? Paris med. **38**, 417 (1946).

Thode, F.: Ischiasskoliose. Dtsch. med. Wschr. **869** (1907).

Thoma, E.: Die Zwischenwirbellöcher im Röntgenbild, ihre normale und pathologische Anatomie. Z. Orthop. Chir. **55**, 115 (1931).

Thomsen: Verkürzung des Ischias und der ischiocrualen Muskeln. Zbl. inn. Med. **769** (1937).

— Scoliosis ischiadica. Z. Orthop. **60**, Beil. H. 82 (1934).

Thoyer-Rozat, P.: Radiothérapie de la sciatique. Rev. Physiothér. **14**, 90—92 (1938).

Tipplet: Zit. nach *Köbcke.* Brit. med. Journ. 29. 9. 45.

Toprover, G.: Zur Behandlung der primären Ischias durch blutige Dehnung der Nerven. Wien. Klin. Wschr. **400** (1932).

Towne, E. B., Bancroftt u. *F. L. Reichert:* Compression of lumbosacral roots of spinal cord by thickand lig. flav. Amer. J. Surg. **94**, 327 (1931).

Turner: Die Spondylolysis und ihre Bedeutung für die statische Insuffizienz der Wirbelsäule. Z. orthop. Chir. **51**, 23 (1929).

Turyn, F.: Ein neues Ischiaszeichen. Münch. med. Wschr. **76**, 834 (1929).

Übermuth, H.: Die Bedeutung der Altersveränderungen der menschlichen Bandscheiben für die Pathologie der Wirbelsäule. Z. Altersforschg. **1**, 57 (1939).

Uehlinger u. *Gsell:* Spinale Varicose der intra- und extramedullären Venen. Helvet. med. Acta **11**, 85 (1944).

Valls, J. (span.): Neue Auffassungen über Ätiologie und Therapie der Ischias. Rev. oto-neuro oft y de cirurg. neur. **1**, 100—184 (1927).

Vaubel, E.: Zur Lokalisation der Schmerzzustände im Gebiet des Nervus ischiadicus. Dtsch. med. Wschr. **49** (1943).

— Injektionsbehandlung der Ischias. Z. Rheumaf. **4**, 34 (1941).

le Vay: Sciatica. Lancet 22, 1, 44, 116.

de Veer, A.: Wirbelverschiebung nach hinten unter dem Bilde schwerer Ischias. Rö. Prax. **7**, 27 (1935).

Veraguth: Arachnoidose. Schweiz. med. Wschr. 1043 (1944).

Veraguth u. *Braendli-Wyss:* Der Rücken des Menschen. Bern: Huber 1940.

zur Verth: Lumbago. Leipzig: F. GW. Vogel 1931.

Veyrassat, J., u. *F. Ody:* Le Lumbago. Rev. méd. Suisse rom. **48**, 868 (1928).

Virchow, R.: Untersuchungen über die Entwicklung des Schädelgrundes. Berlin: Georg Reimer 1857.

Viviani: Myelographische und encephalographische Versuche mit einer löslichen, schattengebenden Substanz: Abrodil. Zbl. Radiolog. **14**, 792 (1933) Ref.

Vogt: Wirbelverschiebung nach hinten. Acta radiol. (Schwd.) **18**, 227 (1937).

Voßschulte: Anatom. u. funkt. Untersuchungen zum Problem des Wurzelkompressionsyndroms 101. Tgg. Vereinigg. Niederrh. Westf. Chir. 1949.

Vranesik: Ischias und entzündliche Erkrankung im Beckeninnern. Dtsch. Z. Nervenhk. **120**, 38 (1932).

Vulpius, A.: Knochenplastik nach Laminektomie. Zbl. Chir. **41**, 1110 (1914).

Wagner: Die Endigung des Durasackes. Arch. Anathrop. u. Gesch. 1890.

Wagoner, G.: Chronic sciatic pain due to adhesions about the nerve trunk and the results of the removal by operation. Surg. etc. **5**, 609 (1939).

Wahren, H.: Hernie des Nucleus pulposus bei einem 12jährigen Kinde. Acta orthop. scand. (Dän.) **16**, 40 (1945).

— On treatment of sciatica with plaster corsett. Acta orthop. scand. (Dän.) **10**, 286 (1939).

— Über Ischiasskoliose. Acta orthop. scand. (Dän.) **32**, 153 (1930).

Walls, Rambouts et *Petit:* Les funiculalgies rachidiennes dependant de lèsions discales et d'arthrosis interapophysaires. Acta orthop. belg. **4**, 105 (1949). Ref. Surg. etc. Vol. 90 (1950).

Waldenström, H.: Lumbago und Discusvorfall. Acta chir. scand. (Schwd.) 91 (1944).

Walsh, M. N.: Klinische und neurologische Bilder bei Kreuzschmerzen und Ischias. Radiology **33**, 681 (1939).

Wanke, R.: Lumbago und Scalenussyndrom. Arch. Orthop. **38**, 297 (1937).

— Das Scalenussyndrom, ein Beitrag zu statischen Pathologie der Wirbelsäule. Erg. Chir. u. Orthop. Bd. **33**, S. 158 (1939).

Waris, W.: Lumbar disc herniation, clinical studys and late results of 374 cases. Acta chir. scand. (Schwd.) Suppl. 1940.

Warner: Zur Begutachtung des Bandscheibenvorfalls. 36. Kongr. Dtsch. Orthop. Ges. 1947.

Watson-Jones: Zit. nach *Friberg.*

Wawersik, F.: Klinische Diagnose des Pulposus-Syndroms. Med. Klin. 623 (1947).

Weber, G.: Zur Diagnose und Behandlung lumbaler Discushernien. Praxis (Rev. Suisse de Med.) 23 (1948).
— Operative Behandlung lumbaler Diskushernien. Ärztl. Mschr. (Bern) **1,** 20 (1945).
v. d. Werff: Myelography with water-soluble contrast. Acta radiol. (Schwd.) 1949.
Werner, R.: Epidurale Injektion von Calc. gluconicum. Med. Klin. I, 1275 (1941.)
Wiberg, G.: Zusammenhang zwischen Trauma und Zwischenwirbelscheibenvorfall. Sc. Läkartidn. (Schwd.) 1219 (1941).
— Anaesthesie bei Prolaps-Operation. Acta chir. scand. (Schwd.) 1942.
— Rückenschmerzen in ihrer Beziehung zur Nervenversorgung der Zwischenwirbelscheiben. Acta orthop. scand. (Schwd.) **19,** 2, 211 (1949). Ref. Schweiz. med. Wschr. **7,** 188 (1950).
Wiedhopff, O.: Die Ursache und Bedeutung des *Laségue*schen Phänomens bei der Ischias. Klin. Wschr. I, 739 (1927).
— Zur Therapie und Diagnose der Ischias. Bruns' Beitr. **132,** 523 (1924).
Wigand, R.: Perineurale Injektion des Plexus sacralis im spatium retrorectale bei Ischias. (Präsakrale Injektion.)
Williams, P. C.: Reduced lumbosacral joint space. J. amer. med. Assoc. **99,** 1677 (1932).
Willis, T. A.: Anatomical variations and roentgenographic appearence of low back in relation to sciatic pain. J. Bone Surg. (Am.) **23,** 410 (1941).
Wolkoff, K. W. (russ.): Über die operative Behandlung entzündlicher Neuralgien des N. ischiadicus. Ref. Z. Org. Chir. **28,** 79 (1924).
Wood, Jones, F.: Some anatomical considerations of the disposition of the sciatic nerve and femoral artery. Lancet **184,** 752 (1913).
Wright: Zit. nach *Köbcke.*
Yaskin, J. G., u. *A. Finkelstein:* Low back and beg pains, Clinical considerations. Clinics **3,** 261 (1944).
Yeoman, W.: Relation of arthritis of sacroiliac joint to sciatica. Lancet **2,** 1119—22 (1928).
Young, B. R.: Prolaps of intervertebral discs. Proc. Soc. Med. Lond. **40,** 233 (1947).
Young, B. R. u. *M. Scott:* Air myelography. Amer. J. Roentgenol. **39,** 187 (1938).
Zahradnicek: Zit. nach *Priip-Buus.*
Zanoli, R.: L'artrectomie apofisaria nella cura della sciatiche ribelli. Atti Soc. lomb. Chir. **6,** 429—435 (1938).
Zeller: Erfahrungen der Schweizer Unfallversicherungsanstalt mit Discusprolapsen. Diss. Zürich 1948.
Zeno, L. O., u. *O. Cames* (span.): Kompression der Cauda durch einen Tumor der Zwischenwirbelscheibe. Rev. Cir. (It.) **9,** 28—34 (1930).
Zielke, A.: Scheuermannsche Krankheit, Bandscheibenvorfall und Tuberkulose. Chir. 15, 542.
Zlaff, S. (estnisch): Klinische Beobachtungen einiger Zwischenwirbelscheibenveränderungen. Ref. Z. Org. Chir. 80, 15. Fol. neuropath. eston. 15/16, 429—443 (1936).

A. Einleitung.

Die vorliegende Abhandlung geht von der Feststellung aus, daß die pathogenetische Grundlage des im Thema bezeichneten Leidenszustandes die Erkrankung der Wirbelsäule und der Bandscheiben ist, während die nervale Komplikation, die Kompression der Wurzel, lediglich ein wenn auch klinisch am meisten auffallendes Symptom darstellt. Es handelt sich danach zunächst um ein chirurgisch-orthopädisches Problem[1], in zweiter Linie erst um ein neurologisches bzw. neuro-chirurgisches.

Die Verwertung chirurgischer und orthopädischer Gesichtspunkte erwies sich als besonders fruchtbringend, da gerade diese Fragestellungen in vielen der bisher vorliegenden Arbeiten unverdientermaßen in den Hintergrund getreten sind.

Eine zusammenfassende Darstellung unter einem Gesamtgesichtspunkt ist bisher in der deutschen Literatur noch nicht vorhanden, wohl aber dürften in nächster Zukunft mehrfach Stellungnahmen zu dem ganzen Komplex der bandscheibenbedingten Lumbago und Ischias vorgelegt werden. Es wurde daher für notwendig

---

[1] Der Verfasser ist in der glücklichen Lage, als langjähriger früherer Schüler von *Güntz,* eine eingehende Kenntnis der Pathologie der Wirbelsäule im Sinne der *Schmorl*schen Schule vermittelt erhalten zu haben. Andererseits verdankt er dem Direktor der Klinik, Herrn Prof. *Wanke,* fortlaufende Anregung und Unterstützung, da dieser selbst seit vielen Jahren an der Erforschung der klinischen Pathologie der Wirbelsäule maßgeblich beteiligt und interessiert ist.

erachtet, das klinische Material sehr in das Einzelne gehende durchzuarbeiten, um einwandfreie Vergleichsmöglichkeiten zu bieten. Verfasser hat es sich ferner zur Aufgabe gemacht, gerade einige der zahlreichen noch ungeklärten Fragen einer Lösung näher zu führen, wobei es allerdings nicht zu umgehen war, auf die noch ungelöste Probematik mancher von ihnen ausdrücklich hinzuweisen, ohne in jedem Falle eine endgültige Stellungnahme einnehmen zu können. Die heute drohende zu starke Vereinfachung des Problems bedarf einer sehr kritischen Abwägung, um einerseits die Gefahr des Entstehens einer Modeoperation abzuwenden, andererseits durch Rückschläge die operative Behandlung dieser Zustände nicht in unverdienten Mißkredit zu bringen. Ein Vorzug wird darin gesehen, daß das gesamte verarbeitete pathologisch-anatom. klinische und röntgenologische Material in einer Hand verwertet wurde, wodurch die Geschlossenheit der Darstellung gewahrt sein möchte[1].

B. Klinisches Gesamtmaterial.

Die Grundlage der vorliegenden Abhandlung bilden 110 unter der klinischen Diagnose „Bandscheibenvorfall" im Verlaufe von etwa 20 Monaten operierte Patienten[2]. Davon hatten 93 einen positiven, 17 einen negativen Befund an der Bandscheibe, 108 lagen lumbal, je einer thorokal bzw. zervikal, währenddessen wurden 14 operative Eingriffe bei anderweitigen Erkrankungen mit ausschließlichen oder vorwiegenden Symptomen einer Lumbago-Ischias durchgeführt.

Im gleichen Zeitraum wurde bei mehr als 250 Patienten der chirurg. und orthop. Poliklinik die klinische Verdachtsdiagnose eines Bandscheibenvorfalles gestellt, davon in etwas weniger als $\frac{1}{3}$ der Fälle die Operationsindikation. Die übrigen Patienten kamen ohne Zwischenschaltung der Poliklinik zur Operation bzw. wurden an der neurochirurgischen Abt. des Landeskrankenhauses Schleswig (neurolog. Leiter: Dozent Dr. med. habil. *Rosenhagen*) operiert.

Die zahlenmäßige Bedeutung der Lumbago-Ischiasfälle unter den ambulanten Patienten innerhalb eines Jahres überhaupt mag aus folgenden Zahlen ersichtlich sein:

Unter insgesamt 13000 ambulanten Durchgängen des Jahres 1948 befanden sich
183 Patienten mit Lumbago-Ischias
124 Patienten mit Lumbago.

Von der ersten Gruppe lautete bei 153 Patienten die klinische Verdachtsdiagnose „Bandscheibenvorfall", 43 wurden operiert, die übrigen konservativ behandelt.

C. Die klinische Untersuchung
des chronisch Lumbago-Ischiaskranken.

Wenn man die besonders seit den *Schmorl*schen Untersuchungen in das Riesenhafte angewachsene Zahl der Veröffentlichungen über die Erkrankungen der Wirbelsäule überblickt, wenn man bedenkt, daß die Chirurgie, das orthopädische Spezialfach vor allem, die Erkrankungen der WS. zu seinem Hauptarbeitsgebiet rechnet, daß der Neurologe wie der Internist sich speziell mit der Ischialgie beschäftigen, daß der Rheumatologe, der Gynäkologe daran größtes Interesse haben, sollte man meinen, die grundlegenden Untersuchungsmethoden seien

---

[1] Die technische Ausführung der Skizzen stammt größtenteils von Herrn Dr. *de Cuveland*, Volontärassistent der Klinik.

[2] Inzwischen ist die Zahl der operierten Fälle auf mehr als 200 angestiegen, ohne daß sich eine irgendwie bemerkenswerte Verschiebung der in dieser Arbeit mitgeteilten Zahlenverhältnisse ergeben hat.

inzwischen Allgemeingut der Ärzteschaft geworden. Um so erstaunter ist man über die noch immer herrschende Unkenntnis auf dem Gebiet dieser Erkrankungen nicht nur beim Allgemeinpraktiker. Gerade der Spezialist neigt dazu, allzu einseitige Gesichtspunkte zur Beurteilung heranzuziehen, der Orthopäde und Chirurg statisch-mechanische, der Neurologe und Internist infektiös-toxische bzw. rheumatische, wobei gerade der letztere Gesichtspunkt noch heute der vorherrschende ist, d. h. der Reflex Ischias = Neuritis = rheumatisch.

Mit der vorgefaßten Meinung, bei der Untersuchung einer Lumbago finde man praktisch überhaupt nichts, bei einer Ischialgie nur wenig, wird oft genug eine Untersuchung entweder völlig unterlassen und die Entscheidung dem Röntgenbilde, der Liquoruntersuchung oder anderen Laboratoriumsbefunden überlassen, oder sie wird pro forma am mehr oder weniger bekleideten Patienten in oberflächlicher Weise durchgeführt, mehr um der Psyche des Patienten Genüge zu tun als in der Erwartung, objektive Befunde erheben zu können.

Bei einiger Mühe, das kostet allerdings 10 min Zeit, wird man aber von der Fülle der auch objektivierbaren Symptome überrascht sein, die ein Lumbago-Ischias-Kranker bietet, wenn man zweckmäßigerweise nach einem gewissen Untersuchungsschema vorgeht.

Es soll hier nicht unsere Aufgabe sein, eine abgeschlossene Darstellung zu geben. Eine solche findet sich bezüglich der Wirbelsäule in ausgezeichneter Weise bei *Güntz*, in dem schönen Buche von *Veraguth* u. *Braendli-Wyss* über den Rücken des Menschen, für die feinere neurologische Diagnostik in der entsprechenden Fachliteratur. Unsere Darstellung soll vor allem die für unsere spezielle Fragestellung wichtigen Punkte betonen, die Beziehung der Bandscheiben-Wirbelsäulenerkrankungen zum chronischen Lumbago-Ischias-Syndrom. Es ist allerdings unsere noch zu begründende Überzeugung, daß es sich um den überwiegenden Prozentsatz dieser Kranken handelt.

Die Vorgeschichte.

Es ist bereits überraschend, wie sehr sich die Mühe lohnt, eine eingehende Vorgeschichte zu erheben. Aus der Familienanamnese ist u. a. eine Tbc.-Belastung familiäres Vorkommen von Ischialgien, von Wirbelsäulendeformitäten von Bedeutung. Der überwiegende Teil der Patienten kommt im akuten Anfall zum Arzt. Es ist von Bedeutung zu wissen, wann zum ersten Male überhaupt Kreuzschmerzen bzw. Ischiassymptome aufgetreten sind. Rückenschwäche im Schul- bzw. Lehrlingsalter, Teilnahme am orthopädischen Schulturnen, früher beobachtete schlechte Haltung, Wirbelsäulenverkrümmungen sind auch dann von Bedeutung, wenn Jahre und Jahrzehnte Intervall bis zum Wiederauftreten von Beschwerden bestehen. Neben unbestimmten Rückenschmerzen beginnt das Leiden plötzlich mit einem „Hexenschuß". Von großer Wichtigkeit ist der zeitliche Zusammenhang dieser Lumbago mit dem Ischiasschmerz, entweder gleichzeitig, kurz darauffolgend oder erst nach mehrfachen reinen Lumbagoanfällen eintretend.

Genaue Exploration der vom Patienten vermuteten ursächlichen Auslösung weist den Weg zu traumatischen oder pseudo-traumatischen Zusammenhängen. Die Erkältungsnoxe führt zu Angaben über frühere sog. rheumatische Affektionen. Verschiedenartig kann die Auslösung der Rezidive erfolgen. Bestimmte Tätigkeiten, Bewegungen sind zu analysieren, wenn sie zu Exacerbationen führen bzw. auch einmal das Gegenteil, eine Linderung bewirken. Unterschiedlich ist auch die Angabe der bevorzugt eingenommenen nächtlichen Lage, ob in Ruhe eine Besserung erfolgt. Fingerzeige ergibt schließlich die berufliche Gliederung, Kopf- oder körperliche Arbeit.

Angaben über Anginen, Katarrhe der Nebenhöhlen usw. deuten in Richtung auf Herdinfektionen.

Spontanschmerzen.

Es erscheint zweckmäßig, die Angaben über Spontanschmerzen, deren Auslösung durch gelegentliche Traumen, Verheben usw., getrennt zu betrachten, da gerade die subjektiven Schmerzen bei guter Analyse bereits viele Hinweise für die Lokalisation ergeben. Man darf sich nicht mit unbestimmten Angaben über Rückenschmerzen, Schmerzen „im ganzen Bein", begnügen, sondern muß sich genau die Art der Schmerzen, ob brennend, elektrisierend, in der Tiefe liegend, schildern lassen. Bei Ausstrahlung gürtelförmig oder in ein oder beide Beine pflegen bestimmte Maximalpunkte, Kreuz, Gesäß, Kniekehle, Ferse, Großzehe oder Fußaußenrand angegeben zu werden. Manchmal sind frühere derartige Beobachtungen des Patienten verwertbar. Spontanangaben über Schwäche im Fuß, taubes Gefühl genauerer Lokalisation sind von Bedeutung wie auch Störungen der Mastdarm-Blasenfunktion, der Libido. Man wird sehr bald herausfinden, ob die Angaben konstant sind, natürlich unter Vermeidung suggestiver Befragung und unter Berücksichtigung der psychischen Überlagerung, zu denen gerade diese Patienten neigen, sei es primär oder sekundär auf Grund ihres schmerzhaften Leidens. Die vorgefaßte Meinung über die vermeintlich hohe Zahl von Simulanten wird sich dann erheblich revidieren lassen. Die Abhängigkeit von Husten, Niesen, der Bauchpresse spielt eine große Rolle.

Die körperliche Untersuchung.

Erst nach genauer Erhebung der Vorgeschichte, die schon so überaus wichtige Hinweise gibt, gehe man an die körperliche Untersuchung, nochmals sei es betont, des völlig entkleideten Patienten.

Die allgemeine Konstitution, der Befund von Deformitäten gerade der unteren Gliedmaßen, Varicen gibt Hinweise auf die große Gruppe der sog. Bindegewebsschwächlinge, die vermehrt auch zu degenerativen Erkrankungen der Wirbelsäule neigen. Das Verhalten der peripheren Pulse, vor allem der Fußpulse ist immer zu prüfen. Wichtige Organerkrankungen, die, da sie Kreuzschmerzen auslösen können, beachtet werden müssen, sind vor allem gynäkologische Affektionen, Prozesse an den männlichen Adnexen, Rektumtumoren, Erkrankungen der Bauchorgane (*Head*sche Zonen), Haemorrhoiden, luetische Veränderungen, schließlich Allgemeininfektionen. Die rektale Untersuchung ist nicht zu unterlassen.

Erst nach wenigstens orientierender Untersuchung dieser Organe wende man sich dem Lokalbefund zu und beginne zweckmäßig mit der Untersuchung der Wirbelsäule im Stehen. Die äußere Besichtigung achtet auf Hypertrichosen, Haltungsfehler, Tonusunterschiede der Muskulatur, Atrophien besonders in der Glutäalregion, fibrilläre Zuckungen, Form des Taillendreiecks, Stellung der Schulterblätter und der Beckenkämme, letztere evtl. unter Prüfung mit einer Wasserwaage. Die palpatorische Untersuchung erfolgt indessen zwecks völliger Entspannung besser in Bauchlage.

Ein wichtiges Symptom ist die abnorme Geradehaltung der Lendenwirbelsäule, die relative Kyphose bzw. ausgesprochene lumbale Kyphose. Man hüte sich in der Überschätzung einer Geradehaltung bei adipösen Patienten, besonders bei Frauen, wenn keine Bewegungsfixierung besteht. Ebenso vorsichtig sei man hinsichtlich der Deutung der Konvexität einer Skoliose in der BWS. Sie ist häufig genug die sekundäre einer gegenseitig konvexen, klinisch auf dem ersten Blick nicht auffallenden d. h. kryptogenen lumbalen Skoliose. Eine gewisse Fehlerquelle, eine umschriebene Skoliose vortäuschend, kann ein von der Sagittalebene abweichender Dornfortsatz sein. Die Röntgenaufnahme im Stehen wird manchmal zur endgültigen Entscheidung unerläßlich sein. Die Prüfung des Klopfschmerzes vollziehe man bei leicht vorwärtsgebeugtem Patienten. Man registriert eine solche diffuser Art, eines bestimmten Dornes, der Sakroiliakalfugen usw.

Das sog. *Stalmann*sche Zeichen, vermehrtes Schwingen benachbarter Dornfortsätze bei Verknöcherungen, aufgehobenes bei Destruktionen ist wenig verläßlich und hat uns keine Fingerzeige gegeben. Ebenso erscheint die Auskultation der WS. bzw. der Sakroiliakalfugen von geringer praktischer Bedeutung.

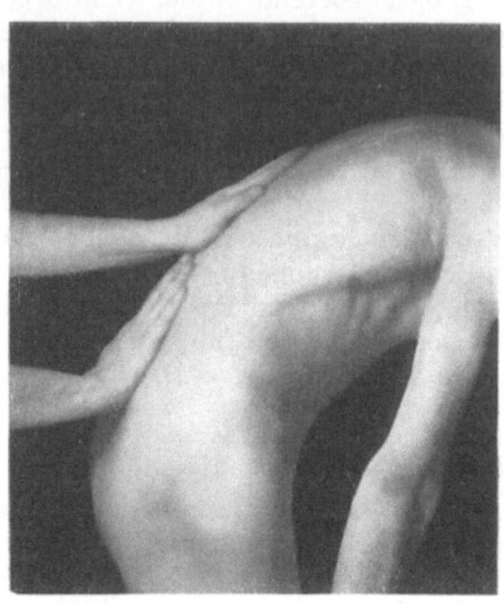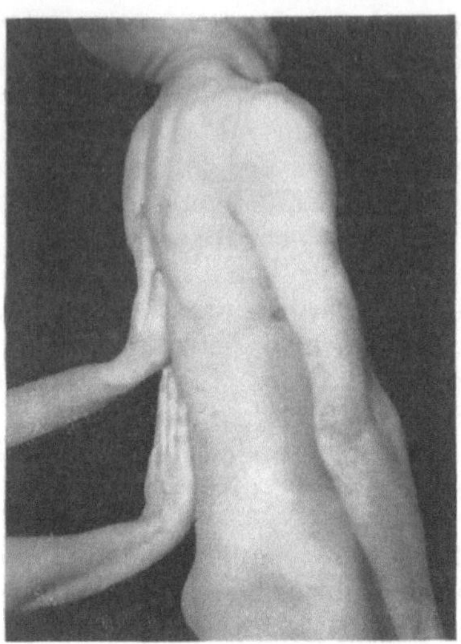

Abb. 1a.   Abb. 1b.

Prüfung der regionären Beweglichkeit der WS. Bei a richtet sich der Pat. allmählich auf, bei b geht die Bewegung in die Hyperlordosierung über.

Die Untersuchung der Beweglichkeit der WS. beginnt mit der Beugung nach vorwärts. Die Beweglichkeit jedes Wirbels gegen den benachbarten fühlt man am besten mittels des aus Abb. 1a und 1b ersichtlichen einfachen Handgriffes. Für die Beurteilung ist die Kenntnis der normalen Bewegungsverhältnisse an den einzelnen Wirbelsäulenabschnitten unerläßlich. Die maximale Bewegung erfolgt im Lenden- und Halsteil, während die Brustwirbelsäule in Höhe des vierten B.W. schon normalerweise am meisten fixiert ist. Eine gut bewegliche LWS. setzt bei Vorwärtsbeugen die Rundung der BWS. gleichmäßig fort. Eine dabei abgeflachte lumbale Kurve ist ein feines Zeichen auch geringerer Veränderungen.

Die maximal mögliche Vorwärtsbeugung der Gesamtwirbelsäule ist annähernd objektivierbar durch Messung des Erdboden-Fingerspitzenabstandes, wird jedoch außerhalb der Wirbelsäule behindert durch einen Dehnungsschmerz des Nervus ischiadicus, andererseits kann eine maximale Hüftbeugung trotz fixierter Wirbelsäule eine scheinbar gute Vorwärtsbeugung vortäuschen.

Bei der Wiederaufrichtung aus gebückter Haltung oftmals im Augenblick der Umschaltung in die gegenläufige Bewegung kann es zu einer Schmerzsensation kommen, die auf eine Bandscheibenlockerung deuten mag. Die Hyperlordosierung läßt eine relative Kyphose noch deutlicher hervortreten. Eine Schmerzäußerung evtl. mit Ausstrahlung kann mehr in die Tiefe lokalisiert werden oder oberflächlicher in den Bereich der Dorne, wenn sie sich knöchern berühren. Man untersuche, seitlich vom Patienten stehend, in dem man die eine Hand in die Kreuzgegend, die andere auf das Sternum legt und die Rückwärtsbeugung psasiv und ruckartig vollzieht. Bei allen diesen Bewegungen, vor allem aber auch bei der Seitwärtsbeugung mit festgestelltem Becken, ist der Spannungszustand der Rückenstrecker zu beachten. Eine nach einer Seite bessere bzw. schlechtere Möglichkeit offenbart eine bereits erwähnte kryptogene Skoliose. Regionäre Fixierung erscheint als knickartige Abweichung an Stelle eines kontinuierlichen Bogens. Anschließend versäume man nicht die Prüfung der Torsionsbeweglichkeit um die Längsachse bei festgestelltem Becken.

Es folgt die Untersuchung in Bauchlage, wobei völlige Flachlagerung und Entspannung von entscheidender Wichtigkeit sind. Die Druckpunkte bevorzugen bestimmte Lokalisationen und sind einzuteilen in Insertionsschmerzen oder Periostosen, Myalgien und Nervendruckpunkte. Die statisch bedingten Periostosen finden sich am Kreuzbeinansatz des Erector trunci, am Beckenkamm im Iliolumbalwinkel (Abb. 13) zwischen unterem Teil der LWS. und hinterem Darmbeinkamm, an den in der Tiefe durchtastbaren Querfortsätzen und als oberflächlicher umschriebener Schmerzpunkt an den Dornfortsätzen, seltener am Fibulaköpfchen und am Pes anserinus am Schienbeinkopf. Die Myalgien liegen vor allem am lateralen Rande der Längsmuskulatur der Lendenwirbelsäule und in der Gesäßmuskulatur. Täuschungsmöglichkeiten und als Myogelosen imponieren können sehnige Inskriptionen, nicht jede intramuskuläre Induration ist eine Myogelose.

Von besonderer Bedeutung im Rahmen unserer Betrachtung ist ein im lateralen Verlaufe des M. piriformis gelegener „Piriformisdruckpunkt", dessen Bereich sich lateral vom eigentlichen Nervenstammverlauf bis zur hinteren Begrenzung des großen Rollhügels erstrecken kann. Die Myalgie der Wadenmuskulatur manifestiert sich bei seitlicher Kompression der Wade, die kaum einmal vorkommende des Psoas bei Überstreckung der Hüftgelenke. Von den soeben beschriebenen Befunden abzugrenzen sind die allgemeiner bekannten klassischen *Valleix*schen Druckpunkte des Nervus ischiadicus selbst, d. h. in der Tiefe der Glutäalregion, der Mitte der Gesäßfalte, in der Kniekehle, hinter dem Fibulaköpfchen, an der Archillessehne und in der Fußsohle.

Ober hat auf eine Kontraktur der Fascia lata hingewiesen, ein Zeichen, das wir bei unseren Untersuchungen nicht nachweisen konnten. Die Prüfung erfolgt in Seitenlage und Adduzierung des Beines.

Auf eine abnorme Lockerung der Bandscheiben mag eine Schmerzauslösung bei Ausführung des in Abb. 2 dargestellten Handgriffes hinweisen.

Anschließend wird der Patient in die Rückenlage auf flacher harter Unterlage gebracht. Die Untersuchung beginnt mit der Prüfung der Gelenkbeweglichkeit. Der Beckenkippschmerz wird durch maximale Flexion beider Beine in Hüft- und Kniegelenk ausgelöst und lokalisiert sich durch Schmerz in der Lendenwirbelsäule oder bei entsprechender Erkrankung in der Sakroiliakalfuge. Letztere ist differentialdiagnostisch von Wichtigkeit, jedoch nicht in dem großen Maße, mit der ihre Bedeutung in der angelsächsischen Literatur überschätzt, in der deutschen allerdings unterbewertet wird. Die Funktionsprüfung der

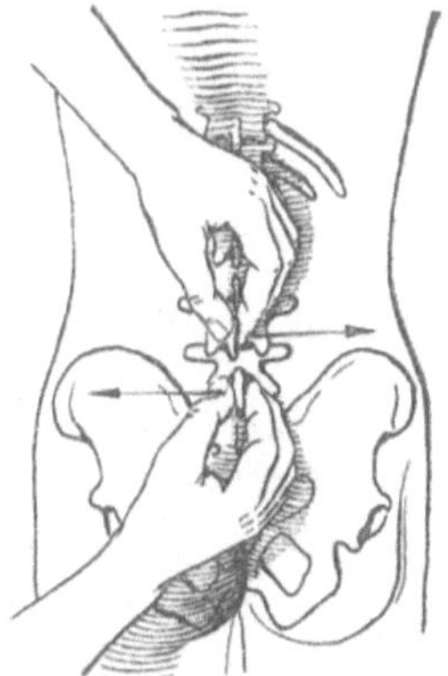

Abb. 2. Schematische Darstellung der Prüfung der Lockerungsbeweglichkeit zwischen zwei Wirbeln.

Kreuzdarmbeinfuge erfolgt durch die von *Mennell* angegebenen Handgriffe.

Die eine Hälfte des Beckens wird fixiert, indem der Patient auf die Seite des nicht geprüften Beines gelagert, dieses maximal bauchwärts flektiert und in dieser Stellung gegen die Brust gedrückt wird. Nun wird die obenliegende Beckenhälfte direkt rotiert, was jetzt unter Ausschaltung des Hüftgelenkes möglich ist. Sodann wird das obere Bein retropulsiert. Schließlich erfolgt durch Zug an den Darmbeinschaufeln ein Auseinanderdrängen der Beckenhälften, durch Druck eine Kompression. In Bauchlage zieht man den im Knie gebeugten Unterschenkel nach oben, indem man gleichzeitig durch Druck der anderen Hand auf das Kreuzbein das Becken nach unten fixiert. Ein direkter Druckschmerz von vorn her liegt am sog. *Bear*schen Punkt, Mitte zwischen Mac Burney und Nabel.

Die neurologische Untersuchung beginnt mit der Auslösung des Dehnungsschmerzes des Nervus ischiadicus nach *Lasègue*. Aus der flachen Rückenlage heraus wird zunächst das gestreckte gesunde Bein von der Unterlage passiv gehoben. Der gekreuzte *Lasègue* bedeutet Auftreten eines Ischiasschmerzes auf der Gegenseite. Es folgt das gleiche Manöver am kranken Bein. Die Unterscheidung von muskulären Kontrakturen kann Schwierigkeiten bereiten. Eine Verfeinerung bedeutet das Verfahren nach *Bragard*, Auslösung des beginnenden *Lasègue*-Schmerzes, in dieser Stellung Dorsalflexion des Fußes. Ein so erzeugter Schmerz im Gesäß und Oberschenkel kann nicht muskulär sein, sondern beruht auf nervaler Dehnung. Manchmal genügt schon eine kräftige Dorsalflexion allein der Großzehe (*Turyn*). Gleiche Vorgänge liegen der Tatsache zugrunde, daß der *Lasègue* bei Außendrehung und Abduktion des Beines später positiv wird als bei Innendrehung und Adduktion. Die bei forcierter Innendrehung des gestreckten Beines erzeugte Ischalgie hingegen, die auch auf Anspannung des M. piriformis beruhen soll, ist wenig konstant und nur in schweren Fällen positiv. Die objektive Messung bis zum beginnend positiven *Lasègue* geschieht meist durch Messung des Winkels von der Unterlage aus, bei Null Grad angefangen. Wir halten es für besser, auf die Beugung des Hüftgelenkes Bezug zu nehmen, d. h., die volle Streckung der Beine bedeutet einen Winkel von 180 Grad, die senkrechte Elevation bei liegenden Patienten einen solchen von 90 Grad.

Wichtig ist für die Erkennung von Simulation das mit hochrotem Gesicht demonstrierte Ächzen und Stöhnen bei jedem Dehnungsversuch einschließlich der verfeinerten Proben. Oftmals bringt ein sog. umgekehrter *Lasègue* die Überführung, d. h., man fordert den Patienten unter der beiläufigen Bemerkung, man wolle die Lunge abhorchen, auf, sich aufzusetzen. Der echte Ischiadiker wird das nicht können ohne zumindest die Beine in den Kniegelenken anzuziehen.

Während schon die anamnestische Angabe einer Schmerzauslösung durch Husten, Niesen, Defäkation auf eine vermutliche intervertebrale Ursache hingewiesen hat, dienen weitere Prüfungen, die sämtlich auf Drucksteigerung im Wirbelkanal beruhen, dem gleichen Zwecke. Nach *Naffziger* läßt man den Patienten entsprechend dem *Valsalva*schen Druckversuch pressen oder man komprimiert evtl. mit einer Blutdruckapparatmanschette die Halsvenen. *Néri* erzeugte durch forciertes passives Heranbringen des Kinnes an die Brust, durch ruckweises Vorwärtsbeugen des Kopfes einen auf gleicher Grundlage ausgelösten Ischiasschmerz.

Unter den Reflexen interessieren diejenigen, die über die lumbalen und sakralen Wurzeln verlaufen. Weniger bedeutungsvoll sind der Bauchdecken-, Cremaster-, Glutäal- und Analreflex. Die Prüfung der Sehnenreflexe erfordert völlige Entspannung. Man erreicht das beispielsweise für den ASR., indem man den Patienten derart knien läßt, daß die Füße frei über die Unterlage herausragen. Motorische Ausfälle durch Inaktivität oder infolge echter Paresen werden gegebenenfalls schon äußerlich erkannt, evtl. beim Gang, Zehenstand, bei Prüfung des *Trendelenburg*schen Zeichens, auch als Hypotonie besonders der Gesäß- und Wadenmuskulatur, als Erschlaffung der Achillessehnen oder durch aktives Zehenbeugen und Zehenstrecken gegen den Widerstand der Hand des Untersuchers. Die spezielle Diagnostik der Sensibilitätsstörungen gehört in das Gebiet des

Fachneurologen, jedoch genügt es für unsere diagnostische Zwecke, d. h., für die des Chirurgen, vollauf, mit den wichtigsten Untersuchungsmethoden vertraut zu sein, die bei einiger Erfahrung keine besonderen speziellen Erkenntnisse erfordert. Obenan steht die Schmerzempfindung, die uns die Kenntnisse der streifenförmigen, hypalgetischen Dermatome nach *Keegan* vermittelt. Wir prüfen sie am zweckmäßigsten mit dem Wattebausch oder auch nur mit der gut dosierbaren Fingerberührung. Zunächst vergleichen wir korrespondierende Bezirke beider Seiten vor allem am Unterschenkel und Fuß, sodann gehen wir kontinuierlich von normalen Regionen der kranken Seite aus und umgrenzen den Beginn hyp- oder hyperaesthetischer Zonen. Die Spitz-Stumpfempfindung ist meist weniger deutlich gestört. *Veraguth* empfiehlt das *Wartenberg*sche Nadelrad. Ferner gehört hierzu die Temperaturempfindung evtl. auch die Prüfung der Tiefensensibilität, dem *Head*schen Instrument usw. Es interessieren uns schließlich auch vegetative Störungen, Unterschiede der Hauttemperatur, der Hautfeuchtigkeit, der Dermographismus. Die Messung der Umfänge gibt objektive Befunde besonders gegenüber Simulation.

Damit ist die körperliche Untersuchung beendet. Sie gibt uns eine Fülle nicht nur subjektiver sondern ebenso auch objektivierbarer Symptome, deren Umfang nur denjenigen überraschen wird, der bei einer Lumbago-Ischias nichts oder nur wenig zu finden vermutet. Die Analyse der Symptome, ihre Deutung und Auswertung, ihre Wichtigkeit für die Diagnose und Entstehung wird im entsprechenden klinischen Kapitel abgehandelt werden. Das gleiche gilt für die mehr der Klinik zugehörigen Untersuchungsmethoden, die Liquordiagnostik, die übrigen Laboratoriumsbefunde, die Kontrastuntersuchungen. Hinsichtlich der Röntgenuntersuchung sei auf das bereits erwähnte Buch von *Güntz* verwiesen, wo sich eine grundsätzliche ·Darstellung findet. Unsererseits werden speziell bedeutsame Punkte im entsprechenden Zusammenhang eine Würdigung finden.

Abschließend sei eine Übersicht über den Untersuchungsgang gegeben, die demjenigen eine Hilfe sein wird, der nicht täglich Gelegenheit hat, derartige Patienten zu untersuchen.

Wichtige Punkte bei der Untersuchung der Bandscheibenvorfälle.

I. Vorgeschichte: Sog. rheumatische Anamnese, Foki, Einfluß der „Erkältung". Zeitlicher Zusammenhang Lumbago (Hexenschuß), Ischias. Auslösung des ersten Anfalles (Trauma, Mechanik). Häufigkeit der Rezidive und deren Auslösung. Auslösung des letzten akuten Anfalles. Arbeitsfähigkeit, Kopf- ·oder körperliche Arbeit. Bisherige Behandlung.

II. Spontanschmerzen: Art der Schmerzen. Ursprung (Kreuz, Gesäß) und Maximalpunkte. Ausstrahlung, evtl. in ein bestimmtes Dermatom (Fuß, erste oder fünfte Zehe). Abhängigkeit von bestimmten Bewegungen, Haltungen. Abhängigkeit von Husten, Niesen, Defäkation. Subjektive Paresen oder Paraesthesien. Blasen-Mastdarmfunktion, Libido.

III. Befund: Allgemein: Konstitution, Deformitäten der Beine, Füße. Rektale Untersuchung. *Untersuchung der Wirbelsäule:* Haltung im allgemeinen, Entlastungsstellung, Form der WS., speziell der LWS. (Geradehaltung, *Güntz*sches Zeichen), relative oder manifeste lumbale Kyphose, Fixierung bei Bewegungen, Skoliose (vor allem lumbale) heterolog oder homolog, Hyperlordosierung. *Druckpunkte:* Erector trunci, Beckenkamm, Iliolumbalwinkel, Gesäß (vor allem lateraler sog. Piriformispunkt), Oberschenkel, Kniekehle-Fibulaköpfchen, Wade, Fußsohle. Achtung auf Unterschiede Nervendruckpunkte, Myalgie, Periostosen. *Untersuchung in Rückenlage:* Hüftgelenke, Sakroiliakalschmerz, Beckenkippschmerz, aktive Streckhalte der Beine. *Dehnungssymptome: Lasègue* (evtl. gekreuzt) mit Winkelangabe, *Bragard*, Verstärkung durch Innendrehung und Adduktion, Kontraktur der Fascia lata (*Obers*ches Zeichen), Zeichen von *Naffziger:* Jugulariskompression, Valsalva, Zeichen von *Neri:* forcierte Kopfbeugung, Kinn auf die Brust. *Spezielle neurologische Untersuchung:* Reflexe: PSR. und vor allem ASR. Sensibilität: *Keegan*sche Dermatome. Motorische Paresen: vor allem Zehenkraft, Hypotonie bestimmter Muskelgruppen, Fußpulse, Hauttemperatur.

D. Historischer Überblick.

Die Benennung Malum Cotugnii für die Erkrankung des Nervus ischiadicus deutet auf den ersten Beschreiber des Krankheitsbildes, den Italiener *Cotugno* im Jahre 1764 hin und findet sich beispielsweise noch in *Bumke-Försters* Handbuch der Neurologie vom Jahre 1935. Ein Jahrhundert später haben sich *Valleix*, kurze Zeit später *Lasègue* um die Symptomatik verdient gemacht. Sie beobachteten bereits das Vorkommen von Myalgien im Bilde der Ischialgie und die Kombination mit dem Kreuzschmerz. *Lindstedt, Helweg* u. a. haben die muskuläre Symptomatik vor einigen Jahrzehnten ausschließlich in den Vordergrund gestellt, die Ischialgie sei bedingt durch Deformitäten und andere örtliche Bedingungen, es komme zu funktionellen Reflexerscheinungen auf der Basis einer sog. neurotischen Veranlagung.

Die überwiegende Mehrzahl vor allem der Internisten und Neurologen sahen jedoch und sehen z. T. noch bis heute als wesentlichste aetiologische Faktoren toxisch-infektiöse Einflüsse an, d. h. die Ischialgie als eine Affektion des Nerven im Sinne einer Neuritis. Hierhin gehören Allgemeinerkrankungen wie Diabetes, Lues, Grippe, Malaria, haematologische Erkrankungen, Scharlach, Anginen, toxische Einflüsse, Virusinfektionen (*Pette* und *Becker*), Gifte wie Blei, Arsen, Alkohol, Wismut, B-Avitaminosen und manches Andere mehr. Schließlich gehört hierher der große Komplex der allergischen besonders sog. rheumatischen Leiden, infolgedessen die Kausalverbindung Ischias — Neuritis = rheumatisch bis in die neueste Zeit die noch am meisten verbreitete ist. Sicherlich gibt es Einzelfälle, die in diese Bilder einzuordnen sind, wenn auch beispielsweise schon *Petrén* vor vielen Jahren den Zusammenhang gerade des Diabetes mit der Ischialgie weitgehend verneinen konnte.

Im chirurgisch-orthopädischen Lager hat man gerade was die chronisch-rezidivierenden Fälle anlangt bereits frühzeitig Zweifel geäußert und die mechanischen Faktoren, Kompressionswirkungen in den Vordergrund gestellt. Eine solche Einwirkung kann peripher, am Stamm erfolgen, im Bereiche des Plexus sowie an den Wurzeln. Die erste Möglichkeit ist gegeben bei Tumoren, Entzündungen, Verletzungen usw. Von *Petrén*, später *Freiberg* und *Vinke* (1908), *Ober, Heymann* ist auf die Rolle des Musculus piriformis, des Tractus iliotibialis hingewiesen worden. Der Plexus kann betroffen werden ebenfalls bei den eben genannten Erkrankungen, schließlich in der Gravidität. Eine wichtige Rolle wurde Erkrankungen der Sakroiliakalfugen beigemessen, zuerst wohl von *Goldwaith* und *Osgood* im Jahre 1905. Diese Zusammenhänge haben besonders in der amerikanischen Literatur eine sicherlich überschätzte Bedeutung gewonnen (*Smith-Petersen, Sashin, Pitkin, Haldemann* u. *Yeoman, Kleinberg, Ayers, Ghormley, Meyerding, Williams, Soto-Hall*), wenn es auch dort nicht an kritischen Stimmen fehlte (*Danforth* und *Wilson*). Nach *Hertzler, Rosenheck* und *Finkelstein* greife der Prozeß, etwa ein entzündlicher, auf den Plexus über.

Die größte Bedeutung hat jedoch die Ansicht von der radikulären Kompression erlangt, nachdem zuerst französische Autoren (*Dejerine, Leri, Sicard* u. *Forestier*) die an dieser Stelle angreifende Noxe vermuteten, vor allem im Zusammenhang mit der Diskussion kongenitaler Anomalien der Lumbo-Sakralregion. Schon 1904 beobachteten *Lortat-Jacob* und *Sabaréanu* segmentäre Sensibilitätsstörungen. Mit der Anwendung der Röntgenstrahlen begann die umfangreiche Literatur über die Skeletveränderungen der Lumbosakralgegend und ihre Bedeutung für die Schmerzzustände, einseitige und doppelseitige Sakralisation, Spondylolisthesis usw. Eine eingehende Würdigung fanden die kleinen Wirbelgelenke vor allem in *Puttis* vertebraler Ischias sowie durch *Lange, Danforth* u. *Wilson, Badgley. Brocher* u. a. nehmen einen viscero-sensiblen Reflexvorgang an. Bei allen diesen Veränderungen kommt es u. a. zu Veränderungen der Lichtung der Zwischenwirbellöcher. Die Rolle reaktiver Veränderungen der Nachbarschaft, der Spondylosis, der Verschmälerung der Bandscheiben, der Wirbelverschiebungen wurde diskutiert. Auf die Beziehung Lumbago-Ischias verwies als erster *Romberg* im Jahre 1853. *Danforth* u. *Wilson* führten bereits die verschiedenen Symptome auf Beteiligung höherer oder tieferer Wurzeln zurück, gerade die Kombination Kreuzschmerz-Ischialgie verwies ja auf die lumbosakrale Auslösung.

Es ist nicht zu bezweifeln, daß man mit diesen Erkenntnissen bereits auf dem richtigen Wege war und die Zukunft sollte zeigen, daß zwar alle die genannten Prozesse mittelbar und auch unmittelbar zum Bilde der Lumbago-Ischias führen können, daß die häufigste pathogenetische Grundlage jedoch in der Erkrankung eines bis in die zwanziger Jahre vernachlässigten Organes zu suchen ist, in der Erkrankung der Zwischenwirbelscheiben. Hier setzten die grundlegenden Forschungen von *Schmorl* und seiner Schule ein, die, jedenfalls in pathologisch-anatomischer Beziehung, bis heute grundlegend geblieben sind.

Es ist allerdings bemerkenswert, bereits bei *Luschka* im Jahre 1858 in seiner Schrift „Die Halbgelenke des menschlichen Körpers" eine eindrucksvolle und richtig gedeutete Darstellung vorzufinden, eine von der Bandscheibe ausgehende Ausstülpung in den Wirbelkanal hinein. *Virchow* bestätigte diese Beobachtung kurz darauf. Dieses Wissensgut ist in den folgenden Jahren der Allgemeinheit verloren gegangen, jedoch liegen in größeren Abständen veröffentlichte Einzelmitteilungen vor. Die erste klinische Beobachtung stammt von *Kocher* aus dem

Jahre 1896, ein traumatischer Fall. 1911 beschrieben *Middleton* u. *Teacher* ein Querschnittsyndrom, im gleichen Jahre *Goldwaith* eine Paraplegie, von *Cushing* operiert.

Wenn *Schmorl, Junghanns* und ihre Schüler in groß angelegten systematischen Untersuchungen der deutschen Forschung das Verdienst gesichert haben, die pathologisch-anatomischen Grundlagen gegeben zu haben, auf denen später das Ausland aufbauen konnte (*Calvé* u. *Galland, Beadle, Keyes* u. *Compere, Saunders* u. *Inman, Deucher* u. *Love*), so muß andererseits darauf hingewiesen werden, daß gerade die große Autorität *Schmorls*, besonders infolge der Veröffentlichung seines Schülers *Andrae* über die etwa 15%ige Häufigkeit autoptischer Bandscheibenvorfälle bei klinisch negativem Bild, es verhindert hat, daß die deutsche Klinik, die deutsche Chirurgie, die praktischen Folgerungen gezogen hat. Allerdings hat *Schmorl* durchaus anerkannt und auch im einzelnen beschrieben, daß klinische Komplikationen vorkommen können, zumeist im Sinne eines Tumorsyndromes.

Einzelne Beobachtungen dieser Art, zumeist in der Zervikalregion, stammen von *Stookey, Dandy, Alajouanine* u. *Petit-Dutaillis, Antoni* u. *Olivecrona*, in der deutschen Literatur von *Kortzeborn, Löwenstein*. Meist wurde der Prozeß fehlgedeutet im Sinne einer Ekchondrose, eines Knorpeltumors, als Fibro- oder Myxochondrom (*Adson* u. *Ott, Elsberg, Oppenheim* u. *Krause, Bucy*).

Zweifellos gebührt aber das Verdienst, die große Bedeutung der Bandscheibenerkrankungen im Lumbago-Ischiassyndrom zuerst erkannt und vor allem die chirurgischen Folgerungen daraus gezogen zu haben, amerikanischen und auch französischen Chirurgen, zuerst *Mixter* u. *Barr* im Jahre 1933, die damals bereits über 23 operierte Fälle berichteten. Um die neurologische Symptomatik haben sich vor allem *Spurling* u. *Bradford, Spurling* u. *Grantham, Norlèn, de Sèze, Sjöquist* verdient gemacht. Es begann damit ein Zeitraum sich häufender Arbeiten, die einzeln zu zitieren zu weit führen würde, die jedoch im entsprechenden Zusammenhange ihre Würdigung finden werden. Erwähnt seien hier nur *Love* u. *Walsh, Glorieux, Pennybaker, Malmros, Lindgren, Andersen, Friberg, Lindblom, Knutsson* außer den Obengenannten. Deutscherseits griff als erster *Schachtschneider* 1936 die amerikanischen Anregungen auf und ergänzte sie durch eigene Beobachtungen, die z. T. auf Fällen der Kieler Chirurgischen Klinik, damals allerdings klinisch fehlgedeutet, beruhen. Immer noch unter dem Eindruck der *Schmorl*schen Veröffentlichungen stehend folgte die deutsche Chirurgie nur verhältnismäßig zögernd den ausländischen Erkenntnissen. Durch den Krieg wurde zusätzlich eine Fühlungnahme und ein Erfahrungsaustausch verzögert.

Güntz hat zuerst in seinem grundlegenden Buche „Über die Schmerzen und Leistungsstörungen bei Erkrankungen der Wirbelsäule" die *Schmorl*schen Forschungen auf die Klinik übertragen. Aber auch er konnte damals im Jahre 1937 noch nicht die Bedeutung speziell der neurologischen Komplikationen in dem großen Umfange würdigen, wie es die Zukunft als notwendig erwiesen hat.

Während in den Kriegsjahren nur wenige Arbeiten erschienen sind (*Coenen, Hart*), häufen sich seit Kriegsende die Veröffentlichungen. Obwohl wir in Deutschland den Vorteil haben, auf die Erfahrungen des Auslandes zurückgreifen zu können, kann man sich des Eindruckes nicht erwehren, daß oftmals die notwendige kritische Einstellung fehlt. Es besteht die gleiche Gefahr, die in den USA. die Operation der Bandscheiben zumindest vorübergehend zu einer Modeoperation hat werden lassen, bis sich schließlich die Gefahren, die Nachteile und Rückschläge abzeichneten. Wie so oft in der medizinischen Wissenschaft ist das Pendel von einem Extrem in das andere ausgeschlagen, die eigene Aufgabe muß es sein, es in eine vernünftige Mittelstellung zu bringen.

E. Die pathologisch-anatomischen Grundlagen.

Normale Bandscheibe.

Die normale Bandscheibe hat 3 Hauptbestandteile, den Annulus fibrosus oder lamellosus, den Nucleus pulposus und die obere und untere Knorpelplatte. Letztere liegen der Lamina cribrosa der benachbarten Wirbelkörper auf. Die Knorpelplatten verbreitern sich beim Kinde nach dem Wirbelrande zu, dort entwickeln sich im sechsten bis zehnten Lebensjahr beginnend Knochenkerne, die schließlich zu einem Ring zusammenfließen und so die knöcherne Randleiste (*Schmorl*) bilden. Mit Beendigung des Wachstums verschmilzt dieser Ring mit dem Wirbelkörper und läßt sich von der Siebplatte dadurch abgrenzen, daß die Sieblöcher fehlen. Beim Erwachsenen reicht also die Knorpelplatte peripherwärts nur bis zu dieser knöchernen Randleiste.

Der Annulus fibrosus, Lamellenring, besteht aus durch Querfasern verbundenen, kreisförmig angeordneten Bindegewebslamellen, die in die Knorpelplatten einstrahlen, am Rande aber direkt in fester Verbindung mit der knöchernen
Randleiste stehen, am sog. Randleistenannulus. In ihm befinden sich die Spann-
fasern. Nach innen werden die Fasern allmählich lockerer und gehen ohne scharfe
Grenze allmählich in den mit synoviaähnlicher Flüssigkeit gefüllten Nucleus
pulposus, den Gallertkern über. Man kann diesen von *Luschka* als Gelenkhöhle
bezeichneten Raum mit Kontrastmitteln darstellen. Der stark flüssigkeitshaltige
Nucleus steht in starker innerer Spannung und strebt die Kugelform an im Gegendruck gegen Deckplatten und Faserring, es resultiert der Turgor, der Innendruck
der Bandscheibe. Bei Bewegungen verformt sich der Nucleus und verändert je
nach Belastung seine Lage. Die Bewegungsachsen verlaufen nach *Fick* immer
durch ihn. Im Bereiche des Nucleus pulposus können die Deckplatten halbkugelig
eingebuchtet sein, ohne daß dieser Erscheinung eine pathologische Bedeutung
zukommen muß. Liegt diese Einbuchtung mehr dorsal, so soll das zu hinteren
Bandscheibenvorfällen praedestinieren, eine Ansicht, die wir an unserem Material
nicht bestätigen können.

Die faserknorplige Zwischenwirbelscheibe des Erwachsenen ist ein brady-
trophes Gewebe und besitzt keine Gefäße. Diese sind normalerweise nur im
jugendlichen Alter vorhanden (*Böhmig*), spätestens bis zum 24., 25. Lebensjahr.
Die spätere Ernährung erfolgt mittels Diffusion durch die Knorpelplatten hindurch.

Im zentralen Teil der Bandscheibe sind keine Nerven vorhanden, neuerdings
hat *Roofe* über ihr Vorkommen im äußeren Teile des hinteren Faserringes berichtet
Diese Befunde bedürfen unbedingt noch der Bestätigung. Es ist jedenfalls auffallend, daß am Faserring, an der Bandscheibe, am hinteren Längsband schmerzlos
operiert werden kann.

Unter besonderen Bedingungen, ganz allgemein gesagt bei einem Mißverhältnis
zwischen mechanischer Beanspruchung und Widerstandskraft des Gewebes kann
es nun zu einem Vorpressen des Bandscheibengewebes in die Nachbarschaft
kommen. Einmal erfolgt das im Bereiche der Knorpelplatte an praedestinierten
Stellen, früheren Gefäßkanälen (*Schmorl, Böhmig*) und in der Gegend der alten
Chorda dorsalis. Es kommt zum Vorfall von Bandscheibengewebe, zur Bandscheibenhernie (*Geipel*) in die Spongiosa hinein, zur Ausbildung eines reaktiven
Knochenwalles, wodurch dann das Knorpelknötchen (*Schmorl*) im Röntgenbilde
sichtbar wird. Einzelne solche Knötchen, ein überaus häufiger Befund, haben
keine besondere klinische Bedeutung (*Güntz*), in größerer Zahl und Ausdehnung
bewirken sie jedoch am wachsenden Knochen Störungen, die letzten Endes zum
Bilde der juvenilen Kyphose führen. Entsprechende Vorgänge am vorderen
Rande eines Wirbelkörpers können das Bild der vorderen Abtrennung hervorrufen (*Schmorl, Mardersteig*), die in dieser Form auch nach unserer Auffassung
und auf Grund vielfältiger Erfahrung nicht mit persistierenden Epiphysen zu
tun haben, wie es u. a. von *Janker, Joisten, Hellner* behauptet worden ist.

Die zweite wichtige Veränderung, die mit einer Verlagerung von Zwischen-
wirbelscheibengewebe einhergeht, ist der Komplex der Spondylosis deformans.
Nach den ersten Untersuchungen von *Beneke* haben *Schmorl* und sein Schüler
Hammerbeck die pathologisch-anatomischen Vorgänge in dem Sinne geklärt, daß
es außerordentlich häufig zu Einrissen des vorderen und seitlichen Randleistenannulus kommt, der als Gegenspieler des Innendruckes der Bandscheibe anzusehen ist, zu Abrissen am Eintritt in die knöcherne Randleiste und zum Aus-
weichen des Bandscheibengwebes in diese Lücken hinein. Der nächste Halt ist
jetzt das vordere Längsband, das an den Wirbelkörpern ansetzend Randleisten

und Bandscheiben überspringt. Durch die abnorme Ausbuchtung des vorderen Längsbandes, die mechanische Zerrung an den Ansatzstellen entstehen die typischen spondylotischen Knochenappositionen, die sich also von der Wirbelkörperecke, der Randleiste absetzen und diese freilassen. Bedingung ist die weiterbestehende mechanische Beanspruchung und ein gewisser erhaltener Turgor der Bandscheibe, während stärkere Austrocknungserscheinungen, größerer Elastizitätsverlust und Höhenverminderung sekundär sind und mit der Entstehung der spondylotischen Randwülste nichts zu tun haben. Es sei hier auch auf die tierexperimentellen Untersuchungen von *Schrader* und *Lob* verwiesen, die durch Verletzung des vorderen Faserringes der Spondylosis deformans entsprechende Veränderungen erzeugen konnten, Versuche, die wir nachahmen und bestätigen konnten. Es ist von größter Bedeutung, auf die entscheidende Rolle des vorderen Längsbandes ausdrücklich hinzuweisen. Ganz anders liegen die Verhältnisse dort, wo das nur vorn und seitlich befindliche Ligamentum longit. ant. fehlt, d. h. im Bereiche des hinteren Längsbandes. Dieses Band haftet fest an den Bandscheiben und hat keine innigere Beziehung zum Wirbelkörper. Es kann hier keine echten spondylotischen Randwülste geben. Von andersartigen dortselbst möglichen reaktiven Veränderungen wird noch die Rede sein.

In ganz seltenen Fällen kann sogar das kräftige vordere Längsband von vorfallendem Bandscheibengewebe stärker ausgebuchtet und selbst einmal durchbrochen werden, so daß ein vorderer oder seitlicher Bandscheibenvorfall entsteht (*Hammerbeck*). Ein solcher Prozeß kann im Halsteil, retropharyngial, klinische Bedeutung erlangen, wie ein Fall von *Kemmler* erweist. Im Lendenteil kommen natürlich klinische Erscheinungen nicht in Frage.

Die dritte Möglichkeit einer Verlagerung von Bandscheibengewebe ist die uns speziell interessierende nach dorsalwärts, nach dem Wirbelkanal zu. Dieses Vorkommnis war *Schmorl* durchaus bekannt, die grundlegenden Bilder finden sich bei ihm. Daß er die große Bedeutung in klinischer Hinsicht nicht erkennen konnte, wurde bereits erwähnt. Auch *Güntz* bespricht den hinteren Bandscheibenvorfall lediglich anhangsweise in seiner sonst grundlegenden klinischen Ausdeutung der *Schmorl*schen Befunde. Eine gewisse Vorwölbung des prall elastischen Faserringes ist physiologisch, zum eigentlichen krankhaften Vorfall von Bandscheibengewebe kommt es jedoch auf Grund besonderer Vorgänge im Inneren der Bandscheibe, die im folgenden eine eingehendere Darstellung erfahren müssen.

Es ist durchaus physiologisch und aus der Pathologie beispielsweise der Sehnen und Bänder, des Knorpelgewebes, überhaupt des Binde- und Stützgewebes bekannt, daß mit dem dritten bis vierten Lebensjahrzehnt degenerative Abnutzungs- und Abbauvorgänge einsetzen. Diese beruhen auf Nachlassen der Elastizität, des Turgors, auf physikalisch-kolloidchemischen Vorgängen, Abnahme des Flüssigkeitsgehaltes usw. und stehen in engem Zusammenhang mit der funktionalen, meist mechanischen Beanspruchung. Auf die Gewebe des Gallertkernes und des Faserringes übertragen bedeutet das einen Verlust des normalen Flüssigkeitsgehaltes (*Püschel*) evtl. nach einem vorübergehenden Zustand vermehrter Aufquellung, der schließlich in eine Auffaserung des Bandscheibengewebes übergeht. An der längsdurchsägten Wirbelsäule quillt eine solche ausgetrocknete Bandscheibe nicht mehr wie normal über die Schnittfläche hervor, im Horizontalschnitt tritt die mattsilbrig, sehnige Färbung des Faserringes zurück zugunsten einer mehr gelblichen bis bräunlichen. Es entstehen makroskopisch sichtbare Riß- und Spaltbildungen, häufig konzentrisch am medialen Rande der Randleiste verlaufend, die in nicht seltenen Fällen zu einer völligen Ablösung des Randleistenannulus von seinen Verbindungen führen können. Das zentrale Bandscheibengewebe einschließlich des Nucleus pulposus verfallen weiterer

Zermürbung und Zerstörung, die normale Struktur verschwindet immer mehr und schließlich bleibt eine breiigfasrige und zottige Masse übrig, die als freier Körper, als Bandscheibensequester im Bandscheibenraum liegt bzw. nur noch mit einigen Zotten fest haftet, die schließlich vollständig verflüssigt und sogar resorbiert werden kann.

Die physiologische Rolle der Bandscheibe, die der hydraulischen Pufferwirkung, geht verloren, die Bandscheibenhöhe verringert sich, die Längsbänder erschlaffen im Gegensatz zu den geschilderten Vorgängen bei der Entstehung der Spondylose. Der feste Halt der Bandscheibe macht einer abnormen Lockerung Platz, der im klinischen Geschehen eine ganz besondere Bedeutung zukommt. Die nun ungepufferte Knorpelplatte ist vermehrten Belastungen ausgesetzt und fällt langsamer Zerstörung anheim, die angrenzenden knöchernen Deckplatten reagieren durch Sklerosierung. Dadurch sind die röntgenologischen Erscheinungen bedingt. Die Gesamtheit dieser sich am Faserknorpel und Knochen abspielenden Vorgänge hat *Schmorl* unter der Bezeichnung Osteochondrose zusammengefaßt. Unter einer Osteochondrosis dissecans sind diejenigen Bilder zu verstehen, bei denen freie Bandscheibenstücke disseziert im Intervertebralspalt liegen unter der Einschränkung, daß eine Analogie zu den freien Gelenkkörpern allerdings nicht besteht. Die Endung „osis" soll darauf hinweisen, daß rein degenerative Prozesse vorliegen und entzündliche keine Rolle spielen. Typische spondylotische Randzacken können natürlich vor der völligen Zermürbung der Bandscheibe entstehen. Die eigentlichen spondylitischen Randzacken haben wie gesagt nichts mit der Osteochondrose an sich zu tun. Die hierdurch bedingten Knochenapositionen entstehen in gleicher Weise wie die Deckplattensklerosen, grenzen das vorgewölbte Bandscheibengewebe nach oben und unten ab und pflegen dachfirstartig ringsherum zu verlaufen, ohne zumeist größere Ausdehnung zu erreichen. In solchem Falle kann es auch im dorsalen Bereich an der Wirbelkörperecke zu reaktiven Anbauvorgängen geringeren Ausmaßes kommen.

Der durch die Bandscheibenlockerung verlorengegangene Halt muß abgesehen von der aktiven Muskelkraft nunmehr von den Gelenkfortsätzen übernommen werden, die ein Abgleiten nach vorn verhindern, solange sie sich nicht arthrotisch verändern bzw. umbauen. Dann kommt es zu dem von *Junghanns* beschriebenen Bilde der Pseudospondylolisthesis. Größere Verschiebungen sind nur dann möglich, wenn wie bei der echten Spondylolisthesis eine Unterbrechung der Bogenwurzeln vorhanden ist. Ob es zum Abgleiten kommt, ist weitgehend abhängig von der Stellung der Gelenkflächen bzw. dem Neigungswinkel der Bandscheiben zur Horizontalen. Diese ist im oberen Lendenteil nach dorsal abschüssig. Die Druckrichtung wirkt nach dorsal, bei einem Zusammensintern oder auch nur Lockerung der Bandscheibe ziehen die elastischen Zwischenbogenbänder den kranialen Wirbel auf der schiefen Gleitebene der Gelenkflächen nach hinten, es kommt zur Wirbelverschiebung nach hinten, zur sog. Dorsaldislokation, ein sicheres Zeichen einer Bandscheibenerkrankung, auch ohne daß eine röntgeno

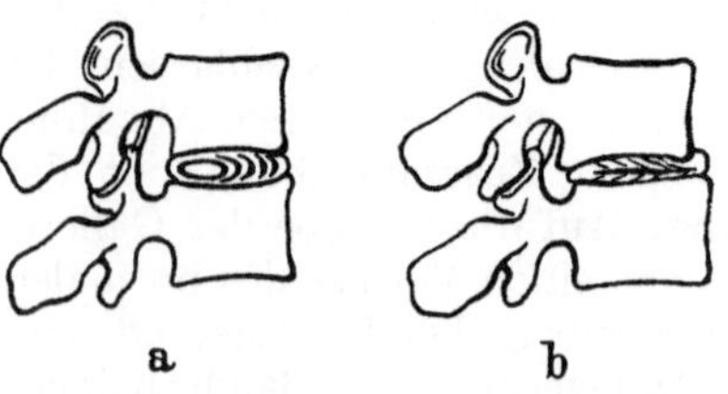

Abb. 3 modif. nach *Güntz*. Bei a) normal, bei b) Dorsaldislokation. Man beachte die Einengung des Zwischenwirbelloches, die Stellung der Gelenkfortsätze, die leichte Verdickung des entspannten Lig. flavum.

logische Verschmälerung bereits sichtbar zu sein braucht. Auf die wichtigen Formveränderungen der Zwischenwirbellöcher wird noch zurückzukommen sein (Abb. 3). Frühzeitig, häufig schon im Stadium der Rißbildung, setzen bereits reparatorische Vorgänge ein im Sinne des Einsprossens von Gefäßen vom Längsband bzw. von der Spongiosa her, es bildet sich ein Granulationsgewebe, das in verschiedenen Regionen verschieden stark sein und schließlich die Bandscheibe in ein derbes Narbengewebe umwandeln kann. Die Organisation setzt oftmals von dorsal her ein. Neben der fibriösen gibt es in seltenen Fällen eine knöcherne Versteifung. Durch beide Prozesse wird die abnorme Lockerung z.T. oder restlos behoben.

Das feingewebliche Bild der vorliegenden Veränderungen ist verhältnismäßig einförmig und besteht in Vergrößerung der Zellen, Aufquellung des Protoplasmas, Änderung der Kernfärbung, Hyalinisierung, Fetteinlagerung, Einlagerung eines bräunlichen in seiner Zusammensetzung noch unbekannten, keine Eisenfärbung zeigenden Farbstoffes (*Güntz*). *Saunders* und *Inman* haben Vermehrung der zelligen Elemente gesehen, wir selbst niemals. Entzündliche Reaktionen und Veränderungen werden regelmäßig vermißt und wurden auch von uns nicht beobachtet. In späteren Stadien treten sekundäre Veränderungen im oben beschriebenen Sinne hinzu.

Der bevorzugte Sitz der Osteochondrose ist die untere LWS. speziell hier wieder die letzte und vorletzte Bandscheibe. Sektionsbefunde, die diese Verteilung an einem großen Zahlenmaterial erhärten, bringt *Hildebrand*. Die Ursachen für die Lokalisation liegen in mechanischen Faktoren. An einem befestigten Stab ist dort die Beanspruchung bei Biegung am größten, wo der Übergang vom beweglichen in den fixierten Teil, d. h. Becken-Kreuzbein, erfolgt.

Durch den aufrechten Gang ist dort an sich schon die axiale Belastung mit etwa 45 kg am größten. Die Beweglichkeit zwischen den einzelnen Wirbeln ist in der LWS. am ausgiebigsten, schon infolge der relativ großen Höhe der Bandscheiben. *Bakke* bestätigt die vor allem von *Fick* durchgeführten anatomischen Untersuchungen durch röntgenologische Messungen am Lebenden und fand für den Lumbalteil folgende Werte:

Beweglichkeit in der LWS. (nach Bakke).

	dorsal	ventral	total	Höhe d. Bandscheibe
zwischen L 1/2	6,6⁰	2,0⁰	8,6⁰	4,85 mm
„ L 2/3	8,0⁰	3,0⁰	11,0⁰	6,90 „
„ L 3/4	9,0⁰	3,0⁰	12,0⁰	6,85 „
„ L 4/5	10,2⁰	3,7⁰	13,9⁰	8,65 „
„ L 5/S1	16,4⁰	2,2⁰	18,6⁰	10,90 „

Der lordotischen Krümmung entsprechend sind in der Lendenwirbelsäule die Bandscheiben vorn insgesamt 21 mm höher, bei Vorwärtsbeugung bilden sie dagegen normalerweise nach hinten offene Winkel, wobei die kleinen Wirbelgelenke als Wackel- und Schiebegelenk funktionieren. Im übrigen finden sich hinsichtlich Statik, Beweglichkeit ganz ähnliche Verhältnisse an der unteren HWS., womit die zweithäufigste Lokalisation der Osteochondrose an den untersten Zervikalbandscheiben zu begründen ist.

Nach der Besprechung der pathologisch-anatomischen Grundlagen der Zwischenwirbelerkrankungen, speziell der Osteochondrose, und nachdem wir den bevorzugten Sitz im Lumbalteil begründet haben, wenden wir uns nun denjenigen Vorgängen zu, die speziell zur Ausbildung des Vorfalles von Bandscheibengewebe nach hinten, nach dem Wirbelkanal zu führen und deren Grundlage in der Osteochondrosis vertebrae zu suchen ist (Abb. 4).

Über die Häufigkeit des Vorkommens von hinteren Vorwölbungen von Bandscheibengewebe liegt vor allem die viel zitierte und in ihrer praktischen Auswirkung lange Zeit entscheidende Arbeit von *Andrae*, eines *Schmorls*schen Schülers vor. Er fand hanfkorn- bis bohnengroße Ausbuchtungen vorwiegend in der mittleren und unteren BWS. in 15,2% an Präparaten und auffallenderweise niemals unter 30 Jahren. Der Zusammenhang mit der osteochondrotisch veränderten Bandscheibe war histologisch einwandfrei zu sichern. In älteren Fällen wurde Vaskularisierung, Organisation bis zur Verknöcherung beobachtet. *Andrae* kommt zu einer weitgehenden Ablehnung der klinischen Bedeutung dieser Prozesse und dieses Urteil hat die Erkenntnis des praktischen Wertes jedenfalls in Deutschland lange verzögert.

Dabei kann kein Zweifel sein, daß die *Andrae*schen Befunde, jedenfalls am anatomischen Material, durchaus zutreffend sind. Die klinische Erfahrung hat jedoch wieder einmal erwiesen, wie oft es der Parallelität zu autoptischen Befunden ermangelt. An den eigenen 64 Wirbelpräparaten aller Lebensalter konnten wir neben allgemeinen Protrusionen des gesamten Bandscheibenringes 5mal kleine knorpelharte bis gut linsengroße Befunde erheben, davon 2mal mehrfach, wovon nur einer dieser Prozesse in der LWS. zwischen L. $^2/_3$ lag. Bei einem WS.-Präparat eines Ischiadikers, der einer urologischen Infektion erlegen war, war jedoch eine kuppelartige Vorwölbung mit erhaltenem äußeren Lamellenring in Höhe von L. $^4/_5$ vorhanden. Es ist also keineswegs notwendig, daß das Vorhandensein eines Vorfalles klinische Symptome bedingt, sie werden sogar nur in Ausnahmefällen vorhanden sein und dann, wenn tatsächlich eine längere extradurale Wurzelstrecke vorhanden ist, wie es ja eigentlich nur im Lumbalteil vorkommt. *Lindblom* kommt bei osteochondrotischen Bandscheiben zu folgenden Zahlen: Bei 51 Fällen 6mal Einbuchtungen in den Duralsack, 4mal umschriebene Vorfälle, 8mal begrenzte Vorwölbungen, 7mal erschien die Wurzel komprimiert.

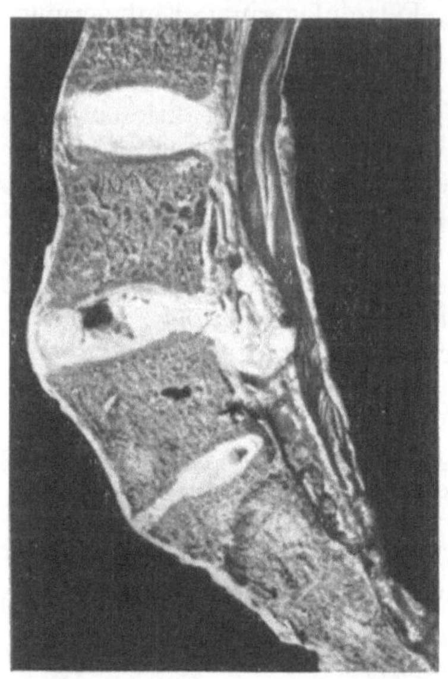

Abb. 4. Sektionspräparat eines früheren Falles der Kieler Klinik (nach *Schachtschneider*) mit Caudasyndrom. An der praesakralen Bandscheibe kleine Rißbildung.

Schon normalerweise liegt die sog. Gelenkhöhle des Gallertkernes etwas exzentrisch, mehr nach dorsalwärts. Meist, auch wenn nicht immer, zieht in Richtung auf das hintere Längsband ein verschieden gestalteter Recessus. Auch ist es schon länger bekannt (*Hildebrand*), daß die Rißbildungen und Zerstörungen der Bandscheibe oftmals im dorsalen Teil beginnen (Abb. 4) und erst später nach ventral übergreifen. Das *Gallert*kerngewebe und die benachbarten nun degenerierenden Fasern wölben sich nach der Stelle des geringsten Widerstandes vor, d. h. nach dem Wirbelkanal. Es ist hier wichtig, die anatomischen Verhältnisse des hinteren Längsbandes einer näheren Betrachtung zu unterziehen, die wir u. a. auf die Untersuchung zahlreicher Präparate gründen.

Das Band erstreckt sich vom Clivus bis zum Kreuzbein, ist zervikal und thorakal breiter und dünner, verschmälert sich im Lendenteil bei zunehmender Dicke und läuft als medianer sehniger Streifen im Sakralkanal aus. Es ist bei gleichzeitiger Verbreiterung über den Bandscheiben an diesen fest angeheftet und überbrückt die etwas konkav eingedellten Rückflächen der Wirbelkörper. In dem entstehenden Raum liegen die aus einem Foramen heraustretenden venösen Abflüsse der Wirbelkörper, Vv. basivertebrales. In der Mittellinie gibt das Band septumartige Fasern an die hier dicht anliegende Vorderwand der Dura ab. Wie *Malmros* konnten auch wir 2 voneinander trennbare Schichten feststellen, deren innere offenbar der Innenauskleidung des Wirbelkanales durch das äußere Blatt der Dura entspricht. Dieses äußere Blatt zweigt am Foramen magnum ab und bildet mit dem inneren Blatt, d. h. der eigentlichen Dura, den Periduralraum, der demnach streng genommen ein intraduraler ist. *Jung* und *Brunschwig* haben im hinteren Längsband Nervenfasern nachgewiesen.

Es ist nun wichtig festzustellen, daß zumindest im Lumbalteil der laterale Teil der Bandscheibe nicht vom hinteren Längsband bedeckt ist, sondern nur von einer dünnen Bindegewebsmembran. An diesen Stellen wölbt sich die Bandscheibe bevorzugt vor. Meist sind die äußeren Fasern des Lamellenringes noch intakt, die inneren durch den Riß zerstört (Abb. 5b) so daß das vordringende Gewebe von den Außenlamellen noch bedeckt ist. Erst wenn man nun diese inzidiert, tritt das eigentlich degenerierte Gewebe zutage. Wir sprechen bei dem ganzen Vorgang am besten von einem Bandscheibenvorfall. Es kann aber auch der Faserring bereits durchbrochen sein, das mehr oder weniger sequestrierte Gewebe quillt hervor und liegt in selteneren Fällen als freier Körper im Wirbelkanal (Abb. 5c). Die mechanischen Bedingungen, unter denen es zum Vorpressen des zermürbten Bandscheibengewebes kommt, sind mehrfach untersucht worden. Nach den noch näher zu beschreibenden klinischen Verlaufsformen mit plötzlicher Auslösung durch mehr oder weniger starke mechanische Insulte, mit Remissionen und plötzlichen Rezidiven liegt es nahe, eine wechselnde Größe des Vorfalles anzunehmen, eine in verschiedenen Zeitpunkten verschieden große Masse vorgefallenen Gewebes, was offenbar im Zusammenhang mit bestimmten Bewegungsvorgängen zu verstehen ist, d. h. mit anderen Worten, daß je nach verschiedener Stellung der Wirbelsäule einmal eine „Reposition" eines solchen Vorfalles eintreten kann. Man hat von einem Nußknackermechanismus gesprochen (*Glorieux*), d. h. bei Beugung und gleichzeitiger Aktion der Strecker wird, das muß vorausgesetzt werden, die bereits zermürbte Bandscheibe gleichsam zwischen den Branchen der Wirbelkörper bzw. Deckplatten ausgequetscht, bei dorsaler Lage des Nucleus bzw. zermürbten Gewebes oder dorsaler Rißbildung nach dem Wirbel zu.

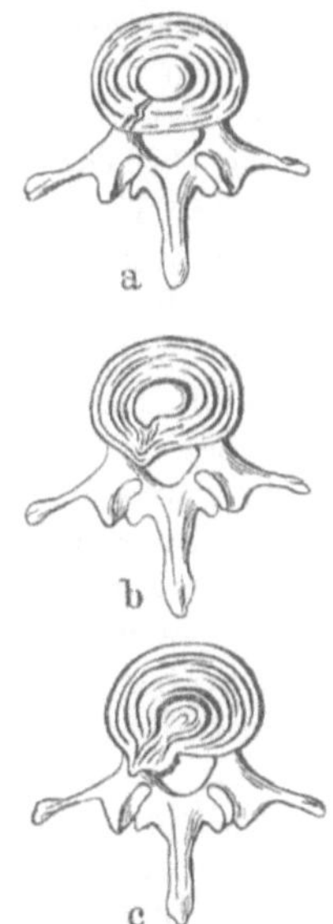

Abb. 5. a: beginnende Rißbildung ohne Vorfall. b: Vorfall mit no¼ erhaltenem Lamellenring. c: lokale Rißbildung und freier Vorfall.

Es hat nicht an Versuchen gefehlt, einen solchen Vorfall am Präparat zu erzeugen. So konnten *Schachtschneider* und *Heine* es wahrscheinlich machen, daß das vorgefallene Gewebe bei Kyphosierung gleichsam wieder in den Bandscheibenraum hineingesaugt wird, während bei Lordosierung und vor allem gleichzeitiger axialer Belastung ein Vorpressen stattfindet. Ganz so mechanisch einfach wie es nach diesen Experimenten der Fall zu sein scheint, liegen aber u. E. die Dinge in vivo sicherlich nicht. Wir selbst haben mehrfach an frischen Leichenwirbelsäulen versucht, einen Vorfall von Bandscheibengewebe zu erzeugen. Es wurden Einschnitte in verschiedener Richtung, Exzision von Gewebsstückchen, stärkere Zerstörungen im hinteren Bandscheibenteil vorgenommen und das Präparat dann oftmals, über 100 mal lordosiert und kyphosiert. Außer einer physiologischen auch in Myelogrammen, Füllungsbildern am Präparat darzustellenden, schon *Schmorl* bekannten allgemeinen Ausbuchtung kam es niemals zu einem umschriebenen Vorfall an der verletzten Stelle, obwohl wir zermürbte und normale Bandscheibenpräparate verwendeten. Das Bandscheibengewebe ist viel zu fest miteinander verbunden, als das man sich das erstrebte Ereignis, abgesehen vielleicht von Ausnahmefällen, vorstellen könnte. In der überwiegenden Zahl der klinischen Fälle sind ja noch die äußeren Lamellenringe erhalten, die sich natürlich bei weicher erkrankter Banscheibe infolge geringerer Widerstandsfähigkeit vermehrt ausbuchten können, wenn eine Wirbelsäule lordosiert wird, zumal unter gleichzeitiger Längsbelastung, bei Gewicht einer Last usw.. Die experimentellen Versuche am Präparat mögen gegebenenfalls für diejenigen Fälle eine Gültigkeit haben, bei denen unter Zerstörung des dorsalen Annulus, wie das Experiment es bewirkt, mehr oder weniger sequestriertes Bandscheibengewebe freien Weg nach dorsal hat. Wiederum ist es kaum anzunehmen, daß ein einmal in den Wirbelkanal vorgefallener Gewebsteil zurückschlupfen wird. Im klinischen Teil wird von dieser kritischen Bewertung der rein mechanischen Gesichtspunkte noch zu sprechen sein. An dieser Stelle seien einige Bemerkungen zur Nomenklatur gestattet. Der Ausdruck Diskusruptur ist insofern nicht zutreffend, als man sich unter Ruptur ein plötzliches, zeitlang eng umschriebenes Ereignis vorstellt. Nucleus pulposus-Prolaps ist gleichfalls irreführend, da es sich nicht um reines Gallertkerngewebe handelt, zumal ja überhaupt keine scharfe Trennung zwischen Faserring und Gallertkern möglich ist, sondern ein allmählicher Übergang stattfindet. Von einer Bandscheibenhernie zu sprechen ist deshalb nicht exakt, als zu einer Hernie ein Bruchsack gehört, der bei den lateralen Vorfällen selbst unter Berücksichtigung des Längsbandes ja nicht vorhanden zu sein braucht. Unseres Erachtens wird man mit der Bezeichnung „hinterer Bandscheibenvorfall" oder auch „Diskusprolaps" allen Zuständen am besten gerecht, ohne etwas nicht Vorhandenes zu präjudizieren. Schließlich gibt es noch gerade im Anfangsstadium, bei beginnender Degeneration und bei erschlaffenden Längsbändern eine wulstartige, „autoreifenähnliche" Vorbuchtung des gesamten Faserringes, auch nach vorn und seitlich, die wir am besten als Protrusion der Bandscheibe bezeichnen möchten.

Mit dem Vordringen des Bandscheibengewebes in den Wirbelkanal hinein kommt es zu Beziehungen zu den Gebilden des Periduralraumes und des Durasackes, vor allem zu Komplikationen seitens des nervalen Inhaltes dieser Räume. Über dem Bau, die Begrenzung des Periduralraumes, die speziellen Verhältnisse an den Ligamenta flava, den Zwischenbogenbändern wird in besonderen Kapiteln gesprochen werden. Hier sei nur soviel bemerkt, daß die individuellen anatomischen Verschiedenheiten der Raumverhältnisse höchst mannigfaltig sind.

1. Verschiedene Dicke des periduralen Fettgewebes.

2. Verschiedenartige Form des Querschnittes, mehr seitlich ausladend oder mit größerem oder geringerem ventrodorsalen Durchmesser.

3. Varianten in der Dicke und Stellung der Bögen. Im direkten Verhältnis dazu steht die Größe und Weite der Zwischenbogenräume. Eine unmittelbare Parallelität zwischen einer erniedrigten Bandscheibe und Größe des Zwischenbogenraumes besteht nicht.

4. Individuelle Verschiedenheiten in der Dicke der gelben Bänder u. a. abhängig vom Bewegungsmoment der WS.

5. Abweichungen in den Verhältnissen des duralen Endsackes.

Der Bandscheibenvorfall wird je nach seiner anatomischen Lage und Größe verschiedene Wirkungen auf die nervalen Gebilde haben können, immer in gleichzeitiger Beziehung zu den genannten anatomischen Raumverschiedenheiten. Der mediale Vorfall erlaubt die besten Ausweichmöglichkeiten, nur bei seiner sehr großen Ausbildung wird er Druck auf die Cauda-equina hervorrufen können und Tumorsymptome bewirken. Er allein wölbt das Längsband im eigentlichen Sinne vor, das gleichzeitig einer größeren Häufigkeit medialer Vorwölbungen hinderlich ist. Der weitaus häufigere laterale Vorfall kann eine oder 2 Wurzeln irritieren, indem er sie entweder gegen die Dorsalwand drückt oder aber über seine Vorwölbung ziehend zerrt und streckt. Ein schon nahe oder sogar im Foramen intervertebrale liegender Vorfall wird bei den dortigen engen Raumverhältnissen schon bei sehr geringer Größe eine komprimierende Wirkung ausüben, dort allerdings immer nur auf eine Wurzel. Die Verhältnisse der Beziehungen zwischen Lokalisation des Vorfalles und Beteiligung der Wurzeln ist in Abb. 6 schematisch dargestellt.

Die Bezifferung der abgehenden Wurzel ist derart zu verstehen, daß der Abgang immer unter dem mit der gleichen Zahl versehenen Wirbel erfolgt, d. h. die fünfte Lumbalwurzel tritt unterhalb des fünften Lendenwirbels, die erste Sakralwurzel unterhalb des ersten Kreuzbeinwirbels aus. Es geht aus dem Schema auch der nach kaudalwärts mehr und mehr gestreckte Nervenverlauf hervor, der um so längere peridurale Verlauf. Auf weitere Einzelheiten werden wir im klinischen Teil zurückkommen, vor allem bei der Besprechung der Operationsbefunde noch auf die Veränderungen am Nerven selbst hinweisen.

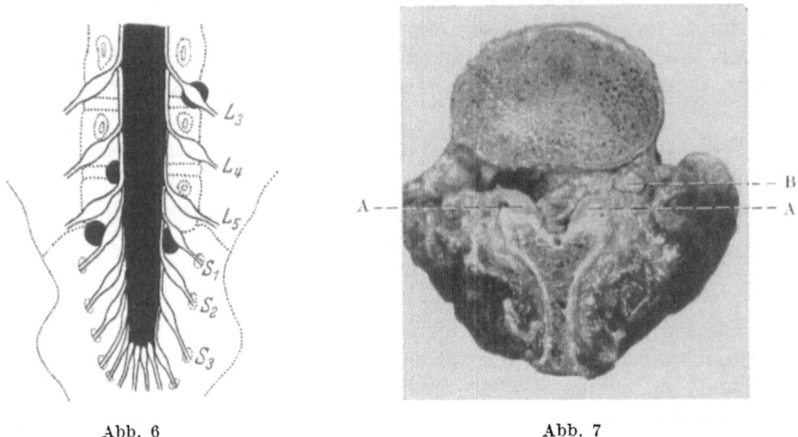

Abb. 6Abb. 7

Abb. 6. Lageverhältnisse zwischen verschiedenen Bandscheibenvorfällen und Wurzeln. Bei L 3/4 ein Vorfall im For. intervertebrale mit Affektion der Wurzel L 3, bei L 5/S 1 kann keine Wurzel bzw. zwei benachbarte betroffen sein.

Abb. 7. Lagebeziehung zwischen Wurzel (A), Ligg. flava (B) (nach *Friberg*).

Seit *Bechterew* ist bereits die Möglichkeit einer Kompression der Wurzeln in den Zwischenwirbellöchern immer wieder bejahend diskutiert worden (*Schlesinger, Ehrlich, Sicard, Grage, Danforth* und *Wilson*). Von pathologisch-anatomischer Seite, vor allem *Schmorl* und *Junghanns*, wurden zwar bei Metastasen, Frakturen einengende Prozesse gefunden, jedoch werden wegen der großen Weite der lumbalen Foramina schmerzhafte Zustände im Bereiche der Spinalnerven nur selten durch Knochenveränderungen der Zwischenwirbellochumrandung hervorgerufen werden können. *Thoma* hält die Möglichkeit nur am lumbo-sakralen Übergang für möglich, vor allem beim Zusammentreffen mit den dort gehäuft vorkommenden Variationen, Übergangsformen (*Heidsieck*).

Die Bedeutung der Zwischenwirbellöcher ist erneut in den Vordergrund gerückt im Zusammenhang mit der zunehmenden Erkenntnis der Bedeutung der Bandscheibenveränderungen. In einer neueren Arbeit hat *Duus* die einengenden Vorgänge sehr in den Vordergrund gestellt, ohne dabei den Bandscheiben vorfall überhaupt zu erwähnen. Wie man sich leicht an Präparaten überzeugen kann, bestehen aber tatsächlich sehr enge anatomische Beziehungen zwischen Intervertebralloch und Bandscheibe, die im Lumbalteil an der vorderen unteren Begrenzung des Foramen liegt. Die weitere knöcherne Umrandung wird gebildet von den Wirbelkörpern, oben und unten von den Bogenwurzeln, hinten von den Gelenkfortsätzen. Der Austritt der Wurzel erfolgt in Höhe der Intervertebralscheibe, d. h. im unteren Umfange des Loches nach paravertebral. Damit tritt zum Beispiel die Wurzel L 4 ganz lateral noch in Beziehung zur Bandscheibe L 4/5, die Wurzel L 5 entsprechend zur präsakralen Bandscheibe. Es kann also in solchen sicherlich seltenen Fällen vorkommen, daß eine höhere Wurzel durch den extrem lateral im Foramen gelegenen Vorfall komprimiert wird. Aus Abb. 6 sind diese Verhältnisse abzulesen. Wenn wir im folgenden diejenigen Prozesse besprechen, die möglicherweise zusätzlich zu einer Einengung der Zwischenwirbellöcher führen, so müssen abgesehen von den knöchernen Veränderungen die Weichteile berücksichtigt werden, die Befestigung der Wurzeln bzw. der Wurzelscheiden durch fibröse Verbindungen mit dem Periost, die Anheftung an der Bandscheibe, die Rolle der begleitenden Gefäße und vor allem auch des gelben Bandes. Insofern müssen die Befunde z. B. von *Schmorl* und *Junghanns* eine Ergänzung erfahren. Im wesentlichen kommen für eine Einengung vor allem des an sich schon schmäleren ventrodorsalen Durchmesser in Frage:

1. Die osteochondrotische Verschmälerung der Bandscheibe an sich.

2. Die damit im engsten Zusammenhang stehende Wirbelverschiebung nach hinten. Der kraniale Wirbel verengert den ventrodorsalen Durchmesser, die gleichzeitige Verdickung des erschlaffenden gelben Bandes trägt dazu bei (vgl. Abb. 3).

3. Die Rolle speziell der gelben Bänder. Sie ist in einem besonderen Kapitel nachzulesen.

4. Besondere Dicke der Gelenkfortsätze, nach *Junghanns* evtl. eine nicht verknöcherte Apophyse, vor allem aber spondylarthrotische Randwulstbildungen, die wiederum in enger Beziehung zu den übrigen degenerativen Veränderungen an der Bandscheibe stehen.

5. Besonders diskutiert wurde die Rolle der hinteren Knochenappositionen. Bei der Osteochondrose kommen sie bekanntlich auch nach dorsal vor, manchmal kombiniert mit einer Wirbelverschiebung nach hinten, ohne aber eine gewisse Größe zu überschreiten. Echte spondylotische Zacken fehlen dagegen dorsal aus bereits erörterten Gründen. Die *Schmorl*sche Schule hat an großem Material gezeigt, daß eine Einengung der Zwischenwirbellöcher höchstens einmal praesakral vorkommt, u. a. auch *Schulz*. *Güntz* hat in grundlegender Weise die Befunde auf die Klinik übertragen und kommt ebenfalls zu einem ablehnenden Standpunkt. Auch in unserem anatomischen wie klinischen Material konnten wir nur geringere Appositionen finden.

6. Die Raumverhältnisse werden weiterhin je nach der Stellung der Wirbelsäule eine Änderung erfahren.

Unser Standpunkt ist der, daß der Spondylosis für sich allein keine klinische Bedeutung für die Wurzelkompression zukommt, daß auch die übrigen einengenden Vorgänge nur in seltenen Fällen als alleinige Ursache in Frage kommen, daß sie aber in den Fällen einer auch geringeren Vorwölbung der Bandscheibe nach lateral hinten als Teilfaktoren eine Bedeutung haben.

Sekundäre Folgen sind Störungen der Zirkulation in den Weichteilen der Zwischenwirbellöcher, Stauungszustände, Ödem der Wurzel, schließlich reaktive Veränderungen und Adhaesionen. Sie vermehren zusätzlich die Raumbeengung und sind in ihrer Wirkung einem Circulus vitiosus gleichzusetzen.

Die Verfolgung der Vorgänge bei isolierter experimenteller Verletzung der Bandscheiben ist, nachdem aus anderer Fragestellung heraus bereits *Ribbert* 1895 Befunde erhoben hatte, vor allem von *Tamann, Schrader, Lob, Keyes* und *Compere* unternommen worden. Wir haben diese Versuche unter verschiedenen Bedingungen an der Hunde- und Kaninchenwirbelsäule nachgeahmt bzw. eigene Versuchsbedingungen geschaffen.

Unter gewissen Einschränkungen ist der Vergleich der Vierfüßerwirbelsäule mit der menschlichen durchaus zulässig. Der Gallertkern, die Bandscheibe haben einen ganz ähnlichen Bau, gewisse, in unserer Fragestellung nicht entscheidende Abweichungen bestehen im Vorhandensein einer scheibenförmigen Epiphyse entgegen der menschlichen Randleiste (*Lob*). Der wesentliche Unterschied besteht in den Belastungsverhältnissen, dem aufrechten Gang des Menschen gegenüber der Stab-Brückenkonstruktion der Vierfüßerwirbelsäule. Die menschliche Wirbelsäule ist statisch ungünstiger gestellt, so daß falls schon am Tier mechanisch bedingte Veränderungen auftreten, diese beim Menschen sogar noch eher entstehen dürften.

Unsere ersten *Versuche*, unter dem Röntgenschirm die Kaninchenbandscheibe von dorsolateral her anpunktieren zu können, führten nicht zum Erfolg. Die Verhältnisse sind zu klein, der Zwischenraum zu eng. Eine verläßliche Dosierung der Verletzung, Vermeidung zu starker Nebenverletzung der Deckplatten ist unmöglich.

Wie bei *Lob* u. a. wurde beim Kaninchen die Bandscheibe von der eröffneten Bauchhöhle her freigelegt und der Faserring entweder anpunktiert oder mit einem feinen Messerchen geschlitzt. Es pflegt sofort das glasige Gallertkerngewebe wie eine hirsekorngroße Perle her-

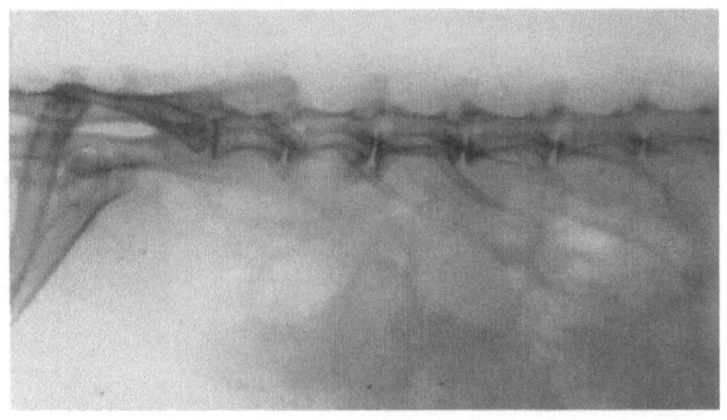

Abb. 8. Kaninchen-WS. Hochgradige reaktive spondylotische, 3 Monate nach Schnittverletzung des vorderen Faserringes.

vorzutreten. Am erwachsenen wie am jugendlichen Tier kommt es bereits nach wenigen Wochen zu röntgenologisch sichtbaren Umbauvorgängen, zu Unschärfe, zum Anbau an den ventralen Wirbelkörperecken. Schon nach 2 bis 3 Monaten entstehen große Spangen, deren Ausbildung wie auch *Lob* beschreibt, mit dem fünften Monat etwa abgeschlossen ist (Abb. 8). Bei umschriebener Stichverletzung sind die Veränderungen örtlich begrenzt.

Nach *Lob* treten im feingeweblichen Bild bereits in der zweiten Woche Knorpelbildungen auf, in der dritten und vierten Woche beginnt die Knochenbildung, nachdem vom Rande her Gefäße eingedrungen sind.

Eine Blockwirbelbildung konnten wir in keinem unserer Fälle beobachten. Das gefäßlose Innere der Bandscheibe bildet keinen Knochen. Auch bei 4 jugendlichen Kaninchen fehlte eine knöcherne Überbrückung der Bandscheibe selbst, abgesehen von den Randspangen. In später zu beschreibenden Versuchen zur Erzielung einer Blockbildung gelang das auch dann nicht, wenn ein Bandscheiben-Knochenzylinder ausgebohrt wurde, so daß die Spongiosa eröffnet war (s. S. 325 u. Abb. 36).

Die Übereinstimmung der Befunde mit denjenigen bei der menschlichen Spondylosis ist nach *Lob* u. a. auffällig. Ein gewisser Unterschied besteht u. E. allerdings darin, daß nach der *Schmorl*schen Definition zwar Bandscheibengewebe durch vordere Rißbildungen austritt, daß aber das vordere Längsband erhalten ist, während es im Experiment durchtrennt wird. Das Längsband besteht allerdings bei Kaninchen nur in Form eines schmalen Streifens. Das austretende Gallertkerngewebe bewirkt einen Turgorverlust der Bandscheibe und schafft eher die der Osteochondrose adäquaten Verhältnisse. Auch das Röntgenbild zeigt außer den Randwülsten eine Bandscheibenverschmälerung mit Deckplattensklerose. Das vorgefallene Gewebe wird durch Knochenneubildung abgedeckelt.

In einer weiteren *Versuchsserie an 6 Hunden* wurde von dorsalwärts eine Verletzung der Bandscheibe gesetzt, d. h. also etwa die dem hinteren Vorfall entsprechenden Bedingungen geschaffen. Zu diesem Zwecke wurde eine ausgiebige Laminektomie der Lendenwirbelsäule vorgenommen, der Durasack vorsichtig beiseitegezogen und mit einem spitzen Skalpell der hintere Lamellenring an 2 bis 3 Bandscheiben teils tief inzidiert, teils mit einem scharfen Löffelchen excochleiert, so daß in jedem Fall das Gallertkerngewebe entfernt wurde. Der technisch einigermaßen schwierige Eingriff muß unter schonendster Behandlung der nervalen Gebilde erfolgen, da bei der geringsten Unvorsichtigkeit irreparable Lähmungen auftreten. Am Kaninchen ist die Operation aus diesen Gründen mißlungen.

17*

Es gelingt so zweifellos, Vorfall von Bandscheibengewebe in den Wirbelkanal zu erzeugen.

Aus wirtschaftlichen Gründen konnten die Tiere nicht getötet werden, so daß wir keine autoptischen Befunde haben. *Key* und *Ford* haben in einer neueren Arbeit bei ähnlichen Versuchen kleine Vorwölbungen, die zunächst mit einem Fibrinmantel bedeckt werden und schließlich der Bindgewebsorganisation verfallen, nachgewiesen.

Die röntgenologischen Veränderungen bestehen in Verschmälerung der Bandscheiben besonders nach Excochleation. Jedoch ist es nach 5 Monaten Beob-

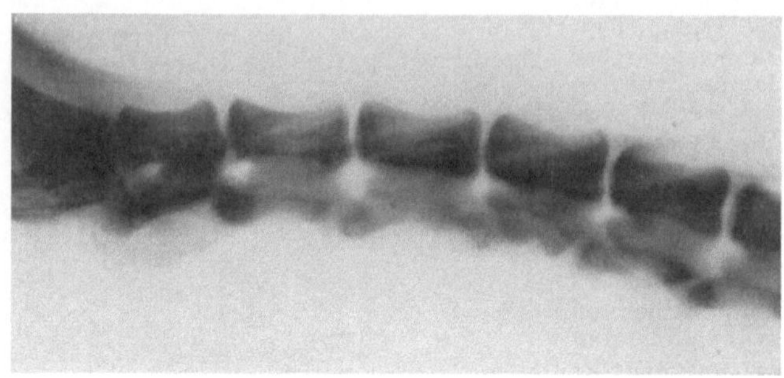

Abb. 9. Hundewirbelsäule, 4 Monate nach dorsaler Stichverletzung des dorsalen Faserringes. Lediglich leichte Verschmälerung der Bandscheibenhöhe ohne jede reaktive Veränderung am Knochen. Die benachbarten Bandscheiben erscheinen weiter, obwohl nicht orthograd getroffen.

achtungsdauer nur zu sehr geringen knöchernen Reaktionen gekommen. Von 6 lediglich inzidierten Bandscheiben fehlt 3mal überhaupt jede Veränderung. In keinem Falle sind die Knochenappositionen auch nur annähernd so ausgeprägt, wie wir sie bei ventraler Bandscheibenverletzung kennengelernt hatten. Es besteht somit eine gewisse Parallele zu den Vorgängen am menschlichen Organismus. Auch bei diesen dorsalen Verletzungen trat in keinem Falle, selbst nicht nach rigoroser Excochleation, eine Blockbildung auf.

Schließlich haben wir noch an zwei jungen Hunden lediglich mehrere Bandscheiben von der Laminektomie aus anpunktiert, um nachzuprüfen, ob evtl. eine Lumbalpunktionsverletzung bei jugendlicher Bandscheibe im besonderen Maße zu einer Bandscheibenveränderung führen kann. Von 6 punktierten Bandscheiben zeigten zwei eine geringe Verschmälerung (Abb. 9), allerdings nach 5 Monaten noch ohne sichtbare Knochenreaktion. Die in der Literatur oft diskutierte Frage des Zusammenhanges einer Lumbalpunktion mit Bandscheibenprozessen kann also in gewissem Sinne bejaht werden, offenbar ist aber eine sichtbare Bandscheibenveränderung nicht unbedingt notwendige Folge einer Punktionsverletzung. Aus dem bereits angedeuteten wirtschaftlichen Schwierigkeiten war es uns leider nicht möglich, der praktisch wichtigen Frage an einem größeren Tiermaterial nachzugehen, jedoch scheint gerade die flüssigkeitshaltige jugendliche Bandscheibe nach den bisher vorliegenden Literaturmitteilungen am meisten gefährdet zu sein.

Schon 1924 berichtete *Billington* über 12 Fälle nach Meningitis mit auffallender Verschmälerung unterer Lendenbandscheiben, es folgten Mitteilungen von *Pease* (12 Fälle, davon 11 Kinder), *Milward* und *Grout* (5 Fälle nach Spinalanästhesie), ferner *Gellmann, Epps, Everett, Stump* und *Narins, Baker.* Zunächst pflegen schon sehr bald, etwa nach 1 bis 2 Wochen Rückenschmerzen aufzutreten, bereits nach 4 Wochen zeigte das Röntgenbild z. B. bei *Baker* eine Verschmälerung der Bandscheibe, die schließlich zum ausgeprägten Bilde der Osteochondrose, sogar mit Dorsaldislokalisation, zur Sklerose der Deckplatten führte, im Falle von *Gellmann* auch zur Ausbildung *Schmorl*scher Knötchen. In jedem Falle muß eine durch die Punktion inokulierte Bandscheibeninfektion ausgeschlossen werden, wie es in einer Anzahl von Veröffentlichungen offenbar nicht der Fall gewesen ist.

Gerade nach unseren tierexperimentellen Befunden ist es kaum anzunehmen, daß bereits in wenigen Wochen derart erhebliche röntgenologische Veränderungen auftreten, ohne daß eine infektiöse Komponente im Spiele ist. Alle diese akut verlaufenden Beobachtungen sind vielmehr im höchsten Grade verdächtig, wofür auch der folgende selbst beobachtete Fall ein Beispiel sein dürfte.

Ein 12jähriges Mädchen wird wegen epileptischer Krämpfe mehrfach lumbalpunktiert, wobei bei dem sehr unruhigen Kinde mehrfache Fehlpunktionen vorgenommen wurden. 14 Tage später treten akute Rückenschmerzen, subfebrile Temperaturen und Senkungsbeschleunigung von 22/50 mm, jedoch keine Blutbildveränderungen auf. 5 Wochen später bereits ist bei inzwischen weitgehend abgeklungenen klinischen Symptomen der Zwischenwirbelspalt L 2/3 stark verschmälert, nach insgesamt 2 Monaten ist das Bild abgeschlossen (Abb. 10).

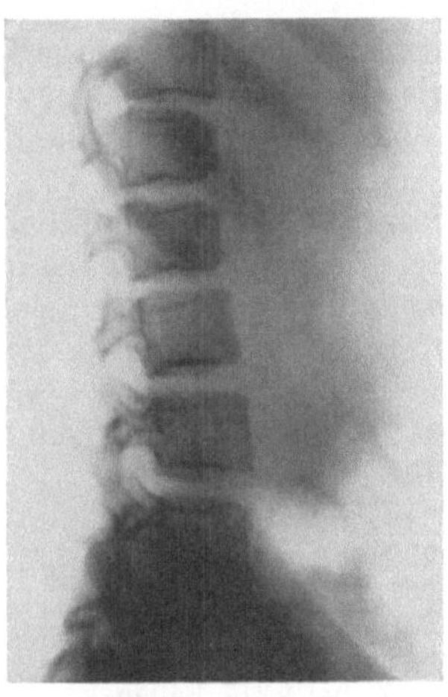
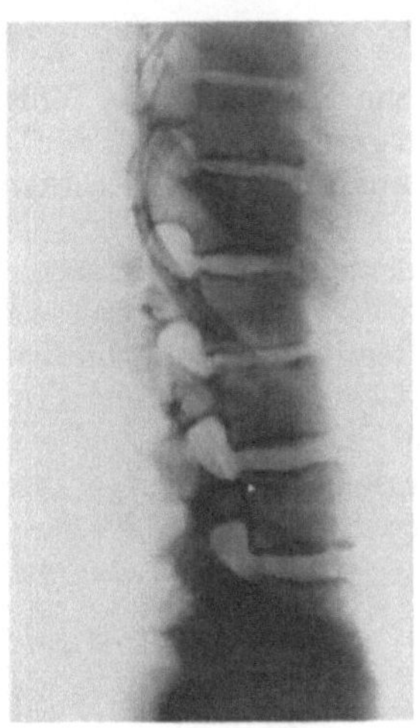

a   b

Abb. 10. Punktionsverletzung der Bandscheibe L 2/3. a: nach 5 Wochen beginnende b: nach 8 Wochen deutliche Verschmälerung.

Es handelt sich hier ohne Zweifel um den Ablauf einer milden Infektion an der jugendlichen Bandscheibe ähnlich einer Spondylitis infektiosa. Für eine spezifische Infektion lag kein Anhalt vor.

F. Klinik des hinteren Bandscheibenvorfalles.

Das für unsere klinischen Erörterungen maßgebliche Material ist ein rein operatives, da nur durch den sichtbaren Befund die Übereinstimmung mit den klinischen Symptomen beurteilt werden kann. Konservativ bahandelte Fälle werden ergänzend verwertet, wenn sich besondere Fragestellungen ergeben. Sämtliche Vor- und Nachuntersuchungen wurden vom Verfasser persönlich durchgeführt, die Operationen gleichfalls entweder selbst vorgenommen oder assistiert, so daß sich ein einheitliches und abgeschlossenes Erfahrungsbild ergibt.

Insgesamt handelt es sich um 108 unter dem Bilde des lumbalen Bandscheibenvorfalles operierte Fälle. Folgende Befunde lagen zugrunde:

91 Bandscheibenvorfälle,

17 sog. negative Explorationen.

Die Analyse der wichtigen letzteren Gruppe bleibt einem besonderen Abschnitt vorbehalten. Ebenso gilt das für differentialdiagnostisch wichtige ebenfalls mit Lumbago-Ischias einhergehende Erkrankungen. Je ein zervikaler und thorakaler Vorfall werden anhangsweise besprochen.

Zur Herausarbeitung des klinischen Bildes dienen daher zunächst die 91 Fälle operativ verifizierter Bandscheibenvorfälle in der Lumbalregion mit folgender Verteilung:

Zwischen L 3/4   2 Fälle
  ,,   L 4/5   41 ,,
  ,,   L 5 u. S 1   40 ,,
  ,,   L 4/5 u. L 5/S 1   8   ,, .

Die Übereinstimmung mit den Erfahrungen der Literatur ist ausgesprochen.
Nach allen größeren Statistiken (*Love* und *Walsh, Spurling* u. *Bradford*) werden
die beiden letzten Bandscheiben etwa gleich häufig zusammen in etwa 95% befallen.

I. Vorgeschichte.

Die genaue Erhebung der Vorgeschichte ist gerade beim Lumbago-Ischias-
kranken von ganz entscheidender Wichtigkeit, glauben wir doch zeigen zu können,
daß allein anamnestische Erhebungen schon eine Wahrscheinlichkeitsdiagnose
erlauben.

Es ist eine seit langem bekannte Tatsache, daß die Zahl der männlichen Ischiadiker überwiegt und man hat je nach persönlicher Einstellung die stärkere mechanische Beanspruchung, häufigere Witterungseinflüsse im Berufsleben usw.
dafür verantwortlich gemacht. In unserem Material überwiegen die Männer mit
58 gegen 33 Frauen.

Zum Vergleich seien einige Literaturangaben gegeben, vor allem aus neueren
und größeren Statistiken. Es fanden an männlichen Patienten:

Love und *Walsh* (1939)   74%
Bar und *Mixter*   78%
Gurdijan und *Webster*   65%
Weber   65%
Poppen   68%
Love (1947)   70% bei 1217 Fällen
Waris (1948)   72% bei 374 Fällen.

Die Altersverteilung entspricht ebenfalls der Literaturangaben, Häufung im
dritten und vierten Lebensjahrzehnt z. Z. der Operation. Wichtiger noch ist es,
den Zeitpunkt des Beginnes der Anamnese zurückzuverfolgen, d. h. der Ischialgie
und auch vor allem der reinen Lumbago. Dann tritt infolge der durchweg langen
Leidensgeschichte eine deutliche Verschiebung zugunsten der jüngeren Jahr-
gänge ein.

| Lebensalter | Zahl der Fälle | | Vergleichszahlen bei *Love* in % |
	zur Zeit der Operation	bei Beginn der Anamnese	von 1217 Fällen bei Operationen
10—19	2	6	2,1%
20—29	7	25	16,3%
30—39	31	36	35,3%
40—49	39	23	30,5%
50—59	9	1	13,1%
60	3	—	2,7%

Unser jüngster Patient war 18, der älteste 66 Jahre alt. Ähnliche Daten sind auch in der
Literatur verzeichnet. Der jüngste beschriebene Fall stammt offenbar von *Wahren*, im Alter
von 12 Jahren operiert.

Da vor der klinischen Manifestation die degenerativen Bandscheibenveränderungen bereits vorhanden sein müssen, können wir berechtigterweise auf
einen frühzeitigen Beginn der pathologisch-anatomischen Veränderungen schließen
und wir glauben imstande zu sein, für einen großen Teil der Fälle ein jugendliches
Alter annehmen zu dürfen, etwa das gleiche, in welchem die Veränderungen der
juvenilen Kyphose aufzutreten pflegen.

Die *Dauer der Anamnese* überhaupt, also seit Beginn der Lumbago oder Ischialgie gerechnet ist aus folgender Zusammenstellung ersichtlich:

Dauer der Anamnese:	unter 1 Jahr	20 Fälle
	1— 2 Jahre	12 Fälle
	2— 3 Jahre	7 Fälle
	3— 4 Jahre	3 Fälle
	4— 5 Jahre	7 Fälle
	6—10 Jahre	20 Fälle
	mehr als 10 Jahre	22 Fälle.

Die längste Vorgeschichte betrug 32 Jahre. Einige weitere Angaben umfassen 28, 19, 17 Jahre usf. Es sind also durchaus chronische Verlaufsformen und bis auf geringe Ausnahmen von rezidivierendem Charakter. Nur bei den kürzeren Anamnesen, keine davon aber unter 3 Monaten Dauer finden sich solche von mehr kontinuierlichem Schmerz, insgesamt sind das 10 Fälle. Die sehr wichtige Analyse der zeitlichen Aufeinanderfolge der Lumbago und des Ischiasschmerzes gibt praktisch wichtige Aufschlüsse. Einmal nur lag eine reine Lumbago vor. Ausnahmslos trat der Schmerz akut oder zumindest subakut auf und zwar in 18 Fällen gleichzeitig als Lumbago und Ischialgie schon beim ersten Anfall. In der Mehrzahl der Fälle, 68 mal, folgte die Ischialgie in mehr oder weniger großem Zeitabstand der durchweg akut einsetzenden Lumbago. Dieser Abstand kann verschieden groß sein. Oftmals bestand jahrelang eine rezidivierende sich gegebenenfalls jährlich mehrere Male wiederholende oder aber erst nach jahrelanger Pause wieder einsetzende Lumbago, bis dann plötzlich die Ausstrahlung in ein Bein begann. Dieses Ereignis kann akut erfolgen, in etwa der Hälfte der Fälle setzte es jedoch langsamer ein. Manchmal geschah das bereits nach wenigen Stunden, dann wieder nach Tagen der Lumbago folgend, es finden sich auch Angaben über mehrere Monate. Kaum einmal ist die Lumbago inzwischen abgeklungen. Der Ischiasschmerz kann somit nach dem ersten Hexenschußanfall auftreten, jahrelang kann indessen ein solcher isoliert vorhanden sein, ehe die Ischialgie beispielsweise in je 6 Fällen nach 1 bis 2 Jahren bzw. 3 bis 5 Jahren, in 10 Fällen nach 5 bis 10 Jahren, in 6 Fällen nach 10 bis 18 Jahren schließlich auftritt. Es zeigt sich hieraus, daß dem Abstand der Schmerzsymptome offenbar keine Regelmäßigkeit, wohl aber der Tatsache der der Ischialgie vorausgehenden Lumbago an sich große Bedeutung zukommt. Wir fanden das in nicht weniger als 68 Fällen und sehen darin einen sehr wichtigen diagnostischen Hinweis.

Sehr selten, in nur 4 Fällen, gaben die Patienten an, niemals Rückenschmerzen irgendwie bemerkenswerter Art gehabt zu haben. Es bestanden lediglich Schmerzen im Bein, worauf das beruht, ist uns zunächst noch nicht erklärlich, jedenfalls aber handelte es sich auch operativ um sehr eindrucksvolle Bandscheibenbefunde. Die Forderung eines kombinierten Lumbago-Ischiasschmerzes ist danach keine absolute. Niemals aber sahen wir eine Ischialgie vor einem Hexenschuß, vor einem Kreuzschmerz auftreten, nach unserer Erfahrung ein auch diagnostisch verwertbarer Punkt.

Vergleichen wir die Literaturangaben über diese zeitlichen Lumbago-Ischias-Beziehungen, so finden wir prinzipiell die gleichen Ergebnisse verzeichnet. Die prozentuale Häufigkeit des Beginnes mit einer Lumbago wird allerdings in etwas abweichender Höhe angegeben, von 30 bis 40% (*Barr* und *Mixter*), 60% (*Hoffmann* u. *Scheller*), 68% (*Burns* u. *Jung*) bis zu 75% (*Hyndman, Steindler* u. *Wolken*) und 96% (*Peyton* und *Lewin*). Wir selbst rechnen mit etwa 70%. Ischialgie ohne Lumbago finden aber *Petit-Dutaillis, Love* und *Walsh* u. a. nicht ausgesprochen selten. Abweichend von unseren Befunden sind Berichte über Ischialgien, die der Lumbago vorausgehen, in besonders großem Prozentsatz von 24% bei *Young*. Vielleicht sind unsere Zahlen zu einer endgültigen Stellungnahme noch zu klein.

Aus dem zeitlichen Abstand zur Lumbago geht die kürzere Dauer der Ischiasanamnese gegenüber derjenigen der Lumbago hervor. In der folgenden Tabelle ist die Dauer der Ischiasbeschwerden verzeichnet, die kürzeste betrug 3 Monate, die längste 30 Jahre. Wieder gilt wie oben für die mit nur kürzerer Vorgeschichte operierten Patienten der Hinweis auf die besondere Schwere des Zustandes, während es sich sonst um ausnahmslos rezidiviernde Bilder handelt.

Dauer der Ischialgie:

Etwa 3 Monate	13		3— 4 Jahr	3
4— 6 „	17		4— 5 „	4
6—12 „	7		5—10 „	7
1— 2 Jahre „	11		mehr als 10 Jahre	11
2— 3 „	6		nicht bekannt	11

Die Ischialgie des linken Beines überwiegt in auffallender Weise mit 48 zu 31 Fällen, ohne daß dafür eine Erklärung gegeben werden kann, sofern es sich überhaupt um eine statistisch verwertbare Differenz handelt. Jedoch sind auch die Literaturangaben mit 60 bis 62% zugunsten der linken Seite (*Malmros, Yaskin* und *Finkelstein*). Von verschiedenen Seiten ist die etwas gesuchte Erklärung unternommen worden, die Rechtshändigkeit könne eine mitbestimmende Rolle spielen (*Petit-Dutaillis* und *de Sèze*); *Bradford* und *Spurling* sahen demgegenüber die rechte Seite häufiger befallen.

In 11 Fällen bestanden doppelseitige Schmerzen, meist auf einer Seite stärker überwiegend, davon 6mal im Augenblick der Untersuchung während 5mal die Ischialgie in alternierender Weise anamnestisch angegeben wurde, die eine Seite dabei schon seit Jahren symptomfrei geblieben sein kann. Die doppelseitige Ischialgie wird von *Love* und *Walsh* mit 16%, *Barr* und *Mixter* mit 20%, *Malmros* mit 39%, *Waris* mit 11% gefunden. Alternierendes Vorkommen sei dabei häufig (*Gurdijan* und *Webster*). Die wechselnden Angaben erklären sich wohl daraus, ob der doppelseitige Schmerz anamnestisch vorhanden bzw. nur ein z. Z. der Operation bestehender aufgezeichnet worden ist.

Die *Rolle des Traumas* ist u. E. überschätzt worden. Jedem Kenner der Dinge, vor allem der pathologisch-anatomischen Grundlagen, wird vornherein klar sein, daß einmalige Traumen in unfallrechtlichem Sinne nach allen bisher vorliegenden Erkenntnissen kaum einmal in Frage kommen. Die gutachtlich wichtigen Punkte werden uns noch gesondert beschäftigen. Bei den seitens der Patienten als ursächlich vermuteten Unfällen handelt es sich fast immer um kleinere Gelegenheitstraumen, die der Kranke teils aus Kausalbedürfnis teils durch Suggestion seitens der Umgebung, leider auch oftmals des Arztes, überbewertet. Dennoch ist auch die genaue Erhebung dieser mechanischen Insulte von allergrößter diagnostischer Bedeutung und unter medizinischen, nicht juristischen Gesichtspunkten wertvoll.

Einen Hinweis auf besondere Beanspruchungen ergibt die *berufliche Gliederung* unserer Patienten.

Kopfarbeiter	16	
Ehefrauen	35	
körperlich Arbeitende	37	
davon ausgesprochene		
Schwerarbeiter	11	(Schmiede, Möbeltransporteure, Treckerführer)
landwirtschaftl. Arbeiter	9	
Bauarbeiter	3	

Das Überwiegen der körperlich arbeitenden Berufe ist augenfällig, wenn man vor allem die Gruppe der Ehefrauen näher betrachtet, denn über die Hälfte sind in der Landwirtschaft, größtenteils in kleineren Betrieben tätig. *Malmros* findet 55 körperlich Arbeitende gegenüber 35 anderen, *Waris* 63% Schwerarbeiter. Andererseits aber ist das Überwiegen doch nicht so stark, als daß man der traumatischen Läsion einer Bandscheibe bedenkenlos beipflichten kann. Die verhältnismäßig große Zahl von Patienten, die sicherlich kaum einmal eine länger dauernde körperliche Arbeit verrichtet haben, spricht für die Teilrolle eines konstitutionellen Faktors, den man zwar als wissenschaftlich kaum exakt faßbar empfinden muß, dessen Einschaltung man jedoch bei derartigen Fällen von Erkrankungen des Stützgewebes, d. h. eines Mißverhältnisses zwischen Belastung und Widerstandskraft schwerlich entbehren kann.

Die Arten der angegebenen „Traumen" im obigen medizinischen Sinne lassen sich in bestimmte Gruppen einteilen:

	1. Auslösung	Auslösung des letzten Rezidivs
Verhebetraumen	17	26
Gartenarbeit, Holzhacken	8	11
Aufstehen aus dem Sitzen	4	10
Hyperlordosierung	3	1
Fall auf Gesäß, Kreuz	8	1
Bücken und Aufrichten	—	7
sicherlich ohne Trauma	46	22

Es sind dieselben Vorgänge, die wir oftmals in der Literatur niedergelegt finden. Das Verhebetrauma steht obenan (*Malmros, Spurling* und *Grantham, de Sèze, Raaf* u. a.). Zur Erläuterung der Tabelle sei gesagt, daß zwar die Angaben eingehend erfragt wurden, jedoch unter Vermeidung jeglicher Suggestion und unter strengster Kritik was beispielsweise beliebte Angaben wie Sturz auf das Gesäß, Unfälle im Kindesalter anlangt. Solche Vorgänge können nur dann verwertet werden, wenn sofortige Zusammenhänge vorhanden bzw. Brückensymptome nachweisbar waren. Ausnahmslos liegen leichtere mechanische Insulte vor, im Rahmen der normalen beruflichen Arbeit liegende Belastungen, evtl. ungewohnte Anstrengungen, die niemals allein auslösende Ursachen sein konnten. Es sind die Verhebetraumen, die Hausfrau, die beim Umzug mithilft und einen Sessel vor sich trägt, der Schmied, der den Vorschlaghammer plötzlich nicht mehr heben kann, der Fußballspieler, der nach einem Rückzieher heftigen Schmerz verspürt bzw. bei einem hohen Kopfball die Wirbelsäule hyperlordotisch zurückbiegt und evtl. dabei gerempelt wird, der Kopfarbeiter, der seinen Garten umgräbt bzw. sein Holz hackt. Zur Rezidivauslösung genügen offenbar auch ganz geringe mechanische Einwirkungen, das Aufrichten nach dem Schuhanziehen, das längere krumme Sitzen z. B. nach längerer Autofahrt auf holpriger Straße, ja sogar ein Hustenstoß oder heftiges Niesen. Alles dieses ist niemals als Schädigung einer bishin gesunden Bandscheibe sondern nur in der Annahme einer bereits degenerativ vorerkrankten Bandscheibe zu verstehen.

Wir stellen fest, das niemals ein Trauma im unfallrechtlichen Sinne in der Vorgeschichte verzeichnet ist, daß aber mechanische Einwirkungen in fast der Hälfte der Fälle beim ersten Anfall, in mehr als 3/4 beim Rezidiv im Spiele sind. Nur in 5 Fällen fehlt überhaupt jeder derartige Zusammenhang, wenn man sämtliche Rezidive berücksichtigt.

Die entsprechenden Angaben über mechanisch-traumatische Auslösung bei anderen Autoren seien wiederum zum Vergleich aufgeführt:

Spurling und *Grantham*	40%
de Sèze	41%
Falconer, George und *Begg*	44%
Raaf	58%
Barr (Sammelstat. 10000 Fälle)	60%
Weber	62%

Die persönliche Einstellung zur Frage „Trauma" mag eine Rolle spielen.

Wenn wir die wichtigsten anamnestischen Erhebungen kurz *zusammengefaßt* betrachten, so ergeben sich folgende für den Bandscheibenvorfall bedeutungsvolle Gesichtspunkte: Bei einer Bevorzugung des männlichen Geschlechtes und der mittleren Lebensjahrzehnte handelt es sich in der großen Überzahl um therapieresistente Lumbalgien kombiniert mit Ischialgien, seltener um reine Ischialgien, bei denen die Lumbago verschieden lange der Ischialgie vorauszugehen pflegt,

auch gleichzeitig damit auftritt, nur in seltenen Fällen aber eine Ischialgie von
einer Lumbago gefolgt wird.

Die Schmerzen bzw. Exazerbationen stehen in 50 bis 80% der Fälle mit mechanischen Insulten meist leichterer Art in Zusammenhang. „Rheumatische"
Schädlichkeiten scheinen keine bemerkenswerte Rolle zu spielen.

II. Spontanschmerzen.

Wenn wir die Spontanschmerzen aus dem Komplex der Vorgeschichte ab-
sondern, so geschieht das, weil mit ihrer Analyse sich bereits wichtige Beziehungen
auf die klinische Symptomatik ergeben. Wenn wir den Spontanschmerz bewußt
dem provozierten Schmerz gegenüberstellen, so sind wir uns darüber klar, daß
der erstere natürlich ebenfalls irgendwie provoziert ist.

Bei der Schilderung seiner subjektiven Schmerzen hält man den Patienten an,
die wesentlichen Schmerzpunkte genau zu bezeichnen. Es kommen dabei deutliche Maximalpunkte zutage, jedoch kommt es kaum einmal vor, daß der Patient
den anatomischen Verlauf des Nerven geradezu aufzeigt.

Übersicht über die spontane Schmerzausstrahlung.

Kreuz	69 mal
Gesäß	78 „
Oberschenkel	22 „
Kniekehle	10 „
Wade	46 „
Knöchel	10 „
Ferse	11 „
Fuß	31 „
unbestimmte Angabe	17 „

Auch diese Punkte sind keineswegs gleichwertig betroffen. Am schwersten wird der
Glutäalschmerz empfunden, der auch bei *Barr* und *Mixter* am häufigsten in 65% vorhanden
ist, der ebenso wie der lumbale Schmerz nicht in der Mitte der Region liegt, sondern mehr
lateral nach dem Trochanter major zu. Die Zwischenpartien können ganz schmerzfrei sein,
manchmal strahlt der Schmerz als sehr tiefsitzend, empfunden am lateralen Oberschenkel
entlang, wird in der Kniekehle, in Einzelfällen auch hinter dem Wadenbeinköpfchen deutlicher, strahlt dann vor allem in die hintere und äußere Seite der Wade bis zum Außenknöchel, kann bereits in diesen Höhen enden, um sich oftmals auch schließlich im Gebiet
des Fußes und der Zehen zu verlieren. Die Fußausstrahlung fanden beispielsweise *Barr* und
Mixter in 20%.

Es ist doch auffällig, daß offenbar nicht das ganze Ischiadikusgebiet betroffen
ist, sondern nur bestimmte Regionen, evtl. ein wertvoller Hinweis auf die be-
troffene Wurzel. Die mehr proximal gelegenen Schmerzregionen sind zur Seg-
mentlokalisation nicht zu verwerten, wohl aber sehen wir wichtige, wenn auch
nicht absolut verläßliche (dieser Ansicht sind u. a. auch *Mixter* und *Barr*) Hinweise in der verschiedenen Verteilung der Endausbreitung im Fuß, soweit eine
solche überhaupt vorhanden bzw. durch Husten, Niesen usw. provozierbar ist
oder früher einmal war. Bei *Weber* war in etwa $^1/_3$ der Fälle die Ausstrahlung
segmentär.

Von den 31 Fällen derartiger Ausstrahlungen sind wegen zu unbestimmter Angaben 5
nicht zu verwerten. Bei 11 Fällen wurde spontan die Großzehe bezeichnet, nur einmal wurde
der Vorfall nicht an der entsprechenden versorgenden L-5-Wurzel gefunden. Bei Ausstrahlung in den lateralen Fußrand oder die dritte bis fünfte Zehe erfolgte in 3 Fällen eine Fehl-
deutung. Die Schmerzausstrahlung in den Fuß ist also wertvoll für die Differentialdiagnose
zwischen fünfter Lumbal- und erster Sakralwurzel, was auch von *Norlén* auf Grund eingehender Untersuchungen bestätigt und an Hand experimenteller isolierter Novocainausschal-
tung der Wurzel erhärtet wird. Demgegenüber ist der Fersen- und Fußsohlenschmerz weniger
verläßlich. Ersterer spricht nach *Norlén* und auch unseren Erfahrungen mehr für eine Irri-
tation der ersten Sakralwurzel.

Die Wurzeln L 4 und L 3 manifestieren sich hingegen durch eine Schmerzausstrahlung mehr auf die Vorder- und Innenseite des Oberschenkels und in der
Hüft- bzw. Leistengegend (*Reis, Norlén*). Es bestehen also Erscheinungen der
in der früheren Literatur sog. Ischialgie anterior. Der S 2-Schmerz soll bevorzugt in der Kniekehlengegend spürbar werden (*Norlén*). Es wird nachstehend
noch von Bedeutung sein, die Verschiedenartigkeit des Ausstrahlungsbereiches,
die Übereinstimmung mit klinisch gefundenen Schmerzpunkten genauer zu
analysieren.

Ein weiteres Kardinalsymptom ist die Vermehrung des Schmerzes durch
Husten, Niesen, Bauchpresse, in 76 unserer Fälle ganz ausgesprochen vorhanden,
in 12 Fällen schwächer und nur in 3 Fällen fehlend. 14 mal verstärkte sich die
Ischialgie durch Pressen bei der Defaekation.

Barr und *Mixter* fanden die Preßschmerzen in 40%, *Smith, Deery* und *Heymann* in 55%, *Love* und *Walsh* in 64%, *Weber* in 73%, *Hyndman* in 85% um nur
einige der größeren Statistiken zu nennen.

Als Grundlage dieser Erscheinungen ist die Druckerhöhung im Wirbelkanal
infolge vermehrter Venenfüllung anzusehen, bei einem sehr heftigen Hustenstoß mag auch das stärkere Hervorpressen eines Vorfalles eine Rolle spielen (*Hinricsson*). In 3 unserer Fälle wurde ja durch ein solches sog. Trauma der letzte
zur Operation führende Anfall eingeleitet. Eine myelographische Darstellung
des Endsackes ohne und mit gleichzeitigem Pressenlassen zeigt die starke Einwirkung auf die Lichtung des Liquorraumes (Abb. 11). Der starke Preßschmerz
bedeutet intervertebralen Sitz des Herdes, spricht also für die radikuläre Genese,
ist jedoch nicht spezifisch für den Bandscheibenvorfall an sich.

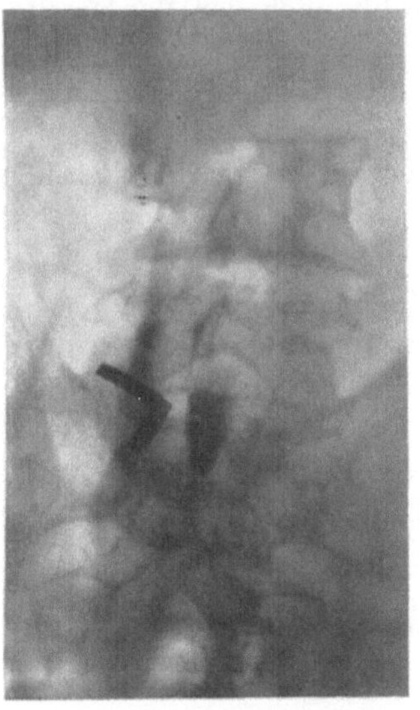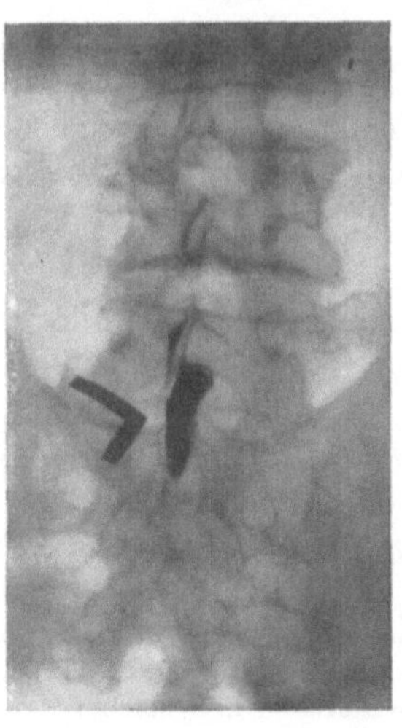

a   b

Abb. 11. 2 cm³ Jodipin im lumb. Endsack des stehenden Patienten. a) normal. b) beim Pressen. Verschmälerung
und Verlängerung des Kontrastschattens.

Spontane subjektive Angaben über Gefühlsstörungen durchweg im äußeren
distalen Unterschenkelgebiet, an der Außenseite des Fußes bzw. zur Großzehe
hin, erhielten wir in 20 Fällen. 12 mal bestand Übereinstimmung mit subjektiver
Schmerzausstrahlung, 12 mal waren die Angaben im Sinne eines Dermatoms

zu verwerten, 10 mal in dem entsprechenden Versorgungsgebiet der lädierten Wurzel.

Eine motorische Schwäche der Fußheber wurde nur von 4 Patienten spontan angegeben, häufiger dagegen unbestimmte nicht näher deutbare Schwäche des Fußes, lahmes Gefühl im Bein usw.. *Love* und *Walsh* fanden in ihren Fällen den sehr hohen Prozentsatz von 50% mit subjektiven Paraesthesien verschiedener Art. Eindeutige Störungen seitens tieferer Sakralwurzeln, der Blasenmastdarmfunktion, der Libido konnten wir nicht beobachten. Das mag z.T. daran liegen, daß in unserem Material keine ausgesprochenen medialen Vorfälle vorhanden sind. In der Literatur wird die Häufigkeit tieferer sakraler Störungen mit 4 bis 5% angegeben (*Bradford* und *Spurling, Weber* u. a.). Angaben über Wadenkrämpfe finden wir ebenfalls bei verschiedenen Autoren, im eigenen Material sind sie nur selten vorhanden.

Die Analysierung der Spontanschmerzen ergibt in einem großen Prozentsatz gut verwertbare Hinweise:

1. Preßschmerzen, eine Kardinalerscheinung in der großen Mehrzahl der Fälle, etwa 60 bis 80%, sprechen für eine Wurzelbeteiligung.

2. Periphere Schmerzregionen treten zahlenmäßig zurück gegenüber einem glutaealem bzw. in der Kreuzgegend gelegenen, es folgen Wade, Kniekehle, Fuß. Am häufigsten ist die Kombination Lendenlängsmuskulatur — Gesäß — Wadenschmerz.

3. In etwa 20% der Fälle ist die Endausstrahlung in Fuß bzw. Zehen als segmentale Diagnose zu verwerten mit hoher Wahrscheinlichkeit einer Differenzierung zwischen den Wurzeln L 5 und S 1.

4. Der Wurzelschmerz L 3 bzw. L 4 strahlt nach der Vorderseite des Hüftgelenkes, der Vorderinnenseite des Oberschenkels aus.

5. Die S 2-Wurzel erzeugt ischialgischen Schmerz mit Vorliebe in der Kniekehlgegend.

6. Der Fersenschmerz ist unsicher zu verwerten, spricht allerdings mehr für eine Affektion der ersten Sakralwurzel.

III. Das klinische Bild.

Das klinische Symptomenbild läßt sich zwanglos in 3 große Gruppen einteilen:

1. Die Symptome seitens der Grundkrankheit, der Osteochondrose der Bandscheibe;

2. die Symptome seitens der Komplikationen der nervalen Elemente, die neurologischen Befunde;

3. die Röntgenbefunde.

Vor der Besprechung im einzelnen sind einige allgemeine *Vorbemerkungen* notwendig. Es wurde bereits darauf hingewiesen, welch entscheidende Rolle das Mißverhältnis zwischen Belastung und Widerstandskraft des Gewebes bei der Entstehung von degenerativen Abnutzungserscheinungen, hier solcher der Bandscheibe, spielt. Tatsächlich finden sich asthenische, schwächliche Konstitutionstypen in weit größerer Anzahl als der durchschnittlichen Zusammensetzung der Bevölkerung entspricht. Gehäuft kommen auch Deformitäten der unteren Extremitäten, X-Beine, O-Beine, Senkfüße sowie auch Varicen vor. *Lindstedt* hat bekanntlich vor vielen Jahren, später unterstützt von *Helweg* u. a. diese statisch abweichenden Befunde zur Grundlage einer Hypothese gemacht, nach welcher das gesamte Ischiassyndrom eine sekundäre myalgische Reflexerscheinung auf Grund derartiger primärer Schädigungen sei. Wenn auch sicherlich diese Auffassung als nicht mehr zu Recht bestehend angesehen werden muß, so ist doch ein Kern insofern zutreffend, als es sich um Parallelerscheinungen der gleichen konstitutionellen Schwäche des Stützgewebes handelt, daß indessen ein Kausalzusammenhang nicht vorliegt.

1. Die Wirbelsäulensymptome.

Abnorme Geradehaltung. Im Zentrum stehen die Symptome der Grundkrankheit, der Osteochondrose, deren grundlegende zusammenfassende Darstellung in dem bereits mehrfach erwähnten Buche von *Güntz* erfolgt ist. Der Kernpunkt ist die Lockerung des Gefüges der Bandscheibe, die abnorme Beweglichkeit mit allen daraus resultierenden sekundären Folgeerscheinungen an den kleinen Gelenken am ligamentären Halteapparat, an der Gesamtstatik. Diese Lockerungszeichen sind im Rahmen der Symptomatik des Vorfalles viel zu wenig beachtet worden und gegenüber den neurologischen Zeichen, die ja nur auf ein Symptom der Grunderkrankung Rücksicht nehmen, in den Hintergrund getreten. Es ist daher berechtigt, die Symptome der Osteochondrose mehr als bisher als gleichwertig neben die neurologischen zu stellen. Ein Kardinalzeichen ist die Haltungsveränderung der Wirbelsäule im ganzen, speziell aber ihres lumbalen Abschnittes im Sinne einer Abflachung der normalen physiologischen Lordose als relative oder in ausgesprochenen Fällen sogar manifeste lumbale Kyphose (Abb. 12). Im klinischen Bilde ist diese von *Güntz* zuerst beschriebene abnorme Geradehaltung, mit Recht *Güntz*sches Zeichen genannt, besonders oberhalb der Bandscheibenveränderung, durch Adipositas, Weichteile häufig verdeckt und tritt besser auf Röntgenaufnahmen im Stehen in Erscheinung. Es handelt sich dabei nicht etwa um einen Ausgleich einer an umschriebener Stelle vorhandenen Kyphosierung. Sie hat bereits Bedeutung als Frühsymptom, ehe sonstige röntgenologische Zeichen erkennbar sind

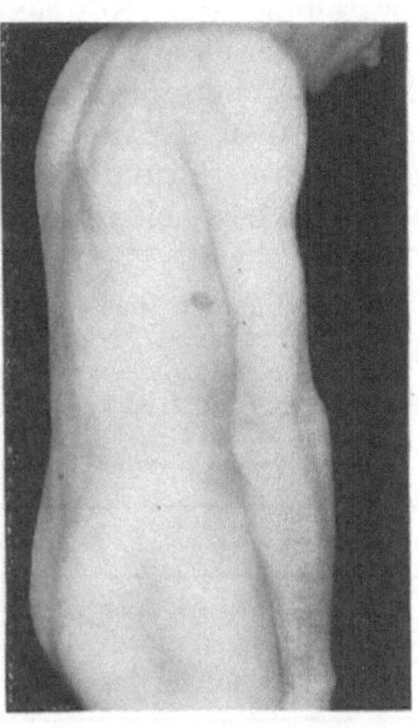

Abb. 12. Typ. lumbale Kyphose, in diesem Falle stark fixiert.

(*Güntz*). Im Gegensatz zu den Folgezuständen eines kindlichen Flachrückens ist die Geradehaltung bei Bewegungen weitgehend fixiert, je schmerzhafter um so stärker. Der Halteapparat der Wirbelsäule ist gezwungen, den mangelnden Halt der Bandscheiben zu kompensieren.

In unseren Fällen vermissen wir die Geradehaltung nur in 7 Fällen, 2mal bestand eine fixierte Lordose. Eine solche wird von manchen amerikanischen Autoren als typisch für eine nur teilweise Ruptur des Annulus fibrosus angesehen, eine kaum zu beweisende Behauptung. 32mal war eine ausgesprochene lumbale Kyphose mit meist totaler Fixierung bei allen Bewegungen vorhanden, 40mal eine relative Kyphose, eine mittelschwere Geradehaltung mit Fixierung besonders der Vor- und Rückwärtsbewegung, 12mal eine Geradehaltung mit verhältnismäßig geringer Einschränkung. Im Schmerzintervall wird die Fixierung geringer, die Geradehaltung bleibt jedoch bestehen.

Vergleichszahlen in der Literatur finden sich verhältnismäßig selten, wenn auch in neueren Arbeiten der deutschen Literatur die Ergebnisse von *Güntz* verdientermaßen stärkere Berücksichtigung zu finden scheinen (*Kuhlendahl, Laubenthal, Stimpfl*). *Malmros* fand die Abflachung und Fixierung in 79 von 90 Fällen, sie disponiere zum Vorfall, *Weber* in 97 von 107, *Waris* in 41%, *Bradford* u. *Spurling* in mehr als 60%, *Falconer, George* u. *Begg* in fast allen Fällen. In der amerikanischen Literatur steht offenbar die zentrale Bedeutung des Symptomes wenig im Vordergrund.

Skoliose. Das zweite Kardinalsymptom seitens der Wirbelsäule ist die skoliotische Verbiegung, die in der überwiegenden Zahl der Fälle vorhanden ist, in etwa 60% (*Barr* u. *Mixter*) bis 75% (*Weber*). Wenn wir selbst zu etwas geringeren Werten kommen, ziemlich genau 50%, so liegt das daran, daß wir diejenigen skoliotischen Verbiegungen, die allein durch eine Entlastungsstellung des erkrankten Beines bedingt sind, ausgeschaltet haben, was offenbar sonst nicht immer geschehen ist.

Die primäre Krümmung ist die lumbale! Wegen der stärkeren Weichteilbedeckung, der flacheren Ausbiegung ist sie im klinischen Bilde manchmal so verdeckt und nur im Röntgenbilde sichtbar, daß die sekundäre Gegenkrümmung in der BWS. völlig vorherrscht und den Untersucher veranlaßt, die kompensatorische Skoliose als die eigentliche anzusehen. Es ist also notwendig, bei einer Beurteilung der Konvexität nach der kranken (homologen) oder gesunden (heterologen) Seite allein die lumbale Primärkrümmung zugrundezulegen. Die Einteilung heterolog gleich Herüberhängen des Rumpfes nach der gesunden, homolog nach der kranken Seite ist nicht haltbar. Es ist ganz offensichtlich, daß selbst in sonst grundlegenden Arbeiten dieser Punkt nicht immer beachtet worden ist, so daß beispielsweise *Nilsonne* auf eine überaus hohe Zahl heterologer Skoliosen kommt.

Ganz allgemein besteht die Auffassung, daß die homologe Skoliose wesentlich häufiger ist als die heterologe. *Barr* u. *Mixter* finden beispielsweise ein Verhältnis von 2 zu 1, *Love* u. *Walsh*, *Weber* ähnliches, *Waris* sah aber beide Formen mit 28 bzw. 29% gleich häufig. In selteneren Fällen tritt sie alternierend auf (*Spurling* u. *Grantham*).

Skoliosen (insgesamt 45 von 91 Fällen)

	homolog	heterolog
stark ausgebildet, z. T. im Vordergrunde des klinischen Bildes	12	1
mittel bis gering	26	6

Es sind nicht die Fälle nur leichter Ausprägung, die in akutem Zustand vorhandene Entlastungsstellung, die zur Aufstellung eines besonderen Krankheitsbildes geführt haben, sondern vor allem die Skoliosen der ersten Gruppe, bei denen die Verbiegung auch im subakuten und subchronischen Verlauf bestehen bleibt, sich langsam entwickelt haben kann und schließlich bis zur schweren Deformität führt, so daß der Rumpf völlig versetzt erscheint. Es liegt dann bereits eine Kontraktur der Weichteile vor, ähnlich wie beim kontrakten Plattfuß schließlich muskulär und ligamentär kontrakt wird, anfangs noch reversibel bzw. in Narkose lösbar. Auf diese Weise kann die Skoliose weiterbestehen, obwohl die Ischialgie bereits abgeklungen, das *Lasègue*sche Zeichen negativ geworden ist.

Das Problem der Skoliosis ischiadica bzw. Ischias scoliotica hat die Ärzte der Jahrhundertwende im großen Umfang beschäftigt, während es in den letzten beiden Jahrzehnten darüber ruhiger geworden ist. Es ist heute erforderlich, die Ischiasskoliose in Beziehung zum Bandscheibenvorfall zu betrachten.

Es besteht kein Zweifel, daß die Ischialgie das Primäre, die Skoliose das Sekundäre ist, denn abgesehen von Kontrakturen verschwindet die Skoliose nach kürzerer oder längerer Zeit nach Abheilung der Ischialgie. Auch kommen selbst bei schwersten Skoliosen anderer Genese keine Beinneuralgien vor. Ist es doch der Fall, so ist eine gleichzeitige Bandscheibenvorwölbung im Spiele.

Die erste Beschreibung stammt 1878 von *Gussenbauer*, es folgten Arbeiten von *Erben*, *Ehret*, *Braun*, *Schüdel*, *Lorenz*, *Thode*, *Stein* u. a. m., aus neuerer Zeit liegt im wesentlichen nur eine Arbeit von *Mutschler* vor.

Gegenüber den früher niedergelegten Erfahrungen bei der Ischias (16,2% bei *Streblow* u. *Ossetinsky*, 35% bei *Ehret*) ist die Skoliose beim Bandscheibenvorfall in weit größerer Häufigkeit vorhanden.

Die älteren pathogenetischen Theorien lassen sich in nervale und mechanische einteilen. Nervale Ursachen im Sinne von Paresen (*Mann*, *Schüdel*), neuritischen Erkrankungen (*Thode*) sind jedoch durch die mechanischen (*Lorenz*, *Erben* u. a.) zurückgedrängt worden, durch die Annahme einer Druckwirkung auf den evtl. gequollenen Nerven. Die entstehende Skoliose ist dann zunächst keine Deformität sondern eine Zwangshaltung zur Entlastung schmerzhafter Punkte. Die lange bestehende Schmerzhaftigkeit führt erst über die Kontraktur zur eigentlichen Deformität. Von schwedischer Seite wurde auf Grund der myalgisch-reflektorischen Theorie von *Lindstedt* auch die Skolioseentstehung reflektorisch bei primären Deformitäten wie Plattfuß usw. begründet, einer Ansicht, der sich seinerzeit *Haglund, Nilsonne, Wahren, Helweg* anschlossen. Der „Piriformisschmerz" würde so beispielsweise durch die Entlastung der Gesäßmuskulatur ausgeschaltet. Eine große Rolle wurde dem Iliopsoas beigemessen, zuletzt auch noch von *Mutschler*. Auch die Abflachung der Lordose, die lumbale Kyphose, die Torsion solle auf einer reflektorischen Anspannung des Psoas beruhen (*Nilsonne*, vorher bereits *Sachs, Vulpius*). *Mutschler* denkt auch an eine Alteration des Nervus cut. femoris lat., während des Verlaufes im Fleische des Psoasmuskels.

Wir können einer Beteiligung des Psoas nicht beipflichten, haben wir doch trotz genauester Suche danach niemals eine auch nur angedeutete Kontraktur gefunden bzw. gar eine Druckempfindlichkeit von vorn her durch die lateralen Bauchdecken hindurch.

Die von amerikanischen Autoren wie *Kleinberg* vertretene Ansicht ursächlicher entzündlicher Prozesse an den Rückenstreckern, der Kreuzdarmbeinfuge, des Nerven selbst ist sicherlich nur für einige Fälle haltbar, die hier nicht zur Erörterung stehen. *Brocher* ist Vertreter einer anderen reflektorisch-spastischen Theorie, er stellt im Rahmen seines viscero-sensiblen Reflexgeschehens die kleinen Wirbelgelenke in den Mittelpunkt. Die Skoliose stelle danach auch eine Entlastungshaltung der kleinen Wirbelgelenke dar.

Heute sind wir in der Lage, für einen großen Teil der Lumbago-Ischiasfälle in den Bandscheibenvorfällen ein gesichertes anatomisches Substrat zu besitzen, so daß wir von hier aus zu einem Erklärungsversuch der verschiedenen Skolioseformen gelangen und nicht auf die zahllosen oftmals sehr vagen Ischiastheorien früherer Zeit, die große Zahl der entzündlichen Affektionen, venöse Stase, Varicen, mechanische Irritationen, muskuläre Ursachen angewiesen sind. Wir sehen in der Skoliose bei Ischias eine entlastende Maßnahme des Körpers gegen mechanische Einflüsse im Sinne einer Wurzelkompression in Kombination mit radikulär ausgelösten Erscheinungen vom affizierten Wurzelgebiet aus über die nervale Versorgung der Einzelteile der verschiedenartig funktionierenden Bestandteile der sehr komplex aufgebauten Längsmuskulatur. Dabei handelt es sich einmal um eine Entspannung des Nerven, der Wurzel, in Parallele gesetzt zu den Dehnungssymptomen. Das ist bei homologer Skoliose der Fall. Den zweiten u. E. noch wichtigeren Punkt sehen wir in der Raumzunahme am Orte der Kompression, einmal durch Erweiterung der krankseitigen Zwischenwirbellöcher, bzw. des Wirbelkanales, zum anderen evtl. in einer Volumenverminderung des vorgewölbten Bandscheibengewebes.

Größere Probleme wirft die *Heteroskoliose* auf. *Lorenz* erklärt sie ebenfalls durch Entspannung der Wurzeln, die in diesem an sich statisch ungünstigeren Falle durch eine besonders starke homologe Rumpfneigung erreicht werde. Wir könnten uns denken, daß bei besonderer anatomischer Lage des Vorfalles und besonderer Beziehung zur Wurzel, wenn sie etwa anstatt über den Vorfall hinweg medial oder lateral um ihn herumziehen muß bzw. bei besonderem Mechanismus des Zurückschlüpfens eines Vorfalles oder der Lageveränderung eines freien Körpers im Wirbelkanal in selteneren Fällen günstigere Bedingungen geschaffen werden. Allerdings dürfte es schwer sein, für diese Hypothese einwandfreie objektive Beweise zu erbringen.

Der alternierenden Skoliose ist besonders von *Blencke* spezielle Aufmerksamkeit gewidmet worden. Im Geschehen des Bandscheibenvorfalles könnten doppelseitige Vorfälle eine Rolle spielen. Jedoch fehlen uns für diese seltenen Skolioseformen genügende klinische Erfahrungen.

Eine weitere Erklärungsmöglichkeit der verschiedenen Skolioseformen liegt darin, daß die funktionelle Einheit der Rückenmuskulatur in ihren verschiedenen Einzelmuskeln durch den radikulären Reiz verschieden stark erregt sein kann, so daß im Zusammenspiel mit den ebengenannten Vorgängen etwa die tieferen, kurzen schrägen Muskeln stärker betroffen werden als die oberflächlichen, mehr längs verlaufenden Muskeln. Es sei hier nur daran erinnert, daß bei der Poliomyelitis die Konvexität der Krümmung nicht etwa immer an der gelähmten Seite zu liegen braucht.

Wir stellen abschließend fest, daß die Begleitskoliose ein Kardinalsymptom ist überwiegend in der homologen Form vorkommt und als Versuch des Körpers zur Entlastung der Wurzel weniger von Dehnung als von örtlichem mechanischem Druck anzusehen ist.

Lockerungssymptome. Der dritte Komplex der Wirbelsäulensymptome umfaßt Klopfschmerz und Lockerungssymptome. Gemeint ist nur der Klopfschmerz der knöchernen Wirbelsäule und der Dornfortsätze bei stärkerer Erschütterung, manchmal auch durch Fingerdruck schon auslösbar. Bei mehr oberflächlicher Schmerzhaftigkeit ist an Veränderungen der Dorne selbst zu denken, an sich berührende nearthrotisch abgeschliffene Fortsätze (*Baastrup*, die „kissing spine" der Amerikaner), an Bursitiden, an Periostosen.

Der eigentliche tiefe Erschütterungsschmerz, in seltenen Fällen mit Wurzel ausstrahlung, finden wir in mehr als der Hälfte der Fälle (59), ähnlich oft wie *Bradford* und *Spurling* bzw. *Malmros*, und bewerten ihn als Hinweis auf eine Erkrankung der Wirbelsäule, jedoch mit Vorsicht als Lokalisationssymptom. In 8 Fällen lag der Klopfschmerz in anderer Höhe als der Vorfall, 9mal war er diffus über die LWS. verteilt, in den 42 übrigen positiven Fällen war durchweg der Kreuzbeinübergang betroffen, ohne daß es möglich ist, den praesakralen vom vorletzten Raum zu differenzieren. Einen Stauchungsschmerz haben wir bei den degenerativen Wirbelsäulenerkrankungen niemals gesehen. Über die Entstehung des Klopfschmerzes gehen die Ansichten auseinander. Sicherlich kommen mehrere Ursachen zusammen wie direkte Erschütterung der Wirbelsäule mit Übertragung auf den nervalen Inhalt, Reizung des segmentären viszero-sensiblen Reflexgebieten analog den *Head*schen Zonen mit Beteiligung des schmerzhaft kontrakten Halteapparates.

Während wir demnach der Klopfschmerzhaftigkeit eine nur geringe Bedeutung beimessen können, handelt es sich bei den Lockerungssymptomen um spezielle Folgen der Grundkrankheit, der Bandscheibenlockerung. Obwohl *Güntz* auch neuerdings wieder darauf hingewiesen hat, ist dieser Symptomenkomplex vor allem in der ausländischen Literatur nicht in genügender Deutlichkeit herausgearbeitet worden, mancherlei Fragen sind auch jetzt noch offen.

Die technische Ausführung der auf einer Lockerung der Bandscheibe hinweisenden Handgriffe, die in Frage kommenden Zeichen sind im Abschnitt über die Untersuchungsmethoden beschrieben worden. *Güntz* hat seinerzeit die klinischen Zeichen auf Grund seiner Kenntnis der pathologisch-anatomischen Vorgänge und des klinischen Gesamtbildes differenziert. Damals konnte jedoch diese Lockerung, da ja die betreffenden Patienten nicht zur Operation kamen, nicht in situ nachgeprüft werden. Das ist aber heute möglich. Wir haben niemals unterlassen, diese abnorme Beweglichkeit während der Operation zu prüfen und die klinischen Symptome dazu in Vergleich zu setzen. Die Ausführung ist so, daß mittels scharfer Haken 2 benachbarte Dorne kräftig senkrecht zur Wirbelsäulenachse gegeneinander bewegt werden. Das Ergebnis ist, daß die klinischen sog. Lockerungssymptome nicht unbedingt beweisend sind und mit Kritik beurteilt werden müssen. Am sichersten ist noch der Tiefenschmerz bei Verschiebung der Dorne gegeneinander zu verwerten und die schmerzhafte Umschaltung beispielsweise von der Vorwärtsbeugung zum Wiederaufrichten beim Herumdrehen im Bett usw., in zweiter Linie erst der lokalisierte Schmerz bei Streckhaltung der Beine und plötzlichem Loslassen, während der Beckenkippschmerz viel deutlicher ist, der Hyperlordosierungsschmerz eher auf mechanische Vorgänge am Bandscheibenvorfall selbst beruht.

Im einzelnen konnten wir eine eindeutige Lockerung des Gefüges im Operationssitus in 36 Fällen finden. Selbstverständlich ist eine gewisse, klinisch mit Einzelsymptomen nicht zu erfassende Lockerung in jedem Falle einer frischeren noch nicht fibrös versteiften Bandscheibenzermürbung vorhanden, das ist ja schon nach den pathologisch-anatomischen Vorgängen vorauszusetzen. In 16 Fällen entsprach der Befund dem klinisch vermuteten, in 10 Fällen deuteten die klinischen Symptome nicht auf eine stärkere Lockerung hin, in weiterer 10 Fällen sprach der klinische Befund für eine Lockerung, die dann aber in situ nicht zu erweisen war. Das sah man gerade bei sehr heftiger Ischialgie.

Die klinische Prüfung auf abnorme Bandscheibenlockerung entbehrt heute noch unbedingter Verläßlichkeit und wird gerade in Fällen mit vorgefallener Bandscheibe von radikulär bedingten Symptomen überdeckt, während ihre Bedeutung bei fehlender nervaler Komplikation höher zu bewerten ist. Dennoch halten wir die eingehende daraufhin gerichtete Untersuchung gerade im Vergleich zum operativen Befund für gerechtfertigt, handelt es sich doch um unmittelbare Symptome seitens der Grundkrankheit.

Hyperlordosierungsschmerz. Je stärker die lumbale Kyphose ausgeprägt ist, um so mehr ist die Hyperlordosierung der LWS. eingeschränkt bzw. schmerzhaft. Dieser Schmerz ist einmal bedingt durch die abnorme Lockerung, in erster Linie aber durch Gestalt- bzw. Lageänderung des Vorfalles entsprechend dem Herauspreßmechanismus, endlich durch eine hinzukommende Gestaltveränderung der Zwischenwirbellöcher sowie der Wirbelkanalform. Der dadurch bedingte Schmerz entsteht häufig auch bei Seitwärtsneigung nach der kranken Seite, während umgekehrt bei Neigung nach der gesunden Seite ein Dehnungsschmerz vorhanden sein kann. Ein solcher hemmt selbstredend auch besonders in schwer akuten Fällen die Vorwärtsbeugung über ein gewisses Maß hinaus. Wir haben ja nichts Anderes vor uns als ein umgekehrtes *Laségue*sches Phaenomen. Damit ist aber der Symptomenkomplex der Wirbelsäule bereits überschritten, und wir wenden uns den nervalen Komplikationen zu.

2. Symptome seitens der nervalen Komplikation des Bandscheibenvorfalles.

Die neurologischen Komplikationen ergeben sich aus der Lagebeziehung zwischen Bandscheibenvorfall und extra- bzw. intraduralem Wurzelverlauf. Das neurologische Bild kann nur im Rahmen des Gesamtbildes, in Bezug besonders auf die Wirbelsymptomatik ausgewertet werden. Wir halten es für unbedingt wünschenswert, wenn der gleiche Untersucher, in diesem Falle der Chirurg, der sich allerdings speziell mit diesen Dingen befassen muß, auch die neurologische Untersuchung durchführt. Nur in Zweifelsfällen, bei atypischen Befunden wird es nötig sein, den Fachneurologen zu Rate zu ziehen, haben wir doch immer wieder den Eindruck erhalten, daß die Pathologie der Wirbelsäule, der statischen Veränderungen, dem neurologischen Fachgebiet offenbar zu sehr abseits liegt. Der Operateur hat die Befunde zusammenzufassen und die Operationsanzeige zu stellen. Auf diese Weise sind sämtliche neurologischen Befunde von uns selbst erhoben worden. Sicherlich im Rahmen einer Gesamtbeurteilung von Vorteil.

Die Druckpunkte zeigen eine weitgehende Übereinstimmung mit der Lokalisation der Spontanschmerzen, die bereits eingehend analysiert wurden.

Es sind 3 große Gruppen zu unterscheiden:

1. Schmerzpunkte mehr umschriebener Art an den Insertionsstellen der Muskelsehnen bzw. der Bänder. von *Wollenberg* s. Zt. sehr treffend als Periostosen bezeichnet;

2. Muskeldruckpunkte, Myalgien;

3. Druckschmerzhaftigkeit im Nervenverlauf selbst, die eigentlichen Ischiasdruckpunkte.

Während die erste Gruppe rein statischer, die dritte Gruppe rein nervaler Natur ist, sind die Myalgien beiden zuzuordnen. Die folgende Tabelle gibt einen Überblick über die Verteilung der druckschmerzhaften Regionen. Nur in 3 Fällen fehlten sie überhaupt.

Verteilung der druckschmerzhaften Regionen.

1. *Periostosen*:

Querfortsätze	10
Erektoransatz und Iliolumbalwinkel	23
Beckenkamm	11
Fibulaköpfchen	
Troch. maior	je 2
med. Schienbeinkopf	

2. *Myalgien*:

Erector trunci	31	davon sehr heftig 3
Glutaeus	15	„ „ „ 1
sog. „Periformispunkt“	76	„ „ „ 41
Wade	21	„ „ „ 3

3. *Ischiasdruckpunkte*:

Gesäßfalte	8
Oberschenkel	13
Kniekehle	13
übriger peripher Verlauf	27

Periostosen. Durch die statisch geänderten Belastungsverhältnisse am Rumpf-beckenübergang entstehen abnorme Zerrungen, Zerrüttungen rein mechanischer Natur, die gar nichts mit Entzündung oder Rheumatismus zu tun haben, an besonders praedisponierten Stellen. An Häufigkeit obenan steht die Ansatzregion der langen Rückenstrecker am Kreuzbein, am hinteren Teile des Beckenkammes, am hinteren Darmbeinstachel. Dieser Iliolumbalwinkel ist gleichsam ein statischer Wetterwinkel. Eine besondere Teilrolle kommt in diesem Rahmen offenbar dem Lig. iliolumbale zu, worüber an unserer Klinik neuerdings *Schüttemeyer* und *Flach* Genaueres mitgeteilt haben. An zweiter Stelle stehen Periostosen am Beckenkamm, weitere bedeutsame Insertionspunkte jedoch selteneren Vorkommens fanden wir an der Spitze der Dornfortsätze, in der Tiefe gelegen bei direktem Druck auf die Querfortsätze am Rande des Längsmuskelwulstes (nicht zu verwechseln mit Myalgien im Erector trunci), am Trochanter major, ausnahmsweise auch einmal am Fibulaköpfchen und am Ansatzpunkt des Pes anserinus am medialen Schienbeinkopf. Ganz allgemein überwiegen die Periostosen in den Fällen mit stärkeren, länger bestehenden Deformitäten.

Myalgien. Die statisch bedingten Myalgien seitens der Haltemuskulatur des Rumpfbeckenüberganges zeichnen sich durch ihren Charakter als chronischer „Muskelkater“ aus, sie sind oft auch in anfallsfreien Zeiten vorhanden und entbehren des ausstrahlenden Typus, der als bohrend, evtl. wie ein Zahnschmerz empfunden wird und mehr anfallsweise auftritt. Es sind die gleichen Punkte, die wir bei den orthopädischen Deformitäten, bei muskulärer Insuffizienz auch sonst beobachten. Ihre Trennung von der zweiten Art, von denen des ausstrahlenden Typus ist schwer durchzuführen, wir selbst sind der Ansicht, daß letztere im Lumbago-Ischias-Geschehen die häufigeren sind. Ihre Auslösung ist radikulär nerval. Anders wäre das plötzlich auftretende Hereinschießen, der „Hexenschuß“ kaum zu erklären.

Die Druckpunkte der Muskulatur liegen abseits vom Verlaufe des eigentlichen Nervenstammes, ihrer ganzen anatomischen Lage nach können sie nichts mit dem Nerven selbst zu tun haben. Es sind diejenigen Muskelgruppen, deren radikuläre Versorgung aus der Höhe des Bandscheibenvorfalles erfolgt, aus den spinalen Wurzeln bzw. Rami dorsales.

Valleix kannte bereits die Muskelschmerzhaftigkeit. Die bereits mehrmals erwähnten Theorien von *Lindstedt, Helweg,* auch von *Petrèn, Verger* haben sogar an eine primäre Muskelstörung gedacht. Für die radikuläre Entstehung sprechen jedoch das Schwinden der Muskelempfindlichkeit nach der Operation des Bandscheibenvorfalles, nach Wurzeldurchschneidung und nach der zuerst von *Sahlgren* und *Sjöquist* ausgeführten isolierten Wurzelausschaltung mittels Novokain, Versuche von *Norlén* 1944 bestätigt wurden. *Norlén* vermißte Myalgien bei 99 Fällen nur 7mal, kommt also zu ähnlichen Zahlen wie wir.

Es ist unserer Meinung nach jedoch nicht möglich, eine Differentialdiagnose zwischen der fünften Lumbal- und ersten Sakralwurzel zu stellen, wie *Sahlgren* im Hinblick auf die Beteiligung des M. tib. ant. bzw. des Fußsohlenschmerzes vermutete. Dieser Schmerz konnte von uns kaum einmal eindeutig nachgewiesen werden. Für eine derartige Differenzierung auf klinischem Wege ist die radikuläre

Versorgung zu sehr ineinander übergreifend. *Kellgren* ist einen umgekehrten Weg
der Novokainausschaltung gegangen, indem er statt der Wurzeln die periphere
muskulären Erfolgsorgane injizierte und zu ähnlichen Erebnissen wie die obengenannten schwedischen Autoren gelangt. Er hält allerdings die ausstrahlenden
Schmerzen nicht für einen unbedingten Beweis der Wurzelkompression.

Anders steht es wie auch schon bei den Spontanschmerzen erörtert, mit den
Myalgien der Adduktoren, die ihre Versorgung aus höheren Segmenten, etwa L 3
und L 4 erhalten. Diese Myalgien sind durchaus lokalisatorisch gegenüber L 5
und S 1 zu verwerten. Schließlich ist erneut darauf hinzuweisen, daß es sich
nur um die Diagnose der affizierten Wurzel handelt, nicht um ein spezifisches
Zeichen eines ursächlichen Bandscheibenvorfalles.

Betrachten wir die myalgischen Regionen im einzelnen, so ist die statische
Komponente des Schmerzes an der Wirbelsäulenlängsmuskulatur am ausgepräg-
testen. Die Bedeutung der sog. Muskelhärten (*Lange, Schade*) wird sicherlich
überschätzt. Die im Muskelbauch vorhandenen Verhärtungen gehören oft sehni-
gen Inskriptionen an, den durchfühlbaren Querfortsätzen am Rande, neuerdings
haben *Herz* und *Mylechreest* auf das Vorkommen von kleinen Hernien der Lumbo-
dorsalfaszie hingewiesen. Keinesfalls liegen hier entzündliche oder rheumatische
Veränderungen vor, der größte Teil der sog. Myogelosen auf Grund örtlicher
Durchblutungsstörungen, kolloidaler Verquellungen ist offenbar auch mechanisch-
nerval zu erklären. Die in der angelsächsicshen Literatur gebräuchliche Bezeichnung ,,Fasciitis" ist als irreführend abzulehnen, die abnorme Verspannung des
Halteapparates ist viel treffender mit Hartspann zu benennen, um das Reflek-
torisch-funktionelle einzubeziehen.

Der häufigste, auch spontane Muskelschmerz liegt im Bereiche der Gesäßmuskulatur, auffallenderweise aber nur selten im Bereiche des Plexusverlaufes,
sondern meist lateral davon zwischen Gesäßmitte und großem Rollhügel. Der
Schmerz liegt in der Tiefe, meist in einer Ausdehnung von
Handflächengröße und wird oft noch am hinteren Rande
des Trochanter major empfunden. Es verläuft dort außer
den Fasern des Glutäeus medius der Musc. piriformis,
aus diesen und später noch zu erörternden Gründen, die
mit der besonderen anatomischen Beziehung dieses Muskels zum Nervenverlauf zusammenhängen, nennen wir
diesen Schmerzpunkt zum Unterschied vom glutäalen den
sog. ,,Piriformispunkt". Er ist bei weitem der ausgepräg-
teste von allen wie auch aus unserer Übersicht hervorgeht (Abb. 13).

Auch im Bereiche der Wade ist meist nicht der Nervenstamm empfindlich, sondern beispielsweise bei seitlicher Kompression der gesamte Muskelbauch, also ebenfalls ein ausgesprochener Muskelschmerz.

Die *Valleix*schen Druckpunkte des Ischiadikusver-
laufes treten an Zahl und Stärke völlig zurück gegenüber
dem Periostosen und Myalgien, sie sind am ehesten noch
im proximalen Verlaufe vorhanden bis etwa zur Kniekehlengegend.

Betrachten wir abschließend die Bedeutung der Druckpunkte im Rahmen des Geschehens beim Bandscheiben-

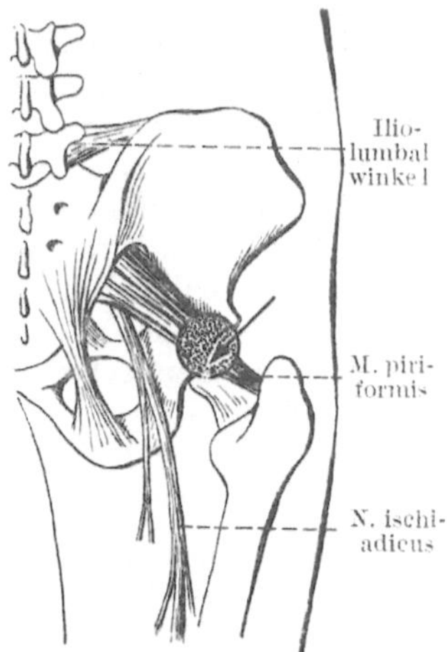

Abb. 13. Schema des Iliolum-
balwinkels und Lage des sog.
Piriformisdruckpunktes lateral vom eigentlichen Nervenverlauf, oftmals bis an den
Troch. maior heranreichend.

vorfall, so stellen wir 3 Gruppen fest, die statisch bedingten Insertionsschmerzen
oder Periostosen, die teilweise statisch, vorwiegend jedoch, besonders im Anfall,
radikulär ausgelösten Myalgien und die gegenüber an Bedeutung zurückstehen-

den eigentlichen Ischiasdruckpunkte im Nervenverlauf. Die Häufigkeit aller dieser Schmerzpunkte ist proximal, vor allem im Verlaufe des M. piriformis weitaus am größten. Für die Höhenlokalisation ist lediglich eine Myalgie im Adduktorenbereich verwertbar, während die Wurzeln L 5 und S 1 nicht unterschieden werden können. Die Druckpunkte sind nicht spezifisch für den Bandscheibenvorfall, sondern können lediglich Ausdruck der radikulären Genese sein.

Dehnungssymptome. Als klassisches diagnostisches Zeichen gilt seit *Lasègue* das nach ihm benannte Dehnungssymptom.

Seine Bedeutung für die klinische Diagnose ist bereits in früherer Zeit vielfältig diskutiert und teilweise sogar bestritten worden. Nach *Lindstedt, Schober* u.a. spielt die Dehnung der Nervensubstanz gar keine Rolle, es sollen vielmehr reine Myalgien vorliegen, der gekreuzte *Lasègue* beruhe auf Muskelschmerz der Gegenseite. Es ist sicherlich richtig, daß eine muskuläre Spannung einen Nervendehnungsschmerz vortäuschen kann, wie auch Erkrankungen der Hüftgelenke, der Sakroiliakalfugen. Bei genauerer Untersuchung, Hinzuziehung anderer Untersuchungsmethoden wird man aber diesen „Pseudolasègue" bei kontrakter, verkürzter, empfindlicher Muskulatur ohne wesentliche Schwierigkeiten abtrennen können. Häufig ist vor allem ein täuschender Kniekehlenschmerz infolge Anspannung der medialen und lateralen Sehnen. Daß tatsächlich eine Zerrung, eine Verlängerung des Nervenweges auftritt, zeigen die anatomischen Untersuchungen von *Fajerstein, Deutsch* und *Bragard.* Besonders *Deutsch* konnte nachweisen, daß sich die mechanische Wirkung bis auf das Wurzelgebiet, ja bis auf die Dura fortsetzt. *Fajerstein* erklärt damit auch den Kontralateralen sog. gekreuzten Dehnungsschmerz. Nicht nur bei Hüftbeugung mit gestrecktem Bein sondern auch bei Innenrotation und Adduktion wird der Nervenweg verlängert. Die vom Vorfall befallene Wurzel kann also durchaus im Bereiche der Schädigung gedehnt werden. Die Innenrotation hat noch eine indirekte Wirkung. Es kommt zur passiven Anspannung des M. piriformis, eines Auswärtsdrehers, und bei der anatomisch engen Beziehung zum Nervus ischiadicus zu mechanischer Einwirkung auf den Nervenstamm. Schließlich wird gleichzeitig der, wie wir gesehen haben, häufig myalgisch erkrankte Muskel selbst mitbetroffen.

Auf Grund dieser anatomischen Untersuchungen, die wir selbst nachprüfen konnten, sind die verfeinerten Prüfungen des Nervendehnungsschmerzes verständlich, die unter Ausschaltung einer Muskeldehnung allein den Nervenverlauf bzw. die Wurzel betreffen wollen. So wird man die Probe nach *Bragard* nur dann als positiv verwerten dürfen, wenn der Schmerz im proximalen Bereich, in Kreuz, Gesäß oder Oberschenkel auftritt, während ein Schmerz z. B. in der Wade auch auf Dehnung der myalgischen Wadenmuskulatur beruhen kann. Dem Erklärungsversuch von *Brocher*, Auslösung des *Lasègue* durch Beanspruchung der kleinen Gelenke infolge der Beckenmitbewegungen kann nicht beigepflichtet werden. In schweren Fällen kann das *Bragard*sche Zeichen schon bei gestrecktem Bein, ja lediglich bei Dorsalflexion der Großzehe positiv sein.

Untersuchen wir unter diesen Gesichtspunkten die Ischiadikusdehnung bei unseren Bandscheibenvorfällen, so kommen wir zu folgender Häufigkeit bei 91 Fällen.

negativ:	8 Fälle			
positiv:	83 „			
			gekreuzt	23 ×
stark	(180⁰—135⁰)	51 ×	dpopelseitig	10 ×
			pos. *Bragard*	64 ×
geringer	(135⁰—100·)	32 ×	Verstärkung bei Innendrehung und Adduktion	20 ×

Die Angaben in der Literatur sind etwas verschieden, nähern sich aber in größeren Statistiken unseren Angaben.

Yaskin und *Torney*	42%	*Waris*	91%
van Gelderen	80%	*Barr* und *Mixter*	95%
Love und *Walsh*	81%	*Weber*	97%
Malmros	90%		

Der gekreuzte *Lasègue* kommt bei sehr akuten Fällen vor und kann als Zeichen radikulärer Erkrankung verwertet werden, nicht aber als Ausdruck für einen mehr medialen Vorfall. Der

Innendrehungsschmerz fand sich in einigen schweren Fällen schon bei gestrecktem Bein und imponierte dann als Piriformisschmerz. Wir konnten keinerlei Zusammenhang finden zwischen Größe des Vorfalles und Stärke des Dehnungsschmerzes, ein besonders starker Dehnungsschmerz scheint lediglich bei den ganz lateral am Foramen gelegnenen Vorfällen typisch zu sein. Die Dehnungssymptome an sich geben keinen sicheren Hinweis auf eine Wurzelerkrankung. Die von *Bragard* vermutete isolierte Zerrwirkung der Fußhebung auf den tibialen, der Innendrehung im Hüftgelenk auf den peronaealen Anteil ist praktisch nicht zu verwerten und kaum erklärlich.

Der lege artis ausgelöste Ischiasdehnungsschmerz weist lediglich ganz allgemein auf eine Beteiligung des Nerven hin, ist aber weder für den radikulären Sitz noch natürlich für die Höhenlokalisation, überhaupt nicht für einen Bandscheibenvorfall als typisch zu bezeichnen und damit von geringerem diagnostischen Wert.

Intervertebrale Drucksymptome. In engster pathogenetischer Beziehung zum Husten- und Nies-Schmerz und fehlend, wenn dieser vorhanden ist, stehen die Zeichen von *Naffziger* und *Néri*. Den Jugulariskompressionsschmerz fanden wir etwas weniger häufig, 20 mal, als das Zeichen von *Néri*, 28 mal, meist beide kombiniert und bei schwereren Fällen, insgesamt aber seltener als beispielsweise *Bradford* und *Spurling* (in 50 %). Ein älteres entsprechendes Zeichen ist das Preßsymptom von *Déjérine* bzw. *Valsalva*. Der positive Ausfall ist u. E. für die radikuläre Lokalisation durchaus wichtig und dann besonders zuverlässig, wenn typische Ausstrahlungen dabei auftreten. Wir möchten hier auf die ebenfalls durch Druckerhöhung im Wirbelkanal beruhende Erscheinungen hinweisen, daß bei periduraler oder sakraler Injektion einer Flüssigkeit, wie beispielsweise bei der periduralen Kontrastdarstellung, ausstrahlende Ischialgien im erkrankten Wurzelgebiet auftreten.

Reflexstörungen. In Frage kommen praktisch nur der von den Lumbosakralwurzeln versorgte Patellar = (PSR) sowie der Achillessehnenreflex (ASR).

Die Beobachtung des Fehlens oder der Abschwächung des ASR. im Bilde der Ischias ist bereits alt und beispielsweise von *Sternberg* 1893 untersucht worden. Sie wurde bis in unsere Zeit als typisch für eine Neuritis im Rahmen der bisher üblichen Einteilung gegenüber einer Neuralgie gehalten, eine Trennung, die heute nicht mehr aufrecht zu erhalten ist. In der Literatur älteren Datums fand man ASR.-Veränderungen von 12 %(*Helwig*), 27 %(*Straßburger*), 30—40 % (*Biro, Lindstedt, Stenström*), bis 45 % (*Sahlgren*).

Wir fanden den ASR. bei 89 Fällen von Vorfall der beiden letzten Bandscheiben in annähernd 50 % verändert, im einzelnen folgendermaßen:

Höhe des Bandscheibenvorfalles	43 Fälle L 4/5	46 Fälle L 5/S 1
ASR. normal	31	11
ASR. abgeschwächt	8 ⎫ 12	17 ⎫ 35
ASR. negativ	4 ⎭	18 ⎭

Vergleichsweise seien Befunde aus der Literatur angeführt:

Weber	54 %		*Malmros*	64%
Love und *Walsh*	60 %		*Norlèn*	66%
Barr u. *Mixter*	70 %		*Waris*	73%

Das häufigere Vorkommen bei praesakralem Vorfall wird allgemein bestätigt, *Weber* 30% bei L 4/5, 40 % bei L 5/S 1, entsprechend *Spurling* und *Bradford* 25 % gegen 80 %, *Waris* 50% gegen 94%, ähnlich *Wiberg, Norlèn*. Entgegengesetzte Befunde liegen nur bei *Young* vor, der auffallenderweise eine geringere Zahl von ASR,-Veränderung bei praesakralem Vorfall findet.

Nach der neurologischen Literatur verläuft der ASR über die Wurzeln L 5 bis S 2. Nach *Förster* genügt die Unversehrtheit einer Wurzel, um den Reflex zu erhalten. Seine Befunde entstammen jedoch Spastikern. *Norlèn* hat durch Novokainausschaltung bei freigelegter Wurzel die dominierende Stellung der ersten Sakralwurzel erwiesen sowohl gegenüber S 2 wie auch L 5. Nur ganz selten folgte bei isolierter Ausschaltung von L 5 eine Reflexabschwächung. Wir können aus folgenden Gründen diese Ergebnisse durchaus bestätigen:

1. In unseren Fällen einer Durchschneidung der fünften Lumbalwurzel trat niemals eine Änderung des ASR auf. Bei einer scheinbaren Ausnahme handelte es sich um eine Kranialverschiebung, in Wirklichkeit also doch um die erste Sakralwurzel.

2. Eine postop. Abschwächung des vorher normalen ASR durch Zerrung oder Verletzung der beiseitegezogenen Wurzel erfolgte nur dann, wenn an der ersten Sakralwurzel operiert wurde. Besonders eindrucksvoll was das der Fall bei einem doppelten Vorfall praesakral an der einen, an der vorletzten Bandscheibe an der anderen Seite. Eine Ausnahme unter den zahlreichen Fällen wurde nicht beobachtet.

3. Wenn bei Vorfall der vorletzten Bandscheibe der ASR unverändert ist, liegen oft größere bzw. paramediane vor, so daß eine Mitbeteiligung von S 1 verständlich ist.

Es kann nicht Aufgabe einer vom chirurgischen Standpunkt geschriebenen Abhandlung sein, auf neurologische Spezialitäten einzugehen. Es soll lediglich Material zur Verfügung gestellt werden, das wie im Experiment eine isolierte Wurzelschädigung zu beurteilen erlaubt. Wir sind vom differentialdiagnostischen Wert des ASR insofern überzeugt, als eine Änderung eine Beteiligung der ersten Sakralwurzel bedeutet. Der Vorfall wird mit überwiegender Wahrscheinlichkeit an der letzten Bandscheibe liegen. Wie aus Abb. 6 hervorgeht, kann ein höherer meist zwischen L 4/5 gelegener Vorfall S 1 beteiligen. Häufig wird man dann gleichzeitig L 5-Symptome finden. Wir teilen nicht die Ansicht beispielsweise von *Malmros* und *Young* über die geringe Brauchbarkeit des ASR für die Höhendiagnose.

Der PSR hat eine praktisch geringere Bedeutung wegen der Seltenheit der in seinem Wurzelgebiet, das in Höhe L 2 bis 4 angenommen wird, vorkommenden Bandscheibenvorfälle. Nach *Bradford* und *Spurling* ist er in 50% bei Vorfällen zwischen L 3/4 verändert. In unseren beiden Fällen dieser Höhe war er normal.

Die *Norlèn*schen Ausschaltungsversuche zeigten, daß der Reflexweg sowohl über L 3 wie über L 4 gehen kann.

In seltenen Fällen wird von aus der Wurzel-Bandscheiben-Beziehung nicht erklärlichen Reflexabschwächungen berichtet, z. B. Abschwächung des PSR. bei Vorfall L 4/5 oder L 5/1. Außer der Möglichkeit einer bereits vorbestehenden Unterschiedlichkeit ist an muskuläre Veränderungen im erkrankten Bein zu denken.

Andere Reflexstörungen, solche des Glutäalreflexes, eine pathologische Auslösung des Kremasterreflexes von der Fußsohle des ischialgischen Beines aus (*Liebesny*) haben keine praktische Bedeutung und seien lediglich erwähnt.

Sensibilitätsstörungen. Sie wurden im klinischen Bilde der Ischias zuerst 1804 von *Rousset*, erwähnt, von *Notta* 1854 genauer beschrieben. *Lortat, Jacob* und *Sabaréanu* entdeckten solche von radikulärem Typ wie später u. a. *Stenström, Sahlgren* sie beschrieben entge-

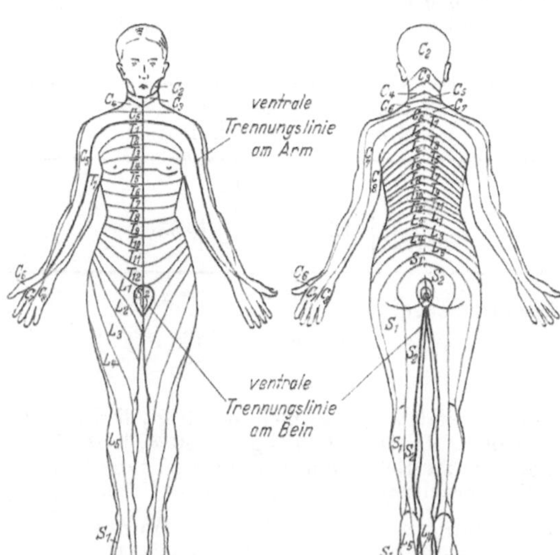

Abb. 14. Dermatomkarte des menschlichen Körpers nach *Keegan* auf Grund der bei Ausfall einer Wurzel auftretenden hypalgetischen Zonen.

gen der Meinung von *Helweg*, der sie als peripher bedingt ansprach. Das pathologische Geschehen des Bandscheibenvorfalles hat die Diskussion eindeutig zu Gunsten der segmentalen Verteilung der Hautareale, der Dermatome entschieden. Die grundlegenden Untersuchungen über die segmentale Sensibilitätsversorgung der Haut stammen von *Sherrington* bzw. *Förster*. *Keegan* hat spezielle für die Bandscheibenvorfälle geltende Dermatomkarten ausgearbeitet und kommt zu geringen Abweichungen gegenüber den Erstgenannten (Abb. 14).

Das *Keegan*sche Schema gibt zwar einen guten Anhalt, jedoch scheinen die scharfen Grenzen individuell doch etwas zu variieren. *Bradford* und *Spurling* weisen ebenfalls auf atypische Dermatome nach Wurzeldurchschneidung hin. Auch konnten wir nur in wenigen Fällen die großen durchgehenden Streifen herausfinden. Besonders im proximalen Bereich ist die Differenzierung schwer zu erkennen, während peripherwärts die Befunde genauer abgrenzbar sind, was mit der geringeren Durchflechtung der Wurzelgebiete in der Peripherie zusammenhängen mag. Im Einklang mit anderen Symptomen, weniger für sich allein, halten wir die Dermatome für äußerst wichtig für die Diagnostik der fünften Lumbal- und ersten Sakralwurzel. Abweichender Ansicht sind auch hier *Malmros* und *Young*, welch letzterer auch bei Vorfall der vorletzten Bandscheibe vorwiegend lateral gelegene Fußdermatome findet.

Fast ausschließlich handelt es sich um Hypalgesien, selten einmal um Hyperaesthesien. Die Erklärung warum meist nicht das ganze Versorgungsgebiet, sondern nur ein schmaler oftmals rasch wieder abbrechender Streifen befallen ist, wird mit der mehr oder weniger starken Wurzelkompression, die zudem nicht den ganzen Querschnitt zu erfassen braucht, erklärt. Schon *Head* spricht von Maximalpunkten des betreffenden Segementes. Anaesthesien sind nach dem sich überschneidenden Aufbau bei Schädigung nur einer einzelnen Wurzel nicht zu erwarten.

Die Häufigkeit des Vorkommens beim Bandscheibenvorfall wird um so größer, je genauer untersucht wird. Die geringsten Prozentsätze finden wir in älteren Arbeiten, bei *Mixter*, *Craig* und *Walsh*, *Love* u. *Walsh* (21%), *Barr* u. *Mixter* (35%). Dagegen berichten *Weber* über 54%, *Malmros* 58%, *Waris* 62%, *Bradford* u. *Spurling* 75%, *Fincher* sogar 85%.

Wir konnten in 65 von 91 Fällen Sensibilitätsstörungen nachweisen. 11 mal handelte es sich um kleinere, teilweise rudimentäre Bezirke, zumeist am Außenknöchel, über dem Spann, am Fußrücken gelegen, die nicht mit genügender Sicherheit einem Dermatom zugeordnet werden konnten. In 13 Fällen eines Bandscheibenvorfalles zwischen L 4/5, 27 von praesakralen Vorfällen, 1 Vorfall zwischen L 3/4, zusammen also in 41 Fällen entsprach der Dermatombefund dem operativen. Hinzu kommen noch 3 Fälle eines sowohl L 5 wie S 1 befallenen Dermatoms mit operativer Bestätigung eines doppelten Vorfalles, sowie mit mehrfacher Wurzelbeteiligung infolge großen paramedianen Vorfalles.

Eine fehlende Kongruenz sahen wir nur in 4 Fällen von vorletztem Vorfall. Das Dermatom entsprach S 1, ein aus der Beziehung Wurzel zur Bandscheibe erklärbarer Befund. Eine Beteiligung tieferer Sakralwurzeln ist selten, von uns in keinem Falle mit Sicherheit beobachtet.

Wichtig scheinen uns 3 Fälle mit ausgesprochen segmentär begrenzter Hyperaesthesie, deren Übereinstimmung mit der Vorfallhöhe operativ bestätigt werden konnte. *Alajouanine* u. *Petit-Dutaillis*, später *Weber* haben die Brauchbarkeit dieser Hyperaesthesien abgelehnt, jedoch hat *de Morsier* in einer speziellen Studie Befunde mitgeteilt, in denen die segmentäre Hyperaesthesie wie in unseren Fällen dem Operationsbefund entsprach.

Subjektive Dermatomausstrahlung bedingt keinesfalls immer das Vorhandensein entsprechender Dermatome, allerdings haben wir eine Diskrepanz der Lokalisationen nicht beoba chtet.

18a

Es kann hier wiederum nicht Aufgabe sein, auf feinere Einzelheiten der Sensibilitätsprüfung einzugehen. Für den Neurologen wird die Gelegenheit geboten, an einem immer mehr anwachsenden Zahlenmaterial die Kenntnisse über isolierte Wurzelschädigung zu ergänzen und zu vervollkommenen, vor allem auch über chronische und Teilschädigungen.

Motorische Wurzelschädigungen. Streng zu trennen von den radikulär bedingten Paresen, die ebenfalls bei Schädigung einer einzelnen Wurzel niemals als Totalausfall in Erscheinung treten, sind allgemeine Atrophien infolge schmerzhafte Schonhaltung, d. h. durch Inaktivität. Auch die Paresen sind früher wie die Reflexausfälle zugunsten der sog. Neuritis verwertet worden (*Landouzy, Fernet*). *Ekvall* beschrieb isolierte Ausfälle der Motorik, *Spurling* und *Grantham* sahen sie bei Bandscheibenvorfällen, ohne sie aber wie es auch in der Folgezeit nur selten geschieht, näher zu differenzieren. Für das Verständnis der Befunde sei auf die bekannten Schemata der radikulären Versorgung verwiesen.

Es ist klinisch meist praktisch unmöglich, eine genauere Differenzierung der Muskelausfälle und ihre Zugehörigkeit zu einer bestimmten Wurzel durchzuführen. Eine gewisse Ausnahme besteht in der Versorgung des M. tib. ant. aus L 5 und höher einerseits, der Achillessehnenmuskulatur, der Zehenbeuger aus S 1 und tiefer andererseits. *Norlén* fand vorwiegende Schwäche der Dorsalflektoren bei Vorfall an der vorletzten Bandscheibe. In schweren Fällen ist eine Beteiligung mehrerer Wurzeln anzunehmen. Es ist irreführend, hier von Peronaeusparesen usw. zu sprechen. Wir fanden Paresen nur in schwereren Fällen in Verbindung mit gleichzeitigem Vorkommen von Dermatomen. Insgesamt handelt es sich um 26 Fälle, häufig mit Atrophie einer Gesäßhälfte mit Bevorzugung der lateralen Quadranten, am meisten jedoch der Zehenheber und Fußheber in 22 Fällen. Es überwiegen die Vorfälle der vorletzten gegenüber der letzten Bandscheibe mit 16 zu 6, jedoch sind die Befunde durch begleitende Inaktivitätsschwäche zu wenig ausgeprägt, als daß wir sie von vornherein differentialdiagnostisch mehr als ein gewisses Verdachtsmoment bewerten möchten. Unregelmäßigkeiten kommen u. a. auch bei Verschiebungen der Abschnittsgrenzen der Wirbelsäulen vor, was wir bereits bei den Reflexanomalien erwähnten und auch für die Dermatome gilt.

Entsprechende Literaturmitteilungen über motorische Schädigungen liegen vor von *Malmros* ($\frac{1}{3}$ der Fälle), *Weber* (21%), *Love* und *Walsh* (25%), *van Gelderen* (20%) und entsprechen etwa unseren Befunden. Dagegen vermissen wir die von *Bradford* und *Spurling*, *Barr* und *Mixter* mit etwa 5%, *Malmros* mit fast 10% Häufigkeit angegebenen Sphinkterparesen in unserem Material völlig.

Während die klinische Prüfung der isolierten motorischen Wurzelausfälle somit nur bedingte Aufschlüsse gibt, kann die Messung der Chronaxiewerte weiterbringen. *Grießmann* hat diese Methode neuerdings an unserer Klinik eingeführt und wird über die Ergebnisse ausführlich berichten[1]. Ihm verdanken wir die Möglichkeit, einige vorläufige Hinweise auf Befunde bei 20 Bandscheibenvorfällen zu geben.

Als ein ausgezeichnetes klinisch verwendbares Gerät wurde die von *Kroebel* und *Segerath* konstruierte Apparatur „Neurotest" benutzt. Die Chronaxiewerte werden in $^1/_{1000}$ sec gemessen und sind diejenige Nutzzeit eines Heizstromes, die bei doppelter Stromstärke der Rheobase, d. h. der eben noch erregenden Stromstärke bei beliebig lange fließendem Strom, gerade noch eine Erregung hervorrufen.

Unter Verwertung des Wurzelversorgungsschemas der peripheren Muskulatur werden in einem Ausschlußverfahren die unveränderten Wurzeln herausgetestet und dadurch der Herd eingeengt.

---

[1] Inzwischen vorgetragen auf der 64. Tagung Nordw. Chir. Ver.,Hamburg, Dezember 1949. Erscheint Bruns' Beitr. Klin. Chir. 1950.

Beispiel 1: Chronaxiebefunde bei operativ bestätigtem Bandscheibenvorfall L 4/5.

Muskel	Chronaxiewerte rechts	links	Normalwerte	Abweichg. i. % rechts	links
M. quadr. fem.	0,06	0,07	0,06—0,14	0	0
M. biceps. fem.	0,38	0,16	0,16—0,34	11	0
M. add. magn.	0,12	1,14	0,06—0,14	0	0
M. tib. ant.	2,00	0,90	0,06—0,14	1328	142
M. tib. long.	1,10	0,30	0,16—0,34	223	0
M. gastrocn.	2,00	1,30	0,40—0,70	185	85
M. ext. dig. brev.	0,09	0,22	0,16—0,34	44	0

Als am weitesten kranialer Muskel zeigt der M. tib. ant. Abweichungen, der Prozeß liegt also an der Wurzel L 5 und beteiligt geringer auch die nächsttiefere Wurzel.

Beispiel 2: Chronaxiebefunde bei operativ bestätigtem Bandscheibenvorfall L 5/S 1.

Muskel	Chronaxiewerte rechts	links	Normalwerte	Abweichg. i. % rechts	links
M. quadr. fem.	0,06	0,11	0,06—0,14	0	0
M. biceps fem.	0,18	0,22	0,16—0,34	0	0
M. add. magn.	0,06	0,06	0,06—0,14	0	0
M. tib. ant.	0,09	0,12	0,06—0,14	0	0
M. tib. long.	0,84	0,12	0,16—0,34	147	25
M. gastrocn.	1,50	0,40	0,40—0,70	114	0
M. ext. dig. brev.	0,38	0,34	0,16—0,34	12	0

Hier ist der M. tib. ant. normal, die Wurzel L 5 also unbeteiligt. Da der M. fib. long. zuerst Veränderungen zeigt; kommt nur die Wurzel S 1 in Frage. Es gelingt auf diese Weise, nicht nur vor der Operation eine isolierte oder mehrfache Wurzelschädigung festzustellen, die natürlich nicht einen Bandscheibenvorfall bedeuten braucht, sondern auch operative Schädigungen und postop. Rückgang der Erscheinungen, Erholung der Wurzeln, festzuhalten.

Über die einzelnen Wurzelsyndrome.

Vierte Lumbalwurzel. (meist Vorfall der Bandscheibe L 3/4)
 1. Spontanschmerzen in der vorderen Hüftgegend, der Adduktorenregion.
 2. Veränderungen des PSR.
 3. Dermatome L 4, seltener L 5, meist am Innenknöchel und Fußinnenrand.

Fünfte Lumbalwurzel. (meist Vorfall der Bandscheibe L 4/5).
 1. Spontanschmerzen an der Rückseite des Beines bis zur Großzehe.
 2. Normale Reflexe.
 3. Dermatome vor dem Außenknöchel, am Fußrücken bis zur Großzehe, laterale Seite.
 4. Parese der Fuß- und Zehenheber.

Erste Sakralwurzel. (meist Vorfall der Bandscheibe L 5/S 1).
 1. Spontanschmerzen an der Rückseite des Beines bis zum Fußaußenrand, fünfte Zehe, evtl. Ferse.
 2. Veränderung der ASR.
 3. Dermatom äußerer Unterschenkel, Außenknöchel, Fußaußenrand.
 4. Hypotonie der Achillessehne, Parese der Zehenbeuger.

Abweichungen mögen begründet sein in Wirbelsäulenvariationen bei gleichzeitiger Variation der radikulären Verteilung, der Lage und der Ausdehnung des Vorfalles (vgl. Kap. N).

3. Vegetative Störungen.

Es ist nicht verwunderlich, wenn auch im Geschehen der Lumbago-Ischias-Erkrankung die Rolle des Sympathikus erörtert, ja von manchen Autoren (*Ekvall, Feltström*) in den Mittelpunkt gestellt wurde.

Ausgangspunkt war u. a. die Feststellung, daß die Grenzstranganaesthesie imstande sein könne, eine Ischialgie vorübergehend zu beheben (*Feltström, Bauer* u. *Hellsten*). Leider war uns eine Arbeit von *Lèriche* über Sympathektomie bei Ischias nicht zugänglich, in neueren Monographien (*Gask* u. *Ross, Smithwick*) fanden wir keine diesbezüglichen Mitteilungen. Lediglich *Waris* berichtet über zwei erfolglos sympathektomierte Ischiadiker mit Bandscheibenvorfall, drei weitere wurden ebenso negativ mit Novokainblockade des Grenzstranges behandelt. Wir haben die Blockade ebenfalls einige Male ohne jeden Erfolg ausgeführt. Wir möchten darauf hinweisen, daß wir bei zwei wegen Durchblutungsstörungen durchgeführten lumbalen Sympathektomien postoperativ ischialgiforme Schmerzen haben auftreten sehen. Diese waren aber sehr atypisch, von anderem Schmerzcharakter als die klassische Ischias, so daß wir geneigt sind, auch bei den mitgeteilten therapeutischen Erfolgen der Grenzstrangresektion die Frage zu stellen, ob es sich wirklich um Ischiasfälle gehandelt hat, zumal *Sjöquist* in einer Erwiderung auf *Feltströms* Arbeit die gleichen Bedenken äußerte. Unerläßlich ist die Prüfung der Fußpulse, die anamnestische Analyse eines evtl. intermittierenden Hinkens. Neuerdings hat *Brocher* in seiner bereits mehrfach zitierten Theorie auf die Lumbago-Ischias als viscerosensible, über segmentäre z. T. vegetative Bahnen verlaufende Reflexsensationen, ausgelöst vor allem von Affektionen der kleinen Wirbelgelenke, hingewiesen.

Nach den anatomischen Lehrbüchern (z. B. *Braus* u. *Elze*) besitzen die unteren Lumbalwurzeln keine sympathischen Fasern. Sympathische Störungen sind im Rahmen des Diskusprolaps somit kaum zu erwarten und gehören eher in das Bild der peripheren echten Neuritis lumbosakralis. Tatsächlich sind aber derartige Sensationen, wenn auch nicht so häufig wie oft behauptet, vorhanden, z. B. Klagen über Kältegefühl, dumpfen Schmerz kausalgieformen Charakters. Wir möchten auf die Parallele zu den Brachialgien beim Skalenussyndrom hinweisen und auf die entsprechende Rolle, die der M. piriformis für den Ischiadikus spielt. Ein gespannter, myalgischer-radikulär gereizter Muskel ist imstande, bei besonderen anatomischen Verhältnissen, z. B. bei dem in 15 bis 20 % vorkommenden Verlaufe des Plexus durch das Muskelfleisch hindurch, einen mechanischen Druck auf den Nerven auszuüben, der hier nun bereits mit sympathischen Fasern und mit Nervi nervorum versorgt ist. Es ist auch noch nicht endgültig erwiesen, ob mit den spinalen Wurzeln nicht doch direkte sympathische Bahnen ohne Zwischenschaltung des Grenzstranges verlaufen. An dieser Stelle sind zwei eigenartige Beobachtungen halbseitiger Sensibilitätsstörungen anzufügen und zur Diskussion zu stellen, deren Deutung nur unter Hinzuziehung des vegetativen Systems möglich ist. Beide Fälle ähneln sich sehr, beim ersten handelte es sich um einen operativ bestätigten Bandscheibenvorfall beim zweiten um einen Gutachtenpatienten mit folgendem Krankheitsbild:

Der Patient leidet seit vielen Jahren an einer linksseitigen schweren rezidivierenden Ischialgie. Die LWS. ist abnorm gerade und fixiert. An der gesamten linken Körperhälfte besteht ein eigenartiges „anderes" Gefühl als an der rechten. Die genaue Begrenzung ist auch bei Prüfung der Berührungsempfindung nachzuweisen. Es bestehen keine sonstigen neurologischen Ausfälle. Normale Blut- und Liquorbefunde. Ein Tiefendruck wird als unangenehm schmerzhaft angegeben, etwa im Sinne einer Hyperpathie.

Es ist sehr interessant, daß von *Reichert* bereits 1919 eine Veröffentlichung vorliegt. Er sah halbseitige Sensibilitätsstörungen in nicht weniger als 64 seiner 95 Ischiatiker, eine erstaunlich hohe Zahl. Das interessante Problem halbseitiger Erkrankungen verschiedenster Art, halbseitige Chondrome (*Ollier*) Vitiligo, Naevi, Wachstumsstörungen wie Hemiatrophia faciei, die Quadrantenstörungen (*Pette*) hat mehrfache Bearbeitung gefunden, gemeinsam ist fast allen Veröffentlichungen die zentrale Auslösung der Erscheinungen. Neuerdings haben *Störring* und *Schorre* über halbseitige Sensibilitätsstörungen nach Nervenverletzungen berichtet. Auslösend waren Schußverletzungen, einmal bemerkenswerterweise eine Zahnextraktion wie auch in einem früheren Falle von *Braeucker*.

Auch in unseren Fällen war die Sensibilitätsstörung eigenartigen Charakters und im Sinne einer unangenehmen Störung der Oberflächensensibilität und eines hyperpathischen Tiefendruckschmerzes zu deuten. Eine abnorme Hautfeuchtigkeit kam in einem Falle hinzu. Beide Patienten sind als psychisch stark überlagert zu bezeichnen. Auf dieser Grundlage kommt es vom Schmerz her, der schmerzhaften Wurzel aus, zu afferenten Impulsen, von dort aus zur Erregung spinaler und sympathischer Rückenmarkszellen, zu einer Mitbeteiligung des vegetativen thalamischen Zentrums. Diese hypothetische Deutung ist bei den noch sehr undurchsichtigen Zusammenhängen eine Möglichkeit, die zur weiteren Diskussion anregen soll. Auffallend ist auch in einem unserer Fälle, daß eine deutliche Verschiebung der Abschnittsgrenzen der WS vorlag mit einem gleichzeitigen Skalenussyndrom an der oberen Extremität. Es wäre also auch die Frage einer kongenitalen Asymmetrie zu erörtern, einer Variation in der Zusammensetzung der nervalen Elemente. *Janzen* hat auf Gesichtsasymmetrien, Unterentwicklung einer Körperhälfte in solchen Fällen hingewiesen[1].

Insgesamt gesehen spielen vegetative Symptome bei der Ischialgie infolge Bandscheibenvorfalles keine große Rolle. Mehrfache Schwitzversuche haben uns in keinem Falle ein verwertbares Ergebnis gebracht. Hauttemperaturmessungen haben uns bisher keine verwertbaren Resultate ergeben.

4. Untersuchung des Liquors.

Bei einwandfreiem klinischen und röntgenolog. Befund halten wir die grundsätzliche Lumbalpunktion nicht für erforderlich. Wir haben sie daher nur in 26 Zweifelsfällen ausgeführt und erhielten 14 mal ein positives Ergebnis (die Untersuchungen wurden vom Laboratorium der Univ.-Nervenklinik ausgeführt). In ziemlich einförmiger Weise liegen ausnahmslos die Befunde des Liquorsyndromes von *Guillain-Barré* vor, fehlende Zellvermehrung, durchweg schwach positive qualitative Eiweißreaktionen, regelmäßig Eiweißerhöhungen bis zu maximal 83mg % nach *Grahe*, im Durchschnitt Werte zwischen 30 und 40 mg %, ausnahmslos starke Linkszacken in der Normomastix- bzw. Paraffinkurve.

Daß bei Ischias häufig Liquorveränderungen vorkommen, ist seit *Queckenstedt, Heinze* bekannt, wenn auch *Großmann* und *Keschner, Merrit* und *Framont-Smith, Eskuchen* meist negative Ergebnisse hatten. *Guillain-Barré* haben ihr Syndrom Eiweißvermehrung ohne Zellvermehrung als pathogenomonisch für eine Radikulitis gehalten, in der Folgezeit und auch noch heute wird neurologischerseits an der chronisch-arachnitischen bzw. wurzelneuritischen Störung im Sinne infektiös-allergischer Reaktionen festgehalten. Es ist um so bemerkenswerter, wenn neuerdings *Laubenthal* als Neurologe auf das Vorkommen des gleichen Syndromes bei Bandscheibenvorfällen, d. h. bei mechanischen Vorgängen hinweist. Er fand diese Liquorveränderungen in 18 von 20 Fällen, *Weber* in 26 von 107, *Gurdijan* und *Webster* in 12%, *Falconer* in 26%, *Johnson* in 65%, *Bradford* und *Spurling* in 50%, *Love* und *Walsh* sogar in 80%. Geringe Zellvermehrung im Sinne lymphocytärer Reaktion kommt selten vor, bei *Malmros* in 9 Fällen von 93.

Eiweißvermehrung über 100 mg % spricht eher für Tumor bzw. bei sonst passenden Symptomen für einen großen, dann meist medialen Vorfall mit Tumorwirkung.

Die Liquoruntersuchung bringt uns also wohl in der Diagnostik einer Wurzelerkrankung, bedingt nur in der Differentialdiagnose gegenüber Tumor weiter, hat aber für die Unterscheidung zwischen Neuritis und Bandscheibenvorfall keinen Wert. Diese Erkenntnis dürfte sich auch in der neurologischen Literatur sehr bald durchsetzen.

Zur techn. Durchführung ist zu bemerken, daß möglichst kaudal punktiert werden soll. Ob die Untersuchung in 3 Portionen die von *Fading* erhoffte Bedeutung hat, können wir mangels eigener Erfahrung nicht beurteilen.

Man kann bei einem noch dazu lateral gelegenen Bandscheibenvorfall nicht erwarten, daß die Liquorpassage so verlegt wird, daß die *Queckenstedt*sche Probe eine Veränderung zeigt.

---

[1] *E. A. Schrader* vermutet in einer kürzlichen Veröffentlichung einen Zusammenhang zwischen Bandscheibenvorfall und arterieller Durchblutungsstörung an den unteren Gliedmaßen insofern, als der Vorfall auf segmental-nervalem Wege Gefäßprozesse begünstige. Allerdings sind die angeführten Fälle nur klinisch, nicht operativ diagnostiziert, außerdem ist der von *Schrader* gefundene arterielle Verschluß in Höhe des Adduktorenkanales ein typischer überhaupt, auch ohne jedes Vorliegen eines Bandscheibenprozesses.

Love hat als Verfeinerung den „Reversed *Queckenstedt*“ angegeben. Dabei wird bei liegendem
Patient an üblicher Stelle lumbal punktiert und ein Manometer angeschlossen. Gleichzeitig
wird vom Hiatus sakralis her der Epiduralraum punktiert und nun eine Anaesthesielösung
injiziert. Der Druckanstieg im Manometer wird verfolgt, eine Verlangsamung soll für einen
raumbeengenden Prozeß sprechen. Wir haben das Verfahren an gesunden und Vorfallpatienten
verglichen und erhielten keine verwertbaren Ergebnisse. Der Druckanstieg ist von zuviel
Nebenbedinungen abhängig. Der Patient spannt bei Reizung der erkrankten Wurzel, auch
kann man sich kaum vorstellen, daß ein umschriebener Vorfall eine meßbare Passagebehinde-
rung auslöst, ein großer dagegen wird sich durch eindeutige klinische Symptome manifestieren.
Elsberg läßt Amylnitrit einatmen und beobachtet nun den Druckanstieg im Manometer.

5. Weitere Laboratoriumsuntersuchungen.

Die Blutsenkungsgeschwindigkeit fanden wir immer normal, ihre stärkere
Erhöhung kann differentialdiagnostisch Wert haben. Ebenso zeigt das Blutbild
beim Bandscheibenvorfall keine Abweichungen. Daß in jedem Falle die Lues-
reaktionen im Blute ausgeführt wurden, dürfte eine Selbstverständlichkeit sein.

Zusammenfassende Bemerkungen zum klinischen Kapitel.

Die wichtigste Schlußfolgerung aus den anamnestischen und klinischen Erhebungen ist die, daß es kein spezifisches unbedingt sicheres Symptom eines Bandscheibenvorfalles gibt. Die Diagnose gründet sich vielmehr auf das Zusammentreffen möglichst vieler Symptome von Einzelindizien. Betont sei noch einmal
die hervorragende Wichtigkeit der Vorgeschichte sowie der Wirbelsäulensymptome, da sie am ehesten auf die Grundkrankheit, die der Wirbelsäule, verweisen. Die neurologischen Symptome haben hingegen ihre Hauptbedeutung im
Nachweis einer lokalisatorischen monoradikulären Diagnose. Wir waren bemüht,
die Wertigkeit der Einzelbefunde gegeneinander abzuwägen. In einer großen Zahl
der Fälle wird es somit möglich sein, die Diagnose einer vertebral gelegenen
Wurzelaffektion zu stellen. Die Erfahrung der letzten Jahre hat gezeigt, daß
dann zwar nicht unbedingt ein Bandscheibenvorfall Ursache sein muß, wohl
aber so gut wie immer eine Erkrankung der Wurzel, meist im Sinne einer Kompression. Für einen Teil der Fälle gilt es allerdings, daß die klinische Untersuchung nicht zum Ziele führt. Spezielle Untersuchungsmethoden dienen dazu,
diesen Prozentsatz einzuengen. Es sind das die röntgenologischen Methoden,
neben der Leeraufnahme die Kontrastuntersuchungen des Wirbelkanales.

IV. Röntgenbefunde.

1. Leeraufnahme.

Der Wert der Leeraufnahme ist sehr verschieden hoch eingeschätzt worden.
Nach einigen Autoren (*Bradford* und *Spurling*) dient sie hauptsächlich zum Ausschluß differentialdiagnostisch wichtiger anderer Erkrankungen, nach *Crisp* ist
sie von geringem Wert. Von neurologischer, offenbar und verständlicherweise
mit der Röntgendiagnostik der Wirbelsäule weniger vertrauten Seite werden
sehr geringe positive Befunde mitgeteilt (*Scheller* 10%). *Norlèn* wie *Friberg* und
Malmros kommen bereits auf 30 bis 40%, die meisten Angaben bewegen sich
zwischen 50 bis 70% (*Stimpfl Weber*, *Petit-Dutaillis*). Im eigenen Material gelangen wir zu einem Vorkommen positiver Röntgenzeichen in ziemlich genau
zwei Drittel der Fälle.

Ehe wir in die Diskussion der Befunde eintreten, müssen wir einige einschränkende Bemerkungen vorausschicken. Durch die Nachkriegsverhältnisse bedingt hatte leider unsere
Röntgenapparatur verschiedene technische Mängel, so daß es uns nicht möglich war, Fern-
aufnahmen im Stehen durchzuführen bzw. Bewegungsaufnahmen, die allein die sichere Beurteilung abnormer Geradehaltungen erlauben. Wir können also unsere Befunde über geringere Skoliosen, über abnorme Geradehaltungen, für die an sich das Röntgenbild dem klinischen Befund überlegen ist, nicht einwandfrei verwerten. Auch war uns eine Nachprüfung der

Angaben von *Duncan* und *Hoen*, daß sich eine erkrankte Bandscheibe an der Seite des Vorfalles bei Flexion nicht wie normal verengere, nicht möglich. Schließlich mußten wir auf die Kontrolle der von *Gianturco* behaupteten Verschiebung der Drehpunkte bei Vor- und Rückwärtsbeugung verzichten. (Technik und Einzelheiten sind bei *Stimpfl*, Orthopädischer Kongreß 1947, nachzulesen.)

Die Zahl der positiven Befunde würde sich durch die Heranziehung dieser verfeinerten Untersuchungstechniken weiter vermehren lassen. Wir konnten folgende *Befunde* (61 von 91 Fällen) erheben:

1. Reine Verschmälerung der erkrankten Bandscheibe in 3 Fällen (einmal 2mal L 3/4). Es war lediglich eine Höhendifferenz vorhanden ohne jede knöcherne Reaktion. Eine reine Verschmälerung der praesakralen Bandscheibe ist nicht als pathologisch zu verwerten. Kongenitale Verschmälerungen im Sinne einer Übergangsbandscheibe sind sehr häufig. Dieser Faktor ist häufig nicht beachtet worden.

2. Verschmälerung mit geringerer isolierter Deckplattenreaktion der vorgefallenen Bandscheibe in 16 Fällen, meist mit kleinen Randzacken.

3. Das typische Bild der ausgeprägten isolierten Osteochondrose in Vorfallhöhe mit starker Verschmälerung und hochgradiger Knochenreaktion in 12 Fällen.

4. Deutliche Osteochondrose mehrerer Bandscheiben, darunter der vorgefallenen in 21 Fällen. Zumeist handelte es sich um die vorletzte und letzte, 2mal um die letzte und erste Lendenbandscheibe. Der Vorfall liegt keinesfalls immer an der stärker veränderten.

5. Isolierte oder mehrfache Bandscheibenveränderungen abseits der vorgefallenen Bandscheibe in 3 Fällen.

In etwa ein Drittel der Fälle (Gruppe 1 bis 3) bestand also ein direkter Hinweis auf die Höhenlokalisation, in den Fällen der vierten Gruppe ein mittelbarer, bei den 3 Fällen der fünften Gruppe war der Befund täuschend.

In 6 Fällen war eine hintere Knochenapposition röntgenologisch vorhanden, 3mal operativ bestätigt. Es ist schwierig zu beurteilen, ob die Zackenbildung Beziehung zum Wirbelkanal hat, eine Drehung um wenige Grade kann den Befund wesentlich verändern. 6mal fanden sich Deckplattenveränderungen im Sinne einer juvenilen Kyphose. In 8 Fällen war die Verschmälerung asymmetrisch, an der schmäleren in der Konkavität der Skoliose liegenden und auffallenderweise häufiger dem Vorfall entgegengesetzten Seite waren die reaktiven Veränderungen stärker. 16mal lag eine meist diffuse, jeweils geringe Spondylosis vor, die von der Osteochondrose, das sei nochmals betont, abzutrennen ist, wenn auch späterhin die Kombination vorkommt. Die Bedeutung der Übergangswirbel und der Variationen wird gesondert besprochen werden. 1mal lag eine Bogenfraktur mit Kompressionsfraktur des vierten LW. vor. Bemerkenswerte Veränderungen des Lumbosakralwinkels sahen wir nur je 1mal als Sacrum acutum bzw. arcuatum (*Scherb*).

Eine besondere Bedeutung kommt der Wirbelverschiebung nach hinten zu, sie ist nur auf genau seitlichen Bildern zu beurteilen, in Zweifelsfällen empfehlen wir Aufnahmen in rechter und linker Seitenlage. Nach *Fletcher*, *Mellamed* und *Ansfield* ist eine praktisch wichtige Fehlerquelle eine nicht seltene verschiedene Länge im a.p.-Durchmesser der Wirbelflächen. Wir fanden 9 Dorsaldislokationen, 5mal in Höhe des Vorfalles (1mal L 3/4), sonst immer oberhalb der Lumbosakralgrenze zwischen L 3 und L 4, wo infolge des Neigungswinkels nach hinten die mechanischen Bedingungen günstig sind, während der Vorfall weiter kaudal lag. Klaffen oder sekundäre Arthrose der kleinen Gelenke kann röntgenologisch darstellbar sein. 1mal war eine Pseudospondylolisthesis als Zeichen der Bandscheibenschädigung und Beteiligung der Gelenke vorhanden, typisch lokalisiert zwischen L 4 und L 5. Verkalkungen sahen wir in keinem Falle.

Eine sog. Flaschenhalsform der Bandscheibe im seitlichen Bild hat unseres Erachtens keine praktische Bedeutung, sie ist auch bei normalen Wirbelsäulen in gleicher Zahl vorhanden, wie ein Vergleich von je 100 Röntgenbildern ergab.

Ein bindender Schluß aus der Stärke der röntgenologischen Veränderungen auf die Größe des Vorfalles ist nicht erlaubt. Wir waren überrascht, als wir in Fällen von vorgefallenem Totalsequester keine oder nur geringe Verschmälerung sahen. Bei mehrfachen Veränderungen braucht der Vorfall nicht an der stärker befallenen Bandscheibe zu liegen. Ebensowenig besteht eine verläßliche Übereinstimmung zwischen Dauer der Anamnese und Grad der röntgenologischen Veränderungen.

Übersicht über die röntgenologischen Befunde bei 92 operierten Bandscheibenvorfällen.

Negative Röntgen-Befunde: 31
Positive Röntgen-Befunde: 61

davon:	reine Bandscheibenverschmälerung ausschl. L 5/S1	3
	isolierte Osteochondr. gering	16
	„ „ stark	12
	mehrfache „	21
	schwere Geradehaltung ohne Bandscheiben-veränderung	9

Spondylosis def.	16	Sacrum acutum	1
Dorsaldislok.	9	Sacrum arcuatum	1
hint. Apposition	6	Übergangsformen	15
Pseudospondylolisth.	1		

Vergleichsweise sei eine kurze Übersicht über die Befunde anderer Untersucher gebracht. Eine Verschmälerung der Bandscheibe sahen *Love* in 40%, *Norlèn* in 35%, *Malmros* in 23%, *Waris* in 23%, *Hampton* und *Robinson* häufiger an der letzten als an der vorletzten Bandscheibe. Mehrere verschmälerte Bandscheiben fand *Waris* in 7%, in etwa 20% seiner Fälle war es nicht die prolabierte Bandscheibe, die verschmälert war. *Waris* sah ferner unter 374 Fällen

10	mal	anormaler Lumbosakralwinkel
28	„	Dorsaldislokation
128	„	Spondylosis
9	„	Spondylarthrosis
92	„	Deformitäten.

Die Leeraufnahme der Wirbelsäule gibt im höheren Maße als meist in der Literatur berichtet positive Befunde und nicht nur wenn man Aufnahmen im Stehen und bei Bewegung hinzuzieht. In etwa ein Drittel der Fälle besteht eine direkte Übereinstimmung mit dem operativen Befund, in einer kleinen Zahl liegen außer an den vorgefallenen Veränderungen benachbarter Bandscheiben vor. Nur 3 von 75 Fällen waren täuschende Befunde. In einem weiteren Drittel fehlte jeder röntgenologische Hinweis.

2. Die myelographische Untersuchung.

Die Frage der Anwendungshäufigkeit der Myelographie steht und fällt mit dem Vorhandensein eines geeigneten Kontrastmittels. Da uns bis heute kein ideales zur Verfügung steht, das den Anforderungen reizloser Verträglichkeit, leichter Anwendungsform und guten Kontrastes gleichermaßen genügt, sehen wir in der Kontrastdarstellung des Subarachnoidalraumes ein Verfahren, das strengster Indikation bedarf und nur in Ausnahmefällen angewendet werden sollte. Unsere Erfahrungen sind demnach zahlenmäßig verhältnismäßig gering.

Die Verwendung von Thorotrast ist grundsätzlich abzulehnen (u. a. *K. H. Bauer*), Jodsole haben sich nicht bewährt.

Die Luftmyelographie ist zur Darstellung von Bandscheibenvorfällen von verschiedener Seite versucht worden. (*Chamberlain, Young* und *Scott, Lindgren, Busch, Bärtschi-Rochaix* und *Weber* u. a.) In Deutschland ist sie vor allem von *Hart* und *Dyes* empfohlen worden. Die Treffsicherheit wird verschieden beurteilt, im Durchschnitt mit 50% (*Hampton, Barr.*

u. *Mixter*). *Camp* hatte 85%, *Barton* und *Young* verzeichnen bessere Resultate als mit Jodöl. Wie wir selbst sind *Friberg*, *Spurling* u. *Grantham* von der Methode enttäuscht.

Die Nachbeschwerden und Gefahren bei der Jodölmyelographie sind genügend bekannt (*Krayenbühl*, *Ingebrigtsen*, *Craig*), bei Nachoperationen ist man von der Schwere der anatomischen Veränderungen immer wieder beeindruckt. Für die Darstellung von Bandscheibenvorfällen genügen 2 cm² Kontrastöl, während die von *Alajouanine*, *Thurel* und *Welti* sowie *Friberg* angegebenen Mengen von 4 bis 5 cm² wohl allgemein verlassen sind. Trotz aller Versuche gelingt es nur selten, das Öl wieder zu entfernen. *Friberg* trepaniert beispielsweise das obere Kreuzbein in Höhe des Endsackes. Auch das neue amerikanische Präparat Pantopaque ist ein Jodöl und macht keine grundsätzliche Ausnahme, dauert die Resorption pro cm· doch immerhin 1 Jahr.

Es stand uns ein offenbar zur myelographischen Anwendung nur wenig bekanntes Mittel zur Verfügung, das *Immetal*. Auf Vorschlag unseres Röntgenologen, Priv.-Dozent Dr. *Diethelm*, haben wir das Immetal in letzter Zeit ausschließlich verwandt, nachdem auch von skandinavischer Seite (*Malmros*) über gute Erfahrungen berichtet wurde. In einer kürzlich erschienenen gemeinsam mit *Diethelm* verfaßten Arbeit haben wir die Vorzüge des Immetal im einzelnen herausstellen können.

Bei 24 Myelographien mit Immetal in Menge von 2 cm³, darunter 11 mal bei Bandscheibenvorfall konnten wir nur zweimal eine leichte Temperatur-Reaktion beobachten. Sämtliche obengenannten Beschwerden nach Jodipin wurden vermißt. Das Mittel ist leichter flüssig und beweglich und bleibt dennoch in gutem Zusammenhang. Allerdings konnten wir einen rascheren Abtransport bzw. schnellere Resorption gegenüber dem Jodipin nicht feststellen. Unter den augenblicklich bekannten jodhaltigen Kontrastmitteln ist sicherlich das Immetal das beste.

Unberührt davon bleibt die Tatsache, nur bei strengster Indikation die Myelographie anzuwenden. Nach anfänglich sehr hohen Prozentsätzen (bis 90 %), bei *Spurling* u. *Grantham* 1941 noch 46% hat sich die überwiegende Zahl der Autoren derartig eingestellt, daß sie nur bei ganz bestimmten Bedingungen angewendet werden darf. Grundsätzlich ablehnend sind *Dandy*, *Young*, *Kuhlendahl* u. a. Unsere eigene Einstellung ist eine zwar nicht grundsätzlich ablehnende, jedoch sehr bedingte. Wir machen die myelographische Untersuchung von folgenden Bedingungen abhängig.

1. Nicht eindeutiges klinisches Bild, d. h. vor allem Fehlen neurologischer Lokalisationssymptome und wenn die Möglichkeit einer höheren Wurzelbeteiligung als L 5 vorliegt. Es werden hier auch Fälle reiner Lumbago in Frage kommen Bei der Differentialdiagnose zwischen den Wurzeln L 5 und S 1 ist die Myelographie niemals notwendig, die probatorische Freilegung beider Zwischenbogenräume ist die Methode der Wahl.

2. Bei Verdacht auf mehrfache Vorfälle, wenn einer wahrscheinlich höher als L 4/5 liegt.

3. Bei gewissen Fällen von Spondylolisthesis.

4. Bei Versagen der periduralen Methode in diesen Fällen.

5. Bei Rezidiven. Die Peridurographie ist hierbei wegen narbiger Veränderungen nicht anwendbar.

6. Immer, wenn der Verdacht auf Tumor bzw. intradurale Erkrankung größer ist als der eines Bandscheibenvorfalles.

7. In jedem Falle nur bei höchstwahrscheinlich zu operierenden Fällen.

Technik: Es ist Geschmacksache, ob das Kontrastmittel lumbal oder subokzipital injiziert wird. In Zusammenarbeit mit unserem Röntgenologen, Dr. *Diethelm*, ziehen wir die subokzipitale Punktion vor, da der Einstich, ohne Lokalanaesthesie ausgeführt, einfacher ist, bekanntermaßen besser vertragen wird, wir die ganze Länge des Lumbalsackes verfolgen können. Der Patient liegt in Bauchlage auf dem Kipptisch. In dorsaler Lage haben wir untersucht, um evtl. Hinweise auf Vorwölbungen durch die Ligamenta flava zu erhalten, jedoch niemals einen verwerteten Befund gesehen.

Vom Gesamtmaterial von 110 Bandscheibenvorfällen wurden 18 myelographiert, davon
3 mal bei fraglichem Rezidiv, 2 mal Vorfall an anderer Stelle aufgedeckt,
1 mal bei Verdacht auf Brustmarktumor (es stellte sich ein thorakaler Vorfall heraus),
1 mal bei Verdacht auf gleichzeitigen lumbalen und zervikalen Vorfall,
1 mal bei reiner Lumbago ohne Ischialgie,
12 mal bei unklarer klinischer Symptomatik.

10 der Myelographien entfallen auf die ersten 25 Fälle, mit zunehmender
diagnostischer Erfahrung haben wir sie immer seltener notwendig gehabt, vor
allem seitdem wir auch die peridurale Kontrastfüllung zu Hilfe ziehen. Nach
dem Stande unserer jetzigen Erfahrungen können wir retrospektiv sagen, daß
wir heute nur in 4 Fällen unter den ersten 25 die Myelographie durchführen
würden. 2 mal haben wir sie u. a. zur Kontrolle eines periduralen Befundes vorgenommen. Nur in einem, hier nicht verwertbaren Falle, haben wir bei einem
uneinsichtigen Patient trotz positiven Befundes nicht operiert. Ein weiteres Mal
war die Diagnose auf Tumor zu stellen, es fand sich ein Neurinom der Cauda. Wir
kommen somit zu der Ansicht, daß bei Ausnützung aller therapeutischer Möglichkeiten die Myelographie in etwa 5% in Frage kommt. Die Befunde waren bis
auf eine Ausnahme, nicht bestätigtes Rezidiv, positiv. Die a.p.-Bilder sind
wesentlich bedeutungsvoller als die seitlichen, wobei das Öl um eine Vorwölbung
im Niveau herumfließen kann. Folgende Darstellungstypen sind zu unterscheiden:
1. Stop am oberen Rande der Bandscheibe, entweder vorübergehend oder nach
einiger Zeit besonders bei stärkerer Aufrichtung doch noch passierend (4 Fälle)
(Abb. 15). Manchmal kommt es nach vorübergehendem Stop zum seitlichen
Umfließen des Hindernisses, so daß dann Bilder der folgenden Gruppe entstehen.
2. Seitlicher Füllungsdefekt von der erkrankten Seite her, eine rundliche Aus-
sparung (8 Fälle), (Abb. 16). 3. Taillenförmige Einschnürung von beiden Seiten
her, Sanduhrform. Die von mancher
Seite für diese Konturierung ange-
schuldigte Flavumhypertrophie ist
nicht zu bestätigen (2 Fälle), (Abb.
17). Eine fehlende oder asymmetrische Füllung der Wurzeltaschen kann
höchstens ein Hiweis sein, jedoch in
keinem Falle sicher verwertet werden. In unseren Fällen bestand niemals ein Anhalt.

Es ist ausdrücklich darauf zu verweisen, und hier befinden wir uns in
Parallele mit der Deutung der Befunde z. B. bei der Magendarmrönt-
genologie, daß nur die fortlaufende
Durchleuchtung und nicht die Röntgenaufnahme für sich allein die Beurteilung erlaubt. Nur konstante Befunde, durch öfteres Hin- und Her-
gleiten lassen der Ölsäule gesichert,
können verwertet werden. Neuer-

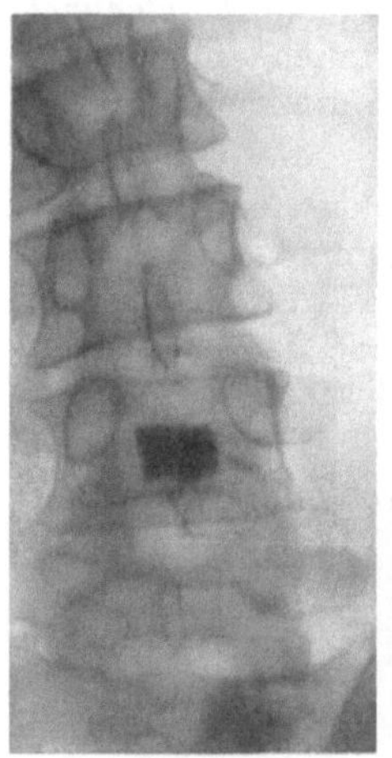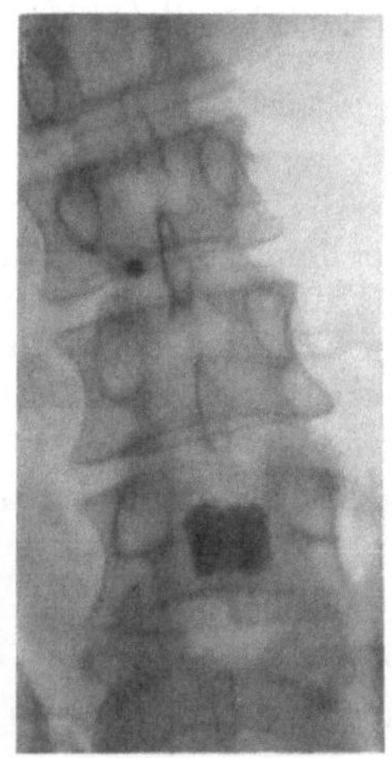

a　　　　　b

Abb. 15. Stop in Höhe der Bandscheibe L 4/5 bei op.
bestätigtem Vorfall und schwerer Ischiasskoliose (Jodipin).

dings mehren sich die Stimmen, die auf zahlreiche Täuschungsmöglichkeiten hin-
weisen. So berichten *Scoville, Moretz* und *Hankins* über 33% Irrtümer bei
Pantopaqueanwendung, 25 bzw. 24% hatten *Ogden* bzw. *Danelius* und *Turney*.
Das hat sowohl für positive wie vor allem für negative Myelogramme Gültigkeit.

Grundsätzlich gilt es zwar, daß einem positiven Myelogramm auch ein anatomisches
Substrat entspricht. Jedoch sind schon lange negative Operationsbefunde bei positivem

Myelogramm in Form von Totalstops bekannt (*Desgouttes* 1927, *Krause* 1928, *Lichtenauer* 1937, *Haffner*). Von *Herzog, Schaltenbrand* werden leichte arachnoiditische Verwachsungen, die evtl. durch den Öldruck gesprengt werden können, Zirkulationsstörungen, Oedeme der Wurzeln verantwortlich gemacht. Tatsächlich finden wir ja diese beim Bandscheibenvorfall

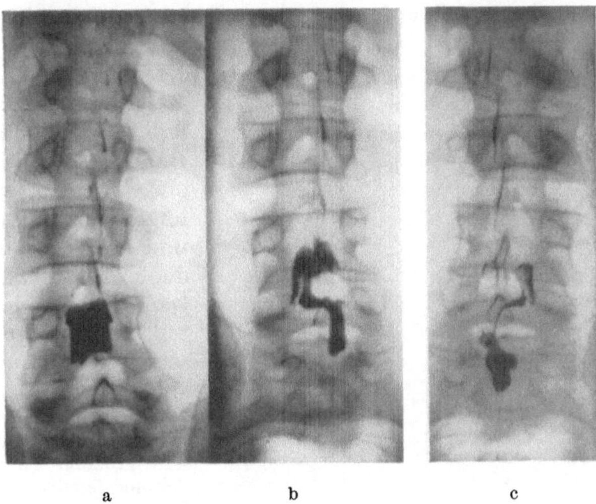

a   b   c

Abb. 16. Verschiedene Phasen bei der Durchblutung. Bei a) vorübergehender Stop, b) seitliches Umfließen eines Vorfalles L 4/5, c) Vorfall L 5/S 1 der Gegenseite (Immetal).

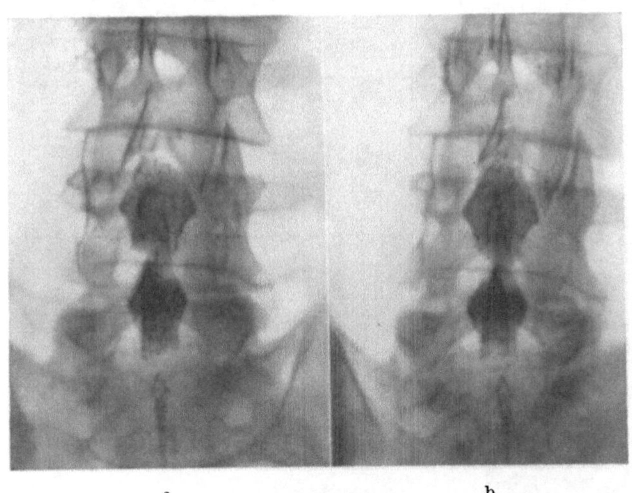

a   b

Abb. 17. „Sanduhrform" bei Vorfall L 4/5 (Immetal).

fälschlicherweise als entzündlich angesehenen, zumeist jedoch mechanisch bedingten Wurzeloedeme nicht allzu selten, auch begleitende intradurale Veränderungen konnten wir beobachten. Damit sind teilweise auch die Befunde zu erklären, bei denen das Ausmaß des Füllungsdefektes größer ist, als dem operativen Befunde des Vorfalles entspricht. In 2 Fällen lag lediglich eine stark verwachsene, verdickte klinisch sicher erkrankte Wurzel vor (Abb. 18). Auch buchtet ein knopfförmiger Vorfall die straffgespannte Membran der Dura in größerem Bogen ein als seiner eigenen Größe entspricht.

Eine besondere kritische Bewertung kommt der flachen Sanduhrform zu. Eine Bedeutung für die Diagnose der sog. „Flavumhypertrophie" kommt ihr unseres

Erachtens nicht zu. Häufig ist sie ein normaler Befund und findet sich besonders bei L 3/4, andererseits kommt sie bei flachen Protrusionen und auch einmal bei medialen kleineren Vorfällen vor. Aufschlußreich kann, aber ebenfalls nicht mit Sicherheit, das seitliche Bild sein. Bei Rezidivverdacht muß man sich vor postoperativen Defekten bzw. Adhaesionen hüten. Beim Durchleuchten findet man ab und zu bei schwächerem Neigungswinkel ein kaskadenartiges, tropfenweises Herüberfallen des Jodöles über eine Bandscheibe hinweg. Das sind ebenfalls normale Erscheinungen bevorzugt in der BWS. und bei Abflachung der Lendenlordose, dann nämlich, wenn die Dura der Bandscheibe mit ihrer leichten physiologischen Vorwölbung enger und straffer anliegt.

Den nebenstehend abgebildeten seltenen Befund sahen wir bei einer sehr grazilen Patientin, die ein Schmerzrezidiv nach zunächst erfolgreich operiertem lumbalen Vorfall bekam. Wir sehen darin nichts unbedingt Pathologisches, durch das geringe peridurale Fett und die dorsale Kyphose besteht eine enge Lagebeziehung der vorderen Durawand zur Rückwand der Wirbelkörper-Bandscheibensäule (Abb. 19).

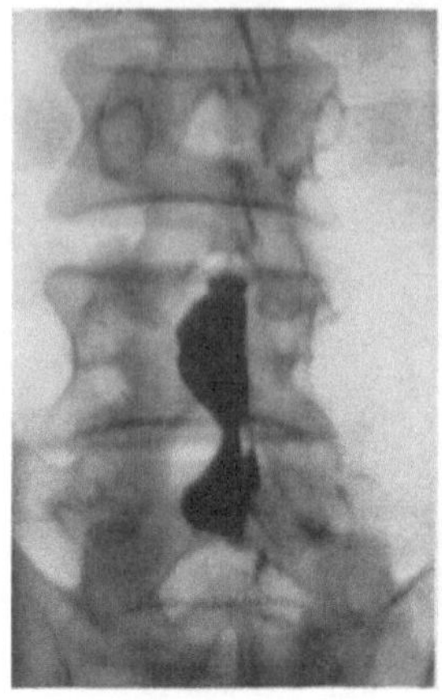
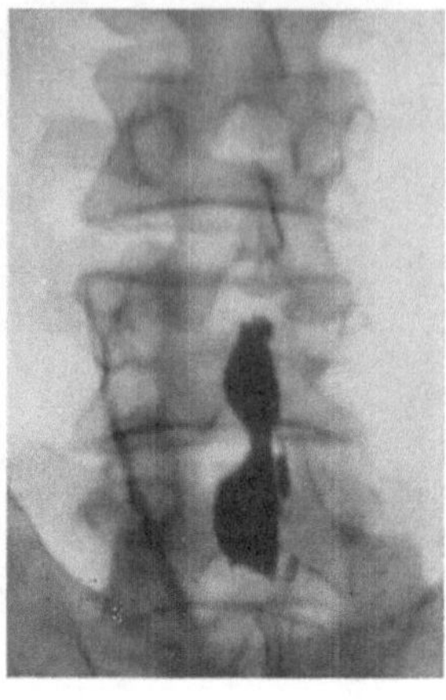

a   b

Abb. 18. Konstanter seitlicher Defekt bei L 4/5. Kein Bandscheibenvorfall, sondern verdickte, adhaerente Wurzel L 5 über normaler Bandscheibe (Jodipin).

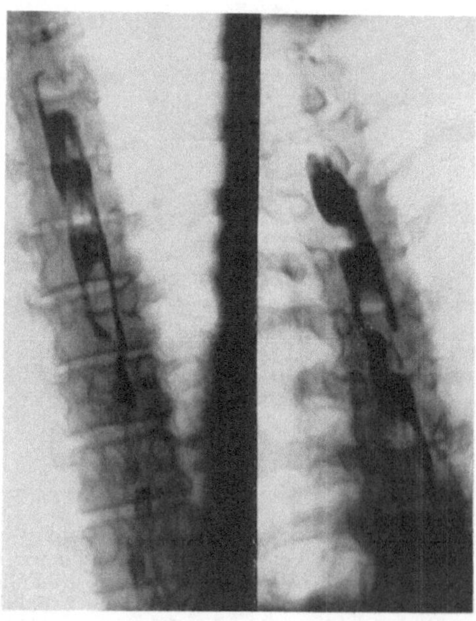
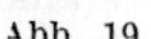

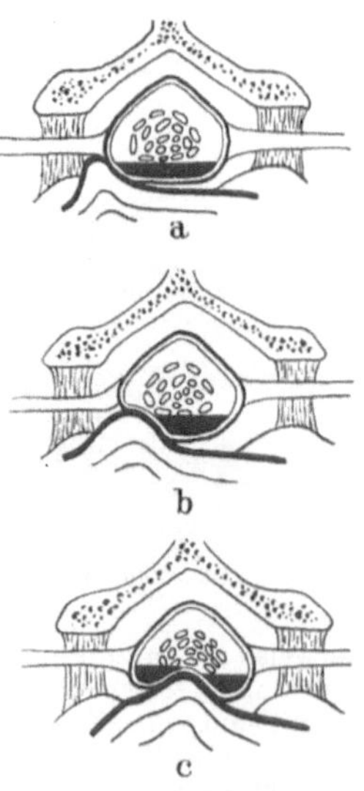

Abb. 19.   Abb. 20

Abb. 19. Multiple thorakale Aussparungen in Bandscheibenhöhe (vergl. Text) (Immat.l).
Abb. 20a—c. Querschnitte in Höhe der Cauda mit Lage des Kontrastmittels. a: lateraler Vorfall ohne myeographischen Befund. b: seitliche Defektbildung. c: beiderseitiges Umfließen eines Medialen Vorfalles bei Bauchlage des Pat.

Bei normalem Fettpolster im Periduralraum ist es bei einfacher Überlegung verständlich, daß der Durasack dem Wirbelkörper und der Bandscheibe nicht direkt aufliegt. Die Verhältnisse in Beziehung zum Periduralraum und Bandscheibenvorfall gehen aus nebenstehenden Skizzen (Abb. 20) besser hervor als aus langen Erläuterungen. Ein sehr weit lateral gelegener Vorfall, eine Protrusion, ein sog. „hidden disk" nach *Dandy* kann in etwa 20% der Fälle eine anatomische Beziehung zum Durasack vermissen lassen. Gerade im unteren Lumbalbereich wird der Abstand zwischen Durawand und Bandscheibe immer größer, bis zu 3 bis 4 mm. Wir verweisen ferner auf Befunde von *Karlén, Bartelnick, Malthy* und *Pendergrass* über abnorm hohe Endigung des Endsackes, (in 5% nach *Malmros*), über kongenitale Verengerungen.

Allerdings gibt es einige Kunstgriffe, die zu einer Vermehrung des pathologischen Befundes führen. Wir verweisen auf das bereits geschilderte Vorpressen des Vorfalles in Lordose und evtl. gleichzeitiger Belastung.

Lauritzen hat auf Veranlassung von *Güntz* in einer Dissertation Untersuchungen an der kontrastgefüllten Leichenwirbelsäule über die Rolle der Dura bei maximaler Kyphosierung und Lordosierung angestellt. Die Bandscheiben rufen dabei schon normalerweise eine Ausbuchtung des vorderen Kontrastschattens hervor. Allerdings ist an der Leiche sowohl die pralle Füllung des bariumbreigefüllten Durasackes, wie der fehlende Turgor bzw. Venenfüllung zu beachten. Bei Lordosierung wird die Eindellung vermehrt, auch ohne daß sich die Bandscheibenvorwölbung vergrößert.

Wenn wir die Fehlerquellen der myelographischen Befunde bei positivem und noch wichtiger negativem Ausfall überblicken, werden wir um so mehr zu dem Standpunkt gelangen, die Myelographie einzuschränken und nicht zu überwerten. Der klinische Befund fällt gerade beim negativen Ausfall die letzte Entscheidung. Der positive ist eher zu verwerten. Es wird Fälle geben, wo man trotz negativen Myelogrammes bei entsprechend schwerem wenn auch nicht ganz klarem klinischen Bild dennoch· probatorisch operieren wird. Das Myelogramm ist keineswegs entscheidend.

In neuester Zeit scheint sich eine Umwälzung in der Technik der Myelographie durch die Verwendung wasserlöslicher resorbierbarer Kontrastmittel anzubahnen.

Die ersten Versuche gehen bereits auf *Arnell* und *Lindström* im Jahre 1931 zurück, später auf *Feltström*, die allgemeine Anwendung hat sich jedoch nicht durchsetzen können. In Skandinavien sind in den letzten Jahren, vor allem auf Anregung von *Arnell*, *Lindblom* Tausende von Myelographien mit Abrodil in Lumbalanaesthesie durchgeführt worden. *Lindblom* selbst verfügt über 700 Fälle und sah außer postpunktionellen Beschwerden bzw. den bekannten Folgen der Lumbalanaesthesie nur extrem selten stärkere Folgeerscheinungen im Sinne von Spasmen. Schwerere Störungen traten nur bei Verwendung von Per-Abrodil auf, worüber auch *Knutsson* und *Karlén* berichten. In der Schweizer Literatur teilt neuerdings *Fischer* aus der Züricher Klinik 100 erfolgreiche Abrodil-Myelographien mit. Auch Uroselektan (*van der Werff*) und ähnliche Stoffe sind verwendet worden, allen überlegen ist aber das Abrodil.

Nachdem neuerdings das 20%ige Abrodil auch in Deutschland wieder hergestellt wird, konnten wir in neuester Zeit die ersten günstigen Erfahrungen sammeln. Eigene Versuche mit verschieden zusammengesetzten Lösungen sind im Gange. Wir glauben berechtigt zu sein, sagen zu können, daß der Myelographie mit wasserlöslichen Kontrastmitteln, jedenfalls was den unteren Lumbalsack betrifft, die Zukunft gehört.

Neben auf der Hand liegenden Vorteilen wie Resorption nach 1 bis 2 Std (*Odegard*) lassen sich vor allem schöne Bilder der Wurzeln gewinnen. *Arnell* hat die röntgen-anatomischen Verhältnisse kürzlich monographisch dargestellt.

Eine sehr interessante direkte Darstellungsmöglichkeit des Bandscheibenrisses selbst hat *Lindblom* für den Lebenden angegeben. Er punktiert mittels einer Doppelkanüle die Bandscheibe von dorsal her durch den Lumbalkanal hindurch an und injiziert eine kleine Menge von wasserlöslichem Kontrastmittel. Es gelingt so die Darstellung der Spaltbildungen und der Ausdehnung nach dem Wirbelkanal bzw. nach dem Foramen intervertebrale zu. In der Arbeit von *Fischer* sind sehr schöne Abbildungen veröffentlicht.

3. Die peridurale Kontrastdarstellung (Peridurographie).

Die geschilderten Nachteile der Myelographie legten den Gedanken nahe, die intralumbale Kontrastmethode zugunsten einer deren Schädlichkeiten entbehrenden möglichst oft zu umgehen. Da es sich bei den Bandscheibenvorfällen um extradurale, im periduralen Raum liegende raumbeengende Prozesse handelt, war theoretisch zu erwarten, daß durch eine Kontrastfüllung dieses Raumes eine praktisch verwertbare Darstellung solcher Vorgänge möglich sei.

Der historisch ältere Zugang zu diesem Raum ist derjenige vom Hiatus sacralis aus (*Catheline, Sicard*), den eigentlichen periduralen Raum in beliebiger Höhe aber erreicht man mit der zuerst von dem Spanier *Pag'es*, später im einzelnen von *Dogliotti* zur Durchführung seiner Anaesthesiemethode ausgearbeiteten Technik. Die Injektion schattengebender Substanzen ist gleichfalls nicht neu. Bevor *Sicard* und *Forestier* die intralumbale Jodölmyelographie ausführten, hatten bereits sie selbst und später *Léri* vor mehr als 20 Jahren Lipiodol in den Hiatus sacralis eingebracht und konnten in Fällen beispielsweise einer Spina bifida bei mehrtägiger Verfolgung der Ölausbreitung, zum Teil in Beckenhochlagerung, erschwerte Passage sowie den Abtransport entlang den Wurzeln beobachten. Wenn auch Reizerscheinungen bis auf wenige Ausnahmen (*Roger*) ausblieben, so schien es doch nicht gleichgültig, daß das Öl unresorbiert im Gewebe liegen blieb. *Saiz* und *Gortan* haben in der deutschen Literatur über Befunde berichtet. Nach 4 Wochen hat das Öl den Wirbelkanal verlassen, nachdem am vierten Tage die maximale Ausdehnung im Wirbelkanal erreicht war. Nach 3 Monaten lag das Jodöl paravertebral, an den Muskeln, interkostal usw. Bei lumbaler Injektion steigt das Öl bis zu 5 Wirbelhöhen, während der Sakralkanal oft nicht erreicht wird. Bei sakraler Injektion entsprechend den Befunden auch von *Roederer* und *Lagrot* gelangte das Öl maximal bis L 1, bleibt meist aber tiefer. Die Bilder sind sehr unterschiedlich und verfänglich, das Öl klumpt sich zu schwer beurteilbaren Tropfen zusammen, so daß Einzelheiten nicht erkennbar sind. Die Methode hat daher auch keine weitere praktische Bedeutung erlangt.

Zum Studium der Anatomie des Periduralraumes anläßlich der Ausarbeitung der Periduralanaesthesie haben dann vor allem italienische Forscher (*Dogliotti, Giordanengo*), an der Leiche verschiedene Kontraststoffe injiziert und konnten daran vor allem die Ausbreitungsgeschwindigkeit untersuchen.

Ciarla hat 500 bis 2000 cm³ Luft am Lebenden insuffliert und erhielt neben therapeutischen Effekten bei 40 Fällen eine Füllung des gesamten Raumes sowie der extraserösen Bauch- und Thoraxorgane, u. a. eine Pneumo-Ren. *Howard* u. *Sanford* haben etwa zur gleichen Zeit Bandscheibenvorfälle auf diese Weise darzustellen versucht. Uns erscheint diese Methode bei dem großen Venenreichtum des Periduralraumes reichlich gewagt, zumal wir uns bei einigen Stichproben an der Leiche nicht von der Brauchbarkeit der überaus schwierig zu deutenden Bilder überzeugen konnten. Um so überraschender sind die Ergebnisse bei *Sanford* u. *Howard* mit 55 verwertbaren Befunden bei 77 Fällen sowie ihre Angabe, daß die Methode derartig ungefährlich sei, daß ihre Anwendung ambulant in der Sprechstunde erfolgen könne.

Einen anderen Weg, die Verwendung von Perabrodil, beschritt 1941 *Knutsson* in 45 Fällen zur Darstellung hinterer Bandscheibenvorfälle. Er erhielt durchaus verwertbare Bilder, hatte allerdings 3 schwere Zwischenfälle zu verzeichnen, offenbar infolge unbeabsichtigter intralumbaler Injektion. Der Einstich erfolgte jeweils sakral. In Deutschland konnten wir erstmals auf der 61. Tagung der Vereinigung Nordwestdeutscher Chirurgen über Erfahrungen berichten. Zuerst *Knutsson* folgend sind wir aus verschiedenen noch zu erörternden Gründen bald abweichend vorgegangen.

Zunächst ist es erforderlich, einige Bemerkungen über die Anatomie des Periduralraumes, kaudalwärts der Endigung des Lumbalsackes auch Epiduralraum genannt, vorauszuschicken. Er erstreckt sich vom Foramen occipitale magnum, wo sich die Dura in 2 Blätter teilt, als spaltförmiger, eigentlich also intraduraler Raum, den Duralsack zirkulär umgebend bis zum Hiatus sacralis. Ein von *Heile* früher behauptetes Hinaufreichen über das Foramen magnum nach kranialwärts können wir auf Grund von Kontrastfüllungen an der Leiche nicht bestätigen. Die ventrale Begrenzung erfolgt durch die Hinterfläche der Wirbelkörper-Bandscheibenreihe, die seitliche durch die Wirbelbögen und die dazwischen ausgespannten gelben Bänder. Wichtig sind die Verhältnisse am hinteren Längsband. Es wurde bereits erörtert, daß dieses die konkav geformten Dorsalflächen der Wirbel überbrückt, sich breiter werdend an den physiologischerweise schon etwas vorgebuchteten Bandscheiben anheftet. Lumbalwärts wird das Band schmäler und läuft im Sakralkanal schmal aus, ein sagittales Septum bildend. Auch dorsal findet sich ein ähnliches Septum durch lockere fibröse Fasern zwischen Dura und Mittelteil der Ligamenta flava in individuell verschieden starker Ausprägung. Es resultiert daraus möglicherweise eine Zweiteilung des Raumes in eine rechte und linke Hälfte. Die Abdichtung nach lateral wird unterbrochen durch die Zwischenwirbellöcher. Hier enden die Durascheiden der Wurzeln, sie sind locker an der Umrandung der Foramina befestigt und gehen über in eine perineurale Bindegewebsscheide. Eine Flüssigkeit kann auf diesem Wege den Periduralraum nach paravertebral verlassen, besonders leicht im Sakralteil, da hier verstärkende, sog. *Charpy*sche Fasern fehlen. Der Raum ist erfüllt von einem lockeren, halbflüssigen Fettgewebe, das am ehesten mit dem Fett des Nierenlagers bzw. des Cavum Retzii vergleichbar ist und der Polsterung des Lumbalsackes dient. Gleiche Bedeutung haben die zahlreichen dünnwandigen Venen, deren leichte Verletzlichkeit jedem Operateur unliebsam bekannt ist. Der ventrale Teil des Raumes ist am engsten. Die Vorderwand der Dura liegt dem hinteren Längsband dicht an, während dorsal zwar eine geringere venöse Durchflechtung, jedoch ein stärkeres Fettpolster vorhanden ist. Querschnittsbilder zeigen eine kontinuierliche Zunahme der Weite in verschiedenen Höhen. In unserem Zusammenhange interessieren besonders die Verhältnisse im unteren Lumbalteil. Hier kann der Abstand der Vorderwand der Dura vom knöchernen Wirbelkanal bis 5 mm betragen, besonders dann, wenn ein abnorm enger Endsack vorliegt, bzw. eine abnorm hohe Endigung. Diese Möglichkeiten haben uns bereits bei der myelographischen Darstellung beschäftigt.

Die Ausbreitung einer Flüssigkeit im Periduralraum ist außer mit Jodipin mit verschiedenen Substanzen untersucht worden, an der Leiche und im Tierversuch mit Farbstoffen (*Läwen* u. *v. Gaza, Kraas, Lisowskaja, Schlimpert* und *Schneider*), mit Umbrathor (*Philippides*). Wichtige Hinweise geben die Erfahrungen bei der Epidural- und Periduralanaesthesie. Neben den genannten individuellen anatomischen Verschiedenheiten bestehen auch wichtige Unterschiede zwischen Leichenversuchen mit fehlendem Gewebsturgor und fehlender Venenfüllung und solchen am Lebenden. Im allgemeinen wird der Gesamtraum mit 60 bis 120 cm³ Fassungsvermögen angegeben. Wir haben die obere Grenze des Perabrodilkontrastes unter dem Röntgenschirm verfolgt und fanden folgende, allerdings sehr variable Mittelwerte:

Einstich	Injektionsmenge		
	10 cm³	20 cm³	30 cm³
Sakral	L 5	L 1	D 8
Peridural L 4/5	L 1	D 6	D 1
Peridural D 11/12	D 8	D 1	zervikal

Jedoch kommen wie gesagt nicht unbeträchtliche Abweichungen vor. Bei periduraler Injektion ist die Ausbreitung nach kaudal in den Sakralkanal hinein erschwert. Eine merkbare Abhängigkeit von der Lagerung des Patienten besteht nicht, entsprechend auch unseren Erfahrungen bei der Periduralanaesthesie an über 500 Fällen. Die Ausbreitung erfolgt durch Diffusion, und zwar wird in einer halben bis einer Minute die maximale Ausbreitung erreicht. Der Injektiondruck wie die Flüssigkeitsmenge vermehren die Ausbreitung. Der paravertebrale Abfluß ist sakral entsprechend der schlechteren Abdichtung der dortigen Foramina stärker. Die Resorptionsverhältnisse liegen nach unseren Versuchen entgegen der Ansicht von *Cuturi* bezüglich Novocainresorption derart, daß bei Prüfung der Speichelausscheidung gegenüber subkutan zugeführter Jodkalilösung die peridurale Resorption etwa doppelt so schnell vor sich geht.

Da eine gewebsschädigende Wirkung einer wäßrigen 30%igen Perabrodillösung im Tierversuch festzustellen war, am Menschen bei anfänglichen Versuchen zum Teil heftige Reizerscheinungen auftraten, verwendeten wir eine 30%ige durch Peristonzusatz viskös gemachte Perabrodillösung, die uns von der Firma *Bayer* Leverkusen zur Verfügung gestellt wurde. Sie hat nach eingehender Prüfung folgende Vorteile gegenüber der wäßrigen Lösung:

1. Im Tierversuch treten keine Nekrosen bei subkutaner Injektion auf, sie ist trotz der hohen Konzentration wenig gewebsfremd. Beispielsweise gilt für das wäßrige Abrodil eine 4%ige Lösung als gewebsisotonisch (*Butzengeiger*).

2. Bei subkutaner Selbstinjektion tritt im Gegensatz zur wäßrigen Lösung kaum eine Schmerzhaftigkeit auf.

3. Infolge der großen Viskosität, ist die Resorption verzögert, die Ausbreitung entsprechend den Erfahrungen mit der Peristonplombe bei der Periduralanaesthesie weniger groß, der Abfluß durch die Zwischenwirbellöcher verlangsamt.

4. Ein Durchtritt durch die Dura, eine reaktive Veränderung des Liquors konnte nicht gefunden werden.

5. Auch nach mehrmaliger Füllung sind autoptisch keine Gewebsveränderungen im Periduralraum nachweisbar.

Wir sind berechtigt festzustellen, daß das peridural angewendete Perabrodil viskös ein ungefährliches Kontrastmittel ist, das gegenüber der wäßrigen Lösung entscheidende Vorteil aufweist. Inzwischen konnten wir es bei 66 Patienten zur Anwendung bringen, ohne einen ernsten Zwischenfall zu erleben. Bei nicht radikulär erkrankten Patienten ist die Injektion so gut wie schmerzfrei. Unerläßlich ist die Vorprüfung auf Überempfindlichkeit gegen das Medikament an sich (*Jungmichel*), in der Praxis ausgeführt durch vorherige intravenöse Injektion von 1 bis 2 cm³ Perabrodil. Eine Schädigung der Speicherorgane, des Retikuloendothels (*Ammon, Bargmann*) ist bei den geringen Mengen nicht zu erwarten. Einmal kam es zu schnell vorübergehenden radikulären Reizerscheinungen, ein einziges Mal zu stärkeren Erscheinungen, und zwar bei einer 35jährigen Patientin nach etwa 2 Std.

Es traten heftige klonische Krämpfe mit lanzinierenden Schmerzen in beiden Beinen auf. Das Kontrastbild war regelrecht. Die Abendtemperatur stieg bis 38,2°, geringer Meningismus. Nach 3 Std klangen die Erscheinungen allmählich ab. Der am folgenden Tage entnommene Liquor zeigte eine leichte Eiweißvermehrung, eine schwache Linkszacke in der Normomastixkurve und 38/3 Zellen. Wir nehmen hier an, daß doch eine geringe Menge intradural gelangt ist. Ganz ähnliche Erscheinungen beschreibt *Karlén* bei 3 von 45 Fällen von *Knutsson*, 1 Fall kam unter den Erscheinungen der Urämie und Fettembolie ad exitum, letztere beruhte auf krampfbedingten Wirbelfrakturen. Die versehentliche intradurale Injektion ist die einzige Gefahrenquelle, sie gilt es strengstens zu vermeiden.

Bei periduralem Einstich wird man ein Anstechen des Liquorraumes immer bemerken, wenn man niemals höher als zwischen D 12 und L 1 eingeht, ferner den Patienten pressen läßt oder die möglichst kurz geschliffene Kanüle dreht. Unter Hunderten von Periduralanaesthesien ist uns jedenfalls niemals das Mißgeschick passiert, unbemerkt intralumbal zu injizieren.

Bei sakralem Einstich soll die Kanüle nicht mehr als 4 cm vorgeschoben werden. Es bestehen folgende Möglichkeiten des Anstiches des Liquorraumes:

1. technische Fehler, Nadel zu hoch geführt,

2. der Endsack reicht abnorm tief herab,

3. Punktion des filum terminale. Die Kanüle soll daher möglichst dorsal liegen.

Wir haben den Liquor sowohl mit scharfer Grenze unterschichten wie das Kontrastmittel mit Liquor überschichten können, schließlich trat die gute Abgrenzung sogar dann auf, wenn wir das Mittel in den Liquor hinein injizierten.

Leider war es bisher nicht möglich, anstatt des Perabrodil das Abrodil in visköser Lösung zu verwenden, das, u. a. nach schwedischen Erfahrungen bei der Verwendung zur Myelographie ungefährlicher ist. Da das Abrodil in neuerer Zeit wieder zur Verfügung steht, wird es zweckmäßig sein, es an Stelle des Perabrodil zu verwenden.

In 2 Fällen deponierten wir infolge falscher Nadellage die gesamte Menge in das praesakrale Gewebe, 2 mal subkutan, ohne daß subjektiv wie objektiv die geringsten Symptome auftraten, im Gegenteil, die völlig beschwerdefreie Injektion ohne die üblichen Symptome des Wurzelreizes bei diesen Ischiadikern waren uns von vornherein verdächtig.

Einzelheiten der Injektionstechnik zu beschreiben erübrigt sich. Die sakrale Injektion ist bekannt, oftmal wegen Adipositas oder anatomischen Unregelmäßigkeiten am Hiatus technisch schwierig oder gar unmöglich. In Knieellenbogenlage injizieren wir 15 bis 20 cm³, um die untere LWS. darzustellen. Bei höher gelegenen Prozessen, vor allem bei Bandscheibenvorfällen, die wahrscheinlich bei L 4/5 und höher liegen, ist die peridurale Injektion am sitzenden Patienten nach der Technik von *Dogliotti* unter Verwendung etwas geringerer Mengen zweckmäßiger. Höher als D 12 sind wir bisher niemals eingegangen. Man vermeide das Einbringen zu großer Mengen von Kochsalzlösung bei der Prüfung der Nadellage, um nicht das Kontrastbild zu beeinträchtigen, da das Kontrastmittel nach paravertebral abgedrängt wird. Nur bei radikulären Erkrankungen pflegt ein diagnostisch sehr wichtiger Schmerz im erkrankten Wurzelgebiet aufzutreten, weswegen sich der ampullenfertige Zusatz von 1% Novocain als zweckmäßig erwiesen hat. Manchmal werden vorübergehende dumpfe Kreuzschmerzen, Druckgefühl angegeben. Sofortiger heftiger Schmerz ohne Vorliegen einer entsprechenden klinischen Erkrankung sollte ein Warnungszeichen sein.

Die Röntgenaufnahmen werden sofort im Anschluß an die Injektion gemacht, da sich bereits nach wenigen Minuten die Konturen verwischen, nach 12 min meist die Bilder nicht mehr verwertbar sind. Nach etwa 20 min sind nur noch geringe Reste der Füllung vorhanden. Es wird in manchen Fällen eine a.p.-Aufnahme, in allen Fällen je eine in rechter und linker Seitenlage gemacht, gegebenenfalls auch noch zusätzlich Schrägaufnahmen. Eine Verfolgung des Kontrastschattens bei der Durchleuchtung ist aus Gründen zu geringen Kontrastes nicht in Einzelheiten verwertbar.

Das normale Peridurogramm. Aus dem anatomischen Bau geht hervor,

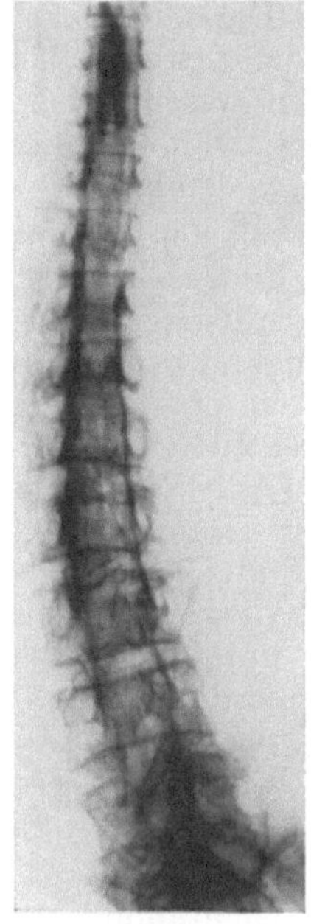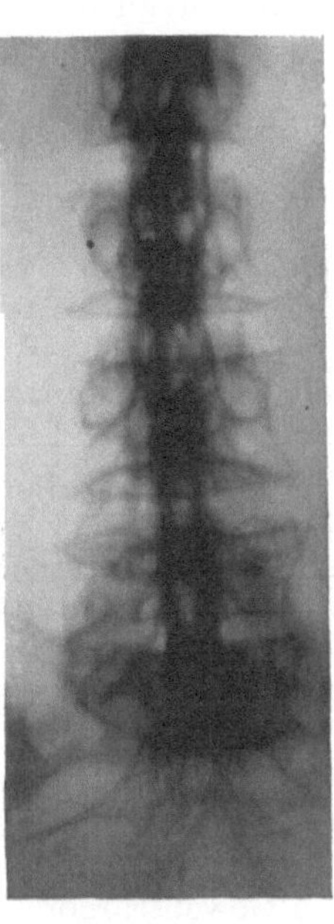

a   b

Abb. 21. a. p.-Füllung mit zipfligem Abgang der Wurzeln. a: Präparat b: gezielt, am Lebenden.

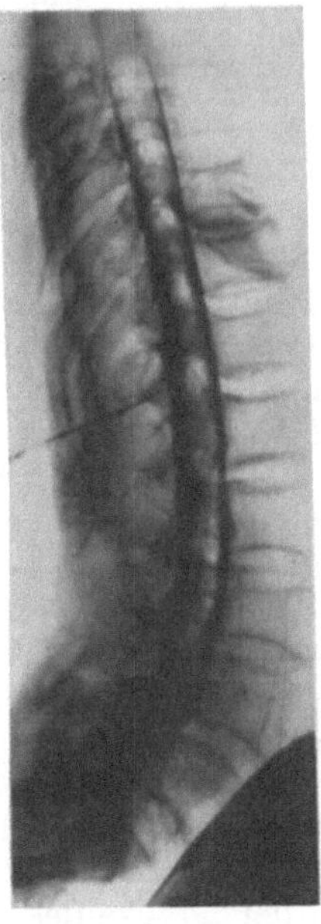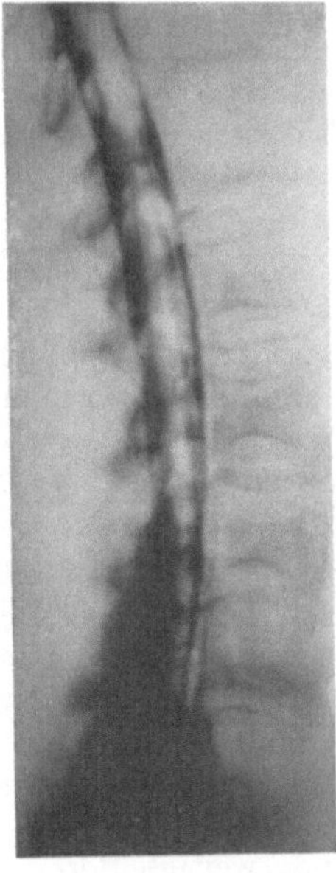

a   b

Abb. 22. Normale Füllung mit seitlichem Bild. a: Präparat mit periduraler Lage der Nadelspitze. b: gezielte Aufnahme am Lebenden.

welche Möglichkeiten der Darstellung zu erwarten sind. Die a.p.-Aufnahme ist schwierig zu beurteilen, da zahlreiche Überschneidungen und nur geringe Kontrastdichte bestehen. Im wesentlichen sieht man seitlich einen Ausguß des knöchernen Wirbelkanales, während die mittleren Partien keine verwertbaren Strukturen erkennen lassen (Abb. 21).

Das peridurale Fettgewebe unterbricht den Schatten unregelmäßig. Es kommt infolgedessen in höherem Lebensalter, bei sklerotischen Veränderungen des Fettgewebes und mangelnder Aufsaugfähigkeit zu rundlichen, wirren Aussparungen. Die Abgänge der Wurzeln sind meist besser zu erkennen, besonders stark gefüllt und klumpig kontrastiert im praesakralen Gewebe, ohne daß asymmetrische Abgänge, fehlende Füllung einer Seite mehr als einen Verdachtsmoment bedeuten. Manchmal, ebenfalls mit Vorliebe im Lumbalbereich, ist die anatomisch beschriebene Zweiteilung sichtbar. Dann kann bei exzentrischer Nadellage einmal ein vorwiegend halbseitiges Füllungsbild entstehen. Offenbar ist aber ein stärkerer Injektionsdruck imstande, die trennenden Septen zu sprengen. Insgesamt gesehen sind die a.p.-Aufnahmen nur für die Beurteilung gröberer Veränderungen verwertbar. Viel wichtiger sind die Befunde bei genau seitlichem Strahlengang.

Im seitlichen Bild (Abb. 22) kommt im wesentlichen ein häufig breiterer dorsaler und ein schmalerer ventraler Kontraststreifen zur Darstellung. Der dorsale entspricht dem dickeren hinteren Periduralraum und ist in seinen Einzelheiten durchweg schwierig zu beurteilen. Es ist zu beachten, daß infolge des Fehlens des Gewebsturgors, der Venenfüllung, des Gegendruckes des Liquors die Weite und Dichte der Füllung im Präparat etwas anders ausfällt als am Lebenden, allerdings nicht grundsätzlich verschieden ist. Die Teilung in einen dorsalen und ventralen Raum ist naturgemäß im sakralen Epiduralraum nicht mehr vorhanden. Dort ist der Kontrastschatten dichter und kann noch auf den Bereich des Endsackes übergreifend die Verhältnisse am Lumbosakralübergang unübersichtlich gestalten. Auf individuellen anatomisch bedingten Verschiedenheiten beruht die Tatsache, daß manchmal noch weiter kranialwärts eine dichtere Füllung auftritt, daß ferner eine Füllung des vorderen Raumes weiter hinaufreicht als die dorsale. Es ist jedenfalls im allgemeinen nicht möglich, Einzelheiten der dorsalen Schattenstrukturen in pathologischem Sinne zu verwerten, etwa zum Nachweis einer Verdickung der gelben Bänder oder der Bogenwurzeln.

Von entscheidender Bedeutung ist jedoch der ventrale Kontraststreifen, dessen normale Gestalt wir kennen müssen. Am Präparat kommt er aus erwähnten Gründen zu besonders guter Darstellung. Bei genau seitlicher Strahlenrichtung besteht ein Zwischenraum zu der konkaven Wirbelkörperrückfläche, während eine enge Beziehung zu den Bandscheiben besteht. Gerade diese ist für uns von größtem Interesse. Eine gewisse Verdünnung des Streifens im Bandscheibenbereich ist normal. Andere Fehlerquellen werden im Zusammenhang mit den pathologischen Veränderungen zu erörtern sein, ebenso die Beurteilung der Wurzelabgänge, die schräg nach vorn unten verschieden weit zu verfolgen sind.

Leider hat man es nicht in der Hand, eine maximale Darstellung zu erzielen, da zu viele Varianten der anatomischen und physikalischen Strukturen, Altersveränderungen usw. eine Rolle spielen. Durchweg pflegen Bilder bei jüngeren Patienten besser auszufallen. Schrägaufnahmen zeigen ähnliche Kontraststreifen wie die seitlichen, haben uns aber diagnostisch bisher nicht weiter helfen können. Anderweitige Befunde an der Grenze des Normalen und Pathologischen werden im folgenden Abschnitt besprochen.

Das pathologische Peridurogramm. Jeder raumbeengende Prozeß im Periduralraum wird eine Aussparung, einen Füllungsdefekt, einen Stop erzeugen, sei es ein experimentell eingebrachter Fremdkörper, ein Tumor, entzündliche oder adhäsive Prozesse.

Entsprechende Befunde erhielten wir bei eingebrachten Paraffinkügelchen bis zu 5 mm Durchmesser, bei Spondylitis; einen periduralen Stop bei intra- und vor allem extramedullären Tumoren, bei alten Wirbelfrakturen, beim Wirbelgleiten in Höhe der Gleitebene usw. Diese Ergebnisse werden an anderer Stelle mitgeteilt. Hier interessieren die Darstellungsmöglichkeiten bei Veränderungen der Bandscheibe. Praktisch kommt ausschließlich die seitliche Aufnahme in rechter und linker Seitenlage in Frage.

Auch hierzu haben wir mehrere Leichenwirbelsäulen gefüllt. Eine leichte Vorwölbung der Bandscheiben ist normal. Wir verweisen auf die früher gemachten Ausführungen, u. a. im myelographischen Kapitel. Bei Lordose läßt sich der Befund manchmal, aber nicht regelmäßig verdeutlichen, ohne sogleich pathologische Bedeutung zu haben, wenn mehrere Bandscheiben ein gleichartiges Bild zeigen. Wir haben diese Verhältnisse mehrfach an Leichenwirbelsäulen studiert und wiederum mit dem Sektionsbefund verglichen.

Abb. 23 zeigt eine angeborene Blockwirbelbildung mit einer osteochondrotischen Bandscheibe darunter und gleichzeitiger Dorsaldislokation. Der ventrale Streifen ist unterbrochen und ausgebuchtet. Es bestand eine Protrusion.

Die Möglichkeiten und Grenzen einer Darstellung hinterer Bandscheibenvorfälle verschiedener Art soll beistehendes Schema verdeutlichen (Abb. 24).

      L 1/2: normal
      L 2/3: normal, Wurzelabgang
      L 3/4: Vorfall mit abgedrängter, horizontal verlaufender Wurzel
      L 4/5: Kleiner Vorfall ohne Wurzeldarstellung
  L 5/S 1: Großer Vorfall mit starker Osteochondrose und Verdünnung bzw. Abbruch
          des vorderen Kontraststreifens.

Es ist erklärlich, daß eine a.p.-Aufnahme keine positiven Bilder ergibt, da der breite dorsale Kontraststreifen die Aussparungen überlagert. Die besten Möglich-

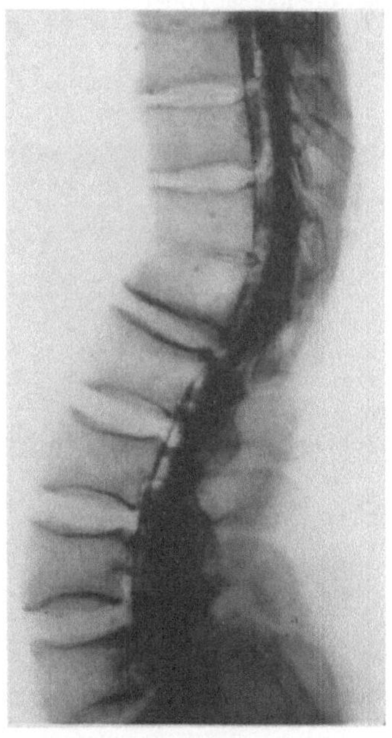

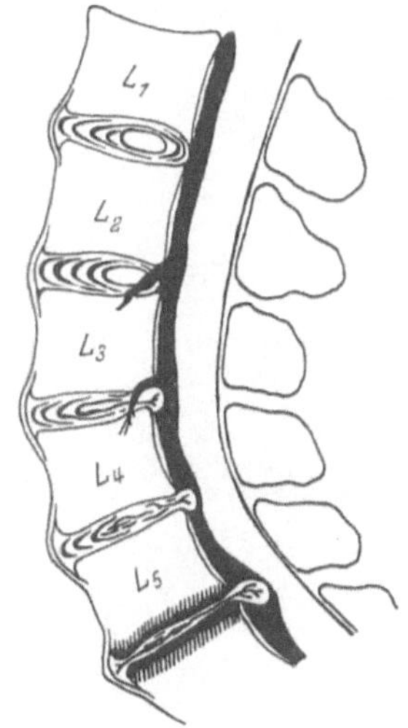

Abb. 23   Abb. 24

Abb. 23. Angeborener Blockwirbel mit osteochondrotischer Bandscheibe darunter. Leichte Ausbuchtung des vorderen Kontraststreifens (Präp.).
Abb. 24. Schematische Darstellungsmöglichkeiten bei Bandscheibenvorfällen.

keiten werden Protrusionen der Gesamtbandscheibe ergeben, sodann die größeren
möglichst breitbasigen Vorwölbungen. Es ist genau so verständlich, daß sich
kleinere und lateral gelegene Vorfälle der Darstellung entziehen. Größere auch
laterale Vorfälle können allerdings insofern positiv werden, als bei Vergleich der
in rechter und linker Seitenlage gemachten Aufnahmen eine Doppelkontur entsteht. Auch wird die Kontur durch reaktive Veränderungen in der Umgebung
teils verwischt, andererseits dann aus einem derart entstandenen Abbruch ein
Verdachtsbefund entstehen.

Wegen der früher erwähnten besonderen anatomischen Verhältnisse im unteren
Lumbalteil pflegen sich Vorwölbungen der präsakralen Bandscheibe besonders
schwer abzubilden. Die besten Darstellungen finden wir bei höher gelegenen Vorfällen, also von L 4/5 nach kranialwärts. Insofern bestehen durchaus Parallelen
zur Myelographie.

Nun zu den Befunden im einzelnen. 3 klinische Verdachtsfälle mit negativen
Bildern bleiben unberücksichtigt. Das übrige Gesamtmaterial von 35 Fällen teilt
sich folgendermaßen auf. 2 positiv dargestellte Fälle, konservativ behandelt. Die
Befunde entsprechen dem klinischen Bild. 33 operierte Fälle, davon als erste
Gruppe 27 Fälle mit operativ bestätigten Bandscheibenvorfällen, eine zweite
Gruppe von 6 Fällen mit negativem Operationsbefund.

1. *Gruppe:* (27 Fälle) 13mal ließ sich in völliger Übereinstimmung mit dem
Operationsbefund der Vorfall einwandfrei darstellen. Mehrmals wurden auch
benachbarte Räume revidiert, wobei sich dann entsprechend dem normalen
Kontrastbild kein Bandscheibenprozeß fand.

Abb. 25. Sakrale Injektion, breiter lateraler Vorfall praesakral, starke Osteochondrose.
Die Füllung reicht nicht weit genug herauf, um die höheren Bandscheiben zur Darstellung zu
bringen.

Abb. 26. Sakrale Injektion, breite Protrusion L 4/5, während die praesakrale Bandscheibe
infolge unscharfer Begrenzung nicht beurteilbar ist, die nächst höheren zeigen geringe physiologische Verdünnungen des Kontraststreifens.

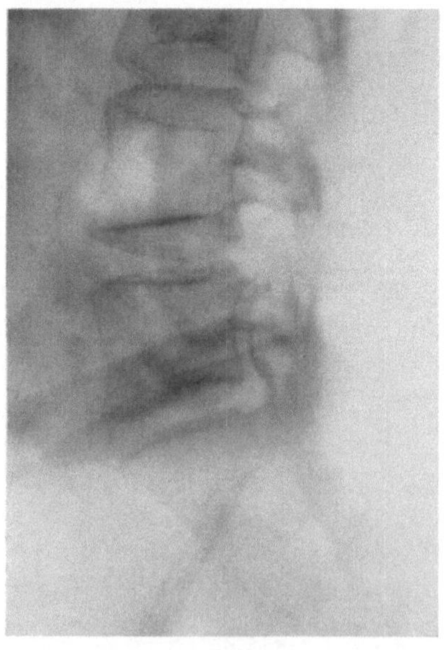 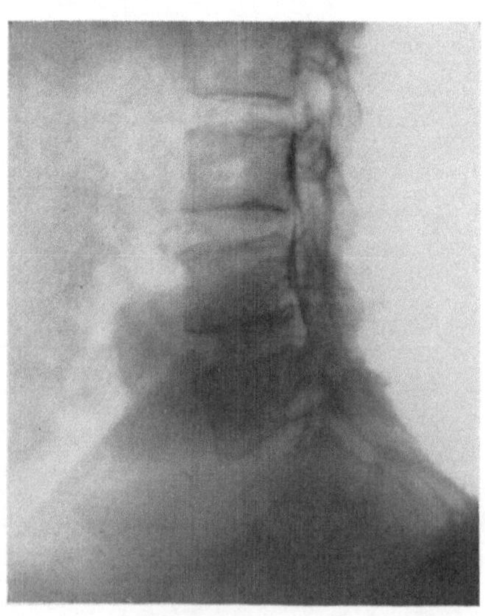

Abb. 25   Abb. 26

Abb. 25. Praesakraler breiter Bandscheibenvorfall.
Abb. 26. Leichte Vorwölbung L 4/5. L 5/S 1 nicht beurteilbar. L 3/4 physiologisch eingedellt.

Vgl. Abb. 43, Seite 347. Peridurale Injektion. Spondylolisthesie Grad I mit praesakralem Vorfall. Man beachte den horizontal abgehenden Verlauf der Wurzel, operativ bestätigt. Zur Verdeutlichung wurde die Wurzel gestrichelt nachgezeichnet. Auch an den beiden nächst höheren Bandscheiben leichte Vorwölbungen.

In weiteren 6 Fällen war das Bild nicht eindeutig genug, um von einer direkten Darstellung zu sprechen, jedoch zeigten sich verschiedene Verdachtsmomente, die in Übereinstimmung mit dem klinischen Bilde verwertbar waren.

Abb. 27. Bei L 4/5 Abbruch und Undeutlichwerden des Kontrastes der im Sakralraum und kranial gut herauskommt.

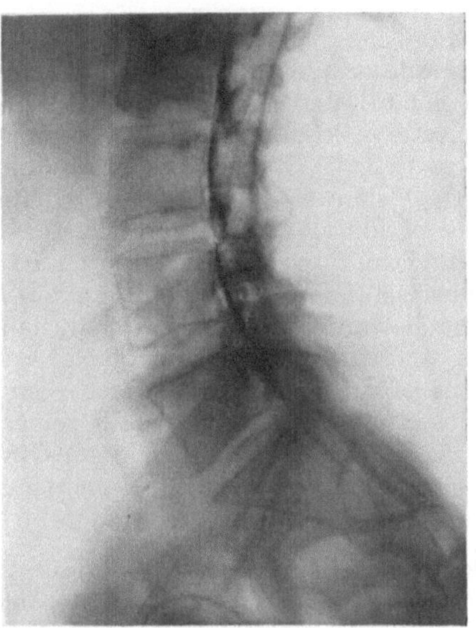
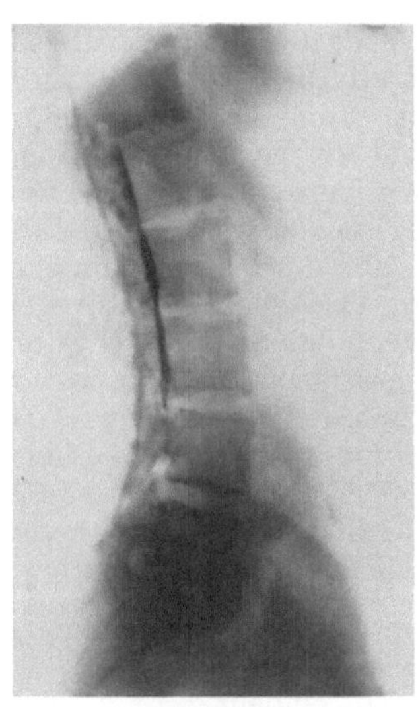

Abb. 27   Abb. 28

Abb. 27. Vorfall L 5/S 1 mit Abhebung und spitz zulaufendem Kontraststreifen. Wurzel offenbar horizontal abgedrängt.

Abb. 28. Doppelter Vorfall L 3/4 (leichte Abhebung) und L 4/5 (stärkere Abhebung des verdünnten Kontraststreifens).

Abb. 28. Klinisches Bild sprach für einen Vorfall L 4/5 oder L 3/4. Der an der Grenze des Physiologischen stehende Befund bei L 3/4 entsprach einem kleinen Vorfall, ein solcher fand sich auch bei L 4/5.

In 3 Fällen war das Bild bei richtiger Füllung so schlecht, daß eine Auswertung nicht erfolgen konnte, abgesehen von mehreren Fällen technisch nicht gelungener Punktion.

Von besonderer Bedeutung sind restliche 5 Fälle, bei denen die Peridurographie negativ ausfiel, bei der Operation dennoch ein Vorfall gefunden wurde. Diese Versager hatten verschiedene Gründe. Aus den bereits erwähnten anatomischen Gegebenheiten sind die Darstellungen an der präsakralen Bandscheibe weniger gut. In 2 Fällen lag der Vorfall zu weit lateral als daß ein positives Bild erwartet werden konnte, einmal war er sehr klein, in zwei Fällen kamen allerdings 2 größere Vorfälle zwischen L 4/5 nicht zur Darstellung, ohne daß dafür eine befriedigende Erklärung gegeben werden kann. In 3 weiteren Versagerfällen entging ein kleiner zweiter Vorfall der Nachbarbandscheibe der Darstellung.

Einschließlich der beiden konservativ behandelten Fälle, in insgesamt 29 also, hatten wir demnach 15 gut verwertbare, 6 verdächtige Befunde und 8 Versager, davon 3 auf Grund technisch schlechter Bilder. Medial gelegene Vorfälle kommen besser heraus als laterale, während für die kaudalen die sakrale Injektion vorzuziehen ist, ergibt für die höher gelegenen die peridurale Injektion bessere Möglichkeiten.

Tabelle. (In Klammern doppelte Vorfälle.)

| | Darstellung | |
	positiv	negativ
L 5/S 1	8 (1)	3 (1)
L 4/5	12 (1)	4 (1)

2. *Gruppe:* (6 Fälle). In diesen 5 peridurographisch negativen Fällen wurde auch operativ kein Vorfall gefunden, in einem Falle wurde ein positives Bild vorgetäuscht. 3mal jedoch trat ein heftiger dem klinischen Bilde entsprechender Wurzelschmerz bei der Injektion auf, so daß die Wurzeldurchschneidung vorgenommen wurde und zur Heilung führte. Diese diagnostisch sehr wichtige Erscheinung ist eine wertvolle Beigabe der periduralen Injektion, ist jedoch nicht spezifisch für die Perabrodilinjektion, sondern auch mit indifferenten Lösungen auslösbar. Der Wert besteht in dem Hinweis auf den radikulären Sitz der Schädigung. Wenn das Schmerzsymptom vermißt wurde, liegt der Verdacht nahe, daß die Diagnose nicht zutrifft, wie wir es an den 2 restlichen Fällen der zweiten Gruppe mit völlig negativem Operationsbefund feststellen konnten. Im Intervall kann dieser Schmerz gemindert sein, in unserem einzigen Falle reiner Lumbago fehlte er. Auffallend war in 2 Fällen, die gerade deshalb nicht zur Operation gelangten, eine schlagartige therapeutische Wirkung, wie wir sie aus den Erfahrungen mit der Periduralanästhesie kennen.

Wenn wir das *Fazit* ziehen und zur kritischen Beurteilung der Peridurographie gelangen, so stellen wir voran, daß nur der positive Ausfall, in etwa 50% der Fälle zu erwarten, eindeutig zu verwerten ist. Verdachtsbilder sind ganz besonders kritisch und nur unter gleichzeitiger Heranziehung der klinischen Symptome zu verwerten. Das klinische Bild entscheidet über die Operationsindikation. Die Grenzen der Methode liegen in den anatomisch bedingten individuellen Verschiedenheiten der Kontrastausbildung, der technisch schwierigen Röntgendarstellbarkeit an der Lumbosakralgrenze, in der Eigenart des Bandscheibenvorfalles. Wir sehen in der Peridurographie eine Hilfsmethode, die den Vorzug der Ungefährlichkeit hat, indem ein resorbierbares, unschädliches Kontrastmittel injiziert wird und die gerade für die klinisch schwer zu diagnostizierenden höher gelegenen Vorfälle besonderen Wert hat, während der lokalisatorischen Differentialdiagnose zwischen den beiden letzten Bandscheiben insofern geringere praktische Bedeutung zukommt, als die operative Exploration in Zweifelsfällen grundsätzlich in beiden Zwischenbogenräumen erfolgen sollte. Der positive Ausfall erspart diagnostische Zweifel. Anderweitige extradurale Prozesse können abgegrenzt werden. Die Myelographie mit Jodöl wird von uns erst dann angewandt, wenn die Grenzen der periduralen Methode erreicht sind. Sie beschränkt sich daher, wie bereits erörtert, auf wenige Ausnahmefälle.

Wir sind nicht geneigt, den Wert der Peridurographie zu überschätzen und sind uns über die verhältnismäßig engen Grenzen im Klaren. Wir begründen indessen die ausführlichere Darstellung der Methode mit dem Hinweis darauf, daß sie in Deutschland von uns zuerst beschrieben und auch im Ausland in der hier dargebrachten Form und Ausführlichkeit noch nicht veröffentlicht worden ist.

G. Die operative Behandlung.

I. Operative Technik.

Der systematische Ausbau der operativen Behandlung begann mit *Mixter* und *Barr*. Die weitere Entwicklung läßt eine klare Linie erkennen. In der Anfangszeit wurde eine klassische Laminektomie mit Entfernung bis zu drei Bögen durchgeführt, dann wurde der Eingriff besonders durch die Mitteilungen von *Mixter* und *Barr* selbst, *Love, Sjöquist, Glorieux* immer kleiner gestaltet. Zunächst vermied man die meist übliche Eröffnung der Dura, ging extradural vor, nahm nur einen Bogen fort, begnügte sich schließlich mit der Fortnahme eines

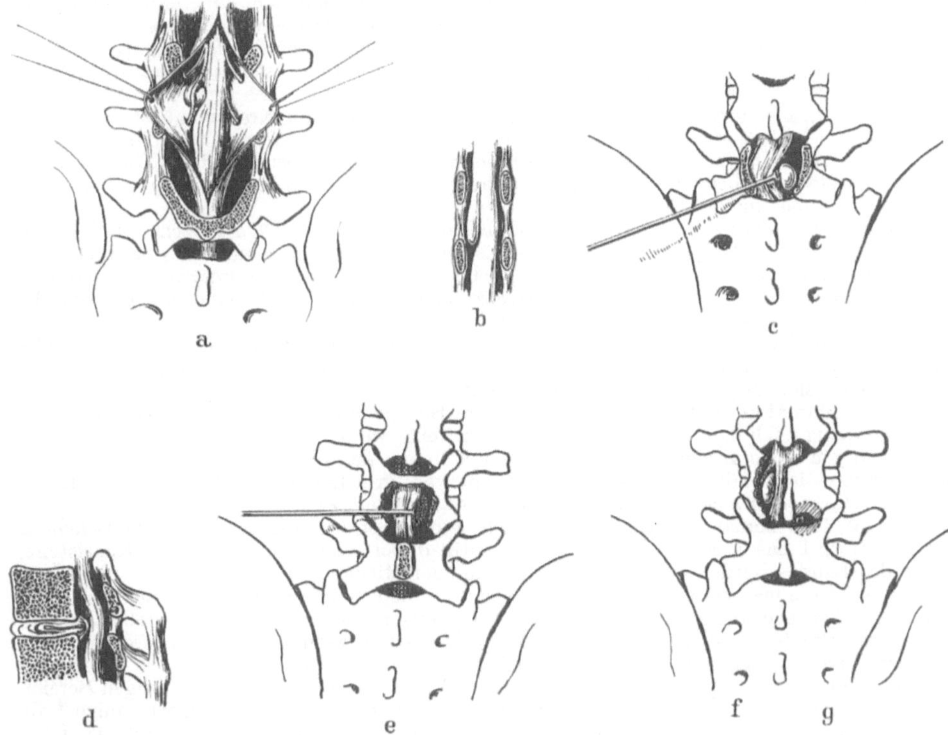

Abb. 29. Operative Zugänge: a: transdural, b: verdickte und angehobene Wurzel, c: Laminektomie, d: seitliches Schnittbild, e: Opferung des Dornfortsatzes, Erhalten der Kontinuität des Bogens, f: Hemilaminektomie, g: interlaminärer Zugang. Schraffierung = Einkerbung der Bogenränder.

halben Bogens mit oder ohne Entfernung der Basis eines Dornes. Dieser historische Werdegang findet eine abgekürzte Wiederholung bei den einzelnen Chirurgen, er beginnt mit einer Laminektomie und kommt mit zunehmender Erfahrung zu einer immer sparsameren Wegnahme von Substanz. Auch wir selbst haben zuerst die regelrechte Laminektomie durchgeführt, sind jetzt aber unbedingt Anhänger des möglichst kleinen Eingriffes. Wir vermeiden die Durchtrennung auch nur eines Halbbogens, es werden lediglich das Zwischenbogenband exzidiert und die benachbarten Bogenränder partiell fortgenommen. Wir nennen diesen Zugang den interlaminären. Die überwiegende Zahl der Chirurgen geht heute so vor. (*Spurling* und *Grantham, Robertson* und *Peacher, Olivecrona,* in Deutschland *Stimpfl, Kuhlendahl, Hoffmann.*) (Abb. 29).

Der *Eingriff im Normalfall* gestaltet sich bei uns folgendermaßen: Der Pat. wird auf den Bauch gelagert, die Beine sind im Hüftgelenk abgewinkelt, so daß eine lumbale Kyphose erzielt wird. Als Auflage dient ein Wasserkissen. Das Abdomen muß möglichst frei sein, um die Atmung nicht zu hindern. Man achte auf gute Polsterung der Oberarme an der Bizepsfurche, da Ulnarisparesen entstehen können (3 Fälle). Narkosevorbereitung mit SEE. schwach i.v., bei sehr kräftigen Patienten in etwas erhöhter Dosis. Halbseitige Infiltrationsanaestesie mit ½%iger Novocainlösung mit Adrenalinzusatz. Nach Eröffnung des Wirbelkanals und bei freiligender Wurzel Evipan[1].

Flacher, nach der kranken Seite konvexer Bogenschnitt, Durchtrennung der Fascie direkt neben den Dornfortsätzen an der kranken Seite. Abschieben der Muskulatur, bis die Bögen freiliegen. Blutstillung elektrisch und durch Einlegen heißer feuchter Tücher. Nunmehr werden die seitlichen Teile der Dorne und die Bögen peinlich von anhaftendem Gewebe befreit, teils scharf, teils durch harte Stieltupfer und Rasparatorien. Die Muskulatur wird von jetzt an durch tiefe vierzinkige Haken zur Seite gehalten. Manchmal ist es erforderlich, breite bzw. schrägstehende Dorne sagittal abzumeißeln, ohne sie aber zu durchtrennen. Das gelblich durchschimmernde Zwischenbogenband muß gut zu übersehen sein, die knöchernen Bögen sollen frei da liegen.

Die anatomischen Verhältnisse können nun ganz verschieden sein, ohne daß man daraus bindende Schlüsse auf den Zustand der entsprechenden Bandscheibe ziehen darf. Der Zwischenbogenraum kann sehr eng sein, in einigen Fällen völlig durch die dachziegelartig angeordneten manchmal dickeren Bögen überdeckt. Im allgemeinen ist der praesakrale Raum besser zugänglich als der vorletzte. Die richtige Höhe des Eingehens brauchen wir niemals röntgenologisch festzustellen, sondern richten uns immer nach der Kreuzbeinbasis, die leicht freizulegen und abzutasten ist. Praktisch kommen ja immer nur die letzten drei Bandscheibenräume in Frage. Der zuerst von *Semmes* beschriebene, durch Druck auf das Ligamentum flavum ausgelöste Ischiasschmerz wurde nur in seltenen Fällen gefunden, ist aber dann ein wichtiger Hinweis auf die Höhe der Laesion.

Wir prüfen jetzt regelmäßig die abnorme Lockerung im Gefüge zwischen 2 Wirbeln, indem mit 2 scharfen Haken benachbarte Dorne gegeneinander ruckartig bewegt werden. Bei abnormer Lockerung kann neben pathologischer Beweglichkeit ein knarrendes Geräusch erzeugt werden. Die Beurteilung ist in Grenzfällen schwierig, in Zweifelsfällen vergleiche man mit benachbarten Räumen.

Es folgt der Akt der Fensterung des Ligamentum flavum in der klinisch vermuteten Höhe mit einem spitzen Skalpell oder mit einem u. a. von *Hoffmann* angegebenen Spezialinstrument. Man erinnere sich der Ansatzverhältnisse des Bandes, kaudal den unteren Bogen teilweise bedeckend, kranial am unteren Rande des oberen Bogens entspringend. Das Band soll möglichst ausgiebig nach dem lateralen Winkel hin entfernt werden. Am besten faßt man es mit einer kräftigen chirurgischen Pinzette, da Faßklemmen meist ausreißen. Sowie der Wirbelkanal eröffnet ist, quillt lockeres Fettgewebe hervor, in selteneren Fällen wird bereits die bläulich gefärbte Dura sichtbar; häufig sind Verwachsungen zwischen Flavuminnenseite und Inhalt des Wirbelkanales vorhanden, mittels eines angeschlungenen Wattebäuschchens (Abb. 30d) wird das peridurale Gewebe vorsichtig davon abgeschoben. Farbe, Konsistenz, Dicke des Bandes werden registriert. Die Gefahr der Mitverletzung der Dura ist nur selten vorhanden, wenn man vorsichtig vorgeht. Es ist verschiedentlich empfohlen worden, das gelbe Band aufzuklappen und nach Beendigung der Operation wieder an Ort und Stelle zu legen (*Robertson*, *Peacher*, *Hoffmann*). Uns erscheint dieses zur Vermeidung postoperativer Verwachsungen angegebenen Vorgehen praktisch nur selten durchführbar, da der zur Verfügung stehende Raum allzu eng ist. Verwachsungen der Wurzel werden viel eher im übrigen Bereich auftreten als gerade am gelben Band. An der präsakralen Bandscheibe sind wir einige Male allein mit der Entfernung des Bandes ausgekommen, nach *Love* soll es in etwa 20% der Fälle möglich sein. Die Reste des Ligamentum flavum werden mit einer Stanze (Abb. 30a—b) gefaßt und vor allem nach lateral vollständig entfernt. Infolge seiner Elastizität läßt es sich aus dem Wirbelkanal etwas herausziehen. Dabei kommt es nicht allzu selten zu einer Verletzung der Dura, und zwar aus folgenden Gründen. 1. Schon normalerweise bestehen septenartige Bindegewebszüge in der Mittellinie zwischen Dura und Flavum. 2. In der Umgebung eines Vorfalles bestehen reaktive Veränderungen, besonders nach lateralwärts. 3. Die instrumentelle Verletzung ist seltener und bei vorherigem Abschieben des Wirbelkanalinhaltes zu vermeiden.

Wir halten es für wichtig, auf diese manchmal gar nicht zu vermeidende Duraverletzung besonders hinzuweisen, kamen sie doch in unserem Material anfangs in fast 20% der Fälle vor. Es ist bei einem derartigen Ereignis besondere Vorsicht geboten bei der Abschiebung der Dura, da nun das Liquorpolster der Cauda fehlt. Die Freilegung der Dura ist nun groß genug, um eine sehr wichtige Prüfung zu erlauben. Mit einem Wattebausch, grundsätzlich mit einem

---

[1] Versuche mit Periduralanaesthesie haben uns nicht befriedigt. Die Blutung ist stärker, die Anaesthesie ist für Operateur und Pat. unbequemer, hat unvermeidliche Versager, wenn auch das eigentliche Wurzelgebiet nicht anaesthetisch wird, da der anaesthesierende Effekt offenbar mehr im Foramen intervertebrale und lateralwärts erfolgt und nicht im Bereiche der Durascheide. Allgemeinnarkose, in situ hinzugefügte Lumbalanaesthesie (*Wiberg*) haben wir nicht verwandt. Die Auslösung des Schmerzes an der erkrankten Wurzel ist für uns ein wichtiger Akt der Operation.

Faden armiert, wird auf das Gebiet der Wurzel gedrückt. In typischen Fällen gibt der Patient, das ist der entscheidende Vorteil der Lokalanästhesie, einen heftigen bis unerträglichen, mit seinem Ischiasschmerz als identisch bezeichneten Schmerz an. Nun erst wird Evipan gegeben. Manchmal ist es schon möglich, die Bandscheibenvorwölbung durchzufühlen, allerdings kann der Wurzelwulst täuschen. Fehlt dieser heftige Druckschmerz, so ist es vor Beginn der Allgemeinnarkose zweckmäßig, je nach der klinischen Symptomatik einen benachbarten Zwischenbogenraum zu fenstern und wird oftmals dort den Druckschmerz finden. Die nicht

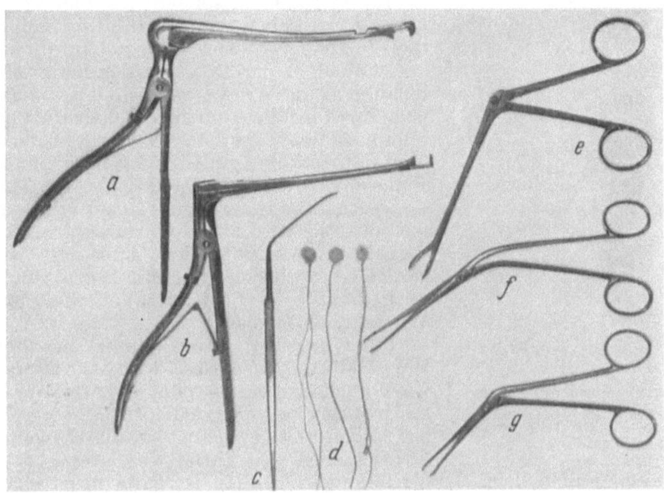

Abb. 30. Spezielles Instrumentarium: Stanze mit kräftigerem (a) und dünnerem Schuh (b), Spatel zum Beiseite-halten der Dura bzw. Wurzel (c), angeschlungene Wattekügelchen (d), verschiedene Zangen zur Extraktion des Vorfalles (e — f), ein schneidendes Instrument für das Innere der Bandscheibe (g).

erkrankte Wurzel pflegt nur eine unbestimmte Sensation hervorzurufen. Wir legen entscheidenden Wert auf die Auslösung des Wurzelschmerzes und operieren darum möglichst nur akute Fälle, außerhalb des Intervalles. Wenn sich kein Vorfall findet, besteht bei einem solchen isolierten Wurzelschmerz die Indikation zur Wurzeldurchschneidung.

Bei 91 operativ bestätigten lumbalen Vorfällen war der isolierte Wurzelschmerz nur in 4 Fällen nicht vorhanden, 70 mal aber sehr stark. In 34 Fällen haben wir den benachbart fehlenden Schmerz differentialdiagnostisch verwerten können. In 5 Fällen von Schmerzhaftigkeit zweier Wurzeln handelte es sich auch um doppelte Vorfälle, bei einigen anderen um Beteiligung mehrerer Wurzeln bei paramedianen oder größerem Vorfall. Bei den 4 negativen wurde zweimal in der Remission operiert, je einmal war die Lumbago vor der nur geringeren Ischialgie vorherrschend.

Mit dem gleichen eine wesentliche Erleichterung bedeutendem Stanzgerät, das den *Luer*-schen Zangen vorzuziehen ist, werden nunmehr die Knochenränder der benachbarten Bögen soweit eingekerbt, bis ein Raum von etwa Fingernagelgröße entsteht. Dieser Zugang ist nach unserer Erfahrung für fast alle Fälle ausreichend. Technische Schwierigkeiten entstehen bei besonders engem Zwischenbogenraum. Dann kann man sich dadurch helfen, daß man in Einzelfällen die Knochenfortnahme bis zu einer Hemilaminektomie ausdehnt bzw. die Basis eines Dornes entfernt. Die Dura wird sorgfältig von manchmal reaktiv verändertem Fettgewebe befreit und nach medial abgeschoben, bis es gelingt, von lateral her an die mehr vorn liegende Wurzel heranzukommen.

Bei dieser Manipulation kann es zu sehr störenden Blutungen aus den periduralen Venen besonders der Vorderseite kommen, wodurch die Operation erheblich erschwert und die Dauer sehr verlängert werden kann. Der dauernde Gebrauch eines Absauggerätes ist unerläßlich. Die Venen können infolge Stauung oder reaktiver Hyperämie in der Umgebung der pathologischen Veränderung bis auf Streichholzdicke verdickt sein (Abb. 31 e). Manchmal gelingt die Koagulation abseits der nervalen Gebilde, meist kommt man mittels Tamponade durch in den Wirbelkanal nach oben und unten eingeschobene Wattekügelchen aus. Bei intakter Dura verhindert das Liquorpolster eine Druckschädigung der Caudafasern.

Der folgende Akt ist der wichtigste und technisch schwierigste. Das Abschieben der Wurzel über einem nicht verwachsenen Vorfall kann allerdings sehr einfach sein, zumeist liegen dann größere Vorwölbungen vor. Auffallenderweise sind es aber nicht immer frischere mit kurzer Anamnese. Schwierigkeiten entstehen besonders bei mit dem Vorfall, meist kleineren und Protrusionen, verwachsenen Wurzeln, so daß ab und zu, bei uns 4mal, eine Verletzung der Durascheide nicht zu vermeiden war. Man drängt die Wurzeln nach medial unter Benutzung wiederum von Wattebäuschchen oder zweier anatomischer Pinzetten und läßt dann mit einem kleinen Spatel Dura und Wurzel vom Assistenten weghalten. Auf eine praktisch wichtige Täuschungsmöglichkeit sei hingewiesen. Die auf dem Vorfall reitende plattgedrückte Wurzel kann nicht mehr als rundlicher Strang imponieren, sondern als dem Vorfall selbst angehörig angesehen werden, in dem Glauben, man habe die Wurzel bereits abgeschoben. Auf diese Weise haben wir einmal in der Meinung, den hinteren Faserring zu inzidieren, die Wurzel angeschnitten. Man sollte in solchen Zweifelsfällen, um nicht Schaden anzurichten, nicht quer sondern in der Längsrichtung inzidieren.

Die vorkommenden Lagebeziehungen zwischen Bandscheibe und Wurzel sind in Abb. 31 skizziert.

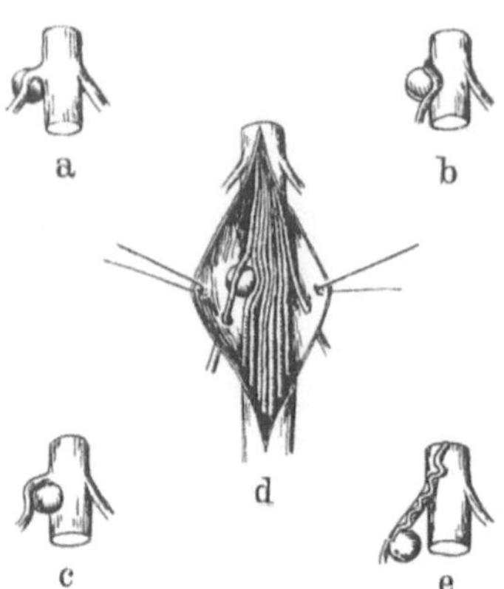

Abb. 31. Mögliche Lagebeziehung vom lat. Vorfall und Wurzel. (vgl. Text). Bei (e) gestaute, verdickte Vene entlang der Wurzel.

a) Am häufigsten reitet die Wurzel über der Vorwölbung, sie wird zwischen Duraabgang und Zwischenwirbelloch gespannt, nicht unbedingt ist eine gleichzeitige Kompression gegen die Dorsalwand erforderlich.

b) Der Vorfall liegt lateral oberhalb und drückt die Wurzel nach medial.

c) Er liegt im spitzen Winkel zwischen Dura und Wurzelabgang, die Wurzel wird nach lateral abgedrängt. (Vgl. auch den im Kapitel über das Wirbelgleiten beschriebenen Fall mit zugehöriger Abb. 50.) In allen diesen Fällen ist es zweckmäßig, die Wurzeln nach medial abzuschieben, den Vorfall von lateral her freizulegen.

d) In selteneren Fällen liegt der Vorfall mehr medial, ist dann meist größer, wenn er klinische Erscheinungen erzeugen soll. Dann ist es gefährlich, die extradurale Entfernung zu erzwingen, weil die dünnere noch dazu am Vorfall adhärente vordere Durawand leicht einreißt und ein Nahtverschluß dort unmöglich ist, außerdem aber die ventral liegenden motorischen Wurzeln vorfallen, sich einklemmen oder bei Extraktion des Vorfalles lädiert werden können. Man gehe dann besser transdural vor. Wir haben das 4mal getan von dem erweiterten interlaminären Zugang bzw. von einer Hemilaminektomie aus. Die ventrale Dura wird über der Vorwölbung längs inzidiert, worauf der Vorfall entweder spontan vorquillt oder excochleiert werden kann. Die Caudafasern werden entweder nach der gesunden Seite verzogen oder es wird zwischen ihnen hindurchgegangen. Einmal störte eine arachnitische Verklebung derart, daß die schuldige Wurzel intradural durchtrennt werden mußte.

Die weiteren Maßnahmen am Vorfall selbst sind nur bei guter Übersicht über die anatomische Situation gefahrlos möglich. Im günstigsten, leider selteneren Falle liegt ein freier Sequester vor, der hintere Lamellenring zeigt einen Defekt, aus dem das Bandscheibengewebstück hervorquillt und sich mit einer Faßzange (Abb.30e—g) leicht extrahieren läßt. Überwiegend sind jedoch die äußeren Lamellen noch intakt und müssen mit einem spitzen Skapell quer oder kreuzförmig inzidiert werden, wobei es wieder am angenehmsten ist, wenn man nun ein größeres sequestriertes Stück extrahieren kann, das meist noch mit wurzelförmigen Fortsätzen im Inneren der Bandscheibe festsitzt oder aber nach vorsichtiger Excochleation mit einem kleinen scharfen Löffel gewonnen werden kann. In eine zermürbte Bandscheibe dringt man so gut wie widerstandslos ein. Alle diese Fälle sind operativ-technisch sehr befriedigend, nach Entfernung des Gewebes besteht statt der bisherigen Vorwölbung eine Delle, die Wurzel ist frei und entspannt. Schwieriger ist die Excochleation der Bandscheibe, wenn zwar eine deutliche Vorwölbung und weiche Konsistenz als Zeichen der Zermürbung vorhanden sind, jedoch kein Sequester befriedigender Größe. Die stückweise Excochleation ist dann sehr schwierig und erfolgt durch scharfe Auskratzung mit einem scharfen Löffel bzw. Eindringen mit einem schneidenden Instrument (Abb. 30e) . Man hat oftmals den Eindruck, daß allein die Inzision des Annulus den Binnendruck entlastet und die Vorwölbung kollabieren läßt.

In Grenzfällen einer pathologischen Vorwölbung, bei Protrusionen und der sogenannten „concealed hernia" von *Dandy* erkennt man die pathologischen Veränderungen an der weicheren Konsistenz, auch kann es durch die Kyphosierung bei der Operationslagerung zu einem Relaps der Bandscheibe gekommen sein. Im übrigen werden diese Bandscheiben genau so versorgt wie bisher beschrieben. Die Auffindung der normalerweise weißlichen Bandscheibe kann durch Blutung, Adhaesionen erschwert sein. Punktion mit einer Kanüle weist auf die richtige Höhe. Eine manchmal vorkommende von starker Blutung gefolgte Verwechslung ist, wenn man bei Abtastung der Vorderwand des Wirbelkanales in das dem Austritt der Venae basivertebrales dienende Foramen gerät.

Es ist schließlich noch wichtig, die knöcherne Bedeckung der Wurzeln zur besseren Entlastung nach lateral noch etwas fortzunehmen, ohne aber die kleinen Wirbelgelenke zu verletzen. Eine venöse Blutung aus dem Wundbett im Wirbelkanal kommt meist schon zum Stehen, wenn nun die abgeschobene Dura und Wurzel wieder in ihre Normallage gebracht werden.

Eine eröffnete Dura wird durch Naht verschlossen, kleine artifizielle Einrisse haben wir mit Clips versorgt, in einigen Fällen hat auch das Auflegen eines Muskelstückes genügt, das wir ohnedies bei stärkerer Blutung in die Zwischenbogenlücke einlegen. Der Wundverschluß erfolgt durch Naht der Fascie, der Subcutis und der Haut. Für 24 Std haben wir in den meisten Fällen ein halbes Gummidrain eingelegt, das zwar vielleicht in vielen Fällen nicht erforderlich sein mag, von dem wir aber niemals Schaden gesehen haben entgegen der Ansicht von *Waris*, der seine 5 Todesfälle in Zusammenhang mit der Drainage bringt.

Übersicht über das operative Vorgehen bei 108 Fällen.

Laminektomie	4	(die ersten 4 Fälle überhaupt)
Hemilaminektomie	9	(5 unter den ersten 15 Fällen)
		2 mal mit Entfernung eines Dornes)
interlam. Zugang	89	
Fensterung des Lig.flav.	6	(sämtlich präsakral)

Doppelseitiger interlam. Zugang	6		Eröffnung der Dura:	
Exploration mehrerer Bandscheiben			transdurale Operation	6
durch Fensterung des Lig. flav.	61		artefizielle Verletzungen	22
davon L 4/5 u. L 5/S 1	50		zur Jodölentfernung	6
L 3/4 u. L 4/5	4			
L 3/4 — L 5/S 1	6			
L 3/4 u. L 5/S 1	1			

Wurzeldurchschneidung: 7 mal extra-, 2 mal intradural	
bei nicht entfernbarem Vorfall	3 mal
bei Bandscheibenbefund, isoliert	5 mal
schmerzhafter Wurzel	
bei Dorsaldislokation ohne Vorfall	1 mal

Spanversteifung:	2 mal primäre
	1 mal sekundär

II. Besondere operative Probleme und Fragestellungen.

Die noch nicht entschiedene Frage der Größe des operativen Zuganges wie die der zusätzlichen fixierenden Operationen halten wir für so wichtig, daß eine ausführliche gesonderte Darstellung gerechtfertigt erscheint (vgl. Kapitel III/IV). Ebenso verschiedenartig wird die Notwendigkeit einer mehr oder weniger radikalen Exkochleation der Bandscheibe beurteilt.

Die Dinge liegen einfach, wenn ein Totalsequester vorliegt, die eigentlichen Schwierigkeiten beginnen erst bei den so häufigen nur etwa erbsgroßen Vorfällen bzw. dem kleinen, noch nicht sequestrierten. Jeder Operateur weiß, wie unbefriedigend es ist, wenn nur ein paar kleine Gewebsbröckel die Frucht seiner Mühe sind und kommt zwangsläufig zu der Frage, ob durch diese unvollständige Operation nicht der Weg zum Rezidiv gebahnt wird.

Theoretisch wäre es im Interesse einer Rezidivprophylaxe am besten, das gesamte Bandscheibengewebe zu entfernen. Neuerdings haben sich *Dandy, Falconer, George* und *Begg, Echlin, Selverstone* und *Scribener, Hyndman* für dieses radikale Vorgehen eingesetzt. *Dandy* erwartet u. a. auch eine Blockbildung. Im Experiment konnte *Falconer* die Schwierigkeit in der Beurteilung, ob wirklich das Gewebe bis an das vordere Längsband exkochleiert wurde, aufzeigen. Er fordert grundsätzlich die beiderseitige Exkochleation bis in alle Winkel hinein und Abkratzung auch der knorpligen Deckplatten. Uns erscheint die radikale Exkochleation bzw. gar Ausschneidung der Bandscheibe von einem interlaminären Zugang aus technisch unmöglich. Eine Laminektomie ist aber, wie wir weiterhin begründen werden, abzulehnen. Wenn man selbst bei bestem Zugang an der Leichenwirbelsäule einmal versucht, das Bandscheibengewebe radikal herauszubekommen, wird man noch mehr zu der Ansicht gelangen, daß es in der Praxis gar nicht möglich ist. Der einzige gangbare Weg für dieses Ziel, in USA. von *Lane* und *Moore* beschritten, ist die Ausrottung der Bandscheibe von ventral her, wie es vor allem früher schon bei der Spondylolisthesis vorgenommen wurde Wir entfernen nur soviel Gewebe wie wir gelockert finden bzw. ohne Gefährdung der nervalen Gebilde exkochleieren können. Es ist ja bis heute noch nicht entschieden, ob die Zahl der Rezidive nach radikaler Gewebsentfernung geringer ist, erst nach Jahren wird das möglich sein. Neben operativen Gefahren (*Falconer, Linton* und *Wilde* berichten über Verletzung der großen Gefäße) kann die zusammensinternde Bandscheibe Störungen im Gebiete der Zwischenwirbellöcher hervorrufen. Jede auch nicht derart radikal exkochleierte Bandscheibe hat ihren Turgor verloren und verfällt der narbigen Organisation, die, falls nach einigen Monaten Schonung kein Rezidiv eingetreten ist, nur sehr bedingt zu erneutem Vorfall neigen dürfte.

Nicht entfernbarer Vorfall. In 3 unserer Fälle war es nicht möglich, die Wurzel und Dura genügend abzuschieben, um ohne Gefährdung an den Vorfall heranzukommen, so daß wir ihren sensiblen Anteil zweimal extradural, einmal intradural durchtrennten. Bei diesem zweiten Fall bestand eine erhebliche Arachnitis nur auf der Seite des Vorfalles, so daß wir ohne Schädigung anderer Wurzeln die erkrankte nicht vom Vorfall abschieben konnten. Über die Häufigkeit begleitender intraduraler Veränderungen ist, da ja zumeist extradural operiert wird, nur wenig bekannt. *Bradford* und *Spurling* haben sicherlich nicht recht, wenn sie das Vorkommen überhaupt bezweifeln. Auch ein zweites Mal sahen wir solche milchig weißen, zarten Verklebungen.

Vorgehen bei negativem Bandscheibenbefund. Liegt ein ausgesprochener isolierter Wurzelschmerz vor (6 Fälle), so können ein nicht sichtbarer intervertebraler Vorfall oder eine Neuritis oder aber andere Kompressionsursachen im Zwischenwirbellochbereich diskutiert werden. Die Methode der Wahl ist die von *Olivecrona, Norlén* empfohlene extradurale Wurzeldurchschneidung (*Guleke*) in der gespaltenen Durascheide, in unserem Material 5mal ausgeführt. 2mal war allerdings infolge starker Verbackungen eine Isolierung des sensiblen Teiles nicht möglich, so daß, da es sich um ein schweres langjähriges klinisches Bild bei älteren Patienten handelte, die gesamte Wurzel geopfert wurde. In 2 weiteren nicht so schweren Fällen haben wir uns mit der Dekompression begnügt.

Besteht lediglich eine Dorsaldislokation, eine hintere Knochenapposition ohne Bandscheibenvorfall, so ist es nicht zweckmäßig, die Knochenkanten abzumeißeln wie beispielsweise *Malmros* es empfiehlt. Hier ist die Raumbeengung auch im

Foramen intervertebrale zu erwarten. Wir haben in einem solchem Falle die hintere Wurzel durchschnitten.

Die Facettektomie (*Ghormley*) der Amerikaner, Fortnahme eines Gelenkfortsatzes zur Entlastung, auch intervertebrale Foraminotomie (*Briggs* und *Krause*) genannt, lehnen wir als statisch sehr bedenklich ab. Zwar würde dadurch natürlich eine Entlastung der Wurzel erfolgen, wir ziehen jedoch die Rhizotomie vor. *Williams* hält die Entfernung der Gelenkfortsätze für so bedenklich, daß er die gleichzeitige Versteifungsoperation für erforderlich hält. *Hohmann* und *Güntz* haben in der deutschen Literatur nach Fortnahme der Gelenkfortsätze bei entzündlicher Erkrankung ein Wirbelgleiten eintreten sehen. Dagegen empfehlen *Senning* und *Sjöquist* die Gelenkfortsatzoperation. *Waris* hat sie in 20 Fällen durchgeführt, 6 mal bei lateralem Vorfall bzw. bei spondylarthrotischen Vorgängen.

In jedem Falle einer doppelseitigen Ischialgie ist der Eingriff unbedingt doppelseitig durchzuführen. Die Ursache ist kaum einmal ein medial gelegener Vorfall sondern viel häufiger je ein lateraler auf beiden Seiten.

Operative und postoperative Schädigungen und Störungen. In den meisten Arbeiten, besonders auch den neueren deutschen, ist sehr viel von den Erfolgen, sehr wenig, aber von den Gefahren der Operation die Rede gewesen. Abgesehen von Schädigungen der Statik durch eine radikale Laminektomie selbst, handelt es sich um operationsbedingte Schädigungen, die auch bei sorgfältiger Technik und großer Erfahrung nicht immer zu vermeiden sind, die aber in der Hand des Ungeübten verheerend und irreparabel sein können. Diese Schäden unbeachtet zu lassen, verbietet die ärztliche Pflicht und sie sollten daher ohne Beschönigung publiziert werden. Uns sind mehrere schwere postoperative Lähmungen, von anderer Seite operiert, zu Gesicht gekommen und auch wir selbst haben einige wenn auch bisher leichtere Schäden gesehen. *Weber* berichtet über 7 ernstere Vorkommnisse bei 288 Operationen.

Praktisch unwesentlich sind leichte Wurzelschädigungen infolge der mechanischen Verziehung der Wurzeln während der Operation, so daß eine vorübergehende Hypaesthesie oder motorische Schwäche auftritt, am ehesten eine Abschwächung des ASR. Die Prognose ist in der Praxis günstig, wenn wir auch eine Erholung eines einmal geschädigten ASR. bisher nicht beobachten konnten. Beschwerden davon sind uns nicht bekannt geworden. 4 mal wurde wie bereits erwähnt die adhaerente Durascheide verletzt, ohne daß bleibende Störungen resultierten.

Operative Schädigungen der Nervensubstanz erlebten wir unter 108 Fällen 11 mal, davon nur 3 mal bei intakter Dura.

Bei 5 Fällen einer instrumentellen Zerreißung einer hinteren Wurzel waren die Störungen nach Monaten praktisch unwesentlich, zumal in 3 Fällen glücklicherweise die schuldige sensible Wurzel allein mit dem Stanzinstrument geschädigt worden war. Weitere 6 Fälle hatten Ausfälle der Fußheber, bis auf Reste reversibel. Ein schwere Schädigung der Blasen-Mastdarmfunktion mit Paresen beider Beine erlebten wir bei dem Versuch, die Entfernung eines sehr adhaerenten paramedian gelegenen Vorfalles extradural zu erzwingen. 3 Monate nach dem Eingriff sind die sensiblen Störungen fast völlig, die Blasen-Mastdarmstörungen restlos zurückgegangen, jedoch besteht auch heute noch eine erhebliche Störung in der Fußhebung.

Es geht auch aus der Literatur hervor, daß an sich die Prognose der Schädigung verhältnismäßig günstig sind, ihr Vorkommen bedeutet aber, daß die Operation nur in die Hand des Erfahrenen gehört. Das Risiko durch den Eingriff an sich ist so gering, daß man auf keinen Fall nötig hat, die Operationsdauer abzukürzen und den Eingriff zu beschleunigen. Die Zeitfrage darf bei diesem diffizilen Eingriff keine Rolle spielen. Zwar kann er in einer halben Stunde beendet sein, wir haben aber auch bis zu 2 Std Dauer erforderlich gehabt, wenn starke Blutungen, unübersichtliche Verhältnisse vorlagen.

Wir haben einen Patienten nachoperiert, bei dem im Anschluß an eine auswärts erfolgte negative Bandscheibenexkochleation eine schwere Lähmung im Sinne eines Querschnittssyndromes aufgetreten war, das sich nur an der einen Seite größtenteils zurückbildete, während im anderen Bein eine schwere schlaffe Lähmung von der Operationshöhe in L 2/3 abwärts verblieb. Die Operationswunde hatte sich s. Z. noch dazu infiziert. Wir fanden eine schwere schwielige Einengung von dorsal her und eine völlige Vernarbung und Verklebung der nervalen Gebilde entsprechend der paretischen Seite, und zwar genau dort, wo bei der ersten Operation die Dura offenbar nach medial verzogen worden war. Es zeigt dieser Fall die große Gefahr zu rigorosen Vorgehens und den tragischen irreparablen Ausgang, zu dem eine solche Operation führen kann.

Wundstörungen sahen wir nur je 2mal in Form von oberflächlichen Haut-infektionen. *Waris* berichtet über 8% Sekundärheilungen. Eine länger dauernde Liquorrhoe über mehrere bis zu 6 Tagen kam in 3 Fällen vor, alle heilten spontan. Die einzige als ernstlich zu bezeichnende Komplikation war eine Meningitis am 17. bis 21. Tage, mit hohem Fieber, 16700 Zellen. In diesem Falle war die sonst grundsätzlich bei eröffneter Dura eingeleitete Penicillinprophylaxe unterblieben. Glücklicherweise heilte die Meningitis unter Penicillin ohne Restzustand in kurzer Zeit aus. Eine Harnverhaltung am ersten und zweiten Tage ist nicht selten und reflektorisch bedingt, nicht als Zeichen nervaler Schädigung anzusehen.

Irgendwelche sonstige bemerkenswerte Komplikationen erlebten wir nicht abgesehen von Unterdruckbeschwerden nach Liquorrhoe. Hartnäckige Formen sprechen auf Stellatumanaesthesie gut an.

Einen Todesfall haben wir glücklicherweise *nicht* zu verzeichnen. In der Literatur (vgl. auch Tabelle Seite 137) berichten *Love* über 2 auf 500, *Malmros* 2 auf 150, *Bradford* und *Spurling* 1 auf 100, *Warris* 5 auf 374, *Hawk* 2 auf 10 (!). Meist handelt es sich um meningeale Infektionen, auch einmal um Embolietodesfälle.

Nachbehandlungsperiode. Die Nachbehandlung ist verhältnismäßig einfach. Nach jeder Duraeröffnung werden 1 bis 2 Mill. E. Penicillin gegeben. Nach 24 Std wird das Drain entfernt. In typischen Fällen sind die Patienten bereits nach dem Erwachen aus der Narkose von ihrer Ischialgie befreit und haben nur noch Wund- und Rückenschmerzen. Zur Vermeidung einer Liquorfistel wird nach Duranaht für 4 Tage das Fußende des Bettes erhöht. Am 10. Tage werden die Fäden entfernt. Den Zeitpunkt des Aufstehens bestimmen wir nach dem operativen Befund. Wenn *Kuhlendahl* es bereits nach wenigen Tagen erlaubt, so ist das nicht nur unnötig, sondern zudem nicht unbedenklich. Bei freiem Sequester lassen wir frühestens am 11. bis 14. Tage aufstehen. Bei nicht so eindeutigem Operationsbefund, in mehrfachen Teilen entfernten Vorfall, dauert die Bettruhe 21 Tage. Das Gewebe bedarf genügender Zeit zur Vernarbung, zum Abklingen der Wundreaktion.

Wir haben in der Literatur kaum etwas über eine offenbar typische Schmerz-attacke im Sinne einer heftigen akuten Lumbago gefunden, die wir in den ersten Wochen des Aufstehens nicht weniger als 12mal erlebten und die vom Patienten als messerstichartig, „als ob das Kreuz abbreche" beschrieben wird. Der Schmerz wird durch eine ungeschickte Bewegung, bei der ersten Benutzung der Toilette usw. ausgelöst und ist oftmals so schwer, daß Opiate gegeben werden müssen. Es handelt sich sicherlich nicht um echte Rezidive, 2 Fälle waren myelographisch negativ, sondern um noch im Gange befindliche Reaktionen im Wurzelgebiet, um aseptische reaktive Vorgänge, um narbige Zerrungen, vielleicht auch um gewisse vermehrte Lockerungsvorgänge im Bandscheibengebiet[1]. Nach einigen Tagen bis Wochen sind in jedem Falle die Beschwerden restlos geschwunden. Einige Male gaben wir vorübergehend mit bestem Erfolg ein Gipsmieder.

Die übrige Nachbehandlung besteht vor allem in Massagen, besonders Unter-wassermassage, bei nervalen Schädigungen in galvanischem Elektrisieren, dagegen sind Übungen, Gymnastik kontraindiziert. 3 Monate müssen die Patienten jede körperliche Arbeit vermeiden, vor allem jene Belastungen, die in der Vor-

---

[1] Auffallend war durchweg die bei diesen Fällen längere Zeit andauernd zum Teil stark erhöhte Blutsenkungsgeschwindigkeit, die im Normalfall nach 3 Wochen zur Norm abgeklungen zu sein pflegt.

geschichte als auslösend beschrieben worden sind. Beispielsweise ist auch das nur einmalige Heben einer schwereren Last aus gebückter Haltung heraus gefährlich und verboten.

III. Zur Frage der statischen Schädigung der Wirbelsäule durch die Laminektomie.

Wir begründen die ausführliche Erörterung dieser Frage mit der Tatsache, daß trotz des durchaus ausreichenden interlaminären Zuganges auch heute noch vielfach die volle Laminektomie ausgeführt wird, nicht nur von gelegentlich operierenden Chirurgen sondern grundsätzlich. So nimmt *Major* nach einer kürzlich erschienenen Arbeit noch 1 bis 2 Bögen fort, *Mackh* u. a. verneinen die Möglichkeit einer Schädigung durch die Laminektomie, *Falconer* hält den großen Zugang zur doppelseitigen Exkochleation für erforderlich, *Young* operiert noch 1947 mit Entfernung des ganzen Bogens.

Bietet aber die Laminektomie wirklich alle Vorteile einer übersichtlichen Freilegung? Die Bandscheibe ist u. E. auch vom Zwischenbogenraum aus genügend zu übersehen, intervertebrale Vorfälle entgehen auch der Laminektomie, das schwierige Abschieben der Dura, der Wurzeln bei Adhaesionen, die peridurale Blutung bleiben nicht erspart. Nicht zusätzlich zu schaden sollte auch hier der oberste Grundsatz sein. Allerdings ist der kleine Zugang mühevoller, technisch schwieriger, unbequemer und zeitraubender. Das ist aber keine Entschuldigung für eine Ausdehnung der Knochenwegnahme, die Operation gehört nur in die Hand des speziell interessierten und erfahrenen Chirurgen.

Es ist eigentlich verwunderlich, daß die evtl. schädliche Einwirkung der Laminektomie, in ihrer klassischen Form zuerst von *Mac Ewen* 1886 und *Victor Horsley* ausgeführt, auf die Statik der Wirbelsäule geradezu stiefmütterlich behandelt worden ist und in der deutschen Literatur bisher kaum Beachtung gefunden hat. Auch ausführlichere ausländische Mitteilungen liegen unseres Wissens abgesehen von Einzelfällen nicht vor. Und doch ist dieses Problem von großer Wichtigkeit, nachdem der operative Zugang zum Inneren des Wirbelkanales durch die Eingriffe an der Bandscheibe eine so große Häufigkeit gefunden hat. Handbücher begnügen sich meist mit der allgemeinen Feststellung, die Entfernung eines oder mehrerer Bögen sei mehr oder weniger gleichgültig. In dieser Richtung liegen die meisten Auffassungen. *Elsberg* findet die Festigkeit der Wirbelsäule auch nach ausgedehnteren Eingriffen wenig beeinträchtigt, da sich eine feste Narbe bilde. *Polenow* hält irgendwelche Plastiken selbst nach Entfernung von 5 bis 6 Bögen für unnötig. *Perthes* sah keine statischen Schädigungen. *Guleke* nimmt als Grenze der Unschädlichkeit die Entfernung von 3 bis 4 Bögen an.

Andererseits gibt es aber Einzelbeobachtungen mit erheblichen Deformitäten. *Unger* beschreibt eine schwere Kyphose nach Laminektomie C 1 bis 6, *L'eriche* sah ebenfalls mangelnden Halt des Kopfes nach zervikalem Eingriff. Extrem ausgedehnte Eingriffe beschreiben *Förster* (C 2 bis L 4) und *Henderson* und *Horrax* (Hals- bis Lendenwirbelsäule), ohne aber auf statische Veränderungen einzugehen. Die einzige einschlägige deutsche Veröffentlichung stammt von *Eiselsberg*. Nach einer Entfernung der Bögen TH 8—L 2 trat 1 Jahr später ein starker Gibbus auf. *Gold* ist der Einzige, der speziell auf Grund dieses Falles den Spätschädigungen nach Laminektomie in seiner Monographie ein kurzes Kapitel widmet.

Wir selbst sind am Material der Kieler Klinik dieser Frage nachgegangen, veranlaßt durch den Streit der Meinungen, der gerade über die Ausdehnung des Eingriffes bei der Bandscheibenvorfalloperation noch in Gange ist. In der ausländischen Literatur ist offenbar gerade die schlechte Erfahrung mit radikaler Laminektomie der Grund gewesen, den Eingriff kleiner zu gestalten, ohne daß aber Einzelheiten über Schädigungen mitgeteilt werden. Nur *Decoulx* und *Soulary* machen die Angabe, daß sie bei interlaminärer Operation 92%, bei Laminektomie nur 69% Heilungen hatten. Dementgegen findet *Waris* bei Vergleich der Methoden keinen wesentlichen Unterschied hinsichtlich restierender Rückenschmerzen, ein höherer Prozentsatz findet sich allerdings nach Entfernung von Gelenkfortsätzen.

Unsere gegenteilige Ansicht gründet sich zunächst auf die Erfahrung bei unseren ersten 3 operierten Bandscheibenvorfällen, den einzigen mit Entfernung zweier voller Bögen. Bei allen 3 Fällen war zwar die Ischialgie postoperativ behoben, es verblieben jedoch heftige Rückenbeschwerden, die nur als statische Schädigung erklärt werden können.

Beispielsweise kam es nach Entfernung des vierten und fünften Bogens an der LWS. zu Haltlosigkeit in der Kreuzgegend, starken Insuffizienzschmerzen in der Längsmuskulatur, zur Arbeitsunfähigkeit. Keine Deformitäten oder röntgenologische Veränderung. Wir haben bei diesem Fall, wie später bemerkt werden wird, eine Spanversteifung nach *Albee* durchführen müssen.

Zweifellos waren bei allen Fällen die Beschwerden nicht die üblichen Restsymptome seitens der Osteochondrose, sondern durchaus anderen Charakters und durch Verlust des dorsalen Halteapparates zu erklären. Aus einem Material von 38 Laminektomien verschiedenster Indikation wurden diejenigen einer Nachuntersuchung unterzogen, bei denen eine einwandfreie Beurteilung der Statik möglich war, d. h. unter Ausschluß bettlägeriger Patienten oder solcher, bei denen das Grundleiden, ein Tumor usw., die statischen Veränderungen überdeckte. Insgesamt handelt es sich um 12 verwertbare Fälle, ein zwar kleines, dennoch aufschlußreiches Material. Die folgende Tabelle gibt einen Überblick über die erhobenen Befunde:

Subjektiv:		*Deformitäten:*		*Röntgensymptome:*	
Kreuzschmerzen	9	Skoliose	6	reakt. Wirbelveränderung	5
muskulär	8	Kyphose bzw.			
		Gibbus	5	Bandscheibenver-	
Haltlosigkeit,				schmälerung	4
Schwäche	7	vermehrte Lordose	1		
Klopfschmerz	7			Wirbelverschiebung	3

In einer weiteren Übersicht sind die erhobenen Befunde im Einzelnen dargestellt. (Siehe Tabelle Seite 311).

Auch bei strenger Kritik gibt es nur wenig Fälle, in denen statische Beschwerden vermißt werden. Wie zu erwarten, scheinen sie besonders an den beweglichsten Teilen der Wirbelsäule einzutreten. Sichtbare Deformitäten pflegen sich vor allem an Übergang vom Hals- zum Brustteil und vom Brust- zum Lendenteil einzustellen. Die schon bestehenden physiologischen Krümmungen wie ein Altersrundrücken, eine juvenile Kyphose werden in dem Sinne beeinflußt, daß ihre Ausprägung verstärkt wird. Gleiches gilt auch für die röntgenologischen Veränderungen. Leider sind in den Vorkriegsfällen die Erstaufnahmen nicht mehr verfügbar, es kann aber doch soviel gesagt werden, daß Bandscheibenverschmälerungen, Keilform der Bandscheiben gerade im Laminektomiegebiet gleich welcher Höhe besonders stark ausgeprägt sind. An den an sich für die Osteochondrose prädestinierten Regionen scheint sie sich durch die Laminektomie verstärkt auszubilden.

Der anatomische Defekt, der durch die Laminektomie verursacht wird, betrifft neben der Fortnahme der Wirbelbögen und Dornfortsätze ja den gesamten dorsalen Band- und Halteapparat, d. h. die Zwischendornbänder, die Zwischenbogenbänder, die Muskelansätze. Es kann gar nicht gleichgültig sein, diese wichtigen Elemente zu zerstören. Die an sich nicht durchtrennte lange Rückenmuskulatur muß eine vermehrte Haltefunktion ausüben und wird frühzeitig insuffizient. Über die wichtige funktionelle Bedeutung der gelben Bänder, entsprechend auch der übrigen dorsalen Bänder ist in einem folgenden Abschnitt die Rede. Es werden die Kräfte vor dem Hypomochlion des Gallertkernes, also die vorderen Längsbänder usw. das Übergewicht bekommen. Die Bandscheibe kann im ventralen Bereich überlastet werden. Das erklärt die überaus häufige, ja anscheinend bei längerer Zeitdauer typische keilförmige Verschmälerung an der Vorderseite als Folge einer frühzeitigen Zermürbung, die Ausbildung kyphotischer Verbiegungen. Besonders schön geht das aus dem *Eiselsberg*schen Falle hervor. Ganz ähnliche Befunde stehen auch uns zur Verfügung (Abb. 32). Besonders bemerkenswert ist die Dorsaldislokation, die wir insgesamt 3 mal sahen. Sie ist als sicheres Zeichen der Bandscheibenzermürbung anzusehen. Die keilförmige Verschmälerung ventral entspricht einem Klaffen im dorsalen Bogenbereich, es kommt neben einer Vergrößerung der kleinen Wirbellöcher in der Längsrichtung zu einer Verschiebung der Gelenkflächen. Daß damit auch die kleinen Wirbelgelenke in Mitleidenschaft gezogen werden ist durchaus verständlich.

Übersicht über 12 nachuntersuchte Laminektomien.

Name Alter	Grund-leiden	Nachunt. d. Lam. Jahre	Ausd. d. Lam.	subj.WS. Beschw.	Klinisch	Röntg.	Epikrise
H.M.68	Tumor	1	D 5—7	gering	o. B.	o. B.	Keine Schädigung
H.T. 58	„	19	D 3—5	stark	Hartspann geringe Kypho-skoliose.	Alterskyph.	Vermehrung d. alterskyph. Beschwerden.
E.S. 68	Arach-nitis	19	L 2—S 1	stark	Fixierg., Myalgie, Skoliose	Starke Osteo-chondrose L 3/4/5,Keilf.	Starke Osteoch. im Op. Bereich.
H.S. 68	Tumor	10	D 11-L 1	mäßig	Fixierg., starke Kyph. Scheitel D 11/12	Osteochon. Dorsaldisl. L I	Starke Kyphose im Op. Bereich.
H.J. 45	Intradur. Adhaes.	10	D 11-L 3	stark	Fixierg., Skoliose Gibbus	Bandsch. Verschm. D 11—L 2 Dorsaldisl.	starke klin. u. röntgenolog. Veränderung
L.D. 52	Arach-nitis	7	D 8-12	stark	Myalg., geringe Kyph.	Keilform, Bandsch. D 6—11 m. ventr. Reakt.	Durch Lam. vermehrte Alters-kyphose.
A.E. 60	Menin-giom	5	D 6-9	stark	Myalg., Skol., kurzbogige Kyph. D8/9	Keilf. der Bandsch.	Alterskyph. bevorzugt im Op. Bereich.
H.S. 30	alte Schuß-verl.	2	L 4-S 2	starke Insuff.	Fixierg., völlig gerade	alte juv. Kyphose	Starke stat. Beschwerden.
R.H.60	„	30	L 2-3	starke Insuff.	o. B.	o. B.	Auffallend starke Kreuzschmerzen.
W.Z.76	Arach-nitis	20	D 12-L 3	stark	völlig fix. starke Kyph.	starke Osteoch. L 1/2/3 mit Dors. Disl.	starke Kyph. mit erheblichen Bandsch. Veränd.
E.D. 26	Bandsch. Vorf.	1	L 4/5	stark	Locker. Sympt. Myalg. Periostos.	o. B.	sehr starke stat. Insuff. Beschw. Rö. negativ.
H.P. 27	„	1	L 4/5	sehr stark	„	o. B.	„

Wir haben versucht, entsprechende Veränderungen im Tierversuch nachzuahmen, zunächst wurden am erwachsenen Kaninchen sämtliche Lumbalbögen und so weit technisch durchführbar auch einige Dorsalbögen entfernt. Auch Monate später bis zu 15 Monaten waren weder röntgenologisch noch klinisch irendwelche Veränderungen eingetreten. Das gleiche negative Ergebnis hatten entsprechende Versuche an jungen wachsenden Tieren. Sodann wurde dasselbe an wachsenden und älteren Hunden versucht, ebenfalls ohne positives Ergebnis.

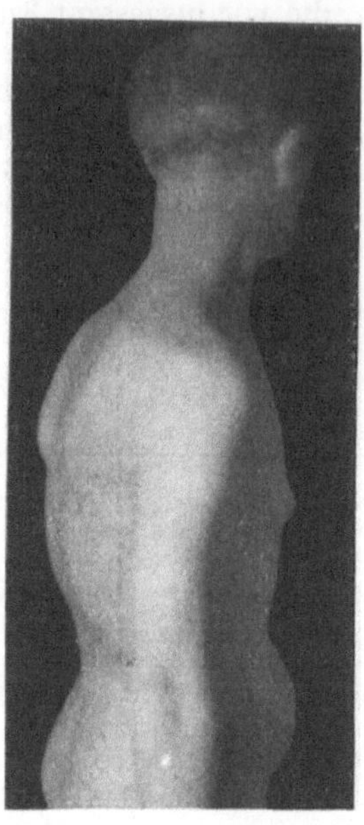 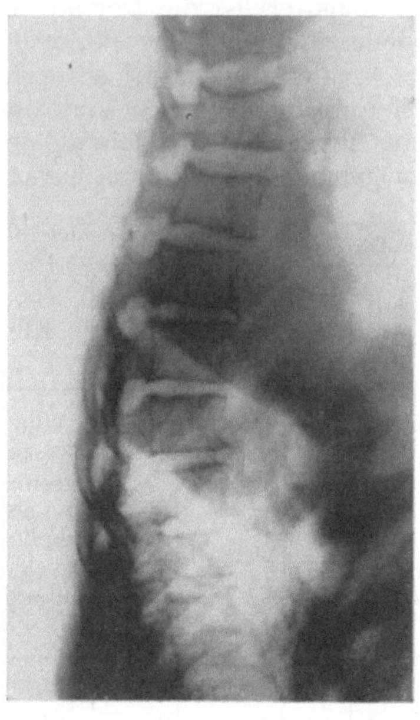

a   b

Abb. 32. a: Kyphose am Lumbodorsalübergang nach Laminektomie. b: Röntgenbild zu Abb. 32. Bandscheibenverschmälerung im Scheitel der Kyphose und Dorsaldislokation L 2/3.

Trotz ausgedehnter Schädigung des dorsalen Halteapparates gelingt es also beim Vierfüßer nicht, der menschlichen Pathologie entsprechende Bilder hervorzurufen. Es ist nicht notwendig, die wesentlichen Unterschiede der Belastungsverhältnisse gegenüber dem aufrechten Gang des Menschen im einzelnen anzuführen.

Wir sind berechtigt festzustellen, daß das Auftreten von Spätschädigungen nach Laminektomie an die Verhältnisse des aufrechten menschlichen Ganges gebunden ist, es ist der Tribut, den der Mensch seiner aufrechten Haltung zollen muß. Die Bedeutung der ersetzenden Haltefunktion einer Narbe, sei es auch mit Knochenbildung, auf die in der Literatur teilweise Wert gelegt wird, ist in Anbetracht der großen dort angreifenden Kräfteeinwirkung doch sehr umstritten. Im übrigen konnten wir Knochenbildungen nicht beobachten. Noch einige Bemerkungen zur verschiedenen Wertigkeit der einzelnen Wirbelregionen. Nach bisher vorliegenden Erfahrungen, einschließlich unserer eigenen, entstehen die sichtbaren Deformitäten mit Vorliebe an der Hals-Brustgrenze bzw. an der Brustlendengrenze und offenbar dann am ehesten, wenn etwa mindestens 3 bis 4 Bögen, wie *Guleke* schon meinte, fehlen. Statische Beschwerden bevorzugen auch ohne sichtbare Deformität die Lendenwirbelsäule, auch dann, wenn die eigentliche Laminektomie oberhalb davon ausgeführt wurde. Es erübrigt sich, erneut auf die ungünstige statische Beanspruchung der LWS. hinzuweisen. Sicher ist, daß auch die Entfernung nur eines Bogens eine erhebliche Schädigung darstellt. Wir kommen damit zu der speziell unser Thema berührenden Fragestellung, zum

Ausgangspunkt unserer Betrachtung. Wenn schon bei an sich normaler knöcherner Wirbelsäule, wie es bei neurologischen Erkrankungen der Fall ist, Spätschädigungen in derartiger Zahl auftreten, wird es um so mehr an einer solchen der Fall sein, bei der eine Osteochondrose vorhanden ist, also durch die Bandscheibenlockerung der vordere Halt in der Wirbelkörperreihe schon geschwächt ist. Wir fügen durch die Zerstörung des dorsalen Halteapparates eine zusätzliche Noxe hinzu. Es ist unsere Überzeugung, daß die Entfernung eines oder mehrerer Bögen nicht nur überflüssig, sondern ein bedenklicher Fehler ist und treten damit anderweitigen Ansichten einer schadlosen Wegnahme eines Wirbelbogens mit Nachdruck entgegen.

IV. Operationsbefunde an der Bandscheibe (bei 91 lumbalen Eingriffen).

Wir fanden 40 Vorfälle an der letzten, 41 an der vorletzten und 2 an der Bandscheibe zwischen L 3/4 sowie 8 doppelte an den beiden letzten Bandscheiben. Aus der Literatur läßt sich kein eindeutiges Überwiegen einer der beiden letzten Bandscheiben herauslesen, so finden *Mixter* und *Barr* 68% praesakrale, *Love* und *Walsh* dagegen nur 33%. In ihrer ersten Serie bei *Bradford* und *Spurling* überwogen L 5/S 1 mit 62%, in der zweiten dagegen L 4/5 mit 63%, *Malmros* fand ebenfalls häufiger L 4/5 befallen. Beide mögen sich etwa die Waage halten, betragen sicherlich aber zusammen über 90%. Die obere LWS. ist mit höchstens 5 bis 6% beteiligt.

Der zu erwartende Lokalbefund im Einzelnen ist am besten aus der Kenntnis der pathologisch-anatomischen Vorgänge abzuleiten. Die am meisten anerkannte Einteilung amerikanischer Autoren erfolgt etwa in freie Sequestierung, d. h. Ruptur des Annulus, den eigentlichen Prolaps, in die deutlich umschriebenen Vorwölbungen bei noch erhaltenen äußeren Lamellenring, in den intermittierenden, d. h. zeitweise verborgenen Vorfall („hidden disc" oder „concealed disc" nach *Dandy*) schließlich verbleiben noch die meist kleineren sekundär veränderten Vorfälle mit Verknöcherungen, Verknorpelungen usw. *Stimpfl* teilt sinngemäß ein in kompletten, inkompletten und fixierten Prolaps. Während über die erstgenannten Formen im wesentlichen keine Meinungsverschiedenheiten bestehen, macht die Rubrizierung der übrigen, vor allem der *Dandy*schen Formen größere Schwierigkeiten.

Wir empfehlen auf Grund der operativen Lokalbefunde die folgende Einteilung:
1. Der freie Vorfall, Diskusprolaps mit ruptiertem hinterem Faserring, mehr oder weniger freiem im Wirbelkanal liegenden Bandscheibensequester.
2. Der umschriebene manifeste Bandscheibenvorfall mit eindeutig vorgewölbtem, aber noch erhaltenen Längsband. Bei diesen Befunden können folgende Untergruppen unterschieden werden.
   a) Nach Inzision der Vorwölbung entwickelt sich ein mehr oder weniger gut abgegrenzter Sequester spontan oder nach Eingehen mit einer Faßzange.
   b) Es liegt kein größerer abgegrenzter Sequester vor, die Exkochleation erbringt jedoch einzelne einwandfrei degenerierte Faserstücke.
   c) Die Exkochleation mit scharfer Kurette zeigt zwar eine deutliche Zermürbung, ohne jedoch wesentliches Material zutage zu fördern. Hierher gehören auch kleine, verhärtete ältere, d. h. sekundär veränderte Vorwölbungen.
3. Die latenten Vorfälle, von denen man einen intermittierenden Charakter annehmen muß, es sind das der „concealed" oder „hidden disc."
4. Die Bandscheibenprotrusion, d. h. über das physiologische Maß hinausgehende nicht umschriebene Vorwölbungen der gesamten Bandscheibe mit abnorm weicher Konsistenz. Diese Fälle sind es, die bei geeigneten anatomischen Verhältnissen, bei gleichzeitiger besonderer Dicke des Ligamentum flavum, bei Lage im Foramen eine entscheidende Komponente der Wurzelkompression sind.

Die dritte Gruppe ist diejenige, die am meisten zur Kritik herausfordert, handelt es sich doch um teilweise unbefriedigende Befunde, um Grenzfälle besonders dann, wenn die Exkochleation wenig Gewebe erbringt. Zahlenmäßig sind diese Fälle gar nicht selten, von *Dandy* mit 28% allerdings besonders hoch angegeben.

Daß es sich um pathologische Dinge handelt, ist aus dem Vorhandensein narbiger Veränderungen ersichtlich, aus dem Wurzelschmerz. Nur selten allerdings gelingt es, die latente Vorwölbung durch Lordosierung manifest zu machen, nur einmal konnten wir uns von dieser Möglichkeit überzeugen. Man muß in der Beurteilung dieser Fälle kritisch sein, um nicht Verlegenheitsdiagnosen zu stellen. *Bradford* und *Spurling* haben in gewisser Weise recht, wenn sie eine Verwässerung der Begriffe befürchten. Ohne Zweifel können wir aber ohne Abtrennung dieser 3 Gruppen nicht auskommen.

In der folgenden Übersicht sind unsere Operationsbefunde zusammengestellt. *Gesamtzahl der vorgefallenen Bandscheiben* 100 (einschließlich doppelter)

1. Frei sequestrierter Vorfall   14

2. a) Spontansequester nach Inzision des Annulus   24
    b) Exkochleation von ausgiebiger Menge
       degenerierten Bandscheiben-Gewebes   49
    c) Exkochleation von nur wenig Material   13

3. Latenter Vorfall „concealed disc"   8

4. Protrusionen   7

Ein Vergleich mit den Angaben der Literatur ist infolge verschiedener Nomenklatur, verschiedener Deutung vor allem der Grenzfälle erschwert. *Peyton* und *Simmons* fanden in 29 von 80 Fällen einen freien Vorfall, *Falconer, George* und *Begg* in 13% bei 55% Vorwölbungen, 27% „concealed disc." *Waris* fand freien Sequester in 1/3, in 2/3 einen noch erhaltenen hinteren Lamellenring.

Praktisch wichtig ist die verschiedene Prognose der einzelnen Formen. Die besten Ergebnisse haben Gruppe 1 und 2b, d. h. wenn es gelingt einen abgegrenzten Vorfall zu entfernen. Bei *Grant, Austin, Friedenburg* und *Hansen* wurden nur 9% dieser Fälle nicht ganz beschwerdefrei, Rückenschmerzen eingerechnet. Allgemein anerkannt ist auch, daß die kleinen Vorfälle, die latenten, verwachsenen schlechtere Ergebnisse haben. Leider ist es aber nicht möglich, die günstigeren Fälle mit genügender Sicherheit klinisch abzusondern. Gewisse aber unverläßliche Hinweise sind schweres akutes Rezidiv, Auslösung durch geringes Trauma, lange Anamnese. Gerade letztere kann aber auch täuschen, treten mit längerer Vorgeschichte doch auch stärkere reaktive Veränderungen auf.

Der große mediale Vorfall mit Tumorsymptomen ist einwandfrei als medial gelegen zu erkennen. Sehr von subjektiven Momenten hängt es jedoch ab, wieweit man einen paramedialen Vorfall zur medialen oder lateralen Gruppe rechnet. Wenn wir als medial eine Vorwölbung ansehen, die so gut wie vollständig vom Durasack bedeckt ist, finden wir bei 100 Vorfällen 14 mediale. Alle diese zeigten, das sei betont, das Bild radikulärer Kompression. Die doppelseitige Ischialgie wird eher von 2 lateralen Vorfällen als von einem medialen ausgelöst. *Weber* verzeichnet bei 107 Fällen 22 mediale. Ein größerer paramedianer Vorfall kann, das ist aus der Anatomie der Wurzeln erklärlich, mehrere, meist allerdings nur 2 Wurzeln irritieren.

Ein freier Bandscheibensequester ist imstande seine Lage im Wirbelkanal zu wechseln, zu wandern. So konnten wir in einem Falle einen großen freien Totalsequester entfernen, der schon dorsal im Wirbelkanal lag und keine Wurzelbeziehung mehr hatte. Bei einem heftigen Niesen war der akute Schmerz aufgetreten, aber nach einigen Tagen wieder verschwunden. Operiert wurde wegen deutlicher motorischer Paresen.

Weder aus dem klinischen Bild noch dem röntgenologischen ist auf die Größe des zu erwartenden Sequesters bzw. auf das Vorhandensein eines solchen überhaupt mit einiger Sicherheit zu schließen.

9mal sahen wir einen praktisch fast die ganze Bandscheibe umfassenden Totalsequester, 4mal frei, 4mal nach leichter Auskratzung. Meist jedoch war ein Material von Bohnen- bis Erbsengröße erhältlich, die anschließende Exkochleation ergab kleinere faserige, degenerierte

Gewebsteile. In 5 Fällen besonders kleiner, etwa linsengroßer Befunde, war die Lage derart, daß die Wurzel lateral am Eingang in das Foramen komprimiert wurde. Es ist durchaus verständlich, daß ein Teil dieser Vorfälle noch weiter lateral, im Foramen selbst, liegen können. Wie hoch deren Zahl ist, kann heute nur vermutet werden. Nach den Untersuchungen von *Lindblom* verbergen sich hierunter eine große Zahl sog. negativer Explorationen.

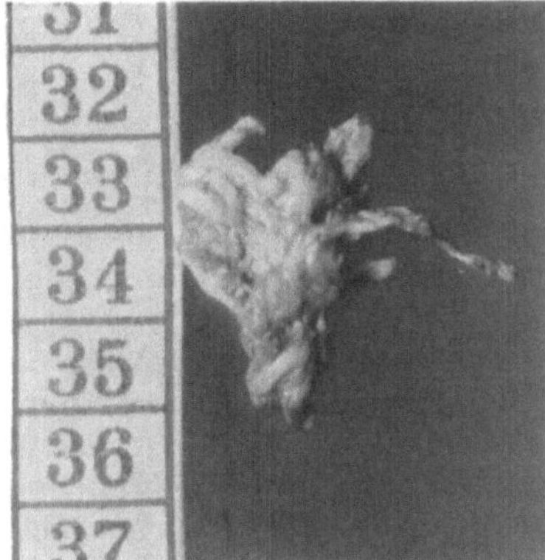

a

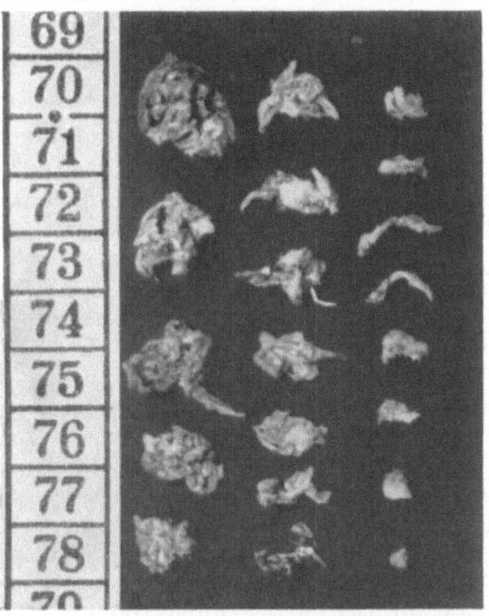

b

Ausnahmslos wurde das Bandscheibengewebe histologisch untersucht. Für die Auswertung sind wir Herrn Prof. *Güntz* zu Dank verpflichtet. Das Gesamtbild der histologischen Befunde ist verhältnismäßig einförmig. Im Mittelpunkt steht der Nachweis von degeneriertem, nekrotischen Gewebe, ohne daß es aber zunächst möglich ist, den Grad der Ausprägung in eine bestimmte Gruppierung zu bringen, etwa in Abhängigkeit zum klinischen oder operativen Befund, bzw. Schlüsse auf einen jüngeren oder älteren Prozeß zu ziehen. Gewisse Zeichen degenerativer Veränderungen pflegt jede Bandscheibe mit zunehmendem Lebensalter aufzuweisen, Einzelheiten wie Rißbildungen entgehen im operativ gewonnenen Material. Manchmal ist aus technischen Gründen, zu geringem Material eine einwandfreie Diagnose gar nicht möglich.

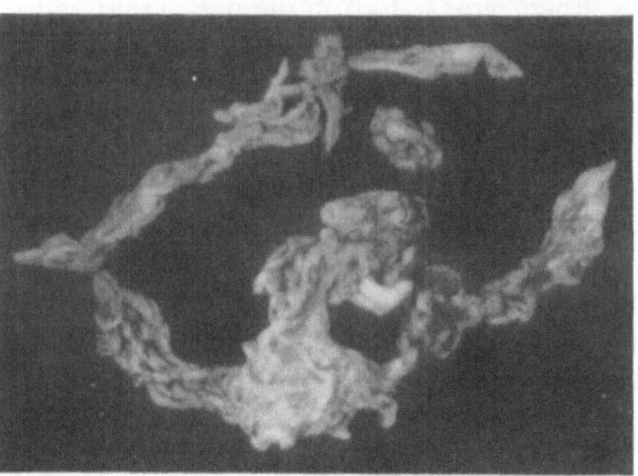

c

Abb. 33. a—c Beispiele von operativ gewonnem Material bei Bandscheibenvorfällen.

Durch ausgiebige Exkochleationen können Teile der knorpeligen Deckplatten abgekratzt und im Präparat vorhanden sein. Die typischen, sich immer wiederholenden Befunde sind der spärliche bis überhaupt fehlende Gehalt an Zellen, blasig aufgetriebene Knorpelzellgruppen, Kernschatten, in anderen Bezirken aber oftmals gleichzeitig auch noch normale Zellstrukturen. Die nekrotischen Veränderungen finden sich vor allem in den Randgebieten der Zotten. Das Gewebe ist ungeordnet aufgefasert, aufgequollen und mit Hyalin durchsetzt. Als Zeichen sekundärer Veränderungen sieht man vereinzelt Bindegewebswuche-

rungen und an den Zottenenden pannusähnliche Bindegewebssäume. Feine
fettige Degenerationen sind nicht allzu selten. Wenige Male fand sich die von
Güntz beschriebene braune Degeneration. Eisenfärbungen sahen wir nicht. Von
besonderer Bedeutung ist das völlige Fehlen irgendwelcher entzündlicher zelliger
Reaktionen sowohl im degenerierten Bandscheibengewebe wie in der Umgebung,
beispielsweise im periduralen Gewebe, hinteren Längsband.

V. Ergebnisse.

1. Frühergebnisse.

Wir verstehen darunter die unmittelbaren postoperativen Resultate. bis etwa
zur Beendigung der stationären Behandlung, d. h. nach 3 bis 4 Wochen. Die
Lumbagoattacke der Frühzeit wurde bereits erwähnt.

Je eindeutiger der Operationsbefund war, je weniger Verwachsungen vorlagen,
um so prompter ist der Primärerfolg. So hatte *Waris* postoperativ bei manifesten
Vorfällen nur in 4% weiter bestehende Ischialgien gegen 10% bei Protrusionen
und 25% bei negativen Fällen. In 60% unserer Fälle waren die Patienten bereits am Tage nach der Operation von ihren Ischiasschmerzen befreit. In einer
weiteren Gruppe, etwas unter 40%, klingen die Beschwerden langsamer ab, nach
Tagen oder Wochen bis spätestens 3 Monaten. Hartnäckiger und angesichts des
Grundleidens verständlich sind die Kreuzschmerzen. Ihre Besprechung gehört
in das Kapitel der Spätergebnisse. Myalgische Restzustände am Piriformis,
Periostosen am Beckenkamm haben wir erfolgreich mit Kurzwellen behandelt
bzw. lokal mit Novokain- oder Novokain-Traubenzuckerinfiltrationen, eine in
unserer Klinik häufig angewandte Methode bei allen diesen Prozessen, die in je
etwa ein Drittel der Fälle Heilungen, Besserungen bzw. Mißerfolge aufweist.
3 mal beobachteten wir hartnäckige Sakralneuralgien, 2 mal Therapieresistenz
als Folge eines Jodipindepots, 1 mal jedoch ohne vorhergehende Myelographie
auftretend und nach praesakraler Injektionen sich bessernd.

2. Nachuntersuchungen.

Es ist heute in Deutschland nur ausnahmsweise möglich, Spätergebnisse im
strengen Sinne an größerem Material vorzulegen, da hierfür mindestens ein Zeitraum von etwa 5 Jahren zu fordern ist. Wir müssen uns daher vorerst mit ausländischen Erfahrungen begnügen und versuchen, die dort gewonnenen Erfahrungen nutzbar zu machen. Es muß unsere Aufgabe sein, bei strenger Kritik
rückhaltlos auf die Mißerfolge hinzuweisen, auf die schlechten Ergebnisse und
die nicht geringe Zahl von Teilerfolgen. Leider fehlen gerade in der deutschen
Literatur genügend warnende Stimmen, so daß allzu große Vereinfachung der
Probleme besteht und die Gefahr des Vorbeigehens an wichtigen Fragen herauf-
beschworen wird. Auch in der ausführlichen Zusammenfassung von *Bradford*
und *Spurling* ist auf die Spätergebnisse verhältnismäßig wenig eingegangen
worden. Besser als aus langen Erörterungen gehen die bisher erzielten Ergebnisse
größerer Serien aus der folgenden Tabelle hervor.

Die Angaben können nur cum grano salis verstanden werden, ist doch die Einstellung der Beurteiler von großer Bedeutung. Das ist auch die Erklärung für
einige sehr stark voneinander abweichende Zahlen. Die hohen Heilungsprozente
haben offenbar diejenigen, die lediglich das Freisein von Ischiassymptomen bewerten, während es unbedingt erforderlich ist, für den Heilungsbegriff auch das
Fehlen merkbarer Kreuzschmerzen zu verlangen. Diese Kritik gilt auch für neuere
deutsche Angaben (*Kuhlendahl, Hoffmann*). Nach der ganzen Pathogenese, dem
Grundleiden, müssen ja zwangsläufig in einem größeren Prozentsatz Symptome

Operationsergebnisse.

	Fälle	geheilt	gebess.	ungeh.	frei von Ischias	noch Kreuzschmz.	Exitus
Petit-Dutaillis u. *de Sèze*	35	86%					
Peyton u. *Simmonds*	90	86%					
Hoffmann	180	83%					
Fletcher		80%		20%			
Poppen	400			15%			
Love	500	80%					0,25%
Norlén	62				84%	35%	
Waris	347	41%	50%	9%	86%	67%	
Young	310	80%	11%	9%			
Craig		87%		5%		29%	
Friberg	25	72%	24%	4%		27%	
Yaskin u. *Tornay*	50	72%	12%	16%			
Kirstein					72%	52%	
Malmros	54	71%	17%	12%			
White u. *Peterson*	947	68%		32%			
Gurdijan u. *Webster*	196	68%	20%	12%			
Weber	92	40%	55%	5%	80%	48%	
Spurling u. *Grantham*	378			19,6%	47,2%	54%	
Barr u. *Mixter*	139				77%	40%	2 Fälle
Falconer/George u. *Begg*	100	41%					
Aitken u. *Bradford*	170	13%	17%	42%			3% Versicherungsfälle
Marble u. *Bishop*	92	50%	50%				
Strickler	150	48%	34%				
eigene Resultate[1]	50	48%	34%	18%	84%	36%	

seitens der Wirbelsäule verbleiben. In USA ist infolgedessen das Pendel von übergroßer Begeisterung vielleicht allzusehr in das Gegenteil ausgeschlagen. Die letzten 3 Angaben der vorstehenden Tabelle betreffen allerdings die besonders ungünstig liegenden Versicherungsstatistiken. Immerhin gibt auch *de Bakey* auf Grund einer großen Sammelstatistik an, daß 31% der Operierten aus dem Heeresdienst entlassen wurde. Wenn man diese Zahlen außer acht läßt, wird man auf Grund zu optimistischer Mitteilungen enttäuscht werden und dadurch die Operation in unverdienten Mißkredit geraten.

Wenn wir im folgenden unsere eigenen ersten Nachuntersuchungsergebnisse bei mindestens 6 Monate, höchstens 1⅓ Jahre zurückliegender Operation mitteilen, so sind wir uns der Vorläufigkeit der Beurteilung bewußt und der Tatsache, daß man noch keine endgültigen Schlüsse daraus zu ziehen berechtigt ist.

---

[1] Bei inzwischen 150 unter gleichen Gesichtspunkten nachuntersuchten Fällen ergeben sich folgende Zahlen:

Geheilt:	51%
Gebessert:	37%
Ungeheilt:	12%
Frei von Ischias:	90%
Noch Kreuzschmerzen:	48%

Es ist dabei bemerkenswert, daß gerade hinsichtlich der Lumbago die Spätergebnisse besser werden, anfängliche Rückenschmerzen sich noch im zweiten und dritten Jahr bessern, akute Anfälle seltener werden.

Diese 50 Patienten wurden vom Verfasser nachuntersucht:

I. geheilt 24 \
II. erhebl. gebessert 17 / 41 befriedigend
III. gering gebessert 5 \
IV. Mißerfolge 4 / 9 unbefriedigend

In der ersten Gruppe sind nur diejenigen Patienten verzeichnet, die völlig frei von Kreuz- und Ischiasschmerzen geblieben und arbeitsfähig sind. In 5 Fällen davon besteht lediglich ein zeitweises nicht störendes Schwächegefühl im Kreuz. Gruppe 2 und 3 haben mehr oder weniger große Restbeschwerden, und zwar bei 18 Patienten stärkere Kreuzschmerzen, bei 8 leichtere, während die Ischialgie behoben oder weitgehend gebessert war. Es handelte sich hier vorwiegend um verwachsene, kleinere nicht sequestrierte Vorfälle. Eine Abhängigkeit bezüglich Länge der Anamnese, Röntgenbefund lag nicht vor. Als Mißerfolge sind 4 Fälle zu bezeichnen, die ihre Ischialgie in unverminderter Stärke, behalten bzw. wiederbekommen haben.

Patient 1: Juvenile Kyphose, mehrfache Bandscheibenvorwölbungen, sehr weicher Vorfall, Besserung der Ischialgie nach der Operation, Wiederauftreten an der bisher nicht erkrankten Seite. Dem ganzen Verlauf nach ist mit größter Wahrscheinlichkeit eine Jodölreizung anzunehmen.

Patient 2: Stark adhaerente Wurzel bei nur ungenügend entfernbarem flachen Vorfall.

Patient 3: Wahrscheinlich falsche Höhenlokalisation.

Patient 4: Dringender Verdacht auf echtes Rezidiv 3 Monate nach der Operation. Patient konnte sich noch nicht zu erneuter Operation entschließen.

Wir haben unsere Ergebnisse trotz an sich zu kleiner Zahlen in Tabelle S. 317 zum besseren Vergleich angefügt, sie ordnen sich etwa den etwas ungünstigeren Zahlen der Mittelgruppe ein. Wir sind nicht der Auffassung, daß dieses Resultat wesentlich gebessert werden kann, fügen sich doch auch die seither operierten Fälle, d. h. bei schon größerer Erfahrung in den gleichen Rahmen ein, keinesfalls sind die Erfolge besser.

Eine einwandfreie Besserung des neurologischen Befundes wie von *Spurling*, *Mayfield* und *Rogers* u. a. berichtet wird, sahen wir nur in wenigen Fällen und befinden uns damit in Übereinstimmung mit vielen Untersuchern, die höchstens einmal eine Besserung eines vorher abgeschwächten ASR. sahen (*Friberg, Sjenning* und *Sjöquist*). Subjektiv hatten die Patienten manchmal das Gefühl einer Aufhellung der Dermatome. Eine bessere Prognose haben offenbar operative Druckschädigungen einer Wurzel, sofern die Läsion nicht zu stark war. Allerdings sahen wir in 11 Fällen bei einem Verlust des vorher zumindest abgeschwächt vorhandenen ASR. diesen niemals wieder auftreten. Auffallenderweise berichtet *Waris* in fast ein Drittel seiner Fälle über die Wiederkehr des ASR. Eine praktisch bedeutungsvolle Funktionsstörung trat durch den Verlust des ASR. niemals auf. Es wurde bereits erwähnt, daß eine solche ASR.-Schädigung immer nur bei Manipulationen an der ersten Sakralwurzel auftrat.

Eine auffallende, offenbar nur operative Folgeerscheinung ist das Auftreten einer Neigung zu Wadenkrämpfen. Während vor der Operation nur ein Patient darüber klagte, waren es bei den 50 Nachuntersuchten 11. Ein ähnlicher Hinweis, 7 von 70 Patienten, findet sich nur bei *Waris* sowie bei *Sjenning* und *Sjöquist*.

Gerade im Hinblick auf die Erfahrungen mit der Punktionsverletzung der Bandscheibe, mit den experimentellen Untersuchungen und durch die von *Dandy* vertretene Auffassung, nach einer gründlichen Excochleation komme es im Laufe der Zeit zu einer Blockwirbelbildung, war es interessant, die röntgenologische Entwicklung an der operierten Bandscheibe zu verfolgen. Es war ja zu befürchten, daß es zu einer Zusammensinterung des Bandscheibenraumes kommen würde. Das ist aber kaum jemals der Fall. Der genaue Vergleich von 24 ein Jahr und länger zurückliegend operierten Fällen zeigt nur einmal eine Zunahme der früher schon vorhandenen Verschmälerung, einmal eine inzwischen eingetretene Höhenverminderung einer früher normal hohen Bandscheibe. Besonders aufschlußreich war die völlig normale Gestalt und normale Kompressibilität bei Seitwärtsneigung einer irrtümlicherweise excochleierten normalen Bandscheibe bei einem 25-Jährigen. Die übergroße Sorge einer zusätzlichen Bandscheibenschädigung ist offenbar nicht begründet, der Gallertkern allein, immer ja schon von vornherein geschädigt, ist zwar für die Funktion, nicht aber für die Tragfähigkeit allein entscheidend. Vielleicht muß zu endgültiger Stellungnahme noch längere Zeit vergehen. Selbst die Fälle, bei denen man sicher Teile der Knorpelplatte verletzt hatte, machten keine Ausnahmen.

In 8 Fällen gleichzeitiger Wurzeldurchschneidung war das Ergebnis ausgezeichnet.

Auf die Schädigungen durch zu ausgiebige Laminektomie wurde bereits näher eingegangen.

Welches sind nun die Ursachen von Restbeschwerden bzw. der Mißerfolge? Die Kreuzschmerzen sind aus der Kenntnis der Grunderkrankung leicht zu verstehen und entsprechen dem Symptomenkomplex der Bandscheibenlockerung. Es kann auch ein Bandscheibenvorfall übersehen worden sein, evtl. ein doppelter, die Beschwerden werden dann ihren früheren intermittierenden Charakter beibehalten. Die in der Literatur angegebenen Zahlen über das Vorkommen mehrerer Vorfälle sind sicherlich als Mindestwerte anzusehen, denn sowohl bei operierten wie ja auch myelographierten Fällen ist das Übersehen möglich. Häufiger als angenommen gibt es auch klinisch latente Vorfälle, wenn sie einer anatomischen Beziehung zur Wurzel entbehren (vgl. das Myelogramm Abb. 16).

Die Literaturmitteilungen über doppelte Vorfälle schwanken von 2% bei *Hyndman, Steindler* und *Wolkin,* 3% bei *Alajouanine* und *Thurel,* 4% bei *Echlin* u. *Fine,* 5% bei *Gurdijan* u. *Webster,* 6% bei *Petit-Dutaillis* und *de Sèze,* 7% bei *Jelsma,* 8% bei *Young* bis zu 20% bei *Dandy.* Es ist jedenfalls, wenn wir ein Mittel von 7 bis 8% annehmen möchten, öfters als bisher darauf zu achten.

Eine ganz entscheidende praktische Bedeutung kommt dem Problem der Rezidive zu. Die Lumbagofrührezidive der ersten Wochen wurden bereits erwähnt. Eine ähnliche heftige Lumbagoattacke haben wir auch später noch in 4 Fällen gesehen, 2 waren myelographisch negativ, die Heilung erfolgte nach Anlegung eines Gipsmieders. Es hat sich hier sicherlich nicht um echte Rezidive gehandelt. Von Rezidiven ist auch dann nicht zu sprechen, wenn abseits der operierten Höhe an einer anderen Bandscheibe ein neuer Vorfall auftritt.

Es ist sehr auffallend, daß es sich bei diesen oftmals sehr schweren Schmerzrezidiven in der bisherigen Beobachtungszeit so gut wie ausschließlich um eine Lumbago handelte ohne eine irgendwie bemerkenswerte Wurzelausstrahlung. Über die Deutung dieser Zustände ist sicherlich noch nicht das letzte Wort gesprochen. Wir neigen zu der Ansicht, daß die kleinen Gelenke eine wesentliche Rolle spielen, die nach Verlust des festen Haltes in der Bandscheibe durch die Lockerung überlastet werden und nunmehr erhöhter mechanischer Belastung ausgesetzt sind. Es ist dabei an die bekanntermaßen hohe Schmerzhaftigkeit von Gelenkdistorsionen zu denken. Auch sollen dort vorkommende kleine Gelenkzotten sich einklemmen können *(Heidenhoffer).* Mit dieser Deutung bestehen Beziehungen zu den von *Brocher* geäußerten Ansichten. Es wird in Zukunft wichtig sein zu beobachten, ob diese Lumbagoattacken auch in späterer postoperativer Zeit, nach Jahren noch auftreten können, ob sie rezidivieren und in welchem Prozentsatz sie evtl. die Indikation zu sekundären Versteifungsoperationen abgeben. Wir haben den Eindruck, daß diese Annahme auch späteren Vorkommens zutrifft und damit leider auch nach Jahren noch der Operationserfolg beeinträchtigt werden kann.

Ein echtes Rezidiv haben wir bisher nur in einem bereits erwähnten Falle vermuten können, der aber bisher noch nicht operativ bestätigt ist. Über längere Beobachtungszeit hin fanden an großem Material *Barr* und *Mixter* 2 auf 139, *Norlèn* 4 auf 62, *Love* und *Walsh* 5 auf 500, *Weber* 13 auf 92, *Peyton* und *Simmonds* 3 auf 90, *Spurling* 8 auf 166, *Falconer* 14 auf 100, *Waris* 15 auf 347. Das Problem hat also durchaus praktische Bedeutung und hat zur Erörterung geführt, ob eine radikale Ausräumung der Bandscheibe grundsätzlich zu fordern ist. Der Beweis, ob diese Maßnahme den erhofften Erfolg hat, steht noch aus. Wir haben bisher noch keinen Grund zu der nicht gleichgültigen Erweiterung des Eingriffes. Unserer Ansicht nach kann ein Schmerzrezidiv durchaus andere Ursachen haben als einen erneuten Vorfall von Bandscheibengewebe in Höhe der Operationsstelle, beispielsweise narbige Veränderungen, wie wir sie bei Reoperationen finden, reaktive Vorgänge und Zerrungen an den Wurzeln usw. So hatte auch *Dandy* bei seinen radikal excochleierten Fällen Rezidive. Bisherige Versuche, entweder durch Erhaltung des gelben Bandes oder durch Auflegen von Metallfolien (*Robertson* und *Peacher*) postoperative Verwachsungen zu verhüten, sind erfolglos geblieben.

Bei 3 Patienten haben wir eine Reoperation ausgeführt. Einmal war eine reine Dekompression ein Mißerfolg, die Zweitoperation deckte eine Protrusion auf, nach deren Beseitigung dann eine wesentliche Besserung erfolgte. Ein weiteres Mal hatten wir in den letzten beiden Zwischenbogenräumen weder einen Bandscheibenbefund noch einen Wurzelschmerz. Wegen der weiter bestehenden Beschwerden, Ausstrahlung in die Leisten-Adduktorengegend, bei sonst völlig fehlenden lokalisatorischen Symptomen legten wir auch den zweiten und dritten Raum frei und erzielten bei auch hier negativem Befund eine wesentliche Besserung, deren Deutung nur vermutet werden kann, in der Annahme, daß doch die schuldige Wurzel durch den Eingriff beeinflußt wurde, erinnert man sich etwa der Angabe von *Reis*, daß die Ausschaltung der vierten Lendenwurzel bei Hüftgelenksschmerzen erfolgreich sein kann.

Besonders eindrucksvoll ist der dritte Fall. Nach zunächst erfolgreicher Entfernung eines großen Bandscheibensequesters, L 5/S 1 kam es schon in der dritten Woche zum schweren klinischen Rückfall. Bei der späteren Freilegung fand sich nicht das erwartete Rezidiv, sondern eine schwerste Jodölarachnitis mit völlig verbackenen Wurzeln, die durch den zentralen Jodölprozeß geradezu an die Wand gedrückt worden waren. Die dem subjektiven Ausstrahlungsbereich entsprechenden völlig verklebten Wurzeln wurden erfolgreich durchtrennt, die Ölreste soweit wie möglich entfernt.

Auch in diesem Falle lag also kein echtes Rezidiv vor, sondern eine ganz andersartige Schädigung, eine Warnung mehr vor der in diesem Falle primär völlig unnötigerweise auswärts durchgeführten Myelographie[1].

VI. Operationsindikation.

Erst nach Kenntnis der Resultate ist die Frage der Operationsanzeige zu diskutieren. Die klinische Diagnose Bandscheibenvorfall bedeutet noch keineswegs die Indikation zur Operation.

Von 153 aufeinanderfolgenden ambulant gestellten Diagnosen auf Bandscheibenvorfall im Zeitraum von 1 Jahr wurden nur etwa ein Viertel der Operation zugeführt, wobei zu bedenken ist, daß es sich um ein chirurgisches, d. h. negativ ausgelesenes Material chronisch rezidivierender Fälle handelt, im Gesamtdurchschnitt aller Lumbagoischiasfälle die Operationsquote also noch niedriger sein wird.

Die Operationsanzeige ist an bestimmte Voraussetzungen gebunden:

1. Grundsätzlich wird nicht im Intervall, sondern nur im akuten Anfall operiert. Wenn überhaupt, ist in diesem Falle ein klarer operativer Befund zu erwarten. Das sofortige Schwinden des Ischiasschmerzen ist für den Patienten besonders eindrucksvoll für den Operateur ein Beweis der richtigen Lokalisation.

2. Bei Bestehen von wiederholten Zeiten von Arbeitsunfähigkeit bzw. überhaupt von Invalidität.

3. Bei langer, möglichst oft rückfälliger Anamnese.

4. Eine besondere Begrenzung seitens des Lebensalters besteht nicht, sofern nicht allgemeine Gegenanzeigen gegen eine Operation überhaupt vorliegen. Die operative Belastung durch den Eingriff ist verhältnismäßig gering.

5. Bei kürzerer Anamnese und im ersten Anfall wird nur ausnahmsweise operiert, wenn mindestens 3 Monate erfolglos konservativ behandelt wurde, möglichst mit dem Versuch einer mehrwöchigen Ruhigstellung im Gipsmieder.

---

[1] Bei jetzt 200 Operationen verfügen wir über 6 Zweiteingriffe an der gleichen Bandscheibe mit 2 echten Rezidiven, 2 Jodölarachnitiden, 2 narbigen Wurzelveränderungen.

6. Nur sehr schwere klinisch eindeutige Frühfälle werden bei ausdrücklichem Wunsche des Patienten ausnahmsweise operativ angegangen.

7. In jedem Falle ist der Patient darüber zu unterrichten, daß zwar mit größter Wahrscheinlichkeit der Ischiasschmerz behoben werden kann, bezüglich verbleibender Rückenschmerzen jedoch eine Gewähr nicht übernommen werden kann.

8. Jede übereilte Operation ist fehlerhaft, da die Erfolge keineswegs hundertprozentig sind. Es ist aus den klinischen Symptomen nur mit großer Annäherung auf den zu erwartenden Zustand an der Bandscheibe zu schließen, ob es sich etwa um prognostisch günstige sequestrierte oder die weniger günstigen verwachsenen kleineren Vorfälle handelt.

9. In Zweifelsfällen ist die Ansicht des Neurologen, Orthopäden und Chirurgen zusammenfassend zu verwerten. Bei schwerem langjährigem therapieresistenten Leiden ist die interlaminäre diagnostische Freilegung auch dann gerechtfertigt, wenn die Symptomatik nicht ganz klar ist und gegebenenfalls sogar einer myelographischen Untersuchung mit Jodöl vorzuziehen.

VII. Die versteifenden Operationen.

Im gleichen Maße, in welchem die lumbosakralen Versteifungsoperationen im Ausland eine zu Zeiten übergroße Anwendung gefunden haben, sind sie in Deutschland abgesehen von der Spondylitis-Tbc. seit jeher etwas vernachlässigt worden. *Schmieden* konnte in seinem großen Referat auf dem Chirurgen-Kongreß 1932 nur auf die geringe Zahl von 35 Eingriffen zurückgreifen. Unserer Ansicht nach bedarf das Problem der versteifenden Operation bei einer Bandscheibenlockerung einer weit größeren Beachtung, würden wir doch mit einer knöchernen Ruhigstellung der erkrankten Bandscheibe das Grundleiden angehen, während wir ja mit der Entfernung des Vorfalles allein die allerdings zunächst im Vordergrunde stehende nervale Komplikation bekämpfen. Die Meinungen über die Notwendigkeit einer versteifenden Operation (von amerikanischen Autoren *Fusion* genannt), sind noch sehr geteilt.

Eine Gruppe von Chirurgen behandelt die Frage nur am Rande (*Krayenbühl* u. *Weber*, *Kuhlendahl*, *Hofmann*, *Friberg* usw.). Oftmals sind es Operateure mehr der neurochirurgischen Richtung. Eine Zwischenstellung insofern, als sie eine Fusion nur in seltenen Fällen für notwendig erachten, nehmen andere ein. *Love* hat sie in 15 von 500 Fällen ausgeführt, *Falconer* in 5 von 100, *Malmros* in 1 von 115. Es mehren sich jedoch die Stimmen gerade von orthopädisch-chirurgischer Seite her, die auf Grund der doch teilweise recht unbefriedigenden Spätresultate gerade im Hinblick auf verbleibende Kreuzschmerzen die häufigere Ausführung der versteifenden Operation für erforderlich halten. Gerade die verbleibenden Kreuzschmerzen sind es ja, die hinsichtlich späterer Arbeitsfähigkeit den primären Operationserfolg hinfällig machen. Sie sind als Symptom der Osteochondrose anzusehen, der Grundkrankheit, worauf wir mehrmals Gelegenheit hatten, ausdrücklich hinzuweisen.

Während *Falconer* bei seinen 5 versteifend operierten Fällen keine verbesserten Resultate hatte, sprechen sich *Deery*, *King*, *Grant*, *Williams*, *Poppen* sehr zu ihren Gunsten aus. Inzwischen liegen größere Vergleichsstatistiken vor, die schon eine gewisse Stellungnahme erlauben. Die uns erreichbaren sind in der folgenden Übersicht zusammengestellt.

Zur Beurteilung der Tabelle ist es wichtig zu beachten, daß die schwereren Fälle mit Fusion behandelt wurden, so daß sich die spätere Möglichkeit körperlicher Schwerarbeit deutlich zugunsten der versteiften Fälle verschiebt. Beachtenswert ist die Feststellung, daß auch allein durch die Fusion das Ischiassymptom schwinden kann, nach manchen Erfahrungen ebenso häufig wie bei gleichzeitiger Vorfallentfernung. Andererseits sind aber auch in größerer Zahl die entgegengesetzten Beobachtungen gemacht, d. h. bei Schwinden der Lumbago, Bestehenbleiben der Ischialgie (*Bradford* und *Spurling*). Nur bei strenger Indikation ist offenbar ein guter Erfolg zu erwarten, so daß man sich erst nach sehr genauer Prüfung zu der gegenüber der wenig belastenden Vorfalloperation doch sehr eingreifenden Versteifung entschließt. Für eine allgemeinere Anwendung sind die Ergebnisse keineswegs gesichert genug. So berichten beispielsweise *Cleveland*, *Bosworth* und *Thompson* aus ihrem großen Material von 598 lumbo-sakralen Versteifungen verschiedener Indikation, daß trotz gut eingeheilten

Spanes in 33 Fällen die Beschwerden weiter bestanden, dementgegen sind auch pseudarthrotisch geheilte Versteifungen symptomfrei geblieben (*Barr, Hope* u. a.).

	Prolapsoperation u. Fusion						Prolapsoperation ohne Fusion						nur Fusion		
	Fälle	sehr gut	ohne Lumb.	mit Isch.	befried.	schl.	Fälle	sehr gut	ohne Lumb.	ohne Isch.	befried.	schl.	Fälle	geh.	gebe.
Barr	102	63%	60%	25%			132	63%	45%	46%					
Gurdijan u. *Webster*	52	68%			24%	8%	144	68%			20%	12%			
Grant, Austin, Friedenberg Hansen	54	50—60% auch zu schwerster Arbeit fähig					überwiegend nicht fähig zu schwerer körperlicher Arbeit								
Mixter u. *Barr*	61	90%					33	69%							
Smith		83%													
Farrel u. *MacCracken*	21	84%											27	85%	15%

Fehlende Einigkeit herrscht auch in der Frage, ob man die Versteifungsoperation primär oder sekundär nach vorherigem Abwarten des Erfolges der Entfernung des Vorfalles ausführen soll. Wir schließen uns jetzt unbedingt der zweiten Ansicht an, ist doch vorher nicht abzusehen, ob nicht auch die Rückenschmerzen wie es ja in etwa zwei Drittel der Fälle der Fall ist, schwinden. Wir selbst haben 3 Fälle versteift, zweimal primär und einmal sekundär. Hinzu kommen 5 Fälle primärer Versteifung bei Osteochondrose ohne Vorfall.

1. Bei einer doppelseitigen Ischialgie auf Grund einer Bandscheibenprotrusion L 4/5 standen heftigste Lumbagobeschwerden im Vordergrunde des klinischen Bildes, eine Lendenkyphose und eine abnorme, während der Operation nachweisbare Lockerung. Es wurde ein Beckenkammspan an die Dorne und Bögen angelegt.
2. Ein ganz entsprechender Fall, die Versteifung erfolgte durch 2 Rippenspäne.
3. Es handelt sich hier um einen ausgiebig laminektomierten Patienten, dessen Ischialgie behoben wurde, der aber, und deswegen ist er bereits im entsprechenden Kapitel erwähnt worden, auf Grund dieser Laminektomieschädigung heftigste Insuffizienzbeschwerden bekam. Ein halbes Jahr nach der Vorfalloperation wurden 2 Tibiaspäne, wiederum im Sinne eines *Albee*spanes, eingepflanzt (Abb. 34).

Nur der zweite Fall wurde gebessert, die anderen zeigten nur einen Teilerfolg. Die Gründe dieser Resultate werden anschließend zu erörtern sein.

Wir sind der unbedingten Ansicht, daß man in keinem Falle die primäre Versteifung etwa gleichzeitig mit der Vorfalloperation oder ohne deren Ergebnis längere Zeit abzuwarten, ausführen sollte. Es kommt grundsätzlich nur der sekundäre versteifende Eingriff in Frage. Auch sind ja die klinischen Zeichen der Lockerung nicht sicher genug und die Prüfung der Lockerung im Operationssitus nicht so verläßlich, als daß man daraus sofort die primäre Indikation ableiten könnte.

Wir sehen die Anzeigestellung zur sekundären Spanversteifung in folgenden Punkten:

1. Ungenügende Stabilität der Wirbelsäule als Folge einer evtl. durchgeführten größeren Laminektomie.
2. Verbleibende Kreuzschmerzen stärkerer Art
   a) Auf Grund abnormer Lockerung, bei der Operation nachgewiesen oder bei starker, röntgenologischer Verschmälerung bzw. Osteochondrose der Bandscheibe.

b) Bei Prozessen an den kleinen Gelenken, vor allem auch, wenn bei der ersten Operation die Entfernung eines Gelenkfortsatzes vorgenommen wurde (*Williams*),

c) bei gleichzeitiger Spondylolisthesis,

d) eventuell bei bestimmten Fehlbildungen, wie Bogendefekte, Spina bifida.

Wenn *Adson, Smith* als Anzeige ganz allgemein die „instabile" W.S. hinzugefügt haben wollen, einschließlich hyperlordotischer Abknickung am Kreuzlenden-

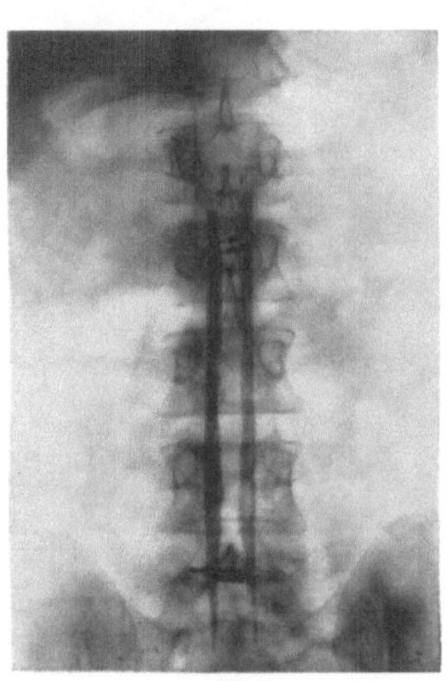
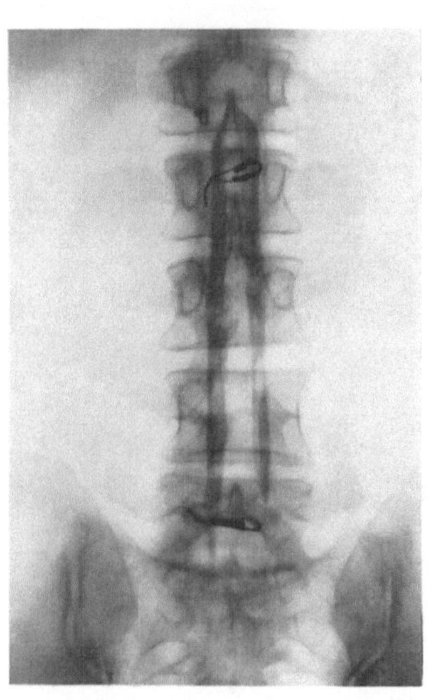

a   b

Abb. 34. Statische Beschwerden nach Laminektomie L 3 und L 4 bei Bandscheibenvorfall. *Henle-Albee*-Span postoperativ (a), nach 5 Monaten schleichende Fraktur in der Mitte und Abbau am Kreuzbein, nach 10 Monaten mit Callusreaktion an der Frakturstelle (b).

übergang und Variationen, so erscheint uns dieser Begriff zu weit gefaßt. Auch bei sehr langer Lumbagoanamnese wird man sich nicht zur primären Versteifung entschließen. Bei Schwerarbeitern kommt die sekundäre Operation häufiger in Frage. Auszuschließen ist jeweils das Vorliegen eines echten Rezidivs, hier wird man gegebenenfalls eine myelographische Kontrolle nicht umgehen können.

Vor dem operativen Eingriff sollte man mindestens 6 Monate konservativ behandeln. Die gute Wirkung eines Gipskorsettes ist geradezu ein Test für die evtl. Wirkung der Versteifung.

Die primäre Versteifung kommt nur dann in Frage, wenn die konservative Behandlung versagt und es sich um Fälle handelt, bei denen lediglich Symptome der Osteochondrose ohne Wurzelkompression d. h. ohne Ischialgie vorliegen. Unter dieser Anzeige haben wir 2 Fälle operiert mit einer Methode, deren Anwendung wir auch im gegebenen Falle als Zweiteingriff nach Bandscheibenoperation empfehlen möchten.

Es stehen für das operative Vorgehen verschiedene Wege zur Verfügung. Historisch älter sind die dorsal angreifenden Verfahren. Sie sind mehr oder weniger Modifikationen der Verfahren von *Henle, Albee* bzw. *Hibbs* und sind vor allem von französischer und angloamerikanischer Seite ausgebaut worden, während in der deutschsprachigen Literatur abgesehen von

21*

der Indikation bei der Spondylitis-Tbc. nur wenige Mitteilungen u. a. von *Henschen* vorliegen. Eine derartige Modifikation sind auch die iliolumbalen Überbrückungsmethoden durch ein- oder doppelseitige Spanversteifung zwischen Darmbein und unterer LWS. (*Campbell*). *Lance* und *Aurousseau* verbinden mit den Querfortsätzen, *Mathieu* und *Demirleau* kombinieren mit einer lumbosakralen Versteifung, *Zahradnicek* fügt noch einen Span zwischen Darmbein und Wirbelkörper hinzu. Es liegt auf der Hand, daß es sich um eingreifende und technisch schwierige Verfahren handelt. Wieder andere Chirurgen kombinieren die *Albee-Hibbs*-Methode mit

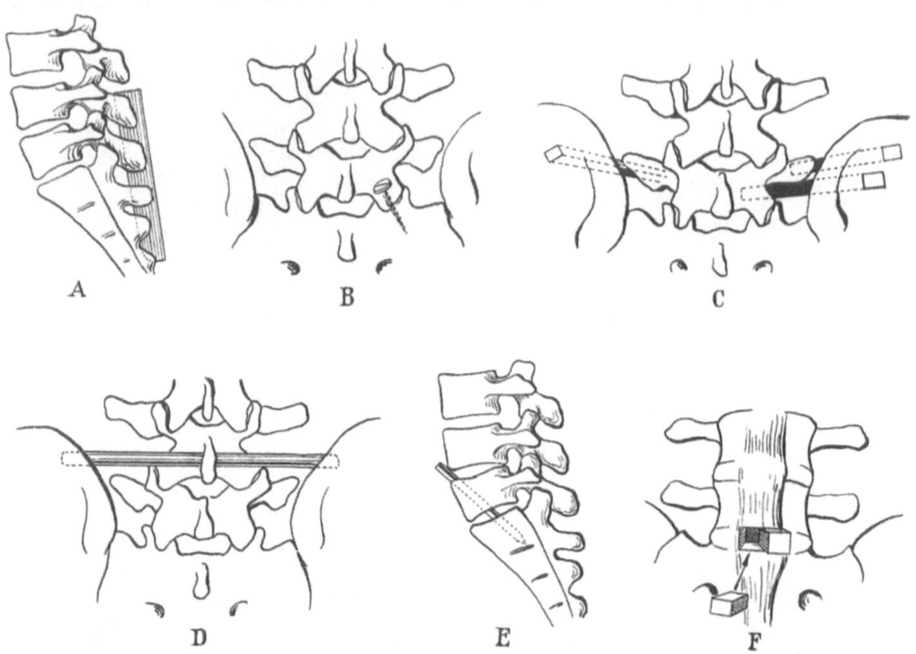

Abb. 35. Schema einiger Versteifungsoperationen. A—D: dorsale Methoden. A: *Henle-Albee*. B: Prinzip von *Hibbs* (modifiziert) Versteifung der kleinen Gelenke. C: Prinzip von *Cambell* u. a., Iliolumbale Versteifung. D: *Bentzon*. E—F: ventrale, transabdominelle Methoden. E: nach *Capener* u.a. F: „Mosaikplastik" nach *Mercer*.

einem H-förmigen Span, mit sogenannter trisakraler Versteifung, besonders wird neuerdings die sogenannte Leiterplastik nach *Moore* empfohlen. Eine Auswahl dieser Verfahren zeigt die schematische Darstellung in Abb. 35.

Die Kritik der dorsalen Methoden besteht zunächst darin, daß die Schienung weit entfernt von der Schädigung der Bandscheibe ansetzt und daher schon aus mechanischen Gründen nicht ideal sein kann. Der Vorteil des gleichen Operationszuganges wie bei der Entfernung des Vorfalles entfällt durch die Forderung, grundsätzlich nur die sekundäre Versteifung durchzuführen. Auch muß man mehr als oftmals notwendig versteifen, mehr als zwei benachbarte Wirbel. Ein Vergleich der Wirkung des *Albee*-Spanes bei der Spondylitis und einem weitgehend versteiften Gibbus ist nicht möglich, übertragen auf die Verhältnisse bei der Osteochondrose, d. h. einer beweglichen, durch die Bandscheibenerkrankung sogar abnorm gelockerten Wirbelsäule. Selbst am Spondylitismaterial hat *Mau* an unserer Klinik schon früher erweisen können, daß die Kyphosierung trotz Spanung zunahm. Um so eher ist das verständlich, wenn noch höhere mechanische Kräfte den Span beanspruchen. *Hoessly* hat im Hundeversuch nach Keilexzision eines Wirbelkörpers die Kyphose mit dem *Albee*-Span verhindern können. Seine Versuche können aber nicht ohne weiteres auf den aufrechten Gang des Menschen übertragen werden.

Wir haben zweimal primär einen Span angelegt. Einmal ist der verwandte Span aus der Rippe nicht eingeheilt, klinisch bestanden die Kreuzschmerzen unverändert weiter, im zweiten Falle ist zwar klinisch eine Besserung eingetreten, der Span aber ebenfalls sicherlich nicht knöchern eingeheilt. *Falconer* hat 3 seiner 5 Spanfälle nachoperiert und fand die Transplantate ohne knöchernen Anschluß. Von 6 Fällen bei *Berg* war nach 6 Monaten keiner fest.

In unserem dritten Falle, Überbrückung einer insuffizienten Wirbelsäule nach Laminektomie zur Entfernung eines Vorfalles, wurden die beiden Tibiaspäne mit Ligaturfedern nach *Maatz* fest angepreßt. Nach über 9 Monaten kam es zur schleichenden Spanfraktur bei Abbau der Spanenden, zu neuer Konsolidierung und schließlich geringer Besserung (Abb. 34).

Die geschilderten Nachteile der dorsalen Methode sollten zu ihrer nur ausnahmsweisen Anwendung führen und höchstens in Form der erfolgreicheren Kombinationsmethoden. Von kausalen Gedankengängen wie von mechanischen Gesichtspunkten aus erscheint es besser, die erkrankte Bandscheibe direkt knöchern zu überbrücken. Das ist durch drei Maßnahmen möglich.

1. Gleichzeitig mit der Bandscheibenoperation Einpflanzen eines Knochentransplantates vom dorsalen Zugang her in die radikal excochleierte Bandscheibe (*Briggs* u. *Milligan, Ovens* u. *Williams*). Dieses Verfahren ist theoretisch verlockend, jedoch der Zugang meist zu klein, die Fixierung eines genügend massiven Spanes zu schwierig. *Hyndman* hat in keinem Falle knöcherne Überbrückung gesehen, die Transplantate hatten sich sämtlich resorbiert.

2. Radikale Ausrottung der Bandscheibe durch einen vorderen transperitonealen Zugang nach *Dandy*. Er sah nach 1 bis 2 Jahren Blockbildung eintreten. Andererseits ist durch das starke Zusammensintern der Bandscheibenhöhe eine Verengerung der Zwischenwirbellöcher und ungünstige Beeinflussung der kleinen Gelenke zu befürchten.

3. Die eigentlichen vorderen Spaneinpflanzungen.

Der vordere transperitoneale Zugang für den dritten bis fünften Lendenwirbel wurde bereits 1906 von *Müller* anläßlich der Ausräumung spondylitischer Herde ausgearbeitet. *Kausch* excochleierte ein Ca. des dritten LW-Körpers. Andere Versuche der Freilegung stammen von *Trèves* (paravertebral) *Ménard* (Costotransversektomie) *Bruns* verwirklichte 1933 erstmalig seinen Gedanken von *Capener* durch vordere Spaneinpflanzung bei 2 Fällen von Wirbelgleiten. Er sowie später *Jenkins, Kellog-Speed* und *Henschen* gingen transabdominal vor und trieben einen Knochenbolzen schräg ein. Schließlich hat *Mercer* noch eine allerdings sehr komplizierte „Mosaikplastik" angegeben: Transabdominales Vorgehen, Ausmeißelung eines rechtwinkeligen Knochenloches, Verschraubung von entsprechend geformten Knochenprismen in der Lücke. *Lane* und *Moore* haben den Bandscheibenvorfall durch radikale Ausräumung der Bandscheibe bis an das hintere Längsband heran operiert und anschließend einen vorgeformten Orrellspan bei 36 Fällen eingepflanzt (vgl. Abb. 35).

Wir selbst halten den vorderen Zugang für die Methode der Wahl, empfehlen allerdings den extraperitonealen. Ähnliche Versuche sind offenbar schon früher von *Chaklin* bei der Spondylolisthesis gemacht worden.

Allerdings gelingt es nicht, wie wir im Leichenversuch sehen konnten, mit genügender Sicherheit und Übersichtlichkeit einen Bandscheibenvorfall von dort aus anzugehen bzw. die Bandscheibe radikal auszuräumen. Wir halten das aber auch nicht für erforderlich.

Im Tierversuch an 6 Hunden machte die extraperitoneale Freilegung keine größeren Schwierigkeiten. Mittels eines trepanartigen Bohrers wurde aus Deckplatten und Bandscheibe ein Zylinder ausgebohrt und ein entsprechendes aus dem Sitzbeinhöcker entnommenes Stück eingebolzt. Wegen der kleinen Verhältnisse war es schwierig, den Knochen genügend zu fixieren. Die nebenstehenden Abbildungen zeigen jedoch, daß es auf diese Weise gelingt, auch ohne zusätzliche Fixierung und trotz der ungünstigen statischen Verhältnisse, der fehlenden Druckbelastung beim Vierfüßer eine knöcherne Überbrückung herbeizuführen, sei es auch nur dadurch, daß das Transplantat als Baumaterial benutzt wird (Abb. 36). Die Ausräumung der Bandscheibe allein, das Anbohren, die Entnahme eines größeren Gewebszylinders, genügten in keinem Falle zur knöchernen Überbrückung, wie wir schon im pathologisch-anatomischen Abschnitt erörtern konnten.

Die Operation am Menschen gestaltet sich folgendermaßen: Die Schnittführung liegt in einer Linie zwischen Symphyse und Spitze der elften Rippe an der linken Seite (Abb. 37). Die Durchtrennung der Externus-Fascie erfolgt in gleicher Richtung, der Obliquus wird senkrecht dazu etwa in der Höhe der Spina a. S. stumpf durchtrennt, das Peritoneum mitsamt dem Ureter nach medial abgedrängt bis der mediale Psoasrand und die seitliche vordere Wirbel-

säulengegend freiliegen. Es handelt sich also um einen als hohen Wechselschnitt zu bezeichnenden Zugang, wie wir ihn grundsätzlich zur lumbalen Sympathektomie verwenden bzw.
auch zu zahlreichen Eingriffen an der Niere (*Wanke*). Der schwierigste Akt ist nun die Freilegung eines zehnpfenniggroßen Bezirkes der seitlichen Bandscheibe. Störend sind vor allem
querverlaufende segmentale Venen, die doppelt ligiert und durchtrennt werden müssen, um die

Gefäße genügend nach medial abschieben zu können. Auf besonders vorsichtiges Arbeiten an der Vene ist Wert
zu legen, der Grenzstrang kommt zu
Gesicht und ist zu schonen (Abb. 38).
Nunmehr wird mit einem Stanzinstrument (Abb. 39) unter leichten Drehbewegungen ein maximal 4,5 cm langer
Zylinder ausgebohrt, der zentrales
Bandscheibengewebe, beiderseits aber
Teile der benachbarten Wirbelkörper,
der Deckplatten enthalten soll. Nunmehr wird in diesen zylindrischen
Knochentunnel ein entsprechendes Fibulastück, das vom Periost befreit,
aber sonst nicht irgendwie vorbereitet
werden braucht, im schrägen Durchmesser eingebolzt. Zweckmäßig geschieht das bei Lordosierung, um den
Spalt zum Klaffen zu bringen und den
Span besser einzuklemmen. Bei dieser Richtung und Länge des Spanes
ist eine Verletzung nervaler Substanz
kaum möglich (Abb. 40), es kann höchstens eine Wurzel etwa im Bereiche
des Zwischenwirbelloches erreicht werden. Späne aus dem Beckenkamm haben wir ebenfalls versucht, sie lassen
sich aber weniger fest verklemmen und
schlechter zurichten. Die Blutung pflegt
gering zu sein. Ein Vorstehen des
Transplantates über das Niveau der
Oberfläche ist zu vermeiden. Evtl.
kann man *Beck*sche Bohrungen hinzufügen. Um den Span zusätzlich

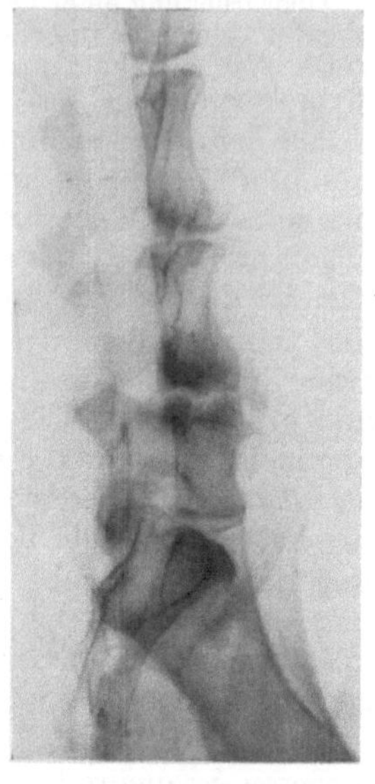
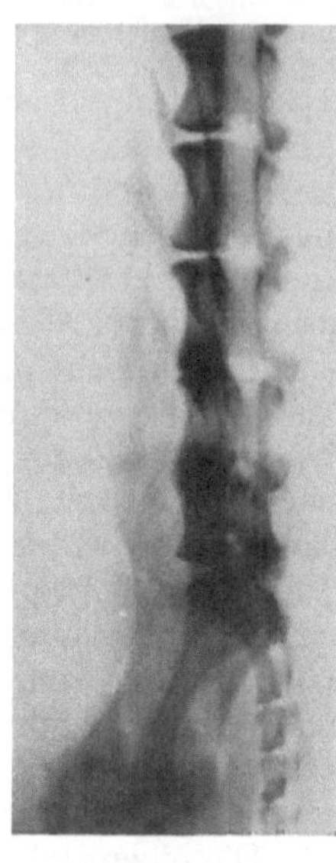

a   b

Abb. 36. Vordere Spanversteifung der vorletzten Lendenbandscheibe beim Hund. a) nach 6 Wochen deutlicher Umbau. b: vollzogene Blockbildung nach 3 Monaten. Zum Vergleich wurde
aus der drittletzten Bandscheibe ein Knochen-Bandscheiben-
Knochenzylinder ausgebohrt, jedoch kein Transplantat eingefügt. Es kam zu starker Verschmälerung und Sklerose mit
Randwulstbildung, in keinem Falle jedoch zu knöcherner Überbrückung. Die autoptische Bestätigung der Befunde erfolgte.

noch zu verkeilen, haben wir in einem Falle noch seitlich einen kleinen Knochenspan eingeschlagen. Für 24 Stunden wird sodann ein Drain in das Retroperitoneum eingelegt, der Verschluß der Wunde gestaltet sich überraschend einfach, es blutet kaum, größtmöglichste
Schonung der Festigkeit der Bauchdecken. Der Operierte wird für 8 Wochen in ein vorher

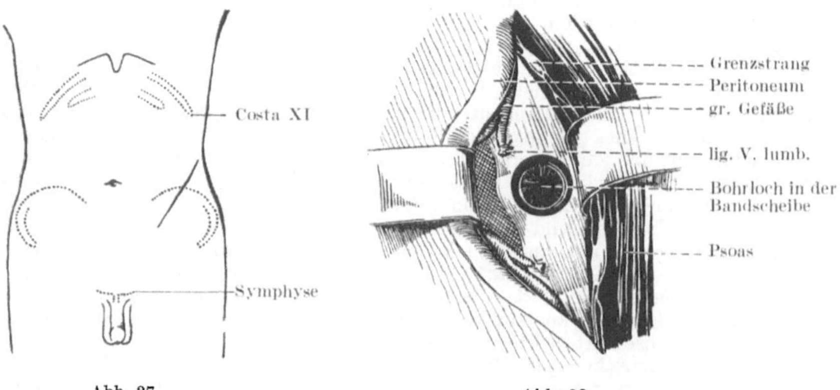

Abb. 37   Abb. 38

Abb. 37. Lage des Hautschnittes (hoher Wechselschnitt nach *Wanke*).
Abb. 38. Operations-Situs nach Freilegung der Bandscheibe L 4/5 mit Anlage des Bohrloches.

angefertigtes Gipsbett unter Vermeidung einer Lordosierung gelegt, für mindestens weitere 2 Monate ist das Tragen eines Gipsmieders erforderlich.

Wir konnten 2 Patienten nach dieser Methode operieren.

1. Eine 36 jährige Ehefrau leidet seit 14 Jahren an heftigsten Kreuzschmerzen ohne Ausstrahlung. Seit 2 Jahren hat sie dauernd Beschwerden beim Umdrehen im Bett, beim Aufrichten aus gebückter Haltung, beim Sitzen. Hausarbeit kann sie nicht mehr ausführen.

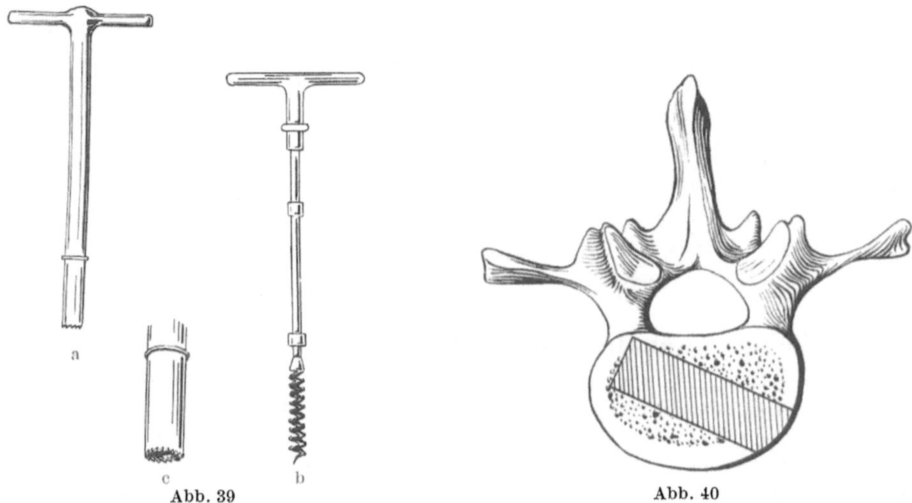

Abb. 39. Spezialinstrument zum Ausbohren des Zylinders (Durchmesser 14 mm), b wird in a eingesetzt. Länge von c = 5 cm).

Abb. 40. Lage des Bohrtunnels.

Die sehr kräftige und große Frau hat eine fixierte Gradehaltung der LWS. mit Klopfschmerz am Lumbosakralübergang, starke Lockerungssymptome bei Umschaltbewegungen, Hyperlordosierung und Beckenkippung sowie Beinstreckhaltung sehr schmerzhaft. Neurologisch o.B. Nachdem die Beschwerden durch ein Gipsmieder weitgehend behoben waren, sie aber nach Abnahme des Mieders in alter Stärke wieder einsetzten, wurde die Versteifungsoperation ausgeführt.

Im Röntgenbild bestand eine schwere Osteochondrose der praesakralen Bandscheibe. Der Eingriff selbst verlief ohne Zwischenfall, die Wundheilung war glatt.

Bei einer Nachuntersuchung nach 8 Monaten war die Patientin bei *voller Arbeitsfähigkeit* im Haushalt bis auf eine leichte Steifigkeit im Kreuz völlig beschwerdefrei.

2. 31 jährige Patientin mit einem dem vorigen Falle durchaus entsprechenden Befund, ebenfalls mit röntgenologisch ausgesprochener Osteochondrose der letzten Lendenbandscheibe. Zur besseren Verheilung wurde neben dem Fibulaspan noch ein zweites Kompaktastück eingebolzt. Die Behandlung ist in diesem Falle noch nicht abgeschlossen (Abb. 41).

Unter unseren Bandscheibenvorfällen befindet sich bisher noch kein Fall, bei dem eine Versteifungsoperation ausgeführt wurde, jedoch ist sie in 3 Fällen vorgesehen, und zwar handelt es sich um erhebliche Rückenschmerzen ohne radikuläre Symptome, die den Patienten arbeits-

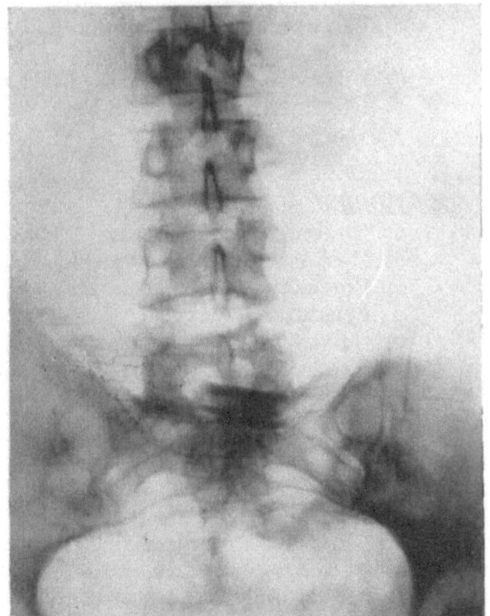

Abb. 41. Lage des Spanes (Fall 2).

unfähig machen und bei denen mehrere Monate ergebnisloser konservativer Behandlung verstrichen sind. Es kommt also nur ein Bruchteil der Fälle für den sekundären Eingriff in Frage, da man leichtere und mittelschwere Kreuzschmerzen keineswegs kritiklos der operativen Behandlung zuführen sollte. Die Frage der versteifenden Operation bei gleichzeitigem Wirbelgleiten wird gesondert abgehandelt.

Die Vorteile unseres Verfahrens sehen wir im folgenden:

1. Angriffspunkt ist der Ort der Schädigung. Mit der Blockwirbelbildung wird die Grundkrankheit therapeutisch angegangen.

2. Mechanisch günstigste Verhältnisse werden geschaffen, das Transplantat steht unter Druckbelastung.

3. Der Umfang der Versteifung wird auf 2 benachbarte Wirbel beschränkt, kann jedoch bei mehrfacher Erkrankung auch entsprechend ausgedehnt werden.

4. Vermeidung der Eröffnung der Bauchhöhle und Schonung der Gebilde der Bauchwand durch hohen Wechselschnitt.

5. Notwendigkeit nur geringer Freilegung der Wirbelsäule, geringe Blutung.

6. Durch die schräge Verlaufsrichtung des Spanes wird eine Gefährdung des Wirbelkanalinhaltes ausgeschaltet[1].

H. Über die symptomatischen Behandlungsmethoden der Ischialgie.

Zweifellos haben schon vor der Erkenntnis der Bedeutung der mechanischen Wurzelkompression zahlreiche historisch ältere Behandlungsmethoden ihre Erfolge aufzuweisen, und zwar wie rückschauend gesagt werden kann, sicherlich auch bei einer großen Zahl sicherer Bandscheibenvorfälle.

Das geht aus einer Nachuntersuchung von 150 stationär behandelten, d. h. sicherlich ausgesucht hartnäckigen rezidivierenden Ischialgien hervor (Diss. *Kruse*).

Die wesentlichen Gruppen der in der chirurgischen Praxis früher angewandten Behandlungsmethoden lassen sich etwa folgendermaßen einteilen:

A. Konservative Methoden.
    I. *Physikalische Therapie.*
       a) Hydrotherapie
       b) Elektrotherapie (*Balassa*)
       c) Histaminiontophorese (*Deutsch, Oszimik*)
       d) Diathermie, Kurzwellen
       e) Ultraschall (*Pohlmann, Richter* u. *Parow, Zehrer*)
       f) Röntgentherapie (*Freund, Curschmann, Altschul, Delherm* u. *Nilus, Rüsken*)
    II. *Reizkörpertherapie.*
    III. *Vitamin-B-Behandlung.*
    IV. *Infiltrationstherapie*
       a) Endoneural (*Lange* 1904)
       b) Epidural (*Sicard, Bum, Wiedhopf, Kutmanoff, Werner*)
       c) Praesakral (*Nürnberger, Pendl, Heile*)
       d) Peridural (*Säker*)
       e) Subarachnoidal (*Dogliotti, Goff, Benedetti* und *Maggia*)
       f) Sympathikus (*Bauer* und *Hellsten*).

B. Cirurgische Methoden.
    I. *Orthopädisch ruhigstellende Maßnahmen.*
    II. *Unblutige Dehnung (Nußbaum, Schüßler, Vogt, Wolkoff).*

---

[1] Inzwischen wurden 6 Pat. operiert mit glattem postoperativem Verlauf. Ergebnis: zweimal knöcherne Einheilung des Spanes und Beschwerdefreiheit, einmal nach 6 Monaten erst beginnende knöcherne Einheilung, zweimal Mißerfolg (fehlende Einheilung und unveränderte Beschwerden), im letzten Falle ist die Zeit noch zu kurz zur Beurteilung. Folgende Folgerungen sind abzuleiten: Weiterer Ausbau der Methode ist erforderlich, um die mechanischen Bedingungen der Einheilung zu verbessern, die Sicherheitsquote in Anbetracht der langwierigen Behandlung zu erhöhen. Es scheint sich als zweckmäßig zu erweisen, die Versteifung der kleinen Wirbelgelenke nach *Hibbs* hinzuzufügen. (Vom Verfasser vorgetragen auf der 64. Tagung Nordw. Chir. Ver. Dezember 1949 in Hamburg.)

III. *Operative Methoden*
  a) Blutige Dehnung
  b) Operation nach *Bardenheuer*
  c) *Stoffel*sche Operation (*Baum*)
  d) Seltenere Knochenoperationen (Facettektomie, Transversektomie u. a.)
  e) Muskel- und Fascienoperationen (*Ober, Heymann, Freiberg*).

Es ist hier nicht der Platz, auf die Methoden im einzelnen einzugehen. Von Interesse ist jedoch, welche von ihnen auch heute noch in der Behandlung der Bandscheibenvorfälle, die nicht operationsreif sind, Anwendung verdienen. Im Vordergrunde chirurgischen Interesses stehen dabei die Injektionsmethoden, weniger die endoneurale und epidurale als vielmehr die praesakrale und peridurale Infiltration mit Novokain. Die beiden Letztgenannten stehen in Konkurrenz.

Die praesakrale Novokain-Infiltration ist zuerst von *Nürnberger* therapeutisch angewandt worden, später von *Pendl, Fenz*, neuerdings *Stender*, evtl. kombiniert mit paravertebraler Infiltration nach *Heile*. Wir haben bei 2 bis 3 Injektionen im Durchschnitt von 23 Fällen 4 schlagartige Heilungen, 8 wesentliche Besserungen, 11 Mißerfolge gehabt.

Die peridurale Infiltration ziehen wir mit *Säker* vor, sie ist für den Patienten angenehmer und bei Beherrschung der Technik einfacher. Verwendet wird die 5%ige Pantocain-Periston-Lösung zur Periduralanaesthesie. Von 12 Fällen wurden 4 beschwerdefrei, 4 wesentlich, 2 gering gebessert.

Die blutigen Eingriffe an der Peripherie haben nur noch historisches Interesse, lediglich die unblutige Dehnung in Verbindung mit der periduralen Infiltration haben wir einige Male mit gewissem Erfolg ausgeführt.

Von einer gewissen Bedeutung sind lediglich die in Amerika angegebenen Muskel-und Fascien-Eingriffe, die von dem Gedankengang ausgehen, der Nervus ischiadicus werde von der Fascie lata (*Ober*) bzw. vom Musculus piriformis (*Freiberg*) mechanisch irritiert. Die Durchschneidung dieser Gebilde mag in Einzelfällen, da es sich um einen sehr leichten Eingriff handelt, anzuwenden sein. Der Piriformisschmerz ist ja ein Leitsymptom auch bei der radikulären Kompression, während wir allerdings eine Kontraktur der Fascia lata in keinem unserer Fälle nachweisen konnten.

Überblicken wir noch einmal die verschiedenartigen Methoden, die sämtlich in einem gewissen Prozentsatz von Erfolgen begleitet sind, so liegt es nahe, nicht eine spezifische Wirkung der einzelnen Medikamente, Operationen usw. anzunehmen, sondern eine unspezifische allen gemeinsame. Es ist das die Wirkung auf das Gefäß-Nervensystem. Es kommt dadurch zur Abschwellung mechanisch gereizter ödematöser Wurzeln bzw. des in gleicher Weise veränderten Bandscheibenvorfalles. *Wiedhopf* hat diese Wirkung noch vor Kenntnis der Rolle der Bandscheibe in Tierexperimenten nachweisen können. Seit *Spiess* ist die Wirkung der Anaesthesie auf entzündliche, exsudative und ähnliche Prozesse bekannt. Neben der rein mechanischen Wirkung der Flüssigkeit an sich, ist an die Beeinflussung des Circulus virtiosus Schmerz-Gefäßverengerung zu denken sowie an den verzögerten Abbau des Cholins durch Hemmung der Cholinesterase (*Ammon*), an die Rolle des Sympathikus. So steht auch hier das Nervensystem im Zentrum, in erster Linie die *Rickert*sche Deutung des Gefäßnervensystems. Unter diesem Gesichtspunkt behalten die angeführten historisch älteren Methoden durchaus auch heute noch bei der Behandlung der bandscheibenbedingten Ischialgie ihren Wert, gar nicht zu reden von den physikalischen Anwendungen in der postoperativen Phase.

Ein abschließendes Wort noch zur Frage der Rezidive. Bei unseren Nachuntersuchungen der 150 Fälle aus früheren Jahren ist jede der angewandten Methoden etwa gleich viel mit Rezidiven belastet, bei allen wurden aber auch Erfolge und sogar Dauerheilungen erzielt. Jedoch ist immer an die Möglichkeit von spontanen Dauerheilungen zu denken. In der weitaus überwiegenden Zahl traten jedoch Rezidive auf. Die auf einen Bandscheibenvorfall verdächtigen chronischen Fälle, soweit man das aus den alten Krankengeschichten ersehen kann, unterscheiden sich jedoch in ihrer therapeutischen Ansprechbarkeit auf die genannten symptomatischen Behandlungsmethoden offenbar nicht von den Fällen vermeintlich anderer Ursache. Es liegt nahe, für einen sehr großen Prozentsatz auch der letztgenannten Gruppe die gleiche Entstehung anzunehmen.

I. Konservative Behandlung des Bandscheibenvorfalles.

Nachdem nur ein kleiner Prozentsatz der klinisch diagnostizierten Fälle der Operation zuzuführen sind, ist jetzt derjenigen Maßnahmen zu gedenken, die speziell eine Beeinflussung des Vorfalles erreichen wollen, gewissermaßen also eine kausale Therapie darzustellen. Ausgangspunkt sind die Beobachtungen der wechselnden Größe des Vorfalles in Abhängigkeit von der Stellung der Wirbelsäule, von der Belastung. Es kommen also einmal die Repositionsmanöver vorgefallenen Bandscheibengewebes in Frage, zum anderen die ruhigstellenden Maßnahmen. In erster Linie stellen die reinen Lumbagofälle ohne Ischias ein orthopädisches Problem dar.

Auch für die als symptomatisch bezeichnete Therapie ist natürlich eine Einwirkung auf das Geschehen am Vorfall und seine Umgebung selbst anzunehmen, im Sinne einer Veränderund der Durchblutung, Änderung des Schwellungszustandes usw. Es sei noch erinnert an die Erfolge einer Entwässerungsbehandlung durch Dursttage, hypertonisch Lösungen (*Copemann*, *Pugh*, *Wright*). Eine Teilrolle der Abnahme des Liquordruckes wird vermutet.

Ein „Hereinsaugen" vorgefallenen Gewebes mag für gewisse Fälle zutreffend sein, vor allem amerikanische Autoren wollen es durch Extensionsbehandlung in Kyphosierung erreichen. Dieser Mechanismus ist sicher aber nicht so häufig vorhanden, wie er nach den etwas zu sehr mechanischen Deutungen angenommen wird. Durch Ruhigstellung der erkrankten Wirbelsäulenpartie ist das gleiche Ziel ohne wesentliches Risiko zu erreichen, mittels Flachlagerung, Gipsbett unter evtl. leichter Extension an den Beinen. Wir konnten so einen myelographisch positiven Fall klinisch heilen. *Luckner* hat über ein in USA. geübtes Einrenkungsmanöver berichtet.

Der Patient wird flach auf den Rücken gelagert, die Ober- und Unterschenkel mehrmals kräftig gebeugt und stoßweise unter gleichzeitigem Zug nach rückwärts gesteckt. Die Bruchpforte des hinteren Bandscheibenringes soll dabei erweitert werden. In 2/3 der Fälle sei die Methode erfolgreich. Nach gar nicht seltenen Mitteilungen scheinen bei brüsken Repositionsmanövern ernstere Zwischenfälle vorzukommen (*Burns* u. *Young*). *Poppen* sah 6 Lähmungsfälle. Vielleicht sind manche Erfolge und auch Zwischenfälle einer vermeintlichen Dehnungsbehandlung auf derartige Repositionen bzw. weiteres Herauspressen zurückzuführen. Die Erfolge konservativer Behandlung sind allerdings auf die Dauer gesehen wenig erfreulich. Die günstige Statistik beispielsweise von *Brahme* aus der schwedischen Literatur ist hier nicht zu verwerten, handelt es sich doch um rein internistisches Material sämtlicher anfallenden Ischiasfälle. *Barr* u. *Mixter* sahen in 10 myelographisch positiven Fällen nur Besserungen. *Young* hatte bei 248 Fällen nach 6 Jahren nur 21% Heilungen gegenüber 80% seiner operierten.

Unsere eigenen besten Erfahrungen hatten wir mit der Gipsmiederbehandlung, zumal es schwierig ist, die Patienten mehrere Wochen im Bett zu halten, wenn sie nach einiger Zeit keine stärkeren Beschwerden mehr haben. Die Unbequemlichkeit des Gipsmieders wird bei gutem Sitz sehr bald nicht mehr empfunden und außerdem davon aufgewogen, daß die Patienten herumlaufen können und nicht stationär behandelt werden müssen. In manchen Fällen ist der Erfolg geradezu frappant, besonders bei stärkeren Skoliosen. Ohne weiteres redressierendes Manöver wird bei leichter Extension in der Glissonschlinge am stehenden Patienten das Gipsmieder anmodelliert. Es kann sehr wohl der Fall sein, daß bei genügend langer Ruhigstellung ein kleiner Vorfall für die Dauer ausheilt. Wir empfehlen bei frischen Vorfällen eine Fixierungszeit von mindestens 8 Wochen, anschließend 4 Wochen Nachbehandlung.

Die Gipsmiederbehandlung ist bei allen klinisch sehr wahrscheinlichen, jedoch noch nicht zu operierenden Fällen mit schwereren Symptomen die Methode der Wahl. Sie gilt uns in gleicher Weise als Testbehandlung für eine evtl. Versteifungs-Operation bzw. stellen wir erst nach Versagen der Gipsmiederbehandlung in Zweifelsfällen die Indikation zur Vorfalloperation.

K. Beobachtungen und Ergebnisse bei negativem Bandscheibenbefund.

Bei dieser Gruppe von Beobachtungen werden Probleme von größter praktischer Bedeutung aufgeworfen, die bisher teilweise noch nicht in befriedigender Weise einer Lösung zugeführt werden können und zu einer Anzahl von Hypothesen Veranlassung gegeben haben.

Daß negative Explorationen auch bei erfahrenen Untersuchern und bester Methodik gar nicht so selten sind, geht aus zahlreichen Mitteilungen hervor.

Übersicht über die Zahl negativer Bandscheibenbefunde.

Barr u. *Mixter*	23	auf 141	Fälle
Gurdijan u. *Webster*	28	,, 196	,,
Young	55	,, 533	,,
Peyton u. *Simmons*	10	,, 90	,,
Friberg	7	,, 58	,,
Shinners u. *Hamby*	24	,, 140	,,
Malmros	18	,, 118	,,
Waris	44	,, 374	,,

In einer beträchtlichen Zahl von Arbeiten — man kann kaum annehmen, daß ausschließlich positive Befunde erhoben wurden — haben die negativen Befunde bedauerlicherweise keine Erwähnung gefunden. Um so verdienstvoller und lehrreicher ist eine Aufstellung, die *Weber* bringt und die vor allem zeigt, wie mit zunehmender Erfahrung die Zahl der negativen Fälle abnimmt.

	1938/42	1944/45	1946/47
positive Befunde	47	104	242
negative Befunde	41	51	40

Wir selbst hatten unter 110 Operationen 17 negative Bandscheibenbefunde. Die Analyse gerade dieser Fälle ist von großem Interesse, da sich vor allem auch operativ-technische Fragen daraus ergeben.

Ist es nun möglich aus der Symptomatologie dieser Fälle Schlüsse zu ziehen bzw. welche Deutungsmöglichkeiten ergeben sich ?

Bis auf 2 Fälle (Nr. 12 u. Nr. 16) traten die Schmerzen rezidivierend auf, ein Trauma in der Vorgeschichte ist verhältnismäßig selten, der Preßschmerz ist fast konstant. (Fall 5 wurde in der Remission operiert.) Auffallend sind die 6 Fälle reiner Ischias ohne Lumbago. Spontanschmerz und Druckpunkte sind in gleicher Weise wie bei den Vorfallpatienten vorhanden, wenn auch gerade in den reinen Ischiasfällen periphere Druckpunkte mehr in den Vordergrund treten. Die Fälle mit positivem Röntgenbefund haben auch stärkere Wirbelsäulensymptome, und im Ergebnis bleiben postoperative Kreuzschmerzen zurück. Wir schließen daraus, daß es sich doch um Bandscheibenvorfälle gehandelt hat (Fall 2, 6, 11, 13), die entweder übersehen wurden, im Augenblick der Operation nicht manifest waren oder noch wahrscheinlicher im Foramen lagen. Das nimmt auch *Friberg* für derartige Fälle mit typischer Symptomatik an. Ihre vermutlich größere Häufigkeit als bisher bekannt geht aus den schönen neueren Untersuchungen von *Lindblom* mittels Abrodil-Myelographie hervor. Eine zweite Gruppe von Fällen ist diejenige, bei denen eine stark verwachsene, makroskopisch veränderte, verdickte und exzessiv schmerzhafte Wurzel gefunden wurde (Fall 3, 4, 7, 8, 12 u. 14). Bei 7 und 8 war sogar die Wurzel innerhalb der Durascheide völlig narbig verbacken. Hier ist die Frage der primären Neuritis zu diskutieren gegenüber Folgezuständen mechanischer Insulte ein Problem, das noch im Zusammenhang zu erörtern sein wird.

Diese Deutungsmöglichkeiten bestehen auch für die dritte Gruppe: Normale makroskopische Verhältnisse an der Wurzel, jedoch heftiger monoradikulärer Schmerz besonders im Vergleich zu den in solchem Falle grundsätzlich aufzusuchenden Nachbarwurzeln (Fall 1, 5, 15)

Name	Vorge-schichte	Trauma	Husten Niesen	WS	neurol.	Rö.	Wurzel-schmerz und Operation	Erg.	Epikrise
1. Pe.	reine Isch.	$\emptyset$	+	$\emptyset$	o.B.	o.B.	L 5 ++ Durchtrg.	gut	Schmerzh. Wurzel
2. Po.	Lumb. vorIsch.	+	+	++	ASR. $\emptyset$	lat. Jod-öl Def.	Dekompr.	Bes-serg.	Lat. Bandsch.Vorf. vermutet
3. Mö.	„	+	+	+	Dermat.	Jodöl-Def.	L 5 + ver-dickt Dekompr.	gut	Makroskop. Wurzelbefund
4. Thi.	reine Isch.	+	+	(+)	ASR ab-geschw.	Gering. Jodöldef.	L 5 + ver-wachsen Dekompr.	gut	„
5. Rie.	reine Isch.	$\emptyset$	$\emptyset$	$\emptyset$	o.B.	o.B.	S 1 ++ Dekompr.	gut	Schmerzh. Wurzel
6. Schl.	Lumb. vor Isch.	+	+	++	Parese Zehen-heber Dermat.	Osteoch. L 3/4 u. L 4/5	S 1 ++ Dekompr.	Bes-serg.	Lat. Vorfall zu vermuten
7. Schu.	Lumb. vor Isch.	$\emptyset$	+	(+)	Zehen-parese ASR $\emptyset$	o.B.	L 5 ++ adh. Durchtren-nung	gut	Makroskop. u. Mikroskop. Wurzelbefund
8. Brü.	„	$\emptyset$	+	(+)	o.B.	o.B.	L 5 ++ schwer ver-wachsen Durchtr.	Be-serg.	Makroskop. Wurzelbefund
9. Ha.	„	$\emptyset$	$\emptyset$	$\emptyset$	ASR ab-geschw. *Guill. Barrée*	o.B.	Dekompr.	schl.	—
10. Rei.	reine Isch.	$\emptyset$	$\emptyset$	$\emptyset$	ASR ab-geschw. Dermat.	o.B.	L 4 (+) Dekompr.	Bes-serg.	—
11. Bo.	Lumb. vor Isch.	$\emptyset$	+	++	Dermat.	Osteoch. L 3/S 1	S 1 ++ Wurzel-durchtr.	schl.	Lat. Bandsch. Vorf. zu vermuten
12. Ja.	reine Isch.	+	+	$\emptyset$	o.B.	o.B.	L 5 + adh. Dekompr.	schl.	Makroskop. Wurzelbefund
13. We.	Lumb. vor Isch.	$\emptyset$	+	++	Dermat.	Verschm. L 3/4	Dekompr.	Bes-serg.	Lat. Vorfall zu vermuten
14. Pl.	reine Isch.	$\emptyset$	+	$\emptyset$	Dermat. *Guill. Barrée*	o.B.	L 5 +++ adh.Durchtr.	Bes-serg.	Makroskop. Wurzelbefund
15. Su.	Lumb. vor Isch.	+	+	+	Dermat.	o.B.	L 5 ++ Durchtrg.	gut	Wurzelschmerz
16. Je.	Lumb. Isch.	$\emptyset$	+	$\emptyset$	o.B.	o.B.	L 5 u. S. 1 $\emptyset$ Dekompr.	fragl.	—
17. Ot.	Lumb. m. Ge-säß-schm.	$\emptyset$	+	+	o.B.	o.B.	„	„	—

Die bisher genannten Fälle können danach nur bedingt als negativ angesehen werden, jedenfalls nur in Beziehung auf einen Bandscheibenvorfall. Völlig negativ, als klare Fehl-diagnosen erwiesen sich die restlichen Fälle (9, 10, 16, 17), deren Symptomenarmut jedoch von vornherein einen zweifelhaften Befund erwarten ließ und die nur auf Grund der heftigen subjektiven und therapieresistenten Beschwerden probatorisch operiert wurden.

Eine letzte zahlenmäßig häufige Gruppe, die sog. Hypertrophie der gelben Bänder, ist wegen ihrer grundsätzlichen Bedeutung in Kapitel M gesondert abgehandelt, sie hat in unserem Material keine Bedeutung.

Ein in der Literatur häufig zitierter Befund ist eine *Varikose der periduralen Venen.* *Gurdijan* und *Webster* verzeichnen ihn nicht weniger als 12mal unter 28 negativen Fällen, auch wir haben mehrmals gesehen, daß die Venen auf über Streichholzdicke erweitert waren, sehen darin aber nur einen begleitenden Nebenbefund, eine *sekundäre Folge* irgendwelcher primärer, meist wohl mechanischer Abflußstörungen (Abb. 31e). Man hüte sich, diese Venektasien zu überwerten. Ihr die alleinige Rolle zuzuerkennen, ist sicher eine Verlegenheitsdiagnose.

Wie soll sich nun bei negativem Bandscheibenbefund der weitere Verlauf der Operation gestalten? Wenn auch von Fall zu Fall entschieden werden muß, so erscheint für das zukünftige Handeln doch eine gewisse Gruppeneinteilung zweckmäßig. Einiges ist bereits im operativen Abschnitt erwähnt worden.

In der ersten Gruppe mit starken Wirbelsäulensymptomen und positivem Röntgenbefund ist die zermürbte Bandscheibe zu excochleieren, bei starkem Wurzelschmerz und ungenügender Gewinnung zermürbten Gewebes evtl. die sensible Wurzel zu durchtrennen. Fehlen aber röntgenologische Zeichen einer Bandscheibendegeneration, so rühre man die evtl. gesunde Bandscheibe nicht an. Die reine Dekompression kommt nur bei nicht ausgesprochenem Wurzelschmerz in Frage. Heilung kann auch dann erfolgen, die Prognose ist jedoch unzuverlässig, bei *Bradford* und *Spurling* nur 3 Heilungen von 9 Fällen.

Bei stark verwachsener und schmerzhafter Wurzel ist die Durchschneidung der sensiblen Wurzel von bestem Erfolg und die Methode der Wahl. Sie wurde zuerst aus dieser Anzeige heraus von *Sahlgren* und *Sjöquist*, *Petit-Dutaiilis* und *de Séze*, *Olivecrona* und *Norlén* empfohlen. Der schlechte Erfolg in unserem Falle 11 ist auf eine Erkrankung von 2 Wurzeln zurückzuführen. Um nicht einen zu starken Ausfall zu erhalten, haben wir nur eine von ihnen reseziert.

Bei makroskopisch normal aussehender, jedoch isoliert schmerzhafter Wurzel sollte bei langer Anamnese und besonders bei älteren Leuten die Wurzel durchtrennt werden. Allerdings kann eine Heilung auch durch reine Dekompression erfolgen. (Fall 3, 4, 5). Doch wird man sich mit dieser palliativen Maßnahme nur bei geringem Wurzelschmerz begnügen. In einem Falle (11) war eine hintere Knochenapposition vorhanden. Es ist dann die Wurzeldurchschneidung besser als die Entfernung des Knochens oder die Facettektomie in der Erwartung einer Einengung des Zwischenwirbelloches (siehe Seite 258).

Die negativen Explorationen ausführlicher mitzuteilen erschien uns wegen der vielen noch offenen Fragen bedeutungsvoll. Es konnte erwiesen werden, daß die Symptomatik häufig genug völlig identisch mit derjenigen der Bandscheibenvorfälle ist, daß aber einige, vor allem fehlende Zeichen Verdachtsmomente ergeben, in erster Linie das Fehlen von Wirbelsymptomen bzw. einer Lumbagoanamnese. Es geht weiterhin daraus hervor, daß die klinische Diagnose eines Bandscheibenvorfalles niemals mit unbedingter Sicherheit, sondern lediglich mit größter Wahrscheinlichkeit zu stellen ist. Ein gewisser Prozentsatz negativer Explorationen, etwas mehr als $10^0/_0$, wird auch bei bester Diagnostik und großer operativer Routine nicht zu vermeiden sein, da andere Ursachen der Wurzelkompression nicht ausgeschlossen werden können. Der Schaden ist jedoch insofern nicht groß, als meist doch radikuläre Ursachen gefunden werden, die therapeutischer Beeinflussung zugänglich sind. Die Forderung nach strenger Indikation ist die zwangsläufige Folge dieser Überlegungen.

L. Differentialdiagnose.

Das Syndrom des Bandscheibenvorfalles kann von sehr verschiedenartigen Krankheitsbildern nachgeahmt werden, nicht nur das vollständige Bild, sondern in erster Linie die Teilsymptomatik. Es wird also die Aufgabe sein, atypische Zeichen herauszufinden, die den Verdacht auf anderweitige Ursachen nahelegen. Es würde zu weit gehen, sämtliche in Frage kommenden Erkrankungen im Einzelnen zu erörtern, auch ist ein großer Teil der degenerativen Erkrankungen im Gange der vorliegenden Besprechung bereits diskutiert worden und bedarf nur noch einmal kurzer Aufzählung bei dem Versuche, eine gewisse Gruppierung der in Frage kommenden Erkrankungen vorzunehmen.

A. Spinale Prozesse.
1. Intradurale Tumoren (Neurinome der Cauda, Neurofibrome, Ependymome, Meningeome, Cysten, spinale Varicen.).
2. Adhäsive, entzündliche intradurale Prozesse (Arachnitis, Arachnoidose, Jodölschäden, Leptomeningitis).
3. Radikulitis, Neuritis.
4. Andere neurologische spinale Leiden (Syringomyelie, Tabes, multiple Sklerose usw.).

B. Extradurale, vertebrale Kompressionsursachen.
1. Tumoren der Wirbelsäule (primäre und metastatische).
2. Entzündliche Erkrankungen der WS. (Tbc., Osteomyelitis, Epiduritis, Typhus, Bang).
3. Posttraumatische Zustände (Wirbelbruch, Bogenkallus, Flavumverdickung).
4. Erkrankung der kleinen Wirbelgelenke (Arthritis, Bechterew).
5. Degenerative Erkrankungen der WS. anderer Art.

C. Angeborene lumbosakrale Erkrankungen. Übergangswirbel, Spaltbildungen, angeborene Deformitäten.

D. Lumbosakrale Lokalisationen bei Systemerkrankungen, Störungen des Kalkstoffwechsels (Osteoporose, Osteomalacie, Paget, Vertebra plana, Avitaminosen usw.).

E. Periphere Affektionen.
1. Erkrankungen der Sakroiliakalfugen (Entzündung, Beckentumoren, Osteitis condensans ilii).
2. Erkrankungen der Hüftgelenke (Coxitis, Arthrosis, Frakturen, Perthes, Subluxationen).
3. Deformitäten der unteren Extremitäten. (Posttraumatische orthopädische).
4. Erkrankungen des intrapelvinen und peripheren Abschnittes des N. ischiad. (sog. Neuritis. Tumoren, Verletzungen. Aneurysmen, Fremdkörper, neurovegetative Leiden, Kausalgie).
5. Primäre Erkrankungen der Weichteile
    a) Allergien (sog. Rheuma, Fokalinfekte, endogene Störungen),
    b) Entzündungen (Abzesse, glutäale Injektionen),
    c) Bänderschwäche, Kontrakturen, Hernien,
    d) Gefäßerkrankungen (Arteriosklerose, Endangitis oblit, Varizen, Aneurysmen).
6. Organerkrankungen (*Head*sche Zonen, Beckenorgane, urolog. Leiden, Hämorrhoiden, Gravidität).

Es mag von Interesse sein, bei einer Erörterung einzelner dieser genannten Erkrankungen diejenigen mit Lumbagoischiassymptomen einhergehenden Erkrankungen zugrunde zu legen, die während des gleichen Zeitraumes, in welchem 110 Bandscheibenvorfälle operiert wurden, zur operativen Behandlung kamen.

Caudatumoren	2	Peridurales Steckgeschoß	2
Arachnitis	1	Paravertebraler Sanduhrtumor	2
Wirbelsarkom	2	Glutäales Lipom	1
Ca-Metastase	1	Neurolyse bei Schußverl. in	
Wirbelosteomyelitis	2	Höhe der Glutäalfalte	1
Sakrales Chordom	1		

Nur die Arachnitis wurde, allerdings wegen des mehrere Wurzeln betreffenden neurologischen Befundes von vornherein unter Bedenken, als Bandscheibenvorfall operiert. Die Vorgeschichte war durchaus typisch.

Der eine Fall eines Caudatumors war neurologisch völlig monoradikulär. Die Verdachtsdiagnose wurde durch den sehr hohen Eiweißwert im Liquor von 90 mg% gestellt, die endgültige myelographisch. Im übrigen pflegen intradurale Prozesse meist ausgedehntere und oft beiderseitige neurologische Symptome hervorzurufen. Allerdings dürfte die Abgrenzung großer medialer Vorfälle manchmal nicht möglich sein. Spinale Varizen sollen durchaus ähnliche Symptome machen (*Bronson*).

Für die Tumoren der Wirbelsäule gilt ein positiver Röntgenbefund als beweisend, als Frühzeichen sind Veränderungen an den Bogenwurzeln zu beachten, Destruktionen oder Vergrößerung des Abstandes. In einem unserer Fälle, einem Sarkom des 4. LW., war ein Röntgenbefund erst nach vier Monaten sichtbar, bis dahin bestand klinisch eine schwere Ischialgie mit Lumbago, allerdings bei zunehmendem körperlichen Verfall und hoher Blutsenkung.

2 Fälle von Wirbelosteomyelitis waren zum Zeitpunkt der Operation ebenfalls röntgenologisch negativ, beide hatten schwere radikuläre Schmerzen mit völliger Fixierung der LWS. auf Grund einer begleitenden eitrigen Epiduritis.

Wir möchten hier besonders auf die auch noch in der Ausheilungsperiode hartnäckigen Neuralgien bei der Spondylitis typhosa und besonders der Spondylitis Bang hinweisen.

Bei einem ausgedehnten inoperablen Chordom bestanden doppelseitige Sakralneuralgien.

Die peripheren Affektionen des Ischiasnerven zeichnen sich vor allen Dingen durch das Fehlen von Lumbalgien aus. In 2 Fällen war ein paravertebrales Lymphosarkom sanduhrförmig durch die Zwischenwirbellöcher in den Wirbelkanal eingewachsen und hatte zudem den Plexus fest ummauert. Alle diese symptomatischen Ischialgien dürften keine besonderen diagnostischen Schwierigkeiten bereiten, sofern nur die Untersuchung mit der erforderlichen Umsicht vorgenommen wird. Es dürfte dann nicht mehr vorkommen, daß beispielsweise eine Coxitis mit Beugekontraktur als Ischias fehlgedeutet wird.

Bei der Ischialgie in der Gravidität ist auch an eine Begünstigung der Entstehung eines Vorfalles infolge der entsprechend Symphyse, Kreuzdarmbeinfuge stärkeren Auflockerung zu denken, wofür neben einer eigenen Beobachtung *Waris* ein Beispiel gibt.

Die diagnostische Novokainausschaltung in verschiedener Höhe des Nerven (*Steindler, Wiedhopf, Vaubel* u. a.) haben wir niemals nötig gehabt; sie spielt u. E. in der Praxis nach dem heutigen Stande des Wissens keine Rolle mehr.

Der wichtige Fragenkomplex der Radiculitis-Neuritis erfährt eine gesonderte Darstellung in einem entsprechenden Abschnitt.

M. Normale und pathologische Anatomie der gelben Bänder (Ligg. interarcualia sive flava) und die Beziehung zum Bandscheibenvorfall.

Die Zwischenbogenbänder (Ligg. interarcualia), auch gelbe Bänder (Ligg. flava) genannt, haben, nachdem sie in der pathologischen Anatomie bisher nur eine recht bescheidene Rolle gespielt haben, erst in den Jahren nach 1930 größeres klinisches Interesse erlangt. Ihre Bedeutung hat dann parallel derEntwicklung der Klinik der Bandscheibenvorfälle zugenommen, wurde in ihnen doch eine entscheidende begleitende Rolle oder auch alleinige Ursache in der Auslösung lumbaler Wurzelkompressionen gesehen.

Zwar hatte schon *Elsberg* 1911 einen Fall beschrieben, bei dem die Entfernung eines zervikalen verdickten gelben Bandes zur klinischen Heilung führte. 1916 folgte eine Mitteilung von *Puusepp*. Die eigentliche Folge von Veröffentlichungen setzt 1931 mit 2 Fällen von *Town, Bancroft* und *Reichert* ein. Die nun folgenden Jahre haben wesentliche Erkenntnisse gebracht, doch steht die endgültige Klärung der Frage noch aus, in der deutschen Literatur liegt, abgesehen von einer Arbeit von *Hart*, noch keine spezielle Veröffentlichung vor. Überhaupt fehlt bisher wie *Junghanns* in seiner monographischen Darstellung der Pathologie der Wirbelsäule im Handbuch von *Henke-Lubarsch* feststellt, eine eingehende systematische Beschäftigung mit der normalen wie vor allem der pathologischen Anatomie der gelben Bänder.

Diese Kenntnis ist aber unerläßlich für die Beurteilung der Verhältnisse bei den Bandscheiben, den osteochondrotischen Wirbelsäulenveränderungen. Wir haben uns mit diesem Problem systematisch beschäftigt und gemeinsam mit Herrn Dr. *Herzog* vom pathologischen Institut (Prof. *Büngeler*) ein Material von 68 Leichenwirbelsäulen verschiedenster Lebensalter untersucht.

Normale Anatomie. Die Sonderstellung der Zwischenbogenbänder ist gekennzeichnet durch den fast ausschließlichen Gehalt an elastischen Fasern, wie er sonst im menschlichen Körper nur noch im Lig. susp. penis, lig. stylohyoideum und den

Stimmbändern vorkommt. Die mit der Anatomie der gelben Bänder zusammenhängenden Verhältnisse sind am übersichtlichsten darzustellen, indem man die Wirbelsäule in der Längsrichtung an den Bogenwurzeln frontal absägt und somit eine Körpersäule und eine Bogensäule gewinnt.

Jeweils zwischen zwei Wirbelbögen erstreckt sich das paarig angeordnete Band zwischen C 2/3 bis zum Kreuzbein, insgesamt also in 24 Einzelabschnitten. Jederseits ist die Form etwa viereckig. Der kraniale Rand, der Ursprung ist am unteren Rande des kranialen Bogens angeheftet, der untere Rand, d. h. der Ansatz befestigt sich auf der Rückfläche des kaudalen Bogens, der gegenüber dem darüberliegenden dachziegelartig angeordnet ist, wodurch die verschiedene Anheftungsart bewirkt wird. Die Flächen treffen mehr oder wenig stumpfwinklig V-förmig in der Mittellinie zusammen. Dort befindet sich ein von Fettgewebe erfüllter Spalt mit dem Durchschnitt der wichtigsten Gefäße. Wir konnten jedoch feststellen, daß solche auch lateral vorhanden sind. Dieser laterale Rand steht in wichtiger Beziehung zur hinteren Begrenzung der Zwischenwirbellöcher und haftet am oberen Gelenkfortsatz, z. T. in die Kapsel einstrahlend und die Foramina deutlich einengend. Mit den Wirbelbögen bilden die Ligg. flava die hintere Begrenzung des Wirbelkanales und damit des Periduralraumes. Dieser ist gerade dorsal und dort wiederum im Lumbalteil breit genug, um eine Druckwirkung der etwas uhrglasförmig in das Lumen vorgewölbten Bänder auf die Dura als unmöglich erscheinen zu lassen, zumal noch dazu der geschilderte Faserverlauf ein solches Vorkommnis verhindert. Von der Mittellinie ziehen septenähnliche Bindegewebszüge in sagittaler Richtung zur Durahinterfläche. Die gelbe Farbe entspricht dem elastischen Fasergehalt. Im Foetalleben und frühen Kindesalter ist sie weißlich. Die Konsistenz ist etwa die vom weichen Fensterleder.

Es trifft im allgemeinen zu, daß nicht nur die Fläche der Bänder von kranial nach kaudal zunimmt, sondern ebenso ihre Dicke. Jedoch ist für unsere spätere Beurteilung von größter Wichtigkeit, daß die individuelle Variationsbreite groß ist. Bei normalen Wirbelsäulen fanden wir etwa folgende Durchschnittswerte.

$$\begin{array}{lll}
\text{HWS} - \text{D 11} & 1{,}5 & \text{bis 2 mm} \\
\text{D 11} - \text{L 4/5} & 4 & \text{bis 6 (9) mm} \\
\text{L 5/S 1} & 2 & \text{bis 4 mm}
\end{array}$$

In der Lendenwirbelsäule variierten die Banddicken zwischen 4 und 6 mm, ja einmal sogar 9 mm. Dabei ist das vorletzte Band durchweg das stärkste und neigt gleichzeitig zu den größten Schwankungen. Die zweite überaus wichtige Ausnahme betrifft das praesakrale Band. Es ist in überwiegender Mehrzahl, aber nicht ohne Ausnahmen um die Hälfte bis 2/3 dünner als die kranialwärts liegenden Bänder. Wir sehen darin einen Ausdruck der Übergangsform entsprechend der zugehörigen praesakralen Bandscheibe. Eine gewisse Abhängigkeit besteht auch zwischen Bogenabstand und Dicke des Bandes. Entgegen *Hoffmann* fanden wir das Band bei großem Abstand, also größerer kraniokaudaler Ausdehnung dünner als bei umgekehrten Verhältnissen. Auch weist jedes einzelne Band in sich verschiedene Durchmesser auf insofern als der laterale Teil dünner zu sein pflegt als der mediale, jedoch auch hier individuellen Schwankungen unterworfen.

Die *physiologische Bedeutung* der gelben Bänder ist an die elastische Eigenschaft gebunden. Die Summation der Elastizität der Einzelbänder ist immerhin so beträchtlich, daß die abgetrennte Bogenwirbelsäule sich gegen die Körpersäule um 3,5 bis 4,5 cm verkürzt, 1 bis 2 cm davon auf die LWS. entfallend. Wir konnten damit die schon von *Fick* beschriebenen Befunde bestätigen und zudem feststellen, daß gewisse Unterschiede in höheren und jüngeren Lebensalter bestehen, wie an sich ja zu erwarten war. Durch 2 bis 4 kg Gewichtszug wird die primäre Länge wieder erreicht. Bei etwa 20 bis 30 kg Zugbelastung in der Längsachse können weitere 5 cm an Längenausdehnung gewonnen werden. Mit dieser Kraft von 2 bis 4 kg besteht eine dauernde gummizugartige Wirkung auf die Wirbelsäule im Sinne der Streckung und erspart eine entsprechende Muskelkraft. Bei Hyperlordosierung verkürzen sich die Bänder und werden etwas dicker. Man kann das nach Bestreichen der lig. flava mit Bariumbrei röntgenologisch darstellen. Gleichzeitig wölben sich die kleinen Gelenke etwas vor, so daß insgesamt eine gewisse, wenn auch geringförmige taillenförmige Einengung des Wirbelkanals resultiert (vergl. auch Abb. 3).

Ein Gleichgewicht besteht zwischen der ausdehnenden Kraft der Bandscheibe und den gelben Bändern, ein Antagonismus somit zum vorderen Längsband, ein für die Pathologie später zu erörternder wichtiger Umstand. Die Berechtigung zu dieser Annahme ist aus der Tatsache abzuleiten, daß die Bewegungsachsen der Kippbewegungen durch den normalerweise etwas dorsalwärts der Wirbelkörpermitte gelegenen Gallertkern verlaufen, somit die gelben Bänder und das vordere Längsband etwa gleichweit vom Drehpunkt liegen.

Die Hauptkriterien der histologischen Veränderungen sind zusammengefaßt: Auflockerung und Verquellung der Grundsubstanz, Schwinden der Kerne bzw. der Kernfärbung, Auflockerung der Faserstruktur, fibrinoide Nekrose, diffuse feintropfige oder streifige Verfettung. Es bestehen deutliche Parallelen zum Vorkommen der Atherosklerose. In 4 Fällen fanden wir zudem Verkalkungen, die einzigen Befunde, die bisher in der Pathologie der gelben Bänder größere Beachtung gefunden haben[1].

Pathologische Anatomie: Knöcherne Ausziehungen an den Ansatzstellen sind noch als normal anzusehen und finden sich bereits im dritten Lebensjahrzehnt. In der Literatur ist mehrfach über sehr ausgedehnte Verknöcherungen und Verkalkungen berichtet worden (*Schmorl, Junghanns, Simmons, Fraenkel, Knaggs*), die zu vollständiger Überbrückung führten, so daß klinisch eine Versteifung resultierte, teilweise im Zusammenhang mit einer ausgedehnten Spondylosis deformans (*Barsony* u. *Winkler*). *Polgar* spricht von einer interarkuellen Wirbelverknöcherung und trennt davon eine retrokorporale Verknöcherung an der Rückfläche der Wirbelkörper ab, *Bakke* von einer Spondylosis ligamentosa, die auch ohne unbedingte Korrelation zu einer Spondylosis auftreten, röntgenologisch faßbar sein und im klinischen Bild ein Lumbagoischiassyndrom hervorrufen könne.

Auch wir beobachteten u. a. eine ausgedehnte Verkalkung der gelben Bänder in der Brustwirbelsäule eines 75jährigen Arteriosklerotikers. Als besonders auffallend sahen wir dabei einen erbsgroßen atheromatösen Herd im Flavum bei Th 4/5 und Th 7/8, der deutlich in den Wirbelkanal vorsprang.

Aber auch ganz anderweitige Erkrankungen können sich im Flavum lokalisieren. *Meredith* und *Lehmann* konnten eine isolierte Tbc. mitteilen. Wir selbst fügen eine Sarkometastase eines Lymphosarcoms im vorletzten Band bei, die völlig isoliert von den übrigen den Ischiadicus ummauernden Tumoren war.

Wie sich die Durchtrennung der Ligg. flava auf die Wirbelsäule auswirkt und ob überhaupt eine solche Einwirkung vorhanden ist, kann nur vermutet werden. U. E. ist der Verlust der gelben Bänder dann nicht gleichgültig, wenn wie bei einer Laminektomie, noch dazu der übrige dorsale Halteapparat zerstört wird und damit die ventrale Belastung der Bandscheibe das Übergewicht erhält. Es sei hier an unsere Nachuntersuchungen an Laminektomierten verwiesen (Abschnitt G III Seite 309).

Durchtrennt man die Längsbänder und die Bandscheibe total, so tritt eine Wirbelverschiebung nach hinten, eine Dorsaldislokation ein. An früherer Stelle ist bereits davon die Rede gewesen, hier soll nur noch einmal auf die besondere Bedeutung der gelben Bänder in der Mechanik des Geschehens hingewiesen werden.

---

[1] Die eingehende Beschreibung der histologischen Veränderungen im Ablaufe des physiologischen Alterungsprozesses etwa vom 4. Lebensjahrzehnt an und entsprechend auch den Vorgängen an anderen Bändern und Sehnenansätzen findet sich in der Arbeit unseres Mitarbeiters *W. Herzog* „Zur Morphologie und Pathologie des Lig. flavum".

Es gilt nunmehr, die aus der Kenntnis des normalen Verhaltens, den physiologischen Altersveränderungen und den pathologischen Befunden gewonnener Erfahrungen auf die umstrittenen Befunde bei den hinteren Bandscheibenvorfällen zu übertragen, bzw. ihre pathogenetische Bedeutung für die klinische Lumbago-Ischias zu diskutieren.

Es wurden zu diesem Zwecke die bei 60 aufeinanderfolgenden Vorfalloperationen gewonnenen Bandpräparate makro- und mikroskopisch untersucht.

Zunächst sei eine kurze Zusammenfassung der Literatur vorangestellt. Es handelt sich hierbei um die am gelben Bande bei gleichzeitigem Vorfall erhobenen Befunde sowie um das Problem der Bandhypertrophie als alleinige Kompressionsursache. Hinsichtlich der ersten Frage stehen sich 2 Ansichten gegenüber:
1. Als Hauptvertreter gelten u. a. *Love* und *Walsh*, die eine annähernd gesetzmäßige Verdickung in Höhe eines Bandscheibenvorfalles fanden, bei 175 Fällen nicht weniger als 155 mal, oftmals ausgesprochen mit der Dura adhaerent und auch einseitig vorkommend. Sie gehen soweit zu sagen, die Bandverdickung weise mit hoher Sicherheit geradezu den Weg zum Prolaps. *Barr* und *Mixter*, *Bergouignon* und *Caillou*, *Spurling* und *Grantham* (18 von 25 Fällen) mehrere weitere amerikanische Autoren schließen sich dieser Ansicht an. *Malmros* hat 50 gelbe Bänder untersucht und fand in großem Prozentsatz vor allem auch histologische Veränderungen. Die Verdickung zeichne sich durch eine besonders weißliche Färbung aus.
2. Demgegenüber vertritt eine andere Gruppe von Autoren den Standpunkt, daß in der Beziehung Vorfall und Bandverdickung keine verläßlichen Zusammenhänge bestehen (*Falconer*, *Pais* u. a.), vor allem aber auch deutsche Autoren (*Hoffmann*, *Kuhlendahl*). Die skeptischen Stimmen scheinen gerade in letzter Zeit zu überwiegen.
Die hypertrophische Ligamenterkrankung als alleinige Ursache einer Wurzelkompression ist ein weiteres bedeutungsvolles Problem. Bis 1944 wurden in der Weltliteratur bereits über 44 Fälle berichtet, von der bereits erwähnten ersten Mitteilung von *Elsberg* über *Puusepp*, *Flores* (1923), zu *Towne*, *Bancroft* und *Reichert* 1931. Von diesem Zeitpunkt an mehren sich die Mitteilungen über die Flavumrolle als Ursache der Lumbagoischias. Einzelfälle beschrieben *Dickens*, *Carnegie* u. *Twort*, *Körmgey*, *Glorieux* u. *Françon*, *Meredith* u. *Lehmann*, *Pais*. Die Häufigkeit gegenüber Bandscheibenvorfällen wird als verschieden hoch angegeben,

Love	300 : 12	*Johnson*	24 : 7
Malmros	100 : 12	*Bradford* u.	
Popowa	9 : 7	*Spurling*	60 : 13

Brown hält die Hypertrophie sogar für häufiger als den Vorfall. *Hart* fand in der bisher einzigen vorliegenden deutschen Mitteilung 4 Fälle unter 18.
Mehrere Mitteilungen beschreiben außer dem Befallensein einer Wurzel schwere neurologische Symptome, *Key* eine Paraplegie, *Puusepp* ein Caudasyndrom, *Pampari* Miktionsstörungen. Die makroskopischen Veränderungen der gelben Bänder werden von *Love* und *Walsh* wie folgt definiert: 1. Dickenzunahme, 2. Verlust der normalen gelben Farbe, 3. Änderung der Konsistenz, Auffaserung, 4. im histologischen Bild Unterbrechung der elastischen Fasern, Fibrose, Verengerung und Verringerung der Gefäße.

Diese Faktoren wurden auch bei unseren eigenen Präparaten systematisch geprüft und in Beziehung zu den normalen Verhältnissen gebracht. Bis auf wenige Ausnahmen wurden die Präparate durch interlaminären Zugang gewonnen. Als bsonders wichtig erwies sich die Möglichkeit, bei Fensterungen mehrerer Zwischenbogenräume nicht nur das dem Vorfall entsprechende Band zu untersuchen, sondern vergleichsweise auch benachbarte. Bei der operativen Gewinnung ließ sich eine gewisse mechanische Schädigung des Präparates nicht immer vermeiden, auch konnte die Schnittrichtung nicht immer in Faserrichtung erfolgen. Diese Umstände müssen bei der Beurteilung Berücksichtigung finden. Es entstehen dadurch artefizielle Unregelmäßigkeiten im histologischen Bilde.

Zunächst sei vorausgeschickt, daß wir in keinem unserer Fälle berechtigt waren, eine Bandverdickung etwa als alleinige Ursache der Wurzelkompression anzusehen. Von vornherein hat man sich über den Begriff der sog. normalen Dicke des Bandes im Klaren zu sein. In der Praxis kommen für die Diskussion lediglich die beiden, höchstens 3 letzten Lendenbänder in Frage. Wir konstatierten dabei in 60 Fällen folgendes makroskopische Verhalten:

35mal normale Verhältnisse, d. h. unabhängig vom Sitz des Vorfalles an der letzten oder vorletzten Bandscheibe war die Dicke des vorletzten Bandes größer als die des präsakralen. Dieses Verhalten ist wie bei der Besprechung der normalen Anatomie ausgeführt auch dann noch normal, wenn ein Durchmesser bis zu 7 bis 9 mm gefunden wurde. Wir können die Zahlen der Literatur nicht bestätigen, vor allem auch nicht die Angabe z. B. von *Spurling*, *Mayfield*, *Rogers*, *Love* und *Walsh*, daß Dicken von 4—6—7 mm bereits pathologisch sind. Ausnahmsweise kann ja sogar ein präsakrales Band dieses Maß aufweisen! Bei den 28 Vorfällen der Bandscheibe L 4/5 war das Band in 8 Fällen auffallend dick, jedoch niemals mehr, als wir es auch bei normalen Wirbelsäulen gesehen hatten. 4mal war es sogar auffallend dünn mit nur 1 bis 2 mm Durchmesser, d. h. die Größe des Vorfalles korrespondiert offenbar nicht mit einer Verdickung des Bandes.

In Farbe, mechanischem Verhalten vermißten wir sichere Zusammenhänge. Auch bei negativen Vorfallbefunden war das Verhalten der Bänder nicht anders als geschildert.

Die Meinung von *Hofmann*, ein besonders großer Bogenabstand laufe parallel einem dickeren Bande, können wir nicht bestätigen, eher scheint das Gegenteil der Fall zu sein. Im übrigen ist es nicht immer so, daß der Bogenabstand bei stark verschmälerter Bandscheibe oder praesakral besonders gering sein muß, vielmehr ist das von der Breite und Anordnung der knöchernen Bogen abhängig.

Nach unseren Untersuchungsergebnissen vermissen wir durchaus einen verwertbaren Zusammenhang zwischen Vorfall und zugehörigem gelben Band.

Histologische Befunde. Speziell in der amerikanischen Literatur ist auf dem Vorfall gleichlaufende histologische Veränderungen hingewiesen worden. In Dänemark fand *Malmros* bei seinen 50 Fällen 10mal leichte Fibrose, 28mal mittelstarke Fibrose, elastische Fasern noch vorherrschend, 12mal starke Fibrose, fibröses Gewebe dominiert. Bei 12 Fällen „reiner Hypertrophie" ergab sich 4mal mittelstarke Fibrose, 8mal starke Fibrose. Die Bindegewebseinlagerung ist meist herdförmig und besonders stark im lateralen Teil. *Love* glaubt Residuen von Einrissen nachgewiesen zu haben, *Malmros* sah Verkalkungen. Narbige Verwachsungen mit der Umgebung verzeichnen *Dickson*, *Carnegie* und *Twort*, niemals aber wurden entzündliche Prozesse gesehen. Einige Male wurde überhaupt jede histologische Veränderung vermißt (*Hart*). Neuerdings will *Iff* herdförmige Nekrosen und schleimige Degenerationen im Flavum mit der Ischialgie in ursächlichen Zusammenhang bringen.

Die eigenen histologischen Befunde wurden unter Anlegung eines sehr kritischen Maßstabes hinsichtlich artefizieller Laesionen erhoben. In 30 Fällen, also der Hälfte des Materiales wurden zwar einige Male Veränderungen der besprochenen Art gefunden. Sie entsprechen aber jeweils dem Alter des betreffenden Patienten und können nicht als pathologisch angesehen werden. Dabei spielte die Größe des operativen Befundes an der Bandscheibe keine Rolle. In der zweiten Hälfte fanden wir allerdings z. T. auffallende degenerative Veränderungen, die in einigen Fällen über das normale altersgemäße Verhalten hinausgingen.

Die Art der Veränderungen sind die gleichen, wie wir sie am alternden gelben Band kennenlernten, nur in vermehrter Ausprägung, Fettfärbungen ließen manchmal staubförmige Einlagerungen erkennen sowie streifenförmige Verfettungen geringen Grades. Es ist allerdings zu bedenken, daß der älteste Patient nur 62 Jahre alt war. Sichere traumatische Veränderungen wurden nicht gefunden. Eisenfärbungen zeigten kein verwertbares Ergebnis. Entzündliche Prozesse spielen keine Rolle.

Es ist nun von Bedeutung, daß wir die gleichen Veränderungen nicht nur in der Höhe des Vorfalles, sondern auch im benachbarten Band finden. Auch die Größe des Vorfalles, die Schwere der röntgenologischen Veränderungen an der Bandscheibe spielt keine ersichtliche Rolle. Adhaerenz des Bandes am reaktiv veränderten periduralen Gewebe oder an der Dura kommt häufiger vor. Ein anderer Zusammenhang ist jedoch auffällig. Der weitaus überwiegende Teil der schwerer veränderten Bänder fand sich bei Patienten mit langandauernden und hochgradigen Veränderungen der Wirbelsäule, bei fixierten lumbalen Kyphosen und Skoliosen. Wir fanden dieselben Bilder bei vergleichender Untersuchung an aus anderen Gründen deformierter Wirbelsäulen, beispielsweise orthopädischen Deformitäten. Pathologische Verdickungen fehlten aber auch hier. Mit dieser

Deutung sind auch die sich über mehrere Zwischenbogenräume erstreckenden gleichartigen Veränderungen zur Genüge erklärt.

Die Entstehung der Veränderungen hängt mit dem Wechselspiel zwischen gelben Bändern und dem Turgor der Bandscheibe zusammen sowie mit der asymmetrischen Anspannung der Bänder bei deformierter Wirbelsäule.

Wir konnten in mehreren Fällen parallele Befunde auch an den Zwischendornbändern finden, niemals aber an den Muskeln. Der gleiche Mechanismus, der durch die besonderen Ansatzverhältnisse des vorderen Längsbandes die Entstehung der Spondylosis bewirkt, wird an den gelben Bändern zu entsprechenden deformierenden Veränderungen führen, vorausgesetzt ein gewisser noch erhaltener Turgor der Bandscheibe. Bei einer ausgesprochenen Osteochondrose hingegen wird die Bandscheibenhöhe geringer. Es tritt dabei keine mechanische Mehrbelastung auf, sondern für die gelben Bänder eine Verminderung der physiologischen Spannung, des funktionellen Reizes. Das bedeutet ebenso sehr eine Abnahme der elastischen Fasern, wie den Ersatz durch ein kollagenes Bindegewebe. Dementsprechend erklären wir die vermehrt auftretenden stärkeren histologischen Veränderungen in einer Zahl dieser Fälle. Die Hauptursache besteht sicherlich darin, daß bei allen diesen Fällen eine Deformität der Wirbelsäule in stärkerer Ausprägung vorhanden ist.

Die in der Literatur verbreitete Annahme ist, daß das gleiche traumatische Geschehen, welches die Ursache des Bandscheibenvorfalles sein soll, auch für die Bandverdickung anzuschuldigen sei. Die sehr umstrittene Rolle des echten juristischen Traumas haben wir bereits ausführlich erörtert mit dem Schluß, daß fast ausschließlich kleine Gelegenheitstraumen eine Rolle spielen. Man hat die histologischen Veränderungen überwiegend als narbig ausgeheilte Einrisse gedeutet, die Verdickung als keloidartige überschießende Narbenbildung, nach *Malmros* bedingt durch die die Ausheilung störende fehlende Ruhigstellung. Aus der Pathologie des Sehnen- und Bandgewebes ist aber bekannt, daß ein normales Gewebe selten einmal reißt. Es gehören dazu sehr große Gewalteinwirkungen. Wir konnten Präparate von Bogenwirbelsäulen mit 30 kg und mehr auseinanderziehen, ehe ein Riß eintrat, der dann auch nicht in der Kontinuität des Bandes, sondern an den Ansatzstellen erfolgte. Es riß zuerst die praesakrale Bandverbindung, in höheren Wirbelsäulenabschnitten kam es sogar einmal zu einer Fraktur des Bogens. Wir können uns die Möglichkeit einer isolierten Ruptur beim Lebenden nur als extreme Seltenheit vorstellen.

Nach *Hart* soll beim taschenmesserartigen Zusammenknicken in Kyphosierung ein Mechanismus entstehen, wodurch zuerst die dorsalen Bandverbindungen mit dem Lig. flavum einreißen, dann evtl. der näher am Drehpunkt liegende hintere Annulus. In einem seiner Fälle war zwar das Band D 11/12 10 mm dick, es fehlten jedoch jegliche histologischen Veränderungen. U. E. ist eine solche traumatische Entstehung nur in den seltenen Fällen denkbar, bei denen ein so schweres Trauma vorliegt, daß eine gleichzeitige Fraktur vorhanden ist. Wir verweisen auf die Untersuchungen von *Lob*, der sehr schöne Abbildungen von Wirbelbrüchen mit Bandverletzungen bringt, gefolgt von Verknöcherungen, Klaffen der Dornfortsätze. Der von *Elsberg* zuerst beschriebene Fall gehört hierher, ein weiterer Befund von *Hart* hatte eine Pseudarthrose nach Bogenfraktur. Es sind dies seltene Fälle, in denen dann die histologisch nachweisbare Narbenbildung verständlich ist. Wir selbst können eine gegenteilige Beobachtung hinzufügen. 2 Jahre nach einer Kompressionsfraktur des vierten LW. mit gleichzeitiger Bogenfraktur entwickelte sich eine schwere linksseitige Ischialgie. Bei der Operation fand sich neben einem Bandscheibenvorfall L 4/5 ein durch Kallus verdickter Bogen, jedoch ein auffallend dünnes, fast aufgefasertes gelbes Band.

Im allgemeinen sind wir der Ansicht, daß die sog. Verdickung, Hypertrophie des Lig. flavum eine Verlegenheitsdiagnose ist, die der Chirurg dann stellt, wenn er an der Bandscheibe nichts findet. Unseres Wissens ist bisher noch niemals ein restlos beweisendes anatomisches Präparat vorgelegt worden. Nur in unserem dritten Fall hatten wir zunächst die Diagnose einer Bandhypertrophie gestellt, der Vorgang, wie wir dazu gelangten, scheint uns typisch zu sein.

Wir entfernten damals noch einen ganzen Bogen und suchten vergeblich einen praesakralen Vorfall, auch zwischen L 4/5 war der Befund negativ. Dort war das Zwischenbogenband aber wesentlich dicker als praesakral. Wir glaubten damals, zumal Heilung eintrat, die Ursache der Ischialgie gefunden zu haben. Heute jedoch in Kenntnis der normalen Dickenunterschiede können wir diesem operativen Befund keine pathologische Bedeutung mehr beimessen.

Ganz ähnlich wird es in vielen anderen Fällen gewesen sein. Das normalerweise dickere vorletzte Band wird als „verdickt" angesehen. Es ist doch auffällig, daß fast sämtliche Literaturfälle die sog. Verdickung als in der vorletzten Bandscheibenhöhe gelegen angeben, nach den erreichbaren Angaben bei reiner Bandverdickung ohne Vorfall, in 25 Fällen bei L 4/5, gegen 4 bei L 5/S 1. Es kann ja aber auch einmal das praesakrale Band in seiner Dicke wechseln. Die Befunde, ob ein Band normal oder verdickt ist, sind mit großer Vorsicht zu verwerten. Schon die sehr wechselnden Häufigkeitsangaben der Literatur lassen die Unsicherheit der Beurteilung erkennen. Nach den Untersuchungen von *Lindblom* ist es wahrscheinlich so, daß für einen großen Teil der sog. negativen Operationen das Vorhandensein eines ganz lateralen Vorfalles anzunehmen ist. Es ist ja auch auffallend, daß die Fälle sog. Hypertrophie das gleiche vollständige Bild bieten, wie der Bandscheibenvorfall selbst, auch bezüglich der Wirbelsäulensymptome. Häufig genug besteht bei diesen Fällen eine röntgenologische Osteochondrose.

Daß unzweifelhaft die Entfernung des gelben Bandes in solchen Fällen therapeutische Erfolge auf dem Wege über eine Dekompression aufzuweisen hat, ist kein Gegenbeweis. Die Ergebnisse sind allerdings meist schlechter (*Bradford* und *Spurling*, *Friberg*, *Norlén*, *Malmros*), *Hoffmann* berichtet dementgegen über 17 erfolgreiche Dekompressionen bei 18 Fällen.

Anders liegen die Dinge, wenn man sich die Frage vorlegt, wie weit ein im Rahmen der normalen Variationsbreite dickeres gelbes Band bei besonderen anatomischen Raumverhältnissen zu einer Raumbeengung beitragen kann. Diese Möglichkeit ist zu bejahen. Schon die Form des knöchernen Wirbelkanales kann gerade im lateralen Bereiche verschieden sein, hinzu treten die bereits erwähnten Unterschiedlichkeiten der Bogendicke, im Bau des Periduralraumes usw. Bei stärkerer Verschmälerung der Bandscheibe, noch dazu mit Dorsaldislokation des oberen Wirbels (Abb. 3), wird der in enger Beziehung zur hinteren Begrenzung des Zwischenwirbelloches stehende laterale Bandteil einem auch kleineren lateralen Vorfall erlauben, eine Kompressionswirkung auszuüben. Durch venöse Stauung, Wurzeloedem werden die Verhältnisse im Sinne eines Circulus vitiosus weiter beengt. Für die operative Behandlung ergibt sich daraus die Forderung, das Band soweit wie möglich nach lateral zu exstirpieren. Die durch die Entspannung des Bandes bewirkte Verdickung spielt praktisch wohl eine geringere Rolle, auch haben die Bewegungen der WS. eine gewisse Bedeutung in der Vorwölbung des gelben Bandes. Wir konnten das bei periduraler Kontrastfüllung vermuten, auch bei Kontrastfüllung an Präparaten ist es gut zu sehen. Bei normaler Haltung ist die Kontur der Dura an der dorsalen Seite im Bereich der Bögen leicht eingedellt, im Bereich der Flava etwas ausgebuchtet. Bei Kyphosierung werden die dorsalen Ausbuchtungen im Zwischenbogenraum stärker, bei Lordosierung hingegen erzeugen die gelben Bänder im Gegensatz dazu eine Einbuchtung nach ventral. Damit erhöht sich der Gegendruck gegen einen Vorfall, die Erklärung des Hyperlordosierungsschmerzes findet eine zusätzliche Deutung.

Im Jodölmyelogramm konnten wir keine auf die gelben Bänder beziehbaren Veränderungen nachweisen, insbesondere fanden wir das von *Johnson* u. a. als typisch für die Bandverdickung beschriebene Sanduhrmyelogramm nicht bestätigt und ohne Bandverdickung bei reinen Bandscheibenvorfällen vorkommend.

Zusammenfassung.

1. Die Zwischenbogenbänder nehmen in der Anatomie und Funktion der Wirbelsäule eine Sonderstellung ein.

2. Die normale Variationsbreite der Banddicke ist groß, wobei insbesondere im Lendenteil von Interesse ist, daß in der Regel das praesakrale erheblich dünner ist als die kranial benachbarten.

3. Systematische Verfolgung der Bandveränderungen in allen Lebensaltern erweisen, daß vom vierten Lebensjahrzehnt ab degenerative Veränderungen in kontinuierlich zunehmendem Maße auftreten.

4. Besprechung besonderer selteneren pathologischen Veränderungen an den gelben Bändern.

5. Es besteht kein verwertbarer Zusammenhang zwischen Veränderungen der gelben Bänder und in gleicher Höhe bestehendem Bandscheibenvorfall.

6. Stärkere mikroskopische Veränderungen am gelben Band finden sich bei Deformitäten der WS.

7. Die sog. Hypertrophie der gelben Bänder als alleinige Ursache einer Wurzelkompression ist bis auf ganz seltene Ausnahmefälle abzulehnen und eine Verlegenheitsdiagnose, die ihre Erklärung in der Unkenntnis der normalen Verhältnisse findet.

8. Die seltenen Ausnahmefälle betreffen traumatische Zerreißungen, die grundsätzlich jedoch nicht isoliert, sondern mit gleichzeitiger Knochenverletzung einhergehen.

9. Im Rahmen der normalen Variationsbreite kommt einem dickeren gelben Bande bei gleichzeitigem Bandscheibenvorfall und besonders ungünstigen Raumverhältnissen eine Teilrolle in der Kompressionswirkung zu.

N. Bandscheibenvorfall und Wirbelgleiten.

Das anatomische Substrat der Spondylolisthesis ist die Unterbrechung des Zusammenhanges in der Bogenwurzel, die Spondylolyse. Genauer betrachtet handelt es sich eigentlich um ein Wirbelkörpergleiten, da die dorsal des Bogenspaltes gelegenen Teile mitsamt dem Dornfortsatz an Ort und Stelle verbleiben. Mit *Neugebauer, Schmorl, Junghanns* sind wir auch heute noch der Ansicht, daß die weitaus überwiegende Zahl auf kongenitalen Ursachen beruht und nicht auf mechanisch-traumatischen (*Lane, Meyer-Burgdorff*). Wir glauben, diese Annahme in einer früheren Arbeit durch die Beobachtung kindlicher Fälle gestützt zu haben. Dabei erscheint es für unsere Betrachtung gleichgültig, ob zwei normal angelegte Knochenkerne persistieren oder ob die Zweizahl an sich schon eine Anomalie darstellt. Zum Ingangkommen des Gleitprozesses selbst müssen allerdings weitere durchweg mechanische Momente hinzukommen. Als dahingehörige Faktoren seien genannt der Druck der Rumpflast am Übergang vom beweglichen zum starren Teil der WS., morphologisch ungünstige Typen der Lumbosakralgrenze, (*Scherb, Whitman*), besondere Stellung der Gelenkfortsätze, Bandschwäche. Der letzte wesentliche Halt, den die spondylolytische WS. noch hat, ist die intakte Bandscheibe. Nur über ihr Nachgeben kann das Abgleiten erfolgen. Wie auch sonst führt das Mißverhältnis zwischen Belastung und Widerstandskraft zur frühzeitigen Zermürbung, zu allen den Vorgängen, die wir bereits als typisch bei der Osteochondrose besprochen haben. So finden wir bei jedem Wirbelgleiten das klinische und röntgenologische Bild der Bandscheibenlockerung. Die enge Beziehung der Spondylolisthesis zum Bandscheibenvorfall und damit als Grundlage der Entstehung eines Bandscheibenvorfalles liegt somit auf der Hand.

Von amerikanischer Seite hat vor allem *Meyerding* an Hand des einmaligen Materials der Mayo-Klinik von 745 Fällen auf diese Zusammenhänge hingewiesen, nachdem schon

Goldwaith eine solche Vermutung ausgesprochen hatte. In der dänischen Literatur liegt eine Veröffentlichung von *Priip-Buus* vor, während in der deutschen Literatur nur einige kurze Bemerkungen diesen Gegenstand berühren, jedoch noch keine eingehende Untersuchung darüber besteht.

Übersichtstabelle von 23 Fällen von Spondylolisthesis.

	Name	Jetz. Alter	Erste Beschwerden	Leb. Alter	Erste Auslösung	Jetzige Klagen	Neurolog. Befund	Lokal. Grad
1.	J. H.	31	Bds. Isch. Husten +	15	Land.Arb.	Keine Isch.	Lasègue re. +, ASR. ∅	L 5/S 1 III
2.	G. M.	43	Lumb.Isch.	35	Rohre Trag.	Isch. re.	Las. re. + Pir. + +	L 4/5 I
3.	F. K.	60	Lumb.	58	Ausgerutscht	Gering. Kreuz	Derm. S 1 ASR. ∅	L 4/5 I
4.	O. B.	39	Kreuz, Beine Husten +	30	Partus	Gering Kreuz	Las. li. +	L 5/S 1 II
5.	F. S.	49	Isch.-Großzehe	39	—	Husten +	Derm. L 5	L 4/5 I
6.	H. S.	57	Lumb.Isch.	16	Tragen	Gesäß Schm.	Pir. bds. +	L 4/5 I/II
7.	O. R.	41	Lumb.Isch. li.	18	Arbeit	Kreuz, li. Bein Husten + +	Las. li. + +	L 5/S 1 III
8.	K. J.	31	Lumb.	26	Steinetrag.	Kreuz	o. B.	L 5/S 1 I
9.	G. W.	63	Lumb. Husten +	57	Prellung	Gering	Las. li. + Derm. S 1 ASR. li.<re.	L 5/ S 1 III
10.	A. C.	46	Lumb. Husten + +	38	best. Bewegung	Isch. li.	Las. li. + Derm. S 1 ASR. li.<re.	L 5/S 1 I
11.	C. J.	29	Schw.Isch.	15	Ernte	Kaum	Las. + Derm. S 1 ASR. li.∅	L 5/S 1 V
12.	E. F.	49	Lumb.Isch. li.	29	—	Keine	Isch. ASR. li.∅	L 4/5 II
13.	H. P.	48	Isch. re.	45	—	Isch. re, Husten + +	Las. + ASR. re. schw. Guillant Barré	L 5/S 1 I
14.	A. W.	56	Kreuz u. Isch. re.	45	Wäsche	Keine Isch. mehr	ASR. re. ∅ Parese Zeh.	L 5/S 1 I/II
15.	C. S.	13	Keine	7	—	Keine	o. B.	L 5/S 1 I
16.	K. K.	71	Lumb.	61	Autofahrt	Kreuz	o. B.	L 5/S 1 I
17.	H. K.	22	Lumb.	21	—	Kreuz	o. B.	L 5/S 1 I
18.	W. K.	45	Lumb.	22	—	Schwäche Fuß, Blasenstörg.	Las. + ASR. BSW. ∅ Reithosenanästh.	L 5/S 1 II
19.	S. M.	19	Lumb.	13	Rodeln	Kreuz	o. B.	L 5/S 1 III
20.	H. C.	39	Lumb.Isch. re.	29	Netze einholen	Isch. re. Husten + +	Las. re. + + L ASR. ∅ re. Derm. S 1	5/S 1 I
21.	W. F.	41	Lumb.Isch. re.	34	—	Keine Isch. mehr	ASR. re. ∅	L 4/5 II
22.	H. S.	52	Lumb.	49	Bauarb.	Chron.Lumb.	o. B.	L 5/S 1 II
23.	H. B.	40	Lumb.	40	—	Lumb.	o. B.	L 5/S 1 III

Es wurden daher 23 Fälle der Kieler Klinik eingehend untersucht, die teilweise bis zu 14 Jahre lang beobachtet worden waren. In der umstehenden Tabelle haben wir das Material zusammengefaßt, um im Anschluß daran die einzelnen Befunde kritisch zu besprechen.

Es erschien zweckmäßig und für spätere Schlußfolgerungen wichtig, die Gradeinteilung nach *Meyerding* zugrunde zu legen mit einer Ergänzung insofern, als wir als fünften Grad das völlige Abgleiten des Gleitwirbels hinzufügen.

In der Diskussion des Lebensalters ist der Zeitpunkt, in welchem die ersten Symptome auftraten, zugrundezulegen. Es fällt dabei die verhältnismäßig große Zahl kindlicher und jugendlicher Fälle auf, nicht weniger als 6 vor dem 18. Lebensjahr. Sonst bestehen in den einzelnen Lebensjahrzehnten keine praktisch wesentlichen Differenzen. Das große Überwiegen der Männer mit 20 : 4 deutet auf einen Zusammenhang mit körperlicher Arbeit, zumindest im Sinne des Vorliegens von Beschwerden, hin, tatsächlich ergibt die berufliche Aufgliederung mehrfach Schwerarbeiter, landwirtschaftliche Arbeiter. Die klinische Verteilung bei der Geschlechtsproportion ist für die tatsächlichen Verhältnisse aber genau so wenig zu beurteilen wie die historisch älteren Literaturfälle, vorwiegend geburtshilflichen Materials. Die an großen Zahlen gewonnenen Ansichten geben etwa doppelt so viel Männer als Frauen (*Meyerding, Friberg*), im Sektionsmaterial bei *Junghanns* besteht etwa gleiche Häufigkeit.

Auch die erste Auslösung von Beschwerden wird meist mit den gleichen sog. traumatischen Ursachen in Zusammenhang gebracht, die wir bereits bei der vermeintlichen Auslösung des Bandscheibenvorfalles kennen lernten, also Verhebetraumen, körperliche Arbeit, Überstreckung usw. Die Art der Beschwerden ist wie zu erwarten meist im Sinne chronischer rezidivierender hexenschußähnlicher Schmerzen. 14 mal bestand zumindest zeitweise oder besteht noch heute ein Lumbago-Ischias-Syndrom mit Schmerzverstärkung durch Husten und Niesen. Gerade diese Symptome führten häufig erstmalig zum Arzt. Druckpunkte fanden sich meist am sog. Piriformispunkt, ausstrahlende Schmerzen im Gesäßbereich, setzten sich aber auch bis zu den Fersen, der Großzehe usw. fort. Sehr wesentlich ist es, daß selten einmal beide Beine befallen wurden, größtenteils rein einseitige schwere Ischialgien vorlagen. Bestimmte Bewegungen wurden als schmerzauslösend, andere als lindernd empfunden, nachts eine Flachlagerung auf gerader Unterlage bevorzugt. Dementsprechend wird das klinische Bild an der Wirbelsäule neben den Veränderungen infolge des Gleitprozesses an sich, von den Lockerungssymptomen des Osteochondrose-Kranken beherrscht.

Von ganz hervorragender Bedeutung erscheinen uns aber die neurologischen Erscheinungen, auf die wir ganz besonders geachtet haben und die wir in einem hohen Prozentsatz finden konnten. Nur 7 mal fehlte jeder Hinweis auf eine nervale Komplikation. Wir befinden uns da im Gegensatz zu vielen Literaturangaben, den wir nur dadurch erklären können, daß eben auf diese Zusammenhänge oftmals zu wenig geachtet worden ist (*Reinhardt, Meyer-Burgdorff, Burns, Guilleminet, Turner, Solcard* u. *Badelon, Wollesen*). Eine deutsche Arbeit zu diesem Thema liegt nur von *Heinrich* u. *Krupp* vor. Sie fanden bei 4 Fällen Niesschmerz, Paraesthesien, Reflexstörungen, Ischiasdehnungssymptome, im übrigen liegen nur einzelne Hinweise, oftmals lediglich aus den mitgeteilten Krankengeschichten zu ersehen, und ohne besondere Würdigung vor (*Ruhnau, Mjakotnyck, Wegener, Schanz, Joisten, Schulz, Müller* und *Zwerg*). *Lane, Goldwaith, Jaroschy* weisen aber ausdrücklich auf das Vorkommen hin. *Scherb* beschreibt radikuläre Schmerzen im ersten Sakralwurzelgebiet, *Schaer* Hypaesthesien. *Asbury* fand bei 26 Fällen in der Hälfte Ischiassymptome, in zwei Drittel der Fälle „Caudasymptome", unter welch letzteren er aber offenbar sämtliche Dehnungsschmerzen, Reflexabweichungen usw. einbezieht. In neueren Mitteilungen findet *Friberg* in 8 seiner 302 Fälle Sensibilitätsstörungen, *Priip-Buus* in 3 von 27 neurologische Störungen.

Unser eigener überaus hoher Prozentsatz (7 von 20) ist nur durch die ganz speziell daraufhin gerichtete Untersuchung zu erklären, in den früheren Krankengeschichten derselben Fälle sind bezeichnenderweise diese Befunde gar nicht verzeichnet worden. Eine Verwertung dieser alten Aufzeichnungen hätte also ein völlig falsches Bild ergeben. Nur 1 mal bestanden schwere neurologische Symptome (Fall 18). Auch nach den Literaturangaben gilt das als Ausnahme und kommt sonst nur beim traumatischen Gleiten, d. h. mit Frakturen einhergehendem vor. Im allgemeinen finden wir aber, wie aus der Tabelle einwandfrei ersichtlich, den gleichen Symptomenkomplex, den wir für den Bandscheibenvorfall als gültig beschrieben haben, besonders in den Anfangsstadien der klinischen Erscheinungen. Auch die Sensibilitätsstörungen sind meist von segmentärer Verteilung, die Druckpunkte haben den gleichen Charakter, den ASR. finden wir 11 mal abgeschwächt bzw. erloschen, davon nur 1 mal doppelseitig, 8 mal bei praesakralem, 3 mal bei Gleiten zwischen L 4 und L 5. Liquorbefunde stehen uns in 3 Fällen zur Verfügung, 2 mal negativ und 1 mal mit einem deutlichen Syndrom von *Guillain-Barré.*

Um den möglichen Ursachen der Schmerzentstehung nachzugehen, ist es von Wichtigkeit, die anatomischen Vorgänge zu erörtern, die sich beim Gleitvorgang, einmal am Skelet, sodann aber auch an den vielfach zu wenig beachteten Weichteilen, speziell den nervalen Elementen abspielen. In den Fällen reiner Lumbago, meist auch ohne hexenschußähnliche akute Anfälle, sind die Beschwerden der Lockerung des Gefüges zuzuordnen. Setzt der Gleitprozeß mit dem schnelleren oder langsameren Nachgeben der Bandscheibe ein, so bleiben die hinteren Bogenteile mit dem Dornfortsatz stehen.

Der letztere wird nun gekippt, es kann dann sowohl zu einer asymmetrischen Belastung der kleinen Gelenke, sowie zu einer Druckwirkung der Spaltränder des hinteren Bogenanteiles in den Wirbelkanal hinein kommen. Es ist in Verfolgung des Gleitvorganges verständlich, daß eine Erweiterung des Wirbelkanals im a. p.-Durchmesser in Höhe der Gleitebene erfolgt. Ebensowenig werden die Zwischenwirbellöcher betroffen. Diese Erweiterung zu demonstrieren gelang uns auch im periduralen Füllungsbild, es ist also genügend Platz vorhanden, um den nur etwa 1/3 des Lumbalsackes füllenden Nervenfasern Ausweichmöglichkeiten zu gestatten. Insofern ist *Meyer-Burgdorff* zuzustimmen, wenn er meint, es könne nicht zur Kompression nervaler Gebilde kommen, die Schmerzen seien Druck-Zugbeschwerden im Gebiete der Knochen und Gelenke, der Bänder und Muskeln. Nach unseren eigenen zitierten Untersuchungen kann diese Ansicht nicht mehr voll aufrecht erhalten werden. *Meyer-Burgdorff* läßt schon eine Ausnahme zu, die Fälle mit einseitiger Bogendurchtrennung und asymmetrischer Torsion der WS., die einmal mit neurologischen Erscheinungen vergesellschaftet seien.

Die Wurzeln selbst werden in ihrem extraduralen Verlauf eher entspannt als im Sinne einer Zerrung beeinträchtigt. Wenn man eine Überdehnung der Cauda bzw. Wurzelfasern als eigentliche Ursache annehmen würde, so müßte

1. das neurologische Bild bei stärkeren Graden schwerer werden,

2. das Befallensein mehrerer Wurzeln häufiger sein als das übliche moniradikuläre,

3. könnte es nicht dazu kommen, daß in überwiegender Zahl die Störung subjektiv wie objektiv nur einseitig ist.

Zum ersten Punkt ist zu bemerken, daß gerade die beginnenden Fälle die schwersten Wurzelsymptome aufweisen, daß im Anfang heftige Ischialgien bestehen, die dann allmählich im Laufe von Jahren abklingen und sich nach Jahren schließlich nur noch durch restliche neurologische Residuen manifestieren. Mehrere unserer Fälle zeigen diesen Verlauf, u. a. der Fall 11, der heute trotz höchstmöglicher Verschiebung keinerlei subjektive Wurzelerscheinungen mehr zeigt. (Abb. 42).

Die Dermatome und subjektiven Ausstrahlungen, die Reflexanomalien weisen

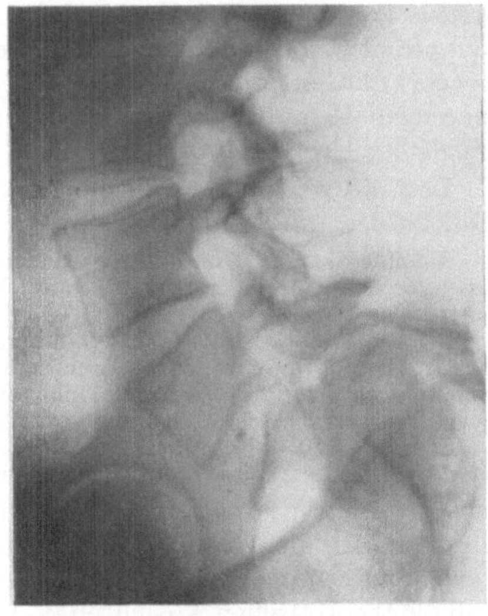

Abb. 42. Spondylolisthesis Grad V. Neurolog. geringe Restzustände. Vor 14 Jahren schwere Ischialgien.

ja eindeutig auf die monoradikuläre Entstehung hin, zumeist in Höhe des Gleitwirbels, jedoch kann es auch ausnahmsweise wie offenbar im Falle 3 eine nächsttiefere oder nächsthöhere sein.

Im bereits zitierten Fall einer stärkeren Caudaschädigung ist die Ursache offenbar durch den myelographischen Befund erklärt, ein Stop liegt oberhalb des Gleitwirbels, deutet auf intradurale begleitende Prozesse hin. Ähnliche reaktive Veränderungen, Ausfüllung des durch das Gleiten gewonnenen intravertebralen Raumes mit Füllgewebe müssen wir bei stärkeren Gleitgraden nach dem periduralen Füllungsbild annehmen. So sahen wir in Höhe der Gleitebene deutlichen periduralen Stop des Kontrastmittels. Im seitlichen Bild bestand in einem weiteren Fall ein großer Abstand des ventralen Kontraststreifens von der Rückfläche des Gleitwirbels. Offenbar überbrückt das hintere Längsband den Knickwinkel, der durch Füllmaterial ausgefüllt ist.

Dieser Weichteilschatten kommt sehr schön in einem Röntgenpräparat im Buche von *Schmorl-Junghanns* zur Darstellung (dortige Abb.). Für den überwiegenden Teil müssen wir andere Ursachen der Wurzelkompression annehmen nnd finden sie naheliegend im Vorliegen eines Bandscheibenvorfalles. Es ist doch sehr auffallend, daß gerade die Fälle beginnenden Gleitens, d. h. des ersten Grades die schwersten Symptome aufweisen. Den Gleitprozeß selbst anzuschuldigen geht nicht an, da die in diesen Stadien gemachten Röntgenaufnahmen bereits so starke Veränderungen der Bandscheibe und Deckplatten aufzuweisen pflegen, daß sie nicht erst in der kurzen Zeit der Schmerzanamnese entstanden sein können. Es gibt sicherlich klinisch lange Zeit latent gebliebene Spondylolisthesen. Erst wenn die zunehmend zermürbte in den Frühfällen aber noch einen gewissen Turgor aufweisende Bandscheibe nach dorsal vorfällt, ausgelöst durch eines der typischen kleinen Traumen, kommt es zur Lagebeziehung zur Wurzel und zur Anspannung über den Vorfall hinweg. Bei stärkerem Gleiten sind die anatomischen Verhältnisse für diese enge Nachbarschaft zu sehr verändert, der Patient verliert seine früheren Symptome der Wurzelkompression, durch die zunehmende Rumpfverkürzung wird die Wurzel entspannt, auf diese Weise kann, wie wir darstellen konnten, eine myelographisch sichere Bandscheibenvorwölbung klinisch symptomlos geworden sein. Aus den anatomischen Verhältnissen geht auch hervor, daß nur eine sehr lateral gelegene Vorwölbung die Wurzel fesseln kann, eine mediale müßte bei dem erweiterten Wirbelkanal schon von enormer, kaum möglicher Größe sein.

Daß die von uns geäußerte Ansicht in der Praxis zutrifft, zeigt der operierte Fall 20 der Übersichtstabelle.

Anamnese und Befund zeigen die meisten Symptome, die wir als maßgeblich für die Diagnose des Bandscheibenvorfalles an der praesakralen Bandscheibe rechts kennengelernt hatten.

Bei der Operation mittels interlaminären Zuganges zeigte sich ein auffallend dünnes gelbes Band. Ganz lateral im Wirbelkanal sah man schon nach Eröffnung eine sehr große Vorwölbung, durch die die enorm schmerzempfindliche Wurzel nach lateral oben in eine fast quere Verlaufsrichtung abgedrängt war, wie es in Abb. 43 dargestellt wird.

Es konnten 2 erbsgroße Sequester nach Inzision des hinteren Lamellenringes entfernt werden. Die Ischialgie war am Tage nach der Operation geschwunden.

Eine abnorme Lockerungsbeweglichkeit im Operationssitus ist naturgemäß in diesen Fällen nicht zu bewerten, da ja die knöcherne Verbindung mit dem Wirbelkörper unterbrochen ist. Wir konnten mit diesem Falle den Beweis erbringen, daß die theoretischen Ansichten in der Frage des Zusammenhanges der Schmerzen des Spondylolisthetikers mit einem hinteren Bandscheibenvorfall in der Praxis zutreffen.

In einer früheren Arbeit haben wir auf Grund des Studiums eigener bzw. in der Literatur mitgeteilter kindlicher Fälle und in Bezugnahme auf die ausgezeichnete schwedische Arbeit von *Friberg* darauf hinweisen können, daß die bisher mehr oder weniger stillschweigend übernommene Ansicht, es handele sich um einen langsam fortschreitenden Prozeß, einer Kritik bedarf. Es ist ja, wie es dann sein müßte, nicht zutreffend, daß der Grad des Abgleitens bei älteren Patienten größer ist als bei jüngeren. Vieles spricht vielmehr dafür, daß der Gleitprozeß in verhältnismäßig kurzer Zeit erfolgt, vielleicht in großer Häufigkeit schon im Wachstumsalter. Es ergeben sich Parallelen zu den Vorgängen bei der Epiphysenlösung am Hüftkopf, zu den Erkrankungen der Epi- und Apophysen des Wachstumsalters, auf die im einzelnen einzugehen zu weit führen würde. Bei systematischer röntgenologischer Verfolgung der Fälle über viele Jahre hinweg, wie es *Friberg* durchgeführt hat, konnte nur in jugendlichen Fällen eine Zunahme des Gleitens beobachtet werden. Die sehr seltenen in der Literatur niedergelegten Fälle einer erfolgreichen Reposition (*Watson, Jones, Jenkins*) sind ebenfalls frühjugendliche. Bei unserem Fall 1 wurde im 15. Lebensjahre erfolgreich blutig reponiert, das Repositionsergebnis konnte aber nicht gesichert werden.

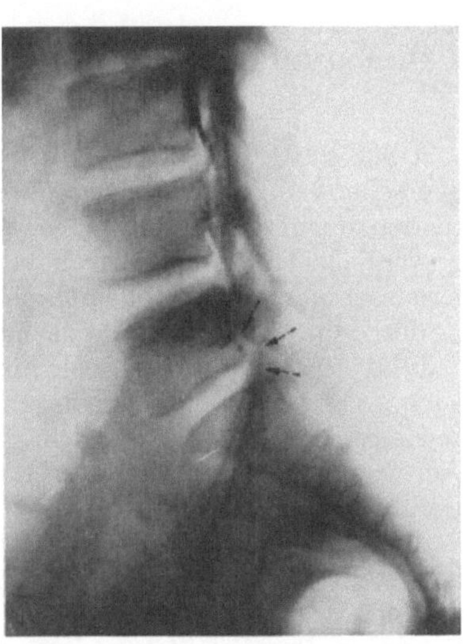

Abb. 43. Peridurogramm bei Spondylolisthesis L 5/S 1 Grad I. Man beachte den horizontalen Wurzelabgang nach vorn. Deutliche Bandscheibenvorwölbung auch bei L 3/4 und L 4/5. Operativ bestätigt.

Leider konnten wir infolge Verlustes eines großen Teiles der alten Röntgenbilder der Frage der Entwicklung des Gleitprozesses nur in 7 Fällen über einen Zeitraum von 6 bis 14 Jahren nachgehen. Nur im Falle 11 war eine Vermehrung des Abgleitens aufgetreten, in einem Falle des vierten Grades mit bereits auf der Ecke des Kreuzbeines stehende Gleitwirbel war allerdings nunmehr nach 12 Jahren ein völliges Abgleiten in die Kreuzbeinhöhle eingetreten (Abb. 42).

Unsere Erörterungen haben praktisch wichtige Bedeutung für die Therapie. Es standen bisher alle diejenigen Versteifungsoperationen zur Verfügung, die wir bereits eingehend gewürdigt haben. In Bezug auf die Spondylolisthesis verdienen die vorderen Methoden den Vorzug vor den dorsalen. Mit dem *Albee*span sahen wir 2mal sehr schlechte Ergebnisse, der Versuch einer *Beck*schen Bohrung schlug fehl. Die Indikation ist nur im jugendlichen Alter, die der Verhinderung weiteren Abgleitens auch nur dann gegeben, wenn bei fortlaufender Kontrolle eine Zunahme zu erhärten ist. Im übrigen deckt sich aber die Frage der Spanversteifung der Spondylolisthesis mit der gleichen Behandlung der Osteochondrose.

Neue Gesichtspunkte ergeben sich nun in den Fällen, bei denen die Symptomatik auf einen hinteren Bandscheibenvorfall hinweist. Man wird sich unter den gleichen Voraussetzungen wie auch beim Bandscheibenvorfall ohne Wirbelgleiten zur operativen Behandlung entschließen.

Meyerding hat bei 45 Fällen in 10,7% einen Vorfall vermutet, davon 61% konservativ, 31% mit Fusion, 8% mit Fusion und gleichzeitiger Entfernung des Vorfalles behandelt. Er empfiehlt die kombinierte Operation. Es könne aber auch die Fusion allein genügen.

Wir möchten unseren Standpunkt dahingehend zusammenfassen, daß bei den Fällen mit Vorfallssymptomen zunächst grundsätzlich nur der kleine Eingriff der Vorfallsoperation ausgeführt und in seinem Erfolge abgewartet werden sollte, ehe man sich zu dem doch mit sehr langwieriger Nachbehandlung belasteten versteifenden Eingriff entschließt.

Daß es richtig ist, allein die Versteifungsoperation könne auch Wurzelsymptome günstig beeinflussen, zeigt ein in früheren Jahren operierter Fall, der allerdings einen etwas ungewöhnlichen Verlauf nahm. Über den Weg einer Infektion des Wundbettes nach vorderer Spanversteifung kam es zur Zerstörung der Bandscheibe mit nachfolgender Blockwirbelbildung, so daß der Patient jetzt nach 5 Jahren von seinen ursprünglichen Beschwerden befreit ist, allerdings s. Z. ein bedrohliches Krankenlager durchmachen mußte.

Der radikulären Kompression, den bisher vernachlässigten neurologischen Symptomen beim Wirbelgleiten kommt unter dem Blickpunkt der hinteren Bandscheibenvorfälle eine erhöhte und praktisch chirurgisch wichtige Bedeutung zu. Es ist allerdings keinesfalls so, daß nun sämtliche dabei vorhandenen Beschwerden auf Bandscheibenvorfälle zurückgeführt werden müßten. Zur Abgrenzung gehört eine eingehende Kenntnis der sich gegenseitig überschneidenden Symptomgruppen.

O. Variationen der Lumbosakralgrenze und Bandscheibenvorfall. Beziehung zum Scalenussyndrom.

Über die klinische Bedeutung lumbosakraler Variationen ist eine kaum zu übersehende Literatur vorhanden, die Region des fünften Lendenwirbels gehört zu den unruhigsten des Körpers. Zuerst ist in der ausländischen Literatur die ursächliche Rolle der Sakralisation bzw. Lumbalisation bei der Entstehung von Kreuzschmerzen weitgehend anerkannt worden (*Goldwaith, Calvé, Novè-Josserand*), in der deutschen sind aber sehr bald kritische Ansichten laut geworden (*Liek, Schüller* u. a.). Es ist jedoch nicht von der Hand zu weisen, daß gewisse, wenn auch nicht unbedingte Zusammenhänge bestehen. Allerdings kommt das nur für gewisse Formen in Frage. Die großen Abweichungen in den Häufigkeitsangaben von wenigen Prozenten bis zu 60% beruht vor allem auf der Verschiedenheit der Definition, ob beispielsweise ein vergrößerter Querfortsatz schon als Variation zu bezeichnen ist. Aber auch bei kritischer Auswertung ist es auffallend, daß während im gesamten Material von Normalpersonen die Häufigkeit der Übergangswirbel mit 4 bis 6% angegeben wird (*Heise, Hirsch, Meyer-Borstel*), bei klinischen Patienten Prozentsätze von 25 bis 50% beobachtet werden (*Léri, Ingebrigtsen*). Im Material der Kieler Klinik finden sich nach einer Dissertation von *Göpel* etwa 28% bei Patienten mit Rückenschmerzen gegenüber 10% bei urologischen. Mit *Junghanns* sind wir der Ansicht, daß man allgemein nur von Übergangswirbeln, von numerischer Variation sprechen sollte und es nicht zulässig ist, aus dem Röntgenbild nur eines Wirbelsäulenabschnittes eine Lumbalisation bzw. Sakralisation zu diagnostizieren. Wir verweisen hier auf die grundlegenden Zwillingsuntersuchungen von *Kühne*. Die Gesamtbetrachtung der WS. zeigt, daß es sich um korrespondierende Verschiebungen der Abschnittsgrenzen nach kranial oder kaudal handelt. Kranialverschiebung bedeutet in diesem Sinne eine Sakralisation des fünften Lendenwirbels, kurze 12. Rippe, vergrößerten Querfortsatz D 7 oder Halsrippe. Entsprechend besteht bei Kaudalverschiebung Lumbalisation, massige 12. Rippe bzw. Lendenrippe, hängende, schmächtige erste Rippe.

Eine direkte Auslösung von Beschwerden dürfte in seltensten Fällen bestehen, gegebenenfalls bei einseitiger gelenkiger Sakralisation und gleichzeitiger Arthrosis. Eine Verschmälerung der letzten Bandscheibe, Übergangsbandscheibe, bewirkt besonders ungünstige Raumverhältnisse, evtl. auch eine Einengung des letzten Zwischenwirbelloches (*Yeoman*). In jedem Falle werden durch eine lumbale Skoliose, Schiefstellung des fünften Lendenwirbels besonders ungünstige statische Verhältnisse geschaffen, die den Boden für frühzeitige muskuläre Insuffizienzerscheinungen, Abnutzung der kleinen Gelenke abgeben. In gleicher Weise kommt es aber auch zu einer vermehrten und asymmetrischen Beanspruchung der Bandscheibe und somit zu frühzeitiger Osteochondrose, der Vorbedingung auch für einen hinteren Bandscheibenvorfall. Auf diesem Wege bestehen mittelbare Beziehungen zwischen Variationen und Bandscheibenvorfall. Die neueren operativ gesicherten Erfahrungen haben gezeigt, daß diese Fälle aus der Gruppe der sog. schmerzhaften Sakralisationen abzutrennen sind, ohne daß es allerdings vorerst möglich ist, die zahlenmäßige Häufigkeit auch nur mit annähernder Genauigkeit anzugeben. Es ist ja auch auffallend, daß der von Geburt an bestehende Übergangswirbel frühestens ab zweiten, dritten Lebensjahrzehnt Symptome hervorzurufen pflegt und daß die statisch günstigere knöcherne Sakralisation bzw. die doppelseitige weniger häufig schmerzhaft wird. Schließlich fällt es gerade für die mit Ischialgien kombinierten Lumbagofälle bei Übergangswirbeln auf, daß eine für den Bandscheibenvorfall typische Anamnese und radikuläre Symptomatik vorliegt.

In unserem operativen Material von 91 Fällen haben wir grundsätzlich sämtliche Abschnittsgrenzen geröntgt und kommen zu folgenden Zahlen.

Ausgesprochene Übergangswirbel insgesamt 15
Davon kranialer Typ   6 (2mal einseitig gelenkig)
     kaudaler Typ   9
        Bogenwurzelspalt   1
        offener Bogen S 1   2

Diese Häufigkeit liegt über der Norm, das Zahlenmaterial reicht jedoch zu weitgehenden Folgerungen nicht aus. Ganz ähnliche Verhältnisse fanden *Peyton* und *Simmons*. Die Beobachtungen haben praktisch wichtige Bedeutung.

Die Untersuchungen von *Willis*, vor allem aber von *Maria Frede* und *Kühne* haben erwiesen, daß an den Abschnittsverschiebungen nicht nur das Skeletsystem teilnimmt, sondern in gleicher Weise die Weichteile und damit auch die nervalen Elemente. Das gilt vor allem auch für die Zusammensetzung der Nervenplexus, während nach *Keegan* der Austritt der Wurzeln konstant ist. Ob diesen Variationen eine größere klinische Bedeutung zukommt, ist noch nicht einwandfrei erwiesen, zumal klinische Sektionsbefunde bisher nicht vorliegen, kann aber durchaus vermutet werden. Für die Wurzelversorgung entscheidend ist, daß die Wurzel immer unter dem mit gleicher Zahl bezeichneten Wirbel austritt, die fünfte Lumbalwurzel also unter dem Wirbel Nr. 24, die erste Sakralwurzel unter dem Wirbel Nr. 25. Spezielle Untersuchungen gerade über diese Zusammenhänge beim Bandscheibenvorfall liegen von *Keegan* an einem über 100 Fälle umfassenden Material vor. Die sich für die Höhe des operativen Eingehens ergebenen Folgerungen liegen auf der Hand. Es ist dannach erforderlich, bei Übergangsformen die Gesamtwirbelzahl zu kennen, um die dem neurologischen Befunde entsprechende Wurzel anzugeben.

Daß bei der Spina bifida Weichteilveränderungen in Höhe der Fehlbildung vorkommen, die ebenfalls unter dem klinischen Bilde einer Ischialgie auftreten können, ist seit längerem bekannt und auch operativ bestätigt (*Gudzent*, *Weskott*, *Cramer*). Wir haben auch die Form und Größe der Querfortsätze verfolgt (*Friedl* u. a.), auch aus anderer Veranlassung in Normalfällen an 500 urologischen Aufnahmen, und fanden meist den dritten Lendenquerfortsatz am stärksten ausgeprägt. Es läßt sich, wenn nicht regelmäßig, so doch auffallend häufieg, eine Verschiebung in den Größenverhältnissen entsprechend der Verschiebung von Abschnittsgrenzen feststellen.

Wenn wir so zu der Überzeugung gelangt sind, daß die Varianten der Lumbosakralgegend nur eine Teilerscheinung in der Verschiebung der Abschnittsgrenzen der Gesamtwirbelsäule darstellen und selten direkte Ursache klinischer Erscheinungen sind, ist ihre praktische Bedeutung doch darin zu sehen, daß sie den Boden dafür abgeben, daß eine zusätzliche Schädigung, sei es eine mechanisch statische, ein Bandscheibenvorfall, eine Spondylarthrosis, sich um so leichter manifestiert. Es liegt auf der Hand, nach ähnlichen Erscheinungen an anderen Abschnittsgrenzen zu suchen. Über den Lumbodorsalübergang ist bisher nichts Entsprechendes bekannt, wohl aber an der Cervicodorsalgrenze in den Erscheinungen des Scalenussyndroms.

Trotz der in der deutschen Literatur grundlegenden Arbeiten von *Wanke* ist offenbar wenig darauf geachtet worden. *Wanke* hat zuerst auf das gemeinsame Vorkommen von Skalenussyndrom und Lumbagoischias in auffallender Häufigkeit hingewiesen und die Verhältnisse der Skalenuslücke mit denen im Bereich des Foramen piriforme in Parallele gesetzt. Der myalgische und neuralgische Symptomenkomplex des Skalenussyndroms ist auch bei der Ischialgie vorhanden, und wenn Gefäßstörungen fehlen, so ist das aus dem abweichenden Verlauf der Arteria femoralis bzw. subclavia verständlich sowie aus dem verschiedenen Verlauf vegetativer Elemente. Die klinische Bedeutung des Musc. piriformis im Segment L 5 und S 1 haben wir bereits früher gewürdigt, auf die anatomischen Varianten, transmuskulären Nervenverlauf hingewiesen. Die Durchtrennung dieses Muskels (*Freiberg*) unterbricht unserer Meinung nach in geeigneten Fällen genau so einen Circulus vitiosus im Geschehen Wurzelreiz-Muskelspannung-Plexusreiz auf der Basis besonderer anatomischer Verhältnisse wie die Skalenotomie.

Auch an der Hals-Brustgrenze wird nur auf der Basis anatomischer Besonderheiten, hier der Abschnittsverschiebung, der Boden bereitet, damit eine den Skalenus in abnorme Spannung versetzende zusätzliche Schädigung zu klinischen Symptomen führen kann, zu einer Raumbeengung in der hinteren Skalenuslücke. Diese Faktoren sind nach *Wanke* vorwiegend statisch-mechanischer, kaum einmal rheumatischer oder traumatischer Natur, während die primäre Erkrankung des Nerven bisher nicht sicher erwiesen ist. Als Ergebnis neuerer Untersuchungen, über die wir auf der 63. Tagung der Nordwestdeutschen Chirurgenvereinigung berichten konnten, möchten wir die auslösenden Erkrankungen der unteren Halswirbelsäule, d. h. Einengung der Zwischenwirbellöcher, Osteochondrose und zervikalen Bandscheibenvorfall, mehr in den Vordergrund stellen. Hier werden durch Bevorzugung der unteren Zervikalsegmente die gleichen Wurzeln betroffen, die den Musc. scalenus versorgen (C 4 bis 8). Die Skalenotomie durchbricht nur ein Glied in dieser Kette, die Grundkrankheit bleibt bestehen, die Teilerfolge, die langsam eintretende Besserung und andere Besonderheiten im postoperativen Verlauf finden eine Erklärung. Ganz entsprechende Vorgänge spielen sich bei der Piriformotomie ab.

Es ist nach dem Gesagten nicht verwunderlich, wenn bei Vorhandensein von Abschnittsverschiebungen beide Syndrome vorhanden sein können. *Wanke* teilt 10 Beobachtungen von Lumbago-Ischias mit, die er bei 53 Fällen von Skalenussyndrom gleichzeitig beobachtete. Wir selbst sahen in unserem Lumbago-Ischias-Material 3 sehr eindrucksvolle Fälle.

Beispiel: Bei einem 48jährigen Manne, traten nach einem Hufschlag in das Kreuz vor 4 Jahren bei Bergwerksarbeiten in der Gefangenschaft chronisch rezidivierende Lumbago-Ischiasattacken auf, 2 Jahre darauf, ohne bekannten äußeren Anlaß, starke ausstrahlende Schmerzen an der gegenüberliegenden Halsseite bis in den vierten und fünften Finger. Es handelte sich um einen ausgesprochen vegetativ dystonischen Patienten. Röntgenologisch bestand eine Kaudalverschiebung sämtlicher Abschnittsgrenzen der Wirbelsäule.

Die Symptomatik eines Bandscheibenvorfalles sowie in noch stärkerer Ausprägung eines Skalenussyndrom lag vor. Besonders zwischen C 5 und C 6 schwere Osteochondrose! Die Skalenusregion war enorm schmerzhaft, die gleichseitige Gesichtshälfte deutlich kleiner. Nach Entfernung eines großen Vorfalles der vorletzten Bandscheibe schwand die Ischialgie schlagartig, nach Skalenotomie ist im Laufe weniger Wochen eine weitgehende Besserung bis auf kleine Restzustände eingetreten.

Dieser Fall zeigt in selten schöner Vollständigkeit die ganze Problematik der Zusammenhänge: ein in seinem Vegetativum besonders anfälliger Mann mit Kaudalvariante der Wirbelsäule und damit der Weichteile, erkrankt in der Zervikal- und Lumbalregion an Bandscheibenprozessen, die an beiden Stellen zu einem dafür typischen Leidenszustand führen.

Der Neurologe wird vielfach in diesen Fällen zu der Diagnose Neuritis, Polyneuritis, also zu primären Erkrankungen des Nerven gelangen. Es wird eine lohnende Aufgabe sein, weitere Erfahrungen auf diesem Wege zu einer Deutung neurologischer Unstimmigkeiten und abweichender Befunde zu kommen.

P. Gutachtliche Fragen.

In zunehmender Häufung hatten wir in den letzten Monaten Gelegenheit, Zusammenhangsfragen zwischen einem Unfallereignis und einem auf einen Bandscheibenvorfall zurückgeführtes Lumbago-Ischias-Syndrom zu erörtern. Nach Bekanntwerden dieser Fragen in einem größeren Kreise von Ärzten ist es infolge mißverständlicher Deutung der sog. traumatischen Entstehung dazu gekommen, daß eine übergroße Zahl von Verdachtsfällen als unfallbedingt rubriziert werden, ohne dabei zu bedenken, welche entscheidenen Unterschiede zwischen den hierfür gültigen medizinischen Traumen, d. h. ungewohnte Arbeit, Verheben, Bücken, und dem Unfall im rechtlichen Sinne des Gesetzgebers bestehen. Sowohl dem sich darauf fixierenden Patienten wie dem zwar aus bestem Willen aber in sachlicher Unkenntnis handelnden Ärzte entsteht durch das nun beginnende Wechselspiel von Anerkennung und Ablehnung des Unfalles, Berufungsverfahren, Schaden.

Zur Anerkennung des Unfallzusammenhanges ist ein strenger Maßstab anzulegen. Es bestehen weitgehende Parallelen zu der lange Zeit umstrittenen Frage der chronischen Meniskusschädigung.

Aus der Vorgeschichte sind wichtig der Beruf, die Art der körperlichen Belastung, vor allem aber die genaueste Analyse des in Frage stehenden Unfallereignisses. Es muß imstande sein, eine normale Bandscheibe zu zerreißen, und das ist bei den allermeisten geschilderten Traumen nicht der Fall. Vielmehr ist ein Vorpressen, ein Riß infolge dieser medizinischen Traumen nur dann verständlich, wenn bereits ein geschädigtes Gewebe vorliegt. Konstitutionelle Faktoren, Dauerbelastung sind zur Beurteilung heranzuziehen, die Verhältnisse werden klar, wenn bereits früher hexenschußähnliche bzw. Ischiasattacken vorgelegen haben. Chronische Schäden sind weitaus am häufigsten, d. h. Arbeitsschäden (*Baetzner*) Übernützungsschäden (*Henschen*). Die möglichst baldige Einstellung der Arbeit ist zu fordern, langsame kontinuierliche Schmerzzunahme, Krankmeldung vielleicht erst nach Wochen spricht von vornherein gegen Unfallzusammenhang. Die große Schwierigkeit besteht ja darin, daß eine unbedingt sichere klinische Diagnose nicht zu stellen ist, daß man sich aber zur Myelographie bzw. zur Operation in akuten Fällen nicht entschließen wird. Damit sind auch der Bewertung histologischer Befunde Grenzen gesetzt. Nur bei kurzer zeitlicher Aufeinanderfolge von Unfall und Operation sind degenerative Veränderungen, die das Maß physiologischer Abnutzungsvorgänge überschreiten müssen, zu verwerten. Es können zellige, bindegewebige Reaktionen für einen bereits älteren Prozeß sprechen.

Die Frage der Verschlimmerung eines bereits bestehenden Leidens ist dann positiv zu entscheiden, wenn das Unfallereignis allein imstande sein konnte, auch eine gesunde Bandscheibe zu verletzen und Soforterscheinungen ausgelöst wurden, die bei schicksalsmäßigem Verlauf nicht aufgetreten wären. Der Ablauf des krankhaften Geschehens muß also beschleunigt worden sein. Es liegt in der Natur der Erkrankung, daß Rezidive bei verschiedenen Anlässen und im wechselnden Zeitabstand die Regel sind. Auch die Anerkennung der Verschlimmerung wird danach nur in Ausnahmefällen möglich sein. Wenn ein landwirtschaftlicher Arbeiter Kornsäcke trägt und ohne hinzukommenden Fall einen Hexenschuß nach einem mehr oder weniger langen Zwischenraum eine Ischias bekommt, so hat er eine durchaus betriebsübliche Arbeit verrichtet und keinen Unfall erlitten. Anders kann es sein, wenn beispielsweise 4 Mann eine überschwere Kiste an je einer Ecke heben, bei einem plötzlichen Straucheln jedoch der eine davon die Last der gesamten Kiste für einen Augenblick zu halten bekommt.

Eine Entscheidung ist jeweils nur den besonderen Umständen des Einzelfalles möglich. Keinesfalls darf persönliche Einstellung des Gutachters zu einer Umdeutung des Unfallereignisses führen. Es ist auch bei erstmaligen Krankheitserscheinungen daran zu denken, daß eine Osteochondrose lange Zeit klinisch latent verlaufen kann, und wir haben für viele Fälle bereits die Vermutung aussprechen können, daß die grundlegenden pathologischen Veränderungen bereits im Wachstumsalter einsetzen. Die klinische Diagnose eines Bandscheibenvorfalles wird immer eine wahrscheinliche sein, und auch das Röntgenbild ist nicht mit Sicherheit zu verwerten. Das enthebt nicht der Pflicht, in jedem Falle sofort eine röntgenologische Untersuchung durchzuführen. Eine Klärung kann bei positivem Bandscheibenbefund erfolgen, ein negativer Ausfall spricht aber nicht unbedingt gegen eine Bandscheibendegeneration.

Die meisten Autoren, die sich besonders mit der Frage der Unfallentstehung befassen, kommen zu etwa dem im Vorstehenden eingenommenen Standpunkt. Die Fälle von *Siegmund, Otto* sind derartige ohne Trauma im unfallrechtlichen

Sinne. *Wiberg, Jaeger, Schrader* haben neuerdings darauf hingewiesen. Wir selbst konnten im letzten Jahre, weder im operierten Material noch bei 15 Begutachtungen, in keinem Falle einen einwandfreien Unfallzusammenhang bejahen, der in den gutachtlichen Fällen in jedem Falle vom Vorgutachter eingenommen war[1]. Die psychischen Folgen für den Verletzten wie auch die Schädigung des ärztlichen Ansehens liegen auf der Hand. So lange jedoch der Arzt gezwungen ist, diese oftmals nicht angenehmen und seinem Berufe an sich fremden, teilweise sehr juristischen Entscheidungen zu fällen, ist es seine Pflicht, sich mit den wissenschaftlichen Grundlagen derartiger Erkrankungen auch in dieser Hinsicht zu beschäftigen.

In seltenen Ausnahmefällen wird auch einmal ein Unfallzusammenhang zu bejahen sein. Eindeutig liegen die Dinge, wenn gleichzeitig eine knöcherne Verletzung der Wirbelsäule vorhanden ist. *Göcke* und *Lob* haben auf die wichtige Mitwirkung der Bandscheibe, ihre Sprengwirkung, bei der Entstehung von Wirbelbrüchen ausdrücklich hingewiesen. Eine isolierte Bandscheibenverletzung ist jedoch die Seltenheit und nur für einen Mechanismus ist eine solche Auslösung einigermaßen häufig zu bejahen. *Lob* konnte bei experimentellen Überstreckungsversuchen an der Wirbelsäule isolierte Bandscheibeneinrisse erzeugen. Wir verweisen in diesem Zusammenhang auf unseren Seite 265 zitierten Fall eines Fußballers hin, der eine Hyperlordosierungsverletzung erlitt. Im übrigen ist aber noch zu wenig über die typischen Mechanismen bekannt, die mit einiger Wahrscheinlichkeit zu Bandscheibenverletzungen führen.

In diesem Zusammenhang sei an den Fall von *Kocher* 1896 erinnert sowie an die beiden Sektionsbeobachtungen von *Gräff*. Bei diesen liegen schwere Traumen der Halswirbelsäule vor, ein Kopfsprung in seichtes Wasser mit einer Luxation zwischen vierten und fünften Halswirbel bzw. Sturz auf den Kopf mit Commotio und Vorfall der unteren Halsbandscheibe. Die Frage, ob eine Bandscheibenerkrankung als Berufskrankheit angesehen werden kann, ist nach dem bisher vorliegenden Material noch nicht zu entscheiden. Für den Meniskusschaden sind bestimmte berufliche Belastungen als typisch erwiesen worden, so daß nach *Andreesen, Bürkle de la Camp, Magnus* von ärztlicher Seite keine Bedenken für die Anerkennung als Berufskrankheit bestehen. Bei der Bandscheibenerkrankung liegen die Verhältnisse wesentlich schwieriger. Untersuchungen an Bergarbeitern, Tiefbauarbeitern, landwirtschaftlichen Arbeitern würden in erster Linie Hinweise ergeben, doch sei an die verhältnismäßig große Erkrankungsziffer auch nicht körperlich Arbeitender erinnert.

Großzügiger dürfte die Handhabung bei der Beurteilung einer Wehrdienstschädigung sein, die heute noch von praktischer Bedeutung ist, Waffengattung, Dauer der Dienstzeit, Beginn im jugendlichen Lebensalter, sind Faktoren, die verwertet werden können.

Q. Zur Frage der Neuritis und der Schmerzentstehung.

Eine Erörterung der Neuritisfrage unter Einbeziehung der beim Bandscheibenvorfall gewonnenen Erkenntnisse gehört auch in den Rahmen einer chirurgisch-orthopädischen Abhandlung. Ist es doch — abgesehen von den aus verständlichen Gründen seltenen autoptischen Zufallsbefunden — zum ersten Male möglich, den Boden der Theorie zu verlassen und bioptische Befunde, anatomische Präparate vorzulegen, die, wenn erst in genügender Anzahl vorhanden, eine

---

[1] Wir übersehen 50 selbstverfaßte Gutachten zur Klärung der Zusammenhangsfrage und kamen zu folgenden Entscheidungen: 44 Ablehnungen des Unfallzusammenhanges, 5 Fälle von Verschlimmerung durch das Unfallereignis. Nur einmal konnte ein ursächlicher Zusammenhang begründet werden.

Klärung des auch praktisch wichtigen Problems herbeiführen können. Es handelt sich insbesondere um die Fragestellungen, ob und wie häufig die primäre Neuritis überhaupt vorkommt, wie sich die gegenseitigen Beziehungen zwischen Bandscheibenvorfall und Affektion des Nerven gestalten bzw. ob der Bandscheibenvorfall etwa lediglich eine Erscheinung der gleichen Noxe, beispielsweise einer rheumatischen ist. Auffallenderweise ist man an diesen Fragen auch in zusammenfassenden chirurgischen Bearbeitungen entweder völlig oder doch weitgehend vorbeigegangen. Von neurologischer Seite haben die vertebralen Verhältnisse demgegenüber erst neuerdings stärkere Beachtung gefunden (*Laubenthal*).

Damit lebt erneut der alte chirurgisch-neurologische Streit über die Rolle der mechanisch bedingten Ischialgie gegenüber der primären Neuritis auf. Offensichtlich neigt sich die Waagschale aber mehr und mehr zugunsten der chirurgischen Ansicht. Es wird eine Aufgabe der Zukunft sein, nun nicht von einem Extrem in das andere zu verfallen, sondern zu versuchen, die abweichenden Meinungen, die ja doch sämtlich ihre Begründung gefunden haben, gegeneinander abzuwägen. Es ist heute nicht mehr haltbar, die mechanische, vorfallbedingte Ischias grundsätzlich abzulehnen, bzw. manchmal verzweifelt erscheinende Versuche zu machen, die absolute Vorherrschaft der primären Neuritis doch noch aufrecht zu erhalten. Andererseits aber, das mag vorausgreifend bereits gesagt werden, reichen die bis heute erhobenen Befunde noch nicht aus, um die Neuritis bisheriger Auffassung völlig ad Acta zu legen, wie es *Kuhlendahl* u. a. offenbar anstreben. Es handelt sich wohlgemerkt bei unseren Betrachtungen grundsätzlich um die chronisch rezidivierende Ischias, nicht um die kaum bestrittene Polyneuritis und Neuritis bei klar auf der Hand liegenden Infektionen und Intoxikationen (Diphtherie, Impfung, Blei, Arsen usw.), die aber klinisch meist ganz anders zu verlaufen pflegt.

Für die hier zu diskutierende „Neuritis Lumbosacralis" wurde bisher die rheumatische, infektiös-toxische Genese in den Vordergrund gestellt. Von *Pette* und *Bannwarth* in erster Linie die allergische über den Weg der serösen Entzündung. Sie erklären auf diese Weise sowohl die Dissoziation albumino-cytologique im Liquor wie die histologischen Befunde an den Wurzel und Ganglien. *Pette* hat noch 1942 in seiner monographischen Darstellung der akut entzündlichen Nervenerkrankungen diese Ansicht als einheitliche Genese der Neuritis dargestellt, was zweifellos aber nur für einige Formen zutreffend sein dürfte wie nach Seruminjektionen, gastrointestinalen Intoxikationen u. a. m. Die Rolle der Wirbelsäule wird überhaupt abgelehnt, die Bandscheibenerkrankung nicht einmal erwähnt[1].

Im engeren Sinne liegen die Symptome einer Wurzelischias vor, nach vorherigen französischen Arbeiten in Deutschland zuerst durch *Stursberg* bekanntgeworden, wenn man die klinische Einteilung in radikuläre und funikuläre (*Sicard*) bzw. intra-paravertebrale, intra-pelvine und periphere Formen (*Bing*) zugrunde legt. Es darf hier angeführt werden, daß wir uns abgesehen von den symptomatischen Formen in keinem Falle unseres Krankengutes, bei dem die radikuläre Affektion unwahrscheinlich war, von dem funikulären Sitz der Schädigung überzeugen konnten, so daß gegenüber deren Vorkommen überhaupt, also der genuinen peripheren Ischiasneuritis, größte Skepsis am Platze ist.

Unsere Fragestellung konzentriert sich nunmehr auf die Trennung der Radiculitiden. Wenn man die Symptomatik in den neurologischen Handbüchern (*Wexberg*, *Pette*) nachliest, so ist die Übereinstimmung mit dem Syndrom des Bandscheibenvorfalles so ausgesprochen, daß man eine diesbezügliche Genese anzunehmen geneigt ist. Gilt das aber nun für alle Formen?

---

[1] In neuester Zeit ist *Pette* allerdings zu einer weitgehenden Revision seiner damaligen Ansichten gelangt.

Klar liegen die Verhältnisse, wenn ein großer Vorfall deutlich sichtbar die Wurzel abhebt, komprimiert, wenn nach der Operation der schmerzgeplagte Kranke schlagartig beschwerdefrei wird und bleibt. An der primären Rolle der mechanischen Verhältnisse haben auch namhafte Neurologen wie *Laubenthal* keinen Zweifel. Andere hingegen (*Bannwarth, Pette, Ewald*) sehen auch hierbei die Wurzel als „neuritisch" erkrankt an und messen dem Bandscheibenvorfall nur die Rolle eines Lokalfaktors bei, die latent erkrankte Wurzel werde erst klinisch krank, wenn ein Vorfall hinzukomme. Diese Deutung will den wichtigen Einwand entkräften, warum ausgerechnet die Wurzeln im Bereiche der beiden letzten Bandscheiben in so erdrückender Häufigkeit befallen sind und noch dazu meist einseitig. Für die rheumatische und fokaltoxische Genese haben wir trotz Berücksichtigung dieser Möglichkeit keinen praktisch verwertbaren Anhalt finden können. Bei welchem erwachsenen Menschen findet man nun aber nicht einen Fokus, beispielsweise ein Zahngranulom? Die Myalgien sind nicht rheumatisch sondern radikulär oder statisch! Bei unseren fachneurologisch kontrollierten Patienten wurde mehr mals die Diagnose „Polyneuritis" gestellt auf Grund schmerzhafter Nervenverläufe in der Bizepsfurche, am Plexus brachialis usw. Abgesehen von dem erwähnten, von *Wanke* beschriebenen gleichzeitigen Vorkommen von Lumbago- und Skalenus-Syndrom ist die Auslösung derartiger Schmerzpunkte bei den meist sehr labilen Patienten sehr täuschend. Wir selbst konnten uns nicht in jedem Falle von einer diagnostischen Bedeutung derartiger Befunde überzeugen. Wenn *Ewald* anführt, daß man für die Brachialgien, Interkostalneuralgien die neuritische Genese anerkenne, für die Beinneuralgien aber ablehne, so ist dem entgegenzuhalten, daß wir keinesfalls die Zervikobrachialneuralgien als ausschließlich oder auch nur überwiegend primär entzündlich oder gar allergisch bedingt ansehen, sondern uns bemühen, auch hier die sekundären meist mechanisch ausgelösten Formen infolge Erkrankungen der Halswirbelsäule, Variationen der Abschnittsgrenzen, Prozessen am Schultergürtel zahlenmäßig immer mehr in den Vordergrund zu stellen. Daß es, wie *Andrae* besonders an der Brustwirbelsäule feststellte, klinisch latente Vorfälle gibt, liegt an anatomischen Gegebenheiten, beispielsweise am kurzen horizontalen extraduralen Wurzelverlauf, an fehlender anatomischer Beziehung zwischen Nerv und Bandscheibe. Die mechanischen Bedingungen und Einwirkungen sind nicht zu übersehen. Wir hatten oft genug Gelegenheit, mehrere freigelegte Wurzeln auf ihre Druckschmerzhaftigkeit hin zu prüfen, fanden dieses wichtige Zeichen jedoch immer nur bei gleichzeitigem Vorfall oder nur an einer Wurzel und konnten uns niemals von einer latent „neuritisch" erkrankten Nachbarwurzel ohne Vorfall überzeugen. Käme das vor, müßte ja entsprechend den anatomischen Untersuchungen von *Deutsch, Bragard* ein Dehnungsschmerz auch schon vor Entstehung eines Vorfalles auszulösen sein. Es ist nicht einzusehen, warum diese Dinge unnötigerweise durch Annahme mehrerer Noxen kompliziert werden sollen. Bei dem noch nicht ausreichenden Beobachtungsgut ist zuzugeben, daß es Fälle geben mag, bei denen die Kombination Bandscheibenvorfall-Neuritis infektiös toxischer Art vorkommen mag, am ehesten noch in dem Sinne, daß die mechanische Schädigung den Boden für eine bevorzugte Ansiedlung neuritischer Vorgänge abgeben mag. In der Regel ist die bandscheibenbedingte Ischialgie jedoch keine Neuritis Lumbosacralis in diesem Sinne, sondern eine monoradikuläre mechanische Wurzelaffektion. Mit Recht spricht ein französischer Autor (*Mouchet*) von der „Grablegung des Begriffes der rheumatischen essentiellen Ischias."

Dennoch versucht *Ewald* auch in der deutschen Literatur eine Synthese der rheumatischen und mechanischen Bedingungen aufrecht zu erhalten. Es komme danach im quellfähigen Bandscheibengewebe zur serös-hyperergischen entzündlichen Durchtränkung, bei mechanischer Beanspruchung bei dem nunmehr erhöhten Innendruck zur Sprengung des Anulus fibrosus. Läßt dann die „allergische Nervenentzündung" nach, trete auch der Vorfall wieder zurück. Das gelbe Band reagiere gleichermaßen mit entzündlich reaktiver Verdickung. Nerven- und Liquorveränderungen beruhen auf gleichlaufenden Reaktionen[1].

Noch einen Schritt weiter geht *Thiébaut*. Nach ihm ist alles Geschehen primär rheumatisch. Muskelspasmen, statische Veränderungen sind sekundär. Der Vorfall ist danach geradezu die Folge der Ischiasneuritis, könne nunmehr aber durch zusätzliche mechanische Einwirkung das Leiden im Sinne eines Circulus vitiosus verschlimmern.

Wiederum wäre es auffällig, warum gerade ganz bestimmte Wurzeln isoliert erkranken sollten. Der jeden morphologischen Beweises entbehrenden Hypothese der entzündlich rheumatischen Erkrankung halten wir zunächst unsere pathologisch-anatomischen Ausführungen entgegen. *Ewald*s Frage, ob der Inhalt des vorgefallenen Gewebes in jedem Falle untersucht worden ist, können wir bejahend beantworten und auf das völlige Fehlen histologischer Veränderungen verweisen, die der von ihm u. a. vorgetragenen Deutung entsprechen, sowie auf die zahllosen Befunde von *Schmorl* und seinen Schülern, die die mechanisch-degenerative Entstehung der Osteochondrose genügend erhärtet haben dürften. Ein so erfahrener Kenner wie *Güntz* hat in unserem Material die völlige Abwesenheit entzündlicher Veränderungen bestätigen können. Die Osteochondrose beginnt nicht mit Quellung sondern mit Flüssigkeitsverlust. Das Ödem entsteht im Zuge der degenerativen nekrotischen Prozesse sowie im reaktiv ansprechenden Gewebe der Umgebung und ist zwanglos mechanisch zu erklären. Die Erfolge sog. antirheumatischer Therapie beruhen auf einer Gefäßwirkung und sind unspezifisch. Wie bereits erwähnt, sind auch die Liquorveränderungen des Syndromes von *Guillain-Barré* kein Beweis für die entzündliche Natur der Wurzelerkrankung sondern lediglich ein Zeichen für eine solche überhaupt. Es handelt sich um eine Plasmatranssudation aus den Gefäßen, die bei mechanischer Stauung über Kreislaufstörungen — als grobes Zeichen einer solchen lernten wir bereits die venöse Abflußbehinderung kennen, die „Varikose" — über Stromverlangsamung, Liquordiapedese (*Ricker*) zu verstehen ist. In der gleichen Richtung liegen die Veränderungen im umgebenden Hofgebiet.

Besonders schwierig ist die Deutung der Vorgänge bei Annahme eines intermittierenden, verborgenen, im Augenblick der Operation offenbar zurückgeschlüpften Vorfalles. Wenn man in jedem solchen Grenzfalle einen solchen Mechanismus annimmt, entzieht man natürlich einer Kritik jeden Boden. Um so wichtiger ist es, gerade bei diesen Fällen morphologische, histologische Befunde beizubringen, um auch hier die entzündliche Wurzelaffektion abzugrenzen. Bis heute ist eine Entscheidung noch nicht mit Sicherheit zu fällen. Das Vorhandensein einer degenerierten Bandscheibe spricht offenbar gegen eine primäre Neuritis. Im reaktiv veränderten periduralen Gewebe, geschweige denn im gelben Band, fanden wir niemals Entzündung.

Die entscheidenden Veränderungen müssen wir in der Wurzel selbst suchen und sind daher bemüht gewesen, soweit technisch möglich, entsprechende Präparate bei unseren Wurzeldurchtrennungen zu gewinnen.

Die makroskopischen Veränderungen wie Adhaerenz der Wurzel an der Nachbarschaft, periradikuläre Prozesse habe mehrmals Erwähnung gefunden. Die Wurzel erscheint häufig verdickt, wobei aber auf 2 Täuschungsmöglichkeiten hinzuweisen ist, Auf eine abgeplattete über einem Vorfall reitende Wurzel sowie auf die normalerweise dickere S 1-Wurzel. Ein Vergleich zweier benachbarter Wurzeln verdeutlicht diese Unterschiede.

Histologische Nervenbefunde mit dem Bilde einer Neuritis sind durchaus bekannt, es trifft nicht zu, wie mancherseits behauptet wird (*Symons*), daß noch niemand einen derartig veränderten Ischiasnerven gesehen hat. Es sei an die Mitteilungen von *Klinge, Köppen Krücke*

---

[1] In einer kürzlich erschienenen Arbeit von *Habermann* aus der Göttinger Klinik hat sich allerdings die Stellungnahme wesentlich geändert und entspricht größtenteils der unsrigen. *Habermann* spricht von einer „symptomatischen Lumbosacralneuralgie".

und vor allem von *Döring* erinnert, der im Spinalganglion lymphozytäre Infiltrationen sah sowie an die Befunde von *Holmes* und *Sworn* beim Bandscheibenvorfall.

Wir selbst konnten 9 Wurzelpräparate untersuchen[1], 5 bei Bandscheibenvorfall (2 nicht entfernbare, 3 versehentliche Wurzelverletzungen) und 4 bei negativen Bandscheibenfreilegungen, jedoch isoliert exzessiv schmerzhafter Wurzel.

Aus der ersten Gruppe ist vor allem eine intradurale auf einem Vorfall adhaerente und arachnitisch verklebte Wurzel erwähnenswert. Es fanden sich Lympho- und leukozytäre Zellanhäufungen im Nervengewebe, Fibroblasten. In einem zweiten Falle einer an einem Totalsequester verbackenen Wurzel sah man deutliche zellige Reaktionen perineural im Gebiete der Wurzelscheiden, an der Nervensubstanz selbst keine Veränderungen. In den übrigen 3 Fällen waren weder zellige Reaktionen noch besondere Veränderungen bei Spezialfärbungen der Markscheiden, der Nervenfasern bzw. bei der Fettfärbung erkennbar.

In 2 Fällen der zweiten Gruppe war das histologische Bild ebenfalls normal, obwohl es sich auch hier um die klinisch erkrankte Wurzel handelte, wurden doch die Patienten postoperativ sofort beschwerdefrei. Einmal fehlten zwar jede entzündlich- zelligen Erscheinungen, fanden sich aber Veränderungen der Nervenfasern im Sinne kolbiger Auftreibung und Aufquellung bei negativem pathologischen Fett.

Hochgradige pathologische Prozesse wies jedoch eine schon makroskopisch als erkrankt erkennbar narbig verbackene Wurzel auf. Der motorische und sensible Anteil waren völlig mit der Durascheide verwachsen, die Wurzel verdickt und verhärtet. Das histologische Bild (Abb. 44) zeigt ein zellreiches und gefäßreiches Bindegewebe, das die Nervenkabel ausein-

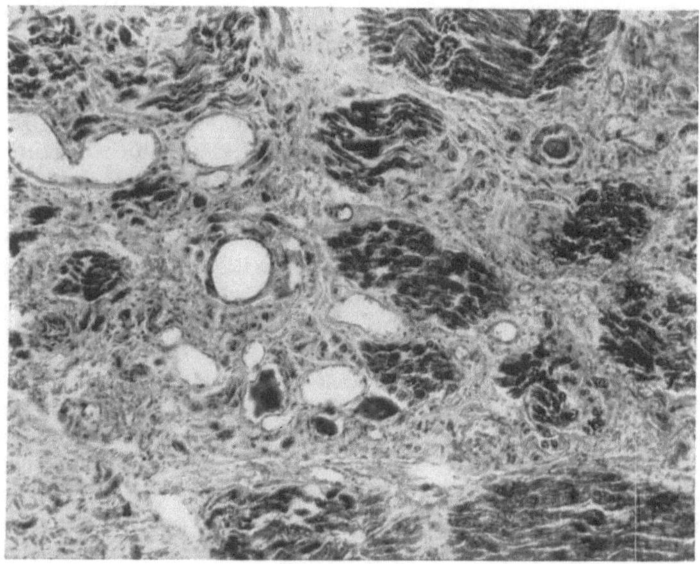

Abb. 44 (s. Text).

andergedrängt hat. Teile des Spinalganglions sind sichtbar. Die Gesamtheit der Veränderungen sind als sklerosierendes Ödem zu bezeichnen, ein Bild, das infolge mechanischen Reizes, mechanisch bedingter Durchblutungsströmungen entstanden ist.

Wir finden also an den Wurzeln neben völlig negativen Befunden auch solche, die wenigstens im pathologisch-anatomischen Sinne dem Bilde einer „Entzündung" zugeordnet werden können. Die Verwirrung entsteht erst dadurch, daß man diesen morphologischen Veränderungen klinisch eine bestimmte infektiöse, toxische usw. Ätiologie zuordnet und damit außer Acht läßt, daß es nicht erlaubt ist, aus dem gleichen Erscheinungsbild auf die Einheitlichkeit der Ätiologie und auch der Pathogenese zu schließen. Die gesamten positiven Wurzelbefunde wie zellige Reaktionen, Bindegewebswucherung, wie sie auch *Holmes* und *Sworn, Malmros*

---

[1] Die Durchsicht der Präparate verdanken wir größtenteils Herrn Prof. *Creutzfeldt,* Direktor der Univ. Nervenklinik, zum Teil Herrn Priv. Doz. Dr. *Patzelt,* Oberarzt am pathologischen Institut.

mitteilen, das Ödem (sog. seröse Entzündung) sind genau so Folge mechanischer wie auch anderweitiger Schädigung möglicherweise einmal infektiöser, fokaltoxischer, allergischer oder rheumatischer. Daß es so ist, kann aus dem histologischen Bilde bezüglich der primären Neuritis keinesfalls abgeleitet werden, wohl aber sprechen die gleichen Befunde bei einem Bandscheibenvorfall für die sekundäre, mechanisch bedingte Auslösung. Der Beweis für die Richtigkeit der Ansichten über die Entstehung der primären monoradikulären, zu rezidivierender Lumbago-ischias führenden Ischiasneuritis ist noch nicht geführt worden. Sie völlig abzulehnen, ist aber heute noch nicht statthaft, ehe nicht eine größere Anzahl objektiver Befunde vorliegen.

Wenn es auch schwer oder gar unmöglich ist, die Häufigkeitsverhältnisse exakt gegeneinander abzugrenzen, sind wir doch der Auffassung und glauben uns auf Grund eines mehrere Hunderte umfassenden Beobachtungsgutes zu der Ansicht berechtigt, daß die primäre Neuritis die Seltenheit ist, daß selbst bei vorsichtiger Schätzung etwa 80% der Fälle bandscheibenbedingt oder zumindest vertebral ausgelöst und damit sekundär sind. Die These von einer Hundertprozentigkeit ist wie immer in der Biologie gefährlich.

Strittig ist die Frage des Zusammenhanges der reinen Lumbago ohne Ischias mit Bandscheibenvorfällen. Daß ein solcher vorkommt, geht neben operativen Befunden (6% bei *Love* und *Walsh*, auch einem eigenen geheilten Fall) daraus hervor, daß ja oftmals die rezidivierende Lumbago einer Ischias jahrelang vorausgeht. Die extreme Ansicht von *Cyriax* u. a. besteht sicherlich nicht zu Recht, wonach jede Lumbago grundsätzlich auf einem beginnenden Bandscheibenvorfall beruhen soll, es hieße das, die Rolle der kleinen Gelenke, der Muskulatur usw. zu unterschätzen.

Überhaupt gibt die Art der Schmerzentstehung noch mancherlei Rätsel auf. Die Befunde von *Roofe* über Schmerzfasern im hinteren Lamellenring bedürfen noch der Bestätigung, können aber dann eine Erklärung für den Lumbagobeginn abgeben. Nach *Waldenström* kann ein beginnender Vorfall zunächst eine partielle Schädigung der Wurzel hervorrufen, wobei zuerst nur die in der Peripherie gelegenen Schmerzfasern für die Rückenmuskulatur betroffen werden. Es sind ja immer diejenigen Muskelgruppen akut erkrankt, die zum Versorgungsgebiet der irritierten Wurzel gehören, ein Zeichen für die in diesen Fällen radikuläre Auslösung der Myalgie. Die afferenten Schmerzimpulse führen zu einer Reizung der Vorderhornzellen und auf diesem Wege zum schmerzhaften Spasmus. Durch gleiche partielle Schädigung ist auch die verschiedene Stärke der Ausstrahlung, die verschiedene Ausbreitung sensibler und motorischer Ausfälle zu deuten, beispielsweise die unvollständigen Dermatome. Die zeitlich wechselnde Schmerzhaftigkeit beruht auf verschiedener anatomischer Lage und Größe des Vorfalles bzw. Zunahme und Abklingen reaktiver Veränderungen. Das Vorkommen von Spontanheilungen kann auf Resorption vorgefallenen Gewebes, auf dessen organisatorischer Verkleinerung, Gewöhnung des Nerven an die neue Lage, Wanderung des Vorfalles sowie auf Untergang der Schmerzfasern beruhen, wobei im letzteren Falle die neurologischen Symptome auch bei Beschwerdefreiheit weiterbestehen, wie wir es gerade bei der Spondylolisthesis nachweisen konnten.

Die bisherige Auffassung über die primäre Neuritis bedarf bei der chronisch rezidivierenden Lumbago-Ischias einer grundlegenden Revision. Die von chirurgisch-orthopädischer Seite seit langem vertretene Ansicht der überwiegend sekundären Formen hat ihre weitgehende Bestätigung erhalten, und es ist bisher noch nicht mit Sicherheit erwiesen, in welcher Häufigkeit überhaupt die primäre „Ischiasneuritis" von Bedeutung ist. Für das operative Vorgehen ist die Differenzierung insofern von geringerer praktischer Bedeutung, als auch die evtl. neuritischen monoradikulären Erkrankungen bei strenger Indikation chirurgischer Behandlung zugänglich sind.

Berechtigt sind lediglich die Einwände gegen eine zu freigebige Indikationsstellung, da eine endgültige Beurteilung der Folgen des Eingriffes an Bandscheibe und Wurzel mit nachfolgenden narbigen Veränderungen noch nicht mit genügender Sicherheit möglich ist. Wir sind überzeugt und der Auffassung, daß die Auswahl der zu operierenden Fälle gerade wegen dieses Unsicherheitsfaktors bezüglich des zu erwartenden Operationsbefundes bzw. der im größeren Prozentsatz verbleibenden Restsymptome in Zukunft eine noch strengere sein wird, als sie selbst in dem in dieser Abhandlung vorgelegten eigenen Material bisher gewesen ist.

R. Anhang.
I. Thorakaler Bandscheibenvorfall.

Im pathologisch-anatomischen Material sind kleine, meist sehr harte Bandscheibenausstülpungen nach *Andrae* und auch nach unseren Erfahrungen in der Brustwirbelsäule nicht selten, während über die klinische Bedeutung bisher nur wenig bekannt ist. Nachdem schon *Key* 1838 einen solchen thorakalen Fall zwischen D 10—11 beschrieben hatte, sind weitere von *Ferens, Hellmer, Klinge, Antoni-Olivecrona, Liedberg* und *Zielke* veröffentlicht worden, zumeist mit den klinischen Erscheinungen eines Tumors. Wegen der Seltenheit des Vorkommens sei ein eigener unter der Diagnose eines Rückenmarkstumors operierter Fall mitgeteilt, der uns von der Medizinischen Universitäts-Klinik überwiesen wurde und sich durch einige Besonderheiten auszeichnet.

Die 68jährige Patientin bemerkte seit 6 Jahren eine zunehmende Lähmung des rechten Fußes, die 3 Jahre später auch auf die linke Seite, schließlich auf die Tätigkeit der Blase und des Mastdarmes überging.

Bei der Untersuchung fand sich ein unvollständiges Querschnittssyndrom vom 10. Dorsalsegment nach abwärts unter stärkerem Befallensein der rechten Seite. Besondere radikuläre Schmerzsymptome bestanden nicht. Im Liquor leichte Eiweißvermehrung.

Die Röntgen-Leeraufnahme zeigte eine diffuse Spondylosis, eine Verschmälerung mehrerer Bandscheiben in der Brustkyphose mit Deckplattenveränderungen. Im lumbalen Myelogramm lag ein partieller Stop zwischen D 10 bis 11 vor, nur an der linken Seite ein tropfenweises Vorbeifließen bei steiler Aufrichtung mit Beckenhochlagerung.

Operation: Laminektomie D 10 bis 12. Nach Eröffnung der Dura findet sich nirgends der erwartete Tumor, jedoch an der rechten Seite in Höhe der Bandscheibe D 10/11, eine umschriebene narbig weißliche Verfärbung des dort etwas indurierten Markes, in der Umgebung arachnitische Adhaesionen, Extradural in gleicher Höhe lag eine doppelhöckerige, knorpelharte Vorwölbung. Diese ging, wie histologisch bestätigt werden konnte, von der Bandscheibe aus. Es handelte sich um einen älteren Bandscheibenvorfall mit sehr harter Konsistenz und um eine knöcherne Lippenbildung der Wirbelkörperkanten. Die horizontal verlaufende Wurzel hatte keine anatomische Beziehung zum Vorfall.

Es lag hier ein jahrelang langsam zunehmendes unvollständiges, vorwiegend linksseitiges Querschnittssyndrom vor, ausgelöst durch einen thorakalen sekundär veränderten Bandscheibenvorfall mit erheblichen reaktiv-narbigen Veränderungen an Arachnoidea und Rückenmark. Der langen Anamnese entsprechend kam die entlastende Operation zu spät, um mehr als eine gewisse Aufhellung der Sensibilität zu erreichen. Infolge der fehlenden Beziehung zur Wurzel, der mehr paramedianen Lage bestanden niemals Wurzelerscheinungen, sondern sogleich Marksymptome.

Bei lateralem Sitz wäre das Bild einer Interkostalneuralgie zu erwarten. Über diese Zusammenhänge ist bisher kaum etwas bekannt, es wäre bei sehr hartnäckigen rezidivierenden Formen aber durchaus an die Möglichkeit zu denken.

Wie *Andrae* bei Sektionen, so fanden wir auch bei myelographischen Darstellungen der Brustregion kleine symptomlose Bandscheibenvorfälle nicht allzu selten. Es handelt sich hier um Nebenbefunde bei der Fahndung nach lumbalen Vorfällen. Abb. 19 gibt ein besonders eindrucksvolles Beispiel (s. auch den dazugehörigen Text S. 290).

II. Zervikale Vorfälle.

Die gleichen statisch mechanischen Ursachen, die an der unteren Lumbalregion für die Entstehung der Osteochondrose verantwortlich sind, gelten grundsätzlich auch für die nächst häufige Lokalisation, diejenige an der unteren Halswirbelsäule, zumeist der fünften und sechsten Zervikalbandscheibe. Bei der geringeren Masse der dortigen Bandscheiben, den engeren Raumverhältnissen des Wirbelkanals, dem schmalen Periduralraum sind es oftmals kleinere Vorfälle, die klinische Symptome hervorrufen und die sich je nach der Lage in zwei Hauptformen äußern.

1. Mit Marksymptomen, einseitig oder doppelseitig,
2. mit monoradikulären Symptomen bei lateralem Sitz.

Die erste Gruppe imponiert unter dem Bilde des extraduralen Tumors und soll hier nicht näher erörtert werden. Die Operationsindikation ist unbedingt gegeben, am besten mittels transduralen Zuganges. Derartige Fälle sind schon in früheren Jahren operiert und zumeist als Knorpeltumoren, Ekchondrosen gedeutet worden (*Küttner, Adson, Bucy* u. a.). 1928 konnte *Stookey* bereits 7 Fälle, 1936 *Hawk* 16 Fälle mit richtiger Deutung zusammenstellen. In der deutschen Literatur ist der Fall von *Kortzeborn* (1930) zuerst bekannt geworden.

Diagnostisch schwieriger und in der operativen Anzeigestellung verantwortungsvoller sind die lateralen Vorfälle mit monoradikulären Symptomen. Ein eigener überaus typischer Fall (von Prof. Dr. *Jansen*, Husum, überwiesen) wurde erfolgreich operiert[1].

Eine 40jährige Lehrerin erkrankt vor ½ Jahr an langsam zunehmenden Schmerzen, vom Nacken bis in den Oberarm ziehend. Kein Trauma, aber Zunahme nach Turnunterricht. Allmähliche Ausstrahlung in den Unterarm und die Hand. Taubes Gefühl im Zeigfinger und etwas auch im vierten und fünften Finger. Zunehmendes Schwächegefühl in der Hand. Verschlimmerung bei Hausarbeit, Umräumen, bei Husten und Niesen. Die Kopfneigung nach der kranken Seite ist sehr schmerzhaft. Es fand sich eine starke Fixierung der Halswirbelsäule, besonders der Hyperlordosierung, ein Klopfschmerz der unteren Dorne, leichter Skalenusdruckschmerz, stärkerer Plexusschmerz. Kopfneigung nach der gesunden Seite beschwerdefrei, nach der kranken Seite mit typischen ausstrahlenden Schmerzen. Preßsymptome positiv. Schultergelenke frei, keine Durchblutungsstörungen. 2 cm Atrophie am Ober- und Unterarm. Der Bizepssehnenreflex fehlt an der erkrankten Seite. Streifenförmiges hypaesthetisches Dermatom C 7 von der Ellbogengegend bis zum Zeigefinger, im Sinne einer Paraesthesie, vielleicht etwas auf C 8 übergehend. Im Liquor Nonne positiv, Pandy positiv, 5/3 Zellen, 33 mg% Eiweiß, in der Normomastixkurve Linkszacke bis VII im dritten Röhrchen, d. h. also ein positiver *Guillain-Barré*.

Im Röntgenbild Verschmälerung der Bandscheiben C 5 bis C 7 mit leichter Randwulstbildung. Die Schrägaufnahmen lassen keine Einengung der Zwischenwirbellöcher erkennen. *Operation:* Freilegung des linken Halbbogens C 6 und C 7; mit einem kleinen Meißel wird der Zwischenbogenraum vorsichtig eröffnet und technisch ohne Schwierigkeiten der knöcherne Bogen C 6 stärker, C 7 sparsamer eingekerbt. Das Lig. flavum ist überaus dünn. Bei gutem Überblick und nur geringer Medialverschiebung des Durasackes kommt sofort eine erbsgroße Vorwölbung zu Gesicht, die die siebente Zervikalwurzel nach abwärts verdrängt und keine Beziehung zum Mark selbst hat. Nach Inzision lassen sich 2 zusammenhängende Gewebsstücke entfernen.

In diesem Falle ist die monoradikuläre Kompression in überaus deutlicher Weise ausgeprägt. Es liegen weitgehende Parallelen zur Symptomatik der lumbalen Wurzelkompression vor. Die wichtigsten Punkte unter Berücksichtigung einiger für die Zervikalregion spezifischen sind die folgenden:

1. In der Vorgeschichte treten auch kleinere Traumen im allgemeinen weniger in den Vordergrund als in der Lumbalregion. Der Husten- und Niesschmerz pflegt geringer zu sein. Es besteht aber eine deutliche Abhängigkeit von der

---

[1] Von 4 weiteren inzwischen operierten Fällen, streng aus meistenteils konservativ sehr gut ansprechenden ausgewählt, ist ein verknöcherter Vorfall mit schwerer Einengung im Foramen intervertebrale bei einem 80-Jährigen bemerkenswert. Nach Durchtrennung der Wurzel trat schlagartige Heilung ein. In der deutschen Literatur hat sich neuerdings *Reischauer* besonders mit den zervikalen Vorfällen beschäftigt.

Kopfhaltung, beispielsweise von der nächtlichen Ruhelage und anderen mechanischen Faktoren.

2. Spontanschmerzen strahlen oftmals segmentär aus und haben z. T. kausalgiformen Charakter infolge Vorhandenseins sympathischer Fasern in den unteren Zervikalwurzeln. Angina pektoris-ähnliche Bilder sind nicht selten beschrieben worden und wurden auch von uns beobachtet.

3. Seitens der WS. abnorme Gradhaltung bis zur Kyphose, Fixierung, Klopfschmerz. Ausstrahlender Schmerz bei Kopfneigung zur erkrankten Seite infolge Raumbehinderung im lateralen Wirbelkanal oder in den Zwischenwirbellöchern.

4. Neurologisch finden sich neben Myalgien besonders an der wichtigen Skalenusgruppe Neuralgien, segmentäre Atrophien, typische Dermatome (vgl. Abb. 14), sowie Reflexanomalien, die hinsichtlich des Trizeps — (C 7/8) und Bizepssehnenreflexes (C 5/6) lokalisatorische Bedeutung haben.

5. Röntgenologische Bandscheibenveränderungen sind offenbar häufiger vorhanden als an der LWS. Vor allem spielt aber wegen der besonderen Verhältnisse der dorsale Knochenanbau, die Spondylosis eine größere Rolle, da sie zur Einengung der Zwischenwirbellöcher führen können (*Thoma*, *Güntz*, neuerdings *Duus*). Schrägaufnahmen sind unerläßlich. Myelographische Befunde sind auch hier bei lateralen Vorfällen nicht zu erwarten.

6. Differentialdiagnostisch ist die Abgrenzung der Einengung im Foramen intervertebrale auch ohne gleichzeitigem Vorfall praktisch kaum möglich. Um so kleiner muß der Eingriff gestaltet werden, um so strenger die Indikation sein. Die Häufigkeitsverhältnisse zwischen Vorfall und knöcherner Einengung sind noch nicht bekannt, sicherlich aber ist es nicht richtig, wenn *Duus* den Vorfall noch nicht einmal erwähnt. Die operative Behandlung bei negativem Vorfallbefund steht noch im Anfangsstadium. Eigene Ergebnisse mit einer fixierenden Operation zweier Dornfortsätze sind noch nicht zu übersehen. — Die reine Dekompression kann erfolgreich sein, jedoch wird man gerade an der HWS. mit der Opferung eines Gelenkfortsatzes sehr zurückhaltend sein.

7. Die Abgrenzung Skalenussyndrom erfolgt durch den Dehnungsschmerz bei Kopfbeugung nach der gesunden Seite, durch Pulsdifferenzen, stärkere vasomotorische Störungen, die mehr diffusen neurologischen Ausfälle, schließlich durch den röntgenologischen Nachweis einer Verschiebung der Abschnittsgrenzen. Neuerdings hat *Janzen* auf eine häufige Asymmetrie des Gesichtes und der oberen Rumpfhälfte hingewiesen, Beobachtungen, die wir bei vielen Fällen von Skalenussyndrom bestätigen können.

Sicherlich aber gibt es nicht selten die Kombination Bandscheibenvorfall bzw. Zwischenwirbellocheinengung und Skalenussyndrom. Wir sehen in der Affektion der Zervikalwurzel (meist sind C 5 — C 7 befallen, d. h. deren Rami dorsales die auch die Muskel scaleni versorgen) eine der Ursachen des Muskelspasmus, wodurch es bei topographisch ungünstigen Verhältnissen in der Skalenuslücke zum zusätzlichen Ablauf der Erscheinungen des Skalenussyndroms kommen kann. Stehen diese ganz im Vordergrunde, so unterbrechen wir mit der Skalenotomie an dieser Stelle den Circulus vitiosus in operativ einfacher und gefahrloser Weise.

So konnten wir kürzlich eine Patientin behandeln, die einen deutlichen Bandscheibenprozeß zwischen C 5 bis 6 mit Einengung der Zwischenwirbellöcher hatte. Es bestand ferner eine ausgeprägte Halsrippe und ganz im Vordergrund des klinischen Bildes ein klassisches Skalenussyndrom wie es von *Wanke* eingehend beschrieben worden ist. Wir haben lediglich die Skalenotomie durchgeführt, einen gegenüber einem Eingriff an der Halswirbelsäule viel kleineren Eingriff und erwarten eine weitgehende Besserung der Beschwerden, was allerdings nach unseren langjährigen Erfahrungen erst im Laufe einiger Monate einzutreten pflegt.

Über einen zweiten in vielerlei Hinsicht sehr interessanten Fall berichteten wir bereits auf Seite 350.

VI. Untersuchungen und Ergebnisse zur Physiologie des sympathektomierten Armes*.

Von

Hanshorst Löhr - Mannheim.

Inhalt.

Literatur.

Adamkiewicz: Die Sekretion des Schweißes. Berlin 1878.

Adson, A. W.: Surgical relief of *Raynaud*s disease and other vascular disturbances by sympathectomy and perivascular neurectomy. Ann. Clin. Med. **5,** Nr. 2, 161 (1926).

— Cervicothoracic ganglionectomy, trunk resection and ramisectomy by the posterior intrathoracic approach. Amer. J. Surg. **11,** 227 (1931).

— Changes in technique of cervicothoracic ganglionectomy and trunk resection. Amer. J. Surg. **23,** 287 (1934).

— Physiologic effects produced by ablation of the autonomic central influence. Various formes of sympathectomy in the treatment of diseases. Surgery 1, 452 (1937). Ref. Z. Org. Chir. **85,** 405 (1938).

— *Raynaud*s disease: Diagnosis and the report of results obtained by extensive sympathectomy. Surg. Clin. N. Amer. **17,** 1051 (1937). Ref. Z. Org. Chir. **86,** 391 (1938).

— Der gegenwärtige Stand der Sympathicus-Chirurgie. Fschr. Therapie **12,** 211, 294 (1936). Ref. Z. Org. Chir. **84,** 211 (1937).

— Indications for and value of various types of sympathectomy. Mil. Surgeon **83,** 275 (1938). Ref. Z. Org. Chir. **91,** 452 (1939).

Adson, A. W., and *G. E. Brown:* The treatment of *Raynaud*s disease by resection of the upper thoracic and lumbar sympathetic ganglia and trunks. Surg. etc. **48,** 577 (1929).

Albanese, A. R.: Posttraumatische Erkrankung der oberen Extremitäten. Behandlung durch Anästhesie und Resektion des Hals-Brust-Sympathicus. Semana méd. **1939,** I, 767. Ref. Z. Org. Chir. **97,** 233 (1940).

Allen, A. W.: Results obtained in the treatment of *Raynaud*s disease by sympathectomy. Ann. Surg. **96,** 867 (1932). Ref. Z. Org. Chir. **61,** 267 (1933).

---

* Aus der Chirurgischen Abteilung des Städt. Krankenhauses Mannheim
(Chefarzt: Prof. Dr. *Rudolf Zenker*).

Allen, A. W., and *R. H. Smithwick:* Use of foreign protein in the treatment of peripheral vascular diseases. Results of intravenous injections of typhoid vaccine. J. amer. med. Assoc. **91**, 1161 (1928).

Allen, E. V.: Recent advances in the treatment of circulatory disturbances of the extremities. Ann. Surg. **92**, 931 (1930). Ref. Z. Org. Chir. **52**, 809.

Allen, E. V., and *G. E. Brown: Raynauds* disease affecting men. Ann. Int. Med. **5**, 1384 (1932).

— — *Raynauds* disease: A critical review of minimal requisites for diagnosis. Amer. J. med. Sci. **183**, 187 (1932).

Allen, E. V., N. W. Barker and *A. Hines:* Peripheral vascular diseases. W. B. Saunders Company Philadelphia, London 1947.

Allessandri, R.: Raynauds disease and thromboangiitic gangrene of the upper extremities treated by resection of the sympathetic ganglia and trunk. Amer. J. Surg. **14**, 68 (1931).

Allendorf, J., u. *H. Sarre:* Über die Beurteilung von Priscol und Eupaverin bei peripheren Durchblutungsstörungen mit Hilfe hautthermometrischer Messungen. Z. Kreisl.forsch. **35**, 562 (1943).

André-Thomas: Le reflex pilomoteur. Etude anatomo-clinique sur le système sympathique. Paris 1921.

Arnulf: Infiltration du ganglion stellaire et de la chaîne thoracique supérieure par voie supéro-externe. Presse méd. **1938, II,** 1726. Ref. Z. Org. Chir. **92**, 21 (1939).

Arountiounov, A., u. *N. Semionov:* Die Hauttemperatur bei verschiedenen Eingriffen am sympathischen Nervensystem. Vestn. Chir. **56**, 188 (1938). Ref. Ber. ges. Physiol. 112, 111 (1939). Z. Org. Chir. **93**, 386 (1939).

Aschoff, J.: Mitteilungen zur spontanen und reflektorischen Vasomotorik der Haut. *Pflügers* Archiv **248**, 171 (1944). Ref. Z. Kreisl.forsch. **37**, 474 (1948).

Ascroft: The basis of treatment of vasospastic states of the extremities: An experimental analysis in monkeys. Brit. J. Surg. **24**, 787 (1937). Ref. Z. Chir. **85**, 290 (1938).

Barber, L. F.: Two patients suffering from *Raynauds* disease. Discussion of medical and surgical treatment with comments upon the present status of surgery of the vegetation nervous system. Int. Clin. **35**, 472 (1925).

Barcroft, H., and *O. G.* Endholm: Sympathetic control of bloodvessels of human skeletal muscle. Lancet **151,** 513 (1946).

Barcroft, H., W. Mck. Bonnar, O. G. Edholm and *A. S. Effron:* On sympathetic vasoconstrictor tone in human skeletal muscle. J. Physiol. **102**, 21 (1943).

Barcroft, H., and *G. T. C. Hamilton:* Further observations on the results of sympathectomy of the upper limb. Lancet **6533**, 769 (1948). Ref. Ärztliche Forschung **3**, 115 (1949).

Bard: Les bases physiologiques de la chirurgie du sympathique. Lyon. Chir. 24 (1927).

Bauer, K. H.: Über Sympathicus-Chirurgie. Med. Klinik **1937. II,** 1353. Ref. Z. Org. Chir. **86**, 545 (1938).

Bauereisen, E.: Zur Kreislaufwirkung des Benzylimidazolins (Priscol). Arch. exper. Path. **199**, 161 (1942). Ref. Kongr. Zbl. inn. Med. **112**, 232 (1942).

Bayer u. *Philipsborn:* Der kutane Abkühlungsversuch nach *Ipsen* als Funktionsprüfung der Arteriolen. Strahlentherapie **63**, 129 (1938). Ref. Kongr. Zbl. inn. Med. **98**, 566 (1939).

Benedict, F. G., W. R. Miles and *A. Johnson:* The temperature of the human skin. Proc. Nat. Acad. Sci. **5**, 218 (1919).

Bergmann: Die Bedeutung der reaktiven Hyperämie bei arteriosklerotischer Nekrose. Beitr. Klin. Chir. **63**, 1 (1909).

Berry, R. L., K. N. Campbell, R. H. Lyons, G. K. Moe and *M. R. Sutter:* The use of tetraethylammonium in peripheral vascular disease and causalgie states. A new method for producing blockade of the autonomic ganglia. Surgery **20**, 525 (1946).

Block, W.: Die neurovegetativen Grundlagen und die chirurgischen Beeinflussungsmöglichkeiten der Durchblutungsschäden. Bruns Beiträge **177,** 613 (1948).

Bodenheimer: Zur Symptomatologie der Lähmung des sympathischen Grenzstranges. Z. Neur. 92 (1924).

Boeke, J.: Die peripheren Endausbreitungen des sympathischen Systems. Nova acta Leopoldina N. F. **2**, 209 (1935). Ref. Ber. Physiol. 91, 169 (1936).

Boggon, R. H.: Removal of the stellate ganglion in *Raynauds* disease. Proc. Roy. Soc. Med. **24**, 94 (1931).

Borowskaja: Versuch einer Erforschung der Innervation der Blutgefäße mit der Methode der Degeneration der postganglionären Fasern des autonomen Nervensystems. Arch. russ. d'Anat. **14**, 474 (1935).

Bordley, J. E., G. W. Hardy and *C. P. Richter:* Audiometry with the use of galvanic skin resistance response. John Hopk. Bull. **82**, 569 (1948).

Bornemann: Die methodische Verwendbarkeit des elektrischen Hautphänomens. Med. Welt **1941**, 1020. Ref. Kongr. Zbl. inn. Med. **111**, 228 (1942).

Brack, W.: Über die Perniosis und die *Raynaud*sche Krankheit und ihre Behandlung mit Priscol. Schweiz. med. Wschr. **1940,** 948. Ref. Kongr. Zbl. inn. Med. **106,** 510 (1941). Z. Org. Chir. **101,** 502 (1941).

Braeucker, W.: Probleme und Erfolge der Sympathicus-Chirurgie. Zbl. Chir. **1936,** 1294. Ref. Z. Org. Chir. **79,** 196 (1936).

— Die Heilerfolge bei den Gefäßerkrankungen an den Extremitäten. Verh. Dtsch. Ges. Kreisl.forsch. 319 (1936). Ref. Z. Org. Chir. **81,** 47 (1937).

— Die operative Durchtrennung der sympathischen Leitungsbahnen zur Hand. Arch. Klin. Chir. **150,** 455 (1928).

— Die Behandlung der *Raynaud*schen Krankheit. Arch. Klin. Chir. **167,** 807 (1931).

— Die Innervation der Schweißdrüsen und die chir. Behandlung der Hyperhidrosis. Arch. Klin. Chir. **149,** 718 (1928).

— Die anatomischen und physiologischen Grundlagen der lumbosakralen Sympathektomie. Arch. Klin. Chir. **183,** 636 (1935).

Braun, H.: Einfluß des Priscols auf den Venendruck. Med. Klin. **1942,** 996. Ref. Kongr. Zbl. inn. Med. **114,** 93 (1943).

— Behandlung peripherer Durchblutungsstörungen in der Dermatologie und Allgemeinpraxis mit Priscol. Med. Klin. **1942,** (Nr. 14) S. 324. Ref. Kongr. Zbl. inn. Med. **112,** 237 (1942).

— Tierexperimentelle Gefäßstudien. Dermat. Wschr. **1942,** 1008.

— Experimentelle Untersuchungen und Erfahrungen über Leitungs-Anästhesie. Arch. Klin. Chir. **71,** 179 (1903).

Brill, S., and *L. B. Lawrence:* Changes in temperature of the lower extremities following the induction of spinal anesthesia. Proc. Soc. Exper. Biol. a. Med. (Am.) **27,** 728 (1930).

Brivio, A.: Fortgesetzte Untersuchungen über den trophischen Einfluß des Sympathicus. Z. Biol. **97,** 352 (1936). Ref. Ber. Physiol. **96,** 435 (1937).

Brown, G. E.: The treatment of peripheral vascular disturbances in the extremities. J. A. M. A. **87,** 379 (1926).

— Clinical tests of function of the autonomic nervous system. J. amer. med. Assoc. **106,** 353 (1936). Ref. Ber. Physiol. **93,** 384 (1936).

Brown, G. E., and *E. V. Allen:* Continuous vasodilatation in the extremities produced reflexly: Physiologic studies on temperature of skin and on volume flow of blood. Amer. Heart. J. **21,** 564 (1941). Ref. Kongr. Zbl. inn. Med. **110,** 654 (1942).

Brown, G. L., and *W. d'A. Maycock:* Vascular reactions of the cat after total sympathectomy. J. Physiol. (Brit.) **97,** 273 (1940). Ref. Ber. Physiol. **127,** 152 (1942). Ref. Kongr. Zbl. inn. Med. **110,** 143 (1942).

Brüning, F., u. *O. Stahl:* Die Chirurgie des vegetativen Nervensystems. Berlin: Springer 1924.

Buerger, L.: Circulatory disturbances of the extremities. *W. B. Saunders* Company. Philadelphia 1924.

Bürklen, R.: Priscol, ein neues Mittel zur Behandlung peripherer Durchblutungsstörungen. Med. Klin. **1940,** 245.

Bunne, J., u. *A. Mandelblatt:* Der operative Zugangsweg zum zweiten Brustganglion des N. sympathicus. Chirurgija **6,** 27 (1937). Ref. Z. Org. Chir. **87,** 107 (1938).

Burton, A. C.: The range and variability of the blood flow in the human fingers and the vasomotor regulation of body temperature. Amer. J. Physiol. **127,** 437 (1939). Ref. Ber. Physiol. **119,** 589 (1940).

Cannon, W. B.: Factors affecting vasomotor tone. Amer. Heart. J. **14,** 383 (1937).

de Castro: Recherches sur la dégénération du système nerveux sympathique. Quelques observations sur la constitution des synapses dans les ganglions. Travaux du Laboratoire de Recherches biologiques de l'Université de Madrid. 1920.

— Recherches sur la dégénération et la régénération du système nerveux sympathique. Quelques observations sur la constitution des synapses dans les ganglions. Travaux du Laboratoire de Recherches biologiques de l'Université de Madrid. **26,** 357 (1930).

Clark, A.: A histological study of the tissues of animals surviving complete exclusion of thoracolumbar autonomic impulses. J. comp. Neur. **58,** 553 (1933).

Cahuzac et *Gouzy:* Anesthésies stellaires et épreuves pharmacodynamiques d'exploration vasomotrice. C. R. Soc. de Biologie 1943.

Cassirer: „Die vasomotorisch-trophischen Neurosen“ in *Lewandowski*s Handbuch der Neurologie V, 1914.

Cassirer u. *Hirschfeld:* „Vasomotorisch-trophische Erkrankungen“ in *Kraus-Brugsch,* Spez. Pathologie und Therapie. X, 3, 557 (1924).

— Handbuch der Neurologie von *Bumke* und *Foerster* **7,** 246 (1935).

Chiasserini, A.: Quelques indications de la ganglionectomie cervico-thoracique et lombaire. Rev. méd. Suisse rom. **59,** 705 (1939). Ref. Z. Org. Chir. **96,** 567 (1940).

Chiasserini, A.: Indicazioni e resultati della ganglionectomia cervico-toracica e lombare. Policlinico Sez. prat. **1939**, 527. Ref. Z. Org. Chir. **94**, 440 (1939).
— La sympatectomia cervicotoracica per via anteriore. Technica operativa. Acad. med. Roma **62**, 16 (1936). Ref. Z. Org. Chir. **81**, 105 (1937).
Chiasserini u. *Pepi:* Unsere Erfahrungen in der Behandlung der trophisch-vaskulären Störungen und einiger schmerzhafter Zustände der Glieder mit der Resektion des Grenzstranges des cervico-dorsalen und lumbalen Sympathicus. Policlinico sez. chir. **39**, 657 (1932). Ref. Z. Org. Chir. **61**, 585 (1933).
Claus, R., u. *A. Bingel:* Über Messungen der Hauttemperatur bei Gesunden und Nervenkranken. Dtsch. Z. Nervenhk. **37**, 161 (1909).
Cobet: Die Hauttemperaturen des Menschen. Erg. Physiol. 25 (1926).
Coenen, H.: Exstirpation des Ganglion stellatum bei Akrozyanose und Kausalgie. Arch. Klin. Chir. **186**, 317 (1936). Ref. Z. Org. Chir. **78**, 30 (1936).
Coller, F. A., and *W. G. Maddock:* The differentation of spastic from organic peripheral vascular occlusion by the skin temperature response to high environmental temperature. Ann. Surg. **96**, 719 (1932). Ref. Z. Org. Chir. 60, 635.
Cornil u. *Mosinger:* Pathogénie des spasmes vasculaires. Archives de médecine générale et coloniale **1936**, Nr. 5.
Curschmann, H.: „Vasomotorische und trophische Neurosen", Handbuch der inneren Medizin von *Mohr* und *Stähelin* **1912**, V, 2 S. 1525.
Dale and *Richards:* J. Physiol. **52**, 110 (1918).
Darrow, C. W.: The galvanic skin reflex not a vasoconstrictor reflex phenomenon. Psychol. Bull. **26**, 155 (1929).
— Neural mechanisms controlling the palmar galvanic skin reflex and palmar sweating: A consideration of available literature. Arch. Neur. (Am.) **37**, 641 (1937).
Delmas et *Laux:* Anatomie médico-chirurgicale du système nerveux végétatif. Masson Paris **1933.**
Demel, Sgalitzer u. *Kollert:* Die klinischen Ergebnisse der Arteriographie bei Erkrankungen peripherer Arterien. Mitt. Grenzgeb. Med. u. Chir. **42**, 357 (1931).
Denk, W.: Chirurgische Eingriffe am Sympathicus. Zbl. Chir. **1936**, 880. Ref. Z. Org. Chir. **78**, 587 (1936).
— Sympathicus-Chirurgie. Wien. Klin. Wschr. **1937, I**, 694. Ref. Z, Org. Chir. **84**, 569 (1937).
— Zur Chirurgie der peripheren Gefäßerkrankungen. Wien. Klin. Wschr. **1937**, 427. Ref. . Z. Org. Chir. **83**, 718 (1937).
Deterling, R. A., and *H. E. Essex:* Studies on peripheral circulation and epinephrine sensitization following sympathectomy. Z. mikrosk.-anat. Forsch. **38**, 248 (1949).
Deutsch, Ehrenteil and *Peirson:* Capillary studies in *Raynauds* disease. J. Labor. Clin. Med. **26**, 1729 (1941). Ref. Kongr. Zbl. inn. Med. **110**, 624 (1942).
Dientza, A.: Über die *Raynaud*sche Krankheit. Helvet. med. Acta **5**, 880 (1938). Ref. Z. Chir. **93**, 316 (1939).
Doupe,J.: Studies in denervation . E.) Observations concerning adrenaline. J. Neur. and Psychiatr. **6**, 121 (1943.
— Studies in Denervation. B. The circulation in denervated digits. J. Neur. and Psychiatr. **6**, 97 (1943).
Dowall: The physiology of the psycho-galvanic reflex. Quart. J. Exper. Physiol. **23**, 277 (1933).
Ebbecke: Die lokalen vasomotorischen Reaktionen der Haut und der inneren Organe. *Pflügers* Archiv. **169**, 1 (1917) S. 45
Eccles, J. C.: The action potential of the superior cervical ganglion. J. Physiol. **85**, 179 (1935). Ref. Ber. Physiol. **91**, 389 (1936).
Eddy and *Taylor:* Experiences with the dermatherm. Amer. Heart 8, 190 (1932).
Egedy: Der heutige Stand der Operationen am sympathischen Nervensystem. Magy. Orv. 18, 17 (1937). Ref. Z. Org. Chir. **83**, 487 (1937).
Eggert, J.: Einige neue Anwendungen der Infrarotphotographie. Naturw. **1935**, 281.
Eichna, L. W.: Capillary blood pressure in man. Direct measurements in the digits of patients with *Raynauds* disease and Scleroderma before and after sympathectomy. Amer. Heart J. **25**, 812 (1943).
Ekbom, K. A., u. *J. Foystrand:* Priscol bei *Raynaud*scher Krankheit. Sv. Läkartidn **1942**, 1223. Ref. Kongr. Zbl. inn. Med. **114**, 462 (1943).
Elliot: J. Physiol. **32**, 401 (1905).
Elze-Braus: Lehrbuch der Anatomie des Menschen. 4. Bd. Berlin: Springer 1940.
Falin, L.: Über die Degeneration der postganglionären Fasern des sympathischen Nervensystems. Arch. Anat. **14**, 181, 299 (1935). Ref. Ber. Physiol. **91**, 389 (1936).
Farmer, E., and *E. G. Chambers:* Concerning the use of the psychogalvanic reflex in psychological experiments. Brit. J. Psychol. **15**, 237 (1925).

Fatherree, Th. J., and *E. V. Allen:* Sympathetic vasodilator fibers in the upper and lower extremities. Observations concerning the mechanism of indirect vasodilatation by heat. Arch. int. Med. **62,** 1015 (1938). Ref. Ber. Physiol. **112,** 84 (1939). Z. Org. Chir. **93,** 386 (1939).

Fatherree, F. J., and *E. V. Allen:* The influence of epinephrine on the digital arterioles of man: a study of the vasoconstrictor effects. J. clin. Invest (Am.) **17,** 109 (1938).

Fatherree, F. J., A. W. Adson and *E. V. Allen:* The vasoconstrictor action of epinephrine on the digital arterioles of man before and after sympathectomy. Surgery **7,** 75 (1940). Ref. Z. Org. Chir. **101,** 185 (1941).

Filatov: Klinische und experimentelle Untersuchungen über Schwankungen der Hauttemperatur nach chirurgischen Eingriffen am lumbalen und zervikalen Abschnitt des sympathischen Nervensystems. *Bruns* Beiträge Klin. Chir. **149,** 95 (1930).

Finesinger, J. E., A. P. Heuner and *R. H. Smithwick:* Vasomotor studies in *Raynauds* disease before and after sympathectomy. Trans. Amer. neur. An. **65,** 193 (1939).

— Vasomotor studies in *Raynauds* disease before and after sympathectomy. Trans. amer. neur. Assoc. **65,** 193 (1939).

Flothow, P. G.: Diagnostic and therapeutic injections of the sympathetic nerves. Amer. J. Surg. **14,** 591 (1931).

Foerster: Die Leitungsbahnen des Schmerzgefühles und die chirurgische Behandlung der Schmerzzustände. Berlin-Wien **1927.**

Foerster, O.: Operativ-experimentelle Erfahrungen beim Menschen über den Einfluß des Nervensystems auf den Kreislauf. Z. ges. Neur. u. Psychiatr. **167,** 439 (1939). Ref. Verh. Dtsch. Ges. inn. Med. **1939,** 253. Ref. Z. Org. Chir. **96,** 405 (1940).

Foged, J.: Effects of anesthetics on peripheral circulation. Hosp. stud. **72,** 983 (1929).

— Die normale Hauttemperatur. Scand. Arch. Physiol. **1932,** Bd. 64.

Freeman, N. E.: The effect of temperature on the rate of bloodflow in the normal and in the sympathectomized. hand. Amer. J. Physiol. **113,** 384 (1935). Ref. Ber. Physiol. **91,** 359 (1936).

— Decrease in blood volume after prolonged hyperactivity of the sympathetic nervous system. Amer. J. Physiol. **103,** 185 (1933).

Freeman, Smithwick and *White:* Adrenal secretion in man; The reactions of the blood vessels of the human extremity sensitized by sympathectomy to adrenalin and to adrenal secretion resulting from insulin hypoglycemia. Amer. J. Physiol. **107,** 529 (1934).

Freeman, N. E., and *A. W. Zeller:* The effect of temperature in the volume flow of blood through the sympathectomized paw of the dog with observations on the oxygen content and capacity, carbon-dioxyde content and PH of the arterial and venous blood. Amer. J. Physiol. **120,** 475 (1937). Ref. Ber. Physiol. **105,** 132 (1938).

Freilander, M., S. Silbert, W. Bierman and *N. Laskey:* Differences in temperature of skin and muscles of the lower extremities following various procedures. Proc. Soc. exper. Biol. a. Med. (Am.) **38,** 150 (1938).

Frey, E. K.: Zur Deutung der reaktiven Hyperämie. Arch. Klin. Chir. **162,** 334 (1930).

Gaddum, J. H., u. *H. H. Dale:* Gefäßerweiternde Stoffe der Gewebe. London 1936.

Gagel, O.: Bau und Leistung des vegetativen Nervensystems. Dtsch. Arch. Klin. Med. **195,** 12 (1949).

Gariepy, N.: Chirurgie algo-sympathique, maladie de *Raynaud.* Un. méd. Canada **65,** 1139 (1936). Ref. Z. Org. Chir. **84,** 570 (1937).

Gask, G. E.: The surgery of the sympathetic nervous system. Brit. J. Surg. **1933,** XXI, 113.

Gask, G. E., and *J. R. Ross:* The surgery of the sympathetic nervous system. Baltimore, Wood **1934,** 1937. Übersetzung von *Päßler,* Leipzig: Barth 1936. Ref. Z. Org. Chir. **79,** 258 (1936).

— The surgery of the sampathetic nervous system. Ballière & Tindall, London 1937. Ref. Z. Chir. **84,** 631 (1937).

Gask, Paterson and *Ross:* The surgery of the sympathetic nervous system. London 1934.

Gibbon and *Landis:* Vasodilatation in the lower extremities in response to immersing the forearms in warm water. J. clin. Invest. (Am.) **11,** 1019 (1932).

Goetz, R. H., and *J. A. S.* Marr: The importance of the second thoracic ganglion for the sympathetic supply of the upper extremities, with a description of two new approaches for its removal in cases of vascular disease: A preliminary report. Clin. proc. **3,** 102 (1944).

Goetz, R. H.: Der Fingerplethysmograph als Mittel zur Untersuchung der Regulationsmechanismen in peripheren Gefäßgebieten. Pflügers Arch. **235,** 271 (1935). Ref. Kongr. Zbl. inn. Med. **79,** 648 (1935).

Goinard, P.: Infiltration novocainique du ganglion stellaire par voie externe. Mém. Acad. Chir. **62,** 258 (1936). Ref. Z. Org. Chir. **77,** 591 (1936).

Govaerts: Maladie de *Raynaud.* Stellectomie droite, exstirpation de la chaîne sympathique cervicothoracique gauche. Résultats après deux ans. J. Chir. etc. (Belg.) Nr. **1,** 35 (1940). Ref. Z. Org. Chir. **99,** 181 (1940).

Grant: Clin. Sci. **2**, 1 (1935).

Grimson. K. S., M. J. Reardon, F. A. Marzoni and *J. F. Hendrix:* The effects of Priscol on vascular diseases and hypertension in patients. Am. Surg. **127**, 968 (1948). Ref. Z. Org. Chir. **113**, 44 (1949).

Grimson, K. S.: Sympathectomy and the circulation: Anatomic and physiologic considerations and early and late limitations. Surgery **19**, 277 (1946).

Gross, F., und *K. Matthes:* Neue Methoden zur Untersuchung des peripheren Kreislaufes. Verh. Dtsch. Ges. Kreisl.forsch. 139 (1940). Ref. Kongr. Zbl. inn. Med. **106**, 653 (1941).

— — Untersuchungen über das Verhalten des Venendruckes beim Menschen. Arch. Kreisl.-forsch. **8**, 175 (1941). Ref. Ber. Physiol. **127**, 153 (1942). Kongr. Zbl. inn. Med. **110**, 277 (1942).

Gross, F., K. Matthes und *H. Göpfert:* Untersuchungen über Reaktionen des peripheren Kreislaufes beim Menschen. Klin. Wschr. **1940**, I, 73. Ref. Ber. Physiol. **119**, 589 (1940).

Gurney, Ramsdell and *Bunnel:* A study of the reflex mechanism of sweating in the human being; effect of anesthesia and sympathectomy. J. Clin. Investigation **21**, 269 (1942).

Guttmann, L.: Die nervösen Leitungsbahnen der Schweißsekretion beim Menschen. Dtsch. Z. Nervenhk. **107**, 61 (1929).

— Die Schweißsekretion des Menschen in ihren Beziehungen zum Nervensystem. Z. Neur, **135**, 1 (1931).

— Topographic studies of disturbances of sweat secretion after complete lesions of peripheral nerves. J. Neur. u. Psychiatr. **3**, 197 (1940).

Habelmann, G.: Zur Operationsindikation peripherer arterieller Durchblutungsstörungen. Zbl. Chir. **70**, 1302 (1943).

Hagen: Beobachtungen zur pathologischen Histologie des vegetativen Nervensystems bei verschiedenen Erkrankungen des Gefäßapparates. Z. Anat. Entw.gesch. **114**, 420 (1949).

Haimovici, H., and *R. Hodes:* Preganglionic nerve regeneration in completely sympathectomized cats. Amer. J. Physiol. **128**, 463 (1940). Ref. Ber. Physiol. **122**, 370 (1941).

Hara: Der galvanische Hautreflex bei Katzen und Hunden. Pflügers Arch. **195**, 288 (1922).

Haxton, H. A.: Regeneration after sympathectomy and its effects on *Raynaud*s disease. Brit. J. Surg. **35**, 69 (1947). Ref. Z. Org. Chir. **112**, 52 (1949).

Hartmann, M., und *H. Isler:* Chemische Konstitution und pharmakologische Wirksamkeit von in Z-Stellung substituierten Imadozolinen. Naunyn-Schmiedebergs Arch. **192**, 141 bis 154 (1939). Ref. Kongr. Zbl. inn. Med. **101**, S. 628 (1939).

Heinbecker, P., and *G. H. Bishop:* On the mechanism of spastic vascular disease. Proc. Soc. exper. Biol. a. Med. (Am.) **32**, 152 (1934). Ref. Kongr. Zbl. inn. Med. **80**, 431 (1935).

— — The mechanism of spastic vascular disease and its treatment. Ann. Surg. **107**, 270 (1938). Ref. Z. Org. Chir. **88**, 178 (1938).

Hermann, H.: Le tonus vasomoteur périphéripue. Ann. Physiol. **15**, 509 (1939). Ref. Ber. Physiol. **126**, 163 (1941).

Hermann, H., et *J. B. Guiran:* Nouvelle démonstration micrométrique du tonus vasoconstricteur des ganglions de la chaîne sympathique chez la grenouille. Bull. Histol. appl. **11**, 381 (1934). Ref. Ber. Physiol. **85**, 395 (1935).

Hermann, H., et *G. Morin:* Les ganglions de la chaîne sympathique régissent-ils le tonus vasculaire périphérique chez le chien? C. r. Soc. Biol. **120**, 1000 (1935). Ref. Kongr. Zbl. inn. Med. **85**, 607 (1936).

Hermann, H., G. Morin et *J. Cier:* Sur l'activité vasotonique des ganglions de la chaîne sympathique. Documents recuoillis sur le chien à moelle déstruite. Ann. Physiol. **13**. 316 (1937). Ref. Ber. Physiol. **102**, 107 (1937).

Hertzmann, A. B.: Photoelectric plethysmography of the fingers and the toes in man. Proc. Soc. exper. Biol. a. Med. (Am.) **37**, 290, 529 (1937). Ref. Ber. Physiol. **106**, 102 (1938).

— The blood supply of various skin areas as estimated by the photoelectric plethysmograph. Amer. J. Physiol. **124**, 328 (1938). Ref. Ber. Physiol. **111**, 433 (1939).

— Comparative estimation of blood supply of skin areas from photoelectrically recorded volume pulse. Proc. Soc. exper. Biol. u. Med. (Am.) **38**, 562 (1938).

Hertzmann, A. B., and *J. B. Dillon:* Applications of photoelectric plethysmography in peripheral vascular disease. Amer. Heart J. **20**, 750 (1940). Ref. Kongr. Zbl. inn. Med. **108**, 374 (1941).

Hesse, E.: Die Chirurgie des vegetativen Nervensystems. Moskau, Leningrad, Staatsverlag 1930.

Hewlett and *van Zwaluwenburg:* The rate of bloodflow in the arm. Heart **1**, 87 (1909).

— — Method for estimating the bloodflow in the arm. Arch. Int. Med. **3**, 254 (1909).

Hillarp, N. A.: Structure of the synapse and the peripheral innervation apparatus of the autonomic nervous system. Acta anat. (Suppl. IV, Lund 1946, Hakan Ohlssons Boktryckeri p. 153, 1946).

Hines and *Christensen: Raynaud*s disease among men. J. A. M. A. **129**, 1 (1945).

Hinsey: The autonomic nervous system. Ann. Rev. Physiol. **1**, 407 (1939). Ref. Ber. Physiol. **114**, 117 (1939).

Hintze, A.: Wesen und Bedeutung der reaktiven Hyperämie. Dtsch. Z. Chir. **234**, 172 (1931).

Huber: Exstirpation des Ggl. stellatum. Zbl. Chir. **1940**, 1116. Ref. Z. Org. Chir. **99**, 608 (1940).

Hürter: Untersuchungen am arteriellen menschlichen Blut. Dtsch. Arch. Klin. Med. **108**, 1 (1912).

Hyndman and *Wolkin:* Sympathectomy of the upper extremity: Evidence that only the second dorsal ganglion need be removed for complete sympathectomy. Arch. Surg. **45**, 145.

— — *Raynauds* disease: A review of its mechanism, with evidence that it is primarily a vascular disease. Amer. Heart J. **23**, 535 (1942).

— — Sweat mechanism in man. Study of distribution of sweat fibers from the sympathetic ganglia, spinal roots, spinal cord and common carotid artery. Arch. Neur. **45**, 446 (1941). Ref. Kongr. Zbl. inn. Med. **109**, 478 (1942).

— — The pilocarpine sweating test. I. A valid indicator in differentiation of preganglionic and postganglionic sympathectomy. Arch. Neur. (Am.) **45**, 992 (1941).

Ipsen, J.: Les artères et l'anesthésie. Acta chir. scand. (Schwd.) **65**, 487 (1929).

— Des methodes qui permettent d'étudier les fonctions des artères peripheriques. Acta chir. scand. (Schwd.) **65**, 226 (1929).

— Hauttemperaturen. Leipzig 1936.

— Clinical observations on the course of the central and peripheral sympathetic, with special reference to the innervation of the extremityarteries. Acta psychiatr. (Dän.) **14**, 29 (1939). Ref. Z. Org. Chir. **98**, 131 (1940).

Jasper, H.: An improved clinical Dermohmmeter. J. Neurosurgery **2**, 257 (1945).

Johnson, C. A.: A study of the clinical manifestations and the results of treatment of 22 patients with *Raynauds* symptoms. Surg. etc. **72**, 889 (1941).

Jonnesco, T.: Le sympathique cervico-thoracique. Paris, Masson 1923.

Jonnesco, Th., u. *D. Jonescu:* Experimentelle und klinische Untersuchungen über den funktionellen Zustand des Herzens und der Gefäße nach Exstirpation des zervikothorakalen Grenzstranges. Z. exper. Med. **48**, 516 (1926).

Kappis, M.: Die Chirurgie des Sympathicus. Erg. inn. Med. **25**, 562 (1924).

Kirgis, H. D., and *E. A. Ohler:* Regeneration of pre- and postganglionic fibers following sympathectomy of the upper extremity: An experimental study. Ann. Surg. **119**, 201 (1944).

Kleinsasser: Raynauds phenomenon and atypical causalgie; the role of sympathectomy. Ann. Surg. **127**, 720 (1948). Ref. Z. Org. Chir. 1949.

Kleinschmidt, O.: Operative Chirurgie. Springer 1948, S. 232.

Klostermeyer, O.: Die arteriographische Diagnostik der peripheren arteriellen Durchblutungsstörungen. Fschr. Röntgenstr. **66**, 103 (1942). Ref. Z. Kreisl.forsch. **37**, 485 (1948).

Klostermeyer, W.: Die sog. Endangitis obliterans und unsere Erfahrungen mit der lumbosakralen Grenzstrangresektion. Arch. Klin. Chir. **202**, 84 (1941). Ref. Kongr. Zbl. inn. Med. **110**, 138 (1942).

Kohlmayer: Beitrag zur Sympathicus-Chirurgie bei peripheren Gefäßerkrankungen. Wien. Klin. Wschr. **52**, 1155 (1939). Ref. Z. Org. Chir. **99**, 340 (1940).

Kolossow u. *Polykarpowa:* Über einige efferente Fasern der hinteren Wurzeln. Anat. Anz. **80**, 339 (1935).

Kramer, K.: Über die Messung der Strömungsgeschwindigkeit des Blutes in uneröffneten Arterien. Ein unblutiges Kontrollverfahren zur *Rein*schen Thermostromuhr. Pflügers Arch. **238**, 91 (1936). Ref. Ber. Physiol. **97**, 101 (1937).

— Bestimmungen des Sauerstoffgehaltes und der Hämoglobinkonzentration in Hämoglobinlösungen und hämolytischem Blut auf lichtelektrischem Wege. Z. Biol. **95**, 126 (1934).

— Ein Verfahren zur fortlaufenden Messung des Sauerstoffgehaltes im strömenden Blut an uneröffneten Gefäßen. Z. Biol. **96**, 61 (1935).

Kramer, K., u. *W. Schulze:* Die lokale Auskühlung. Klin. Wschr. **23**, 201 (1944).

— — Die Kältedilatation der Hautgefäße. Pflügers Archiv 1948.

Krogh, A.: Anatomie und Physiologie der Kapillaren. Springer, Berlin 1929.

Kunkel, P. E., J. Stead and *S. Weiss:* Blood flow and vasomotor reactions in the hand, forearm, foot and calf in response to physical and chemical stimuli. J. Clin. Investigation **18**, 225—237 (1939).

Kühtz, E. H.: Über die Technik der Novokain-Injektionen am sympathischen Nervensystem. Med. Klin. **44**, 110 (1949).

Kuno, Y.: A short account of the mechanism of the sweat secretion in man. Trans. far. east Assoc. trop. Med. **2**, 685 (1935). Ref. Ber. Physiol. **89**, 131 (1936).

Kuntz: The autonomic nervous system. Philadelphia, Lea 1929 u. 1945.

Kuntz, A.: Distribution of the sympathetic rami to the brachial plexus: Its relation to sympathectomy affecting the upper extremity. Arch. Surg. **15**, 871 (1927).

Kuntz, A., W. F. Alexander and *C. L. Furcolo:* Complete sympathetic denervation of the upper extremity. Ann. Surg. **107**, 25 (1938). Ref. Z. Org. Chir. **88**, 399 (1938).
— — Rôle of preganglionic fibers of first thoracic nerve in sympathetic innervation of upper extremity. Proc. Soc. exper. Biol. a. Med. (Am.) **37**, 282 (1937).
Kuntz and *Dillon:* Preganglionic components of the first thoracic nerve, their role in the sympathetic innervation of the upper extremity. Arch. Surg. **44**, 772 (1942).
Kuré, K., S. Okinaka, S. Maéda u. *H. Kato:* Studien über Schweißdrüseninnervation. Pflügers Arch. **237**, 40 (1936).
Labat, G.: Regional anesthesia. Its technic and clinical application. Saunders Co., Philadelphia. 1930.
Lampert, F.: Pathogénie et traitement de la maladie de *Raynaud.* Chirurgija Nr. 6, 96 (1939). Ref. Z. Org. Chir. **98**, 601 (1940).
Landis, E. M.: Observations on the diagnosis and treatment of peripheral vascular disease. Ann. int. Med. 8, 282 (1934). Ref. Kongr. Zbl. inn. Med. 78, 366 (1935).
Landis, E. M., and *J. H. Gibbon:* A simple method of producing vasodilatation in the lower extremities with reference to its usefulness in studies of peripheral vascular diseases. Arch. int. Med. **52**, 785 (1933). Ref. Ber. Physiol. **79**, 141 (1934).
Landis, C.: Electrical phenomena of the skin (galvanic skin response). Psychol. Bull. **29**, 693 (1932).
Langley, J.: On the course and connections of the secretory fibres supplying the sweat glands of the feet of the cat. J. Physiol. (Brit.) **12**, 347 (1891).
— Further observations on the secretory and vasomotor fibres of the foot of the cat, with notes on other sympathetic nerve fibres. J. Physiol. (Brit.) **17**, 296 (1894, 1895).
— The secretion of sweat: I. Supposed inhibitory nerve fibres on the posterior nerve roots. Secretion after denervation. J. Physiol. (Brit.) **56**, 110 (1922).
Langley, J. N.: On the origin from the spinal cord of the cervical and upper thoracic sympathetic fibers, with some observations on white and grey rami communicantes. Phil. Trans. Roy. Soc. London, S. B. **183**, 85 (1892).
— The autonomic nervous system. Cambridge, Heffer 1921.
Langworthy, O. R.: General principles of autonomic innervation. Arch. Neur. (Am.) **50**, 590 (1943).
Lawrentjew, B. I., u. *A. J. Borowskaja:* Die Degeneration der postganglionären Fasern des autonomen Nervensystems und deren Endigungen. Z. Zellforsch. **23**, 761 (1936). Ref. Ber. Physiol. **94**, 121 (1936).
Learmonth, J. R.: Reflex vasodilatation in surgery. Edinburgh M. J. **50**, 140 (1943).
— The surgery of the sympathetic nervous system. Brit. J. Surg. **25**, 426 (1937). Ref. Z. Org. Chir. **86**, 693 (1938).
Lee, F. C., D. I. Macht and *R. Z. Pierpont:* A preliminary report on a method for lengthening the effect of a sympathetic nerve block. Bull. Johns Hopkins Hosp. **74**, 119 (1944).
— — — The use of Bromsalizol in lengthening the effect of a sympathetic nerve block. Am. J. M. Sc. **209**, 314 (1945).
Leriche, R.: Physiologie pathologique et traitmeent chirurgical des maladies artérielles de la vasomotricité. Masson, Paris 1945.
— De l'élongation et de la section des nerfs perivasculaires dans certaine syndromes douloureux d'origine artérielle et dans quelques troubles trophiques. Lyon. Chir. **10**, 378 (1913).
Leriche, R., et *R. Fontaine:* Le rôle des centres vasomoteurs périphériques en physiologie et en pathologie vasculaires. Lyon Chir. Mai-Juni 1929, Tome 26.
— — De quelques phénomènes observés après la section des derniers rameaux communicantes cervicaux et du premier dorsal. J. Chir. 27 (1926).
— — Recherches experimentales sur l'innervation vasomotrice. Les reflexes vasculaires des membres. Presse Méd. Nr. 54 (1927).
— — Recherches sur la maladie de Raynaud. Presse Méd. 102 et 103. (1932 et 1933).
— — Résultats du traitment chirurgical de la maladie de Raynaud. Presse Méd. **1933, I**, 233. Ref. Z. Org. Chir. **63**, 489 (1933).
— — Die Hauptergebnisse von 1256 Sympathektomien. Sovet. Chir. **10**, 717 (1936). Ref. Z. Org. Chir. **85**, 22 (1938).
— — Technique de l'ablation du ganglion étoilé. J. Chir. **41**, 353 (1933).
— — Einige Bemerkungen über 1199 Operationen am Sympathicus. Arch. Klin. Chir. **186**, 55 und 338 (1936). Ref. Z. Org. Chir. **82**, 271 (1937).
Leva, V.: Über einige körperliche Begleiterscheinungen psychischer Vorgänge mit besonderer Berücksichtigung des psychogalvanischen Reflexphänomens. Münch. med. Wschr. **60**, 2386 (1913).
Lewandowsky: Arch. Physiol. **1903**, 367.
Lewis, Th.: Experiments relating to the peripheral mechanism involved in the spasmodic arrest of the circulation in fingers, a variety of *Raynauds* disease. Heart **15**, 7 (1929).

Lewis, Th.: Raynauds disease and preganglionic sympathectomy. Clin. Sci. **3**, 321 (1938). Ref. Z. Org. Chir. **91**, 597 (1939). Ref. Kongr. Zbl. inn. Med. **98**, 66 (1939).
— The pathological changes in the arteries supplying the fingers in warm-handed people and in cases of so-called Raynauds disease. Clin. Sci. **3**, 287 (1938).
— Die Blutgefäße der menschlichen Hand. Berlin 1928.
— Vascular disorders in the limbs. New York, Macmillan 1936.
— Gefäßstörungen der Gliedmaßen. Leipzig: Thieme 1938. Ref. Kongr. Zbl. inn. Med. **94**, 133 (1938). Ref. Z. Org. Chir. **87**, 274 (1938).
— The blood vessels in the human skin and their responses. London: Shaw & Sons 1927. Übersetzung von Schilff. Berlin: Springer 1931.
— Standard colours for use in study of vascular reactions of the human skin. Heart **15**, 1 (1929).
— Observations upon the regulation of blood flow through the capillaries of the human skin. Heart **13**, 1.
Lewis, Th., and *R. Grant:* Observations upon reactive hyperemia in man. Heart **12**, 73 (1925).
Lewis, Th., and *E. M. Landis:* Some physiological effects of sympathetic ganglionectomy in the human being and its effect in a case of Raynauds malady. Heart **13**, 151 (1930).
Lewis, Th., and *Mck. Marvin:* Observations upon a pilomotor reaction in response to faradism. J. Physiol. **64**, 87 (1927).
Lewis, Th., and *G. W. Pickering:* Vasodilatation in the limbs in response to warming the body: With evidence for sympathetic vasodilator nerves in man. Heart **1931**, 16, 33.
— — Observations upon maladies in which the blood supply to digits ceases intermittently or permanently, and upon bilateral gangrene of digitis; observations relevant to so-called „Raynauds disease". Heart **1**, 327 (1934). Ref. Kongr. Zbl. inn. Med. **80**, 143 (1935).
Lindqist, T.: Die Behandlung der Raynaudschen Krankheit mit Priscol. Acta med. scand. (Schwd.) **113**, 83 (1943). Ref. Z. Org. Chir. **110**. Bd. S. 100 (1943/44). Ref. Kongr. Zbl. inn. Med. **115**, 379 (1943).
— Hautwärmemessungen als Hilfsmittel der Differentialdiagnose zwischen spastischen und obliterierenden peripheren Schlagadererkrankungen. Nord. med. (Schwd.) **1943**, 1717. Ref. Z. Org. Chir. **110**, 340 (1943/44).
Liproß, O.: Gewebsthermometrische Untersuchungen an sympathektomierten Gliedmaßen. Z. klin. Med. **141**, 544 (1942).
— Vergleichende Gewebsthermometrie. Klin. Wschr. **20**, 49 (1941).
— Gewebstemperaturen. Gewebsthermometrische Untersuchungen an sympathektomierten Gliedmaßen. Z. klin. Med. **141**, 544 (1942). Ref. Kongr. Zbl. inn. Med. **114**, 110 (1943).
List, C., and *M. M. Peet:* Sweat secretion in man. I. Sweating responses in normal persons. Arch. Neur. (Am.) **39**, 1228 (1938).
— — II. Anatomic distribution of disturbances in sweating associated with lesions of the sympathetic nervous system. Arch. Neur. (Am.) **40**, 27 (1938).
Luchsinger: Die Schweißabsonderung und einige verwandte Sekretionen. Hermanns Handbuch der Physiologie, 5, Teil **I**, S. 421. Leipzig 1883.
Luszczak, A.: Das Messen der Temperatur der Hautoberfläche. Leipzig u. Wien 1932.
Luzuy, M.: Les infiltrations du sympathique: Physiologie, indications, techniques. Paris: Masson & Cie. 1946.
Mahorner, H.: Control of pain in posttraumatic and other vascular disturbances: The rôle of the sympathetic nervous system in the treatment of peripheral vascular diseases. Ann. Surg. **119**, 432 (1944).
Malméjac, J.: Les régulations vasculaires locales. Ann. Physiol. (Fr.) **15**, 621 (1939). Ref. Ber. Physiol. **126**, 163 (1941).
Malméjac, J., et *A. Capel:* Sur la régulation périphérique du tonus vasculaire. C. r. Soc. Biol. Paris **125**, 147 (1937). Ref. Ber. Physiol. **102**, 433 (1937).
Malméjac, J., et *E. Desanti:* Sur la nature des appareils nerveux vasomoteurs périphériques des membres. C. r. Soc. Biol. Paris **123**, 1199 (1936). Ref. Ber. Physiol. **102**, 296 (1937).
— — Sur le méchanisme des réactions vasomotrices qui suivent une anémie prolongée d'un membre. C. r. Soc. Biol. Paris **124**, 456 (1937). Ref. Ber. Physiol. **100**, 446 (1937).
Matthes, K.: Kreislaufuntersuchungen am Menschen mit fortlaufend registrierenden Methoden. Dtsch. med. Wschr. **72**, 28 (1947).
— Über den Einfluß der Atmung auf die Sauerstoffsättigung des Arterienblutes. Arch. exper. Path. **176**, 683 (1934).
— Über die Sauerstoffsättigung des menschlichen Arterienblutes. Arch. exper. Path. **179**, 698 (1935).
— Untersuchungen über den Gasaustausch in der menschlichen Lunge. Arch. exper. Path. Path. **181**, 630 (1936).
Matthes, K., u. *F. Groß:* Fortlaufende Registrierung von Kohlenoxydhämoglobin im strömenden Blut. Arch. exper. Path. **191**, 391 (1939).

Matthes, K., u. *F. Groß:* Fortlaufende Registrierung der Lichtabsorption des Blutes in 2 verschiedenen Spektralbezirken. Arch. exper. Path. **191,** 381 (1939).
— — Untersuchungen über die Absorption von rotem und ultrarotem Licht durch kohlenoxydgesättigtes, sauerstoffgesättigtes und reduziertes Blut. Arch. exper. Path. **191,** 369 (1939).
— — Über den Nachweis von Methämoglobin und Zyanmethämoglobin im strömenden Blut. Arch. exper. Path. **191,** 706 (1939). Ref. Ber. Phsiol. **113,** 415 (1939).
— — Zur Methode der fortlaufenden Registrierung der Farbe des menschlichen Blutes. Arch. exper. Path. **191,** 523 (1938). Ref. Kongr. Zbl. inn. Med. **100,** 665 (1939).
Matthes, K., H. Göpfert u. *F. Groß:* Untersuchungen am Kreislauf alternder Menschen. Z. Altersforschg. **2,** 34 (1940). Ref. Ber. Physiol. **120,** 274 (1940).
Matthes, K., F. Groß u. *H. Göpfert:* Untersuchungen über die Form des peripheren Pulses beim Menschen. Pflügers Arch. **242,** 437 (1939). Ref. Ber. Physiol. **117,** 261 (1940).
— — — Untersuchungen am peripheren Kreislauf beim Menschen. Z. exper. Med. **107,** 228 (1940). Ref. Ber. Physiol. **119,** 449 (1940).
Matthes, K., u. *W. Hauß:* Lichtelektrische Plethysmogramme. Klin. Wschr. **1938,** II, 1211. Ref. Ber. Physiol. **109,** 594 (1939).
Matthes, K., u. *N. Malikiosis:* Untersuchungen über die Strömungsgeschwindigkeit des Blutes in menschlichen Arterien. Dtsch. Arch. Klin. Med. **179,** 500 (1936). Ref. Ber. Physiol. **98,** 439 (1937).
Matthes, K., N. Rübsamen u. *K. Schlaudraff:* Untersuchungen über die Reaktion der Hautgefäße bei vollständiger Absperrung der arteriellen Blutzufuhr. Z. exper. Med. **113,** 47 (1944).
Meier, R. u. *R. Th. Meyer:* Über den peripheren Angriffspunkt des Priscols am Gefäßsystem. Schweiz. med. Wschr. **1941,** II, 1206. Ref. Kongr. Zbl. inn. Med. 110.
Meltzer and *Auer:* Amer. J. Physiol. **11,** 28 (1904).
Merkelbach, O.: Infrarotabsorption und Infrarotphotographie des normalen und des mit Kohlenmonoxyd (Leuchtgas) vergifteten Blutes. Schweiz. med. Wschr. **1935,** 1142.
Merker, H., u. *G. Urbig:* Über die Abhängigkeit der reaktiven Hyperämie von der Denervierung. Pflügers Arch. **245,** 756 (1942). Ref. Ber. Physiol. **130,** 391 (1942).
Minor, V.: Ein neues Verfahren zur klinischen Untersuchung der Schweißabsonderung. Dtsch Z. Nervenhk. **101,** 302 (1928).
Molitor, H., and *M. Kniazuk:* A new bloodless method for continous recording of peripheral circulatory changes. J. Pharmacol. **57,** 6 (1936). Ref. Z. Org. Chir. **80,** 34 (1937). Kongr. Zbl. inn. Med. **87,** 107 (1936).
Montgomery, H., and *N. E. Freeman:* The significance of diagnostic tests in the study of peripheral vascular disease. Am. Heart J. **21,** 780 (1941).
Montgomery, H., N. Meyer and *N. E. Freeman:* The significance of diagnostic tests in the study of peripheral vascular disease. Amer. Heart J. **21,** 780 (1941). Ref. Kongr. Zbl. inn. Med. **110,** 427 (1942).
Morton J. and *W. J. Mck. Scott:* Methods for estimating the degree of sympathetic vasoconstriction in peripheral vascular diseases. New England J. Med. **204,** 955 (1931).
— — The measurement of sympathetic vasoconstrictor activity in the lower extremities. J. Clin. Invest. **9,** 235 (1930).
Müller, E.: Untersuchungen über die reaktive Hyperämie. Z. Kreisl.forsch. **37,** Heft 23/24 (1948).
Müller, L. R.: Lebensnerven und Lebenstriebe. Berlin: Springer, 1931.
— Die feinsten Blutgefäße des Menschen. Stuttgart 1937 u. 1939. Ber. Physiol. **116,** 427 (1940), **100,** 609 (1937).
Mufson J.,: The mechanism and treatment of *Raynaud*s disease: A psychosomatic disturbance. Ann. Int. Med. **20,** 228 (1944).
Murlin, J. R.: Skin temperature: Its measurement and significance for energy metabolism. Erg. Physiol. **42,** 153 (1939).
Narat: Chirurgischer Bericht aus Amerika. Zbl. Chir. **1936,** 2787.
Nawrocki: Zur Innervation der Schweißdrüsen. Zbl. med. Wissensch. **16,** 2, 16, 721 (1878).
Olry, E.: Stellectomie pour troubles trophiques des membres supérieurs chez un amputé des cuisses pour la même affection. — *Welti,H.* et *A. E. Wentz:* Traitement du syndrome de *Raynaud* par stellectomie et par sympathectomie lombaire élargie. Mem. Acad. Chir. **66,** 78 (1940). Ref. Kongr. Zbl. inn. Med. **105,** 706 (1940).
Orloff, G.: Données anatomiques sur les types des rami communicantes le long de toutes les portions de la chaîne sympathique. Lyon Chir. **34,** 129 (1937). Ref. Z. Org.Chir. **84,** 406 (1937).
Orsoni, P.: Au sujet de la technique de l'infiltration du ganglion cervical supérieur du sympathique. Presse méd. **1937,** II, 1485. Ref. Z. Org. Chir. **86,** 390 (1938).

Orsoni, P.: Indications de la novocainisation du ganglion cervical supérieur du sympathique. Bull. med. **1939,** 255. Ref. Z. Org. Chir. **97,** 38 (1940).
Pässler, H. W.: Anzeigestellung zur Sympathektomie bei Gefäßerkrankungen. Arch. Klin. Chir. **189,** 424 (1937). Ref. Z. Org. Chir. **83,** 409 (1937).
— Unsere Verfahren zur Anzeigestellung für chirurgische Eingriffe am sympathischen Nervensystem bei Gefäßerkrankungen. Verh. Dtsch. Ges. Kreisl.forsch. **10,** 267 (1937). Ref. Kongr. Zbl. inn. Med. **93,** 78 (1938). Ref. Z. Org. Chir. **86,** 559 (1938).
Pearse, H. E.: The influence of the heat regulatory mechanism on *Raynauds* disease. Amer. Heart J. **10,** 1005 (1935). Ref. Z. org. Chir. **77,** 369 (1936). Z. Kreisl.forsch. **28,** 793. Kongr. Zbl. inn. Med. **84,** 504 (1937).
Perlow, S.: Differentiation between peripheral arterial and arteriolar spasticity in the selection of cases for sympathetic ganglionectomy. Surg. **64,** 1015 (1937). Ref. Z. Org. Chir. **84,** 423 (1937).
Pfleiderer u. Büttner: Die physiologischen Grundlagen der Hautthermometrie. Leipzig 1935.
— Methodik der thermoelektrischen Hauttemperaturmessung. Abderhaldens Handbuch der biol. Arbeitsmethoden. Abt. LV, Teil 13, Berlin 1936.
Philippides, D.: Die gezielte Punktion des Ganglion stellatum. Chirurg. **12,** 239 (1940). Ref. Z. Org. Chir. **100,** 696.
— Der klinische Wert der temporären Ausschaltung des Ganglion stellatum. Arch. Klin. Chir. **200,** 60, 227 (1940). Ref. Z. Org. Chir. **98,** 355 (1940).
— Die Prüfung der Vasomotorenfunktion bei peripheren Nervenläsionen. Chirurg **14,** 385 (1942). Ref. Z. Org. Chir. **107,** 464 (1943).
— Klinische Untersuchungsmethoden bei peripheren Gefäßstörungen. Chirurg **13,** 129 (1941). Ref. Z. Org. Chir. **103,** 539 (1941).
— Zur Diagnostik peripherer Gefäßstörungen. Zbl. Chir. **1938,** 2302. Ref. Z. Org. Chir. **91,** 122 (1939).
Pick, J., and *D. Sheehan:* Sympathetic rami in man. J. Anat. **80,** 12 (1946).
Pickering, G. W.: The vasomotor regulation of heat loss from the human skin in relation to external temperature. Heart **16,** 115 (1932).
Pickering, G. W., and *Hess:* Vasodilatation in the hands and feet in response to warming the body. Clin. Sci. **1,** 213 (1933). Ref. Kongr. Zbl. inn. Med. **76,** 49 (1934).
Raney, R. B., and *K. H. Abbott:* Surgical treatment of angina pectoris and *Raynauds* disease. Bull. Los Angeles neurol. Soc. **2,** 66 (1937). Ref. Kongr. Zbl. inn. Med. **98,** 380 (1939).
Ratschow, M.: Diagnostik der peripheren Durchblutungsstörungen. Erg. inn. Med. **48,** 261 (1935). Ref. Kongr. Zbl. inn. Med. **81,** 354 (1935).
— Die konservative Behandlung der peripheren arteriellen Durchblutungsstörungen. Zbl. inn. Med. **1937,** 817 u. 834. Ref. Z. Org. Chir. **86,** 308 (1938).
— Die peripheren Durchblutungsstörungen. Med. Praxis Bd. 27, Steinkopf Dresden 1943. Ref. Z. Org. Chir. **110,** 337 (1943/44).
Ray, Hinsey and *Geohegan:* Observations on the distribution of the sympathetic nerves to the pupil and upper extremity as determined by stimulation of the anterior roots in men. Ann. Surg. **118,** 647 (1943).
Raynaud, A. G. M.: De l'asphyxie locale et de la gangrène symmétrique des extrémités. Paris Rignouz 1862.
— Nouvelles recherches sur la nature et le traitement de l'asphyxie locale des extrémités. Arch. gén. Méd. 1874, **I,** 5.
— New researches on the nature and treatment of local asphyxia of the extremities. (Translated by Thomas Barlow) in: Selected monographs, London, New Sydenham Society 1888.
Rector, E. W.: Evaluation of the basal vascular tone test as an indication for sympathectomy in the treatment of surgical lesions of the major arteries. Surgery **21,** 630 (1947).
Rein, H.: Über Durchblutungsmessungen an Organen in situ, insbesondere mit der Thermostromuhr. Erg. Physiol. **45,** 514.
Rein, H., K. E. Loose u. *N. Otto:* Blut-Sauerstoff und Blutverteilungsregelung. Z. Kreisl.forsch. **33,** 241 (1941).
Rein, H., u. *M. Schneider:* Die Auswirkung künstlicher Mangeldurchblutung auf den lokalen Stoffwechsel. Pflügers Arch. **239,** 451 (1938).
Richards, R. L.: Vasomotor disturbances in the hand after injuries of peripheral nerves. Edinburgh M. J. **50,** 449 (1943).
Riechert, T.: Der heutige Stand der Indikationsstellung in der Sympathicus-Chirurgie. Dtsch. med. Wschr. **1947,** 629, 672. Ref. Kongr. Zbl. inn. Med. **119,** 159 (1949).
Richter, C. P.: Instructions for using the cutaneous resistance recorder „Dermometer" on peripheral nerve injuries, sympathectomies and paravertebral blocks. J. Neurosurg. **3,** 181 (1946).
— The nervous control of the electrical resistance of the skin. Bull. John Hopkins Hosp. **45,** 56 (1929).

— The sweat glands studied by the electrical resistance method. Amer. J. Physiol. **68**, 147 (1924).

Richter, C. P. and *M. Levine*: Sympathectomy in man, its effect on the electrical resistance of the skin. Arch. Neur. **38**, 756 (1937). Ref. Z. Org. Chir. **87**, 509 (1938).

Richter, C. P., and *G. F. Whelan*: Description of a skin galvanometer that gives a graphic record of activity in the sympathetic nervous system. J. Neurosurg. **6**, 279 (1949).

Richter, C. P., and *B. G. Woodruff*: Changes produced by sympathectomy in the electrical resistance of the skin. Surgery **10**, 957 (1941).

— Lumbar sympathetic dermatomes in man determined by the electrical skin resistance method. J. Neurophysiol. **8**, 323 (1945).

Richter, C. P., *B. G. Woodruff* and *B. C. Eaton*: Hand and foot patterns of low electrical skin resistance: their anatomical and neurological significance. J. Neurophysiol. **6**, 417 (1943).

Rieder, W.: Anzeigestellung zur Ausschaltung der Gefäßverengerer bei Erkrankungen der Gliedmaßen. Zbl. Chir. **1934**, Nr. 13, S. 734.

— Ausschaltung der die Extremitäten versorgenden sympathischen Fasern. Arch. Klin. Chir. **158**, 355 (1930).

— Bei welchen Erkrankungen hat sich der operative Eingriff am sympathischen Nervensystem bewährt? Dtsch. Arch. Klin. Med. **195**, 95 (1949).

— Darstellung der Sympathicus-Operationen in der Chirurgie. Bruns Beiträge **157**, 208 (1933).

— Dauerheilung *Raynaud*scher Krankheit nach Entfernung des Ganglion stellatum? Arch. Klin. Chir. **157**, Kongr.-Ber. 165 (1929).

— Heutiger Stand der Sympathicus-Chirurgie **186**, 351 (1936).

— Histologische Studien an autonomen Ganglienzellen nach peripherer Entnervung. Arch. Klin. Chir. **167**, 327 (1931).

— Klinik und Pathologie der *Raynaud*schen Erkrankung, zugleich ein Beitrag zur Frage der Kapillarfunktion und der Autonomie der peripheren Gefäßnetze. Arch. Klin. Chir. **159**, 1 (1930).

Rieder, W., u. *O. Kaufmann*: Die konservative Behandlung der peripheren Durchblutungsstörungen, insbesondere der Endangitis obliterans. Chir. **16**, 108 (1944).

Rieder, W., u. *A. Neumann*: Ein neues kolorimetrisches Verfahren zur Darstellung der Schweißsekretion. Klin. Wschr. **11**, 1027 (1932).

Roth, G. M.: A clinical test for sweating. Proc. Staff. Meet, Mayo-Clin. **10**, 383 (1935).

— The distribution of anhidrosis following interruption of various sympathetic pathways in man. Surgery **2**, 343 (1937). Ref. Z. Org. Chir. **88**, 101 (1938).

Schilf: Die Innervation der Schweißdrüsen. Klin. Wschr. **2**, 506 (1923).

— Das autonome Nervensystem. Leipzig **1926**, S. 150.

Schiwek, W.: Über die Behandlung der *Raynaud*schen Erkrankung durch Operationen am Sympathicus. Diss. 1937. Ref. Z. Org. Chir. **94**, 208 (1939).

Schmitt, W.: Zur Wirkungsweise von Sympathicus-Eingriffen unter besonderer Berücksichtigung der Novocainblockade. Dtsch. Med. Wschr. **14**, 1392 (1949).

Schneider, D.: Zur Exstirpation des Ganglion stellatum bei der *Raynaud*schen Krankheit. Zbl. Chir. **1938**, 402. Ref. Z. Org. Chir. **88**, 335 (1938).

— Untersuchungen zur Physiologie der Sympathektomie mit Hilfe der Thermostromuhr. Arch. Klin. Chir. **186**, 61 (1936). Arch. exper. Path. u. Pharmakol. **176**, Heft 1.

— Experimentelle und klinische Untersuchungen über die Sympathektomie. Bruns Beiträge **166**, 155 (1937). Ref. Z. Org. Chir. **85**, 344 (1938).

— Experimentelle Untersuchungen zur lumbalen Sympathektomie. Bruns Beiträge **167**, 414 (1938). Ref. Z. Org. Chir. **89**, 417 (1938).

— Über Eingriffe am Hals-Sympathicus. Zbl. Chir. **1938**, 1175. Ref. Z. Org. Chir. **89**, 416 (1938).

— Zur Chirurgie des Halssympathicus. Zbl. Neurochir. **4**, 342 (1940). Ref. Z. Org. Chir. **98**, 520 (1940).

Schneider, D.. u. *H. Nase*: Über die reaktive Hyperämie. Untersuchungen mit der Thermostromuhr. Zbl. Path. **66**, Erg. H. 331, (1937). Ref. Ber. Physiol. **99**, 618 (1937).

Schnetz, H., u. *M. Fluch*: Priscol, ein neues gefäßerweiterndes Mittel. Z. klin. Med. **137**, 667 (1940).

Schörcher, F.: Die Innervation der Schweißdrüsen und die Bedeutung des peripheren sympathischen Zellnetzes. Arch. Klin. Chir. **197**, 614 (1940).

— Die Innervation der Schweißdrüsen und die Bedeutung des peripheren sympathischen Zellnetzes. Arch. Klin. Chir. **197**, 614 (1940).

Scott, W. J. Mck.: An improved electrothermal instrument for measuring surface temperature. J. A. M A. **94**, 1987 (1930).

Scott W. J. Mck., and *J. J. Morton*: Obliteration of vasoconstrictor gradient in the extremities under nitrous oxide-oxygen, ether and tribromethyl alcohol anesthesias. Proc. Soc. Exper. Biol. a. Med. (Am.) **27**, 945 (1930).

Scupham and *Takats*: Peripheral vascular diseases. A review of some of the recent literature and a critical review of surgical treatment. Arch. int. med. **58**, 531 (1936). Ref. Z. Org. Chir. **81**, 277 (1937).

Scupham, G. W., and *G. de Takats*: Peripheral vascular diseases. A review of some of the recent literature and a critical review of surgical treatment. Arch. int. Med. **58**, 531 (1936). Ref. Kongr. Zbl. inn. Med. **88**, 441 (1937).

Sewall, H., and *E. Sanford*: Plethysmographic studies of the human vasomotor mechanism when excited by electrical stimulation. J. Physiol. **11**, 179 (1890).

Sgalitzer, M., u. *R. Demel*: Unterscheidung funktioneller und organischer Erkrankungen der Extremitätenarterien durch die Röntgenuntersuchung. „Das Doppelinjektionsverfahren‘‘. Fschr. Röntgenstr. **56**, 387 (1937).

— Funktionelle und organische Erkrankungen peripherer Arterien, ihre Unterscheidung durch die Röntgenuntersuchung. Wien. Klin. Wschr. **1937**, 319.

Sharimanian, S.: Sur la sympathectomie et la ramicotomie dans la portion thoracale du grand sympathique. Vestn. Chir. **57**, 614 (1939). Ref. Z. Org. Chir. **97**, 340 (1940).

Shaw, R. C.: Surface temperature test in vascular occlusion and vasomotor spasm. Its value in relation to sympathectomy. Arch. Surg. **28**, 706 (1934). Ref. Ber. Physiol. **80**, 296 (1934).

Sheard, Ch.: Calorimetric studies of the extremities: I. Theory and practice of methods applicable to such investigations. J. clin. Invest. (Am.) **3**, 327 (1926).

Sheard, Ch., B. Horton and *Mck. Craig*: The effects of general anesthesia and sympathetic ganglionectomy on the temperature of the extremities. Amer. J. Physiol. **105**, 87 (1933). Ref. Ber. Physiol. **76**, 129 (1934).

Sheard, Ch., and *M. D. Williams*: Skin temperatures of the extremities and basalmetabolic. rates in individuals having normal circulation. Proc. Staff. Meet., Mayo Clin. Rochester. **15**, 758 (1940).

Sheehan, D.: The autonomic nervous system. Annual Rev. Physiol. **3**, 399 (1941). Ref. Kongr. Zbl. inn. Med. **111**, 259 (1942).

Shumacker: Sympathectomy in the treatment of peripheral vascular disease. Sugery **13**,1(1943).

Shumacker, H. B. Jr.: Sympathectomy in the treatment of peripheral vascular disease. Surgery **13**, 1 (1943).

Siedeck, H.: Die vegetative Struktur des Individuums im Lichte der Kreislaufwirkung des Priscols. Z. klin. Med. **139**, 239 (1941). Ref. Kongr. Zbl. inn. Med. **108**, 369 (1941).

Singer, R.: Beitrag zur Behandlung der Durchblutungsstörungen des arteriellen Gefäß-Systems. Wien. klin. Wschr. **1940**, 462. Nr. 23.

Silvverman, J. J., and *V. E. Powell*: A simple technic for outlining the sweat pattern. War Med. **7**, 178 (1945).

Simmons, H. T., and *D. Sheehan*: An inquiry into „relapse‘‘ following sympathectomy. Lancet **1937**, II, 788. Ref. Z. Org. Chir. **86**, 390 (1938).

— The causes of relapse following sympathectomy on the arm. Brit. J. Surg. **27**, 234 (1939). Ref. Z. Org. Chir. **99**, 609 (1940).

Simpson, S. L.: Instrumental methods in the study of peripheral vascular diseases. Amer. Heart J. **6**, 309 (1931).

Simpson, Brown, and *Adson*: Observations on the etiologic mechanisms in *Raynauds* disease. Proc. Staff Meet., Mayo Clin. Rochester. **5**, 295 (1930).

Smithwick, R. H.: Surgery of the autonomic nervous system. New England J. Med. **236**, 662 (1947).

— The problem of producing complete and lasting sympathetic denervation of the upper extremity by preganglionic section. Ann. Surg. **112**, 1085 (1940).

— The value of sympathectomy in the treatment of vascular disease. New England J. Med. **216**, 141 (1937). Ref. Münch. med. Wschr. **84**, 1114 (1937).

— Modified dorsal sympathectomy for vascular spasm (*Raynauds* disease) of the upper extremity: Preliminary report. Ann. Surg. **104**, 339 (1936). Ref. Z. Org. Chir. **82**, 193 (1937).

— Surgical intervention on the sympathetic nervous system for peripheral vascular disease. Arch. Surg. (Am.) **40**, 286 (1940).

Smithwick, Freeman, and *White*: Effect of epinephrine on the sympathectomized human extremity: an additional cause of failure of operations for *Raynauds* disease. Arch. Surg. (Am.) **29**, 759 (1934).

Smithwick, R. H., and *J. C. White*: Elimination of pain in obliterative vascular disease of the lower extremity (a technique for alcohol injections of the sensory nerves of the lower leg). Surg. etc. **51**, 394 (1930).

Sousa, P.: L'infiltration novocainique du ganglion étoilé. Bases experimentales et applications cliniques. Arch. Mal. Coeur **34**, 22 (1941). Ref. Kongr. Zbl. inn. Med. **110**, 36 (1942).

Spalteholz: Die Verteilung der Blutgefäße in der Haut. Arch. Anat. usw. 1893, Bd. 1.

Stahl: Beobachtungen an Gefäßen nach Operationen am Sympathicus. Pflügers Arch. Bd. **203**, 1924.

Stein, I. D., K. Harpuder and *J. Byer:* Effect of sympathectomy on blood flow in the human limb. Amer. J. Physiol. **152**, 499 (1948).

Sternschein: Das Ganglion cervicale supremum nach prä- und postganglionärer Durchschneidung. Arb. neur. Inst. Wien **23**, 155 (1922).

Stewart, G. N.: Studies on the circulation in man: I. The measurement of the blood flow in the hands. Heart **3**, 33 (1911).

Stöhr, Ph.: Bemerkungen zur Gefäßinnervation. Zbl. Chir. 1934, 2. Ref. Ber. Physiol. **79**, 140 (1934).

— Die mikroskopische Innervation der Blutgefäße. Erg. Anat. **32**, 1 (1938).

— Zusammenfassende Befunde über die normale und pathologische Histologie der sympathischen Ganglienzellen und der Endapparate im vegetativen Nervensystem. Erg. Anat. **33**, 135 (1941).

— Zur pathologischen Anatomie des vegetativen Nervensystems. Dtsch. med. Wschr. 1947, 305. Ref. Z. Kreisl.forsch. **37**, 401 (1948).

Strauss, W.: Ein neues Thermoelement für Hauttemperaturmessungen. Klin. Wschr. 1928, 1604.

Suermondt, W. F.: Sympathicus-Chirurgie zur Verbesserung bestimmter Zirkulationsstörungen Ndld. Tschr. Geneesk. **1938**, 2550. Ref. Z. Org. Chir. **89**, 715 (1938).

— Anweisungen für Sympathicus-Chirurgie. Ndld. Tschr. Geneesk. **1938**, 3443. Ref. Z. Org. Chir. **90**, 532 (1938).

Sunder-Plassmann, P.: Zum *Raynaud*-Problem. Zbl. Chir. **65**, 994 (1938). Ref. Z. Org. Chir. **89**, 427 (1938).

— Die *Raynaud*sche Erkrankung und ihr Formenkreis. Dtsch. Z. Chir. **251**, 125 (1938). Ref. Z. Org. Chir. **92**, 155 (1939). Kongr. Zbl. inn. Med. **99**, 40 (1939).

— *Raynaud* und Sklerodermie. Dtsch. Z. Chir. **253**, 263 (1940).

— Durchblutungsschäden und ihre Behandlung. Neue Deutsche Chirurgie 65, Stuttgart: Enke, 1943.

— Kritische Bewertung histologischer Untersuchungsergebnisse von resezierten Grenzstrangganglien. Z. Org. Chir. **78**, 32 (1936).

Sunder-Plassmann, P., u. *K. Müller:* Morbus *Raynaud* und neurovegetativ-hormonelles System. Klin. Wschr. **1937**, I, 152. Ref. Z. Org. Chir. **83**, 41 (1937).

Takats: The effect of sympathectomy on peripheral vascular disease. Surgery **2**, 46 (1937). Ref. Z. Org. Chir. **86**, 26 (1938).

— Sympathectomy for peripheral vascular diseases. Arch. int. med. **60**, 990 (1937). Ref. Z. Org. Chir. **87**, 602 (1938). Kongr. Zbl. inn. Med. **95**, 74 (1938).

De Takats, G.: The differentiation of organic and spastic vascular occlusions. Ann. Surg. **1931**, 94, 321.

Talbot, T. B.: Skin temperatures of children. Amer. J. Dis. Child. **42**, 965 (1931).

Theis, F. V.: Effect of sympathetic neurectomy on the collateral arteriole circulation of the extremities. Experimental study. Surg. etc. **57**, 737 (1933). Ref. Ber. Physiol. **80**, 663 (1934).

Telford, E. D.: The results of sympathectomy in chronic vascular diseases. Proc. Roy. Soc. Med. **37**, 621 (1944).

— The technique of sympathectomy. Brit. J. Surg. **23**, 448 (1935).

— Sympathetic denervation of the upper extremity. Lancet **1938**, I, 70. Ref. Z. Org. Chir. **88**, 399 (1938).

Tower, S., and *C. Richter:* Injury and repair within the sympathetic nervous system. The preganglionic neurons. Arch. Neur. (Am.) **26**, 485 (1931).

— — Injury and repair within the sympathetic neurons independent of the central nervous system. Arch. Neur. (Am.) **28**, 1149 (1932).

Uprus, V., J. B. Gaylor and *E. A. Carmichael:* Vasodilatation and vasoconstriction in response to warming and cooling the body. A criticism of methods. Clin Sci. **2**, 4 (1936).

Vahala u. *Jerie:* Topographische Anatomie des Ganglion stellatum vom Standpunkt des Chirurgen. Cas. Lék. cesk. **1936**, 573. Ref. Z. Org. Chir. **79**, 197 (1936).

Villaret, Justin, Cachera et *Boucomont:* Etude critique sur la pathogénie des troubles circulatoires périphériques: II. Syndrome de *Raynaud.* Arch. d. mal. du coeur **28**, 1 (1935).

Vosschulte, K.: Anatomische Untersuchungen über die Regeneration des Grenzstranges nach Sympathektomie beim Menschen. Arch. Klin. Chir. **263**, 106 (1949).

Vulpian: Sur l'action du syst. nerv. sur les glandes sudorip., Compl. rend. de l'acad. des Sciences. Paris **86**, 1233, 1308, 1434 (1878).

Weitzmann, G.: Zur Behandlung der peripheren Durchblutungsstörungen mit Priscol. Münch. med. Wschr. 88, 99 (1941). Ref. Kongr. Zbl. inn. Med. **107**, 604 (1941).

Wentzel: Die Veränderung der Quaddelresorptionszeit nach Sympathektomie. Hamburg, Diss. **1936**. Ref. Z. Org. Chir. **87**, 265 (1938).

Westbrook, W. H. L., and *S. Tower:* An analysis of the problem of emergent fibers in posterior spinal roots dealing with the rate of growth of extraneous fibers into the roots after ganglionectomy. J. comp. Neur. **72**, 383 (1940). Ref. Ber. Physiol. **123**, 339 (1941).

Wertheimer, R., et *M. Bérard:* La chirurgie de la chaîne sympathique cervicothoracique (technique de Gask et Ross). J. Chir. **51**, 31 (1938). Ref. Z. Org. Chir. **88**, 399 (1938).

Wertheimer et *Bérard:* A propos de la maladie de *Raynaud.* Considérations thérapeutiques et pathologiques d'après 13 observations. J. de Chir. **52**, 737 (1938). Ref. Z. Org. Chir. **95**, 27 (1940).

Wertheimer et *Bonniot:* Chirurgie du tonus musculaire. Paris 1926.

White, J. C.: The autonomic nervous system. New York: Macmillan 1931 u. 1935.

— Progress in surgery of the autonomic nervous system 1940—42. Surgery **15**, 491 (1944).

— Progress in surgery of the autonomic nervous system 1943—46. Surgery **23**, 834 (1948).

— Progress in surgery of the autonomic nervous system. Surgery **4**, 781 (1938). Ref. Z. Org. Chir. **92**, 513 (1939).

— Progress in surgery of the autonomic nervous system in 1938—1939. Surgery **9**, 115 (1941). Ref. Z. Org. Chir. **104**, 524 (1942).

— Diagnostic blocking of sympathetic nerves to extremities with procaine. J. A. M. A. **90**, 1381 (1930).

— Diagnostic novocaine block of the sensory and sympathetic nerves. A method of estimating the results which can be obtained by their permanent interruption. Amer. J. Surg. **9**, 264 (1930).

— Diagnostic blocking of sympathetic nerves to extremities with procaine: Test to evaluate benefit of sympathetic ganglionectomy. J. amer. med. Assoc. **94**, 1382 (1930).

— Diagnostic blocking of sympathetic nerves to extremities with Procaine: Test to evaluate benefit of sympathetic ganglionectomy. J.A.M.A. **94**, 1382 (1930).

— Diagnostic novocaine block of the sensory and sympathetic nerves. A method of estimating the results which can be obtained by their permanent interruption. Am. J. Surg. **9**, 264 (1930).

— *Raynaud*'s disease. Studies on postoperative cases bearing on the etiology of the disease and the efficiency of sympathetic ganglionectomy. New Engl. J. Med. **206**, 1198 (1932). Ref. Z. Org. Chir. **61**, 754.

White, J. C., A. M. Okelberry and *J. H. Whitelaw:* Vasömotor tonus of the denervated artery. Control of sympathectomized blood vessels by sympathectomimetic hormones and its relations to the surgical treatment of patients with *Raynauds* disease. Arch. Neur. (Am.) **36**, 1251 (1936). Ref. Ber. Physiol. **99** 616 (1937).

White, J. C., R. H. Smithwick, A. W. Allen and *W. Mixter:* New mucle splitting incision for resection of the upper thoracic sympathetic ganglia. Surg. etc. **56**, 651 (1933).

White, J. C., and *R. H. Smithwick:* The autonomic nervous system. Kimpton, London 1944.

Wiedhopf: Experimentelle Untersuchungen über die Wirkung der periarteriellen Sympathektomie und der Nervenvereisung auf die Gefäße der Extremitäten. Bruns Beiträge Klin. Chir. **130**, 399 (1924).

Wilkens, R. W., J. Doupe and *H. W. Newmann:* The rate of bloodflow in normal fingers. Clin. Sci. **3**, 403 (1938). Ref. Ber. Physiol. **112**, 86 (1939).

Wilkens, R. W., and *L. W. Eichna:* Bloodflow to the forearm and calf. I. Vasomotor reactions: Rôle of the sympathetic nervous system. II. Reactive hyperemia: Factors influencing the bloodflow during the vasodilatation following ischemia. Bull. Hopkins Hosp., Baltim. **68**, 425, 450 (1941). Ref. Ber. Physiol. **128**, 397 (1942).

Windfeld, P.: Some experiences concerning the use of the Tetra-Ethyl-Ammonium in the diagnosis and treatment of peripheral vascular diseases. Acta chir. scand. (Schwd.) **98**, 118 (1949).

Wohnlich: Eine neue Apparatur zur Hauttemperaturmessung. Med. Mschr. **3. Bd.** Heft 6 (1949).

Wollard, H. H.: The peripheral sympathetic nervous system. Brit. J. Surg. **23**, 425 (1935). Ref. Z. Org. Chir. **77**, 191 (1936).

Wollard, H. H., and *M. Philipps:* The distribution of sympathetic fibres in the extremities· J. Anat. **67**, 18 (1932). Ref. Z. Org. Chir. **61**, 585 (1933).

Wolter, G.: Eingriffe am Hals-Sympathicus und ihre Folgeerscheinungen. Kiel, Diss. 1938. Ref. Z. Org. Chir. **96**, 89 (1940).

Zothe, H.: Untersuchungen über die gefäßerweiternde Wirkung eines neuen Präparates. Klin. Wschr. **18**, 443 (1939).

Einleitung und Methodik.

Die Erforschung der Grundlagen der chirurgischen Behandlung peripherer Zirkulationsstörungen während der letzten 30 Jahre hat eine Fülle von Fragen aufgeworfen, deren Lösung Chirurgen, Internisten, Physiologen und Anatomen in gleicher Weise interessiert. Obwohl das vegetative Nervensystem seit Beginn des Jahrhunderts ein Hauptgegenstand wissenschaftlicher Diskussion ist und die besten Vertreter der einzelnen Disziplinen alles aufgeboten haben, was menschlicher Scharfsinn, Intuition und Experimentierkunst dazu beitragen können, ist man von der endgültigen Lösung des Problems, einer befriedigenden Behandlung peripherer Zirkulationsstörungen, noch weit entfernt. Die meisten der bisher in einer sehr umfangreichen Literatur niedergelegten Befunde stützen sich bei der Beurteilung der Schwere einer Zirkulationsstörung und des Erfolges der Operationen am Sympathicus auf Angaben der Kranken und klinische Beobachtungen, auf die Ergebnisse der Oszillometrie und Plethysmographie sowie auf die laufende Verfolgung der Hauttemperaturen als objektive Untersuchungsmethoden. Maßgebend bei ihrer Ausarbeitung war meist das Bestreben, mit verhältnismäßig einfachen Methoden, die eine laufende Anwendung in der Klinik erlauben, die Diagnostik auszubauen und die Operationserfolge festzulegen. Bedeutend plastischer aber wurden unsere Anschauungen über die Folgen eines chirurgischen Eingriffs am sympathischen Nervensystem auf den peripheren Kreislauf seit *Einführung lichtelektrischer Meßmethoden*, die wir *Kramer* und *Matthes* verdanken. *Kramer* gelang 1934 nach dem Studium der Gesetze der Lichtabsorption verschieden stark mit Sauerstoff gesättigter Hämoglobinlösungen die Ausarbeitung eines photoelektrischen Verfahrens zur Bestimmung des Sauerstoff- und Farbstoffgehaltes verschiedener Hämoglobinlösungen (*Kramer*sches Photometer). Hierauf konnte er eine Methode zur fortlaufenden Messung der Sauerstoffsättigung im strömenden Blut an uneröffneten Gefäßen aufbauen, während vorher nur mühsame Einzelbestimmungen mit Hilfe der *Haldane-Barcroft*schen Methode der Blutgasanalyse nach Arterien- und Venenpunktionen, die nicht beliebig oft wiederholt werden können, möglich waren (*Hürter* 1912, *van Slyke* 1932). Das *Prinzip* der neuen Methode beruht auf der *Messung der Absorption eines durchleuchteten Blutvolumens bestimmter Schichtdicke in zwei verschiedenen Spektralbereichen.*

Etwa zur gleichen Zeit hat *Matthes* seine Untersuchungen über die Sauerstoffsättigung des menschlichen Arterienblutes mit Hilfe der Photozelle veröffentlicht. Er registriert die Sauerstoffsättigung durch Bestimmung der Lichtdurchlässigkeit der Ohrmuschel mit einer rotempfindlichen Sperrschichtzelle, den Blutgehalt der Ohrmuschel durch gleichzeitiges Mitschreiben eines Plethysmogrammes. Die Eichung der Sauerstoffsättigung erfolgt dann durch Photometrierung von Blutproben, die bei Atmung eines Sauerstoff-Stickstoffgemisches von 10—20 % Sauerstoff und bei reiner Sauerstoffatmung aus dem Ohrläppchen entnommen werden, während gleichzeitig am anderen Ohr die Sauerstoffsättigung mitregistriert wird. Den Rest einer der Proben reduziert *Matthes* durch Zusatz von Na-Hydrosulfit und ermittelt so aus dem Wert für völlig reduziertes und völlig oxydiertes Blut die Sättigung der Gemischblutproben. Erweitert man Arteriolen und Kapillaren des Ohrläppchens durch Histaminiontophorese (Imadyl-Salbe, 3—5 mA Stromstärke, 5 min), so daß sich infolge sehr schneller Strömung die Sauerstoffsättigung des Kapillarblutes weitgehend der des Arterienblutes nähert, so lassen sich Schwankungen der Lichtintensität praktisch allein auf Änderungen der Blutmenge beziehen. In einer späteren Arbeit (1938) ersetzte *Matthes* dann das zunächst mechanisch mitgeschriebene Plethysmogramm durch Registrierung der Lichtdurchlässigkeit mit einer ultrarotempfindlichen Photozelle. Zur Registrierung der

Lichtdurchlässigkeit des Ohrläppchens oder des Fingers dienen nun 2 Photozellen, die beide in gleichem Maßstab die Änderungen des Blutgehaltes wiedergeben. Die Änderungen der Sauerstoffsättigung werden nur von der rotempfindlichen Zelle aufgezeichnet und stellen sich als Änderungen des Abstandes der beiden sonst parallel verlaufenden Kurven dar (persönliche Mitteilung).

Nach 1940 haben die Amerikaner *Hertzmann* und *Dillon* verschiedene Arbeiten veröffentlicht, in denen sie die von *Matthes* ausgearbeitete Methode erläutern und ihre bei *Raynaud*-Kranken vor und nach der Sympathektomie erhaltenen Kurven darlegen.

Während *Matthes* in vielen Arbeiten qualitativ die Veränderungen von Blutgehalt und Sauerstoffsättigung an verschiedenen Körperstellen aufzeichnete, hat sich *Kramer* um eine quantitative Eichung seiner Kurven bemüht. Seine Methode gestattet mit Hilfe eines graphischen Eichverfahrens, gleichzeitig 4 wichtige Faktoren des lokalen Kreislaufs, nämlich *Blutgehalt, Sauerstoffsättigung, Strömungsgeschwindigkeit* und *Hauttemperaturen* am menschlichen Finger unblutig und fortlaufend aufzuzeichnen. Zu diesem Zwecke läßt man das Licht einer Schwachstromlampe durch die Finger auf eine für den roten und ultraroten Spektralbereich gleichzeitig empfindliche Photozelle fallen. Wie die Untersuchungen von *Kramer, Matthes, Merkelbach* und *Eggert* über die Lichtdurchlässigkeit von Blut- und Hämoglobinlösungen verschiedener Konzentration und Sauerstoffsättigung ergeben haben, spricht die Lichtdurchlässigkeit des Blutes (des Hämoglobins) im ultraroten Spektrum nahezu unabhängig vom Wechsel der Sauerstoffsättigung fast nur auf Änderungen der Blutmenge an, d. h. der ultrarote Wellenlängenbereich von 900—1100$\mu\mu$ weist nur geringste Abweichungen der Lichtabsorption für reduziertes und oxydiertes Hämoglobin auf. Im roten Spektralbereich (zwischen 650—750$\mu\mu$) dagegen rufen Schwankungen der Blutmenge und des Sauerstoffgehaltes gleichzeitig Änderungen der Lichtintensität im Durchleuchtungsversuch hervor, hier sind die Absorptionsunterschiede des reduzierten und oxydierten Hämoglobins sehr groß. Das gesamte übrige Spektrum wird vom Blut nahezu völlig ausgelöscht. Schaltet man also der Photozelle abwechselnd ein ultrarotes und ein rotes Farbfilter vor und leitet die in der Photozelle durch wechselnde Belichtung entstehenden Stromstöße über einen Gleichstromverstärker auf ein Spiegelgalvanometer, so erhält man zwei verschieden große, von einem gemeinsamen Nullpunkt ausgehende Ausschläge, einen vom Ultrarotlicht bedingten als Maß für den Blutgehalt und einen vom Rotlicht abhängigen Ausschlag, der für Blutmenge und Sauerstoffsättigung charakteristisch ist. Durch photographische Aufnahme im Kymographion erhält man fortlaufende Kurven, deren Werte graphisch getrennt voneinander im Eichdiagramm zu ermitteln sind. Zur Ausarbeitung des logarithmischen Eichverfahrens verwandten *Kramer* und *Schulze* die Galvanometerausschläge für folgende im Durchleuchtungsversuch photoelektrisch registrierten Grenzwerte:

100%iger Blutgehalt des Fingers bedeutet maximale Blutfülle der Hautkapillaren, hervorgerufen durch Stauung des Fingers im warmen Wasserbad.

Einen (relativ) 0%igen Blutgehalt des Fingers nimmt man bei der experimentell maximal erreichbaren Blutleere der Kapillaren nach Überstreifen eines sehr straffen Gummiringes über den Finger an.

100%ige Sauerstoffsättigung des Fingerblutes erhält man durch laufende Sauerstoffatmung aus der Bombe und Eiswasserbad der Haut.

0%ige Sauerstoffsättigung erzielt man durch 20 min dauerndes Abklemmen des Fingers im warmen Wasserbad.

Damit hat man die Möglichkeit, Änderungen der Blutmenge und Blutfarbe, deren Beurteilung bisher der subjektiven Betrachtung der verschiedenen Untersucher überlassen bleiben mußte, in exakten, miteinander vergleichbaren Werten anzugeben und die Wirkung von Operationen am sympathischen Nervensystem bei Kreislaufstörungen der oberen Extremitäten über längere Zeit innerhalb einer Genauigkeit festzulegen, wie sie die Messung biologischer Größen überhaupt zuläßt.

Bei gewöhnlicher Zimmertemperatur liegt der normale Blutgehalt des Fingers zwischen 40—70%, der normale Sauerstoffgehalt des Fingerblutes zwischen 50—80% der so ermittelten Grenzwerte.

Zur *Messung der Strömungsgeschwindigkeit des Blutes durch die Arteriolen* wandte *Kramer* das folgende, von *Lewis* erdachte Verfahren an: Drosselt man den venösen Rückfluß durch eine über den Finger gestreifte Gummi-Manschette nach *Gärtner* unter einem Druck von 70—80 mm Hg, so kann man die Größe des während der ersten 4 sec der Stauung stetig zunehmenden Blutzuflusses zur Beurteilung der Strömungsgeschwindigkeit heranziehen. Bei gesunden Versuchspersonen mit elastischem Gefäßsystem findet man als Ausdruck einer normalen lebhaften Strömung eine Zunahme des Blutgehaltes um 5—12% in den ersten 4 sec der venösen Stauung.

Zur fortlaufenden *Messung der Hauttemperaturen des Fingers* genügt ein einfaches Thermoelement aus Kupfer und Konstantan, das man als Schlinge auf die Streckseite der Mittelphalanx legt. Da nach dem Entblößen einer Extremität mit dem Absinken der peripheren Hauttemperaturen je nach Höhe der Raumtemperatur um etwa 3—4⁰ im Laufe von 20 min zu rechnen ist, darf man Hauttemperaturmessungen nur bei möglichst konstanter Raumtemperatur erst nach 20 min dauernder offener Lagerung der Extremität vornehmen, um dem Körper genügend Zeit zu lassen, sich mit der Umgebungstemperatur ins Gleichgewicht zu setzen. Erst dann treten auch Temperaturunterschiede zwischen symmetrischen Körperstellen deutlich in Erscheinung. Als besonders günstig hat sich eine Umgebungstemperatur von 20⁰ erwiesen, die bei vergleichenden Messungen an verschiedenen Tagen möglichst konstant gehalten werden soll, um unanfechtbare Schlüsse ziehen zu können. Nach der Formel von *Reichenbach* und *Heymann* folgt die Hauttemperatur mit einer Änderung von 0,3⁰ für jedes Grad Celsius, um das die Umgebung von der „Standardtemperatur" (20⁰C) abweicht. Diese Korrektur muß bei exakten Messungen berücksichtigt werden. Als sehr brauchbar hat sich das von *Pfleiderer* empfohlene Doppelpunkt-Element von *Büttner* erwiesen.

1. Die Ergebnisse der Hauttemperaturmessungen.

Bei der Entwicklung der Physiologie des lokalen Kreislaufes feierten Scharfsinn und Experimentierkunst mit der einfachen Methodik der Hauttemperaturmessung wahre Triumphe. Schon *Claude Bernard* hatte 1851 darauf hingewiesen, daß die Sympaticusdurchtrennung am Halse eine lokale Temperaturerhöhung erzeugt. Seine Beobachtung wurde wieder vergessen, bis nach dem ersten Weltkrieg das Interesse für die Temperaturschwankungen nach Eingriffen am sympathischen Nervensystem im Laufe ihres Ausbaues wieder erwachte (*Royle* und *Hunter, Adson* u. *Brown, Leriche, Brüning, Stahl, Hesse, Filatov*) und dann zu sehr interessanten Ergebnissen führte.

Die Hautwärme eines Gliedes hängt, abgesehen von äußeren Faktoren und exothermen Stoffwechselvorgängen, deren Änderungen am ruhenden Arm keine Rolle spielen, praktisch allein von der in der Zeiteinheit durchfließenden Blutmenge ab (*Lewis*).

Ihre exakte Bestimmung liefert also schon einen sehr genauen Einblick in die örtlichen Durchblutungsverhältnisse. *Ipsen, Cobet* und *Foged* geben als normale durchschnittliche Hauttemperaturen am Oberarm 33—34⁰, am Unterarm 32,5 bis 33,5⁰, am Handrücken 31,5—33⁰, an den Fingerspitzen 29,5—32⁰ an. Da sie aber gerade beim Gesunden in Abhängigkeit von der Umgebungstemperatur ganz beträchtlichen individuellen Schwankungen unterliegen, kann man nur grobe Abweichungen als pathologisch ansehen, nach *Lewis* z. B. Fingertemperaturen um 25⁰ im warmen Zimmer. *Landis* und *Gibbon* glauben, bei einer Hauttemperatur der Zehen von mindestens 31,5⁰ in gewöhnlicher Zimmertemperatur eine Gefäßerkrankung der Beine sicher ausschließen zu können. Über die Berechtigung der Annahme gewisser absoluter Hauttemperaturen als Grenzwerte bei der Beurteilung eines normalen oder pathologisch veränderten Kreislaufs gehen die Ansichten weit auseinander. *Eddy* und *Taylor* lehnen sie völlig ab. *Lewis* nennt jedoch die Bestimmung der Hauttemperaturen als einfachste und zuverlässigste Methode zur Beurteilung einer ruhenden Extremität und betont, daß eine relativ hohe Hauttemperatur immer ein Zeichen einer guten Durchblutung sei. Auch *White* und *Smithwick* glauben, daß die *Oberflächentemperatur* an den Spitzen normaler *Finger* bei einer Raumtemperatur von 20⁰ C als Ausdruck eines normalen Vasomotorentonus *mindestens* 32⁰ betragen muß. Ist dies nicht der Fall und kann die hemmende Wirkung des sympathischen Nervensystems nach dem negativen Ausfall einer Novokainblockade nicht dafür verantwortlich gemacht werden, so vermuten sie das Vorliegen einer vorwiegend organisch bedingten Gefäßerkrankung. *Smithwick* sucht die Erklärung für die große Verschiedenheit der Hauttemperaturen in einer ganz individuellen Einstellung des zentralen Vasomotorentonus der verschiedenen Versuchspersonen auf die gleiche Umgebungstemperatur. Jeder erfahrene Untersucher weiß, daß es vom Normalen über den sog. „Kalthändertyp" bis zum echten *Raynaud* mit Fingertemperaturen bis 20⁰C und darunter alle fließenden Übergänge gibt. Der *Raynaud* mit seinem in der Peripherie extrem gesteigerten Sympathikotonus gleicht dem normalen Kalthänder, nur liegen seine Hauttemperaturen durchschnittlich viel tiefer. Die Fingerspitzentemperaturen bewegen sich bei ihm gewöhnlich in der Nähe der Raumtemperatur. Steigert das temperaturregulierende Zentrum unter dem Einfluß kühler Außenluft den peripheren Gefäßtonus, so sinken die Oberflächentemperaturen vom Unterarm bis zu den Fingerspitzen steil ab. Bei steigender Durchblutung des Armes dagegen erwärmen sich infolge ihres Reichtums an arterio-venösen Anastomosen (*Clara, Malmejac*) die Fingerspitzen rascher als Hände und Unterarme (*Grand* und *Holling*). In der Wärme ist es daher nichts Ungewöhnliches, wenn die Temperaturen der Finger höher liegen als die der Hände oder Unterarme. Die größten Temperaturschwankungen finden sich deshalb in den am meisten distal gelegenen Partien der Gliedmaßen, während sie nach proximal hin immer mehr abnehmen. Die durchschnittlichen *Fingerspitzentemperaturen* liefern also *das empfindlichste Maß für die Schwankungen des Vasomotorentonus* des Armes.

Sehr wichtig sind auch vergleichende Messungen der Hauttemperaturen an symmetrischen Gliedmaßenteilen. Diese sind in der Regel beim Normalen auf beiden Seiten gleichwarm, physiologische Schwankungen übersteigen nie 1,0⁰ C (*Ipsen, Morton* und *Scott*). Ein größerer Unterschied weist schon auf eine vorliegende Abweichung von der Norm hin (*Filatov*).

Brown hat 1926 eine sehr interessante Untersuchungsmethode veröffentlicht, die es gestattet, Zirkulationsstörungen der Extremitäten vorwiegend spastischen Charakters (*Raynaud*) gegen organisch bedingte (*Bürger*, Arteriosklerose) abzugrenzen. Er bestimmt den Temperaturanstieg der Peripherie während eines durch i. v. Injektion von 50 Mill. abgetöteter Typhuskeime ausgelösten Fieberanfalls, wenn die Blut-(Mund-)Temperatur um 1⁰ ansteigt:

$$\text{Vasomotorischer Index} = \frac{\text{Anstieg d. peripheren Hauttemperatur} - \text{Anstieg d. Mundtemperatur}}{\text{Anstieg der Mundtemperatur}}$$

Bei typischen, nur auf spastischer Grundlage beruhenden Zustandsbildern des *Raynaud* soll die periphere Hauttemperatur an den Gliederspitzen 5—10 mal so hoch ansteigen wie die allgemeine Körpertemperatur, während sich organisch bedingte Gefäßleiden an einem Absinken des Index unter 1 erkennen lassen. Weitaus am häufigsten sind natürlich Mischformen der Gefäßerkrankungen aus beiden Komponenten. Steigt der vasomotorische Index über 2, so versprechen sich *Adson* und *Brown* (1932) einen dauernden Anstieg der Oberflächentemperatur nach der Ganglionektomie, also eine erfolgreiche Operation. Heute ist die Methode wegen der für den Kranken außerst unangenehmen Reaktion und mehrerer Fälle von massiven Thrombosen und Gangrän, die im Anschluß an die Prüfung beobachtet wurden, zugunsten der Leitungsanästhesie peripherer Nerven aufgegeben.

Sucht man den Begriff des in der Peripherie herrschenden *Vasomotorentonus* schärfer zu fassen, so kann man ihn definieren als die *Summe aller tonischen Impulse*, die einem Gefäß in der Peripherie von den zerebralen, medullären und spinalen Zentren her zufließen. Alle Gefäße stehen außerdem noch unter einem vom „nervösen Terminalretikulum" unterhaltenen Eigentonus, der dem Zentrum untergeordnet ist. Dieser in der Peripherie bestehende Gesamtvasomotorentonus ist in den einzelnen Hautregionen des gleichen Individuums verschieden groß und weist auch bei den einzelnen Menschen, die sich in der gleichen Umgebungstemperatur aufhalten, an entsprechenden Stellen der Körperoberfläche abweichende Werte auf. Schaltet man den vom Zentrum über sympathische Bahnen aufrechterhaltenen Tonus aus, um seine Größe zu messen, so erweitern sich normale Gefäße immer auf einen ziemlich konstanten absoluten Wert, der sich durch eine bestimmte Hautwärme an den Gliederspitzen erkennen läßt. Die Einführung dieses für die Prognose sehr wichtigen Wertes als „The normal vasodilatation level" (n. v. l.) in die exakte Diagnostik verdanken wir den amerikanischen Chirurgen *Morton* und *Scott* (1930), die darunter den größtmöglichen Grad der Erweiterung normaler Gefäße verstehen. Die Ausschaltung des peripheren Vasomotorentonus bis zum n. v. l. läßt sich mit verschiedenen Methoden erreichen:

Auf das Zentrum wirken: a) Fieberreaktionen durch Fremdeiweiß nach *Brown*, b) die Allgemeinnarkose.

Eine Unterbrechung peripherer Leitungsbahnen erreicht man durch: c) Die Spinal-Anästhesie. d) Die Blockierung sympathischer Grenzstrangganglien durch paravertebrale Novokaindepots. e) Die Blockierung der in den peripheren gemischten Nerven verlaufenden efferenten vasomotorischen Leitungsbahnen durch Novokaindepots.

Morton und *Scott* haben 1931 in einer ausführlichen Arbeit nachgewiesen, daß man mit allen Methoden unter geringen Abweichungen den normalen Gefäßerweiterungswert erreichen kann. Die für klinische Zwecke praktischste und deshalb am meisten angewandte Methode ist die *Blockierung des N. ulnaris* im Sulcus nervi ulnaris des Epicondylus ulnaris humeri mit wenigen cm³ Novokain. 1929 stützte *Lewis* seine Theorie von der lokalen Störung der Fingergefäße bei der *Raynaud*schen Krankheit auf die Beobachtung, daß in schweren Krankheitsfällen nach der Ulnarisblockade ein Temperaturanstieg im Versorgungsgebiet ausbleibt. Die kleinen Arterien sollten trotz Aufhebung des Vasokonstriktorentonus in ihrem Spasmus verharren. Trotz verschiedener Einwendungen (*Simpson, Brown* und *Adson* 1929, *White* 1935, *Ascroft* 1937) darf man die Methode, die bei der Untersuchung nach der Operation rückfälliger Kranker äußerst wichtig geworden ist, als zuverlässig ansehen. Unmittelbar nach einer vollständigen (prä- oder postganglionären) Operation fanden *Simmons* und *Sheehan* nie einen Hauttemperaturanstieg, ebensowenig bei Kranken, die nie einen Rückfall postoperativ erlebt haben. Sie folgern daraus mit Recht, daß die Operation alle vasokonstriktorischen Impulse, die durch den N. ulnaris laufen, unterbrochen hat. Dagegen war die Reaktion bei allen rückfälligen Kranken positiv: „Eine Rötung der Haut mit Temperaturanstieg über der ulnaren Seite der Hand beweist die Existenz vasokonstriktorischer Fasern im N. ulnaris". Dieser Befund spricht sehr für eine Regeneration sympathischer Fasern im Operationsgebiet als Ursache der Rezidive.

Isoliert man also ein erkranktes peripheres Gefäßgebiet durch eine der genannten Methoden vorübergehend vasomotorisch vom Zentrum und vergleicht den Wert, zu dem die Oberflächentemperatur ansteigt, mit dem Wert, zu dem sie ansteigen soll, wenn die Gefäße normal wären, so hat man eine rationale Basis für die Beurteilung des spastisch und organisch bedingten Anteiles der Gefäßerkrankung. Als unterste Grenze ihres „n. v. l." bezeichnen die Amerikaner eine Hauttemperatur der Großzehenspitze von $30,5^0$C nach Blockade des N. tibialis posterior, von $31,5^0$ nach Allgemeinnarkose oder Spinal-Anästhesie, an der oberen Extremität liegen die Werte praktisch auf der gleichen Höhe. Die Differenz legt die Vermutung nahe, daß doch nicht alle vasokonstriktorischen Fasern im Versorgungsgebiet des gemischten Nerven in diesem Nerven selbst verlaufen (Perivaskuläres Geflecht der Hauptarterien ?). Viel wichtiger als die Größe des Temperaturanstieges nach Lähmung der Vasokonstriktoren ist die Größe der Annäherung an den „n. v. l." Wenn man die maximale erzielte Oberflächentemperatur vom niedrigsten Wert des „n. v. l." subtrahiert, so gibt der erhaltene „*Okklusionsindex*" ein Maß für die Zirkulationsbehinderung durch den organischen Gefäßwandprozeß. Je größer er ausfällt, desto schlechter ist natürlich die Prognose für die Operation, da diese nur den spastisch bedingten Anteil der Erkrankung beseitigen kann. In typischen Frühfällen der *Raynaud*schen Krankheit erreicht die Hauttemperatur immer den „n. v. l.", schreitet die Erkrankung aber fort und kommt eine konstringierende Fibrose der Fingerarteriolen durch sklerodermatische Veränderungen hinzu, so kann die erhaltene Gefäßerweiterung ganz weit vom Normalwert abfallen. Ebenso reagieren Frühfälle von Thrombangitis obliterans sehr oft mit einem überraschend hohen Vasodilatationswert, weshalb die Differentialdiagnose oft schwierig werden kann. Bei der *Buerger*schen Erkrankung kann man Fälle beobachten, wo durch Herabsetzung des Konstriktorentonus ein Kollateralkreislauf eröffnet wird, um die vorhandene arterielle Okklusion zu kompensieren. Die Hauttemperatur ist dann an den Gliederspitzen manchmal höher als gewöhnlich, *Morton* und *Scott* konnten in solchen Fällen keinen so hohen peripheren Gefäßtonus wie normalerweise durch die angeführten Methoden nachweisen. Die absolute Höhe der peripheren Oberflächentemperatur gibt also für sich allein betrachtet noch kein Maß für die Beurteilung des peripheren Kreislaufs! Die Amerikaner glauben, daß der unmittelbare Effekt der Sympathikusoperation genau mit dem durch den einfachen Prokaintest vorausgesagten übereinstimmt. Differenzen zwischen den vor und nach der Operation ermittelten Werten schreiben sie der Überempfindlichkeit der denervierten Arteriolen auf Adrenalin zu (*Allen* und *Adson, Smithwick*).

Der „n. v. l." läßt sich auch reflektorisch durch *Erwärmung des Rumpfes* im Heizkasten oder einzelner Gliedmaßen im warmen Wasserbad erreichen. 1890 beobachteten *Sewall* und *Sanford* zum ersten Mal, daß sich beim Eintauchen eines Armes in warmes Wasser an den Fingern der anderen Hand eine konsensuelle Gefäßerweiterung ergibt. Diese mit einfachsten Mitteln auszulösende reflektorische Vasomotorenreaktion läßt sich gut zur Differential-Diagnose von spastischen und organischen Gefäßerkrankungen benützen. Normale Gefäße erweitern sich beim Erwärmen des Rumpfes so stark, daß die Hauttemperaturwerte an den

Extremitäten bis zum „n. v. l." ansteigen. Dagegen verhindern schwere organische Veränderungen der Gefäßwand eine ausgiebige Reaktion. Unmittelbar nach einer vollständigen Sympathektomie fällt die Reaktion auf der operierten Seite aus, da jede Möglichkeit der Leitung vasomotorischer Impulse zum Arm unterbrochen ist. Umgekehrt läßt sich auch am unberührten Arm keine Gefäßerweiterung auslösen, wenn man den sympathektomierten Arm durch ein heißes Wasserbad erwärmt, da für das Zustandekommen konsensueller Reaktionen die Unversehrtheit der sympathischen Bahnen Voraussetzung ist.

Nach Ausschaltung des Tonus der sympathischen Bahnen durch die Operation verschwinden die zentralen Thermoregulationen und der für eine normale Extremität typische Temperaturabfall nach der Peripherie hin; alle Teile der Oberfläche zeigen einen hohen, nahezu konstanten Wert, der nur durch die Beschaffenheit der Hautunterlage (Fettpolster, Knochen) etwas modifiziert wird. Die Temperaturdifferenz vor und nach der Operation ist an den Fingerspitzen am größten (bis 15°). Außerdem zeigt die kontralaterale Extremität eine starke konsensuelle Reaktion, hier bleibt jedoch die nach der Peripherie hin zunehmende Vasokonstriktion infolge der Unversehrtheit der sympathischen Bahnen erhalten.

Entsprechend dem rein funktionellen Charakter der *Raynaud*schen Erkrankung steigen die Hauttemperaturen am Arm nach Operationen am thorakalen Grenzstrang in den ersten Tagen nach dem Eingriff um Werte bis zu 10°C und mehr bis zum „n. v. l.", in den folgenden Wochen sinken sie aber allmählich wieder ab, eine Erfahrung, die alle Untersucher bestätigen. Asphyktische Zustände bleiben jedoch mindestens für die warme Jahreszeit aus, so daß die meisten Kranken eine schlagartige Erleichterung ihres Zustandes für die Dauer eines Jahres haben. Die verschiedenen Ursachen der Spätrezidive sollen später ausführlich erörtert werden. Mitunter beobachteten wir, daß die nicht operierte Seite an manchen Tagen wärmer ist als die operierte Seite. Eine ähnliche Feststellung hat schon *Filatov* 1930 gemacht. Er zitiert noch eine Beobachtung *Leriche*s, wo nach einer rechtsseitigen zervikalen Ramikotomie in einem Falle von *Raynaud*scher Erkrankung eine Besserung haptsächlich auf der linken Seite eingetreten sei. Diese Erscheinung hat noch keine Erklärung gefunden.

Die reflektorischen Gefäßreaktionen auf Temperaturreize kann man auch nach dem Vorgang von *Lewis* zum Nachweis der vollständigen Unterbrechung des sympathischen Zuflusses nach den Extremitäten durch die Operation benützen. Beobachtet man bei der Erwärmung des Rumpfes unter einem Heizkasten einen Hauttemperaturanstieg auch auf der operierten Seite, so bedeutet dies einen Hinweis darauf, daß entweder die Operation nicht sämtliche vegetative Leitungsbahnen zum Arm unterbrochen hat oder daß sich im Laufe der Zeit wieder funktionelle Verbindungen durch Regeneration sympathischer Fasern gebildet haben. Doch ergibt erst die weitere Untersuchung der Extremität im Schweißversuch, mit elektrischen Hautwiderstandsmessungen und die Beobachtung der spontanen Hautvasomotorik ein genaues Bild.

2. Die Strömungsgeschwindigkeit des Blutes im Kapillarkreislauf des Fingers.
Blutgehalt, Sauerstoffsättigung und Hautfarbe.

In der deutschen Literatur liegen über die Änderungen der Durchblutung nach der Sympathektomie nur die sehr schönen Untersuchungen von *Schneider* am gefäßgesunden Hund mit Hilfe der *Rein*schen Thermostromuhr aus den Jahren 1936 und 1938 vor. Er fand eine normale Durchströmungsgröße der A. femoralis von 25 cm³/min, 10 min nach der einseitigen Resektion des lumbalen und sakralen Grenzstranges war sie auf 64 cm³/min, also um 156% gestiegen. Die mittlere Steigerung der Durchströmung nach der Operation betrug 82%. *„Das sympathektomierte Glied wird also ständig wie ein maximal arbeitendes ernährt!"* *Nach 23 Monaten war die Durchblutung noch um 69% gegenüber dem normalen Zustand erhöht.* „Bis zu annähernd 2 Jahren bleibt die Durchblutung auf der sympathektomierten Seite fast im gleichen Ausmaß wie unmittelbar nach der Operation erhöht. In der Mehrzahl der Fälle tritt nur eine geringe Verminderung der prozentualen Mehrdurchblutung ein, da die peripheren Gefäßzentren ihren Eigentonus zum Teil wiederherstellen." *Herrick, Essex* und *Baldes* (Amer. J. Physiol. 1933, 592) sahen nach 34 Monaten im Tierversuch noch eine Durchblutungssteigerung von 62% (zit. nach *Schneider*). *Wentzel* wies die Steigerung der Strömungsgeschwindigkeit nach der Sympathektomie auf eine sehr einfache Weise nach: Er beobachtete, daß vom Setzen bis zum Verschwinden einer intrakutanen Quaddel von 0,2 cm³ einer 0,8%igen Na-Cl-Lösung beim Normalen etwa 40 min vergehen. Nach der Ganglionektomie fand sich eine erhebliche Verkürzung der Resorptionszeit als Ausdruck einer erhöhten Durchströmung der Haut. Die Differenzen der Werte waren am stärksten unmittelbar nach der Operation, später nahmen sie wieder ab. *Stein, Harpuder* und *Byer* haben 1948 durch plethysmographische Untersuchungen wahrscheinlich gemacht, daß *die erhöhte Durchströmung nach der Sympathektomie* hauptsächlich den *Hautgefäßen, weniger* oder gar nicht den *Gefäßen der Extremitätenmuskulatur zugute kommt.* Die Muskelgefäße können nur durch Arbeitsleistung, Erwärmung des Gliedes oder zeitweilige Gewebsanoxämie unter der Wirkung vasodilatierender Stoffwechselendprodukte erweitert werden. Man hat in diesem Zusammenhang sehr anschaulich von einem „Wärmestrumpf" gesprochen, der durch die Sympathektomie über die Extremitätenmuskulatur gezogen werde.

Die Untersuchung mit dem *Kramer*schen Verfahren liefert als normale Durchströmungsgröße eine Zunahme des Blutgehaltes im Finger um 5 bis 12% in den ersten 4 sec der venösen Stauung mit der *Gärtner*-Manschette. Die Prozentzahlen beziehen sich auf die bei der Darstellung des Eichverfahrens gegebenen Grenzwerte: „0% Blutgehalt" bedeutet den Grad der Blutleere, den man durch Überstreifen eines sehr straffen Gummiringes über den Finger erreichen kann, „100% Blutgehalt" bedeutet maximale Blutfülle der Kapillaren, hervorgerufen durch Stauung des Fingers im warmen Wasserbad. Die absolute Größe des Blutvolumens zwischen 0 bis 100% könnte man noch eichen, wenn man die während der reaktiven Hyperämie durch Lösung einer 10 min dauernden Blutleere in den Finger einströmende Blutmenge mit einem Fingerplethysmographen mißt und gleichzeitig photoelektrisch mitregistriert. Sucht man die normale Strömung in Kubikzentimeter Blutvolumen, die in 1 min durch den Fingerquerschnitt hindurchfließen, auszudrücken, so kann man auch schreiben: Normale Strömung = 75 — 180 x cm³ Blut/min, wobei x eine unbekannte Konstante bedeutet, die das Relative der Messung andeuten soll.

Burton stellte bei seinen plethysmographischen Untersuchungen fest, daß die normale Fingerdurchblutung zwischen 0,5 bis 90 cm³ Blut pro Minute und 100 cm³ Gewebe schwankt. Die höchsten und niedrigsten Werte traten bei Anpassungsvorgängen an hohe und niedrige Temperaturen auf. Die niedrigsten Werte liegen so, daß sie gerade den basalen Sauerstoffverbrauch der Haut gewährleisten können. Die hohen Durchblutungswerte sind nur durch das Vorhandensein arterio-venöser Anastomosen im Bereich der Fingerspitzen möglich, wo sie nicht dem Stoffwechsel, sondern der Temperaturregulation dienen.

Nach den heutigen Vorstellungen besteht der Kapillarkreislauf aus einem ungeheuer weitverzweigten Netz dünnwandiger Schlingen, die durch ihren wechselnden Kontraktionszustand ganz verschieden große Blutmengen aufnehmen können. Ihnen sind die *Arteriolen* als steuernde Schleusen vorgeschaltet. Die Arbeiten von *Krogh, Ipsen, Ebbecke* und *Lewis* gestatten einen klaren Einblick in die voneinander unabhängigen und in ihrem Wesen ganz verschiedenen Funktionen der Arteriolen und Kapillaren im peripheren Kreislauf: Die Arteriolen regeln durch ihre wechselnde Weit- und Engstellung die Schnelligkeit der Strömung des Blutes aus den kleinen Arterien in das große Sammelbecken der Kapillaren, sie beeinflussen also die Gewebs- und Hauttemperatur und zusammen mit der Gewebsatmung die durchschnittliche Sauerstoffsättigung des Gesamtblutes im Finger, damit die Farbtönung der Haut („the tint", Definition von *Lewis*). Die Farbtiefe ist vom Füllungszustand der Kapillaren abhängig. *Ipsen* hat ein instruktives Schema der Hautfarben geschaffen, das die Zusammenhänge übersichtlich wiedergibt.

Die *Arteriolen und Präarteriolen*, von *Ratschow* als „Vorflutgefäße" zusam men gefaßt, vergleicht *Ipsen* mit kleinen Hähnen an einem Röhrensystem. Sie spielen die überragende Rolle bei der Regulierung des Blutzuflusses zum peripheren Kreislauf.

Ihre Tätigkeit kann man direkt sichtbar machen durch einen sehr eindrucksvollen Versuch, den *Müller* im Anschluß an die Untersuchungen von *Lewis* über die Durchblutung der Haut ausgeführt hat: „Wird in den Vorderarm ein Tropfen einer 1-promilligen Adrenalinlösung einpunktiert, so entsteht an der Punktionsstelle eine kleine weiße Scheibe. Die Pilomotoren sind im gleichen Gebiet kontrahiert. Mäßige Stauung verhindert die weiße Scheibe nicht. Wird aber der Manschettendruck am Oberarm auf 90 mm Hg erhöht, so färbt sich der Vorderarm stark zyanotisch. Nach 1 bis 2 min folgt das Gebiet der weißen Scheibe nach. Nach weiteren 5 min nimmt die früher weiße Scheibe einen tiefdunklen, zyanotischen Farbton an, der sie von der gleichmäßig zyanotischen Umgebung unterscheidet. Die Pilomotorenreaktion bleibt im gleichen Gebiet bestehen, die Adrenalinwirkung bleibt also weiterbestehen. Der Farbton des unter Adrenalineinfluß stehenden Bezirkes wird dadurch erklärt, daß das Adrenalin vorwiegend auf die Arteriolen wirkt: Bei starkem Venendruck füllen sich die vorher blutleeren subpapillaren Venenplexus und Kapillaren von der Nachbarschaft her mit Blut. Da die Arteriolen aber immer kontrahiert bleiben, ist in diesem Gebiet fehlenden Blutdurchflusses die Stagnation noch stärker als in den Gefäßen der Nachbarschaft. Der Sauerstoff wird noch stärker verbraucht, die Farbe der Punktionsstelle wird dunkler. Wird die Blutleere gelöst, so tritt die weiße Scheibe wieder hervor. Die reaktive Hyperämie vermag die durch Adrenalin kontrahierten Arteriolen nicht zu eröffnen. Die Mehrzahl der *Bier*schen Flecke aber geht in der Flut der Hyperämie dauernd oder vorübergehend unter."

Nach unseren Erfahrungen fließen bei maximaler Erweiterung der Arteriolen, die man sehr einfach durch ein warmes Unterarmbad erhalten kann, in den ersten 4 sec der venösen Stauung 12 bis 20% Blut in den Finger hinein, das entspricht einer Durchströmungsgröße von 180—300 x cm³ Blut/min, die Sauerstoffsättigung bewegt sich um Werte von 80% und darüber, die Temperatur der hochrot getönten Haut steigt über 32⁰ C (im warmen Wasserbad, unter der Einwirkung von Spasmolytica (z. B. Priscol), durch nervös bedingte Gefäßerweiterung im Dienste der Wärmeregulation (Heizkastenversuch!), während der Allgemein-Narkose (*Ipsen*), unmittelbar nach der Sympathicusoperation, während der Anästhesie des Ggl. stellare). Normal eingestellte Arteriolen lassen in den ersten 4 sec der Stauung mit der *Gärtner*-Manschette nur 5 bis 12% Blut (75—180 x cm³/min) bei einer durchschnittlichen Sauerstoffsättigung von 60 bis 80% durchfließen, so daß die Fingertemperatur auf 32 bis 27⁰ sinkt. Die Steigerung der zentralen Tonuslage durch Abkühlung des Körpers führt zu einer Verminderung der Strömung in den enger gestellten Arteriolen bis auf Werte unter 5% (75 x cm³ Blut/min), wobei die Sauerstoffsättigung rasch unter 60%, die Fingertemperatur unter 27⁰ fällt. Die Haut nimmt dann einen zyanotischen Farbton an, wenn das Gewebe vorher warm war, da die immer noch starke Gewebsatmung weiter viel Sauerstoff bei verminderter Strömung aus dem Blut entnimmt. Kühlt man aber den Finger lokal im Eiswasserbad ab, so drosselt man dadurch ebenfalls die Arteriolen, der Farbton der Haut bleibt aber rötlich und die Sauerstoffsättigung sinkt nur sehr langsam, weil die Gewebsatmung sofort außer Tätigkeit gesetzt wird. *Freeman* hat 1935 in einer sehr sorgfältigen und gründlichen Arbeit die Beziehungen zwischen örtlicher Temperatur und Größe des Stromvolumens in der normalen Hand mit Hilfe des mechanischen Flüssigkeitsplethysmographen nach *Hewlett* und *van Zwaluwenburg* nachgewiesen. Die Werte liegen auf einer parabolischen Kurve zwischen 1 bis 10 cm³ Blut pro 100 cm³ Handvolumen/min, wenn die örtliche Temperatur durch Erwärmung des die Hand umgebenden Wassers von 20 auf 40⁰ C gesteigert wird. Bei Erwärmung des Rumpfes durch einen Heizkasten fand *Freeman* eine Steigerung der Durchströmung um das 6fache gegenüber dem normalen Zustand (Anstieg des Stromvolumens von 1 auf 6 cm³ Blutdurchfluß pro 100 cm³ Handvolumen/min) durch reflektorische Eröffnung der Arteriolen. In der sympathektomierten Hand bleibt das Stromvolumen konstant.

Die *Kapillaren* bestimmen mit ihrem großen Fassungsvermögen die in der Haut enthaltene Gesamtblutmenge und damit die *Farbtiefe* der Haut (*Lewis*). Bei weitgestellten Kapillaren und Venolen erhält man tiefe, satte Hautfarben mit rötlicher bis bläulicher Tönung je nach der Einstellung der Arteriolen. Wir fanden bei tiefen, satten Hautfarben in der Regel einen Blutgehalt von über 60%, bei blasser, heller Hautfarbe weniger als 40%.

Den Gedanken, daß die Verengerung und Erweiterung der Kapillaren selbständig und zuweilen den arteriellen Gefäßveränderungen entgegengesetzt vor sich geht, hat *Ebbecke* schon 1917 beim Studium der lokalen vasomotorischen Reaktionen der Haut ausgesprochen: „Die Kapillaren folgen gewöhnlich dem Füllungszustand der Arterien, teils passiv, indem sie einerseits mehr oder weniger entfaltet werden, andererseits unter dem Gewebsdruck kollabieren, teils aktiv, indem durch Nervenvermittlung der wechselnde Vasokonstriktorentonus auch auf sie übertragen wird. Die gleichmäßige Färbung einer Organoberfläche wird letzten Endes durch den Grad der Kapillardurchblutung bestimmt. Auch bei der Leichenblässe der Finger, deren Arterien in einen reflektorischen Spasmus geraten sind (*Raynaud*sche Krankheit und verwandte „Angiospasmen") und bei der Hautblässe, die nach der Abschnürung eines Gliedes bei gleichbleibendem Blutgehalt eintritt, ist eine Mitwirkung der Kapillaren anzunehmen, wobei das Blut aus den engen Arteriolen und Kapillaren in die großen Venen gedrängt wird."

Die Messung der während der venösen Drosselung in den Finger einfließenden Gesamtblutmenge gestattet wertvolle Schlüsse auf *die Dehnbarkeit der Gefäße*, die mit steigender Gewebstemperatur zunimmt, und damit auch die Kapazität der Kapillaren. Bei gesunden Versuchspersonen mit elastischen Gefäßwänden steigt der Blutgehalt am Ende der 40 sec dauernden venösen Stauung normalerweise bis um 30% an. Haben aber schwere infiltrative Prozesse die Gefäßwände zu starren Röhren umgewandelt und ihr Lumen zum Teil verlegt wie bei der Endangitis obliterans, so sind sie nicht mehr imstande, nennenswerte Blutmengen während der Stauung aufzunehmen.

Die Messung der Strömungsgeschwindigkeit nach der Injektion von Priscol (2 cm³ i. v.) beim Normalen ergab, daß während der ersten 4 sec der venösen Stauung als Ausdruck gesteigerter Strömung bis 15% (225 x cm³/min) Blut, innerhalb 40 sec bis 33% Blut in die Fingergefäße hineinfließen, ein Zeichen dafür, daß *Priscol* die *Arteriolen* sehr stark *erweitert* und die *Dehnbarkeit der Kapillaren erhöht*. Sehr wahrscheinlich entfaltet das Präparat diesen Effekt durch unmittelbare Wirkung auf das nervöse Terminalretikulum. Die Untersuchungsergebnisse von *Meier* und *Meyer*, die eine Aufhebung der Adrenalin-Vasokonstriktion durch Priscol feststellen konnten, sprechen wenigstens sehr dafür. Auf der Höhe der venösen Stauung füllen sich die Kapillaren unter Priscol-Einfluß so strotzend mit Blut (Zunahme der Blutmenge bis 100%) wie in einem warmen

Unterarmbad. Mit der Priscol-Injektion kann man also beim Fehlen organischer Veränderungen der Gefäßwände die gleichen intensiven Kreislaufveränderungen auslösen wie in einem warmen Unterarmbad. Auch dieser Befund spricht sehr für einen lokalen Angriffspunkt des Priscols unmittelbar am nervösen Terminalretikulum. Die Anwendung des Priscols gestaltet sich jedoch bei der Behandlung lokaler Kreislaufstörungen viel günstiger, da gefäßerweiternde Substanzen mit einem solch wirkungsvollen Effekt die Gewebsatmung nicht so stark wie die direkte Wärmeeinwirkung auf das Gewebe von außen erhöhen und deshalb die Gefahr eines Mißverhältnisses zwischen Sauerstoffzufuhr und -verbrauch im Gewebe nicht heraufbeschwören.

Beispiel für eine Novokainblockade sympathischer Grenzstrangganglien: Wirkung der Anästhesie des Gl. stellare auf die Strömungsgeschwindigkeit.

Wie die Untersuchung der Wirkung einer Novokainblockierung des Ggl. stellare mit dem *Kramer*schen Verfahren zeigt, beherrscht der Sympathikus mit seiner zentral eingestellten wechselnden Tonuslage den Kontraktionszustand der Arteriolen des peripheren Kreislaufes. Ob auch die Kapillaren, deren Versorgung mit vegetativen Nervenfasern durch die Untersuchungen von *Stöhr* sichergestellt ist, in der Regulierung ihres Tonus so stark dem Sympathikus unterworfen sind wie die Arteriolen, ist fraglich. Jedenfalls scheinen die Kapillaren im Gegensatz zu den Arteriolen eine mehr passive Rolle im peripheren Kreislauf zu spielen. Setzt man den Tonus des Arm-Sympathikus durch eine Anästhesie des Ggl. stellare herab, so strömt das hellrote Blut viel schneller als vorher durch die erweiterten Arteriolen, das warme Gewebe wird trotz hoher Gewebsatmung gut mit Sauerstoff versorgt und braucht deshalb nur wenig Sauerstoff aus dem raschströmenden Blut zu entnehmen. Man kann mit der Anästhesie beim Fehlen organischer Gefäßveränderungen trotz kühler Umgebungstemperatur den unter ihrem Einfluß extrem gesteigerten Sympathikustonus der Peripherie durchbrechen und den „normal vasodilatation level" erzwingen. Bei *Raynaud*-Kranken beseitigt die Anästhesie im Verlauf einer Viertelstunde alle Zeichen der etwa durch Aufenthalt in Kälte ausgelösten Asphyxie, die fast völlig darniederliegende Strömung in den gedrosselten Arteriolen steigt sehr rasch bis auf Werte von 12% Zunahme des Blutvolumens während der ersten 4 sec der venösen Stauung (= 180 x cm³/min) an, die Sauerstoffsättigung nähert sich infolgedessen fast arteriellen Werten und der vorher zyanotische Hautfarbton macht einer rötlichen Tönung Platz.

Veränderungen der Strömungsgeschwindigkeit nach der präganglionären Grenzstrangdurchtrennung. Bei Endangitis-Kranken mit schweren organischen Gefäßwandveränderungen hat die Stauung mit der *Gärtner*-Manschette vor wie nach der Operation kaum einen erkennbaren Einfluß auf den Füllungszustand der Kapillaren, die Strömung ist praktisch gleich Null. Da die Grenzstrangdurchtrennung nur die spastisch bedingte Komponente peripherer Kreislaufstörungen beseitigen kann, wird man solche Kranke, die auf die Anästhesie des Ggl. stellare als Testinjektion keine lohnende Reaktion zeigen, von der Operation ausschließen. Die beste Wirkung entfaltet der Eingriff im Frühstadium der *Raynaud*schen Krankheit oder bei posttraumatischen Dystrophien, wo der organisch-infiltrative Anteil der Erkrankung noch minimal ist. Wir sahen bei diesen Kranken monatelang eine Erhöhung der Strömungsgeschwindigkeit bis auf 16% Zunahme des Blutvolumens während der ersten 4 sec der venösen Stauung mit deutlichen Unterschieden gegenüber der nicht operierten Seite und allen übrigen Zeichen vermehrter Strömung (Anstieg der Sauerstoffsättigung und der Fingertemperatur; hellrot getönte, trockene Haut.) Auf die Faktoren, die auch ein anfänglich recht gutes Operationsergebnis auf die Dauer beschränken, soll später eingegangen werden. Haben sich im Verlaufe einer langen Krankheitsdauer schon Kuppen-

Nekrosen und Paronychien ausgebildet, so sind die zu erwartenden Strömungsverbesserungen so gering, daß einer Operation höchstens noch ein unterstützender Effekt im Rahmen des Gesamtheilplanes zugebilligt werden darf.

Die Änderungen der Hautfarbe. Unsere heutigen Vorstellungen vom Aufbau des terminalen Kreislaufes verdanken wir zum großen Teil den grundlegenden Arbeiten des englischen Physiologen und Internisten *Th. Lewis*, dem vor allem auch das Verdienst gebührt, die Diagnostik der peripheren Gefäßerkrankungen mit einfachsten Mitteln sehr gefördert zu haben. Nach seinem Vorgange kann man aus einer sorgfältigen Beobachtung der Hautfarben sehr weitgehende Schlüsse auf den Zustand der peripheren Zirkulation ziehen.

2 Faktoren bestimmen die *Hautfarbe,* soweit sie von der Zirkulation abhängig ist: 1. die Blutfarbe, d. h. die *Sauerstoffsättigung,* die sich aus der Farbtönung beurteilen läßt, und 2. der *Blutgehalt der Kapillaren,* der die Hautfarbtiefe beeinflußt. Der Farbton ist wichtig bei der Beurteilung der Strömungsgeschwindigkeit: Je langsamer die Strömung ist, um so mehr Sauerstoff wird im Kapillargebiet an das Gewebe abgegeben und um so zyanotischer wird die Haut, vorausgesetzt, daß das Blut in normalem Zustand in der Haut ankommt. Eine *violette Tönung* zeigt immer ein fast völliges *Aufhören der Strömung* an (Asphyxiestadium des *Raynaud,* „*Akrozyanose*"). Auch die lokale Gewebstemperatur darf nicht außer acht gelassen werden: Wenn die Zirkulation in der Haut behindert ist oder aufhört, tritt die Zyanose in einer warmen Haut viel schneller ein als in einer kühlen Haut, da der Sauerstoff in der Wärme viel schneller abgegeben wird und der Gewebsstoffwechsel sehr hoch ist.

Eine *blasse Hautfarbe* beweist noch keine schlechte Durchblutung in dem betreffenden Gebiet. Hier kann die Erweiterung der Arteriolen die Strömung sogar erheblich verstärken, ohne daß eine Rötung der Haut auftritt, wenn nur die Kapillaren in ihrem Kontraktionszustand verharren. Unmittelbar nach der Sympathektomie ist die Haut immer blaß und sehr warm. Diese Beobachtung hat schon *Schneider* 1938 experimentell bestätigt. *Gask* u. *Ross* erklären den Kontraktionszustand der Kapillaren in diesem Stadium durch den schnellen und restlosen Abtransport der im Gewebe während der schlechteren Durchblutung abgelagerten H-Substanzen (*Lewis*) infolge sehr erhöhter Strömungsgeschwindigkeit. Die alte oberflächliche Vorstellung, daß die Sympathektomie die Kapillaren erweitere, stimmt also nicht! Allerdings nimmt die Haut in den Monaten nach der Operation, wenn die Strömungsgeschwindigkeit langsam abfällt und die Hauttemperaturen sinken, wieder ihre normale Farbtiefe an. Umgekehrt kann eine schlechte Durchblutung bei erweiterten Hauptkapillaren mit einer Hautrötung einhergehen wie beim Beispiel der Erythromelalgie.

Von größter Wichtigkeit ist die Beobachtung von *Farbwechselphänomenen bei Lagewechsel einer Extremität.* Kehrt die beim Erheben des Armes über das Niveau des Kopfes eintretende Blässe der Haut beim Herabfallenlassen des Armes nicht innerhalb 5 sec wieder zurück, so muß man mit einer Behinderung des arteriellen Zuflusses durch Spasmen oder organische Veränderungen rechnen (*Allen, Barker, Hines*). Eine fleckförmig wieder erscheinende Rötung ist als Hinweis für eine örtliche arterielle Verlegung oder für arterielle Spasmen zu werten. Die für die *Raynaud*sche Erkrankung charakteristischen Farbphänomene kann man im Frühstadium nur in seltenen Fällen bei normaler Temperatur beobachten, sie erscheinen aber meist prompt während der Abkühlung der Extremität in kaltem Wasser oder beim Aufenthalt des Kranken in einer kühlen Atmosphäre unter 10^0 C. *Lewis* benützt eine *Wassertemperatur von 15⁰* zur *Provokation des Asphyxiestadiums,* da bei dieser Temperatur der Spasmus schon auftritt, das Oxyhämoglobin seinen Sauerstoff aber noch völlig abgibt. Mit dem Studium des arteriellen

Zuflusses während der phasischen Farbänderungen der *Raynaud*schen Erkrankung haben sich *Lewis* und *Landis* 1930 ausführlich beschäftigt. Die Leichenblässe der Synkope ist nach ihren Beobachtungen durch einen extremen Spasmus der Arteriolen und Kapillaren mit völligem Aufhören jeder Strömung und schnellem Absinken der Hauttemperatur gekennzeichnet, sie geht gewöhnlich rasch in das länger dauernde Asphyxiestadium mit seiner tief dunklen Zyanose über, wo die Kapillaren ihren Tonus bei weiter bestehendem Arteriolenspasmus völlig verlieren und sich deshalb retrograd aus den Venolen mit hypoxämischem Blut füllen.

3. Die Wirkung der Anästhesie des Ganglion stellare.

Die Anästhesie des Ggl. stellare wurde zuerst von *Leriche* empfohlen, seitdem wird sie von vielen Chirurgen ausgeführt (*Mandl, Kappis, Philippides* u. a.). Ihre hervorragende therapeutische Wirkung bei allen Erkrankungen, die durch Förderung der Durchblutung heilen oder zu bessern sind (posttraumatische Zirkulationsstörungen, trophische Störungen nach Nervenläsionen, *Raynaud*sche Erkrankung, Akrozyanose, Kausalgie), ist von der klinischen Anwendung her bekannt, besonders wenn man sie wiederholt ausführt. Auch bei uns wird sie deshalb laufend angewandt. *Freeman* untersuchte 1935 ihre Wirkung plethysmographisch, wobei er die Hände in dem Wasser des Plethysmographen bei konstanter Temperatur erhielt. Er fand dabei eine *Erhöhung des Stromvolumens* von 0,5 auf 3,5 cm³ Blutdurchfluß pro 100 cm³ Handvolumen/min. *Schneider* hat 1936 die Wirkung einer Novokainausschaltung der lumbalen Ganglien mit der *Rein*schen Thermostromuhr am gefäßgesunden Hund untersucht. Sie ist nach seinen Angaben nur flüchtig: Die 70%ige Durchblutungserhöhung hält nur einige Stunden an.

Die Registrierung der Veränderungen im Fingerkreislauf unter dem Einfluß einer Anästhesie des Ggl. stellare mit Hilfe der *Kramer*schen Apparatur gibt einen genauen Einblick in die Umstellungen der örtlichen Durchblutungsverhältnisse, die eine Herabsetzung des Sympathikotonus zur Folge hat. Setzt man eine normale Versuchsperson einer kühlen Umgebung aus, so kann die zentral ausgelöste Steigerung des Sympathikotonus die Strömung in den Arteriolen bis auf geringste Werte (1 bis 5% Blutzufluß innerhalb 4 sec) drosseln, der Blutgehalt in dem blaß-livide aussehenden Finger schwankt um 50%, die Sauerstoffsättigung sinkt bei der niedrigen Hauttemperatur (um 25⁰ C) ebenfalls (bis auf 50%). Schon 1 min nach der Novokaininfiltration des Ggl. stellare sieht man einen deutlichen Anstieg der Sauerstoffsättigung und des Blutgehaltes, ein Zeichen, daß die Blockade des Ggl. stellare den zentralen Vasomotorentonus durchbrochen hat und die Arteriolenerweiterung beginnt. Der Anstieg der Hauttemperatur verzögert sich etwas, da das Gewebe eine gewisse Zeit zur Erwärmung benötigt. Im Laufe der folgenden 15 min erreicht die Fingertemperatur den „normal vasodilatation level" und beweist damit die maximale Eröffnung der Arteriolen. Auf dem Höhepunkt der Anästhesiewirkung kann man eine Strömungsgeschwindigkeit bis 12% (180 x cm³ Blut/min) und infolgedessen arterielle Sauerstoffsättigungswerte des Blutes beobachten. Etwa nach 30 min läßt die Anästhesiewirkung langsam wieder nach, nach 3 bis 4 Std ist sie völlig wieder abgeklungen

Die gleiche eingreifende Umstellung im Fingerkreislauf rief die Anästhesie bei Kranken mit typischem, auf rein funktioneller Grundlage beruhendem *Raynaud* hervor, bei denen wir die Anästhesie als Testreaktion vor der Operation ausführten. Ihre prompte Wirkung spricht sehr dafür, daß die *Raynaud*schen Farbphänomene zentral-vasomotorisch ausgelöst werden. In den letzten 20 Jahren ist die Diskussion über die Frage nicht zur Ruhe gekommen: Ist die *Raynaud*sche Krankheit durch eine zentral bedingte Fehlsteuerung der Vasomotoren ausgelöst, wie schon *Raynaud* 1862 bei seiner ersten Beschreibung die Erkrankung aufgefaßt hat, oder beruht sie auf einem lokal bedingten Verschluß der Arterien der Finger ?

Lewis, der Vertreter der Theorie der peripheren Ursache der *Raynaud*schen Krankheit, schreibt (zitiert nach *O. Muller,* „Die feinsten Blutgefäße des Menschen", S. 309):

„Ist die Durchblutung der Finger bei einer derartigen Kranken durch allgemeine Kälteeinwirkung unterbrochen, so führt die lokale Aufhebung des Vasomotorentonus durch eine Nervenanästhesie nicht zu einer sofortigen Wiederherstellung der Durchblutung, welche unbedingt eintreten würde, wenn der Vasomotorentonus allein verantwortlich wäre. Es kommt hierbei lediglich zu einer verzögerten Freigabe der Durchblutung oder es fehlt jede Wirkung."

In unseren Fällen trat der Erfolg der Anästhesie jedoch prompt ein, man kann sich deshalb nur der alten Ansicht *Raynauds* anschließen. Für die zentral bedingte Vasomotorenlabilität spricht auch die oft beobachtete Auslösung asphyktischer Zustände im warmen Zimmer bei psychischen Belastungen. Die von *Lewis* für seine Anschauung ins Feld geführte Erfahrung, daß auch nach der Aufhebung der sympathischen Nervenversorgung einer Extremität durch die Operation bei Kälteeinwirkung später wieder Anfälle auftreten, läßt sich viel besser durch eine schnelle Regeneration oder durch eine unvollständige Durchtrennung der sympathischen Fasern erklären, wenn man die Möglichkeit, eine Extremität völlig zu „denervieren", nicht überhaupt in Abrede stellen will, nachdem *Stöhr, Reiser* und *Sunder-Plaßmann* ihre Befunde über das ungeheuer fein verzweigte und bis zu den einzelnen Zellen vordringende „nervöse Terminalretikulum" veröffentlicht haben. Diese Frage soll später behandelt werden.

Langsamer und unvollständiger tritt die Arterioleneröffnung ein, wenn sich schon organische Gefäßveränderungen ausgebildet haben wie in fortgeschrittenen Stadien der Endangitis obliterans. Die Strömung bleibt in den dauernd rötlichzyanotisch verfärbten Fingern auch nach Beendigung der Anästhesie äußerst gering, Sauerstoffsättigung und Fingertemperatur steigen nur mäßig an oder zeigen überhaupt keine Reaktion.

4. Die reaktive Hyperämie (r. H.).

Das Ausmaß der r. H. ist in erster Linie abhängig von der Größe der während der Blutleere oder Strömungsbehinderung vom atmenden Gewebe eingegangenen „Durchblutungsschuld" (*Lewis* u. *Grand*), deshalb von der lokalen Gewebstemperatur und innerhalb einer gewissen Zeit, in der die Gefäße durch die Anoxämie nicht geschädigt werden, von der Länge der Kreislaufsperre. *Freeman* hat 1935 in einer sehr sorgfältigen Arbeit plethysmographisch die alte Anschauung erneut bestätigt, daß die Durchströmungsgröße eines Kreislaufabschnittes von dem Stoffwechselbedürfnis des Gewebes bestimmt wird. Die gewaltige Erweiterung der Strombahn nach der Aufhebung eines Strömungshindernisses schreibt man der gefäßerweiternden Wirkung der angesammelten Stoffwechselprodukte zu (*Gaddum* u. *Dale, Lewis, Freeman*). Am Finger läßt sich die r. H. leicht auslösen, indem man durch Überstreifen eines straffen Gummiringes eine relative Blutleere erzeugt und den Gummiring einige Minuten später durchschneidet. Verfolgt man Blutmenge und Sauerstoffsättigung mit Hilfe der *Kramer*schen Apparatur während des Verlaufs einer r. H., so kann man den gleichzeitigen und steilen Anstieg dieser Werte nur mit einer schon während der Blutleere einsetzenden Erschlaffung der Arteriolen und Kapillaren erklären. Diese Annahme konnten *Mercker* u. *Urbig* 1942 durch Messung des venösen Rückflusses während der Drosselung der A. femoralis mit der *Rein*schen Thermostromuhr am narkotisierten Hund wahrscheinlich machen. Schon während der Sperre des arteriellen

Zuflusses werden die Arteriolen wieder eröffnet, denn man sieht nach anfänglicher Senkung des venösen Abflusses wieder eine leichte Steigerung eintreten, die nach der Ansicht der Autoren auf eine Herabsetzung des peripheren Widerstandes zurückzuführen ist. Nach Freigabe des arteriellen Durchflusses stürzt dann das arterielle Blut wie ein Sturzbach durch die bereits geöffneten Schleusen in das Kapillargebiet hinein. Unsere Kurven zeigen außerdem, daß es sich bei der normalen r. H. um eine echte „Hyper"-Amie handelt, die erst ungefähr 2½ min nach Lösung der Sperre zur Ausgangslage des Blutgehaltes der Kapillaren zurückkehrt und diese auf dem Höhepunkt der Durchblutung um einen bedeutenden Betrag (bis 15%) überschreitet.

Nach den systematischen Untersuchungen von *Lewis* gibt es alle Übergänge von der normalen Stärke über das allmähliche Schwächerwerden bis zum völligen Ausbleiben der r. H. Ihre hochgradige Abschwächung ist immer ein Zeichen sehr stark reduzierter Strömung (*Ratschow*). In den schwersten Fällen organischer Strombahnverlegung läßt sich die r. H. überhaupt nicht mehr auslösen. *Demel, Sgalitzer* und *Kollert* konnten dann durch die Arteriographie zeigen, daß die Arteriolen auf große Strecken organisch eingeengt oder verschlossen waren. Eine starke Verzögerung der r. H. bei normaler Umgebungstemperatur ist also immer als Hinweis darauf aufzufassen, daß die Kreislaufstörung nicht nur funktionell begründet ist, sondern eine organische Grundlage hat, insbesondere dann, wenn es nicht gelingt, die normale Stärke und Geschwindigkeit des Bluteinflusses nach einem warmen Unterarmbad, das die spastische Komponente ausschaltet, zu erzielen. Nach *Müller* werden gesunde Gliedmaßen innerhalb 2 bis 5 sec bis in die Spitzen rot, eine Verzögerung über 5 sec gilt als krankhaft, ebenso eine verlängerte Dauer der Rötung. Will man aus der klinischen Beobachtung der r. H. Schlüsse ziehen, so muß sie unbedingt in der von *Lewis* angegebenen Weise ausgeführt werden, die eine Trennung der spastischen von der organischen Komponente einer Gefäßerkrankung erlaubt: Nach einem warmen Wasserbad von 32 bis 35⁰ erhebt man die Extremität über Körperhöhe und streicht sie aus, bis sie völlig blaß ist. Auch während der nun folgenden Blutleere bleibt das Glied im warmen Wasserbad. Hat man dadurch den Gefäßspasmus gelöst, so sind die Gefäße organisch verändert, wenn die r. H. auch jetzt noch verzögert auftritt. *Ratschow* hat den Ablauf der r. H. bei den verschiedenen Gefäßerkrankungen klinisch sehr sorgfältig hinsichtlich Einflußzeit, Stärke und Dauer beobachtet und dabei sehr interessante Einzelheiten gefunden, die bis zu einem gewissen Grade die klinische Diagnostik fördern können. Bei allen Angiopathien mit erhöhter Verengerungs-bereitschaft, besonders bei der *Raynaud*schen Krankheit, hat die Erweiterungs-fähigkeit hauptsächlich der kleinen Gefäße gelitten, die reaktive Hyperämie tritt deshalb bei ihnen gleichmäßig diffus, aber verzögert, schwach getönt und ungemein flüchtig auf. Schaltet man aber den auch außerhalb des Anfalles oft erhöhten Tonus der kleinen Arterien und Arteriolen durch ein warmes Wasserbad des Armes aus, so sieht man die r. H. ganz normal ablaufen. Während des asphyktischen Stadiums ist die reaktive Hyperämie stark verzögert, schreitet aber dann bis zur Grenze des asphyktischen Gebietes fort. Den hochgradigen Arteriolen- und Kapillarspasmus der Synkope kann die r. H. erst recht nicht durchbrechen, dazu sind sehr starke Wärmereize erforderlich, manche Kranke können ihn auch durch kräftige Schwingungen der Arme nach rückwärts auf den Rücken langsam beseitigen.

Die ebenfalls mitunter stark verzögerte reaktive Hyperämie bei schweren arteriellen Durchblutungsstörungen nach Art der Edangitis obliterans ist gekennzeichnet durch unregelmäßige, verschieden tief gefärbte und getönte Flecke, die an Größe langsam zunehmen und allmählich die ganze Haut einbeziehen.

Auffallend ist bei allen unseren Kranken, die wegen funktioneller Kreislaufstörungen der oberen Extremität sympathektomiert worden waren, der plötzliche
schlagartige Eintritt und das überraschende Ausmaß der reaktiven Hyperämie,
der das hochelastische Gefäßsystem innerhalb einiger Sekunden, viel schneller
als vor der Operation, bis an die Grenze seiner Kapazität auffüllt. Auch die Ge-
samtmenge des einströmenden Blutes ist viel größer als vor dem Eingriff. Sicher
ist die Beschleunigung der r. H. an der operierten Extremität auf die Eröffnung
der Arteriolen und neuer Kollateralen zu beziehen. Gewöhnlich erreicht die Hauttemperatur am Ende der vierten min nach Auslösung der r. H. den „normal vasodilatation level", ein Zeichen, daß die Arteriolen maximal weitgestellt sind. *Dieser
Befund ist deshalb bemerkenswert, weil er zeigt, daß für das Ausmaß der r. H.
auch ein nervöser Faktor verantwortlich ist, der bisher nicht sicher gestellt war.*
Wir haben bei einseitig thorakal sympathektomierten Kranken deutliche Unterschiede in zeitlichem Ablauf und einströmender Blutmenge zugunsten der operierten Seite gesehen: Auf der operierten Seite stürzte das Blut nach Lösung der Sperre
momentan (innerhalb 4 sec) in die Fingergefäße hinein, während auf der nicht-
operierten Seite bis zum Gipfel der Blutgehaltskurve 30 sec vergingen. Der normale oder gesteigerte Vasomotorentonus, den die Operation mindestens herab-
setzt, verhindert eben auch während der r. H. eine völlige Erweiterung der Endstrombahn.

5. Die Ergebnisse der Schweißversuche.

Seit *Goltz* 1875 nach Reizung des distalen Stumpfes des durchschnittenen
N. ischiadicus Schweißbildung am Fuß beobachtet und damit bewiesen hatte,
daß die Tätigkeit der Schweißdrüsen an fördernde nervöse Impulse gebunden
ist, entbrannte über den Weg derselben vom Zentrum zur Peripherie ein lebhafter
Streit. *Langley* hat 1891 auf Grund von Durchschneidungsversuchen den Verlauf der Schweißfasern und ihr Versorgungsgebiet bei Tieren beschrieben und bewiesen, daß sie zum thorakolumbalen sympathischen Anteil des vegetativen Nervensystems gehören. 1894 konnte er bei Operationen an Katzen zeigen, daß die
das Schwitzen vermittelnden Fasern genau der segmentalen Verteilung der sympathischen Nerven in den Spinalnerven folgen. Diese Annahme wurde 1928 von
Foerster bestätigt, der die den einzelnen Rückenmarksegmenten entsprechenden
Schweißareale der Hautoberfläche festlegte. Nach unseren heutigen Vorstellungen
kann man die übergeordneten hypothalamischen Schweißzentren durch Wärme,
Trinken heißer Flüssigkeiten und Aspirin erregen, von dort gelangen die Impulse
auf absteigenden Bahnen des Rückenmarks über die Vorderwurzeln und Rami
communicantes albi des achten Zervikal- bis dritten Lumbalsegmentes zum
Grenzstrang und von dort über die Rami communicantes grisei zu den Spinalnerven. Diese entsenden ihre Fasern segmentär in kurzen Abständen zu den Gefäßen und Schweißdrüsen. Über den genauen Weg der schweißfördernden Fasern
unmittelbar nach ihrem Austritt aus dem Rückenmark herrscht auch heute noch
keine Einigkeit. Gegenüber der Anschauung von *Vulpian, Ott, Adamkiewicz* und
Luchsinger, denen zufolge die sekretorischen Fasern durch die Vorderwurzeln
direkt in die Spinalnerven eintreten, hat sich die Ansicht von *Nawrocki, Langley,
Schilf* und *Braeucker* allgemein durchgesetzt, daß *alle sekretorischen Fasern durch
den Grenzstrang*, also nur über sympathische Bahnen verlaufen.

Auf der Tatsache, daß bei der Grenzstrangdurchtrennung die direkten radikulären parasympathischen sekretorischen Bahnen erhalten bleiben, sollte die
Pilokarpinwirkung nach der Operation am Sympathikus beruhen (*Guttmann*).
Heute glaubt man aber wieder, daß das Pilokarpin direkt an den Schweißdrüsen
angreift (*Langley*).

Die Schweißfasern des Armes kommen vom vierten bis neunten Thorakalsegment des Rückenmarkes, ziehen über die Rr. comm. albi in den Grenzstrang und steigen in ihm bis zum ersten Brust- und zu den untersten Halsganglien auf. Von dort treten sie über die Rr. comm. grisei in den Plexus brachialis ein. Die sekretorischen Fasern für die Hand ziehen über die Rr. C_{7-8} und Th_1 zum Plexus brachialis (*Braeucker*). Nach der Resektion des unteren Zervikalganglions und der ersten beiden Thorakalganglien nimmt die anhidrotische Zone die Schultern, das obere Thoraxgebiet bis etwa handbreit oberhalb der Mamillen und den ganzen Arm ein (*Roth*). *Simmons* und *Sheehan* konnten 1937 zeigen, daß die reflektorische Schweißdrüsentätigkeit des Armes bei alleiniger Erwärmung des Rumpfes sofort nach der vollständigen prä- oder postganglionären Sympathektomie ausfällt. Bringt man aber den Arm mit in den Heizkasten hinein, und läßt die Wärme direkt wirken, so kommt es auch nach der Operation zur Schweißsekretion, sogar nach zusätzlicher Blockierung des N. ulnaris mit Novokain. Deshalb läßt *nur der Ausfall der reflektorischen Schweißdrüsentätigkeit* ein sicheres *Urteil über* die *Vollständigkeit einer Operation* zu.

Zum Nachweis des Schweißes auf der Haut ist eine Reihe von klinisch einfach anwendbaren Farbumschlagmethoden angegeben worden, mit deren Hilfe man den Ausfall der Schweiß-Sekretion nach Operationen am Sympathikus bequem nachweisen kann. Wiederholt man die Schweißteste zu späteren Zeitpunkten nach der Operation, so kann man sich schon eine recht genaue Vorstellung vom Ausmaß der einsetzenden Regeneration machen.

Die am häufigsten angewandte Methode ist der von *Minor* 1928 angegebene *Jod-Stärketest*.

Die Haut wird mit folgender Mischung bestrichen:

Rp. Jodi puri	15,0
Olei ricini	100,0
Spiritus vini (90%ig)	900,0

Nachdem die Haut trocken geworden ist, wird sie mit Reis- oder Weizen-Stärke eingepudert: Rp. Amyli oryzae aut tritici 100,0. Bei dem geringsten Auftreten von Schweißtropfen auf der Haut färbt sich das Jod-Stärkegemisch tief blaugrau. Ein Vorteil der Methode besteht darin, daß die schwitzende Zone sich klar und deutlich photographieren läßt. Überall, wo sich zwei Hautflächen berühren, setzt auch nach der Sympathektomie Schweißbildung durch die unmittelbare Tätigkeit der Drüsen ein.

Rieder und *Neumann* verwenden seit 1932 die *Eisensalz-Gerbsäure-Reaktion*, die bei Anwesenheit von Feuchtigkeit auf der Haut eine blauschwarze Verfärbung der bestrichenen Hautfelder ergibt:

20 g des folgenden Pulvers

Rp. Ferr. sulf. sicc. plv. sbt.			
acid. tannic. pulv. sbt.	aa	5,0
Zinc. oxyd., Talci	aa	20,0

werden mit einer Mischung aus

Rp. Ol. arachid.	10,0
Aether sulf.	
Spiritus vini (96%) aa ad	100,0

vermischt und mit einem breiten Pinsel auf die Haut aufgetragen. Anregung der Schweißsekretion mit Glühkasten, Lindenblütentee, Aspirin oder mit Pilokarpin (0,01 subc.).

1940 hat *Guttmann* eine neue Methode veröffentlicht, die er der alten *Minor*schen für überlegen hält: Das grau-rötliche Pulver aus

Rp. Chinizarin — Na	2,6 mg
acid. disulfonic.	35,0 mg
Na. carbonic. pulv.	30,0 mg
Amyli tritici	60,0 mg

wird auf die Haut aufgestäubt.

Wo die Haut nach den üblichen schweißtreibenden Maßnahmen schwitzt, wird das Pulver tief blauviolett.

Ein anderes kolorimetrisches Verfahren von *Guttmann* (1935) beruht auf der Tatsache, daß *Kobaltchlorid* in einer gesättigten alkoholischen Lösung tiefblau ist, bei Zusatz von Wasser aber in ein helles Rosa übergeht (*Brown*, J. amer. med. Assoc. **106**, 353 (1936)).

Dem *Pilokarpin* wird heute keine allzu große Bedeutung beigemessen. Einige amerikanische Kliniken empfehlen den Gebrauch von Pilokarpin-Nitrat (3 mg subc. Wiederholung der Dosis bis zum Auftreten profusen Schwitzens). *Smithwick* hält die Methode für unbequem und schädlich für den Kranken. Außerdem sei sie häufig ungenau, weil zu große Dosen auch in „entnervten" Hautbezirken durch unmittelbare Wirkung auf die schweißsezernierenden Zellen Schwitzen hervorrufen können (*Burn* 1925, *Guttmann* 1931). *Schörcher* beobachtete 1940 die Pilokarpin-Schweißbildung bei Kranken nach einer einseitigen Entfernung des Hals-Sympathikus. In der anhidrotischen Gesichtshälfte (*Minor*scher Schweißverbrauch!) nahm die Pilokarpin-Schweißbildung von einem starken Ausmaß unmittelbar nach der Operation innerhalb 3 Wochen fast bis zum völligen Verschwinden ab. „Innerhalb 3 Wochen sind also die sympathischen Fasern degeneriert. Unvollständigkeit der Operation war nicht möglich, da auf zentral angreifende Mittel keinerlei Schweißbildung mehr zu erkennen war, die Pilokarpin-Schweißbildung war aber noch Monate und Jahre nach der Operation im anhidrotischen Gebiet zu erkennen. Man muß also annehmen, daß Pilokarpin auf die selbständigen peripheren Nervenendigungen des terminalen Netzes in den Schweißdrüsen wirkt".

Der galvanische Hautreflex. Schon 1890 konnte *Tarchanoff* durch galvanometrische Untersuchungen zeigen, daß jede Art von Nerventätigkeit von den einfachsten psychischen Eindrücken bis zu den höchsten geistigen Leistungen — natürlich auch willkürliche motorische Muskelarbeit — von einer verstärkten Tätigkeit der Hautdrüsen begleitet ist. Auf diesen Untersuchungen baute *Veraguth* sein „Psychogalvanisches Reflexphänomen" mit Hilfe einer verfeinerten Spiegelgalvanometermethode auf (zit. nach *Guttmann*). Nach den Untersuchungen von *Leva, Richter, Darrow* und *Landis* ist der galvanische Hautreflex kein vasomotorisches Phänomen, sondern beruht auf der Tätigkeit der Schweißdrüsen, er ist also *vom Feuchtigkeitsgehalt der Haut abhängig*. Bei trockener Haut, also nach der Sympathektomie, ist der *Hautwiderstand* viel höher als bei normal durchfeuchteter Haut vor der Operation. *White* und *Smithwick* bezeichneten die Reaktion als empfindlichste Methode zur Feststellung früher Regeneration sympathischer Fasern nach der operativen Durchtrennung. Vor der Operation schwankt der elektrische Widerstand nach ihren Beobachtungen um Werte zwischen 12 bis 18000 Ohm, psychische Schreckreaktionen (ausgelöst durch Schließen der Zimmertür, Fallenlassen eines Stückes Weißblech) senken ihn ganz plötzlich um etwa 25 %. Nach einer vollständigen Sympathektomie kann man konstante Werte um 500—600000 Ohm messen, wobei psychische Reflexreaktionen völlig erlöschen. Fällt der unmittelbar nach der Operation sehr hohe Wert im Laufe einiger Monate langsam ab, so sehen die Amerikaner darin ein Zeichen für das Ingangkommen nervöser Automatien in der Peripherie oder sie werten dies als Merkmal einer einsetzenden Regeneration.

6. Die Wirkung von Priscol.

Von einer Reihe gefäßerweiternder Imidazolinderivate, die nach den systematischen Untersuchungen von *Hartmann, Isler* und *Sonn* im Auftrage der Ciba-AG. Wehr in Baden dargestellt wurden, hat sich das *Priscol* (salzsaures Salz des 2-Benzyl-4, 5-Imidazolins) bei klinischer und pharmakologischer Prüfung als wirksamste Substanz erwiesen. Seinen guten, aber schnell wieder schwindenden Einfluß auf die Gefäßweite und die Strömungsgeschwindigkeit bestätigen viele Autoren im Experiment. Im Gegensatz zu dem vor allem die Kapillaren erweiternden Histamin soll Priscol nach den Beobachtungen von *Meier* und *Müller* direkt über die peripheren Nervenendigungen des Sympathikus in der Gefäßwand erweiternd auf die kleinen Arterien und Arteriolen wirken und dort eine bedeutende Steigerung der Durchblutung hervorrufen, die sich beim narkotisierten Hund nach im. Gabe von 0,005 g/kg schon nach einigen Minuten an einer mehrere Stunden anhaltenden Rötung der Haut der Pfoten, der Schnauze, des Bauches und an den Konjunktiven erkennen läßt. *Schnetz* und *Fluch* studierten den gefäßerweiternden Effekt des Priscols am *Läwen-Trendelenburg*schen Froschpräparat. Sie durchspülten die hinteren Extremitäten unter konstantem Druck zuerst mit Frosch-Ringerlösung bis zur Einstellung auf eine gleichbleibende Tropfenzahl, dann mit einer 0,04 %igen Priscol-Ringerlösung und erzielten damit eine Steigerung der Tropfenzahl um 23—37 %. Bei gleichzeitiger Einwirkung von Priscol- und Adrenalin-Ringerlösung hob sich die antagonistische Wirkung der beiden an den peripheren Arterien und Arteriolen angreifenden Mittel auf, die Adrenalin-Vasokonstriktion konnte durch Priscol rasch behoben und in eine Erweiterung umgewandelt werden. *Zothe* bestimmte mit Hilfe der lichtelektrischen Methode nach *Matthes* unter Durchleuchtung der menschlichen Zehe die Zeit, die nach einer Atempause von durchschnittlich 25 sec vom ersten Atemzug an bis zum Wiederanstieg der Sauerstoffsättigung im Zehenblut vor und nach der Priscolinjektion vergeht. Aus der Verkürzung dieser Kreislaufzeit von 13,5 sec vor der Injektion auf 7,5 sec nach der Injektion von 0,01 g Priscol i. v. schließt er auf eine Beschleunigung der Strömungsgeschwindigkeit in den großen, mittleren und kleinen Arterien. *Weitzmann* wies die gefäßerweiternde Wirkung des Priscols kapillarmikroskopisch nach. *Bauereisen* und *Siedeck* stellten beim Hund kreislaufanalytische Untersuchungen der Priscolwirkung an und fanden bei der Berechnung des peripheren Widerstandes nach *Broemser* und *Ranke* eine erhebliche Abnahme desselben nach Anwendung des Präparates. Nach *Meier* und *Meyer* greift das Priscol unmittelbar peripher an der Gefäßwand an, nachdem sich bei den Strömungsversuchen an der Kaninchenhinterextremität mit einer Adrenalindauerperfusion herausgestellt hat, daß sich der ganz sicher lokal wirkende konstriktorische Adrenalineffekt nach Zusatz von Priscol zur Perfusionsflüssigkeit rasch durchbrechen läßt. Zur Entscheidung der Frage, ob das Priscol seinen vasodilatatorischen Effekt durch Reizung des „cholinergischen" oder durch Hemmung des „adrenergischen Mechanismus" entfaltet, gingen die Autoren folgendermaßen vor: Die von Azetylcholin durch Erregung des cholinergischen Mechanismus hervorgerufene Gefäßerweiterung läßt sich durch Atropin, das den parasympathischen Anteil der vegetativen Gefäßversorgung lähmt, vollständig unterdrücken, die durch Priscol verursachte Vasodilatation dagegen wird durch Atropin in keiner Weise verändert. „Damit ist wahrscheinlich, daß der *Angriffspunkt der Priscolwirkung an den Gefäßen*, wenn überhaupt zu einem nervösen, dann *zum sympathischen Gebiet in Beziehung steht*".

Ob diese Schlüsse ganz zutreffen, ist noch ungewiß, da über die nervös bedingte Gefäßerweiterung noch keine restlose Klarheit herrscht. Jedenfalls bietet das Priscol bei i. v. Injektion die Möglichkeit, den Sympathikotonus in der Peripherie zu durchbrechen, wie sich aus der Arbeit von *Allendorf* und *Sarre* ergibt und wie auch unsere Kurven zeigen. Auch hier läßt sich beim Fehlen organischer Gefäßveränderungen der „normal vasodilatation level" erreichen. Diese Tatsache beweist, daß der periphere sympathisch bedingte Gefäßtonus auf dem Höhepunkt der Priscolwirkung aufgehoben sein muß. Man kann also mit Hilfe von Priscol das Ausmaß des im Laufe der Zeit nach der Sympathektomie langsam wieder zunehmenden peripheren Sympathikotonus bestimmen, indem man den Hauttemperaturanstieg nach der Injektion bis zum normalen Vasodilatationswert mißt.

Über die gute Wirksamkeit des Priscols bei funktionellen und z. T. organisch bedingten peripheren Durchblutungsstörungen liegen zahlreiche klinische Untersuchungen vor: *Buckreus, Burklen, Kohlmayer, Rieder* u. *Kauffmann, Schnetz* u. *Fluch.* Dabei wird immer wieder der viel bessere Erfolg bei spastischen Zirkulationsstörungen bestätigt, während der Effekt um so geringer wird, je mehr die organische Komponente überwiegt.

Als Richtlinie wird von den Ciba-Werken folgendes *Dosierungsschema* vorgeschlagen:

per os 10—50 mg pro dosi, bis 150 mg tägl.
(Tabletten zu 50 mg Priscol)

sub. u. im. 10—20 mg pro dosi, bis 60 mg tägl.
(Amp. mit 10 mg Priscol/cm³)

intravenös 5—10 mg pro dosi, bis 40 mg tägl.
gegebenenfalls in kombinierter Anwendung.

Neuerdings geben amerikanische Autoren (*Grimson* und Mitarbeiter) geradezu ungeheuerliche Dosen: als diagnostischen Test vor der Sympathikusoperation 25 bis 75 mg, für die Therapie 25 bis 50 mg, alle 3 bis 4 Std über Wochen!

Dabei sahen sie merkwürdigerweise bezüglich der Wirksamkeit dieser Dosen keinen wesentlichen Unterschied bei peroraler, intraumuskulärer oder intravenöser Anwendung. Bei 6 *Raynaud*-Kranken erzielten sie mit einmaligen Gaben von 40—50 mg Priscol Hauttemperatursteigerungen von 3—7⁰ und eine gute Besserung der klinischen Symptome. Wurde die laufende Behandlung mit 4 × 50 mg täglich einen Tag lang unterbrochen, so trat prompt der Rückfall ein. Ein Dauererfolg ist auch nach unseren klinischen Erfahrungen dem Priscol bei nur kurzdauernder Anwendung ebenso wie allen anderen gefäßerweiternden Substanzen nicht beschieden. Bei 15 Kranken mit arteriosklerotischen Gefäß-Störungen, *Buerger*scher Erkrankung brachte die im. Injektion von 50 mg Priscol einen Anstieg der Hauttemperatur bis 3⁰ zustande. Davon wurden 5 Kranke, bei denen die Extremitäten nach einer Testinjektion mit 100 mg um Werte bis 6,2⁰ wärmer geworden waren, zur Sympathektomie ausgewählt. Zusammenfassend betonen die amerikanischen Autoren, daß man mit Einzeldosen von 25—75 mg Priscol für kurze Zeit Zirkulationsverbesserungen an den Gliedmaßen erzielen kann, die den durch Sympathektomie oder Novokainblockade sympathischer Ganglien erzwungenen Erfolgen durchaus gleichkommen. Bei der *Raynaud*schen Krankheit sollen die Wirkungen der Dauerbehandlung sogar so ermutigend sein, daß zumindest bei dieser funktionellen Erkrankung auf die Sympathektomie verzichtet werden kann. Die Testinjektion von 50—75 mg Priscol ist geeignet, Auskunft über die Erfolgsaussichten der Sympethektomie bei peripheren Durchblutungsstörungen zu geben.

Allendorf und *Sarre* gelang es, die Koupierung eines *Raynaud*anfalles durch die i. v. Injektion von 3 cm³ Priscol mit Hauttemperataurmessungen zu verfolgen. Etwa 3 min nach der Injektion löste sich die Blässe der Finger und machte einer zyanotischen Verfärbung Platz, die unter Kribbeln und schmerzhaftem Brennen in einen rötlichen Farbton überging. Die Fingertemperatur stieg dabei innerhalb 10 min um 1,8⁰, nach 90 min ergab sich als Schlußbefund: 2,4⁰ Gesamttemperaturerhöhung, normale Hautfarbe, Verschwinden des Kältegefühls. Dauer und Stärke der Priscolwirkung: Nach der Injektion von 2 cm³ Priscol i. v. fand *Sarre* eine Steigerung der Fingerrückentemperatur um 1,4⁰. Die i. v. Injektion von 3 cm³ läßt noch nach 45 min, oft noch nach einer Stunde eine deutlich feststellbare Wirkung erkennen.

Habelmann hat einen Priscoltest ausgearbeitet, um Kranke mit einer einseitig bestehenden Durchblutungsstörung vor einer operativen Sympathikusausschaltung prognostisch zu beurteilen. Er infundiert 500—600 cm³ physiologische Kochsalzlösung mit 60—80 mg Priscol im Laufe von 4—6 Stunden und schließt auf eine gute Operationsprognose, wenn die Temperaturdifferenz zwischen gesunder und kranker Seite nach der Infusion etwa um ⅓ dadurch abnimmt, daß die Hauttemperatur auf der kranken Seite stärker ansteigt als auf der gesunden.

Bei der Untersuchung am menschlichen Finger mit der *Kramer*schen Apparatur entfaltete das Präparat nach i. v. Injektion einen ganz hervorragenden Effekt auf die periphere Durchblutung, der natürlich von der Größe der Dosis und der

Geschwindigkeit der Injektion abhängig ist. Bei normalen Versuchspersonen sahen wir *nach i. v. Injektion von 20,0 mg Priscol* innerhalb 2 min eine *Zunahme des Blutgehaltes* im Finger *bis 25%* als Zeichen der starken Kapillarerweiterung, eine Erhöhung der Strömungsgeschwindigkeit bis 15% Blutzufluß (innerhalb der ersten 4 sec der venösen Stauung Blutzufluß = 225 × cm³/min) durch maximale Weitstellung der Arteriolen, infolgedessen ein Ansteigen der Sauerstoffsättigung bis auf arterielle ·Sättigungswerte und eine Erhöhung der Hauttemperatur auf den „normal vasodilatation level" an den Fingerspitzen! Die Kapillaren laufen bei der Drosselung des venösen Rückflusses bis zur Grenze ihrer Dehnungsfähigkeit voll: Bei ungehemmter Erweiterungsmöglichkeit der Endstrombahn erreicht der Blutgehalt während der Stauung unter Priscoleinfluß immer 100%, d. h. es kommt der gleiche Füllungszustand der Gefäße zustande, wie man ihn nur durch Stauung im warmen Wasserbad als maximalen Blutgehaltswert erhält. 12—15min p. inj. beginnen Blutmenge, Sauerstoffsättigung und Fingertemperatur langsam abzufallen, um nach 45—60 min die Ausgangswerte wieder zu erreichen.

Die Erfahrung von *Sarre,* daß Priscol das Asphyxiestadium des *Raynaud* für kurze Zeit durchbricht, können wir voll bestätigen. Einer Synkope gegenüber scheint aber auch das Priscol machtlos zu sein. Das Priscol verliert seine Wirksamkeit um so mehr, je stärker sich die organische Komponente einer peripheren Gefäßerkrankung entwickelt hat. Bei voll ausgeprägten Fällen der *Buerger*schen Krankheit kann es jeden Effekt vermissen lassen.

Nach den Untersuchungen von *Sarre* kommt es am sympathektomierten Arm, unmittelbar nach der Operation nach der Injektion von Priscol, nicht mehr zu einer Erhöhung der Hauttemperatur, während die Stirne noch eine deutliche Hautwärmesteigerung zeigt. *Sarre* erklärt seinen Befund mit der Annahme einer so weitgehenden Vasodilatation durch die Sympathikusoperation, daß eine noch stärkere Erweiterung nicht mehr möglich ist. Ebenso betont *Lippros,* daß „die sonst so eindrucksvolle Wirkung i. v. Priscolinjektionen auf die periphere Gewebstemperatur nach der Sympathektomie praktisch aufgehoben ist". Auch nach unseren Erfahrungen hat es *wenig Zweck,* unmittelbar *im Anschluß an die Operation Priscol* weiter *zu geben* in der Vorstellung, man könne damit das Operationsergebnis noch verbessern. Dagegen entfaltet das Präparat längere Zeit nach dem Eingriff wieder seine volle Wirksamkeit, wenn das Operationsergebnis infolge Regeneration oder Ingangkommens autonomer peripherer Regulationen abzuklingen beginnt. Wir beobachteten einen Kranken mit einer genuinen Epilepsie und normalem Kreislauf, bei dem 2 Jahre zuvor zuerst das Ggl. stellare von vorne entfernt, darauf einige Monate später der Grenzstrang zwischen Th 2/3 nach *Smithwick* durchtrennt worden war; die i. v. Injektion von 2cm³ Priscol brachte nun eine überraschende Mehrdurchblutung im Finger. Die gleiche Erfahrung hat auch *Grimson* gemacht, der nach der thorakalen Sympathektomie auf i. m. Injektion von 200 mg Priscol eine deutliche Temperatursteigerung der Hände feststellen konnte.

Zusammenfassend läßt sich sagen, daß Priscol bei spastisch-funktionellen Durchblutungsstörungen einen guten, allerdings rasch wieder abklingenden Effekt entfaltet, der um so geringer ist, je mehr sich die organische Komponente entwickelt hat. Man kann deshalb eine gute Priscolwirkung als positives Moment für die Stellung der Operationsindikation werten. Das Präparat wirkt haptsächlich erweiternd auf die Arteriolen, damit fördernd auf die Strömungsgeschwindigkeit, die Sauerstoffsättigung und die Fingertemperatur. Die Wirkungsdauer einer i. v. Injektion von 2 cm³ (20 mg) ist auf 1 Std begrenzt. Dann zeigt die Größe des nach der Injektion einsetzenden Hauttemperaturanstieges bis zum „normal vasodilatation level" das Ausmaß des wieder einsetzenden peripheren Sympathikotonus. Die Anwendung unmittelbar im Anschluß an die Operation ist zwecklos. Erst wenn die Wirkung der Operation nach Monaten nachzulassen beginnt, kann es zur Verbesserung der Zirkulation über längere Zeit verwendet werden.

7. Das Phänomen der Überempfindlichkeit der Gefäße auf Adrenalin.

Die Beobachtung, daß glatte Muskulatur nach Unterbrechung ihrer nervösen Versorgung überempfindlich gegenüber Adrenalin wird, geht auf *Lewandowsky* 1903 zurück, sie wurde 1904 von *Metzner* und *Auer*, 1905 von *Elliott* und 1918 erneut von *Dale* und *Richards* bestätigt. Lewis und *Landis* lenkten 1925 die Aufmerksamkeit auf das Absinken der Hauttemperatur an der sympathektomierten Hand, wenn der Kranke einer kühlen Umgebung ausgesetzt wurde, ohne eine Erklärung dieses Phänomens zu geben. *Freman* fand bei seinen plethysmographischen Untersuchungen trotz des Fehlens jeder nachweisbaren sympathischen Nervenversorgung zum Arm ein starkes Absinken der Durchströmungskurve der sympathektomierten Hand bei Anwendung von Kälte auf den Körper. Da eine zentralnervöse Regulation nicht vorliegen konnte, ließ sich die Vasokonstriktion nur auf der Basis eines humoralen Effektes erklären. *Freeman* nahm dafür eine erhöhte Adrenalinsekretion als Antwort auf die durch Kälte ausgelöste Insulinhypoglykämie in Anspruch und wurde in seiner Deutung durch die Beobachtung bestärkt, daß sich das Phänomen der Vasokonstriktion in der sympathektomierten, genau wie in der gesunden Hand auch durch die Suggestion eines unangenehmen Kältereizes oder durch psychische Erregung des Kranken auslösen läßt. 1934 beobachtete er dann mit *Smithwick* und *White* zusammen, daß die *Überempfindlichkeit der Gefäße gegenüber Adrenalin nach einer präganglionären Durchtrennung* der sympathischen Extremitätenversorgung viel *geringer als nach* einer *postganglionären Durchtrennung* ist. *Simmons* und *Sheehan* bestätigten diese wichtigen Befunde an 2 Kranken, die auf einer Seite prä-, auf der anderen Seite postganglionär operiert worden waren. Damit war endlich eine Erklärung für die bis dahin völlig rätselhafte, aber klinisch immer wieder festgestellte Erscheinung gefunden, daß die lumbale Sympathektomie auf die Dauer wirkungsvoller ausfiel als die zervikothorakale: Die möglichst radikale zervikothorakale Ganglionektomie durchtrennt alle postganglionären Fasern zum Arm, während bei der üblichen lumbalen Ganglionektomie dem Bein noch genügend postganglionäre Fasern über die untersten Lumbalganglien und den Sakralplexus erhalten bleiben.

Die folgenden Jahre brachten dann auch die tierexperimentellen Grundlagen zu diesen Vorstellungen: 1937 sah *Ascroft* bei 11 von 12 in der üblichen Weise zervikothorakal sympathektomierten Affen eine deutliche Überempfindlichkeit gegen Adrenalin entstehen, während die Kontrollversuchsreihe von 8 Affen, bei denen nur eine Grenzstrangdurchtrennung oberhalb bzw. unterhalb von Th_3 ausgeführt worden war, eine viel länger dauernde Gefäßerweiterung zeigte. Die gleichen Ergebnisse erhielten *White*, *Okelberry* und *Whitelaw* 1936 bei ihren Kaninchenversuchen. Über die chemischen Vorgänge der prä- bzw. postganglionären Erregungsleitung, auf deren Unterschied das bisher nur empirisch festgestellte Verhalten der Gefäße nach den verschiedenen Operationstypen beruhen muß, ist bisher nichts bekannt geworden. Die Reaktion wird klinisch nach den Angaben von *Freeman*, *Smithwick* und *White* (Amer. J. Physiol. **107**, 529 (1934)) folgendermaßen ausgeführt: Dauertropfinfusion mit physiologischer Kochsalzlösung in die V. basilica: 40 bis 60 Tropfen/min. Nach einer halben Stunde setzt man eine Adrenalin-Kochsalzlösung 1 : 250 000 mit gleicher Tropfenzahl an ihre Stelle, ohne daß der Kranke etwas davon erfährt. Registrierung der Hauttemperatur, des Blutdrucks und der Pulszahl im Abstand von 5 min. 5 bis 10 min nach Beginn der Adrenalininfusion setzt eine Blässe des Gesichtes, der Hände und Finger mit entsprechendem Abfall der Hauttemperaturen ein, die 5 bis 10 min nach Absetzen des Adrenalins einer profusen Rötung der Haut mit schnellem Anstieg der Hauttemperatur bis zum vollständigen Gefäßerweiterungswert weicht. Nach der präganglionären Sympathektomie schwankt der Abfall der Hauttemperaturen an den Fingerspitzen zwischen 2 bis 12° F bei verschiedenen Versuchspersonen. Deshalb sind nur Schlüsse aus dem Studium des Adrenalineffektes bei dem gleichen

Kranken zulässig. In einer normal innervierten Haut oder nach einer befriedigenden präganglionären Operation ist er minimal, wenn nicht exzessive Mengen von Adrenalin verwendet werden (*Fatherree, Adson* und *Allen* 1940). *Simmons* und *Sheehan* haben beobachtet, daß die postoperative Adrenalinempfindlichkeit in den ersten Wochen p.op. am stärksten ist und mit der Zeit abnimmt. Sie kann sogar fehlen, wenn ein Rückfall beobachtet wird.

8. Zur Operations-Indikation.

Rieder hat auf dem Deutschen Internistenkongreß 1948 eine klare und übersichtliche Aufstellung der Erkrankungen gegeben, von deren operativer Behandlung man auch heute noch, nachdem man der Sympathikus-Chirurgie gegenüber sehr kritisch geworden ist, eine entscheidende Besserung erhofft. In Fällen, wo die Strömungsbehinderung nur auf spastischer Grundlage beruht, wie im Frühstadium der *Raynaud*schen Erkrankung, verdankt man der Sympathektomie glänzende Erfolge. Bei schweren chronischen obliterierenden Gefäßerkrankungen, z. B. fortgeschrittener Arteriosklerose auf dem Boden eines Diabetes, ist die Sympathektomie dagegen so gut wie machtlos. Ebensowenig darf man einen entscheidenden Erfolg von einer Operation erwarten, wenn die *Raynaud*sche Erkrankung durch eine Sklerodermie kompliziert ist. Die Thrombangitis obliterans in ihren mittleren Entwicklungsstadien, wie man sie gewöhnlich zu Gesicht bekommt, zeigt aber beide Faktoren, Spasmen und organische Veränderungen der Gefäßwand, kombiniert, so daß man sich auch hier noch einen gewissen Erfolg von der Operation versprechen kann, besonders wenn sie frühzeitig ausgeführt wird. Nimmt man die Operation in der Absicht vor, damit die schon drohende Gangrängefahr zu bannen und die erforderliche Amputation um einige Zeit hinauszuschieben, so hat sie zweifellos auch in schwereren Fällen noch eine gewisse Berechtigung. Obwohl man in solchen Fällen manchmal keine Besserung der Strömung durch Unterbrechung des Sympathikotonus mit der Novokainblockade erreichen kann, weisen klinische Zeichen (kühle Temperatur und Feuchtigkeit der Haut, vielfacher Wechsel der Hautfarbe) darauf hin, daß doch noch Spasmen vorhanden sein müssen, die nach der Operation in der ersten Zeit wenigstens verschwinden. *Smithwick* beobachtete, daß man in solchen Fällen bei der Prüfung der Vaso- und Sudomotorenreflexe vor der Operation oft noch eine beachtliche Reaktion erzielen kann, wenn die periphere Nervenblockade ohne Wirkung bleibt. „Die periphere Nervenblockade wurde dann unter Bedingungen ausgeführt, die eine Vasokonstriktion begünstigen. Kontrahierte Arteriolen mit einigen organischen Veränderungen brauchen sich nicht zu erweitern, solange sie sich in kühler Umgebung befinden, auch wenn man den übergeordneten sympathischen Tonus ausschaltet. Prüft man die gleiche Extremität in warmer Umgebung, so läßt sich die Fähigkeit der Gefäße zur Kontraktion oft in überraschender Weise durch Auslösung reflektorischer Vasomotorenreaktionen demonstrieren." Deshalb benützt *Smithwick* zur Stellung der Operations-Indikation immer zwei Methoden: Den peripheren Nervenblock und die Prüfung der Gefäß- und Schweißdrüsenreflexe. „Trotzdem muß sich die endgültige Entscheidung für oder gegen eine Operation auf die klinische Beurteilung und Erfahrung ebenso wie auf die objektiven Teste gründen."

Eine entscheidende Wandlung hat sich in neuester Zeit vor allem unter amerikanischem Einfluß in der Einstellung zur Wahl des Zeitpunktes für den operativen Eingriff vollzogen. Während man während der ersten Entwicklung in der Operation die letzte Rettung sah, nachdem alle internen Maßnahmen versagt hatten, und glaubte, in der postoperativen Periode auf interne Maßnahmen weitgehend verzichten zu können, hat man heute gelernt, die Operation in einen wohldurchdachten allgemeinen Heilplan einzubauen. Man wird dabei, *wenn die Erkrankung die geringste Neigung zum Fortschreiten* erkennen läßt, *sofort operieren* und dann das Operationsergebnis durch systematische physikalische und pharmakologische *Nachbehandlung* zu erhalten suchen. Den Weg dazu hat *Ratschow* in zahlreichen Veröffentlichungen gewiesen.

9. Die Operationsmethoden: Das Problem der vollständigen Denervierung des Armes.

Seit Anfang der zwanziger Jahre bemühen sich die besten Chirurgen um die Lösung dieser schwierigen Aufgabe in einem an Enttäuschungen und Rückschlägen reichen Kampf, an dem die deutsche Chirurgie einen glänzenden Anteil hat. Das Problem ist auch heute noch nicht gelöst. Den Auftakt zur Sympathikus-Chirurgie der Gefäßkrankheiten gab die von *Veillet* und *Thibaudet* 1917 auf Vorschlag *Leriches* zum erstenmal ausgeführte *periarterielle Sympathektomie* der A. brachialis. Die zunächst sehr optimistische Beurteilung von *Brüning, Kümmel, Pieri, Durante, Young* u. a. wich aber sehr bald einer starken Ernüchterung, als die nähere Erforschung der rasch einsetzenden Rückfälle der Operation die gewünschte physiologische Grundlage nicht sichern konnte, nachdem sich herausgestellt hatte, daß die vermuteten langen sympathischen Bahnen, die den großen Gefäßen entlanglaufen sollten, gar nicht existieren, sondern daß die zentrale vegetative Steuerung der Gefäße durch segmentäre Zuflüsse aus den gemischten Nerven erfolgt (*Rein, Rieder, Kappis, Schilf* 1924, *Langley* 1910, 1923, *Wiedhopf* 1923, *Braeucker* 1928). Von der streckenweisen Entfernung des periarteriellen Nervengeflechtes einer großen Arterie kann man sich also keinen Dauererfolg für die Peripherie der Extremität versprechen, wenn auch die Klärung der zweifellos in manchen Fällen vorhandenen, aber nur kurz dauernden Erfolge der periarteriellen Sympathektomie, die noch 1945 von ihrem Begründer *Leriche* verteidigt wird, durch afferente, vom Operationsgebiet ausgelöste Reflexe wenig befriedigt.

1920 machte *Brüning* den Vorschlag, das als peripheres Hauptzentrum des Vasomotorentonus für den Arm angesehene Ggl. stellare zu entfernen. *Leriche, Wertheimer, Mansuy, Fontaine* berichteten dann in der Folgezeit über glänzende Erfolge der „*Stellektomie*" aus Frankreich, wo sie hauptsächlich ausgeführt wurde, aber auch über viele „brutale" Rezidive schon nach 2 bis 3 Monaten.

1923 resezierte *Brüning* in dem Bestreben, sämtliche Vasokonstriktoren für die obere Extremität zu unterbrechen, den ganzen Hals-Sympathikus vom oberen Hals-Ggl. bis zum Ggl. stellare einschließlich. Der Eingriff erwies sich aber als zu radikal und zu schwer, da er auch zahlreiche Bahnen zu den Kopf-, Hals- und Brustorganen, die mit den Kreislaufstörungen des Armes nichts zu tun hatten, zerstörte.

1925 folgten *Diez*, später *Adson* und *Brown, Loyal, Davis, Leriche, Hesse, Gask* und *Ross, Chiasserini* und viele deutsche Chirurgen mit dem systematischen Ausbau der *thorakalen Ganglionektomie* (Th_1—Th_2), da man annehmen mußte, daß die Stellektomie allein nicht alle vasomotorischen Bahnen zum Arm unterbreche und deshalb unvollständig sei. *Kuntz* hat 1927 den anatomischen Nachweis dafür geliefert. Er fand an der Leiche eine sympathische Anastomose zwischen dem zweiten Thorakalganglion und dem ersten Interkostalnerven, die dem Plexus brachialis zahlreiche Fasern liefert. Die Entfernung des Ggl. stellare, in dem meist auch das erste Thorakalganglion enthalten ist, genügt also nicht, den Arm völlig von seiner zentralen sympathischen Versorgung zu isolieren, wie auch zahlreiche klinische Beobachtungen in der Folgezeit bewiesen (*Rieder*).

Etwa zur gleichen Zeit setzen die Versuche ein, der Lösung des Problems mit der Durchschneidung der zum Arm führenden Rami communicantes grisei (*Ramisectio*, 1924 von dem australischen Chirurgen *Royle* zum erstenmal ausgeführt) unter Schonung der Ganglien näher zu kommen, da man trophische Störungen der Herzmuskulatur und andere Schädigungen von ihrer Entfernung befürchtete (*Frey, Enderlen, Leriche*). Da die Stellektomie, abgesehen von dem Auftreten des häßlichen *Horner*schen Syndroms, im Zusammenhang mit der zunehmenden Adrenalinüberempfindlichkeit zu sehr unangenehmen vasokonstriktorischen Reaktionen der Hand führt, wenn die Kranken sich in einer kühlen Umgebung aufhalten, forderte *Leriche* schon 1924 die Schonung des Ggl. stellare als eines wichtigen Reflexkoordinationspunktes und riet zur „*Ramicotomia cervicalis inferior*" (Durchtrennung des Rr. comm. grisei des mittleren und unteren Hals- und des ersten Brustganglions). Die anatomischen Grundlagen zu seinem Operationsverfahren legten seine Schüler *Wertheimer* und *Bonniot*. 1927 schlossen sich *Stahl, Danielopolu, Stewart, v. Lackum, Rieder* an. *Braeucker* hat sich um die weitere Präzisierung der Operation sehr verdient gemacht. Nachdem er 1928 nachgewiesen hatte, daß sich die in den einzelnen Rami communicantes enthaltenen sekretorischen Fasern ganz bestimmten sympathischen Dermatomen zuordnen lassen, die weitgehend mit den sensiblen Dermatomen übereinstimmen, konnte er sich 1928 bei der Unterbrechung der „efferenten vasomotorischen Hauptbahn" nach der Hand zur Behandlung der *Raynaud*schen Krankheit auf die Durchtrennung der Rr. comm. C_7—$_8$ und Th_1 beschränken. Auch er mußte die bittere Erfahrung machen, daß manchmal schon einige Wochen postoperativ trotz zusätzlicher Entfernung des perivaskulären Nervengeflechtes wieder Rezidive auftraten. *Royle* hat schon 1928 das Verfahren als unbefriedigend wieder aufgegeben und mit ihm die meisten anderen Chirurgen.

Alle diese Operationsmethoden, die cervico-thorakale Ganglionektomie sowohl wie die Ramisectio, genügen zwar der Forderung nach einer radikalen Unterbrechung der sympathischen Versorgung des Armes — die Ramisectio schützt nicht einmal gegen die Möglichkeit einer kurzfristigen Regeneration! —, sie garantieren aber keinen Dauererfolg, weil die totale Unterbrechung aller postganglionären Rr. comm. grisei des Armes, die nach *Foerster* aus dem Ganglion cervicale med. und inf. und aus den Thorakalganglien 1 bis 2 entspringen, die Gefahren einer übermäßigen Empfindlichkeit der Armgefäße gegenüber Adrenalin und Kälte heraufbeschwört (*White, Telford, Ascroft*). Als erste lenkten *Lewis* und *Landis* 1926 die Aufmerksamkeit auf dieses Problem, als die guten Dauererfolge der lumbalen Ganglionektomie bei angiospastischen Zuständen der Beine in immer auffälligeren Gegensatz traten zu den schlechten Erfahrungen, die man auf die Dauer mit den cervico-thorakalen Grenzstrangoperationen gemacht hatte (*Adson* u. *Brown* 1929, *Gask* und *Ross* 1934). Dieses Phänomen erklärt *Foerster* 1939 damit, daß „die lumbale Grenzstrangdurchtrennung, wenigsten in der Form wie sie allgemein geübt wird, d. h. in der Resektion des Grenzstranges im Bereich des zweiten, dritten und allenfalls noch des vierten Lumbalganglions, im wesentlichen eine Unterbrechung präganglionärer Fasern bedeutet." „Den 3 entfernten Grenzstrangganglien L_2—$_4$ steht das Erhaltenbleiben der Ganglien L_1, L_5, S_1—$_3$ gewichtig gegenüber." Nachdem *Ascroft* durch seine Experimente an Affen nachgewiesen hatte, daß die präganglionäre Unterbrechung des sympathischen Zuflusses vom Rückenmark auf die Dauer deshalb wirkungsvoller ist, weil sie keine so starke Adrenalin- und Kälteüberempfindlichkeit der Gefäße hervorruft wie die alle postganglionären Bahnen zerstörende zerviko-thorakale Ganglionektomie, war man darauf bedacht, die postganglionären Verbindungen des Armes über die unteren Halsganglien und das Ggl. stellare zu erhalten, obwohl man damit einen Verzicht auf vollkommene Radikalität des Eingriffes in Kauf nehmen mußte. *Foerster* scheint den Befunden von *Langley* (1829), *Kuntz, Alexander* und *Furcolo* (1937) keine allzugroße Bedeutung beizumessen, denen zufolge die präganglionäre Versorgung des Grenzstranges aus den 1. bis 10. Thorakalsegmenten des Rückenmarks stammt, und glaubt, daß die Durchtrennung des Grenzstranges zwischen dem zweiten und dritten Thorakalganglion genüge, um sämtliche präganglionäre Vasokonstriktoren des Armes zu durchbrechen, ohne daß auch nur eine einzige postganglionäre Faser verletzt würde. Die Tatsache, daß die *lumbale Ganglionektomie eine präganglionäre* Operation an den Vasomotoren zum Bein, die radikale *zerviko-thorakale Ganglionektomie* dagegen *eine postganglionäre Durchtrennung der sympathischen Fasern* des Armes darstellt, veranlaßte 1935 *Telford,* die Technik für den Arm in einen präganglionären Eingriff vom vorderen Zugangsweg aus umzuwandeln. Unabhängig von ihm führten die Amerikaner *White* und *Smithwick* auf dem hinteren Zugangsweg die Durchtrennung der (prä- und postganglionären) Rr. comm. $Th_2 - Th_3$ zusammen mit der Unterbrechung des Grenzstranges zwischen dem zweiten und dritten Thorakalganglion unter Resektion der unmittelbar lateral vom Spinalganglion abgetrennten zweiten bis dritten Interkostalnerven aus („*Ramisectomy*"). Bei sorgfältiger Technik fand sich nach den Angaben der beiden Autoren unmittelbar nach der Operation nie ein Zeichen einer noch zurückgebliebenen sympathischen Nervenversorgung. Den ersten R. com. albus lassen sie unberührt, weil er anscheinend keine bedeutende Rolle bei der sympathischen Versorgung des Armes spielt und außerdem ohne Opferung der ersten Thorakalvorderwurzel, die eine motorische Schwächung des Armes bedeuten würde, nicht zu erreichen ist, wie Untersuchungen von *Simmons* und *Sheehan* an dem *Telford*schen Material bestätigt haben. Sie geben zu, daß nach dieser Operation immer noch eine sympathische Innervation zum Arm zurückbleibt, die über den ersten R. comm. albus verläuft. Der Schweißversuch fällt aber trotzdem wenigstens in der ersten Zeit p. op. negativ aus. Die Novokaininfiltration der peripheren Nerven ergibt eine kaum nennenswerte Zunahme der Oberflächentemperatur. 2 bis 3 Wochen nach dem Eingriff erscheint bei plethysmographischer oder photoelektrischer Untersuchung kaum noch eine vasomotorisch-reflektorische Reaktion. Außerdem verursacht das Adrenalin nie einen so großen Temperaturabfall wie nach dem postganglionären Operationstypen. Trotzdem mußte dieses Vorgehen wieder aufgegeben werden, weil es infolge oft angetroffener anatomischer Varianten die Durchtrennung der weißen Rami nicht unter allen Umständen garantiert und die oft schon ½ Jahr p. op. eintretende Regeneration den Erfolg wieder zunichte macht. *Smithwick* durchschnitt deshalb unter Beibehaltung der übrigen Technik die Hinter- und Vorderwurzeln der zweiten und dritten Interkostalnerven an einem Punkt ganz nahe der hinteren Spinalganglienwurzel („*Extraspinal root section*") und sicherte damit die technisch einwandfrei durchführbare Durchtrennung, aber das Verfahren schützte nicht einmal gegen kurzfristige Regeneration! Deshalb änderte er seine Technik wieder und durchschnitt nun die Hinterwurzeln des zweiten und dritten Interkostalnerven ganz nahe medial vom Spinalganglion, die Vorderwurzeln aber nach Eröffnung der Dura mater an ihrer Durchtrittsstelle durch die Arachnoidea in der Hoffnung, daß die sich während der Wundheilung schließende Dura ein Wiederauswachsen der Vorderwurzelfasern verhindere. Der Ausfluß von Spinalflüssigkeit ist dabei angeblich unerheblich („*Intraspinal root section*"). Vorausgeht wie bei den früheren Operationsverfahren die Durchtrennung des Interkostalnerven am lateralen Rande der Operationswunde, darauf folgt in Richtung auf das Rückenmark zu der Reihe nach die Durchschneidung des grauen R. communicans, dann des R. dorsalis des Spinalganglions und schließlich des weißen R. communicans. Das gleiche Verfahren wird am zweiten Interkostalnerven wiederholt, so daß die medialen Anteile der zweiten und dritten Interkostalnerven einschließlich ihrer Spinalganglien wegfallen. Daran schließt sich die Durchschneidung des Grenzstranges unterhalb des dritten Thorakalganglions. Die Schnittenden versieht *Smithwick* mit einer Silkabbindung oder mit einem Silber-Clip, umhüllt die ihrer Verbindungen beraubten zweiten und dritten Thorakalganglien mit einem feinen Silk-Zylinder, um die Regeneration auf ein Mindestmaß herabzusetzen, und näht dieselben dann in die Muskulatur der Rückenwunde ein. Nach *Page* bildet sich innerhalb weniger Wochen eine dichte Kapsel aus Narbengewebe, die für Gefäße und Nerven undurchdringlich ist. Dieses Operationsverfahren bietet *Smithwick* eine technisch sichere Gewähr für die Durchtrennung der zweiten und dritten Rr. comm. albi, schützt aber trotz aller Bemühungen immer noch nicht gegen das Auftreten einer Regeneration nach Jahren! *Ein absolut sicheres Verfahren ist noch nicht gefunden.*

Um festzustellen, ob die Unterbrechung der sympathischen Bahnen zum Arm durch die Operation wirklich gelungen ist, stehen uns folgende *Prüfungsmethoden* zur Verfügung:

1. *Schweißversuche* mit Hilfe einer der angegebenen Farbumschlagmethoden und zentral angreifender schweißtreibender Mittel (Erwärmung des Rumpfes, Lindenblütentee, Aspirin). Nach einer völligen Isolierung des sympathischen Armnervengeflechtes vom Zentrum bleibt jede Schweißbildung am Arm aus. Wie *Simmons* u. *Sheehan* 1937 betonen, ist nur das Ausbleiben der reflektorischen Schweißbildung ein sicheres Zeichen für eine erfolgreiche (prä- oder postganglionäre) Operation, wobei der Arm außerhalb des Wärmekastens bleiben muß, da bei unmittelbarer Wärmeanwendung das Schwitzen durch direkte Wirkung auf die Schweißdrüsen zustandekommen kann, sogar nach Blockierung des N. ulnaris.

2. *Die Messung der Hauttemperaturen:* Erhöhung unmittelbar nach der Operation bis zum „normal vasodilatation level".

3. Die periphere *Nervenblockade am N. ulnaris* mit Novakain. Steigt der periphere Vasomotorentonus im Laufe von Monaten nach dem Eingriff (infolge unvollständig durchgeführter Operation, Regeneration oder infolge eines zunehmenden Eigentonus des nervösen Terminalretikulums) wieder an, so entsteht bei der Blockierung der sympathischen Bahnen ein deutlicher Hauttemperaturanstieg im Bereich des anästhetischen Versorgungsgebietes des gemischten Nerven.

4. *Messung des Hautwiderstandes und Prüfung* reflektorischer Änderungen desselben auf psychische Reize.

5. *Auslösung reflektorischer Vasomotorenreaktionen.* Jede zur reflektorischen Herabsetzung des Vasomotorentonus geeignete Methode kann man zum Nachweis etwa noch intakter Vasomotorenbahnen nach der Operation oder zur Aufdeckung erster Zeichen einer Regeneration benützen: Erhitzung des Rumpfes im Heizkasten, Eintauchen der kontralateralen Extremität in heißes Wasser. Keine dieser Methoden aber kann feinere Unterschiede in der Durchblutung aufdecken. Besser eignen sich dazu der mechanische Flüssigkeitsplethysmograph oder die hochempfindliche Photozelle. *Smithwick* konnte vor der Operation bei plötzlichem schrillem Lärm oder beim Eintauchen eines Armes in Eiswasser den Vasokonstriktorenreflex auf der anderen Seite prompt auslösen, nach der präganglionären Grenzstrangdurchtrennung verschwindet er auf der operierten Seite. In der dritten Woche p. op. stellte *Smithwick* aber schon wieder die erste verzögerte Vasokonstriktion fest. Da man sich eine Regeneration so kurze Zeit nach dem Eingriff nicht vorstellen kann, glaubt er an einen humoralen Effekt durch Überempfindlichwerden der Gefäße auf Adrenalin.

6. *Die Pilomotorenprüfung.* Da die glatten Mm. erectores pilorum in den Haarfollikeln durch den Sympathicus innerviert werden, fällt die „Gänsehaut"-

Bildung nach der Operation aus. Die Auslösung des Pilomotorenreflexes erfolgt indirekt durch Auflegen eines Stückes Eis auf den Rücken des Kranken oder durch Eintauchen einer Extremität in heißes Wasser, direkt durch Reizung eines begrenzten Hautfeldes mit faradischem Strom unter bipolarer Elektrode (*Lewis* und *Marvin* 1937). „Während die Reflexreaktion verschwindet, wenn der Reflexbogen an irgendeiner Stelle zerstört ist (sensorische afferente Bahn, prä- oder postganglionäre Neurone), fällt die Reaktion auf direkte elektrische Reizung nur aus, wenn das postganglionäre Neuron degeneriert. Deshalb ist nach der zerviko-thorakalen Sympathektomie am Arm oder an der Hand kein pilomotorischer Reflex mehr auszulösen, aber die direkte Reizung wird immer noch nachzuweisen sein, wenn die obere Extremität durch den präganglionären Schnitt denerviert ist." (*Smithwick*).

7. *Der Adrenalintest.* Die „denervierte" glatte Muskulatur der Arterienwand wird im Laufe der Zeit gegenüber Adrenalin zunehmend empfindlich. Die i. v. Infusion einer physiologischen Kochsalz-Adrenalin-Lösung (250000:1) in Mengen von 40 bis 60 Tropfen pro min hat nach der vollständigen „Degeneration" der sympathischen Nerven eine starke Vasokonstriktion der Extremitätengefäße zur Folge, die nach der postganglionären Operation maximal, nach einer präganglionären Operation viel weniger stark ausfällt.

Physiologische Änderungen am Arm nach der präganglionären Operation. Der wichtigste Effekt einer gut gelungenen Operation besteht in der maximalen Eröffnung der Arteriolen, so daß die Strömungsgeschwindigkeit in der ersten Zeit nach dem Eingriff sehr hohe Werte erreicht (bis 16% Blutzufluß innerhalb der ersten 4 sec der venösen Stauung). Nach einiger Zeit stellt sich der Strömungswert auf eine normale Größe ein (5 bis 12%). Dadurch werden folgende Reaktionen ausgelöst:

1. Die *Hauttemperatur* der ganzen Extremitätenoberfläche steigt bis zum „normal vasodilatation level", der sich durch keinen Versuch, noch weitere sympathische Impulse auszuschalten (Blockade des N. ulnaris, Anästhesie des Ggl. stellare, Pricol, Heizkastenversuch), erhöhen läßt. Sie fällt während der folgenden Wochen langsam auf einen bestimmten, gleichbleibenden Wert ab.

2. Die *Sauerstoffsättigung* des Fingerblutes erreicht hohe Werte über 80% und sinkt dann im Laufe der Zeit auf normale Werte zwischen 60 bis 70%. Dagegen fallen Änderungen des Blutgehaltes der Kapillaren durch die Operation kaum ins Gewicht, die Werte schwanken zwischen 30 bis 60%, denn die reichliche Sauerstoffsättigung gestattet einen relativ hohen Kapillartonus.

3. Bei der Auslösung der reaktiven Hyperämie stürzt das Blut unter schnellem Ansteigen der Sauerstoffsättigung und der Hauttemperatur bis zum n. v. l. in die Fingergefäße, ein Zeichen, daß die *Beschleunigung der reaktiven Hyperämie* auf die Weiterstellung der Arteriolen zurückzuführen ist.

4. Infolge der außerordentlichen Beschleunigung der Strömung ist die *Haut in den ersten Tagen nach der Operation sehr warm, blaß und hellrot getönt*, nimmt dann aber während der nächsten Wochen nach Eintreten normaler Strömung die gewöhnliche Farbtiefe und -tönung an.

5. Die *reflektorischen Vasomotorenreaktionen fallen aus.* Psychische Reize, Wärme- und Kälteeinwirkung auf den übrigen Körper können in dem vasomotorisch isolierten Arm nicht mehr mit entsprechenden Gefäßreaktionen beantwortet werden.

6. Die reflektorische *Schweißdrüsentätigkeit* ist *erloschen.* Infolge der Trockenheit der Haut ist der elektrische Hautwiderstand sehr hoch (12—18000Ω), das psychogalvanische Reflexphänomen läßt sich nicht mehr auslösen.

7. Die reflektorischen *Pilomotorenreaktionen verschwinden.*

8. Im Laufe der zweiten Woche p. op. erscheint das *Phänomen der Über-empfindlichkeit gegenüber Adrenalin,* vollständig ausgeprägt in der zweiten bis dritten Woche. Es ist höchst wahrscheinlich verantwortlich für die langsam einsetzende Engstellung der Arteriolen.

„A well sympathectomized extremity" sollte Monate oder Jahre p. op. noch hohe Hauttemperaturen mit geringem oder völlig fehlendem Anstieg nach peripherer Nervenblockade und viel höherer Hautwiderstandswerte als vor der Operation ohne Zeichen einer reflektorischen Reaktion der Vasomotoren aufweisen. Als Reaktion auf Adrenalin sollte die Hauttemperatur nicht mehr als um 5⁰ absinken (*Smithwick*). Die Kombination aller genannten Prüfungsmethoden gibt erst ein umfassendes Bild vom postoperativen Zustand des Kranken.

10. Die Ursachen der Rezidive

Das periphere nervöse Terminalretikulum. Nach mehr oder weniger langer Zeit (durchschnittlich nach 6 Monaten bis $1\frac{1}{2}$ Jahren) bemerken viele Kranke, die vorher bei genauester Untersuchung mit den geschilderten Methoden alle Forderungen, die man an einen vollständigen Eingriff stellen muß, erfüllt hatten, daß die Hände wieder kühler werden, Farbänderungen zeigen und auch spontan stellenweise wieder zu schwitzen anfangen, besonders beim Eintritt der kalten Jahreszeit. Obwohl *Smithwick,* der bis 1940 schon 151 Operationen nach dem präganglionären Verfahren ausgeführt hatte und auch die größte experimentelle Erfahrung besitzt, glänzende Erfolge erringen konnte, blieb ihm doch *in fast einem Drittel seiner Fälle* ein *unbefriedigendes Resultat* nicht erspart. Auch unter den von *Zenker* operierten Kranken finden sich neben langjährigen Dauerheilungen einige weniger befriedigende Ergebnisse. Das Wiederauftreten von Zyanose und Ernährungsstörungen der Finger in der ersten Woche nach der präganglionären Sympathektomie bestärkte ja auch *Lewis* (1938) in seiner alten Theorie, daß bei der *Raynaud*schen Krankheit nicht, wie ihr Entdecker annahm, eine exzessive zentral ausgelöste Innervationsstörung der Gefäße vorliege, sondern daß die Erscheinungen durch einen örtlichen Faktor in der Gefäßwand verursacht würden. Über die Ursachen der Rückfälle nach Operationen am Sympathicus ist sehr viel diskutiert worden.

Ein Hauptmoment zur Erklärung der in der Literatur mit bemerkenswerter Offenheit dargelegten Rezidive liegt zweifellos in den sehr mannigfaltigen anatomischen *Variationsmöglichkeiten* im Zu- und Abgang *der Rami communicantes,* so daß sich der Chirurg mitunter beträchtlichen Schwierigkeiten gegenübersieht. *Langley* (1892), *Kuntz* (1927,1937,1942), *Delmas* u. *Laux* (1933), *Ray, Hinsey* u. *Geohegan* (1943) haben darüber ausführlich berichtet. Besonders wichtig ist die sorgfältige Isolierung des zweiten und dritten Thorakalganglions, da über sie die wichtigsten sympathischen Bahnen zum Arm verlaufen. Völlig ungenügend ist in physiologischer und anatomischer Hinsicht die alleinige Entfernung des Ggl. stellare. *Smitwick* scheint ihm keine allzu große Bedeutung zuzumessen, da er es unberührt läßt. *Kuntz* macht das Erhaltenbleiben des ersten Thorakalnerven, der sympathische Fasern zum Ggl. stellare sendet, für die Mißerfolge der *Smithwick*schen Operation verantwortlich. Außerdem erhält das periarterielle Nervennetz der A. subclavia, dem man jede Funktion für die Übertragung zentraler Impulse ohne weiteres nicht absprechen kann, beträchtliche Faserbündel aus dem ganzen Verlauf des unteren Hals- und oberen Brustgrenzstranges (*Foerster, Braeuckers* „vasomotorische Hilfsbahn"). Die anatomisch exakte Durchtrennung der sympathischen Versorgung des Armes ist also eine Aufgabe für sich.

Ein weiteres sehr schwieriges Problem, dem man bis heute anscheinend völlig hilflos gegenübersteht, bedeutet die *Verhütung der Regeneration*, die sehr oft ein zunächst ausgezeichnetes funktionelles Ergebnis der Operation wieder zunichte machen kann. *Smithwick* spricht in etwas furchtsamen Respekt von dem „tremendous regenerative power of interrupted sympathetic nerves". Er hat seine Kranken bis über 5 Jahre lang p. op. durch Messung der Hauttemperaturen verfolgt und verschiedene in einem erbitterten Kampf gegen die immer wieder einsetzende Regeneration wiederholt operiert, einen sogar 5mal! (Durchtrennung der Rr. comm. Th_{2-3} + Grenzstrangdurchtrennung unterhalb Th_3; Grenzstrangdurchtrennung unterhalb Th_4; beide Operationen unvollständig und deshalb ohne Erfolg! Grenzstrangdurchtrennung unterhalb Th_2: Vollständiges Rezidiv 5 Monate p. op. Grenzstrangdurchtrennung unterhalb Th_1 + Durchschneidung des R. comm. Th_1: Starker Abfall der Hauttemperaturen 7 Monate p. op. Grenzstrangdurchtrennung unterhalb C_3: Zufriedenstellender Erfolg). Die größte *Gefahr der Regeneration* droht nach seiner Ansicht *am zweiten Thorakalganglion*, da hier die nach der Operation zu überbrückende Strecke von Foramen intervertebrale zum Ganglion nur 1 bis 2 cm beträgt. Auch die 5 cm lange Lücke zwischen dem unteren Schnittende des Grenzstranges und dem „dezentralisierten" zweiten Thorakalganglion scheint kein unüberwindliches Hindernis für regenerierende Fasern zu sein. Unterschiede im Erfolg der „Intraspinal root section" führt *Smithwick* auf die sehr großen Abweichungen im Ursprung der präganglionären Fasern des Armes, die hauptsächlich aus dem zweiten bis dritten Thorakalsegment stammen, zurück. Wenn bei anderen Kranken der Hauptanteil der präganglionären Fasern aus den unteren Thorakalsegmenten des Rückenmarkes entspringt, so ist die größte Gefahr der Regeneration vom distalen Ende des durchschnittenen Grenzstranges zu befürchten. Entfernt man aber die zervikothorakalen Ganglien so rücksichtslos, daß eine Regeneration ausgeschlossen erscheint, so macht die bald einsetzende Überempfindlichkeit der Gefäße gegenüber Adrenalin jede Hoffnung auf einen Dauererfolg illusorisch. Neuerdings neigen amerikanische Chirurgen wieder mehr zur postganglionären Ausschaltung des Armsympathicus, da sie den präganglionären Neuronen gegenüber den postganglionären eine ganz überwiegend große Regenerationsfähigkeit zusprechen (*Tower* u. *Richter*, *Hinsey*). Nach klinischen Beobachtungen fällt die Gefähr der Adrenalinüberempfindlichekit der Gefäße nach postganglionärer Durchtrennung für die Beurteilung des Dauerergebnisses nicht so stark ins Gewicht wie das Risiko einer schnellen Regeneration nach präganglionärer Durchtrennung. Trotzdem ist *Smithwick* sehr optimistisch eingestellt: „Die Kranken verdanken der Operation selbst bei beträchtlichen Regenerationserscheinungen eine erhebliche Besserung ihres Zustandes, da die Regeneration selten vollständig ist." Auch *Leriche* ist auf Grund der Arbeiten von *de Castro* nicht allzu besorgt, da das regenerierende Nervengewebe innerhalb der sich bildenden fibrösen Narben erhebliche Schwierigkeiten in der Wiederherstellung seiner physiologischen Funktionen habe. Der erste Versuch, die Frage der Regeneration sympathischen Nervengewebes experimentell zu klären, scheint von *Brucker* (zit. nach *Egedy* 1937) zu stammen, der feststellte, daß der durchschnittene Halsgrenzstrang täglich um 1 mm wächst. Ein 2,5 cm langer resezierter Abschnitt regeneriert sich nach seinen Beobachtungen innerhalb 25 Tagen vollkommen. 7 Katzen von *Haimovici* u. *Hodes* zeigten einige Zeit nach einer ausgiebigen Operation wieder die Zeichen in Gang kommender Leitfähigkeit des sympathischen Nervengewebes (1940). *Westerbook* u. *Tower* bestätigen im gleichen Jahre mit der *Marchi*- und *Bielschowski*-Färbung eine frühzeitig einsetzende reichliche Wucherung regenerierender Fasern der durchschnittenen Hinterwurzeln von C_7 bis Th_1 bei

16 Katzen. In der amerikanischen Literatur schwanken die Angaben über die zur postoperativen Regeneration erforderlichen Zeiten sehr. Während _White_ u. _Smithwick_ erst nach 10 Monaten die ersten Zeichen wiederkehrender reflektorischer Gefäßfunktionen an den oberen Extremitäten sahen, fanden _Tower_ u. _Richter_ mit ihrem sehr empfindlichen „Psychogalvanometer" bereits 1 Monat nach der Durchtrennung präganglionärer Fasern Veränderungen des Hautwiderstandes, für die sie eine Regeneration verantwortlich machen.

Auch _Simmons_ u. _Sheehan_, die 1939 in einer gründlichen Arbeit über 38 seit 1932 an der _Telford_schen Klinik operierte Hals-, Brust-Ganglionektomien und 29 präganglionäre Grenzstrang-Durchtrennungen berichten, können die darunter festgestellten Rückfälle nicht anders als durch die Annahme einer Regeneration erklären, nachdem andere Möglichkeiten der Deutung (Adrenalin-Überempfindlichkeit, zunehmende lokale Schädigung der Fingergefäße) noch weniger befriedigten. Die autoptische Untersuchung der reparativen Vorgänge im Operationsgebiet konnte bisher mit modernen histologischen Färbemethoden nur in ganz vereinzelten Fällen durchgeführt werden. Den ersten Ansatz dazu hat _Rieder_ 1930 gemacht. Er beschreibt den Krankheitsverlauf bei einer 36jährigen Frau mit schwersten _Raynaud_-Symptomen der Hände, die nach der Operation (periarterielle Sympathektomie der A. subclavia, Resektion des Ggl. cervicale inf. und des Ggl. thorakale I mit einem Teil des Halsgrenzstranges) ein schweres Rezidiv bekam und 1 Jahr p. op. verstarb. Bei der genauesten anatomischen Durchmusterung des Halssitus war kein Anhalt für eine Neubildung von Sympathicusfasern zum Plexus hin zu finden. Wenn auch das anatomisch-histologische Untersuchungsverfahren _Rieder_s den heutigen Anforderungen nicht mehr entspricht, da zur Zeit seiner Veröffentlichung das nervöse Terminalretikulum _Stöhr_s und _Sunder-Plassmann_s noch um Anerkennung zu kämpfen hatte, so hat sich doch seine, auch von vielen anderen Autoren vor und nach ihm verfochtene Ansicht, daß die Nervennetze der Gefäße nach der Operation funktionsfähig bleiben und von ihren übergeordneten Zentren getrennt, autonom arbeiten und die Rezidive verschulden, viel Bestechendes.

Haxton (zit. nach _Voßschulte_) fand bei der Sektion einer Frau, bei der 15 Jahre zuvor die ersten beiden Thorakalganglien links und die oberen Lumbalganglien wegen _Raynaud_scher Krankheit entfernt worden waren, einen vollständigen Grenzstrang, der weder im lumbalen noch im zerviko-thorakalen Teil eine Lücke aufwies. _Voßschulte_ sah 1948 bei 2 nachoperierten Fällen im Bereich des lumbalen Grenzstrangabschnittes an der Resektionsgrenze nur das gewöhnliche Bild eines Neuroms, wie es von spinalen Nerven her bekannt ist. Nach seiner Ansicht darf man diesen Gebilden nicht ohne weiteres die Übernahme der p. op. wiederkehrenden Leitfähigkeit zuschreiben.

Ein sehr interessantes Bild vom funktionellen Verhalten des peripheren vegetativen Nervenapparates hat _Braeucker_ (Zbl. Chir. 1936, 1294) mit seiner „Einheitstheorie", die sich in bewußten Gegensatz zu _Langley_s Neuronentheorie stellt, entworfen. Das vegetative Nervensystem stellt danach ein riesiges einheitliches Netzwerk von synzytialem Aufbau dar, welches über das zentrale und über das geamte periphere Nervensystem und über sämtliche Organe ausgebreitet ist. Nervöse Zentralstellen in den perivaskulären Nervengeflechten, die aufs engste untereinander zusammenhängen und die Bedeutung von Assoziationszentren haben, sollen fördernde und hemmende Impulse in efferenter und afferenter Richtung weiterleiten können. „Durch die Vermittlung dieser Assoziationszentren wird das ganze synzytiale Netzwerk normalerweise auf einen mittleren tonischen Gleichgewichtszustand eingestellt. Die tonische Innervation der peripheren Gefäßzentren wird von den übergeordneter Zentren gehemmt und gezügelt. Wird ein Zentrum infolge Durchschneidung der betreffenden Verbindungsbahn von einem übergeordneten Zentrum abgetrennt, so wird die Hemmung plötzlich aufgehoben, diese Enthemmung äußert sich in dem abhängigen Gefäßbezirk in einer langdauernden Gefäßerweiterung nach ganz kurz vorübergehender Gefäßverengerung. Nach einiger Zeit kehrt ein mittlerer Tonuszustand zurück, der anscheinend dem früheren entspricht." (*Braeucker*). Die funktionelle Stellung des Terminalretikulums ist aber noch nicht im entferntesten experimentell geklärt und alle Schlüsse darüber haben keine Beweiskraft, solange die grundlegende Voraussetzung dazu, das Problem der restlosen sympathischen *Isolierung der Extremität vom Zentrum nicht befriedigend gelöst* ist. Völlig ungeklärt ist auch der eigentümliche Zustand der „Erschütterung" (*Stöhr*) des sympathischen Nervensystems unmittelbar nach der Operation, wo trotz Erhaltenbleibens der zentralen Verbindungen über das Ggl. stellare (nach der *Smithwick*schen Operation) alle Versuche, Zeichen einer zentralen Erregungsleitung nachzuweisen, mißlingen, bis sie in einem Teil der Fälle einige Zeit nach dem Eingriff allmählich und zunächst in abgeschwächter Form wieder erscheinen. *Freeman* untersuchte 1935 plethysmographisch die Größe des Blutdurchflusses in der Hand eines Kranken, bei dem 10 Tage zuvor auf der einen Seite der untere Halsgrenzstrang bis zum zweiten Thorakalganglion einschließlich entfernt worden war. Während auf der unberührten Seite im warmen Wasserbad ein bedeutendes Anwachsen des Blutdurchflusses festzustellen war, änderte sich in der sympathektomierten Hand die Größe des Blutdurchflusses nur ganz unbedeutend. Weder die geringe Größe der Durchströmung im kalten, noch das starke Anwachsen der Durchströmung im warmen Wasser war wie auf der normal innervierten Seite zu sehen. 6 Monate später wurde der gleiche Kranke wieder untersucht, nachdem vorher die Vollständigkeit der Sympathektomie durch die üblichen Teste gesichert war. Jetzt fiel beim Eintauchen der sympathektomierten Hand in kaltes Wasser die Durchströmungsgröße auf einen ganz niedrigen Wert! Die gleiche Beobachtung wurde außerdem an 8 Kranken gemacht.

Zur Abgrenzung der Funktionen, die man allein dem peripheren Nervennetz zuordnen darf, sind noch viele experimentelle Untersuchungen erforderlich, vor allem wird dazu die weitere Klärung der chemisch-hormonalen Stoffwechselvorgänge bei der Erregung sympathischer Fasern nötig sein. Einstweilen sind die Befunde, welche die moderne Histologie der Gefäßinnervation bereithält, wenig ermunternd für den Chirurgen, der die Gefäße einer Extremität völlig „desympathisieren" will. „Daß der Chirurg bei der Ausführung seiner Operationen irgendwelche Bahnen unterbricht, ist sicher. Ebenso sicher ist auch, daß er alle für das fragliche Gebiet in Betracht kommende Bahnen niemals unterbrechen kann. Somit besteht die Möglichkeit, daß vom vegetativen Nervensystem auch noch nach durchgeführter Operation trotz der Augenblickserfolge immer noch schädigende Impulse in das fragliche Gebiet gelangen können. Zum anderen besteht die Möglichkeit, daß das in der Peripherie zweifellos erkrankte nervöse Retikulum durch die Operation gar nicht zur Degeneration gebracht, sondern zunächst nur irgendwie erschüttert wird, sich aber nach Monaten oder Jahren wieder erholt und seine schädigende Einflüsse auf das Gefäßsystem weiterhin ausführt. Nach meinen Untersuchungen an der Darmschleimhaut müssen wir dem peripheren Terminalnetz — ich meine hier nicht den *Auerbach*- oder *Meissner*schen Plexus — wegen der dort vorhandenen interstitiellen Zellen eine erhebliche Selbständigkeit zuweisen. Diese interstitiellen Zellen, die sehr wahrscheinlich als kleine Ganglienzellen zu betrachten sind, kommen auch im Nervennetz der Haut und dem dort befindlichen Gefäßsystem vor. Ich glaube, daß die Entstehung der *Rezidive auf* die erwähnte *Selbständigkeit des peripheren Nerven-*

netzes zurückzuführen ist. Die Aussichten, den sympathischen Tonus vom Vasomotorenzentrum aus bis in die Fingerspitzen hinein durch einen chirurgischen
Eingriff an irgendeiner Stelle völlig unterbrechen zu können, sind und bleiben
meiner Ansicht nach gleich Null" (*Stöhr*, persönliche Mitteilung).

Vielleicht ist die Beurteilung *Stöhr*s etwas zu düster, auf der anderen Seite ist
man aber überrascht, mit welcher Selbstverständlichkeit in der chirurgischen
Literatur immer wieder von einer *Degeneration der sympathischen Bahnen nach
der „Sympathektomie"* gesprochen wird. Sucht man in der Literatur nach experimentellen Unterlagen dazu, so ist nicht schwer einzusehen, daß eine solche *Annahme* bisher noch, *auf recht schwachen Füßen* steht.

Rieder glaubt 1931 auf Grund tierexperimenteller Untersuchungen, daß die Ganglienzellen
am Oesophagus und im *Auerbach*schen und *Meissner*schen Plexus nach Durchschneidung aller
zuführender vegetativer Fasern nicht degenerieren, daß der periphere Ganglienzellapparat
also auch nach Isolierung vom Zentrum lebens- und funktionsfähig bleibt. *Yoshitoshi* konnte
15 Tage nach Vagus-Resektion beim Hund am Terminalretikulum der Magenwand keinerlei
Degenerationserscheinungen wahrnehmen. *Reiser* stellte nach Exstirpation des Ggl. Gasseri
viele Elemente des Terminalretikulums in der Cornea als unverletzt fest, obwohl in gröberen
zuführenden Nervenstämmen 30 Std p.op. ein tiefgreifender Degenerationsprozeß zu Tage
getreten war. Je weiter sich die untersuchten Hornhautnerven der Peripherie näherten, um
so seltener wurden die Degenerationsmerkmale, um schließlich am terminalen Retikulum
restlos zu verschwinden (nach *Stöhr*). Dagegen sprechen Befunde russischer Autoren aus den
Jahren 1935 und 1936. *Falin* fand schon am dritten Tag nach der Exstirpation des Ggl.
cervivale sup. Achsenzylinder- und Markscheidenzerfall der postganglionären Fasern in der
Nickhautmuskulatur der Katze. *Lawrentjew* und *Borowskaja* beobachteten schon 48 Std nach
Durchtrennung des Zervikalstammes kranialwärts vom Ggl. cervicale sup. erste degenerative
Zeichen an den sympathischen Fasern der Nickhautmuskulatur der Katze, nach 72 Std soll
die Zerstörung der feineren Endverzweigungen beginnen. „Am dritten Tag p.op. sind die
Degenerationserscheinungen an kräftigeren Nervenstämmchen deutlicher. Während die
Terminalgeflechte schon weitgehend zerstört sind, laufen an gröberen Nervenbündeln vom
vierten Tag p. op. ab alle Etappen der „*Waller*schen Degeneration" ab." Die beiden Autoren
stellen sich in bewußten Gegensatz zu den Anschauungen der *Stöhr*schen Schule: Sie glauben,
mit ihren Befunden die Selbständigkeit der einzelnen Neutronen bis dicht an die terminalen
Verzweigungen nachgewiesen zu haben, und lehnen die Annahme synzytialer Zusammenhänge
der sympathischen Axone untereinander ab. *Stöhr* hat sich 1941 ausführlich mit dieser Frage
auseinandergesetzt: „Im Gegensatz zu den zerebrospinalen Nerven bringt ein Studium degenerativer Vorgänge an den allerfeinsten vegetativen Nervenelementen außerordentliche Schwierigkeiten mit sich. Bei der außerordentlichen Feinheit der peripheren Neurofibrillen kann es sehr
schwierig werden, degenerierte und normale Elemente voneinander zu unterscheiden. Außerdem ist nicht mit absoluter Sicherheit festgestellt, daß die degenerativen Vorgänge in dem
synzytial konstruierten vegetativen Nervensystem genau nach dem gleichen Modus wie beim
zerebrospinalen ablaufen. Wahrscheinlich ist sich noch niemand restlos darüber klar geworden, mit welch groben Fäusten er das Nervensystem mit einer Durchschneidung der
Rr. communicantes bearbeitet und was er dabei alles zerstört. Ich selbst habe noch nicht
vermocht, mir auch nur eine annähernd brauchbare theoretische Vorstellung von der morphologischen Bedeutung eines solchen Eingriffes zu verschaffen." „Mit allergrößter Wahrscheinlichkeit ist jede einzelne Zelle sämtlicher Körperarterien mit dem Nervensystem verbunden.
Es gibt somit gar keine entnervten Arterien, geschweige denn entnervte Organe oder Extremitäten. Bei der periarteriellen Sympathektomie braucht das nervöse Terminalretikulum infolge seiner synzytialen Konstruktion nicht völlig zu degenerieren. Gewinnen regenerierte
Fortsätze der Grenzstrangganglien wieder Anschluß an das Terminalretikulum, so kann es zu
Rezidiven kommen." „Die Frage, ob sich ein Blutgefäß völlig denervieren läßt, ist überaus
schwer zu beantworten. Man darf jedenfalls nicht ohne weiteres eine Degeneration sämtlicher
Vasomotoren nach Durchschneidung der zuführenden Nervenstämme als eine selbstverständlich gesicherte Tatsache in Rechnung setzen. Chirurgische Methoden bestehen in einer Ausschaltung großer Teile der Gefäßnerven, ohne daß damit eine völlige Denervierung des Gefäßes erzielt werden könnte". (*Stöhr*).

Experimentelle Untersuchungen, die für eine selbständige Funktion des peripheren Nervennetzes sprechen, liegen nicht in großer Zahl vor. *Krogh* beobachtete
nach Durchschneidung der übergeordneten vasokonstriktorischen Fasern an den
Gefäßen der Schwimmhaut des Frosches eine nur vorübergehende Vasodilatation,
die sich aber innerhalb weniger Tage auf den normalen Tonus wieder einstellte.

Die durch chemische oder mechanische Reize ausgelösten lokalen Vasomotorenreaktionen der Schwimmhaut waren nach Durchschneidung der zuführenden Nervenwege nur vorübergehend behindert, aber nicht völlig verschwunden, sie stellten sich später in praktisch normaler Empfindlichkeit und Stärke wieder her, obwohl eine Regeneration der exstirpierten Ganglien nicht wieder eingetreten sein konnte. Auch *Schörcher* billigt 1940 auf Grund der Tatsache, daß sich in einem auf zentral angreifende schweißtreibende Mittel anhydrotisch bleibenden Hautgebiet nach der Sympathektomie immer noch, wenn auch mit der Zeit in abnehmendem Ausmaß, mit Pilocarpin Schweiß erzeugen läßt, dem peripheren sympathischen Zellnetz weitgehende Selbständigkeit zu, das nach der Isolierung vom Zentrum die Gefäßregulationen autonom übernimmt. Für einen Angriffspunkt des Pilocarpins direkt an den Schweißdrüsen ohne Vermittlung des vegetativen Nervensystems liegen keine Beweise vor. „Widerspruchslos lassen sich die Untersuchungsergebnisse durch die Annahme eines peripheren sympathischen Zellnetzes erklären. Die Nervenfasern dieses Netzes bleiben auch nach der Durchschneidung und Degeneration der langen sympathischen Bahnen durch Pilocarpin erregungsfähig und rufen geringe Schweißbildung hervor. Zur Vervollständigung des Bildes sei noch auf die frühen Versuche von *Goltz* (Pflügers Arch. 8, 460, 1874) hingewiesen, der nach Durchschneidung des Rückenmarkes unterhalb der Medulla oblongata, Zerstörung des unteren Rückenmarkes und Durchtrennung des Grenzstranges nacheinander, jedesmal eine vorübergehende Gefäßerweiterung in der Peripherie mit Absinken des RR. im Tierversuch beobachtete, die aber immer nach einiger Zeit wieder völlig ausgeglichen wurde. Man muß also annehmen, daß der normale periphere Gefäßtonus keine einheitliche Größe darstellt, sondern aus mehreren Komponenten zusammengesetzt ist (medulläre, spinale und periphere sympathische Vasomotorenzentren). Als unterste Stufe erscheint dann der vegetative Eigentonus des peripheren Gefäßretikulums.

Überblickt man die bisher über das periphere Zellnetz vorliegenden Befunde, so wird klar, daß der *Sinn des chirurgischen Eingriffes nie darin liegen* kann, die *Extremitätengefäße völlig zu „entnerven"*. Die Entscheidung der Frage, ob sich Operationen am Sympathikus bei peripheren Gefäßerkrankungen ihren endgültigen Platz innerhalb der Gesamtchirurgie sichern können, oder ob sie nicht eines Tages völlig durch chemisch-pharmakologische Behandlungsmethoden abgelöst werden, wird im wesentlichen davon abhängen, nach welcher Richtung sich das physiologische Experiment entscheidet, für die zentrale Auslösung des Arteriolenspasmus im Sinne des ersten Beschreibers der *Raynaud*schen Krankheit (1862) oder für die Theorie der lokalen Entstehung des Spasmus an den isoliert erkrankten Fingerarterien, für die der englische Physiologe *Lewis* seit 1928 eingetreten ist. Außer der weiteren Vervollkommnung der chirurgischen Technik zur vollständigen und dauerhaften Isolierung der vegetativen Extremitätenversorgung vom Zentrum wird die Klärung der Frage wichtig sein, ob das periphere Zellennetz wirklich imstande ist, von sich aus Symptome im Sinne des *Raynaud*schen Dreiphasensyndroms hervorzurufen, wie verschiedene Autoren annehmen. Es gibt aber keinen Zweifel darüber, daß ein auch physiologisch-chemisch und hormonal so tief verankertes Problem wie das der spastischen Gefäßerkrankungen ohne weitere intensive Erforschung von dieser Seite aus nicht gelöst werden kann.

Zusammenfassung.

Die Entwicklung der Sympathikus-Chirurgie des Armes gehört zu den reizvollsten und interessantesten Kapiteln der modernen Chirurgie, da sie als Musterbeispiel einer fruchtbaren Zusammenarbeit mit den Vertretern anderer Disziplinen, vor allem der Physiologie, gelten darf, wobei die Chirurgie selbst einen großen Teil physiologischer Forschung übernehmen und auf diese Weise ihrerseits die Physiologie wieder befruchten konnte. Beim Studium der Literatur kann man sich einem Gefühl ehrfurchtsvollen Staunens über das Ausmaß an mühevollster und scharfsinniger physiologischer, chirurgischer, anatomischer und pharmakologischer Forscherarbeit nicht entziehen, die der Natur immer wieder neue Erkenntnisse entrissen hat. Die Chirurgie ist heute nach einer glanzvollen Entwicklung ihrer Technik an einem Punkt angelangt, wo sie auf entscheidende Anregungen und Unterstützung von anderen Disziplinen der Medizin wartet oder sich diese von dort holen muß, um ihre schon vorbereitete Technik zum Wohle der Kranken unter neuen Gesichtspunkten und weitergesteckten Zielen einsetzen zu können. Die Fortschritte mit Hilfe des Penicillins und die Entwicklung der modernen Hochdruck-, Herz- und Lungenchirurgie sind beredte Zeugnisse dafür. Mit der hier vorgelegten Arbeit sollte gezeigt werden, wieweit die Erforschung der Grundlagen einer chirurgischen Behandlung peripherer Gefäßkrankheiten des Armes fortgeschritten ist und in welcher Richtung noch ungelöste Probleme liegen. Die Auswirkungen einer Sympathikus-Operation auf den peripheren Kreislauf lassen sich unter zwei großen Gesichtspunkten zusammenfassen:

1. Auf der *Unterbrechung der sympathischen Reizleitung vom Zentrum zur Peripherie* beruht der Ausfall zentral ausgelöster Vasomotoren-, Sudomotoren- und Pilomotorenreflexe, d. h. die *Extremität scheidet aus dem Aufgabenbereich der zentralen Thermoregulation aus*, der Hautwiderstand ist hoch, die psychogalvanischen Reflexe fallen aus.

2. Die *maximale Eröffnung der Arteriolen* erhöht die Strömungsgeschwindigkeit, damit die Sauerstoffsättigung des Blutes im Kapillarraum und die Hauttemperatur, die Hautfarbe wechselt von zyanotischer Tönung zu einem frischen, hellen Rot hinüber. Außerdem läuft die reaktive Hyperämie viel schneller als vor dem Eingriff ab, ein Beweis, daß sie nicht nur durch die Stoffwechselvorgänge allein, sondern auch nervös gesteuert wird. Als Wichtigstes verdankt der Kranke der Operation Befreiung von sehr quälenden anoxämischen Schmerzen.

Zu den schwierigsten Problemen gehört die Analyse der häufigen, sehr enttäuschenden *Rückfälle*. Bei der Verfolgung dieser Frage hat die moderne Histologie gezeigt, daß die Chirurgie in ihrer ursprünglichen Absicht auf ein Ziel lossteuerte, das ihr wohl immer unerreichbar bleiben wird: Die völlige „Denervierung" des Armes. Sie ist aus zwei Gründen unmöglich: Unterbricht man die ganze postganglionäre Reizleitung zum Arm durch die rücksichtslose zerviko-thorakale Ganglionektomie, so macht die starke postoperative Überempfindlichkeit der Gefäße auf Adrenalin jeden Dauererfolg zunichte. Sucht man aber, was technisch sehr schwierig ist, die präganglionären Fasern für sich allein zu durchtrennen, so läßt die sofort einsetzende Regeneration jede Hoffnung auf einen Dauererfolg illusorisch erscheinen. Zwischen beiden Gefahren muß man hindurchsteuern. Man wählt deshalb heute eine Operationsmethode, die dem Arm eine postganglionäre Verbindung über das Ggl. stellare erhält und bewußt auf die völlige vasomotorische Isolierung des Plexus brachialis verzichtet, indem sie den ersten R. comm. albus, dessen Rolle noch nicht ganz geklärt zu sein scheint, unberührt läßt. Die Regenerationsgefahr hofft man dabei durch Verlagerung der „dezentralisierten" Ganglien Th_2 u. Th_3 in die Thoraxmuskulatur und außerdem durch Umhüllung mit Silk bannen zu können.

Das dritte jetzt noch nicht ganz übersehbare Moment liegt in der funktionellen *Selbständigkeit des peripheren nervösen Terminalretikulums*, dessen Rolle bis heute experimentell noch nicht genügend geklärt ist. Hier hat die neuzeitliche Histologie mit der Darstellung eines ungeheuer fein und weit verzweigten nervösen

Zellnetzes nicht nur dem Chirurgen ein sehr überraschendes „Halt" entgegengesetzt, sondern auch die klassische Neuronentheorie *Langleys*, die sich schon auf histologische Befunde mit der *Golgi*-Methode stützen zu können glaubte, schwer erschüttert. Die Situation, in der sich der Chirurg heute befindet, wird etwas drastisch, aber treffend durch *Stöhrs* bekanntes Wort vom „Schwertstreich in das Dornengestrüpp des Sympathikus" charakterisiert. Sollte das periphere Terminalretikulum imstande sein, nach einer gewissen Erholung von dem Schlag der Operation von sich aus die *Raynaud*schen Farbphänomene zu produzieren, so wird die Ausarbeitung der entscheidenden Waffe in der Hand der Pharmakologie liegen, der mit der Darstellung des Priscols und dehydrierter Mutterkornalkaloide schon beachtliche Fortschritte, leider bisher noch ohne Dauererfolg, gelungen sind. Das ganze Problem der peripheren Gefäßerkrankungen ist ja außerdem noch sehr tief physiologisch-chemisch und hormonal verankert, eine Seite, die in der vorliegenden Darstellung nicht berücksichtigt werden konnte.

Zum Schluße darf ich Herrn Prof. Dr. *Kramer* für die selbstlose Überlassung der Apparatur und die vielfachen Anregungen, Herrn Prof. Dr. *Zenker* für seine weitherzige und großzügige Förderung der Arbeit meinen ergebensten Dank aussprechen. Außerdem bin ich Fräulein von *Hohenthal* für ihre sorgfältige Mitarbeit sehr zu Dank verpflichtet.

VII. Die Osteomyelitis des Schädeldaches*.

Von

Friedhelm Scherer - Marburg/Lahn.

Mit 28 Abbildungen.

Inhalt.

Literatur.

Adson, A. W.: The tretement of cranial osteomyelitis and brain abscess. Ann. Surg. 108, 499. Ref.: Zbl. Chir. **1940**, 1063.

Apffelstaedt, O.: Beitrag zum Krankheitsbild der Osteomyelitis cranii rinogenen Ursprungs. Arch. Ohr suw. Hk. **144**, 315 (1938).

Aschoff, L.: Pathologische Anatomie II. Jena 1936.

Axhausen, G., u. *F. Kramer:* In Borchard-Schmieden, Kriegschirurgie Leipzig 1917.

Baumgartner, J.: Ostéomyélite aïgue primitive du crâne chez un nourrison. Revue méd. Suisse rom. 40, 12. Ref. Zbl. Chir. **1921**, 873.

Becker, A.: Zur Osteomyelitis der flachen Schädelknochen. Hals- usw. Arzt 1, 61 (1948).

Brock, W.: Beitrag zur Lehre von der sogenannten otogenen akuten progressiven Osteomyelitis des Schläfenbeins beim Kinde. Verh. der S. W. D. Hals- usw. Ärzte **1931**, 77.

Cohen, I.: Osteomyelitis of the skull. Ann. Surg. 97 (1933). Ref. Zbl. Chir. **1933**, 21, 61.

Dandy: Hirnchirurgie. Leipzig 1938.

Decloux, P., G. Patoir u. *H. Brédine:* Diffuse Einwanderungsosteomyelitis der Schädelknochen auf Grund von Nebenhöhlen- und Ohreiterungen. Zbl. radiol. **22**, 450 (1936).

Eicken, v. K.: Bericht über einen Fall von Osteomyelitis des Schädeldaches. Zbl. Hals- usw. Hk. **14**, 109 (1930).

Esch, A.: Diffuse Osteomyelitis der platten Schädelknochen im Anschluß an Nasennebenhöhlenentzündungen. Zbl. Hals- usw. Hk. **21**, 162 (1929).

Feist, G. H.: Akute Osteomyelitis der platten Schädelknochen. Zbl. Chir. **1938**, 1442.

Fischer, H.: Die Osteomyelitis traumatica purulenta cranii. Dtsch. Z. Chir. **56**, 449 (1900).

Franchini, Y.: Osteomyelitis invasiva de los huesos planos del crâneo. Sem. méd. 1925, 35. Ref. Zbl. Chir. **1926**, 17, 88.

Grünwald, L.: Otitis und Osteomyelitis. Z. Hals- usw. Hk. **2**, 139 (1922).

Guleke, N.: In *Kirschners* Operationslehre. III/1. Berlin 1935.

v. Haberer, H.: Diagnostische und therapeutische Irrtümer in der Chirurgie. Leipzig 1923.

---

* Aus der Chirurgischen Universitäts-Klinik, Marburg/Lahn.
(Direktor: Professor Dr. *O. Wiedhopf* †.)

Haymann, L.: Über endocranielle Komplikationen des Mittelohres und der Nasennebenhöhlen. Münch. Med. Wschr. **1932**, 874.

Hinterstoisser: 12. Tagung der südostdeutschen Chirurgenvereinigung, 1926. Zbl. Chir. **1926,** 1200 (Kongreßbericht).

Hogewind, F.: Osteophlebitis der Schädelknochen mit perakutem Verlauf bei akuter Entzündung der Stirnhöhle. Arch. Ohr- usw. Hk. **105,** 54 (1920).

Huebschmann, P.: Über Osteomyelitis. Münch. Med. Wschr. **1942,** 1057.

Joschko: 29. Tagung der südostdeutschen Chirurgenvereinigung 1936. Zbl. Chir. **1937** 120 (Kongreßbericht).

Just, E.: Osteomyelitis aspergillina des Stirnbeines. Mitt. Grenzgeb. Med. u. Chir. **43,** 108 (1932).

Kallenbach, A.: Die Schädelosteomyelitis. Bruns Beitr. klin. Chir. 128, 3. Ref. Zbl. Chir. **1924, 76.**

Kaufmann, F.: Handbuch d. Unfallmedizin II. Stuttgart 1932.
— Lehrbuch der spez. Path. Anatomie II. Berlin und Leipzig 1922.

Kilian, G.: Die Thrombophlebitis des oberen Längsblutleiters nach Entzündung der Stirnhöhlenschleimhaut. Z. Ohrenhk. **37,** 343 (1900).

König, F., u. *G. Magnus:* Handbuch d. ges. Unfallheilkunde I. Stuttgart 1932.

Köbcke, H.: Das Schädelhirntrauma. Leipzig 1944.

Krause, F.: Hdb. d. ärztl. Erfahrung im Weltkriege 1914—1918, I. Leipzig 1922.

Krainz, W., u. *F. J. Lang:* Die Osteomyelitis des Schädeldaches. Wien. Klin. Wschr. **1938,** 1030.

Krücke, W., u. *H. Lepp:* Über fortgeleitete odontogene Schädelosteomyelitis mit Hirnabsceß. D. Z. Z. **1947,** 581.

Küttner, H.: Breslauer Chirurgen-Gesellschaft 1928. Zbl. Chir. **1928,** 1010 (Kongreßbericht).

Ladewich, W.: Über eine intrauterin entstandene umschriebene Osteomyelitis des Schädeldaches. Virchows Arch. **289,** 395 (1933).

Lange, G.: Internat. Zbl. Ohrenhk. **40,** 229 (1935) (Kongreßbericht).

Lannelongue: De l'Ostéomyélite (Paris 1879) zit. nach *Krücke* u. *Lepp.*

Lauche: In Henke-Lubarsch, Hdb. d. Path. Anatomie 9/4. Berlin 1939.

Laurens: Précis de Pathologie chirurgicale II. Paris 1938.

Leroux, L.: Osteomyelite envahissante de l'os frontale. Ann. d'Oto-Laryng. **12,** 1255 (1936). Ref. Zbl. Ohr- usw. Hk. **28,** 302 (1937).

Lysholm, E.: Spez. Chir. d. Gehirnkrankheiten. Neue Dtsch. Chir. 50, 3. Stuttgart 1941.

Macmillan, A. S.: Schädelosteomyelitis nach Stirnhöhlenentzündung. J. amer. med. Assoc. **115,** Nr. 14 (1940). Ref. Zbl. Chir. **1941,** 790.

Marek, F.: Über postoperative Schädelosteomyelitis. Arch. klin. Chir. **181,** 78 (1935)

Markus, H.: Beitrag zur Kenntnis der Schädelosteomyelitis infolge der Nasennebenhöhlen. Münch. Med. Wschr. **1941,** 1105.

Marx, H.: Kurzes Handbuch der Ohrenheilkunde. Jena 1947.

Metge, E.: Zur Kasuistik der akuten Osteomyelitis des Schädeldaches, insbesondere bei Erwachsenen. Dtsch. Z. Chir. **178,** 133 (1923).

Miodowski, F.: Beitr. z. Pathogenese u. path. Histologie des Hirnabscesses. Arch. Ohr- usw. Hk. **77,** 298.

Móczár, L.: Tödliche akute dentale Infektionen (Konklusionen aus 24 Todesfällen). Z. Stomat. **1932,** 651.

Molineus, G.: Osteomyelitis und Unfall. Chir. **1929,** 1048.

Mollison, W. M.: Akute Osteomyelitis des Stirnbeines bei akutem Stirnhöhlenempyem. Internat. Zbl. Laryng. usw. **35,** 114 (1918).

Mosher, H. P.: Die Stirnbeinosteomyelitis als eine Komplikation der Stirnhöhlenentzündung J. amer. med. Assoc. **115,** Nr. 14 (1940). Ref. Zbl. Chir. **1941,** 791.

Petit-Dutaillis: Précis de Pathologie chirurgicale, II. Paris 1938. Zit. nach *Krücke* u. *Lepp.*

Prießnitz, O.: Ist die konservative Therapie nach Starkstromverletzung des Schädels immer berechtigt? Münch. Med. Wschr. **73,** 24 (1948).

Psenner, L.: Die Osteomyelitis der Schädelkapsel. Fschr. Röntgenstr. **63,** 141 (1941).

Rahm: 29. Tagung der südostdeutschen Chirurgen-Vereinigung 1936. Zbl. Chir. **1937,** 119.

Rosenburg, G.: Osteomyelitis und Unfall. Arch. orthop. usw. 21, 595.

Scheinziß, M. W.: Zur Kasuistik der akuten infektiösen Osteomyelitis speziell der Schädelknochen. Bruns Beitr. klin. Chir. **65,** 172 (1909).

Schilling, R.: In Denker-Kahlers Hdb. d. Hals- usw. Hk. II. Berlin-München 1926.

Schmidt, H.: Osteomyelitis der platten Schädelknochen, insbes. des Stirnbeines. Arch. Ohr- usw. Hk. **143,** 115 (1937).

Schmitt, A.: Osteomyelitis und Unfall. Bruns Beitr. klin. Chir. **133,** 144 (1925).

Schmidt, M. B.: Allgemeine Pathologie u. path. Anatomie der Knochen. Erg. Path. V (1898).

Schöne, G.: Zur Pathologie der Schädelknochen. Zbl. Chir. **1936,** 1073.

Schröder, F.: Diffuse Osteomyelitis der Schädelkapselknochen im Anschluß an eine Nasennebenhöhlenerkrankung. Chirurg **1934**, 412.

Singer, L.: Das path.-anat. Bild eines oral entstandenen subtemporalen Abscesses mit Einbruch in das Gehirn. Dtsch. Mschr. Zahnhk. **46**, 345 (1928).

Sitzen, A. E.: Über die Osteomyelitis des Schädelknochens. Mschr. Ohr- usw. Hk. **72**, 729 (1938).

Stoïan-Catasco: Primäre Osteomyelitis des Schädels mit Hirnabszeß und Aphasie. Gleichzeitige chir. u. intern. Behandlung. Bull. Soc. nat. Chir. Paris **1934**, 1. Ref. Zbl. Chir. **1934**, 2480.

Teodonio, A.: Osteomyelitis des Stirnbeins. Policlinico Sez. prat. **1929**, 26. Ref. Zbl. Chir. **1936**, 1383.

Tillmann: Schädelknochen und Gehirn. Arch. klin. Chir. **118**, 201 (1921).

Wanke, R.: Pathologie der Schädelknochen. Zbl. Chir. **1936**, 1072.

Warren, Ch. W.: Osteomyelitis of the frontal bone secundary to acut infection of both frontal sinuses. Med. J. Austria Bd. 2, Nr. **19**, 493. Ref. Zbl. Ohr- usw. Hk. **5**, 94 (1924.

Weingärtner, R.: Osteomyelitis des Stirnbeines. Internat. Zbl. Laryng. **35**, 208 (1919).

Willich, C. Th.: Der Hirnabsceß. Neue Dtsch. Chir. **48**, 1. Stuttgart (1930).

Wilmoth: Précis de Diagnostic chirurgical I. Paris 1937. Zit. nach *Krücke* u. *Lepp.*

Wullstein u. *Wilms:* Lehrbuch der Chirurgie I. Jena 1919.

Zuckerkandl, E.: Normale u. path. Anatomie der Nasenhöhle I. Wien und Leipzig 1893.

Einleitung.

Vergleicht man die nahezu unübersehbare Literatur über die Osteomyelitis der Röhrenknochen mit der über die Schädelosteomyelitis, so könnte man daraus unschwer auf eine außerordentliche Seltenheit dieser Erkrankung, aber auch auf ein geringes Interesse an ihr von seiten der Chirurgen schließen. Tatsächlich ist in der uns zur Verfügung stehenden chirurgischen Literatur keine ausführliche und zusammenfassende Arbeit über sie zu finden, und auch die einschlägigen chirurgischen Lehrbücher begnügen sich nur mit kurzen Abschnitten, desgleichen auch die Handbücher der Pathologischen Anatomie. Um so mehr haben sich die Hals-Nasen-Ohren-Ärzte mit ihr beschäftigt, da sich hier ja beide Fachgebiete eng berühren.

Lannelongue hat 1879 wohl als Erster auf die Osteomyelitis der platten Knochen und die besonders des Schädeldaches aufmerksam gemacht. In der vorantiseptischen Zeit bezeichnete man sie als „Ostitis cranii purulenta traumatica". Seither ist die spärliche Literatur weit verstreut, und erst mit dem Aufschwung der Hirnchirurgie beginnt aus begreiflichen Gründen das Interesse an ihr zu steigen. Wenn auch der Einzelne sogar während einer langen Zeit chirurgischer oder pathologisch-anatomischer Arbeit nur über eine geringe Zahl von Erkrankungen und ausreichend beobachteten Fällen verfügt — *Lauche* selbst sezierte nur einen Fall — und aus diesem Grunde vielfach eine Veröffentlichung für nicht wichtig genug gehalten wurde, bei anderen Fällen aber, die ad exitum kamen, eine solche gescheut wurde, so darf man ohne weiteres daraus noch keinen endgültigen Schluß über die tatsächliche Seltenheit der Erkrankung schließen. Sicher ist nur ein ganz geringer Teil der geheilten und besonders der tödlich ausgegangenen Fälle zur Veröffentlichung gekommen. Während *Scheinziß* u. *Petit-Dutaillis* die prozentuale Häufigkeit ihres Auftretens mit 0,5% angeben und *Kallenbach* in der Gießner Chirurgischen Klinik in 14 Jahren nur 3 Fälle sah und bis 1923 aus der Literatur nur 22 sichere Erkrankungsfälle zusammenstellen konnte, berichten *Krainz* u. *Lang* aus Innsbruck über 8 tödlich verlaufende Fälle unter 2500 Leichenöffnungen innerhalb von 4 Jahren; dazu kommen noch 3 milde verlaufende Formen, die nur als Zufallsbefund entdeckt wurden, während zur selben Zeit 7 schwere und ein leichter Fall von Schädelosteomyelitis in klinischer Behandlung standen. Auch *Sitzen* glaubt, daß sie gar nicht so selten ist, daß nur ein Teil zur Behandlung kommt, während der andere nicht diagnostiziert wird oder sogar spontan ausheilt. Diese spontan zur Heilung kommenden Fälle seien zwar nur selten beobachtet worden, seien aber wahrscheinlich viel häufiger. Er glaubt, daß z. B. bei einer eitrigen Sinusitis öfter der Knochen mit ergriffen sei, der Prozeß aber nach operativer Beseitigung des Nebenhöhlenherdes wieder ausheile. Er stützt diese Ansicht auf die wahllose Untersuchung von 100 Schädeln, bei denen er 3 mal eine Osteomyelitis fand.

1. Anatomische Vorbemerkungen und Pathologische Anatomie.

Bevor wir näher auf die Pathogenese eingehen, seien zunächst einige wichtige anatomische Bemerkungen vorausgeschickt, die zum Verständnis der pathologischen Vorgänge notwendig sind, und in denen auch die Erklärung dafür zu suchen ist, daß die Osteomyelitis des Schädelknochens wesentlich anders verläuft als die der Röhrenknochen. Seine Spongiosa bildet ein weitmaschiges Geflecht von platten- und röhrenförmigen Knochenbälkchen mit einem ausgeprägten System von Venen, die 1826 *Breschet* zum erstenmal dargestellt hat, und die daher auch nach ihm benannt sind. Sie wurden 1925 von *Wischnewski* ergänzt und unter anderen von *v. Eicken* u. *Schilling* bestätigt. Sie füllen die großen Hohlräume der Diploe fast ganz aus, und da sie mit ihrer Wandung, die nur aus einer dünnen Endothellage als Intima besteht, und deren direkte Fortsetzung sie darstellen, dem dünnen Endost nahezu überall anliegen, imponieren sie im leeren Zustand oft nicht als Gefäße. Dieser Ansicht *Breschet*s, daß die Gefäßwände dem Knochen unmittelbar anlägen, widerspricht *Kobel* (zit. nach *Apffelstaedt*); er glaubt, daß sie überall von Markraum umgeben sind. *Wischnewski* erklärt diese gegensätzlichen Meinungen damit, daß sich mit zunehmendem Alter die Marksubstanz zurückbildet, die nach der Peripherie zu immer mehr abnehme. Diese Diploëvenen bilden eine direkte Fortsetzung der Venen des inneren und äußeren Schädels, und stellen den Abflußweg des venösen Blutes aus dem Mark zum übrigen Venensystem der Außen- und Innenfläche des Schädels dar. Einige von ihnen, welche nach der duralen oder periostalen Seite den Knochen verlassen, treten direkt in die Dura oder das Periost über (*Schmidt*). Ein anderer Teil mündet über die Emissarien in den großen venösen Kreislauf. Klappen werden bei ihnen nicht gefunden. Da sie sogar die Nahtverbindungen überschreiten — was übrigens bei Jugendlichen von *v. Eicken* bestritten wird, aber von *Disse* u. *Schmidt* histologisch nachgewiesen ist —, bilden sie eine Verbindung von einem Knochen zum anderen, und ermöglichen so die Infektion auch eines vom ursprünglichen Entzündungsherd entfernt liegenden Knochens. *Breschet* gibt bei individueller Verschiedenheit 4 Venen auf jeder Seite an, ohne daß allerdings eine Gesetzmäßigkeit vorhanden ist (*Wanke*).

a) Vena dipl. frontalis, die in die Vena frontalis und den Sinus sagitalis superior mündet.

b), c) Vena dipl. temporalis ant. et post., die über die Vena temporalis profunda in den Sinus spheno-parietalis bzw. transversus mündet.

d) Vena dipl. occipitalis, die in die Vena occipitalis und den confluens sinuum mündet (s. Abb. 1 u. 2).

Wie zu ersehen ist, münden sie in ihrem weiteren Verlauf vor allem an dem hinteren Abschnitt der occipitalen Schuppennaht und an der Schläfenbucht in die Venen der Kopfweichteile, während sie im Schädelinnern in den *Pacchion*ischen Granulationen mit den Venen der Gehirnhäute und z. T. direkt mit dem Sinus in Verbindung treten (*Apffelstaedt*).

Wanke u. *Schöne* haben sie auch röntgenologisch dargestellt und weisen ebenfalls auf die Wichtigkeit ihrer genauen Kenntnis für die Beurteilung phlebitischer Prozesse am knöchernen Schädel und die Ausbreitung von Entzündungen hin.

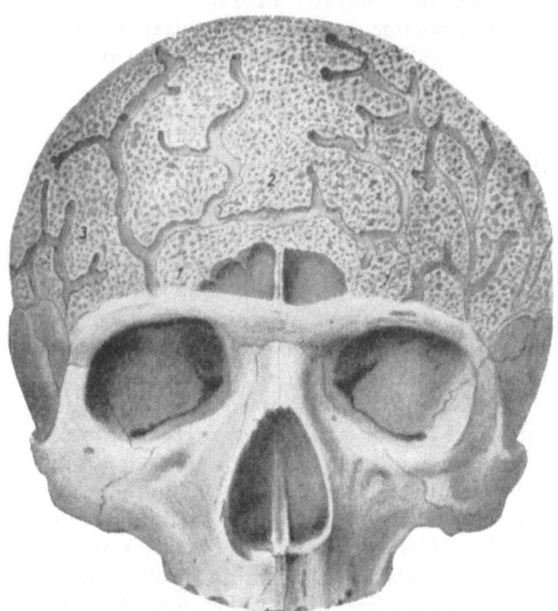

Abb. 1. Verteilung der *Breschet*schen Diploëvenen. 1 ﹐V. dipl. frontalis anterior, bei 2 der linke und rechte Ast miteinander verbunden. 3 V. dipl. posterior. (Nach *Breschet*.)

Ebenso groß ist auch ihre Bedeutung für die Entstehung epiduraler und subperiostaler Abszesse, wie wir später sehen werden. Neben diesen Venenübertritten gibt es auch noch andere in Form kleiner Venen, die eine Strecke im Bindegewebe der Naht verlaufen, um dann in den anderen Schädelknochen einzutreten. *Schmidt* hat sie an Serienschnitten nachgewiesen (s. Abb. 3).

Die arterielle Versorgung des knöchernen Schädels erfolgt durch Gefäße der Weichteile des äußeren und inneren Schädels über die Foramina nutritiva bis zur Aufspaltung in kleine und kleinste Arterien, wobei nach den Untersuchungen von *Schmidt* das Stirnbein am besten versorgt wird und daher am häufigsten auf hämatogenem Wege infiziert werden

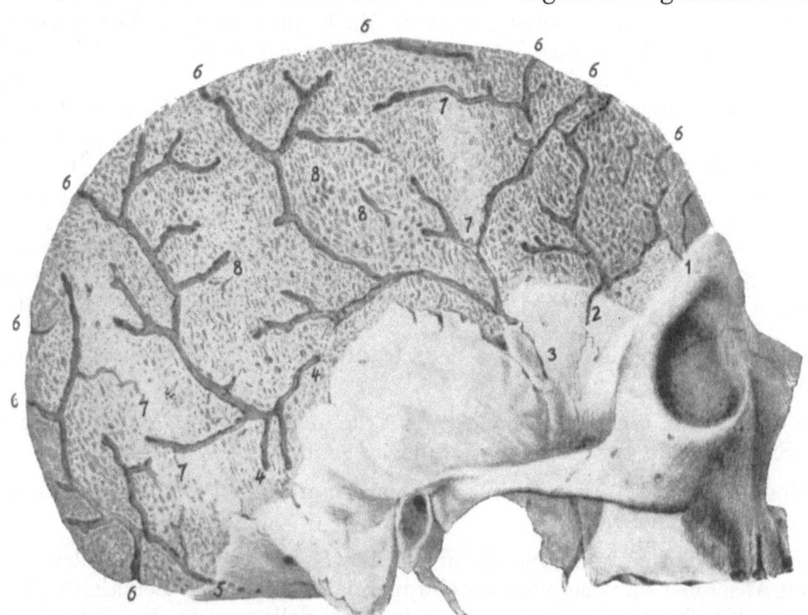

Abb. 2. Verteilung der *Breschet*schen Diploëvenen. 1 V. dipl. frontalis anterior; 2 V. dipl. frontalis posterior; 3 V. dipl. temporalis anterior; 4 V. dipl. temporalis posterior 5 V. dipl. occipitalis. (Nach *Breschet*.)

soll. Wesentlicher jedoch erscheint ihm, daß der Blutstrom aus den Arteriolen ohne Überleitung über ein Kapillarnetz (*Disse*) direkt in ein großes voluminöses venöses Hohlraumsystem gelangt. Durch den Wechsel enger Stellen mit weiten Räumen soll eine bedeutende Verlangsamung des Blutstromes im Knochenmark entstehen, die ihrerseits wieder ein längeres Verweilen der mitgeführten Keime und Giftstoffe im Markraum bedingen und dadurch ihre Festsetzung an dieser Stelle begünstigen soll. Diese Deutung scheint uns aber praktisch nicht verwertbar zu sein, so einleuchtend sie auch ist. Wir werden später noch näher darauf eingehen.

Eine besondere Beachtung bedarf auch der Aufbau der Formelemente in den Markräumen des Schädels, deren Bedeutung für den Ablauf aller Entzündungsvorgänge im Schädelknochen besonders von *Schmidt* in eingehenden histologischen Studien festgestellt wurde. Das Knochenmark enthält im wesentlichen Blutgefäße, Knochenmarksriesenzellen, Fett- und Plasmazellen, Lymphozyten, Erythrozyten, Leukozyten und deren

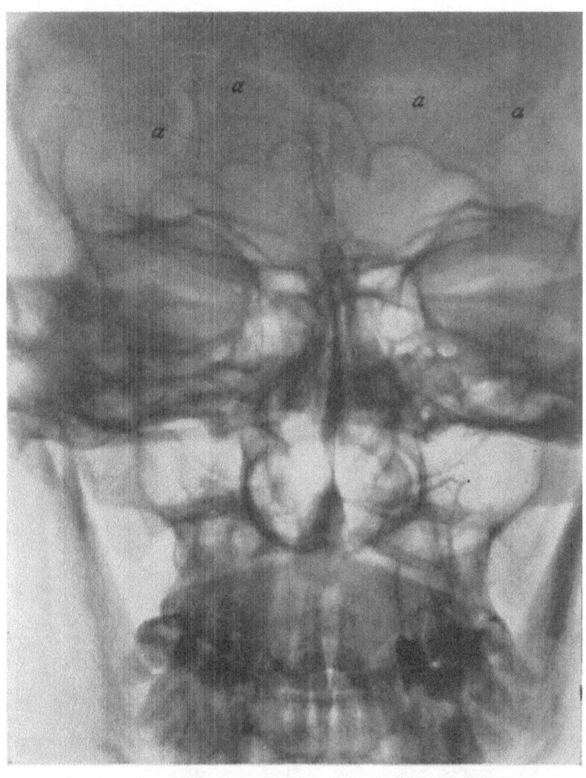

Abb. 3. *Breschet*sche Venen im Röntgenbild (a). (V., H 38j. M.) (Nach *Schmidt*.)

Vorstufen, dagegen fehlen fast völlig elastischeFasern und Bindegewebe, also leim- und fibrillenbildendes Gewebe (agiles Gewebe) (s. Abb. 4).

Wird dieses Mark z. B. auf hämatogenem Wege infiziert, so kommt es zunächst zu seiner Nekrose und zur Eiterbildung. Dann wuchert aus der noch gesunden Umgebung Granulationsgewebe, bestehend aus Fibroblasten und jungen Gefäßsprossen in diese Räume hinein und nagt, wo es dem Knochen anliegt, diesen durch Osteoklasten an und bricht als Granulationspfropf durch die Knochengefäßkanälchen zur Oberfläche hervor. (s. Abb. 5).

Dies ist wichtig, denn die Perforationsstellen der Tabula externa brauchen keineswegs identisch zu sein mit etwa vorhandenen Frakturlinien, sondern sie können fernab von ihnen liegen. Dieses Granulationsgewebe ist aber nicht, wie dies bei der Osteomyelitis der Röhrenknochen der Fall ist, in der Lage, auf die Dauer allseitig eine scharfe Demarkierung zwischen zerstörtem totem Knochen und noch gesundem Gewebe herbeizuführen, sondern es bildet sich sehr frühzeitig in Narbengewebe um. Damit hört der Knochenabbau, der bisher im Vordergrund stand, auf, da diesem Narbengewebe die Osteoklasten fehlen. Jetzt erst beginnt, jedoch in kaum nennenswertem Umfang, die Knochenneubildung. Sie führt aber nicht zur Bildung einer echten Totenlade. Kommt es zur Sequestrierung, so liegen

die Sequester teilweise in Narbengewebe eingebettet. Gerade dieses Überwiegen
der zerstörenden resorptiven Vorgänge über die aufbauenden ist charakteristisch
für die Schädelosteomyelitis und unterscheidet sie zusammen mit der ungenügenden Abgrenzung und mangelnden Abwehr durch das früh vernarbende Granu-

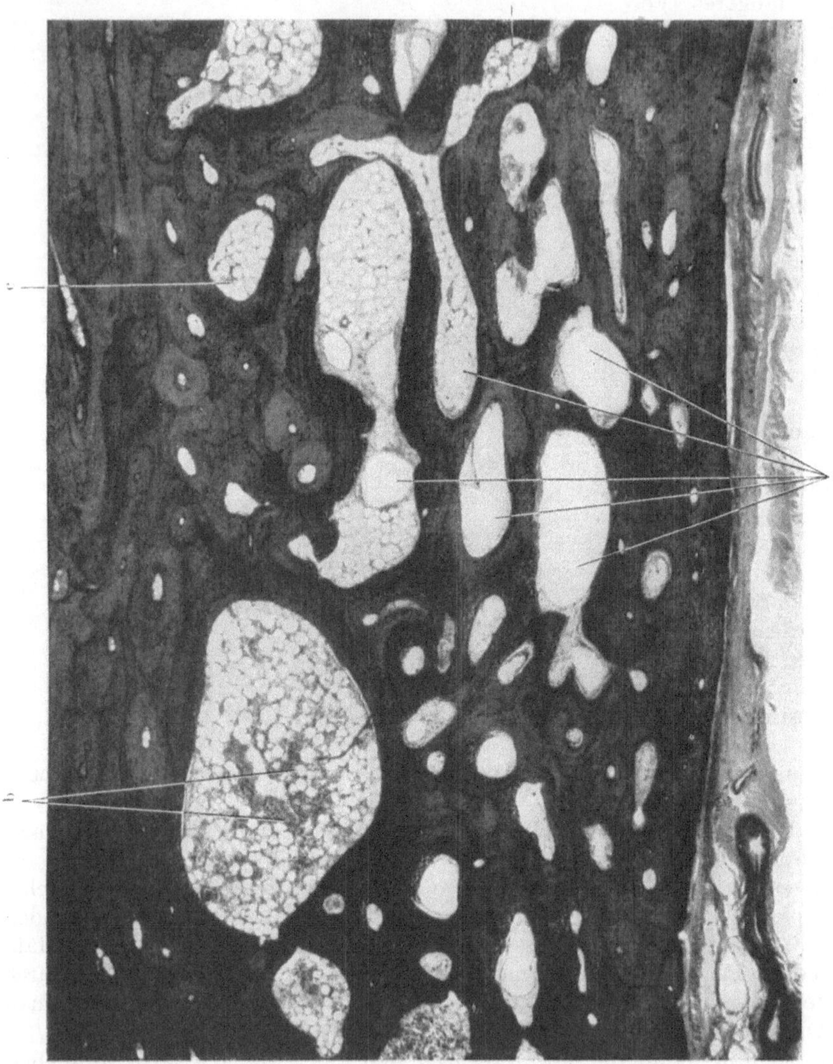

Abb. 4. Normales Fettmark mit Diploevenen (a), Blutbildungsherden (b) und lymphocytären Zellenansammlungen
(c). (Fall S. 45/30, 52j. M.) (Nach *Schmidt.*)

lationsgewebe ganz wesentlich von der Osteomyelitis der Röhrenknochen. Hinzu
treten nun noch die Vorgänge in den großen venösen Räumen. Da diese keine
eigentliche Venenwand besitzen — sie besteht ja nur aus einer dünnen Endothellage — kommt es nicht zu einer eigentlichen Entzündung der Venenwand und
damit zu großen wandständigen, später das Lumen verschließenden Thromben
mit folgender Organisierung, sondern es bilden sich nur einzelne Thromben, die
als kleine Emboli weiter verschleppt werden, während die Infektion kontinuierlich
fortschreitet. Dieses sprunghafte Fortschreiten haben die Franzosen mit „Ostéo-

myélite bondissante" (*Luc*) bezeichnet. Man hat auch die sich oft mit rasender Schnelligkeit (*Schulze*) fortschreitende Ausdehnung der Infektion „Osteomyelitis migrans" genannt, deren Ausbreitungsweise die Franzosen mit einem „tasche d'huile" (Öltropfen) vergleichen (*Wilmoth, Laurens*).

Die Nähte bilden hierbei keine Schranke, da, wie bereits erwähnt, die Venen durch sie hindurch ziehen. Wir möchten schon hier besonders darauf hinweisen, daß die geschilderten einzelnen Stadien der eitrigen Entzündung (exsudative und produktive Entzündungsvorgänge) in *einem* Knochen nebeneinander ablaufen können, daß, während an einer Stelle Granulationsgewebe bereits zum Narbengewebe wird, an einer anderen frische Eiterung und Infiltration des Markraumes einsetzen, oder der Knochenabbau seinen Höhepunkt erreicht hat, daß, während örtlich die Entzündung scheinbar abheilt und der Prozeß zum Stillstand kommt, er an einer anderen

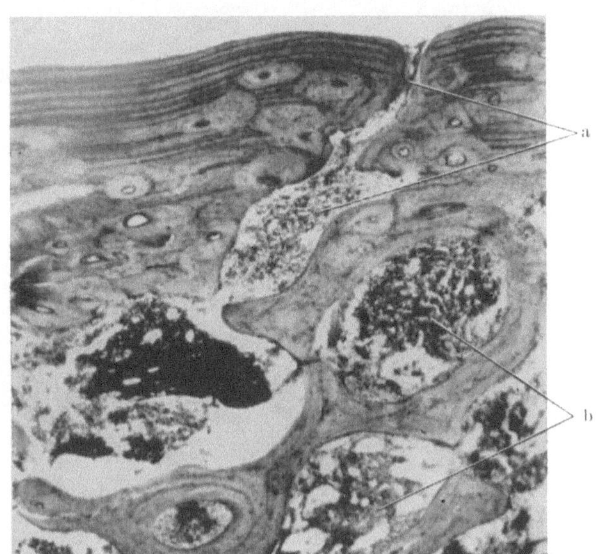

Abb. 5. Schwere eitrige Osteomyelitis. Überleitungsweg durch präformierten Gefäßkanal auf die Dura (a), eitererfüllte Markräume (b). (Fall v. Ley, 23 j. M. Sekundär fortgeleitete, stürmische Osteomyelitis des Stirnbeins, 17 Tage alt.) (Nach *Schmidt*.)

Stelle frisch aufflackert. *Lang* spricht davon, daß auf diese Weise ein solcher Prozeß jahrelang unter Zerstörung des ganzen Schädeldaches vor sich gehen kann, und daß die Nähte nur vorübergehend die Ausbreitung aufhalten können.

Marek kommt zu ähnlichen Ergebnissen. Er hat an einem sekundär nach einer Trepanation osteomyeltisch erkrankten osteoplastischen Knochenlappen sehr eingehende histologische Untersuchungen durchgeführt. Dieser Lappen bot eine ungewöhnliche Gelegenheit zum Studium der einzelnen Stadien der eitrigen Entzündung, da wohl selten größere erkrankte Knochenstücke zur Verfügung stehen:

a) Die Veränderung im Knochenmark besteht zunächst in einer Nekrose des Fettmarkes mit eitriger Exsudation vom noch unversehrten Mark her. Von hier aus geht die Bildung der Abwehrfront durch Granulationsgewebe aus, das aus Eiterzellen und Fibroblasten bestehend in die mit Eiter gefüllten Markräume einwuchert und den Knochen da, wo er in direkte Berührung mit ihm kommt, durch Osteoklasten abbaut, und auch durch die Gefäßkanäle als Pfröpfe nach außen und innen vordringt. (s. Abb. 6)

Dieses Granulationsgewebe bildet sich bald in gefäßarmes Narbengewebe um, während im Hinterland normales Fettmark zu Fasermark wird (kollaterale Entzündung). Alle Stadien sind mit ihren möglichen Übergängen nebeneinander in einem Knochen zu finden. (s. Abb. 7).

b) Auch durch das in den Gefäßkanälen vordringende Granulationsgewebe wird der Knochen zerstört bis zum Übergang dieses Gewebes in Narbengewebe.

c) Die Sequestrierung setzt nicht an der Grenze zwischen totem und lebendem, sondern *im* toten Gewebe ein, wird aber nicht zu Ende geführt, da das Narben-

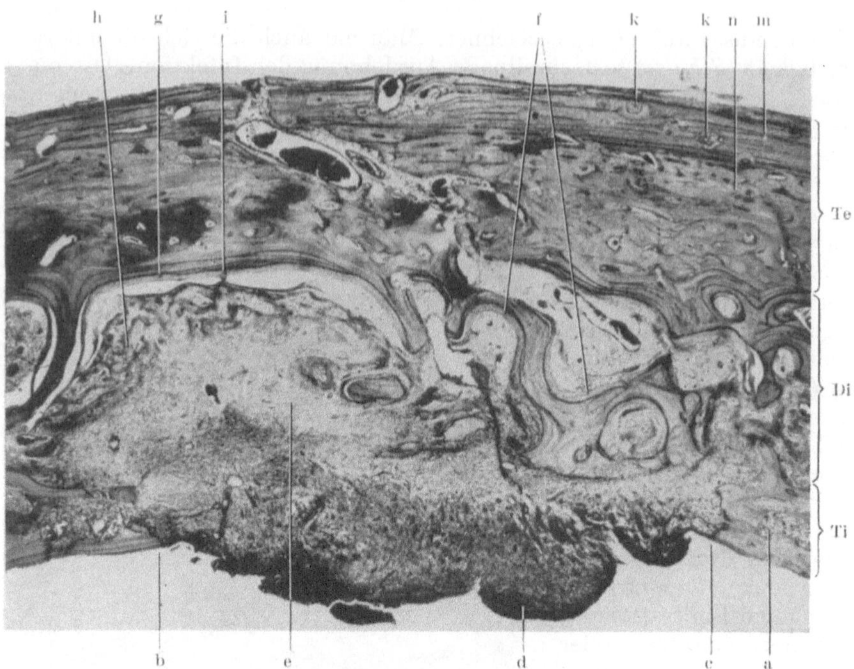

Abb. 6. *Kloakenbildung.* a großer Resorptionsraum mit Granulationsgewebe, die Tabula interna b stark ver-
dünnend, sich durch die ganze Diploe bis in die Tabula externa fortsetzend und sich unterbrechend c, d, e Rest-
abszesse im Granulationsgewebe, f, g Osteophyt, h Eiter auf dem Osteophyt. In allen Diploeräumen Eiter i und
bakterienhaltiges nekrotisches Knochenmark k. 12mal vergr. (Nach *Marek.*)

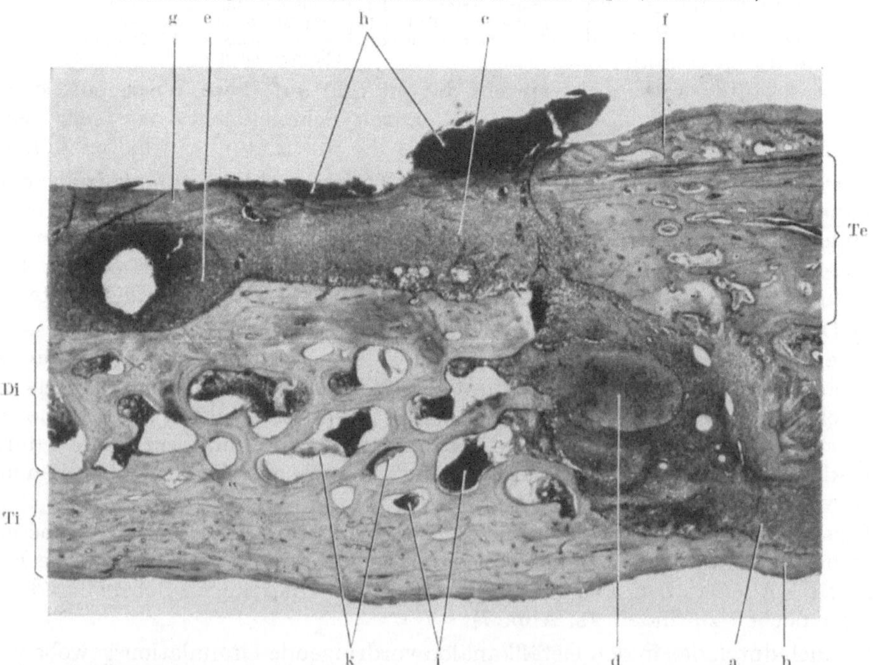

Abb. 7. *Großer Granulationsknopf auf der inneren Tafel.* Das Schädeldach in ganzer Dicke im Bilde. Die Tabula
interna stark porotisch a, von b—c unterbrochen, hier der Granulationsknopf d heraustretend und im Narbengewebe e wurzelnd. f, g neuer Knochenbelag auf altem Knochen. h neue Spongiosa mit einem Füßchen i, k kleiner
Resorptionsraum in der äußeren Tafel, bei 1 schon mit neuem Knochen umsäumt. m Achatknochen und n um-
gebauter Knochen der äußeren Tafel. 12½ mal vergr. (Nach *Marek.*)

gewebe keine Osteoklasten enthält. Solange noch echtes Granulationsgewebe vorhanden ist, wächst dieses in den nekrotischen Knochen hinein und zerstört ihn, statt ihn abzutrennen.

d) Knochenneubildung in Form des endostalen Osteophyts im Innern und des periostalen an der Außenfläche des Knochens (s. Abb. 8).

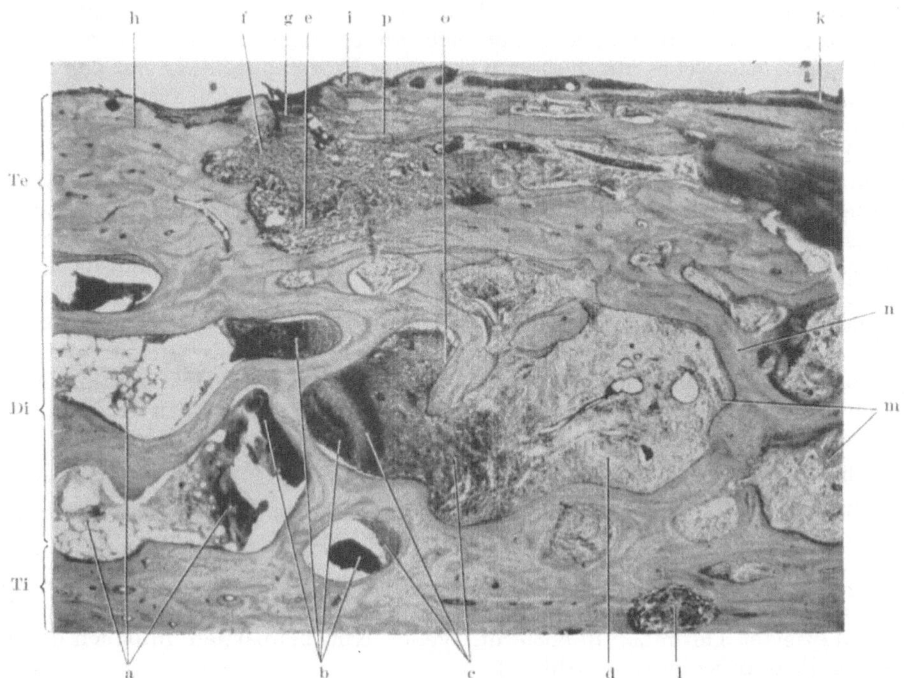

Abb. 8. *Alle Stadien des Heilungsvorganges:* Der Operationsrand links zu denken. a nekrotisches Fettmark und Bakterien, b Eiteransammlungen, c Granulationsgewebe, d Narbengewebe, e Eiter und f Narbengewebe der Demarkationsfurche bei g durchbrochen, h gänzlich nekrotische Tabula externa, i, k Osteophyt, l Resorptionsraum in der Tabula interna, m neue Knochenauflagerung auf alten Bälkchen n. 18mal vergr. (Nach *Marek*.)

Diesen im wesentlichen übereinstimmenden Befunden von *Schmidt* u. *Marek* steht in manchen Punkten die Ansicht von *Sitzen* gegenüber, der an Hand von 11 Fällen eingehende histologische Untersuchungen angestellt hat. Er betont, daß niemals der Eiter selbst den Knochen abzubauen vermöge, sondern daß dies nur die Wirkung der Osteoklasten sei. Diese treten nicht nur in den Markräumen des Knochens auf, sondern auch in dem Granulationsgewebe, welches sich im Verlauf der produktiven Entzündung des Periostes bildet, und durch Bedeckung der ganzen Knochenoberfläche den Osteoklasten breite Angriffsmöglichkeit bietet. Die gleiche Resorption findet auch in den *Volkmann*schen und *Haver*schen Kanälen statt. Die eigentliche Knochennekrose ist nach ihm sowohl eine Folge der Toxinwirkung der Bakterien als auch der Unterbrechung der Blutversorgung des Knochens. Sie soll hauptsächlich die Tabula externa und interna befallen, da eine Störung ihrer Ernährung nicht so leicht auszugleichen sei wie bei der Diploe, die durch ergiebige Gefäßanastomosen besser versorgt sei.

Der gleichen Ansicht ist auch *Lang*, der vor allem in einem entzündlichen Verschluß der Arterien und einer fortschreitenden Thrombosierung der Venen, zu einem geringen Teil in der bakteriellen Vergiftung die Ursache für die Knochennekrose sieht, die besonders die kompakten Tafeln und weniger die Diploe befällt und ausgedehnter ist als die eigentliche Sequestrierung.

Im übrigen aber bestätigt *Sitzen* die Untersuchungsergebnisse von *Schmidt* und *Marek*, daß mit dem Abflauen der Entzündung, d. h. mit der Bildung des Narbengewebes der Abbau aufhört.

Die bisher geschilderten Vorgänge spielen sich also lediglich im Knochen selbst ab. Doch mit dem Vordringen der Granulationspfröpfe nach außen und innen beginnt ein weiteres sehr wichtiges Stadium der Erkrankung. In dem Augenblick, wo die Dura von der Tabula, der sie nur leicht anliegt, durch Eiter und vordringendes Granulationsgewebes abgelöst wird, hört der Prozeß auf, allein auf den Knochen beschränkt zu bleiben; es bilden sich die Voraussetzungen für viele folgenschwere Komplikationen, und es entsteht nun der sogenannte epidurale Abszeß, der sich mangels größeren Widerstandes weiter ausbreiten kann, und durch Ablösung der Dura zu einer Gefahr für die Ernährung der Tabula interna wird. In diesem Falle spielt die Dura die gleiche Rolle wie das Periost bei der Osteomyelitis der Röhrenknochen (*Dandy*). Das nach außen durchbrechende Granulationsgewebe findet im Periost einen wesentlich stärkeren Widerstand, da dieses fest mit der Tabula externa verbunden ist. Mit seiner Überwindung beginnt die Entzündung des Subperiostalraumes und die Bildung eines Subperiostalabszesses. Erst zu diesem Zeitpunkt tritt eine Reaktion auch der Kopfschwarte ein, und erst jetzt kommt es zu der typischen Vorwölbung am Kopf mit der eigentümlichen teigigen Schwellung der weiten Umgebung, die gelegentlich ja zu der Diagnose „Kopfschwartenphlegmone" führt.

Nach dem bisher gesagten ist also das Hauptcharakteristikum der Erkrankung:

1. die fehlende oder mangelnde Abgrenzung des osteomyelitischen Prozesses durch das Versagen oder den Mangel an agilem Gewebe.

2. sein schrankenloses Fortschreiten sowohl innerhalb des Markraumes per continuitatem als auch über die Diploevenen bis zur embolischen Verschleppung kleiner infizierter Thromben in entferntliegende Knochenpartien, in denen damit ein neuer Prozeß beginnt. (s. Abb. 9).

Neben diesen Ausbreitungsweg stellt *Dandy* als bedeutend wichtiger den epiduralen, der oben schon erwähnt wurde. Er betont besonders die Gefahr der Nekrose für die Tabula interna durch die breite Ablösung der Dura von ihr. Auch *Fürstenberg* (zit. nach *Sitzen*) unterstreicht die Wichtigkeit dieses Ausbreitungsweges auf Grund seiner Erfahrung an 46 Fällen.

Sitzen spricht dagegen dem subperiostalen Ausbreitungsweg mehr Bedeutung zu. Für die verschiedenen Wege der Ausbreitung ist nach ihm der Ort maßgebend, von dem die eigentliche Infektion ausging, d. h. vom Periost oder von der Markhöhle aus. Geht sie vom Periost aus — was für einen großen Teil der Fälle von ihm angenommen wird — in dessen Gefäßschicht sie meist beginnen soll, dann erkrankt zuerst dessen innere Schicht, von wo aus sie sowohl in die Gefäßkanäle eindringt, aber auch sich im lockeren Bindegewebe zwischen beiden Periostschichten ausbreitet, ohne großen Widerstand zu finden. Da die sehr starke äußere Schicht, die noch durch die Galea aponeurotica verstärkt wird, der Infektion einen großen Widerstand bietet und eine Entleerung des Eiters nach außen erschwert, steht dieser zwischen Tabula externa und innerer Schicht unter Druck, wodurch sein Eindringen in die Gefäßkanäle begünstigt wird. Gleichzeitig wird durch die Ablösung des Periostes von der Tabula externa diese in ihrer Ernährung beeinträchtigt, da sie von ihm den größten Teil des Blutes erhält. So kommt es zur Nekrose des Knochens bis in die Diploe hinein, soweit er nicht von dieser aus ernährt wird. Dem Ausbreitungsweg innerhalb der Diploë und über die *Brechet*schen Venen mißt *Sitzen* keine so große Bedeutung bei, wie dies *Schilling, Schmidt, Dandy* und

v. Eicken tun. Bisweilen soll nach ihm aber auch die Entzündung von der Dura
ausgehen. Dann kriecht sie die Tabula interna entlang, hebt die Dura von ihr
ab, dringt in die Gefäßkanäle ein, greift den Knochen an und führt zur Nekrose
der inneren Tafel bis die Diploe erreicht und ebenfalls infiziert wird. Ausschlag-
gebend für den weiteren Verlauf ist seiner Meinung nach die Entleerung des epiduralen bzw. des subperiostalen Abszesses nach außen. Er bestreitet im übrigen

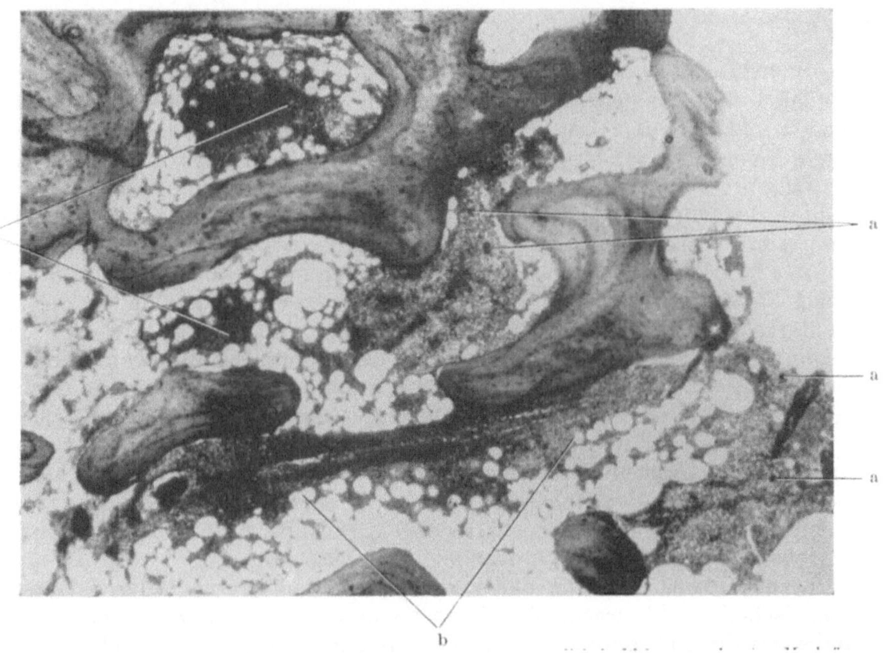

Abb. 9. Embolische(a) und perivaskuläre (b) Ausbreitung der Osteomyelitis in bisher verschonten Markräumen.
Bei a Kokkenhaufen in Gefäßlichtung. Beginnende kleinzellige Infiltration des Markes (c). (Fall v. Ley, 23 j. M.
Sekundär fortgeleitete, stürmische Osteomyelitis des Stirnbeins, etwa 17 Tage alt.) (Nach *Schmidt.*)

den besonders von *Schmidt* histologisch bewiesenen Mangel an reaktionsfähigem
Gewebe im Knochenmark, der den Kampf gegen die Infektion ja letzten Endes
so unwirksam macht, sondern er spricht sogar von einer großen Widerstandskraft
des Markes, da es sonst viel häufiger zu einer Osteomyelitis der Schädelknochen
kommen müsse.

Nach *Krainz* und *Lang* erfolgt die Ausbreitung des Prozesses vor allem epidural
und subperiostal gemäß dem anatomischen Bau des Schädeldaches. „Die äußere
und innere Beinhaut erschweren einen Abfluß bzw. eine Entleerung des Exsu-
dates.“

Versucht man, die verschiedenen Ansichten über die Bedeutung der einzelnen
Ausbreitungswege auf einen Nenner zu bringen, so darf man abschließend sagen,
daß die günstigsten Bedingungen für ein Fortschreiten innerhalb der Diploë selbst
liegen, d. h. in ihrem besonderen anatomischen Aufbau und in der Reaktions-
schwäche ihres Markes. Geht von ihm die Infektion aus, so wird die Progredienz
des Prozesses durch eine zusätzliche epidurale Ausbreitung begünstigt. Kommt
es in diesem Falle auch zum Durchbruch nach außen und damit zum subperiostalen Abszeß, dann sind die beiden ersten Wege schon längst beschritten. Wir
werden bei Besprechung der Klinik und der Komplikationen sehen, welche große
Bedeutung diese Tatsache hat. Nimmt aber gelegentlich die Infektion vom Periost

ihren Ausgang, wie *Sitzen* glaubt, dann ist es klar, daß im Vordergrund zuerst der subperiostale Abszeß und die Nekrose der Tabula externa stehen. Wir müssen bei Behandlung der Therapie noch einmal auf diesen Punkt zurückkommen.

2. Pathogenese.

Für die Entstehung einer Schädelosteomyelitis gibt es grundsätzlich 4 Möglichkeiten: 1. durch direkte Ausdehnung von Erkrankungen der Nebenhöhlen, 2. auf traumatischem Wege, 3. haematogen-metastatisch, 4. die primäre Entstehung.

Von den 22 Fällen, die *Feist* in der Weltliteratur sammelte, waren 8 von Nebenhöhlenerkrankungen aus, 3 traumatisch und 11 haematogen entstanden, während in 13 Fällen von *Cohen* 7 im Anschluß an eine Infektion der Nebenhöhlen auftraten, dagegen 2 traumatisch, 2 metastatisch und 2 vielleicht primär entstanden waren. *Lauche* glaubt, daß neben otogenen Infektionen infizierte Weichteilwunden des Kopfes, der häufigste Ausgangspunkt einer Osteomyelitis sind; ihm schließen sich im wesentlichsten *Tilmann, Feist, Teodonio, Zeno, Hinterstoißer* und *Mosher* an. *Joschko* hält dagegen die haematogene Entstehung für die häufigste, während *Arthur* 44 Fälle und *Esch* 7 nach Nebenhöhlenaffektionen aufzählen. *Krainz* und *Lang* unterscheiden ätiologisch eine traumatische, eine fortgeleitete, eine metastatische und eine sogenannte primäre Form. Sie glauben, daß die auf dem Wege der Fortleitung von Nebenhöhlenherden aus entstandene Form viel häufiger ist, als sie klinisch und auf dem Sektionstisch beobachtet wird, und daß es sich dabei um milde Formen handele, die spontan ausheilten, und daß nur die schweren Erkrankungen im Anschluß an eine Eiterung der Stirnhöhle und der Siebbeinzellen zur klinischen Beobachtung kämen. *Schmidt* berichtet eingehend über 12 Fälle, von denen bei 6 ein fieberhafter Infekt (Grippe, Angina), bei den anderen 6 eine Nebenhöhlenerkrankung vorangegangen war.

Wir brauchen uns nur kurz der ersten Entstehungsart zu widmen, da sie in der otologischen Fachliteratur eingehend behandelt ist, und da solche Patienten wegen der Art ihres Grundleidens wohl selten dem Chirurgen zu Gesicht kommen. Um so wichtiger aber ist es für ihn, gegebenenfalls an solche Erkrankungen zu denken, bzw. sie ausschließen zu lassen. Befallen ist an erster Stelle das Stirnbein, das von der Stirnhöhle aus infiziert wird. Zwischen beiden hat *Zuckerkandl* direkte Venenverbindungen nachgewiesen. *Schmidt* glaubt, daß eine bevorzugte arterielle Versorgung dieses Knochens dabei eine Rolle spiele. In zweiter Linie sind es die Siebbeinzellen, die Kieferhöhle und das Mittelohr, von denen aus besonders das Scheitelbein infiziert werden kann. Seine Erkrankung wurde in der Würzburger Ohrenklinik nur 5 mal beobachtet, während in der *Siebenmann*schen Klinik (zit. nach *Marx*) bei 40000 Ohrenkranken nur 7 Fälle festgestellt wurden. *Schilling* sammelte bis 1926 aus der Literatur nur 50 Fälle. Die Infektion wird ermöglicht durch die zahlreichen Verbindungen zwischen der Submucosa der Höhlen und den venösen Räumen des Schädelknochens. Hier sei auch an eitrige odontogene Prozesse als Ausgangspunkt einer Schädelosteomyelitis gedacht. Es sind zwar nur wenige Fälle beschrieben, so u. a. von *Sussig, Singer, Móczár* und *Trauner*, und in neuester Zeit von *Krücke* und *Lepp*. In der Regel pflanzt sich dabei die Eiterung vom Spatium parapharyngeale über den Plexus pterygoideus und den Sinus cavernosus bzw. über die Vena ophthalmo-meningea auf das Endocranium fort, beschreitet gelegentlich aber auch den Weg über die Schädelosteomyelitis. In dem von den beiden letzten Autoren mitgeteilten Falle war es im Anschluß an eine Kieferostitis, die vom oberen linken Weisheitszahn ausging, zu einer phlegmonös-eitrigen Entzündung des retromaxilaren Raumes gekommen, von dem die Infektion auf das Keilbein und die Squama temporalis übergriff.

Die zweite oben erwähnte Entstehungsweise auf traumatischem Wege spielt in der Chirurgie eine weit wichtigere Rolle. Hier ist vor allem das komplizierte Schädeltrauma, aber auch die infizierte Kopfschwartenwunde allein zu erwähnen. Während man sie in der vorantiseptischen Zeit ungleich häufiger sah — *Fischer* berichtet über 485 Patienten mit relativ leichten Schädelverletzungen, von denen 44 oder 9 % an einer Osteomyelitis zugrunde gingen — wird sie heute im Vergleich zu der großen Zahl der Unfälle mit komplizierten Schädeltraumen nur recht selten beobachtet. So sah *Kallenbach* bei 152 Kopfverletzungen und 19 Infektionen der Kopfschwarte innerhalb von 10 Jahren nicht einen Fall, während *Adelstein* und *Courville* (zit. nach *Sitzen*) bei 5000 Schädelverletzungen nur 6 mal eine Osteomyelitis beobachteten. Andere Autoren berichten jeweils nur über 1 bis 2 Fälle, so *Teodonio* über eine Osteomyelitis des ganzen rechten und fast des ganzen linken Schläfenbeines im Anschluß an eine komplizierte Schädelfraktur, *Zeno* über 2 Fälle im Anschluß an eine infizierte Weichteilwunde über dem Stirnbein und *Franchini* über eine Osteomyelitis der Orbitaknochen und später der ganzen rechten Schädelseite 2 Jahre nach der schweren komplizierten Schädelverletzung mit 10 tägiger Bewußtlosigkeit.

Die Seltenheit ihres Auftretens liegt sicher darin begründet, daß nach den dringenden Forderungen, die in neuerer Zeit besonders von *Dandy*, *Magnus* und *Guleke* erhoben wurden, jede auch noch so kleine Schädelwunde operativ nach den Regeln von *Friedrich* versorgt wird, und auf diese Weise eine Infektion des Schädels und seines Inhaltes vermieden wird. *Magnus* weist darauf hin, daß die Größe und Erheblichkeit einer solchen Wunde in gar keinem Verhältnis zur Schwere der späteren Infektion zu stehen braucht. Da die äußere Kopfschwarte widerstandsfähiger ist als die tiefergelegenen Weichteile, kommt es oft bei solchen Wunden, die unversorgt bleiben, zu einer primären Verklebung an der Oberfläche, während in der Tiefe die Infektion weiterkriecht (*Guleke*) und über die zahlreichen venösen und Lymphverbindungen auf den Knochen übergreift, was um so leichter geschieht, wenn das Periost mit verletzt wurde, und der Knochen seines natürlichen Schutzes beraubt und in seiner Ernährung beeinträchtigt wurde. So berichtet u. a. *F. Krause* über einen 34 jährigen Mann, bei dem es nach einer kleinen Kopfschwartenverletzung durch Handgranatensplitter zu einer Osteomyelitis des Schädeldaches kam, die über eine Sinusthrombose mit Sepsis zum Tode führte. Noch größer ist natürlich die Gefahr, wenn gleichzeitig Frakturlinien das direkte Eindringen von Erregern in den Knochen ermöglichen. Oft kommen solche Frakturen, Fissuren oder kleine Impressionen der Tabula interna im Röntgenbild nicht zur Darstellung, da sie mikroskopisch klein sein können oder aber in der Übereinanderprojektion der Knochen völlig verschwinden (*Köhler*). Wie groß die Ausdehnung solcher Splitterungen der inneren Tafel selbst bei geringem Außenbefund sein können, hat die Erfahrung an den sogenannten Prellschüssen gezeigt (*Peiper*). Von den wenigen in der Literatur ausführlicher geschilderten traumatisch entstandenen Fällen verdient die bereits kurz erwähnte Mitteilung von *Franchini* besonderes Interesse, da sie zeigt, wie noch 2 Jahre nach einem solchen Schädeltrauma eine Osteomyelitis klinisch in Erscheinung treten kann. Es besteht darin eine gewisse Ähnlichkeit mit unserem Falle (C.C.), wo 1½ Jahre nach der Verletzung erst die Osteomyelitis festgestellt werden konnte. Wie wichtig eine konsequente Wundversorgung ist, beweist am besten die Tatsache, daß bei Schädelschüssen durch die operative Wundversorgung und die Entfernung des zerstörten Knochens im Gesunden — natürlich unter Vermeidung unnötiger Periostentblößung — in fast allen Fällen eine eitrige Infektion des Schädelknochens vermieden wird. Wo sie gelegentlich doch auftrat, verlief der osteomyelitische Prozeß in weit milderer Form (*Axhausen* u. *Kramer*). Zu den traumatisch entstandenen Fällen sind auch die nach chemischen (Säuren und Basen) und thermischen (elektrischer Strom, Phosphor, Benzin) Verletzungen zu rechnen. So berichtet kürzlich *Prießnitz* über eine Osteomyelitis des Scheitelbeins im Anschluß an eine Starkstromverletzung in dieser Gegend, die über einen Hirnabszeß mit Ventrikeleinbruch und Meningitis zum Tode führte.

Die hämatogen-metastatische Entstehung der Schädelosteomyelitis scheint uns nicht weniger wichtig zu sein. Entweder ist ein Furunkel an der Kopfschwarte oder an anderen Körperstellen (Fall *J. R.*), oder eitrige Erkrankungen der Lunge und der Pleura, die ja auch gelegentlich für die Ätiologie eines Hirnabszesses von Bedeutung sein können, der Ausgangsherd. Aber auch andere Eiterherde, wie z. B. ein paranephritischer Abszeß, eine eitrige Prostatitis oder ein septischer Abort können verantwortlich gemacht werden, ebenso osteomyelitische Herde der Röhrenknochen und Infektionskrankheiten wie Typhus und Scharlach. (Fall *H. P.*) Einzelberichte stammen von *Metge* u. *Cohen*. Daß natürlich auch der Schädelknochen gleichzeitig mit Röhrenknochen erkranken kann, wird von *Scheinziß* an Hand eines Falles dargelegt. Auch in unserem Falle *H. F.* muß die Scharlachinfektion sowohl für die Osteomyelitis der 3 Röhrenknochen als auch für die des Schädeldaches verantwortlich gemacht werden. Einen ähnlichen Fall teilt *Metge* mit, wo sich im Verlauf einer multilokulären Osteomyelitis der Röhrenknochen auch eine solche des Stirnbeines entwickelte, und einen weiteren, bei dem 10 Jahre nach Entfernung der vereiterten linken Niere eine Osteomyelitis des Hinterhauptbeines auftrat. Bei den hämatogen entstandenen Fällen von *Cohen* war einmal ein septischer Abort vorausgegangen, beim zweiten lag eine Sepsis vor. *Sitzen* erwähnt je einen Fall nach Lungengangrän, Furunkulose und Typhus abdominalis.

Hier sei nochmal auf die schon eingangs angeschnittene Frage zurückgekommen, welche Rolle die Verhältnisse der Strombahn für solche hämatogen-metastatischen Entstehungen spielen. Bekanntlich gibt man ähnliche Erklärungen für die Bevorzugung der Metaphyse bei der Osteomyelitis der Röhrenknochen. Dabei sollen nicht nur infolge der eigentümlichen Gefäßversorgung auf rein mechanischem Wege Erreger im Knochenmark abgelagert oder durch bakterizide Stoffe angelockt werden, sondern gerade der Gefäßreichtum der Metaphyse während der Wachstumszeit und ihre physiologische Hyperämie mit Stromverlangsamung sollen diesen Vorgang begünstigen. Dieser Gefäßreichtum überwiegt aber den der anderen Knochen nicht so erheblich, um daraus eine Erklärung für die bevorzugte Lokalisation der Infektion in der Metaphyse abzuleiten. Im übrigen widerspricht dies auch unseren allgemeinen Anschauungen über die Hyperämie als günstigen Faktor bei der Abwehr eines lokalen bakteriellen Infektes. Hier sei auch erwähnt, daß *Schilling* in dem gesteigerten Knochenwachstum und der damit verbundenen reichlichen Gefäßversorgung eine Begründung dafür sucht, daß die Osteomyelitis des Schädelknochens mit Ausnahme der traumatisch entstandenen das Alter zwischen 10 bis 20 Jahren bevorzugen soll. Zu einem gleichen Ergebnis kommt auch *Sitzen* auf Grund der Arbeiten von *Schilling, Esch, Cohen, Adelstein* und *Courville* u. *Schmidt*, ohne sich dabei aber der Begründung *Schillings* anzuschließen. Von seinen 47 Patienten standen 21 im 10. bis 20. Lebensjahr. *Küttner* berichtet sogar über eine Schädelosteomyelitis bei einem 2jährigen Kinde. Von anderer otologischer Seite (*Grünwald* u. *Brock*) ist auch die Frage aufgeworfen worden, ob z. B. die Schläfenbeinosteomyelitis nicht sogar als Ursache für eine Otitis media angesehen werden könne, wenn beide Erkrankungen nicht unabhängig nebeneinander hergehen; beiden Autoren fehlen aber Beobachtungen aus der Praxis, um ihre Ansicht zu beweisen.

Die sogenannte primäre Form der Entstehung, von der *Krainz* u. *Lang* sprechen, wird in der übrigen Literatur kaum erwähnt, oder aber als höchst selten vorkommend abgelehnt (*Lauche*). Wir sahen im vorhergehenden wie groß die Zahl der Grundkrankheiten ist, die zu einer Schädelosteomyelitis führen können. Oft sind sie bei der klinischen Manifestierung der Erkrankung des Schädels schon vergessen oder nicht mehr genau zu eruieren. Diese Tatsache legt es auch nahe, alle in der Literatur erwähnten sogenannten primär entstandenen Fälle kritisch zu betrachten, ihre Anamnese noch genauer zu erforschen, oder sie aber in die Gruppe der metastatisch entstandenen mit einzubeziehen, denn das Wort „primär" besagt ja nur soviel, daß ein Ausgangsherd nicht gefunden werden konnte. Unter diesem Gesichtspunkt betrachtet *Sitzen* auch die 5 „primären" Fälle von *Schmidt* und auch die von *Fischer* u. *Cohen* sehr kritisch. Seine Einstellung gewinnt um so mehr für sich, als gerade von otologischer Seite der Fokalinfektion eine so große Bedeutung zugesprochen wird.

3. Verlaufsformen.

Im allgemeinen unterscheidet man eine akut stürmische von einer mehr chronisch schleichend verlaufenden Form, ohne damit grundsätzliche pathologisch-anatomische Unterschiede zu machen. Auffallenderweise finden sich in der otologischen Literatur die größte Zahl hoch akut verlaufender Fälle, während in der chirurgischen Literatur fast ausschließlich über schleichend verlaufende berichtet wird, oder aber über die Verlaufsform keine näheren Angaben gemacht werden. *Schmidt* denkt an die Möglichkeit eines Einflusses der Vorerkrankung auf die Ausbruchszeit und Verlaufsform der Osteomyelitis. Er fand bei seinen 12 Fällen von Osteomyelitis des Stirnbeins, daß bei den schleichenden Formen die Grundkrankheit lange Zeit vorher (8 bis 20 Wochen) zurücklag, während sie bei den akut beginnenden und stürmisch verlaufenden Formen nur kurze Zeit (bis zu 4 Wochen) zurücklag. Er spricht von der Möglichkeit einer Art Sensibilisierung des Patienten durch die Vorerkrankung. *Apffelstaedt* kann sich diese Deutung nicht zu eigen machen, da er beide Formen sowohl nach akuter als auch chronischer Erkrankung der Nebenhöhlen auftreten sah. Auch *Krainz* u. *Lang* sehen in dem Ausgangsherd der Infektion keinen wichtigen Faktor für die Art ihres Verlaufes. An Hand unseres eigenen Krankengutes ist es uns nicht möglich, hierzu Stellung zu nehmen, da es sich bei unseren 4 Fällen um mehr schleichende Verlaufsformen handelt. Gesehen an den in der Weltliteratur gesammelten und näher beschriebenen Fällen haben wir jedoch den Eindruck, daß die *nicht* bei oder nach Nebenhöhlenerkrankungen auftretende Osteomyelitis des Schädeldaches mit Vorliebe schleichend verläuft. Hierbei ist sicher eines zu bedenken, daß das Bild der klinischen Verlaufsform nie etwas sicheres über den Knochenprozeß allein aussagt, sondern daß der Verlauf, wie wir später noch sehen werden, schon sehr früh weitgehend von endokraniellen Komplikationen überlagert und bestimmt sein kann und daß zuweilen gerade das für die Schädelosteomyelitis so charakteristisch hingestellte Nebeneinander-ablaufen der verschiedensten Entzündungsstadien in einem Knochen mit Wechsel zwischen vorübergehendem Stillstand und erneutem Aufflackern fließende Übergänge zwischen beiden Formen ermöglicht, und eine typische Verlaufsform gar nicht immer in Erscheinung treten zu lassen braucht. Dies meint auch *Schmidt*, wenn er die Einteilung in eine umschriebene und eine diffuse Form kritisiert mit der Begründung, daß die erste ohne weiteres in die zweite übergehen kann. Eine praktische Bedeutung hat also diese Einteilung nicht. *Schmidt* unterscheidet je nach Verlauf und Pathogenese folgende Formen:

1. eine stürmische und eine träge Form (primär oder sekundär entstanden);

2. die primäre kann auf dem Blutwege, aus ungeklärter Ursache oder posttraumatisch (durch Ansiedlung zufällig im Blute kreisender Keime) entstanden sein;

3. die sekundäre Form ist entweder fortgeleitet (Nebenhöhlen), auf dem Blutwege oder traumatisch entstanden.

Wir glauben dagegen, daß für die Form des Verlaufes entscheidend ist, ob und in welchem Umfange das Knochenmark reagiert und durch Granulationsgewebe versucht, den Prozeß möglichst abzuriegeln. Daß dies bei den akut foudroyant verlaufenden Fällen keineswegs gelingt, ist aber neben der Abwehrschwäche des Markes Angelegenheit der allgemeinen Immunitätslage, der Konstitution und nicht zuletzt der Virulenz der Erreger.

In diesem Zusammenhange muß noch ein Wort über die Art und den Umfang der Sequestrierung gesagt werden. Wir sahen schon, daß sie nicht an der Grenze zwischen totem und lebendem, sondern im toten Knochen einsetzt und solange betrieben wird, wie noch echtes Granulationsgewebe in den nekrotischen Knochen hineinwachsen kann, ehe es zu Narbengewebe wird. Eine eigentliche Abtrennung der ganzen Nekrose gelingt aber nur selten. (*M. B. Schmidt, H. Schmidt, Marek.*)

Nach *Kaufmann* findet die Trennung nicht im toten, sondern im lebenden Knochen nahe am Rande des abgestorbenen Teiles statt, während sie nach *Heneke* u. *Klemm* (zit. nach *Marek*) am Rande des toten Knochens erfolgt. Während *Tillmann* u. *Küttner* der Ansicht sind, daß es stets zur Bildung von richtigen Sequestern komme, vermissen sie andere Autoren bei der Operation und kommen dadurch oft in Verlegenheit, an ihrer Diagnose zu zweifeln. Tatsächlich hängt aber das Finden von Sequestern davon ab, ob es sich um eine stürmisch verlaufende Form handelt, bei der es gar nicht mehr zum Versuch einer Abgrenzung zwischen totem und noch lebensfähigem Gewebe kommt, oder um eine schleichende, bei der dem Granulationsgewebe genügend Zeit gegeben ist, nekrotischen Knochen wenigstens teilweise zu zerstören bzw. abzugrenzen und loszulösen, wobei die Zerstörung — wie wir sahen — die Abgrenzung weit überwiegt. Da in einem Knochen mehrere Phasen der eitrigen Entzündung nebeneinander ablaufen, ist es klar, daß man nur zu einer bestimmten Zeit und nur an entsprechenden Stellen Sequester finden wird, und nie, wie bei der Osteomyelitis der Röhrenknochen, im Röntgenbild oder bei der Operation große Sequester nach Art eines Totalsequesters zur Darstellung kommen, sondern nur einzelne kleine. 3 eigene Fälle bestätigen diese Erklärung. War ein Schädeltrauma vorausgegangen, muß man auch daran denken, daß kleine Sequester der Tabula interna auch von einer Impressionsfraktur herrühren können, die röntgenologisch nicht erfaßbar waren. Nicht immer wird man in solchen Fällen etwas Sicheres über die Entstehung dieser kleinen Sequester sagen können.

Nach den bisherigen Erfahrungen spielt die Bakterienart keine besondere Rolle (*Leroux* u. *Schmidt*). Wir fanden in jedem unserer Fälle den Staphylococcus aureus haemolyticus, doch kommen auch Strepto- und Pneumokokken und für dentogene Infektionen auch Enterokokken in Frage. Nach der Literatur besteht kein sicherer Anhalt dafür, daß der eine oder andere Erreger eine besonders stürmische oder träge Form hervorrufen soll wie *Guisez* (zit. nach *Schmidt*) dies glaubt annehmen zu können. Man hat auch an eine Mischinfektion von Eitererregern und Fäulnisbakterien gedacht, ohne jedoch den entsprechenden bakteriologischen Nachweis erbringen zu können (*Marx*). Daß in sicher sehr seltenen Fällen auch pflanzliche Parasiten eine Schädelosteomyelitis hervorrufen können, zeigt die Mitteilung von *Just* über einen Kranken mit einer Osteomyelitis aspergillina des Stirnbeines, der an einem Hirnabszeß zugrunde ging. Die Otologen finden bisweilen den Aspergillus fumigatus oder niger im äußeren Gehörgang und in der Nasenhöhle. Daß die Virulenz der Erreger aber von größter Bedeutung ist, bedarf keines besonderen Hinweises; sie ist um so größer, wenn vorausgegangene hochfieberhafte oder zur Kachexie führende Erkrankungen die Gesamtabwehr des Organismus zum Erlahmen gebracht haben (Typhus, Diphtherie, maligne Tumoren).

4. Diagnose und klinisches Bild.

Bei der Schilderung der Klinik der Schädelosteomyelitis sei zunächst das charakteristische der mehr trägen Verlaufsform hervorgehoben, mit denen wir es — wie schon erwähnt — in der Chirurgie meist zu tun haben. Bemerkenswert ist, daß die Kranken im allgemeinen die Klinik erst sehr spät aufsuchen, nachdem sie längere Zeit vorher vom Hausarzt oder in einem Krankenhause behandelt worden waren, ohne daß eine einwandfreie Diagnose gestellt werden konnte. Während dieser ganzen Zeit hatten fieberhafte Schübe mit Kopfschmerzen stattgefunden, die als unklare Erkrankungen, typhusverdächtige Infektionen (Fall *C. C.*), Nierenbeckenentzündung (Fall *H. B.*), Grippe, chronische Sepsis u. dgl. angesehen und behandelt worden waren; oder es war ein angeblich harmloses Schädeltrauma vorausgegangen, nach dem der Patient sich nicht richtig erholt hatte. Nach Abklingen dieser Erscheinungen waren die Kranken dann meist entlassen worden, bis eines Tages eine am Kopf auftretende Schwellung die Diagnostik in andere Bahnen lenkte und zur Klinikeinweisung führte. Bis zu diesem Zeitpunkt hatte sich also der ganze Prozeß ohne Beteiligung der Weichteile abgespielt, d. h. erst in dem Augenblick, wo Granulationsgewebe und Eiter die Tabula externa durchbrochen und zu einem subperiostalen Abszeß und zu einer Reaktion der Kopfschwarte in Form einer teigigen Schwellung geführt hatten, war die Erkrankung klinisch erst in Erscheinung getreten, zu einer Zeit also, wo sich der Kranke oft kaum mehr an irgend eine Vorerkrankung erinnern konnte. Aber selbst in diesem Stadium ist vom Hausarzt eine Diagnose nicht ohne weiteres zu stellen. Denn, wurde eine solche Vorwölbung am Kopf von ihm punktiert oder — was meist geschieht — nur oberflächlich inzidiert, so entleerte sich dabei nicht immer Eiter, sondern oft nur Ödemflüssigkeit und Blut, da es entweder noch nicht zur Bildung eines richtigen subperiostalen Abszesses gekommen war, oder dieser bei der nicht tief genug gehenden Inzision nicht erreicht wurde. (Fall *J. R.* und *H. B.*) Bemerkenswert ist auch oft die Geringfügigkeit der Beschwerden und die relative Schmerzlosigkeit. Meist sind es nur höchst unbestimmte, nicht näher lokalisierte Kopfschmerzen. Dies ist einmal zurückzuführen auf die schlechte nervöse Versorgung des Schädels, der Dura und des Periostes (*Dandy*), zum zweiten aber daraus zu erklären, daß es zu keiner bemerkenswerten Drucksteigerung in der Diploë kommt, da der Eiter frühzeitig dem Granulationsgewebe weicht, das nach außen und innen Raum gewinnt. Eine Drucksteigerung im Schädelinnern ist allerdings bei einem großen epiduralen Abszeß zu erwarten, da er ja einen raumbeengenden Prozeß darstellt.

Die Körpertemperatur ist absolut uncharakteristisch. Während der eine Patient in hoch fieberhaftem Zustand eingewiesen wird (Fall *C. C.*). ist ein anderer trotz seines ausgedehnten Schädelprozesses völlig fieberfrei und kommt sogar zu Fuß in die Klinik. (Fall *H. B.*) Man möchte glauben, daß es möglich sei, aus dem Verhalten der Körpertemperatur schon einen Schluß auf die Schwere, die Verlaufsform oder die Progredienz der Infektion ziehen zu können. Dies ist aber nur bedingt möglich. Ebensowenig ist die Höhe des Fiebers abhängig von der Ausdehnung des Prozesses, noch von dem Stadium der anatomisch-pathologischen

Vorgänge, die sich in ihrer Verschiedenartigkeit ja nebeneinander abspielen, ohne daß jeder für sich eine typische Fieberreaktion zeigen könnte. Wie wir später noch sehen werden, können aber schon zu dieser Zeit endokranielle Komplikationen bestehen, die klinisch noch nicht faßbar sind, die aber wohl die Temperaturkurve beeinflussen können.

Noch weniger auffallend ist das weiße Blutbild, für das an sich eine Leukozytose zu erwarten wäre. Keiner unserer Patienten hatte aber bei der Einlieferung einen höheren Wert als 9000, wobei auch die jugendlichen Formen nicht vermehrt waren. Ebensowenig kann man aus dem etwa Vorhandensein einer Links- oder Rechtsverschiebung einen Schluß auf die Verlaufsform ziehen, oder daraus das Stadium der Erkrankung beurteilen, noch ihr Fortschreiten oder ihre beginnende Heilung mit Sicherheit erkennen. Dies erklärt sich wohl ebenfalls aus der Vielfachheit der verschiedensten Vorgänge im Knochen, wie auch das Fehlen einer Gesamtleukozytose in der eingangs schon erwähnten schlechten lokalen Abwehrreaktion begründet ist, deren getreues Spiegelbild der weiße Blutstatus zu sein scheint. Auch *Köbcke* betont u. a., daß weder hohes Fieber noch eine Leukozytose stärkeren Grades erwartet werden könne.

Ganz anders verhält es sich jedoch mit der Erhöhung der Senkungsgeschwindigkeit der roten Blutkörperchen als Ausdruck eines vermehrten Fibrinogengehaltes des Blutes und eines veränderten Mischungsverhältnisses der Serumeiweiße Albumin und Globulin. In der Literatur fehlen hierüber nähere Angaben. Wir fanden bei jedem unserer Kranken Werte bis zu 100 mm in der ersten Stunde. Da es sich ja nur um eine unspezifische Reaktion handelt, ist sie diagnostisch nur zusammen mit anderen Befunden zu verwerten, während sie zur Beurteilung des Verlaufes und besonders der Prognose von größter Bedeutung ist.

Neben den Symptomen der äußeren Weichteilschwellung und der teigigen Konsistenz der Kopfschwarte, die sich von der erkrankten auch auf die andere Seite erstrecken kann, und die gelegentlich wegen der bedeckenden Haare nicht beachtet wird oder aber zur Diagnose einer Phlegmone der Galea aponeurotica verleitet (*Rahm*), muß noch die fast stets vorhandene Klopfempfindlichkeit des erkrankten Knochens erwähnt werden. Vielleicht ist sie vor Auftreten des Subperiostalabszesses verwertbarer; später halten wir sie nicht für ein so wichtiges Symptom, wie dies *Schmidt* für das sogenannte „*Eckstein*sche Zeichen" bei der Stirnbeinosteomyelitis tut.

Wir sahen, wie die Unverläßlichkeit der klinischen Symptome eine Diagnose oft sehr schwierig gestalten kann. *Schilling* u. *Esch* glauben sogar, daß sie in vielen Fällen erst bei der Operation gestellt werden könne, und *v. Haberer* schreibt, daß bei dem oft schleichenden Verlauf und ihrer Seltenheit „der fertige Arzt so häufig gerade diese schwerwiegende Erkrankung nicht rechtzeitig diagnostiziert". Das Wichtigste sei, daß man an sie denke. Um so größer ist daher der Wert der Röntgenuntersuchung. Allerdings vermißt man im Anfang der Erkrankung pathologische Veränderungen im Röntgenbild; sie sind ja auch erst dann zu erwarten, wenn die Knochenzerstörung eingesetzt hat, nicht aber, solange sich nur exsudative Prozesse abspielen. Dementsprechend finden sich bei akut stürmischem Verlauf mit raschem Knochenzerfall schon sehr früh Veränderungen. *Schmidt* sah sie schon am fünften Tag, *Vogel* am sechsten, *Kornblum* am achten bis zehnten Tag und v. *Eicken* erst nach 16 Tagen. Es ist klar, daß man in der ersten Zeit einen negativen Röntgenbefund nicht verwerten und nicht ohne Kontrolle lassen darf, worauf besonders *Psenner* hinweist. Zur Technik sei noch erwähnt, daß wir in Zweifelsfällen Aufnahmen im tangentialen Strahlengang für dringend notwendig halten, um die Diploë besser darstellen zu können, derart, daß die Tangente die vermutliche Stelle der Erkrankung berührt. Handelt es sich um eine von vornherein chronisch-verlaufende Form, so ist immer, wenn auch erst nach Wochen, ein krankhafter Röntgenbefund zu erheben mit allen Zeichen der Knochenzerstörung. Man sieht dabei fließende Übergänge von zunächst wolkigen bis fleckigen unregelmäßig begrenzten Trübungsherden zu wurmstichartigen Aufhellungszonen und größeren Herden, die wie von Motten zerfressen aussehen, bis zu großen Defekten. Wie schon erwähnt, kommt es nicht zur Bildung großer Sequester, während sich die kleinen sehr schwierig im Röntgenbild feststellen lassen. Erfahrungsgemäß ist der Knochen meist 2 bis 3 cm weiter im Umfang befallen, als es das Röntgenbild vermuten läßt. War ein Trauma vorausgegangen, so ist auf Fissurlinien und kleine Internaimpressionen zu achten. Bei einiger Erfahrung in der Beurteilung von Röntgenbildern dürfte man im übrigen vor der falschen Beurteilung *Paccioni*scher Granulationen geschützt sein.

Bei den akut stürmisch verlaufenden Fällen wird das klinische Bild ähnlich der akuten Osteomyelitis der Röhrenknochen durch die Symptome einer schweren Allgemeininfektion mit hohem remittierendem Fieber, stark beschleunigtem flackrigem Puls, Delierien und Kopfschmerzen beherrscht. Alle übrigen Befunde gleichen den oben schon besprochenen. Das Ödem der Weichteile und die Schwellung der Lider nimmt fast stündlich zu, und die Kopfschwarte wird unverschieblich und glänzend. Sehr bald zeigt sich auch an einigen Stellen Fluktuation. Wird der Knochen durch eine Inzision freigelegt, so sieht man, wie ungemein schnell eine oft ausgedehnte Nekrose entstanden ist, was einzelne Autoren dazu veranlaßt hat, den ganzen Prozeß als akute Schädelnekrose zu bezeichnen. Übersteht der Kranke diesen hoch akuten Schub, so schließt sich ein langes chronisches Stadium mit einer langsam vor sich gehenden Sequestrierung an, falls nicht vorher schon versucht wurde, den ganzen Herd radikal zu entfernen. Aus der Gesamtheit aller Symptome ist zu Beginn der klinischen Behandlung wohl immer mit einiger Sicherheit die vorliegende Verlaufsform zu erkennen, aber nur insoweit, als weder endokranielle Komplikationen noch andere metastatische Abszesse in Weichteilen und Organen als Zeichen einer Allgemeininfektion das Krankheitsbild überlagern und zu seiner falschen Beurteilung verleiten. Einen prognostischen Schluß lassen sie jedoch nicht zu, etwa in der Art, daß sie für jede akute Form schlechter sei als für die chronische.

5. Komplikationen.

Entscheidend wird Verlauf und Prognose beeinflußt durch das Auftreten endokranieller Komplikationen, d. h. durch das fast regelmäßige Übergreifen des osteomyelitischen Prozesses auf das Endokranium, worauf besonders *M. B. Schmidt, H. Schmidt, Guleke, Dandy, Küttner* u. *Kaufmann* hinweisen. Für ihre Entstehung wirkt sich nicht nur die unmittelbare Nachbarschaft des Gehirns und seiner Häute mit dem Entzündungsherd aus, sondern es sind vor allem die eingangs schon besprochenen engen und gut ausgebildeten, besonders von *Braus* dargestellten Gefäßverbindungen zwischen Schädelknochen und Endokranium, über die die Infektion weitergetragen wird. Es ist klar, daß ihr Auftreten und ihre frühzeitige Beherrschung über das Schicksal der Kranken entscheidet. In der chirurgischen Literatur sind zahlenmäßige Angaben, die ihre Häufigkeit betreffen, nicht zu finden. Von den Otologen erlebte *Gerber* (zit. nach *Schmidt*) 23 solche Komplikationen bei 29 Patienten, *Schilling* 8 bei 9, *Esch* 6 bei 7, und *Röpke* 2 bei 3 Kranken.

An erster Stelle sei der Epiduralabszeß erwähnt; ihm folgen Meningitis, Hirnabszeß und Sinusthrombose. *Schmidt* sah bei seinen 12 Fällen 8 Epiduralabszesse, 4mal eine Meningitis und 2mal eine Sinusthrombose, *Sitzen* bei 11 Fällen mit Komplikationen 6mal eine Meningitis, 4mal einen Hirnabszeß und 1mal eine Sinusthrombose. Er hält die Meningitis für die häufigste Todesursache. Während

Apffelstaedt bei 7 Fällen 2mal eine Meningitis, einen Subdural- und 2 Epiduralabszesse erlebte, ist *Feist* der Ansicht, daß über 50% an Hirnabszeß und Meningitis
zugrunde gehen. Weitere Hinweise stammen von *Küttner, Joschko, Willich,
Teodonio, Zeno* u. *Franchini,* der über einen geheilten Fall mit Thrombose des
Sinus frontalis und longitudinalis berichtet.

Wenden wir uns zunächst dem epiduralen *Abszeß* zu. *Dandy* u. *Marx* und viele
andere Autoren glauben, daß er sich in fast allen Fällen entwickelt. In der Praxis
wird man jedoch nicht in jedem Stadium einen ausgebildeten Abszeß im pathologisch-anatomischen Sinne finden, sondern bisweilen nur seine Vorläufer in Form
von entzündlichen, die Dura besetzenden Granulationen, oder von kleinen miliaren
Abszessen. Foudroyant verlaufende Prozesse lassen es gar nicht zu solchen Komplikationen kommen. Die Kranken fallen schon meist vorher ihrer schweren allgemeinen Intoxikation zum Opfer. Der ausgebildete Abszeß macht sich je nach
Größe und Lokalisation durch allgemeine Hirndrucksymptome, Lähmungen und
Krämpfe vom *Jackson*-Typ bemerkbar. Doch alle diese Symptome können auch
fehlen. Schwindel, Nystagmus und experimentelle Übererregbarkeit des Laby-
rinthes sind nach *Schmidt* dann wichtige Hinweise auf einen Epiduralabszeß.
Welche Rolle die flächenhafte epidurale Eiterung für die Ausbreitung der Schädelosteomyelitis spielt, wurde eingangs schon erwähnt. So ist auch die energische
Forderung von *Dandy* nach einer möglichst frühzeitigen Drainage des Epidural-
raumes zu verstehen, um eine Ablösung der Dura von der Tabula interna forthin
zu verhindern, da mit ihr die Gefahr ihrer Nekrose zunehmend steigt. Die fehlende Ableitung eines unter Druck stehenden epiduralen Abszesses soll auch gelegentlich zu einem Durchbruch durch die Dura und zu einem Subduralabszeß
führen. Einen solchen Vorgang fanden wir aber nur bei *Apffelstaedt* nachgewiesen.

Wenn man sich die Bedeutung des Epiduralabszesses für die Ausbreitung der
Infektion klar macht, und die Häufigkeit seines Auftretens beachtet, so ist man
fast kaum mehr berechtigt, von ihm als von einer Komplikation zu sprechen.
Er gehört geradezu zum typischen Verlauf, wobei allerdings betont sei, daß er
eben nur in bestimmten Stadien gefunden wird, d. h. wenn das Granulationsgewebe und der Eiter die Tabula interna an mehreren Stellen durchbrochen haben.

Was die *Meningitis* als Komplikation der Schädelosteomyelitis betrifft, läßt
sich nicht einwandfrei klären, wie häufig wir tatsächlich mit ihr zu rechnen haben.
Jefferson sah sie in 8%, *Torkildsen* in 1,9% und *Zange* in 2,3% ihrer Fälle, wobei
allerdings perforierende Schädelverletzungen ausgenommen waren. Sie scheint
überhaupt von den Otologen weit öfter beobachtet zu werden (*Schmidt, Sitzen,
Apffelstaedt*), als von Chirurgen, was die Möglichkeit nahelegt, sie bisweilen als die
direkte Folge einer eitrigen Nebenhöhlenerkrankung und nicht eigentlich als Komplikation einer Schädelosteomyelitis anzusehen. Ihre Behandlung erfolgt nach den
bekannten Grundsätzen, auf die hier nicht näher eingegangen werden soll.

Berichte über eine komplizierende *Thrombose* der großen Blutleiter fehlen in der chirurgischen Literatur und sind auch im otologischen sehr selten (*Franchini, Sitzen, Denker*).
Befallen wird vor allem der Sinus cavernosus. Während ihre Diagnose keine besonderen
Schwierigkeiten bereitet, ist die Behandlung entweder rein palliativ oder, wenn operativ, von
meist schlechtem Erfolg.

Die wichtigste Rolle unter den Komplikationen spielt unseres Erachtens der
Hirnabszeß, sowohl was seine Häufigkeit angeht, als auch die Gefahr, die er für
das Leben des Kranken bringt. Ätiologisch kommen im allgemeinen für sein Entstehen Nebenhöhlenerkrankungen, komplizierte Verletzungen des Schädels und
alle möglichen Infektionsherde im Körper in Frage, wie sie schon bei der Pathogenese der Schädelosteomyelitis erwähnt wurden. Wird von ihr aus das Gehirn
in das krankhafte Geschehen mit einbezogen, so geschieht dies auf dem Wege der

Fortleitung über die Dura und den subduralen Abszeß oder auf metastatischem Wege. Theoretisch erscheint dies sehr klar, doch ist es zuweilen weder bei der Operation noch bei der Autopsie möglich, beide Arten der Entstehung voneinander zu trennen, besonders wenn der Subduralraum frei ist, der Abszeß aber nahe der Oberfläche sitzt, wie wir z. B. dies bei unserem Patienten *J. R.* erlebten. So schreibt *Marx* über die sogenannten Kontaktabszesse rhino- oder otogenen Ursprungs, daß sie gewöhnlich nicht durch kontinuierliche Fortsetzung vom kranken Knochen aus auf das Gehirn entstünden, sondern zwischen dem Abszeß im Marklager und der Dura finde sich meist eine einige Millimeter dicke Hirnschicht, die häufig eine kleine Fistel enthalte. *Miodowski* hat dieses Überspringen der Rinde auf ihre bessere Gefäßversorgung gegenüber dem Mark zurückgeführt. *Marx* glaubt, daß „die Infektion des Marklagers auf dem Wege perivaskulärer Lymphräume und kleiner thrombosierter Gefäße zustande kommt". Die Entwicklung aus einem Rindenabszeß sei selten. *Krücke* u. *Lepp* haben an Hand ihres schon eingangs erwähnten und sehr genau untersuchten Falles beobachtet, daß der Dura-Schutzwall durchbrochen werden kann, und haben „die Durchwanderung der Dura auf perivaskulärem Wege in dem lockeren Bindegewebe zwischen den Faserbündeln" histologisch nachgewiesen. Bemerkenswerterweise kommt es hierbei fast nie zu einer subduralen Eiterung, weil der Subduralraum offenbar frühzeitig verklebt. Auch sie fanden die Veränderungen im Mark weit ausgedehnter als in der Rinde, wo der „umschriebene, straßenförmige Einbruch" bereits vernarbt war. Auch *Spatz* hält auf Grund einer schlechteren Gefäßversorgung die Bedingungen für die Ausbreitung einer Infektion im Mark für günstiger als in der Rinde.

Spricht daher der Befund nicht eindeutig für eine direkte Fortleitung bzw. einen kontinuierlichen Einbruch, so muß man eine metastatische oder eine lymphogene Entstehung des Hirnabszesses annehmen, und dies um so berechtigter, wenn die Schädelosteomyelitis zu einer Allgemeininfektion mit Metastasen in anderen Organen geführt hat. So sahen wir bei unserem Patienten *C. C.* neben 2 Abszessen im Gehirn weitere in den Weichteilen der Extremitäten, dem pararenalen Gewebe und der Prostata. Im übrigen kann auch ein solcher Abszeß als freier, nicht abgekapselter Abszeß durch weitere Einschmelzung von Hirngewebe näher an die Oberfläche rücken und so eine Fortleitung vortäuschen. Man darf auch nicht in jedem Fall einen Hirnabszeß zu einer bestehenden Schädelosteomyelitis in ursächliche Beziehung bringen, denn beide Prozesse können auch einmal jeder für sich eine Metastase desselben Herdes darstellen und zur gleichen Zeit entstanden sein, wie dies in dem oben genannten Fall *C. C.* durchaus denkbar ist. So ist auch nach *Dandy* das Bestehen einer Nebenhöhleninfektion nicht unbedingt dafür beweisend, daß ein Hirnabszeß infolge direkter Ausbreitung von ihr aus entstanden ist, denn zuweilen treten solche Abszesse auch auf der gegenüberliegenden Seite auf. Interessant ist auch hier eine weitere Feststellung *Dandy*s, daß die Hälfte aller Hirnabszesse über das Gehirn verstreut und multipel vorkommen, besonders die metastatischen, und dabei oft eine bemerkenswerte Symmetrie zeigen, in dem eine Seite bevorzugt wird, während die durch Fortleitung entstandenen Abszesse näher beisammen und näher der Oberfläche liegen. Analog hierzu fanden sich auch bei unserem Patienten *C. C.* neben multiplen Weichteilabszessen im linken Bein, in der linken Schulter 2 Abszesse der linken Hemisphäre.

Wenn wir zum Schluß noch erwähnen, daß bei der Empfindlichkeit der Hirnsubstanz gegen traumatische Einwirkungen und ihrer Neigung zu Erweichungen gelegentlich ein solcher Hirnabszeß nach einem Trauma auch auf dem Boden geschädigter und später infizierter Hirnteile entstehen kann (*Rostock*), so erkennt man unschwer die Schwierigkeiten, die sich ergeben, will man die Entstehungsweise solcher Hirnabszesse ergründen.

Das klinische Bild entspricht natürlich dem des Hirnabszesses anderer Ätiologie, doch kann es zunächst weitgehend durch die Symptome des Knochenprozesses überdeckt sein, vor allem, wenn eine Pyämie vorliegt, so daß sein akutes Stadium, das sogenannte Initialstadium, milde und unbemerkt verläuft, und auch das zweite Stadium bisweilen dem behandelnden Arzt entgeht. Auch im manifesten Stadium können die Allgemeinsymptome sehr gering sein. So schließt fehlendes Fieber keinen Hirnabszeß aus. Nach *Köbcke* soll dann die Differenz zwischen höchster und niedrigster Tagestemperatur größer sein als normal. *Cohen* nennt den Kopfschmerz und die Müdigkeit als charakteristische Symptome, zu denen die im Falle der Schädelosteomyelitis nicht sicher zu verwertende Klopfempfindlichkeit des Schädels, Übelkeit, Erbrechen und die Stauungspapille usw. als allgemeine Hirndrucksymptome gehören. Eine Bradykardie als Zeichen einer intrakraniellen Druckerhöhung zeigen meist nur größere raumbeengende Abszesse. Auch die sonst vorhandene Leukozytose verliert im Hinblick auf den Knochenprozeß ihren diagnostischen Wert. Der Liquorbefund ist bei Fehlen einer echten Meningitis uncharakteristisch und drückt durch eine gewisse Zell- und Globulinvermehrung lediglich eine Reaktion der Meningen aus. Es sei hier nochmals betont, daß alle genannten Symptome fehlen oder durch die Grundkrankheit überdeckt sein können, bis eine zunehmende Parese oder ein *Jackson*-Anfall als erste alarmierende Zeichen eines Hirnabszesses auftreten. Ist eine stumme Region befallen, fehlen natürlich alle Herderscheinungen.

Die Arteriographie der Hirngefäße ermöglicht zusammen mit einer genauen neurologischen Untersuchung in vielen Fällen eine Lokalisation; beide müssen aber oft versagen, weil der Abszeß symptomarm verläuft oder trotz aller Mühe und Sorgfalt wegen seiner Kleinheit nicht gefunden werden kann. Die Besprechung der Therapie geht über den Rahmen dieser Arbeit hinaus, doch wird man sich im allgemeinen an die Vorschläge von *Guleke*, *Dandy* und *Vincent* halten, möglichst eine Abkapselung abzuwarten und zu versuchen, den Abszeß in toto auszuschälen. Weder das Fehlen noch das Vorhandensein einer solchen Kapsel noch ihre Dicke sind als sicheres Kriterium für die Beurteilung des Alters eines Abszesses anzusehen.

Unsere beiden Fälle *C. C.* und *J. R.* zeigen wohl besonders eindrucksvoll eine wie schwere Komplikation der Hirnabszeß darstellt, und sie sind ein Beispiel dafür, wie schwierig Diagnostik und operatives Aufsuchen sein können, und daß dem Kranken trotz radikaler Entfernung seines Knochenherdes in Gestalt dieser Komplikationen weit größere Gefahren drohen, als es die Grundkrankheit zunächst ahnen läßt. Sie entscheiden letzten Endes über das Leben, und sie sind es auch, die der Schädelosteomyelitis den Charakter einer gefährlichen und nicht ernst genug zu nehmenden Krankheit geben.

6. Therapie und Prognose.

Über die Therapie der Schädelosteomyelitis herrscht in der Literatur keineswegs Einigkeit. Während *Claus* u. *Kilian* für die chronischen Formen konservative Maßnahmen (Wärmeanwendung, Kopflichtbad) emfehlen und *Decloux*, *Patoir* und *Bredine* Serum und Vakzine bevorzugen, da sonst doch keine Dauerheilung zu erreichen sei, spricht sich *Leroux* gegen die Serumtherapie aus. Diese Autoren stellen dementsprechend auch eine ernste Prognose. Bestimmend für eine therapeutische Zurückhaltung ist häufig neben kosmetischen Bedenken die Meinung, daß große operative Eingriffe auf die Dauer doch nicht zum Erfolg führen könnten. Andere begnügen sich nur damit, zur Entlastung den subperiostalen Abszeß zu spalten (*Schröder*), eine Spontansequestrierung abzuwarten

(*Baumgärtner, Weingärtner, Lange*) oder den Sequester zu entfernen. *Schmidt* sah auch Gutes von einer Röntgenbestrahlung. Ein weiterer Schritt zur operativen Behandlung ist der Vorschlag von *Schilling* und von *Eicken*, durch Anlegen von zwei 1 cm breiten bis auf die Tabula interna gehenden und von der einen bis auf die andere Kopfseite reichenden Knochenrillen den Fortschritt des Prozesses aufzuhalten und ihn gewissermaßen abzuriegeln. Den Beweis dafür, daß dieses Verfahren auch nach radikaler Entfernung des erkrankten Knochens dazu nicht in der Lage ist, haben *Schmidt* u. *Sitzen* durch histologische Untersuchungen erbracht. Den Übergang zur radikalen Therapie stellt die sogenannte Entrindung dar, d. h. die Wegnahme der gesamten Tabula externa im Bereich der Erkrankung mit Freilegung der Diploë und Entfernung von Sequestern. *Schmidt* sagt dazu, daß man dann wenigstens an einigen Stellen die Dura freilegen soll, und daß man im übrigen bei der Operation auch niemals sicher wisse, ob auch alle erkrankten Markräume wirklich eröffnet seien. Die Grundforderung von *Dandy* nach einer breiten Eröffnung des epiduralen Abszesses wird von keiner der bisher angegebenen Methoden erfüllt, und so haftet ihnen gemeinsam der Nachteil an, daß natürlich alle Vorgänge unter der Tabula interna unberücksichtigt bleiben, daß die Eiterung sich epidural weiter ausbreiten und einer Nekrose der Tabula interna Vorschub leisten kann. Dies wird nur durch eine frühzeitige Wegnahme des gesamten erkrankten Knochens weit im Gesunden verhindert, wobei neben der Ausschaltung des Knochenherdes und der Schaffung eines Abflusses für den Epiduralabszeß auch Komplikationen von seiten des Endokraniums, soweit dies möglich ist, vermieden werden. *Dandy* rät dabei zu stückweisem Wegbeißen des Knochens, um nicht unnötig Knochen von Periost zu entblößen. *Feist* schreibt die Tatsache, daß 50% von 22 Fällen der Weltliteratur an Hirnabszeß und Meningitis starben, einer zu späten Radikaloperation zu, die u. a. auch von *Joschko, Macmillan, Mosher* und *Adson* in der amerikanischen Literatur verlangt wird. *Mosher* läßt dabei die Wunde breit offen, um sie später sekundär zu verschließen. Von deutscher Seite sind es neben *Markus*, der keine Rücksichtnahme auf die Kosmetik zugesteht, vor allem *Schmidt, Apffelstaedt*, v. *Eicken* u. *Esch* die Verfechter eines energischen Vorgehens, und die Warner vor mehreren kleinen verzettelten Eingriffen. *Schmidt* hat so 10 von 12 an Osteomyelitis des Stirnbeins erkrankten Patienten retten können, und er will daher dieses Verfahren auf alle Formen angewandt wissen. Auch nach *Krainz* u. *Lang* muß die Behandlung eine radikaloperative sein, wenn überhaupt Aussicht auf Erfolg bestehen soll. *Marx* schließt sich dieser Forderung an, weist aber daraufhin, daß trotz Entfernung aller sichtbar erkrankten Knochenpartien ein Fortschreiten des Prozesses nicht immer aufgehalten werden könne, da sich die Ausbreitung besonders der Diploëvenen bediene. *Laurens* hat angeblich durch ausgiebige Freilegung derselben ein weiteres Ausbreiten verhindern können. *Boenninghaus* (Hdb. d. spez. Chir. d. Ohres usw., Würzburg 1913) verlangt sogar, daß man sie rinnenförmig aus dem gesunden Knochen herausmeißeln soll, wenn sie isoliert erkrankt seien. Die Tabula interna soll man, wenn sie gesund erscheine, stehenlassen und nur einzelne Lücken zur Entleerung des Epiduralabszeß anlegen. Die Radikaloperation will er nur für die nicht ausgedehnten Fälle angewandt wissen.

Die meisten Chirurgen und Otologen sind sich des großen Vorteils der oben erwähnten Methode bewußt, die auch wir auf Grund unserer zwar bescheidenen Erfahrung unterstützen möchten. Aber wie so oft, gelten auch hier solche Richtlinien für das ärztliche Handeln nicht ausschließlich für jede Form der Erkrankung, sondern bei richtiger Beurteilung der Situation darf man auch in besonders gelagerten Fällen zunächst eine zurückhaltendere Therapie einschlagen. Bei unseren ersten Patienten (*C. C.* und *J. R.*) konnte nur ein radikales Vorgehen Aussicht auf Beherrschung der Erkrankung bieten; auch im dritten Falle (*H. B.*) war eine Entfernung des gesamten erkrankten Knochens im Gesunden sicher die beste Therapie. Bei unserem letzten Kranken konnte man sich jedoch nicht dazu entschließen und bevorzugte die Entrindung, da es sich bei ihm um einen jener völlig schleichend und zu kaum sichtbaren Veränderung im Röntgenbild führenden Verlaufsformen handelte, und bei dem sich gleichzeitig eine ebenso schleichende Form der Osteomyelitis beider Schenkelhälse abspielte. Der Knochenherd im Schädeldach wie auch die anderen Herde wurden lediglich durch unbemerkt aufgetretene kleine Fisteln entdeckt. Gerade in solchen Fällen ist es schwierig, an Hand des Blutbildes, der Blutsenkungsgeschwindigkeit und der Temperaturkurve einen Eindruck über die Ausdehnung eines osteomyelitischen Herdes im Schädelknochen zu gewinnen. Zu einer zurückhaltenden Therapie gehört aber eine längere klinische Beobachtung mit den entsprechenden Röntgenkontrollen, um den richtigen Zeitpunkt eines notwendig werdenden radikalen Eingriffes nicht zu verpassen.

Der erkrankte Knochen wird am besten von einem großen bogenförmigen Schnitt aus freigelegt, wobei sich meist ein großer subperiostaler Abszeß entleert. In dieser Gegend ist der Knochen matt und blaß, bisweilen auch grau-grünlich verfärbt, und zeigt multiple kleine und größere Perforationsstellen der Tabula externa, nach deren Wegnahme überall aus der Diploë punktförmig der Eiter und Granulationsgewebe dringt. Nähert man sich nach Entfernung der Tabula interna langsam gesundem Knochen, so trifft man zunächst auf eine sklerosierte Zone, die durch den Umbau des normalen Fettmarkes in Fasermark entstanden ist. Auch sie wird am besten mit entfernt, bis es im Bereich des ganzen Defektes überall frisch aus dem Knochen blutet. Hat man dies mit Sicherheit erreicht, kann die Wunde unter Einlegen eines Gummistreifens zur Ableitung des Sekretes nach dem tiefsten Punkt primär, jedoch nicht zu eng genäht, verschlossen werden. Mußten aus irgendwelchen Gründen erkrankte Knochenpartien zurückgelassen werden, empfiehlt es sich, die Wunde wenigstens teilweise offen zu lassen.

Ein Wort noch zur Deckung solcher oft großen Schädeldefekte. *Esch* hat 6 Patienten nachuntersucht und fand dabei, daß für die Schließung solcher Defekte neben ihrer Größe sicher das Alter und die allgemeine Disposition eine Rolle spielten. Im allgemeinen soll die Regeneration bei Jugendlichen wesentlich besser sein. *Schmidt* erlebte bei einem alten Mann fast völlige Schließung eines „riesigen Defektes" innerhalb von 8 Jahren.

Fassen wir die allgemeinen therapeutischen Erfahrungen zusammen, so darf man wohl sagen, daß grundsätzlich frühzeitiges aktives chirurgisches Vorgehen der konservativen Behandlung überlegen ist und daher für alle Verlaufsformen gefordert werden muß. Schonendere Eingriffe sollen nur besonders gelagerten Fällen vorbehalten bleiben und bedürfen einer längeren gewissenhaften Kontrolle.

Die *Prognose* wird in der Literatur ganz besonders beurteilt. Nach *Feist* starben von 22 Fällen der Weltliteratur 50% und nach *Lauche* 21% von 58 Fällen. Wir sammelten 17 weitere Einzelfälle, von denen 6 geheilt wurden, aber 11 an Komplikationen zugrunde gingen. Über den Ausgang von 23 weiteren Fällen war in den einzelnen Berichten nichts erwähnt. Zieht man hierzu die Zahlen von *Schmidt*, dem von 12 nur 2 Patienten starben, und die von *Apffelstaedt*, dem von 7 Patienten nur einer starb, zum Vergleich heran, so erhält man ein wesentlich anderes Bild. Eine Erklärung für diese Diskrepanz ist unseres Erachtens darin zu suchen, daß das Krankengut der Chirurgen und Otologen ein sehr verschiedenes ist, d. h. bei den letzteren handelt es sich zumeist um eine Schädelosteomyelitis bei oder im Anschluß an Nebenhöhlenaffektionen, die, wenn auch akut verlaufend, frühzeitig erkannt und zweckmäßig behandelt wurde. *Merkel* gibt allerdings aus der Würzburger Ohrenklinik bei 74 Fällen eine Mortalität von 51% an (zit. nach

Marx). Kranke ohne solche Vorerkrankungen werden dagegen meist dem Chirurgen überwiesen, und dies gewöhnlich erst in einem sehr späten und weniger aussichtsreichen Stadium (*Feist*). Die Zahl von *Lauche* stammt wahrscheinlich aus Sektionsunterlagen und dürfte Patienten beider Fachgebiete enthalten. Rechnen wir alle Fälle, bei denen das Ergebnis der Behandlung vorliegt, zusammen, dann starben immer noch von 190 Patienten 75, also fast 40% (siehe Tabelle).

Zahl der Fälle	geheilt	gestorben	
Merkel 74	36	38	
Lauche 58	46	12	
Feist 22	11	11	
Schmidt 12	10	2	
Apffelstaedt 7	6	1	
Selbst ges. 17	6	11	bei weiteren 22 Ergebnis nicht bekannt
190	115	75	

Wir erwähnten schon, daß die Prognose der akuten Formen nicht ohne weiteres schlecht sein muß, wie auch nicht jede chronische Form, selbst wenn sie radikal operiert wurde, vor weiteren Überraschungen — auch nach Monaten — geschützt ist. Man kann nur soviel sagen, daß die akuten von vornherein prognostisch ungünstiger sind, ebenso wie dies auch die erst im Spätstadium erkannten chronischen Fälle sein können. Man muß wissen, daß auch ein aktives Vorgehen nicht immer zum Ziele führt, daß auch der bei der Operation zu Tage tretende Befund uns keine letzte Klarheit über die tatsächliche Ausdehnung des Prozesses verschafft, daß, während wir ihn beherrscht zu haben glauben, sich in entfernt liegenden Knochenpartien Herde durch Symptomenarmut und negativen Röntgenbefund der Diagnostik entziehen, und erst bei der Autopsie entdeckt werden, oder daß die Osteomyelitis Gebiete ergriffen hat, die chirurgisch nicht anzugehen sind (Schädelbasis). Ebenso steht es um die metastatischen Herde außerhalb des Schädels, die bei schlechter Reaktionslage des Organismus fast symptomlos entstehen und verlaufen, oder deren diagnostische Erfassung und zweckmäßige Behandlung durch den desolaten Zustand des Kranken unmöglich gemacht wird (Fall *C. C.*). Bei den akut foudroyant verlaufenden Fällen — besonders bei Kindern — mit rascher Ausbreitung über den größten Teil des Schädeldaches vermag wohl keine Art von therapeutischen Eingriffen den tödlichen Ausgang zu verhindern. *Hogewind* schildert einen solchen Fall, bei dem bereits 8 Tage nach Beginn der Erkrankung das gesamte Schädeldach befallen war. Bei allen anderen Verlaufsformen, die man glaubt, gerettet zu haben, ist man aber nicht berechtigt, voreilig von einer Heilung zu sprechen; jedenfalls sollte man es nicht eher tun, als man auf Grund von Kontrolluntersuchungen annehmen darf, daß der Knochenprozeß wirklich ausgeheilt ist, und Komplikationen wie z. B. ein Hirnabszeß nicht mehr zu befürchten sind. *Cohen* berichtet über eine Osteomyelitis des Stirnbeins, die 2 Jahre lang behandelt wurde, während sich die Behandlung in einem anderen Falle mit gewissen Zwischenräumen auf 15 Jahre erstreckte.

Über eine günstige Beeinflussung der Schädelosteomyelitis durch Sulfonamide liegen keine verwertbaren Unterlagen vor. Wir möchten jedoch auf Grund unserer bisherigen guten Erfahrungen mit Penicillin bei der akuten Osteomyelitis der

Röhrenknochen dieses Mittel auch für die Schädelosteomyelitis empfehlen, in der Hoffnung, daß es zusammen mit dem Skalpell vielleicht imstande ist, der Schädelosteomyelitis ihre Gefährlichkeit zu nehmen.

7. Differentialdiagnose.

So eindrucksvoll das klinische Bild in vielen Fällen auch sein mag, so kann zuweilen die Diagnose doch Schwierigkeiten bereiten. Die differentialdiagnostisch in Betracht kommenden Erkrankungen sind fast ebenso selten wie die Schädelosteomyelitits, und zeigen neben dem gemeinsamen Symptom einer Vorwölbung im Bereich des Schädeldaches kaum etwas Charakteristisches. Zu denken ist zunächst — und dies besonders in der heutigen Zeit — an eine Tuberkulose des Schädelknochens, vor allem, wenn schon andere tuberkulöse Erkrankungen durchgemacht wurden oder noch bestehen (Drüsentuberkulose, Lungentuberkulose, Haut- und Knochentuberkulose). Sie bevorzugt im kindlichen Alter besonders das Stirn- und Scheitelbein, wo sie vom Mark der Diploe ihren Ausgang nimmt und zu einer begrenzten perforierenden Nekrose führt. Auch bei ihr kann es subperiostal und epidural zur Bildung von tuberkulösem Granulationsgewebe kommen. Klinisch macht sie sich durch eine eigentümliche Höckerbildung über dem befallenen Knochen, später als kalter Abszeß bemerkbar, der den typischen tuberkulösen Eiter enthält, und über dem die Haut meist bläulich-rot verfärbt ist. In der Regel herdförmig lokalisiert, kann sie aber auch zu ausgedehnten Zerstörungen des Schädelknochens und einer anhaltenden Fistelung führen. Das Röntgenbild gleicht weitgehend dem der Schädelosteomyelitis und ist daher differentialdiagnostisch nicht zu verwerten. Auch hier ist eine Knochenneubildung von nennenswertem Umfang nicht zu bemerken. Bei der erheblichen Ähnlichkeit mit einer chronisch-verlaufenden Osteomyelitis kann die Differentialdiagnose recht schwierig sein. Man punktiert daher am besten den subperiostalen Abszeß, und ist der dabei gewonnene Eiter steril (ein Ausstrichpräparat genügt hier schon), so ist die Diagnose einer Tuberkulose hinreichend gesichert, vorausgesetzt natürlich, daß nicht auf Grund einer vorausgegangenen Inzision eine Mischinfektion vorliegt und dadurch die spezifische Ätiologie verwischt ist. Alle übrigen Untersuchungen des Blutes sind mit Sicherheit diagnostisch nicht zu verwerten.

Der folgende kurze Auszug aus einer Krankengeschichte mag das Gesagte erläutern:

H. B., 17 Jahre alt, nie ernstlich krank gewesen. Im Dezember 1946 Schwellung im Bereich der linken Mittelhand und des rechten Daumens. Seit Anfang 1947 Entwicklung von 2 Höckern über dem Stirnbein beiderseits, von häufigen Kopfschmerzen begleitet. 5. 3. 1947 Klinikaufnahme.

Befund: Auf beiden Seiten des Stirnbeins 3 Querfinger oberhalb der Augenbrauen je eine etwa pflaumengroße Vorwölbung, über der die Haut nicht verschieblich ist und keinerlei entzündliche Reaktionen zeigt. Der Schädelknochen ist nirgends klopfschmerzhaft. BSG 55:78, Leuko 1300, Temperatur 37,2. Röntgenbild: 2 Aufhellungsherde im Bereich des Stirnbeins (s. Abb. 10 u. 11).

8. 3. 47 wegen Verdacht auf Schädeltuberkulose in L.A. Operation (Prof. *Wiedhopf*). Es wird an der Haarhautgrenze im Bereich der Stirn ein von links nach rechts durchgehender Schnitt angelegt und die Schädelhaut zusammen mit dem Stirnmuskel nasenwärts heruntergeklappt. Ein unter der Galea gelegener kleinerer Herd links und ein etwas größerer rechts wird abgetragen, wobei das Granulationsgewebe mit der Schwiele entfernt wird. Anschließend wird die höckerartige Knochenwucherung zusammen mit wurmstichartig aussehenden Knochenpartien ausgemeißelt. Hautnaht in 3 Schichten.

Histologische Untersuchung (Prof. *Versé*): An den eingesandten Gewebsstücken finden sich stärkere Granulationsgewebsbildungen mit zwischengelagerten Epitheloidzellenknötchen, die teilweise Riesenzellen enthalten oder verkäst sind. Diagnose: Tuberkulose.

Am 27. 3. 47 nach primärer Wundheilung in ambulante Behandlung entlassen.

Zusammenfassung und Beurteilung.

Auftreten von 2 höckerigen Vorwölbungen an der Stirn, während zur gleichen Zeit eine tuberkulöse Erkrankung der linken Mittelhand und des rechten Daumens besteht, wozu später noch eine Tuberkulose des rechten Ellenbogens tritt. Daher keine besonderen diagnostischen Schwierigkeiten. Alle anderen Befunde uncharakteristisch. Vor der Operation hätte die Diagnose noch durch eine Probepunktion verhärtet werden können.

In zweiter Linie ist die Syphilis des Schädelknochens zu erwähnen. In Form der Periostitis mit Bildung teils derber, teils elastischer Vorwölbungen und Buckel besonders am Stirn- und Scheitelbein, oder in Form von Gummen mit gleichzeitiger Zerstörung und deutlicher Knochenneubildung, die gelegentlich so erheblich sein kann, daß die typischen Unebenheiten des Schädeldaches zustande kommen. Neben multiplen Herden beobachtet man auch einzelne

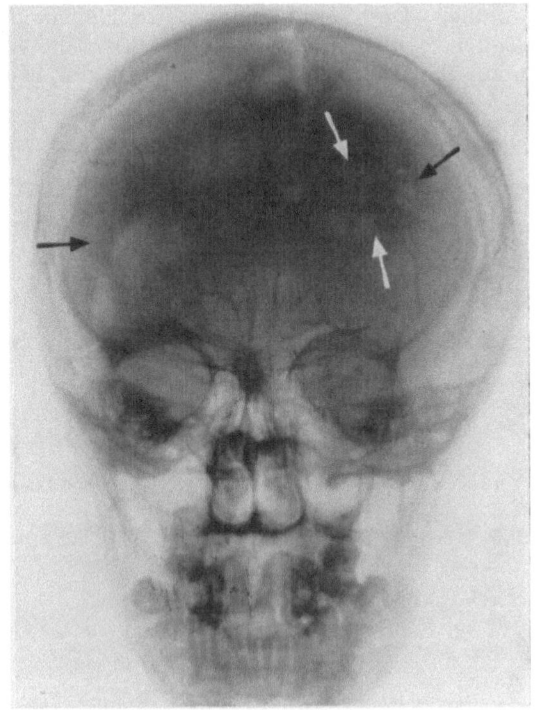

Abb. 10. Multiple Aufhellungsherde im Stirnbein.

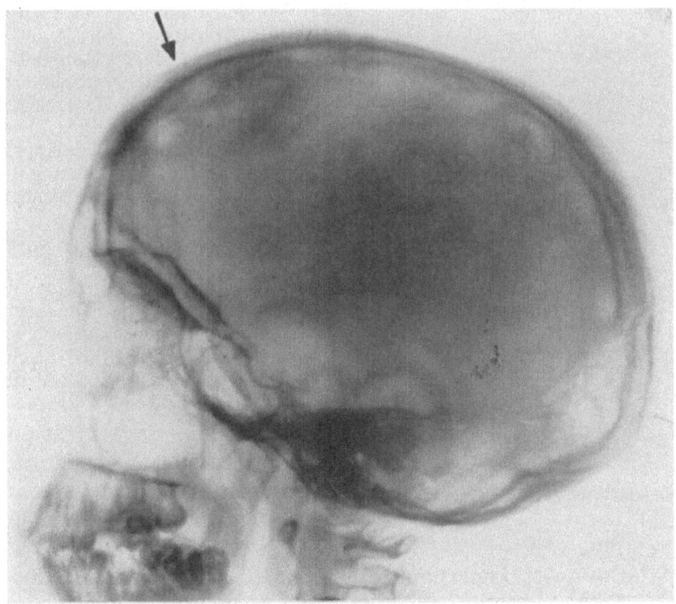

Abb. 11. Multiple Aufhellungsherde im Stirnbein.

Gummen. Der Verlauf ist absolut schleichend, und eine eitrige Einschmelzung ist möglich. Fehlen Hautsyphilide, so klärt die WaR. sehr schnell die Diagnose. Die spezifische Therapie gestaltet neben der bisweilen auch notwendig werdenden aktiv-chirurgischen die Aussicht auf eine endgültige Heilung wesentlich günstiger als bei der Osteomyelitis und der Tuberkulose. Ein typischer Fall zur Erläuterung:

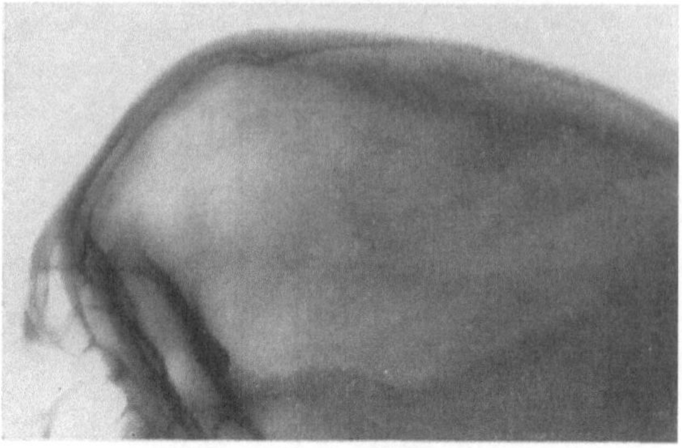

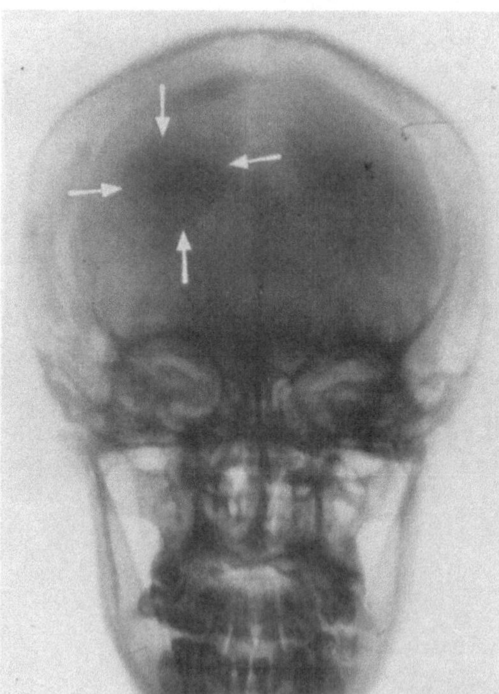

Abb. 12. Aufhellungszone im Bereich des rechten Stirnbeins.

F. M., 44 Jahre alt, angeblich keine tuberkulösen und venerischen Erkrankungen durchgemacht. 1938 Abortus mens. IV, 1946 Frühgeburt im 7. Monat, die nach 3 Tagen starb. März 1947 Schwellung über der rechten Stirnseite, die langsam größer wurde. Auf Grund einer Röntgenuntersuchung in einem anderen Krankenhause Verdacht auf einen Tumor des Schädeldaches. 16. 12. 47 Klinikaufnahme.

Befund: Kein krankhafter Organbefund, ZNS o.B. Auf der rechten Stirnseite unterhalb des Haarsansatzes eine wallnußgroße, halbkugelige Vorwölbung, über der die Haut nicht verschieblich und nicht verändert ist. Während die Konsistenz am Rande knochenhart ist, ist sie im Zentrum etwas weicher. Keine Klopfschmerzhaftigkeit, keine Verschieblichkeit auf der Unterlage.

Röntgenbild: Im Bereich des rechten Stirnbeins eine etwa 5 markstückgroße, nicht scharf begrenzte Aufhellungszone (S. Abb. 12 u. 13).

BSG: 85/108, Leuko 4500, Temperatur 37. WaR. und die übrigen Reaktionen bei 2 Untersuchungen stark positiv.

Diagnose: Schädelsyphilis.

23. 12. 47 Verlegung in die Univ.-Hautklinik zur spezifischen Therapie.

Zusammenfassung und Beurteilung.

Einweisung unter Verdacht auf Schädeltumor. Die gynaekologische Anamnese weist auf eine spezifische Erkrankung hin, die durch die WaR. schnell geklärt wird. Auffallend ist die hohe BSG.

Zum Schluß seien noch die primären Knochentumoren genannt: Osteome, Sarkome, Cholesteatome und Myelom und die sekundären als Metastasen von

Abb. 13. Aufhellungszone im Bereich des rechten Stirnbeins.

Karzinomen, Sarkomen, Hypernephromen und die zystischen Tumoren (Ostitis fibrosa cystica, Echinococcus). Sie alle dürften im allgemeinen gegenüber den anderen Schädelerkrankungen und besonders der Schädelosteomyelitis klinisch unschwer abzugrenzen sein. Die folgende Krankengeschichte zeigt aber, wie das eigentümliche Verhalten eines solchen Tumors doch gelegentlich von der ersten Verdachtsdiagnose ablenken kann.

K. L., 16 Jahre alt, nie ernstlich krank gewesen, im Herbst 1947 walnußgroße schmerzhafte Schwellung über der Stirn. Abends Temperaturen bis 38. Bei Punktionen und Inzisionen in einem anderen Krankenhause entleert sich dickes geronnenes Blut. 11. 10. 47 Klinikaufnahme.

Befund: Reduzierter Allgemeinzustand. Im Bereich der Stirnhaargrenze in der Mittellinie eine gut walnußgroße derbe Vorwölbung, über der die Haut etwas gerötet ist. Reizlose 2 cm lange Inzisionswunde. Geringe Klopfempfindlichkeit des Schädelknochens in dieser Gegend, keine Fluktuation. Teigige Schwellung der Nasenwurzel, beiderseits Lidödem.

Röntgenbild: Im Bereich des Stirnbeins nahe der Grenze zum Scheitelbein fünfmarkstückgroße Aufhellungszone.

BSG: 45:85, Leuko 11 000, Temperatur 37,7. Wa.R. neg. Urin o.B. Probepunktion ohne Ergebnis. Feuchte Verbände und Bettruhe, völliger Rückgang der Schwellung. Eine inzwischen über dem rechten Scheitelbein aufgetretene zweite Schwellung verschwindet ebenfalls wieder. 6. 11. 47 aus internen Gründen vorübergehend nach Hause entlassen.

Diagnose: Destruierender Prozeß des Stirnbeines (Osteomyelitis ?, Tuberkulose ?, Tumor ?)

26. 1. 48 Wiederaufnahme, nachdem sich die Pat. vor 2 Wochen an der Stirn gestoßen hatte, worauf die Schwellung erneut aufgetreten sei.

Befund: Hühnereigroße bläulich durchschimmernde fluktuierende nicht schmerzhafte Schwellung über der Stirn. Man glaubt, an der Grenze der Schwellung freien Knochenrand zu fühlen.

Röntgenbild: Fast runder fünfmarkstückgroßer Aufhellungsbezirk im Bereich der Stirnscheitelbeingrenze, der in der seitlichen Aufnahme als Defekt imponiert (s. Abb. 14 u. 15).

BSG: 90/120, Leuko 7800, Wa.R. neg. Urin o.B. Punktion: altes Blutgerinnsel. Wegen Verdacht auf Tumormetastasen i.v. Pyelogramm: Nierentumor rechts (Hypernephrom). (Siehe Abb. 16.)

In Lokalanästesie *Operation* (Prof. *Wiedhopf*): Bogenförmiger Schnitt über der Geschwulst an der Stirn. Es findet sich ein weicher Tumor, der den Knochen zerstört hat und sich ins Schädelinnere fortsetzt. Abtragung desselben, ohne normale Dura zu erreichen. Naht der Weichteile.

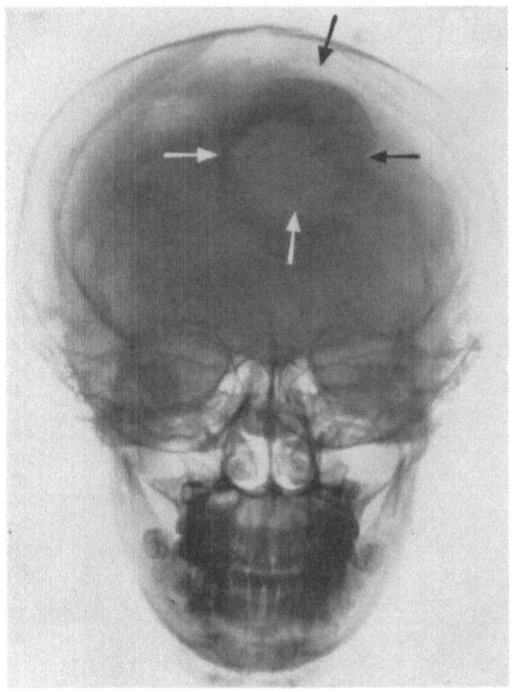

Abb. 14. Destruierender Prozeß des Stirnbeins.

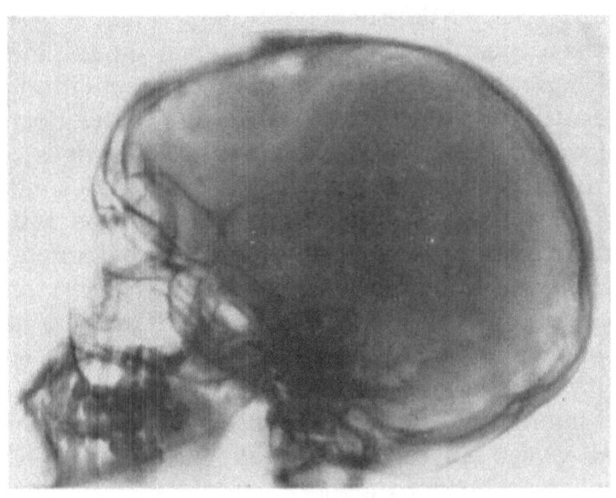

Abb. 15. Destruierender Prozeß des Stirnbeins.

Histologischer Befund: (Dr. *Prinz*, Pathologisches Institut der Universität) Metastase eines Hypernephroms. Am 12. 2. 1948 in Äthernarkose Nephrektomie rechts (Prof. *Wiedhopf*). Exitus durch Tumorembolie.

Sektion (Dr. *Prinz*): Hypernephrom der rechten Niere mit Einwachsen von Tumormassen in die Vena renalis und Vena cava. Tumorembolie im rechten Vorhof und in der Art. pulmonalis. Metastasen im Stirnbein und Stirnhirn, im dritten Lendenwirbel, in der Leber und in der Lunge.

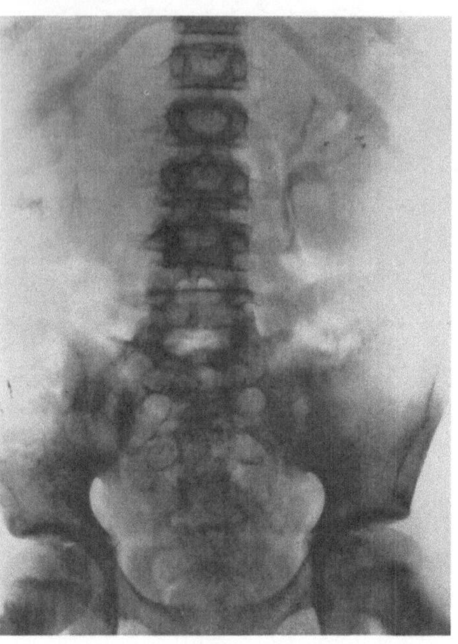

Abb. 16. Rechtsseitiger Nierentumor (Hypernephrom).

Zusammenfassung und Beurteilung.

Walnußgroße Schwellung über dem Stirnbein mit entzündlicher Reaktion der Umgebung, hoher BSG, Leukozytose und subfebrile Temperaturen. Da auf konservative Behandlung Schwellung verschwindet, zunächst abwartendes Verhalten, obwohl im Röntgenbild ein destruierender Knochenprozeß zu erkennen ist. Erst bei der Wiederaufnahme Verdacht auf Tumormetastase. Bei fehlendem Nachweis anderer Organmetastasen eines urologisch nachgewiesenen Nierentumors rechts wird zunächst der Stirnbeintumor und dann der Nierentumor selbst operativ angegangen. Wie der Fall sehr eindringlich zeigt, kann vor der Operation eine exakte Diagnose schwierig sein, da das klinische Bild weitgehende Ähnlichkeit mit einem entzündlichen destruierenden Prozeß und insbesondere mit der Osteomyelitis bietet. Es ist daher notwendig, bei der Differentialdiagnose auch an Tumoren bzw. Metastasen des Schädeldaches zu denken.

8. Die Schädelosteomyelitis in der Unfallbegutachtung.

Die traumatisch entstandene Schädelosteomyelitis spielt natürlich auch in der Unfallbegutachtung eine Rolle. Kommt es zur Ausheilung des Knochenprozesses, so können besonders nach dem Überstehen von Komplikationen von seiten des Endokraniums neben einem mehr oder weniger großen Defekt des Schädeldaches nervöse Ausfallserscheinungen und psychische Veränderungen resultieren, die die Erwerbsfähigkeit des Betreffenden beeinträchtigen. Noch wichtiger wird die Frage des Zusammenhanges zwischen Unfall und Schädelerkrankung, wenn diese zum Tode führte. Besonders notwendig ist in jedem Fall eine gewissenhafte Erhebung der Anamnese mit Erforschung aller Einzelheiten, die nicht nur den Unfallhergang selbst betreffen, sondern auch die ganze Zeit bis zur Klinikaufnahme. Liegt der Unfall schon lange Zeit zurück, so kann dies bisweilen sehr schwierig sein. Ist ein Unfallzusammenhang nicht wahrscheinlich, muß nach anderen vorausgegangenen Erkrankungen (Furunkulose usw.) gefahndet werden. Nur in sehr seltenen Fällen wird man ein stumpfes Schädeltrauma als auslösendes Moment für eine Schädelosteomyelitis beschuldigen können. Voraussetzung dafür ist — wie bei der Osteomyelitis der Röhrenknochen — die Erfüllung der drei bekannten Forderungen

1. der Unfall und seine Erheblichkeit müssen erwiesen sein;

2. die Verletzungsstelle muß mit der Lokalisation der Erkrankung übereinstimmen;

3. die Erkrankung muß sich in kürzester Zeit an den Unfall angeschlossen haben.

Hier näher auf das Problem stumpfes Trauma und Osteomyelitis einzugehen, würde den Rahmen dieser Arbeit übersteigen. Der allgemeine wissenschaftliche Standpunkt ist heute in Bezug auf ihren Zusammenhang einheitlich und klar umrissen. Erwähnt sei nur eine Mitteilung von *Hinterstoisser:* seinem Patienten war ein schwerer Ball auf den Kopf gefallen. Eine sich darauf bildende Vorwölbung am Kopf wurde inzidiert, wobei sich zunächst Blut, nach 3 Tage aber schon Eiter entleerte. Nach einem weiteren halben Jahr mußte ein großer Scheitelbeinsequester entfernt werden.

Über die komplizierte Schädelverletzung als Ursache einer Osteomyelitis wurde bei Besprechung der Pathogenese schon das Wesentliche gesagt. Ist ein solches Trauma vorausgegangen — mit oder ohne Beteiligung des Knochens — so ist bei Übereinstimmung der Körperseite der Zusammenhang als erwiesen anzusehen. Wesentlich ist aber dabei, daß hier die Osteomyelitis nicht unmittelbar anschließend an das Trauma auftreten muß, wie dies für die stumpfen Verletzungen gefordert wird, sondern es kann bis zu ihrer klinischen Manifestierung eine recht lange Zeit verstreichen. Der von *Franchini* mitgeteilte und unser eigener Fall *C. C.* zeigen dies sehr deutlich. Bei solchen Patienten wird man aber stets Brückensymptome in Gestalt von Kopfschmerzen, kurzen Fieberschüben und allgemeinem Krankheitsgefühl feststellen können. Die Stelle der Perforation der Tabula externa braucht nicht genau dem Ort der ursprünglichen Gewalteinwirkung zu entsprechen, wie auch gelegentlich kleine Sequester von einer Internaimpression herrühren können und nicht durch die Osteomyelitis entstanden sein brauchen. Im Einzelfalle dies zu entscheiden, dürfte sehr schwer sein, da uns das Röntgenbild nach so langer Zeit hinsichtlich der Diagnose einer alten Fraktur oder kleiner Fissuren und Impressionen im Stiche lassen kann. In allen anderen Punkten der Unfallbegutachtung besteht eine Übereinstimmung mit der nach einer komplizierten Fraktur auftretenden Osteomyelitis der Röhrenknochen. Bei den innigen Lymph- und venösen Verbindungen zwischen Schädelknochen und seinen Weichteilen ist es klar, daß seine Infektion auch ohne Verletzung des Knochens selbst erfolgen kann. Diese Tatsache macht uns um so mehr eine konsequente chirurgische Versorgung aller Schädelwunden zur Pflicht.

9. Besprechung der Krankengeschichten.

Es folgen nun Auszüge aus den Krankenblättern von 4 Patienten, die in einem Jahr zur Behandlung kamen. Sowohl in ihrer Anamnese als auch im klinischen Verlauf der Krankheit bieten sie ein völlig voneinander verschiedenes Bild. Sie sind daher sehr instruktiv und erläutern das Gesagte in geeigneter Weise. Leider sind einige Röntgenbilder durch die Zeitumstände (Filmmaterial, Stromverhältnisse) technisch nicht ganz einwandfrei. Von den operativ entfernten Knochen wurden keine histologischen Schnitte angefertigt, da erfahrungsgemäß nur größere zusammenhängende Knochenteile sich zur Untersuchung durch Serienschnitte eignen.

C. C., 44 *Jahre alt.* Am 22. 12. 44 beim Füttern in eine 5,80 m tiefe Beton-Mistgrube gestürzt und dabei mit der linken Kopfseite aufgeschlagen. $^3/_4$ Std bewußtlos gewesen. An der linken Kopfseite bleibt eine kleine oberflächliche Weichteilwunde unbehandelt und heilt schnell ab. In der Folgezeit anhaltende Kopfschmerzen. Am 15. 6. 46 wegen hohen Fiebers und starker linksseitiger Kopfschmerzen Einweisung in ein Krankenhaus. Dort keine Klärrung der Diagnose. Am 22. 7. stellt der Hausarzt über dem linken Hinterkopf eine teigige Schwellung fest. Kliniksaufnahme am 22. 7. 46 in hochfieberhaftem Zustand.

Befund: Über dem linken Scheitelbein eine pflaumengroße teigige Schwellung mit deutlicher Fluktuation. Hier befindet sich ein 2 cm lange reizlose Narbe. Schädeldach in dieser Gegend klopfschmerzhaft.

Röntgenbild: Im Bereich der linken Parieto-Occipitalgegend nicht abzugrenzende wabige Auflockerung der Knochenstruktur. (s. Abb. 17).

Am 29. 7. 46 Operation (Prof. *Wiedhopf*): Es wird der Abszeß am linken hinteren Os parietale gespalten; dabei fließt Eiter aus einer Öffnung im Schädelknochen, die mit dem Luer erweitert wird. Die Wunde bleibt offen. Aus dem Eiter wird Staphylococcus aureus haem. gezüchtet.

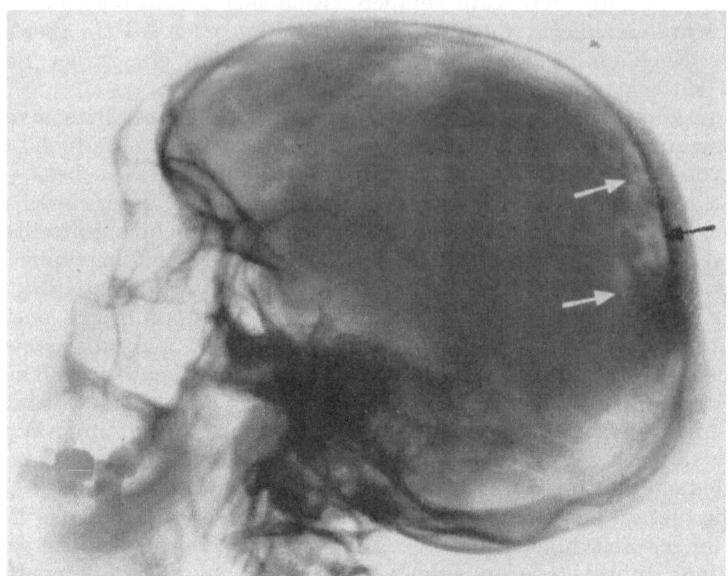

Abb. 17. Wabige Auflösung der Knochenstruktur im Bereich der linken Parieto-occipitalgegend.

5. 8. 46 plötzliches Auftreten tonisch-klonischer Krämpfe des rechten Armes und Beines, leicht entzündliches Liquorbild.

7. 8. 46 Operation (Prof. *Wiedhopf*): Erweiterung der bei der ersten Operation geschaffenen Knochenlücke nach allen Seiten; dabei werden 2 Sequester der Tabula interna gefunden, die in einem epiduralen Abszeß liegen.

Röntgenaufnahme (24. 8. 46): Knochen in Umgebung der Trepanationslücke nicht sicher verändert. (s. Abb. 18 u. 19).

In der Folgezeit wiederholen sich die Anfälle. Zunehmendes Schwächegefühl im rechten Arm und rechten Bein. Auftreten von Blasenbeschwerden. Steril entnommener Urin enthält Staphylococcus aureus haemolyticus. Liquor entzündlich verändert. Blutkulturen steril.

7. 10. 46 Operation (Prof. *Wiedhopf*): Spaltung der z. T. verheilten Operationswunde und Bildung eines Weichteillappens zur Freilegung des Knochens. Im Operationsgebiet ist die Dura mit frischen Granulationen besetzt, in denen sich kleine miliare Abszesse finden. Kein subduraler Abszeß.

Weiterhin schweres Krankheitsbild mit Temperaturen bis zu 40°. Metastatische Abszesse im linken Gesäß, linkem Oberschenkel, in der linken Ferse und der linken Schulter. Der Eiter enthält jedesmal Staphylococcus aureus haemolyticus. Nach mehreren Bluttransfusionen langsam zunehmende Besserung; Patient bleibt vorübergehend fieberfrei bei nur vereinzelt auftretenden Anfällen. Ab Mitte Januar 1947 zunehmende Schläfrigkeit, schlaffe Lähmung des rechten Armes. Die Arteriographie der Hirngefäße weist auf einen raumbeengenden Prozeß in der linken Hirnhälfte hin.

Röntgenbild (28. 12. 46): Umgebung der großen Trepanationslücke nicht sicher verändert. (Abb. 20 u. 21).

19. 2. 47 Operation (Prof. *Wiedhopf*): Es wird bei benommenem Patienten in der Occipitalgegend punktiert und in etwa 4 cm Tiefe ein Abszeß gefunden, der eröffnet und mit Schwammgummi drainiert wird. Am Schluß der Operation ist der Patient ansprechbar. Am Nachmittag desselben Tages Tod unter den Zeichen einer zunehmenden Atemlähmung.

20. 2. 47 Sektion (Dr. *Weiß*, Pathologisches Institut der Universität): Es finden sich auf dem Schnitt im Bereich der linken Hemisphäre 2 übereinanderliegende fast gleichgroße Abszesse von je Dreimarkstückgröße. Der obere reicht bis hart an die Rinde, läßt eine dicke

Abszeßmembran erkennen und ist mit eingedickten, teils verkalkten Massen angefüllt. Der ventrikelwärts gelegene reicht nahezu bis in die Höhe des Balkens, besitzt eine dünne Abszeßmembran und ist mit grün-gelblichem Eiter angefüllt. Dieser Abszeß kommuniziert schräg aufwärts lateral und dorsal mit der oben erwähnten operativ angegangenen Abszeßhöhle. Der Eiter enthält hämolytische Staphylokokken.

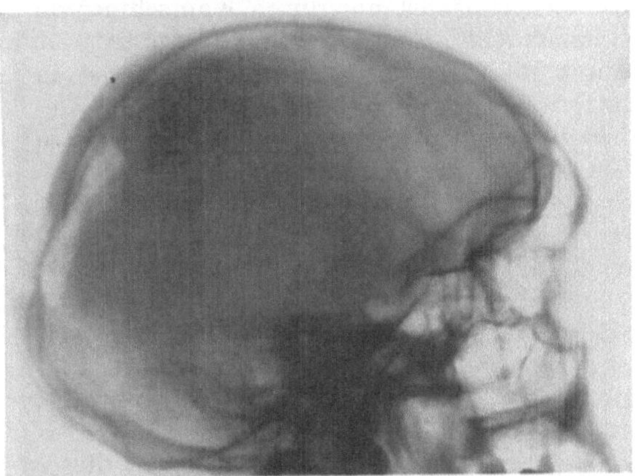

Abb. 18. Knochen im Bereich der großen Trepanationslücke nicht verändert.

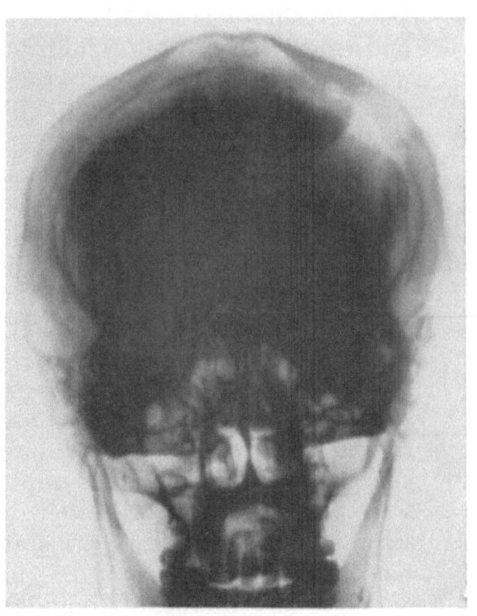

Abb. 19. Knochen im Bereich der großen Trepanationslücke nicht verändert.

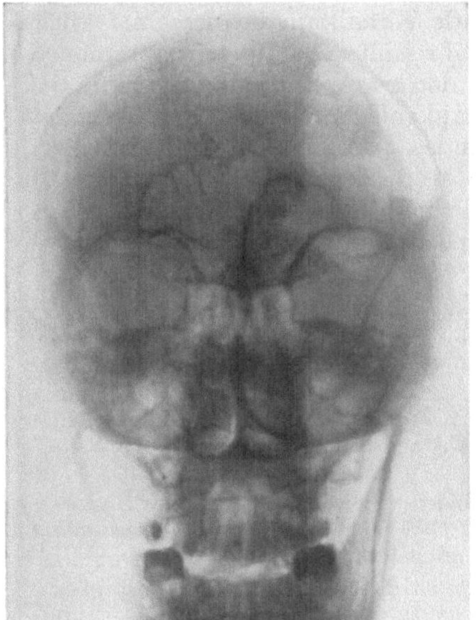

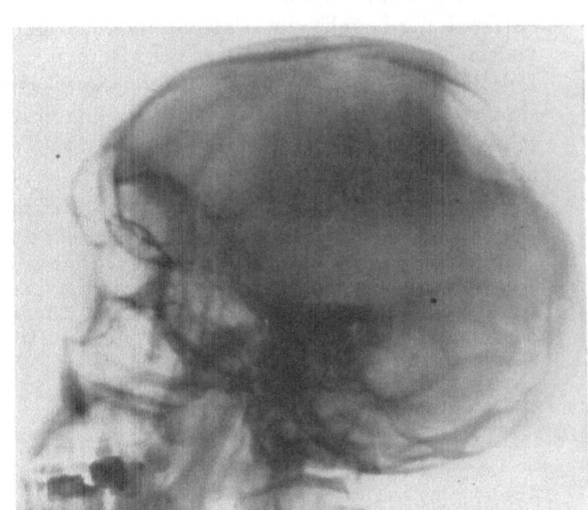

Abb. 20—21. Auch nach 4 Monaten keine Knochenveränderungen in der Umgebung der Trepanationsstelle. Osteomyelitischer Prozeß offenbar beherrscht.

Der Knochen erweist sich in weiter Umgebung der Trepanationslücke sklerosiert, Herde finden sich nirgends im Bereich des Schädeldaches. Außerdem besteht eine eitrige Nierenbecken- und Blasenentzündung, ein großer paranephritischer Abszeß, kleine multiple Prostataabszesse und eine Pneumonie des rechten Unterlappens.

Zusammenfassung und Beurteilung.

Es handelt sich um eine Osteomyelitis des Schädeldaches, ausgehend von einer chirurgisch nicht versorgten komplizierten Schädelfraktur. Während eine kleine Kopfschwartenwunde unbehandelt verheilt, entwickelt sich von ihr aus eine Osteomyelitis des Schädelknochen, die sich zunächst nur durch Kopfschmerzen und einen fieberhaften Schub bemerkbar macht. Erst 1½ Jahre später tritt sie in ein akutes Stadium und klinisch durch Bildung eines Subperiostalabszesses in Erscheinung. Trotz weitgehender Entfernung des erkrankten Knochens im Gesunden kommt es zu einer Pyämie mit zahlreichen metastatischen Abszessen in den Weichteilen, den Organen und im Gehirn, die ihrerseits zum Tode führen. Bemerkenswert ist zunächst, daß die kleine Kopfschwartenwunde unbehandelt abheilte und kaum mehr in Erinnerung des Patienten war. Bei der Schwere des Traumas ist man zu der Annahme berechtigt, daß damals nicht nur das Periost mit verletzt war, sondern daß auch eine Schädelfraktur vorgelegen hat. Dafür sprechen sowohl die lange Dauer der Bewußtlosigkeit als auch die über lange Zeit bestehenden Kopfschmerzen. Die bei der Operation gefundenen Tabula-interna-Sequester können von einer Impressionsfraktur herrühren. Weiterhin ist die lange Zeitspanne zwischen dem Unfall und der klinischen Manifestierung der Osteomyelitis sehr bemerkenswert, ebenso die relative Symptomlosigkeit während dieser ganzen Zeit. Als Brückensymptome sind die Kopfschmerzen zu verwerten. Besonders eindringlich zeigt aber dieser Fall, wie spät erst eine Reaktion der Kopfschwarte bzw. der Subperiostalabszeß auftreten kann, zu einer Zeit, wo die Knochenzerstörung schon weit fortgeschritten ist, und wahrscheinlich auch schon die erste intrakranielle Komplikation in Gestalt eines Hirnabszesses aufgetreten ist. Die dicke Abszeßmembran und die beginnende Verkalkung des Inhaltes läßt auf ein Alter von mindestens einem dreiviertel Jahr schließen. In einer stummen Region gelegen, blieb er unbemerkt. Trotzdem der erkrankte Knochen radikal entfernt wird, geht der Patient nach langem Krankenlager an einer Pyämie mit vielen Metastasen besonders im Gehirn, zugrunde. Auffällig an ihnen ist die Lokalisation im Bereich der linken Körperhälfte, wofür eine hinreichende Erklärung nicht vorhanden ist. Die Frage nach dem ursächlichen Zusammenhang zwischen der Schädelverletzung und der den Tod herbeiführenden Schädelosteomyelitis muß bejahend beantwortet werden.

J. R., 25 Jahre alt. Anfang Februar 1947 Furunkel am Gesäß und beiden Armen. Kurze Zeit später haselnußgroße nicht schmerzhafte Vorwölbung am Hinterkopf, die Mitte Februar vom Hausarzt inzidiert wird: kein Eiter. Darauf Zunahme der Schwellung und Ausdehnung über beide Scheitelbeine und das Hinterhauptsbein. Krankenhausaufnahme. Bei einer Inzision entleert sich 1 Liter Eiter. Anfang März erster Krampfanfall mit tonisch-klonischen Zuckungen aller Extremitäten. Zwei weitere Anfälle im Abstand von 2 bis 3 Wochen. 29. 5. 47 Klinikaufnahme.

Befund: Teigige Schwellung der Kopfschwarte über beiden Scheitelbeinen und dem Hinterhauptsbein. Am Hinterkopf in der Mittellinie eine 10 cm lange klaffende sezernierende Inzisionswunde. Spastische Parese des rechten Armes und Beines.

Röntgenbild: Im Bereich der hinteren Parietalgegend ist die Knochenstruktur in großer Ausdehnung verwaschen. Die Oberfläche ist wurmstichartig zerfressen. Auf der ap. Aufnahme erkennt man in der Mittellinie einen fingerbreiten Defekt. (Abb. 22 u. 23).

30. 5. 47 in LA Operation (Prof. *Wiedhopf*): Im Bereich der Inzisionswunde wird die Haut an der Grenze zum Granulationsgewebe scharf umschnitten und von der knöchernen Unterlage abgelöst. Anschließend wird das gesamte Narben- und Granulationsgewebe exzidiert. Im oberen Wundwinkel fehlt die Tabula externa in einer Ausdehnung von 4 : 2 cm. Die Tabula interna stellt sich als Sequester dar, der entfernt wird. Daraufhin wird im Bereich der rechten erkrankten Schädelpartie der Knochen mit dem Luer soweit entfernt, bis man sicher im Gesunden ist. Auf der linken Seite erweist sich der Knochen als stark eburneisiert und läßt Veränderungen nicht erkennen. Die Wunde bleibt offen.

In der Folgezeit nur geringe Fieberreaktion. Rückgang der spastischen Erscheinungen. Die Sprache wird verwaschen. 11. 6. 47 Diagnose eines Hirnabszesses in der linken hinteren Parietalgegend mittels Arteriographie.

12. 6. 47 Operation (Prof. *Wiedhopf*): Die linke Parietalgegend wird weit nach hinten mit einem *Wagner*schen Lappenschnitt freigelegt, und die Knochenwunde weiter kleinhirnwärts erweitert. Bei Punktionen an 8 bis 10 Stellen wird Eiter nicht gefunden. Verschluß der Wunde. Gegen abend exitus unter den Zeichen einer Atemlähmung.

Sektion (Pathologisches Institut der Universität): Das Gehirn ist geschwollen. Windungen und Furchen vollkommen verstrichen. 3 Querfinger breit vor dem hinteren Pol des Occipitallappens ist in etwa Fünfmarkstückgröße die Dura mit der Arachnoidea verwachsen. Auf mehreren Sagittalschnitten findet man eine gelbliche Trübung und starke feuchte Durchtränkung des Hirngewebes, die die ganze hintere Hälfte der linken Hemisphäre einnimmt. Erst nach mehreren Einschnitten findet man 2 Querfinger breit vor dem Pol des linken Occipitallappens eine über kirschgroße mit grünlichem Eiter gefüllte Höhle, die dicht an die Oberfläche reicht. Der Eiter enthält Grampositive Kokken in Traubenform. Der Schädelknochen ist überall intakt.

Zusammenfassung und Beurteilung.

Es handelt sich um eine Schädelosteomyelitis, mit größter Wahrscheinlichkeit entstanden von einem Furunkel aus, die sehr früh klinische Erscheinungen macht und ebenso schnell über einen Hirnabszeß zum Tode führt. Charakteristisch ist die schmerzlose Vorwölbung am Hinterkopf, bei deren Inzision der Hausarzt keinen Eiter gewinnt, wodurch die Diagnose zunächst verdeckt wird. Der Krampfanfall ist das erste Zeichen einer endokraniellen Komplikation. Bei der Operation findet sich zwar kein epiduraler Abszeß; der Hauptabfluß hat inzwischen nach außen stattgefunden (s. Anamnese). Die Tabula interna ist trotz der relativ kurzen Zeit schon sequestriert. Bei Bestehen eines schwer auffindbaren kleinen Hirnabszesses führt auch eine radikale Therapie nicht zur Heilung. Der kleine Hirnabszeß ist möglicherweise durch direkte Fortleitung entstanden, wahrscheinlicher ist aber seine Ent-

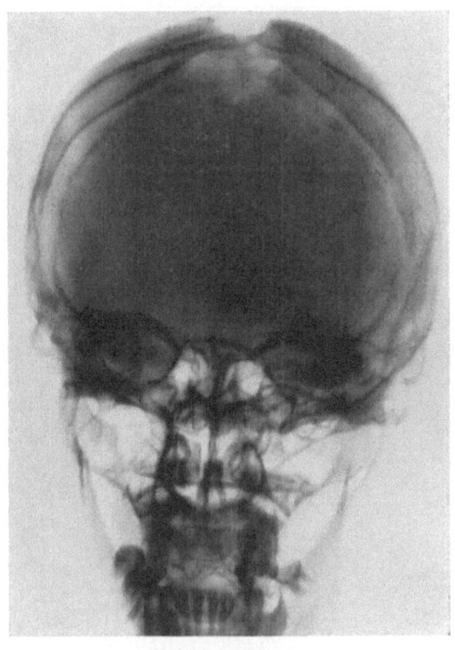

Abb. 22. Großer Defekt des hinteren Schädeldaches.

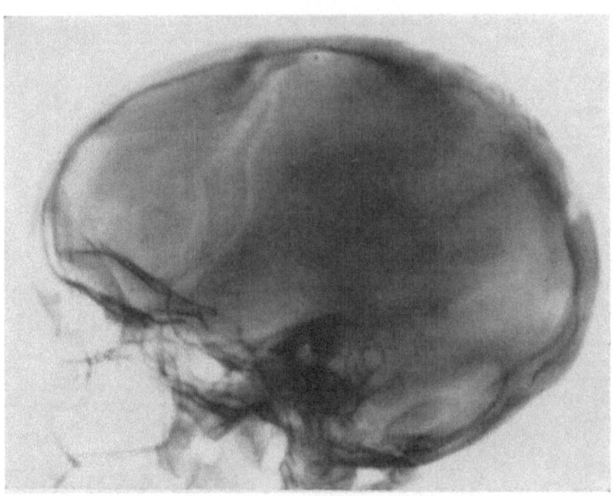

Abb. 23. Knochen in großer Ausdehnung wurmstichig zerfressen.

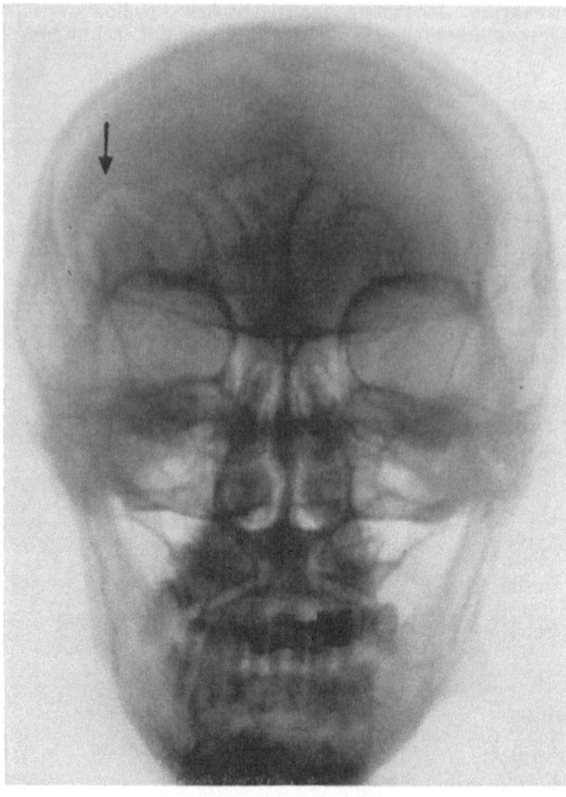

Abb. 24. Zerstörungsherd im rechten Scheitelbein.

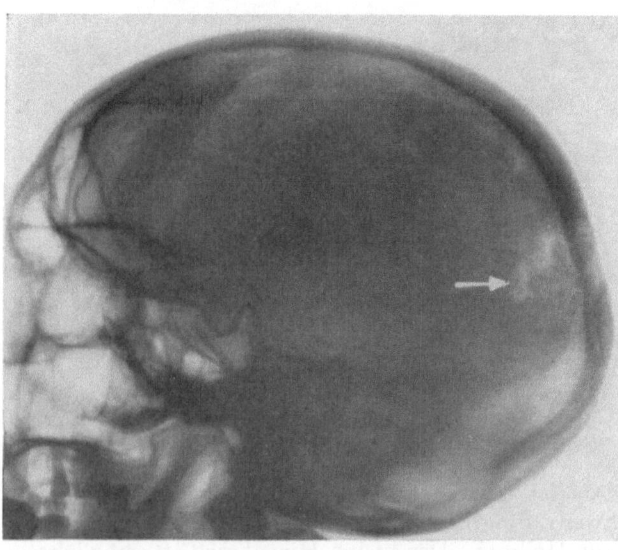

´Abb. 25. Zerstörungsherd im rechten Scheitelbein.

stehung über perivaskuläre Lymphräume, oder aber beide Herde, Schädelosteomyelitis und Hirnabszeß, sind Metastasen von ein und derselben Infektionsquelle. Kein Subduralabszeß durch Verklebung des Subduralraumes.

H. B., 65 Jahre. Vor 8 Wochen Nierenbeckenentzündung, deshalb Krankenhausaufnahme. Damals schon anhaltende Kopfschmerzen. Behandlung wegen Trigeminusneuralgie. Nie Fieber gehabt. Ende Juli Auftreten einer Schwellung am Hinterkopf. Inzision durch den Hausarzt: kein Eiter. Klinikaufnahme. 26. 8. 47.

Befund: Über dem rechten Scheitelbein eine handtellergroße fluktuierende Schwellung. Reizlos verheilte Inzisionsnarbe. Teigige Schwellung der Umgebung bis zur Schläfengegend reichend. BSG: 75/100, Leuko 9900, Urin o.B. Temperatur 36,2. Punktion: 40 cm³ gelber, rahmiger Eiter, der Staphylococcus aureus haemolyticus enthält.

Röntgenbild: Im Bereich des rechten Scheitelbeines teils umschriebene, teils nicht sicher abzugrenzende Auflösung der Knochenstruktur. (S. Abb. 24 u. 25.)

30. 8. 47 in Äthernarkose Operation (Dr.*Scheidt*): Umschneidung des entzündlichen Gebietes unter Bildung eines halswärts gestielten Lappens, der in toto vom Knochen abgeschoben wird. Dabei entleert sich ein großer subperiostaler Abszeß. Aus einem 2×3 cm großen Defekt der Tabula externa dringt gelber Eiter. Abtragung ihres papierdünnen Restes; dabei stößt man auf einen Sequester, der herausgehoben wird (s. Abb. 28). Resektion des gesamten erkrankten Schädeldaches bis weit ins Gesunde, wobei weiter ohrwärts noch ein kleiner Sequester gefunden wird. Im erkrankten Gebiet ist die Dura mit dunkelrotem Granulationsgewebe überzogen und pulsiert deutlich. An der Grenze des Defektes

liegt sie der Tabula interna eng an. Lockere Naht mit Einlegen eines Gummistreifens nach dem tiefsten Punkt.

Danach fieberfreier Verlauf. Wunde heilt primär. Patient wird beschwerdefrei nach Hause entlassen.

4. 12. 47 Nachuntersuchung: Wunde verheilt, BSG 3/15. Leuko 6200. Im Röntgenbild ist der Knochen intakt (s. Abb. 26 u. 27).

6. 2. 48 Nachuntersuchung: Ist beschwerdefrei geblieben. BSG 5 25. Leuko 6800. Im Röntgenbild keine Änderung des Befundes.

Zusammenfassung und Beurteilung.

Chronisch schleichende Form der Osteomyelitis des rechten Scheitelbeins

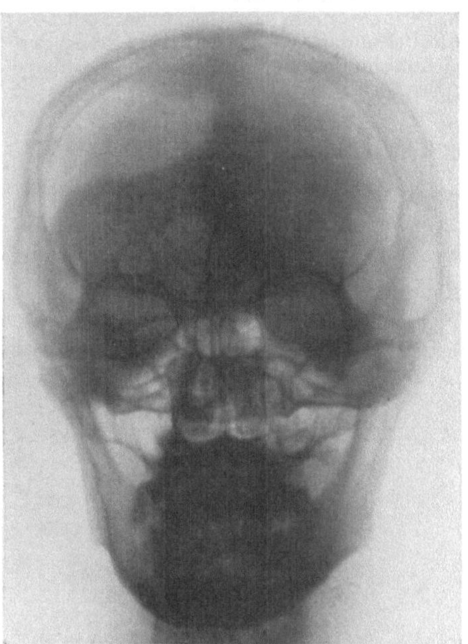

Abb. 26. Knochen im Bereich der Trepanationsstelle o. B.

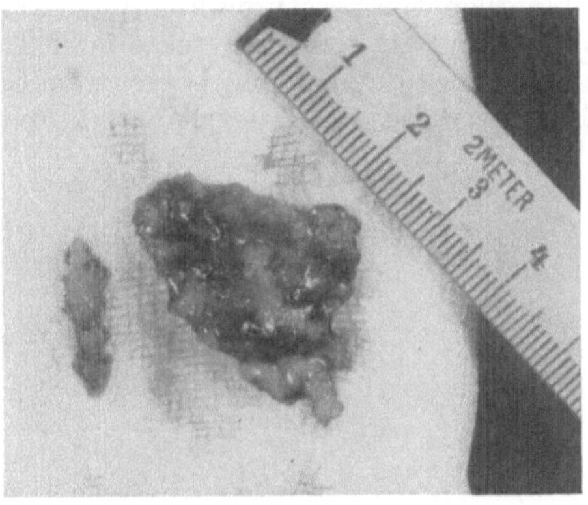

Abb. 28. Sequester der Tabula interna.

unklarer Genese. Kopfschmerzen führen zur Behandlung wegen Trigeminusneuralgie. Fieberfreier Verlauf. Bei der ersten Inzision durch den Hausarzt wird kein Eiter gewonnen, dagegen entleert sich bei der Operation ein großer subperiostaler Abszeß. Während die Tabula interna z. T. sequestriert ist, ist die Dura im Bereich des erkrankten Knochens von dieser abgehoben und mit Granulationsgewebe besetzt. Kein epiduraler Abszeß.

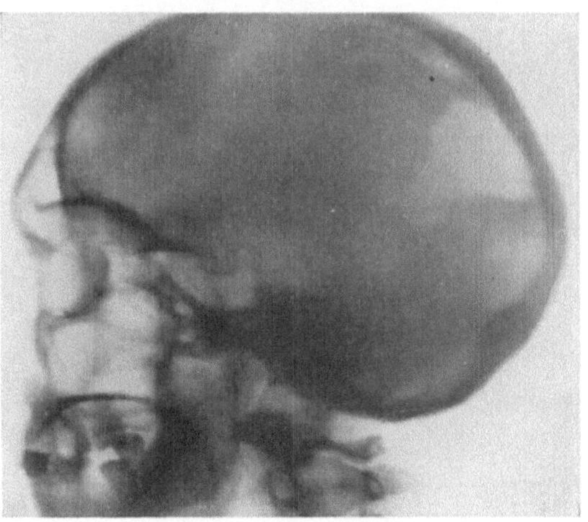

Abb. 27. Knochen im Bereich der Trepanationsstelle o. B.

H. F., 8 Jahre alt. 12. 10. 46 Appendektomie. Danach Verlegung in die Kinderklinik wegen Scharlach. Auftreten einer Osteomyelitis des rechten Humerus und während des nächsten halben Jahres weitere osteomyelitische Prozesse in beiden Schenkelhälsen. Im Juli Auftreten einer fluktuierenden Vorwölbung im Bereich des Schädeldaches. Keine Kopfschmerzen. 25. 7. Klinikaufnahme.

Befund: Im Bereich des rechten Os parietale eine pflaumengroße fluktuierende Vorwölbung. Umgebung teigig geschwollen, keine Klopfschmerzhaftigkeit des Schädeldaches.

Punktion: rahmiger Eiter, der Staphylococcus aureus haemolyticus enthält. Röntgenbild: Im Bereich der rechten Parieto-Occipitalgegend kleine, wolkige bis fleckförmige Aufhellungsherde (Röntgenbild zur Reproduktion nicht geeignet). 2. 8. in Äthernarkose Operation (Prof. *Wiedhopf*): Spaltung des Abscesses, in dessen Tiefe die Tabula externa entblößt vom Periost liegt und mehrere kleine Defekte zeigt. In diesem Bereich wird die Tabula externa weggenommen, bis überall blutender Knochen vorliegt. Wunde bleibt offen.

Zunächst stark eitrige Sekretion und subfebrile Temperaturen. Fortlaufende Röntgenkontrollen des Schädels ohne verwertbaren krankhaften Befund. Operative Behandlung der übrigen osteomyelitischen Herde. Am Schädeldach bleibt eine Fistel zurück, die sich vorübergehend schließt. Weiter stationäre bzw. ambulante Beobachtung.

Zusammenfassung und Beurteilung.

Im Anschluß an einen Scharlach, Auftreten osteomyelitischer Herde in beiden Schenkelhälsen und im Schädeldach. Bei chronisch-schleichendem Verlauf mit subfebrilen Temperaturen kommt es am Schädel zu einem kleinen subperiostalen Abszeß und zu kleinen Defekten der Tabula externa. Daher zunächst nur Entrindung des offenbar eng begrenzten Bezirkes mit anschließender Beobachtung. Möglicherweise ging hier die Infektion vom Periost aus und nicht vom Mark.

Namenverzeichnis.

(Die kursiv gedruckten Ziffern beziehen sich auf die Literaturhinweise.)

Sachverzeichnis.